AME 科研时间系列医学图书 1B067

胸外科疑难少见病例临床实践

主　审　姜格宁　陈　昶　朱余明

主　编　赵德平　戴　洁

副主编　秦　雄　戴晨阳　靳凯淇

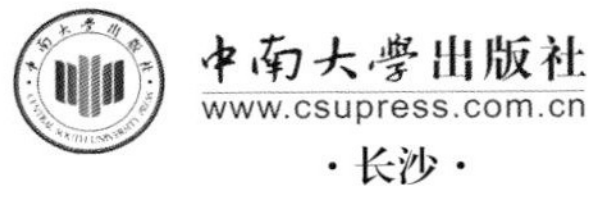

·长沙·

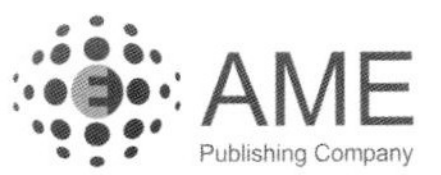

图书在版编目（CIP）数据

胸外科疑难少见病例临床实践/赵德平，戴洁主编.
—长沙：中南大学出版社，2023.10

ISBN 978-7-5487-5559-3

Ⅰ.①胸… Ⅱ.①赵… ②戴… Ⅲ.①胸腔外科学—疑难病
—病案 Ⅳ.①R655

中国国家版本馆CIP数据核字(2023)第180867号

AME 科研时间系列医学图书 1B067

胸外科疑难少见病例临床实践

XIONGWAIKE YINAN SHAOJIAN BINGLI LINCHUANG SHIJIAN

主 编：赵德平 戴 洁

□出 版 人 吴湘华
□丛书策划 汪道远 陈海波
□项目编辑 陈海波 廖莉莉
□责任编辑 王雁芳 董 杰
□责任印制 李月腾 潘飘飘
□版式设计 朱三萍 林子钰 胡晓艳 汤月飞
□出版发行 中南大学出版社
社址：长沙市麓山南路 邮编：410083
发行科电话：0731-88876770 传真：0731-88710482
□策 划 方 AME Publishing Company
地址：香港沙田石门京瑞广场一期，16 楼 C
网址：www.amegroups.com
□印 装 天意有福科技股份有限公司

□开 本 880×1230 1/16 □印张 34.5 □字数 1155 千字 □插页
□版 次 2023 年 10 月第 1 版 □ 2023 年 10 月第 1 次印刷
□书 号 ISBN 978-7-5487-5559-3
□定 价 485.00 元

编者风采

主审

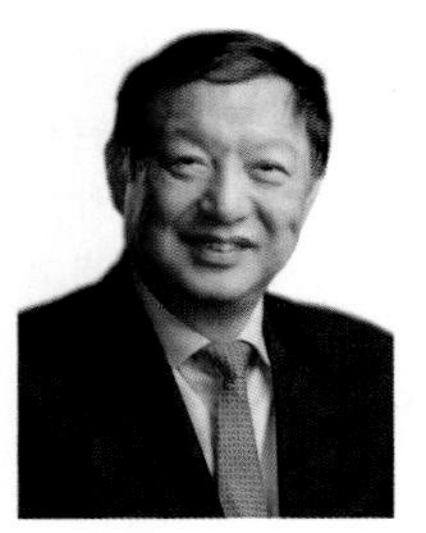

姜格宁 主任医师，教授，博士研究生导师

同济大学附属上海市肺科医院胸外科

同济大学附属上海市肺科医院胸外科首席专家、学科带头人，同济大学外科学系副主任。中华医学会胸心血管外科学分会常务委员、肺癌学组组长，英国皇家外科学院院士（FRCS），美国外科学院院士（FACS），美国胸外科学会会员（AATS Member），上海市医学会胸外科专科分会前任主任委员（首届、第二届），《中华胸心血管外科杂志》副主编。获“卫生部有突出贡献中青年专家”“全国卫生计生系统先进工作者”称号。上海医学发展杰出贡献奖获得者，上海领军人才，享受国务院特殊津贴专家。以第一/通讯作者发表SCI论文80余篇。主持国家自然科学基金、上海市科学技术委员会等重大科研项目16项。主编、主译《肺外科学》《肺移植》等专著18部，以第一完成人获上海市科技进步奖一等奖、中华医学科技奖二等奖、教育部科学技术进步奖二等奖等各级奖项15项。

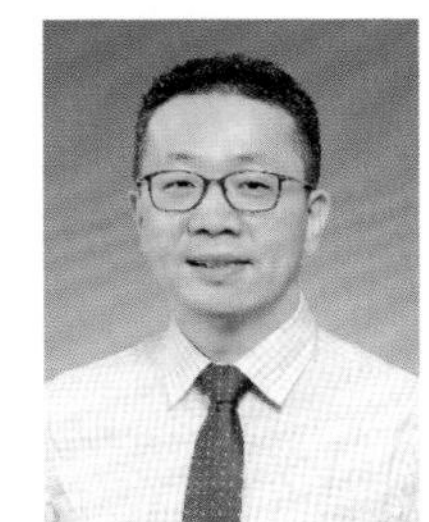

陈昶 主任医师，教授，博士研究生导师

同济大学附属上海市肺科医院胸外科

同济大学附属上海市肺科医院党委书记，上海肺移植工程技术研究中心主任，上海市“重中之重”呼吸病学研究中心负责人。担任美国胸外科学会会员、中华医学会胸心血管外科分会青年医师委员会副主任委员（第九届），海峡两岸医药卫生交流协会胸外科专业委员会副主任委员，上海市医学会胸外科专科分会副主任委员等职务。获国务院政府特殊津贴，入选国家“百千万人才工程”，获“国家卫生健康突出贡献中青年专家”“国之名医”“上海领军人才”“上海市医务工匠”“上海市优秀学科带头人”等荣誉称号。主持国家自然科学基金重大研究计划（培育项目）及重点项目各1项、科技部“十四五”国家重点研发计划项目1项、工业和信息化部人工智能产业创新任务揭榜挂帅项目1项、国家区块链创新应用项目1项、国家自然科学基金面上项目2项及省部级课题多项。以通讯作者及共同通讯作者累计发表SCI论文190余篇，包括*J Clin Oncol*、*Signal Transduct Target Ther*、*Science Transl Med*、*Eur Respir J*、*Radiology*、*J Thorac Oncol*、*Adv Funct Mater*、*JAMA Surg*和*JAMA Netw Open*等。共获得发明专利58项，软件著作权2项，编写专著7部。荣获教育部科学技术进步奖二等奖、上海市抗癌科技奖一等奖、上海医学科技奖二等奖等奖项。

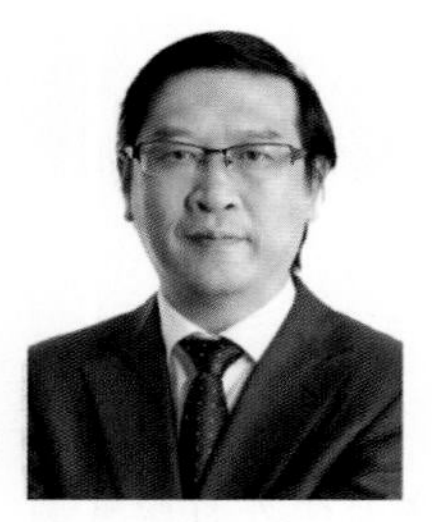

朱余明 主任医师

同济大学附属上海市肺科医院胸外科

同济大学附属上海市肺科医院胸外科党支部书记。中华医学会胸心血管外科分会微创学组委员，中国医疗保健国际交流促进会胸外科分会常务委员，中国研究型医院学会胸外科学专业委员会常务委员，上海市医学会胸外科专科分会委员，上海市中西医结合学会胸外科分会副主任委员，上海市抗癌协会胸部肿瘤专业委员会肺癌外科学组主任委员。在国内首先开展单孔胸腔镜肺叶切除术治疗肺部疾病。曾多次受邀进行全球手术转播，并赴西方发达国家进行现场手术演示。共计参与、发表论文30余篇，参与专利设计5项。荣获中华医学科技奖二等奖、教育部科学技术进步奖二等奖、上海市科技进步奖二等奖、上海医学科技奖二等奖及成果推广奖等。首届“上海医务工匠”称号获得者。

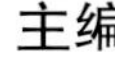

主编

赵德平 主任医师，副教授，博士研究生导师

同济大学附属上海市肺科医院胸外科

同济大学附属上海市肺科医院胸外科行政副主任（主持工作），同济大学博士研究生导师，医学博士。中国抗癌协会纵隔肿瘤专业委员会委员，中国抗癌协会肺部肿瘤整合康复专业委员会常务委员，上海市医师协会胸外科医师分会委员、微创外科工作组组长，上海市医学会肿瘤靶分子专科分会委员。长期致力于胸外科微创术式推广，年均手术量逾千例，是国内最早开展单孔胸腔镜手术的专家之一，2014年完成国内首例剑突下单孔胸腔镜肺叶切除术；较早大规模开展机器人辅助单孔肺切除术、剑突下全胸腺切除术等，累计完成机器人辅助各类手术800余台。围绕早期肺癌及胸腺肿瘤微创外科转化研究、免疫新辅助治疗疗效评估及新型自动化器械研发等方向持续攻关，主持国家自然科学基金、上海市科学技术委员会、上海申康医院发展中心、上海市卫生健康委员会课题多项，发表SCI论文20余篇，参与编写专著5部，多次受邀进行国际会议发言。先后获上海市“银蛇奖”提名奖（2011年）、上海医学科技奖三等奖（2016年）、中华医学科技奖二等奖（2018年）及上海市科技进步奖一等奖（2020年）等多个奖项。

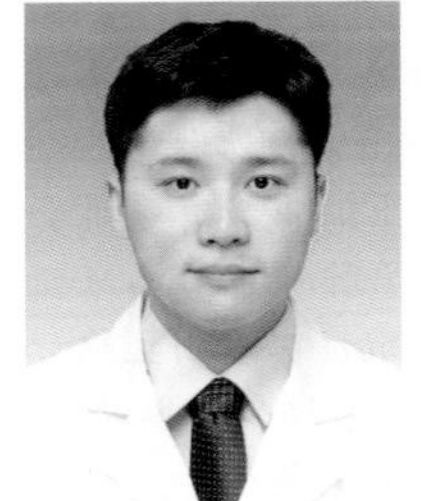

戴洁 主治医师，副研究员，硕士研究生导师

同济大学附属上海市肺科医院胸外科

同济大学与英国谢菲尔德大学联合培养博士，同济大学附属上海市肺科医院胸外科主治医师，同济大学副研究员、硕士研究生导师。美国梅奥医学中心交流访问学者。入选“上海科技青年35人引领计划”和“上海市青年科技启明星计划”。主持国家自然科学基金项目2项、上海市教育委员会“晨光计划”、上海市卫生健康委员会“医苑新星”等多项课题。多次受邀在国内外学术会议作大会发言。以第一/通讯作者身份（含共同）发表论文30余篇，发文杂志包括*JAMA Oncol*、*Adv Mater*、*J Thorac Oncol*、*J Thorac Cardiovasc Surg*等，研究成果写入美国国立综合癌症网络（NCCN）临床实践指南。主编专著2部，主译专著2部。

副主编

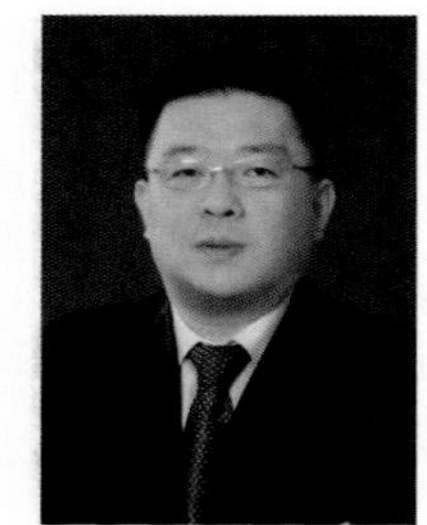

秦雄 副主任医师，副教授，硕士研究生导师

同济大学附属上海市肺科医院胸外科

同济大学附属上海市肺科医院胸外科，医学博士，美国俄勒冈健康与科学大学（OHSU）访问学者。上海市医学会胸外科专科分会首届委员，上海市抗癌协会胸部肿瘤专业委员会委员，上海市抗癌协会肿瘤生物治疗委员会委员，中国医师协会微无创医学专业委员会委员。中国教育部学位中心评审专家，《中国组织工程研究与临床康复》执行编委，《第二军医大学学报》《中国临床医学》等多家杂志审稿专家。主持中华人民共和国科学技术部、国家自然科学基金及上海市科学技术委员会课题多项，获得军队医疗成果奖一等奖1项，军队科学技术进步奖三等奖1项，上海医学科技奖三等奖1项，上海市科学技术三等奖1项；发表学术论文60余篇，包括SCI论文8篇，单篇最高影响因子为7.356，主编专著1部，主译专著1部，参编专著8部，获得授权发明专利4项。

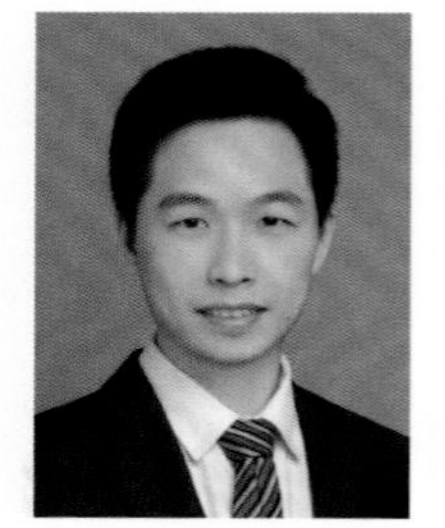

戴晨阳 博士，主治医师，硕士研究生导师

同济大学附属上海市肺科医院胸外科

同济大学附属上海市肺科医院胸外科主治医师，同济大学硕士研究生导师。迄今以第一/通讯作者（含共同）发表SCI论文26篇（单篇最高影响因子为50.717），包括*J Clin Oncol*、*J Thorac Oncol*、*J Ind Inf Integr*、*Ther Adv Med Oncol*、*Mod Pathol*、*Am J Surg Pathol*等高水平杂志，相关成果写入《中国临床肿瘤学会（CSCO）非小细胞肺癌诊疗指南2020》，国际肺癌研究协会（IASLC）《2017年早期肺癌诊治进展》、美国胸外科医师协会（STS）继续医学再教育项目（胸外科医生必读论文）等，并被*Lancet*、*Circulation*、*JACC*、*J Clin Oncol*等权威杂志上发表的文章所引用。主持国家自然科学基金青年项目1项及省部级课题多项，入选"上海市青年科技启明星计划"、上海市教育委员会"晨光计划"、上海市卫生健康委员会"医苑新星"、美国杜克大学医学肿瘤中心临床研究员（Clinical Fellow，美国胸外科学会全额资助）等，担任SCI杂志*Front Oncol*客座副主编、*Ann Transl Med*专栏编辑和《临床与病理杂志》青年编委，以副主编及编委身份参编专著各1部，获上海市抗癌科技奖一等奖（第三完成人）及上海市医学科技奖二等奖（第五完成人）。

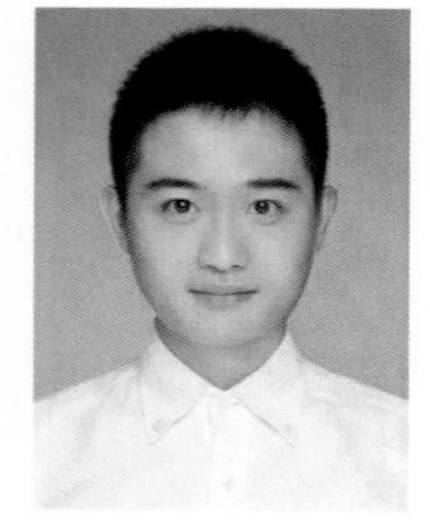

靳凯淇 医学博士，主治医师

同济大学附属上海市肺科医院胸外科

同济大学附属上海市肺科医院胸外科主治医师，毕业于同济大学医学院。以第一（含共同）作者发表SCI及中华系列期刊论文4篇（单篇最高的影响因子为15.283），曾受邀赴欧洲心胸外科协会年会发言，以编委身份参编专著5部。

编委会

马尘超
同济大学附属上海市肺科医院胸外科

宁晔
同济大学附属上海市肺科医院胸外科

秦琳琳
同济大学附属上海市肺科医院胸外科

沈蕾
复旦大学附属华山医院感染科

沈莹冉
同济大学附属上海市肺科医院胸外科

施哲
同济大学附属上海市肺科医院胸外科

宋楠
同济大学附属上海市肺科医院胸外科

万紫微
同济大学附属上海市肺科医院胸外科

王海峰
同济大学附属上海市肺科医院胸外科

吴峻
同济大学附属上海市肺科医院胸外科

吴亮
上海交通大学医学院附属第一人民医院胸外科

夏琰
上海市第七人民医院胸外科

谢博雄
同济大学附属上海市肺科医院胸外科

谢冬
同济大学附属上海市肺科医院胸外科

徐欣楠
同济大学附属上海市肺科医院胸外科

杨倍
同济大学附属上海市肺科医院胸外科

杨晨路
同济大学附属上海市肺科医院胸外科

杨健
同济大学附属上海市肺科医院胸外科

杨洁
同济大学附属上海市肺科医院胸外科

杨洋
同济大学附属上海市肺科医院胸外科

杨咏
同济大学附属上海市肺科医院胸外科

应鹏清
东阳市人民医院胸外科

于冬怡
烟台市莱阳中心医院胸心外科

张鹏
同济大学附属上海市肺科医院胸外科

赵晓刚
同济大学附属上海市肺科医院胸外科

郑卉
同济大学附属上海市肺科医院胸外科

周逸鸣
同济大学附属上海市肺科医院胸外科

朱智军
上海交通大学医学院附属第九人民医院胸外科

丛书介绍

很高兴，由AME出版社、中南大学出版社联合出品的“AME科研时间系列医学图书”，如期与大家见面！

虽然学了4年零3个月医科，但是，仅仅做了3个月实习医生，就选择弃医了，不务正业，直到现在在做医学学术出版和传播这份工作。2015年，毕业10周年。想当医生的那份情结依旧有那么一点，有时候不经意间会触动到心底深处……

2011年4月，我和丁香园的创始人李天天一起去美国费城出差，参观了一家医学博物馆——马特博物馆（The Mütter Museum）。该博物馆隶属于费城医学院，创建于1858年，如今这里已经成为一个展出各种疾病、伤势、畸形案例，以及古代医疗器械和生物学发展的大展厅，展品逾20 000件，其中包括战争中伤者的照片、连体人的遗体、侏儒的骸骨以及人体病变结肠等。此外还有世界上独一无二的收藏，比如一个酷似肥皂的女性尸体、一个长有两个脑袋的儿童的颅骨等。该博物馆号称“Birthplace of American Medicine”。走进一个礼堂，博物馆的解说员介绍宾夕法尼亚大学医学院开学典礼都会在这个礼堂举行。当时，我忍不住问了李天天一个问题：如果当初你学医的时候，开学典礼在这样的礼堂召开的话，你会放弃做医生吗？他的回答是：不会。

2013年5月，参加《英国医学杂志》（*BMJ*）的一个会议，会议之后，有一个晚宴，*BMJ*为英国一些优秀的医疗团队颁奖，*BMJ*的主编和BBC电台的著名节目主持人共同主持这个年度颁奖晚宴。令我惊讶的是，*BMJ*给每个获奖团队的颁奖词，从未提及该团队过去几年在什么“大牛”杂志上发表过什么“大牛”论文，而是关注这些团队在某个领域提高医疗服务质量，减轻病患痛苦，降低医疗费用等方面作出的贡献。

很多朋友好奇地问我，AME是什么意思？

AME的意思就是，Academic Made Easy, Excellent and Enthusiastic。2014年9月3日，我在朋友圈贴出3张图片，请大家帮忙一起从3个版本的AME宣传彩页中选出一个喜欢的。最后，上海中山医院胸外科的沈亚星医生竟然给出一个AME的“神翻译”：欲穷千里目，快乐搞学术。

AME是一个年轻的公司，拥有自己的梦想。我们的核心价值观第一条是：Patients Come First！以“科研（Research）”为主线。于是，2014年4月24日，我们的微信公众号上线，取名为“科研时间”。“爱临床，爱科研，也爱听故事。我是科研时间，这里提供最新科研资讯，一线报道学术活动，分享科研背后的故事。用国际化视野，共同关注临床科研，相约科研时间。”希望我们的AME平台，能够推动医学学术向前进步，哪怕是一小步！

如果说酒品如人品，那么，书品更似人品。希望我们“AME科研时间系列医学图书”丛书能将临床、科研、人文三者有机结合到一起，像西餐一样，烹调出丰富的味道，搭配出一道精美的佳肴，一一呈现给各位。

汪道远

AME出版社社长

序（一）

胸外科专业开创于20世纪初期，经过100多年的发展，在一代代胸外科专家同道勠力同心、艰苦卓绝的努力下，不仅实现了技术的不断进步，也推动了理念变革，成为外科学中发展最快的分支学科之一。

作为一门“海纳百川”的学科，胸外科不仅涵盖肺、气管、食管等器官病变的诊断及治疗，还包含了纵隔、胸膜、胸壁等部位多种疾病的外科治疗及胸外伤救治。

除肺癌、食管癌、胸腺肿瘤、肋骨骨折等常见疾病外，胸外科还包含各种疑难少见疾病。对于很多胸外科医生来说，经手的病例是有限的，面对这些棘手的临床案例时，他们也常感无能为力。

我们科室有个延续至今的优良传统，每每遇到疑难少见病例时，便会集全科的力量展开讨论。通过病例大讨论，使年轻医生尽快成长。经过日积月累，彼此助益，既开阔了视野，丰富了阅历，又提升了疑难少见病的诊疗能力。

病例报告是临床医学一种重要的研究方法，尤其是疑难少见疾病的病例报告，有其特有的价值，不仅提供了第一手的临床资料，还分享了诊治经验，无论成功与失败，都将启迪思维，推动医学进步。

十年前，我们便萌生了将临床中疑难少见病例系统汇总的想法，从策划到组稿，从文章撰写到最终定稿，经过一次次的讨论和反复的修订，终成其书，感慨颇多。

作为全国第一本聚焦胸外科疑难少见疾病的系统性专著，本书凝聚了上海市肺科医院胸外科团队，以及多家知名医学中心的心血，填补了领域空白。

希望本书的出版可以推动胸外科少见病诊治的进步和发展，成为能够在诊疗方法上供更多临床医生参考和借鉴的“宝典”，造福患者。

感谢参与本书编写的所有人员辛勤的付出，由于本书涵盖内容庞杂，难免有不足和疏漏之处，恳请同道们提出宝贵意见与反馈。

姜格宁

同济大学附属上海市肺科医院

序（二）

胸外科疑难少见病治疗迄今仍是胸外科医生所面临的难点之一，因其罕见，临床中遇到的概率较低，经验的缺失往往会导致误判。此外，此类疾病的治疗手段复杂，容易造成一定的偏差。

我们身处上海市肺科医院这样一个多元化平台，遇到疑难少见病的机会相对多一些，因而也积累了相对多的诊疗经验。如果我们把过往的经验和教训总结归纳成文，或许能够帮助大家少走一些弯路，少犯一些错误。怀着这样的初衷，我们上海市肺科医院胸外科团队携手来自不同知名医学中心的50余位专家共同编撰了此书。

内容上，我们力求确保图书的实用性和全面性。一方面，我们对胸外科疑难少见病进行了全面的梳理，在成书之前，除汇总了本院的疑难少见病例外，我们还检索了大量胸外科主流期刊所报道的相关病例，而后进行系统的归纳和整理，力争尽可能多地涵盖胸外科领域的疑难少见病例。最终，共纳入约200种疑难少见病。另一方面，为方便读者查找，我们将所有疾病按病种进行划分，分为气管、肺、纵隔、食管、膈肌、胸膜、胸壁及并发症等8部分内容，将每种疾病的治疗要点进行了深入浅出的解析。方便大家在临床工作中遇到实际问题时，到书中查阅并参考过往类似病例的诊疗经验。

疑难少见疾病的共性就是“难”，或为诊断上困难，或为治疗上困难，抑或两者兼有。例如，遇到从未见过的病例，此病例中肿瘤的位置、肿瘤发展的速度与以往病例有很大不同，那么其影像学、病理学的诊断会较为困难，很有可能针对类似疾病没有可参考的诊疗经验，以至于难以制订一个相对完善的治疗策略。

除此之外，有些患者在经过一系列治疗后，可能产生少见或难治的并发症，针对这些问题，我们也在书中进行了总结和反思。希望本书能够作为一本实用性较强的“工具书”，使更多的胸外科医生从中学习、查阅、参考，并运用书中丰富且宝贵的临床经验指导日后的临床实践。

在图书编撰过程中，我们团队担任了“组织者”的角色，大家需要对各疾病的相关文献进行系统的回顾和整理，因此，编撰过程也是学习和进步的过程，每位医生都受益良多，对相关疑难少见病例有了更为完整的认识，对于此类疾病的治疗策略也有了更为清晰的思路。此外，一些医生还将相关疾病总结归纳成综述并成功发表。

很荣幸与编委团队的同道们一起分享、总结、推广胸外科疑难少见病的诊疗经验和方法。相信这本兼具实用性、全面性、针对性的图书一定能为广大同仁提供借鉴和帮助。书中难免存在不足，欢迎指教，提意见。

赵德平

同济大学附属上海市肺科医院

目　录

第一章　气管

第二章　纵隔

第五章　膈肌

第六章　胸膜

第七章　并发症

第八章　胸壁

第一章　气管

第一节　Corkscrew气管狭窄

一、引言

Corkscrew气管狭窄是一种罕见的先天性气管狭窄（congenital tracheal stenosis，CTS），累及远端气管，因狭窄段气管呈螺旋形而得名，仅有个案报道。

二、病例

患者，男性，2岁，因喘鸣2年入院。曾被误诊为气道高反应性疾病，接受药物治疗，病情无改善。纤维支气管镜检查见远端气管呈严重的螺旋形狭窄（图1-1-1A）。胸部计算机断层扫描（computed tomography，CT）证实了纤维支气管镜的检查结果，近端气管管腔无明显异常。确诊后，首先予掺钕钇铝石榴石激光疗法烧灼。经激光治疗后，气管狭窄完全消失，症状得到显著改善（图1-1-1B）。1个月后患者气管再次出现狭窄，并伴呼吸衰竭，需行呼吸机辅助支持治疗。纤维支气管镜检查见远端气管狭窄复发，并累及左主支气管开口。因激光治疗后病变迅速复发，决定外科手术治疗。

手术经过如下。取胸骨正中切口，建立体外循环；术中探查见远端气管管腔呈螺旋形（corkscrew-type）梗阻，并导致左主支气管开口狭窄。首先进行完全的右肺门松解，并游离近端气管直至胸廓入口。结合术中纤维支气管镜确定狭窄部位。切除隆凸，直至左主支气管病灶远端。保留左右主支气管之间的隆凸系带。然后以Y形吻合气管和左右主支气管重建新隆凸。吻合时，后方膜部采用连续缝合，前方软骨部采用间断缝合（图1-1-2A）。

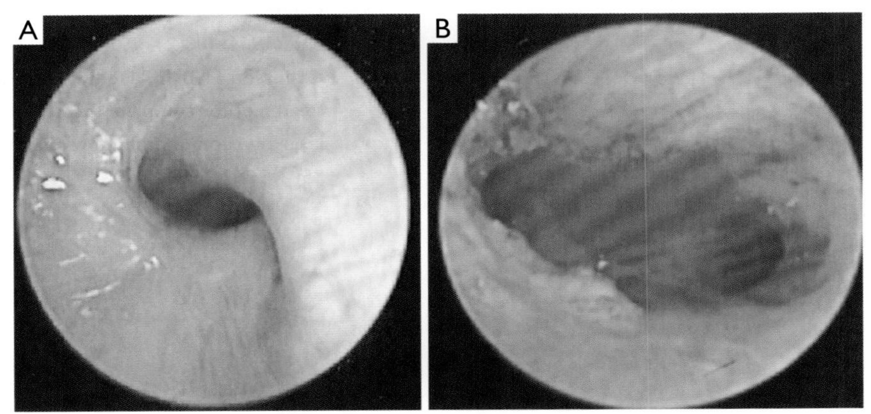

图1-1-1　纤维支气管镜检查远端气管呈螺旋形狭窄（A）和激光烧灼后狭窄消失（B）

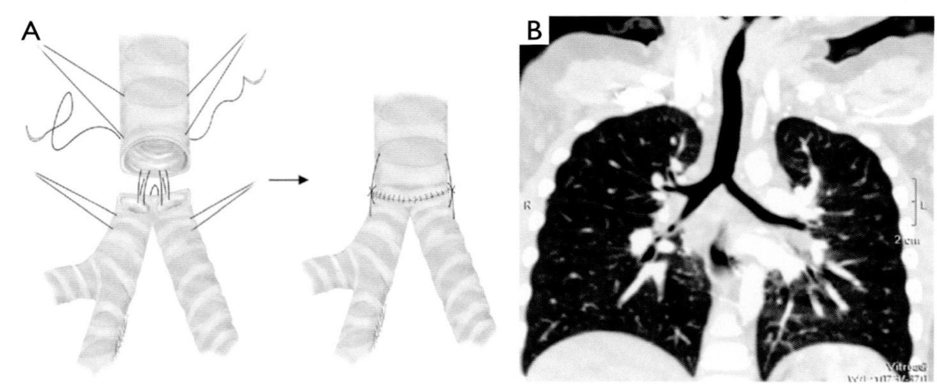

图1-1-2　应用改良端端吻合技术重建隆凸（A）和术后3个月胸部CT重建示吻合口管腔通畅（B）

术后随访3个月，患者症状消失。纤维支气管镜和胸部CT显示吻合口管腔通畅（图1-1-2B）[1]。

三、讨论

（一）流行病学与病因分析

Corkscrew气管狭窄是罕见的先天性气管狭窄，病因未明。此类气管狭窄的解剖学改变是气管膜部缺失，气管软骨呈完整的环状结构[2]。

（二）临床表现与诊断

Corkscrew气管狭窄临床表现包括气急、喘鸣、低氧血症等。胸部CT可以发现狭窄段气管，但很难作出螺旋形狭窄的诊断。纤维支气管镜是确诊的主要手段，能够直接观察到气管狭窄的形态，给出精确的定位，为制订手术方案提供可靠依据。

（三）治疗

Corkscrew气管狭窄的治疗与其他类型的先天性气管狭窄一样，包括非手术治疗和手术治疗。非手术治疗，如对气管狭窄段进行扩张，包括球囊扩张和硬质支气管镜扩张，不改变气管解剖结构上的异常，仅能暂时缓解症状。当狭窄靠近隆凸时，扩张有一定的困难，激光消融是一项新的治疗措施。除了可以消除凸入气管管腔内引起狭窄的异常组织外，还可以切断异常气管软骨环，并辅以球囊扩张，使气管软骨环恢复正常的“C”形结构[3]。但是激光消融后的“C”形软骨环得不到有力支撑，容易在短期内复发。手术治疗是通过切除狭窄段气管后重新建立隆凸，其疗效确切，能够达到长期治愈的效果[1]。

四、总结

Corkscrew气管狭窄是一种独特而罕见的先天性气管狭窄，累及气管下端，非手术治疗疗效不确切，容易复发，气管隆凸切除重建术能够达到长期治愈的效果。

参考文献

[1] Bryant R 3rd, Morales D L. Corkscrew trachea: a novel type of congenital tracheal stenosis[J]. Ann Thorac Surg, 2009, 87(6): 1923-1925.

[2] Cantrell J R, Guild H G. Congenital stenosis of the trachea[J]. Am J Surg, 1964, 108(2): 297-305.

[3] Othersen H B Jr, Hebra A, Tagge E P. A new method of treatment for complete tracheal rings in an infant: endoscopic laser division and balloon dilation[J]. J Pediatr Surg, 2000, 35(2): 262-264.

（王海峰）

第二节　气管黑色素瘤

一、引言

黑色素瘤又称恶性黑色素瘤，88%的黑色素瘤发生于皮肤或眼球，其次是口腔黏膜、食管、肝脏，原发于气管的黑色素瘤则极为罕见[1]。

二、病例

患者，老年男性，体检时胸部X线片显示左肺可疑结节影，遂行胸部CT，未见肺部结节，气管上段膜部发现一扁平肿瘤，肿瘤位于声门下3 cm处（图1-2-1）。为进一步诊疗收入胸外科。患者无任何呼吸系统症状，如咳嗽、气急或咯血，体格检查未发现任何阳性体征。纤维支气管镜检查显示在气管上段膜部可见一光滑、无色素沉着的肿瘤，表面有血管增生，直径约1 cm（图1-2-2）。病理活检可见大量梭形不典型细胞，疑似恶性黑色素瘤。检查患者的皮肤和眼球并未发现异常表现。胸腹部CT及脑部磁共振成像（magnetic resonance imaging，MRI）没有提供远处转移征象。遂行气管节段切除及端端吻合术，术后免疫组化提示不典型梭形细胞异常增生，在细胞胞浆中可见黑色素颗粒染色，确诊为气管恶性黑色素瘤。切除标本中可见淋巴管有侵犯。术后4个月，患者体检发现右侧颈部淋巴结肿大，在局部麻醉下切除颈部肿大淋巴结，病理结果提示转移。患者接受4个疗程的辅助化疗，方案为DAVFeron（氮烯唑胺+

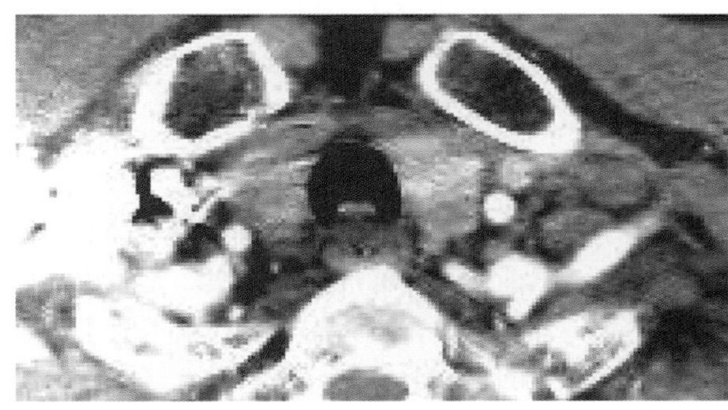
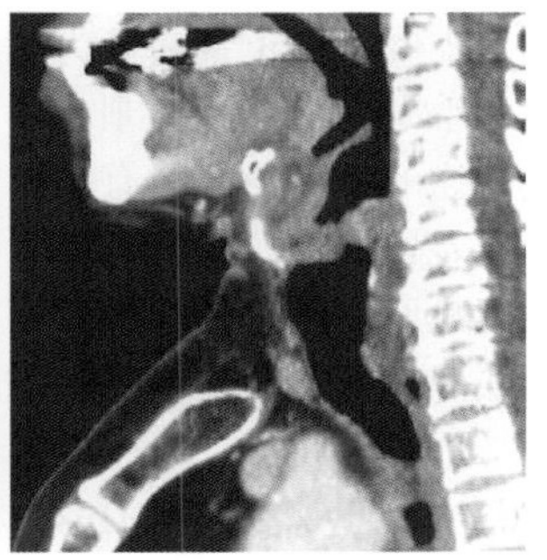

气管上段膜部发现一个扁平肿瘤，肿瘤位于声门下3 cm处。

图1-2-1　胸部CT扫描

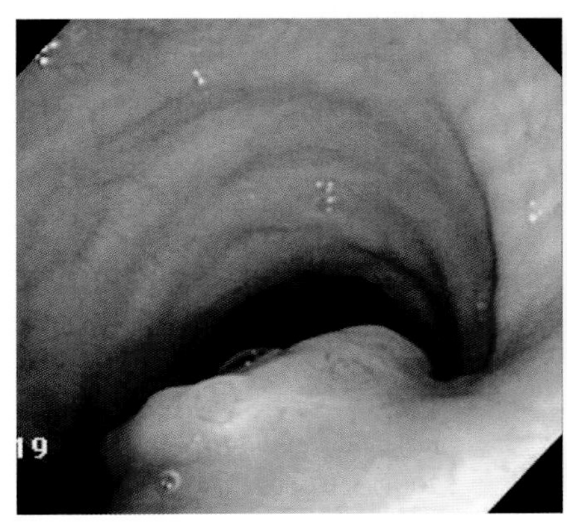

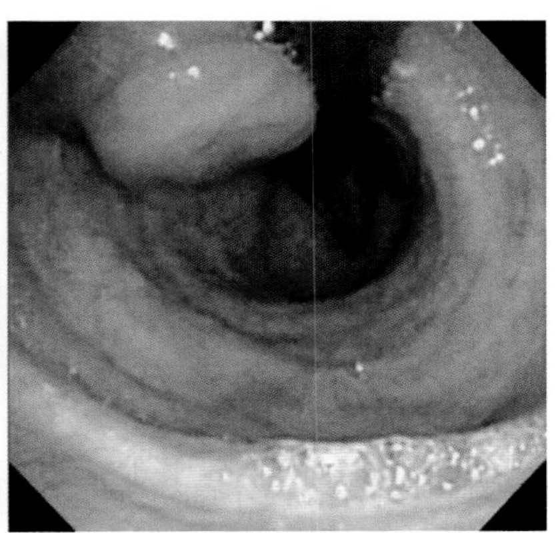

气管上段膜部可见一光滑、无色素沉着的肿瘤，表面有血管增生，直径约1 cm。

图1-2-2　纤维支气管镜检查

水氯嘧啶+长春新碱+干扰素β）。化疗结束后4个月出现肺部及颈部转移结节，更换治疗方案为DACTam（氮烯唑胺+水氯嘧啶+卡铂+它莫西芬）。然而化疗效果较差，2年后患者死于恶病质。

三、讨论

关于气管黑色素瘤的发病机制假说有：胚胎时期的色素迁移学说、气管上皮细胞向色素细胞的转化学说和神经内分泌细胞向色素细胞的分化学说。机体内的黑色素细胞散在分布于整个神经内分泌系统，通常在胚胎形成期，色素细胞可向皮肤表层或真皮层迁移，但也可以向内脏迁移——肺、食管、咽喉、脑等部位存在色素细胞，存在于气管、支气管的原始色素细胞均可转变成肺原发性黑色素瘤。

（一）流行病学与临床表现

1963年，SALM[2]首先报道了原发性恶性支气管黑色素瘤。原发性气管、支气管黑色素瘤极为罕见，发生于气管或肺部的黑色素瘤通常为转移性肿瘤。文献[3]报道，原发性气管黑色素瘤的发生与人种有关，白种人多见。发生率无明显性别差异。

确定气管黑色素瘤是原发还是转移是一项困难的工作。有观点认为，皮肤黑色素瘤在被发现之前已经有可能发生转移。有文献[4]报道，15%的转移性黑色素瘤会伴有隐匿性的原发肿瘤。因此，1967年Jensen和Egedorf对原发性气管黑色素瘤的诊断提出了主要临床必要条件，包括：①没有切除的皮肤色素肿瘤或者任何皮肤肿瘤；②没有切除的眼部肿瘤，尤其是眼球摘除术；③手术切除的标本为实体瘤；④肿瘤的形态学符合原发肿瘤的特点；⑤在手术治疗时没有发现其他器官发生黑色素瘤；⑥尸体解剖中没有发现原发恶性黑色素瘤，尤其是皮肤和眼睛[5]。

大体标本和组织学特性可为诊断原发性气管黑色素瘤提供进一步的证据：①黑色素细胞呈点状或巢状排列；②未破坏处气管上皮的黑色素细胞的侵袭性；③上皮细胞向色素细胞转变[6]。

一般而言，以上标准是有效的，尽管尸体解剖没有常规进行。另外，尸体解剖本身有一定的局限性，在判断原发或转移瘤上通常表现得模棱两可。因此，如果不能行尸体解剖，在活体上一些阴性结果可作为判断原发肿瘤的方法[7]。

气管黑色素瘤的临床表现包括呼吸困难、咳嗽、胸闷和咯血，也有少数病例无明显主观症状。与其他气管肿瘤相似，无明显特异性。纤维支气管镜提示气管内新生物伴色素沉着。

（二）治疗

对于原发性气管黑色素瘤，目前还没有标准治疗方案。有报道称肿瘤完全切除并行气管端端吻合可获得满意的预后。这种方法只能适用于没有症状、肿瘤较小且没有远处转移的患者。然而，多数患者就诊时出现局部转移或淋巴管侵犯，手术切除后短期内容易出现淋巴结转移或局部复发。这与皮肤黑色素瘤相似。

化疗和免疫治疗对原发性气管黑色素瘤的效果不佳。有人按照原发性皮肤黑色素瘤的化疗方案对气管黑色素瘤进行化疗，并没有改善预后。新的分子靶向治疗正在研究中，可能在不久的将来能够成为进展期气管黑色素瘤治疗的新选择。

四、总结

原发气管恶性黑色素瘤是一种极为罕见的疾病。目前还没有标准治疗方案。无症状、肿瘤较小且无远处转移的患者，行肿瘤完全切除术及气管端端吻合术可获得满意的预后。然而，多数患者就诊时出现局部转移或淋巴管侵犯，手术切除后短期内容易出现淋巴结转移或局部复发。

参考文献

[1] Duarte I G, Gal A A, Mansour K A. Primary malignant melanoma of the trachea[J]. Ann Thorac Surg, 1998, 65(2): 559-560.

[2] SALM R. A primary malignant melanoma of the bronchus[J]. J Pathol Bacteriol, 1963, 85: 121-126.

[3] Verweij J, Breed W P, Jansveld C A. Primary tracheo-bronchial melanoma[J]. Neth J Med, 1982, 25(6): 163-166.

[4] Cekin E, Cincik H, Yilmaz I, et al. Primary malignant melanoma of the trachea: case report[J]. Ear Nose Throat J, 2010, 89(7): E18-E20.

[5] Nattout M, Fuleihan N, Sabra O, et al. Primary malignant melanoma of the trachea[J]. Middle East J Anaesthesiol, 2010, 20(4): 607-609.

[6] Colby T V, Koss M N, Travis W D. Tumors of the lower respiratory tract[M]//Atlas of Tumor Pathology, 3rd series, fascicle 13. Washington DC: Amer Registry of Pathology, 1995: 483-487.

[7] Jennings T A, Axiotis C A, Kress Y, et al. Primary malignant melanoma of the lower respiratory tract. Report of a case and literature review[J]. Am J Clin Pathol, 1990, 94(5): 649-655.

(胡学飞)

第三节　气管毛霉菌病

一、引言

毛霉菌病（mucormycosis）是由真菌界毛霉菌亚门中的某些致病真菌引起的严重感染性疾病，是一种发病急、进展快、病死率高的真菌感染性疾病。该病菌为机会性致病菌，临床表现形式多样，主要有鼻脑型、肺型、皮肤型、胃肠型及播散型等，而气管感染的病例鲜有报道。1982年Schwartz等[1]首次报道了气管毛霉菌病。

二、病例

患者，男性，46岁，咳嗽、咳痰，伴咽部不适1个月。病程中患者活动后有轻度呼吸困难。既往有2型糖尿病病史5年，日常控制饮食，血糖控制不佳。无吸烟史。体格检查：双肺呼吸音粗，左肺可闻及湿啰音。实验室检查：白细胞总数为11.82×10⁹/L，中性粒细胞百分比为76.7%。血糖：18.57 mmol/L。血尿素氮和肌酐正常。痰液抗酸染色及细菌培养菌阴性，同时排除艾滋病病毒感染。颈胸部CT提示：气管上段管壁增厚，管腔狭窄，软骨环破坏（图1-3-1）。纤维支气管镜检查提示：上段气管内黏膜水肿、增厚，管腔狭窄，呈漏斗状，上段气管的右侧壁见一新生物（图1-3-2）。活检病理提示：黏膜中度慢性炎症，伴有炎性渗出、坏死、肉芽组织增生及大量的毛霉菌菌丝；抗酸染色阴性，过碘酸希夫（periodic acid-Schiff reaction，PAS）染色阳性，六安银染色阳性，硼酸洋红染色阳性。诊断：气管内毛霉菌病，2型糖尿病。治疗：胰岛素控制血糖；静脉用两性霉素B（amphotericin B，AMB）治疗毛霉菌。AMB的剂量从5 mg/d逐渐增加到40 mg/d，治疗过程中患者出现寒战、高热（最高时达39.5℃）、右前臂疼痛等不良反应，遂将AMB的剂量降至35 mg/d，并增加5 mg地塞米松静脉滴注，同时给予25 mg AMB雾化吸入。15天后复查纤维支气管镜，可见气管右内侧壁坏死组织，经活检钳去除坏死组织后，可见软骨环已遭破坏（图1-3-3）。将AMB的剂量逐渐增加到50 mg/d，当AMB的治疗总量达到980 mg时，患者血尿素氮升至22.47 mmol/L，肌酐升至215.6 μmol/L，改用AMB脂质体50 mg/L，辅以口服中药

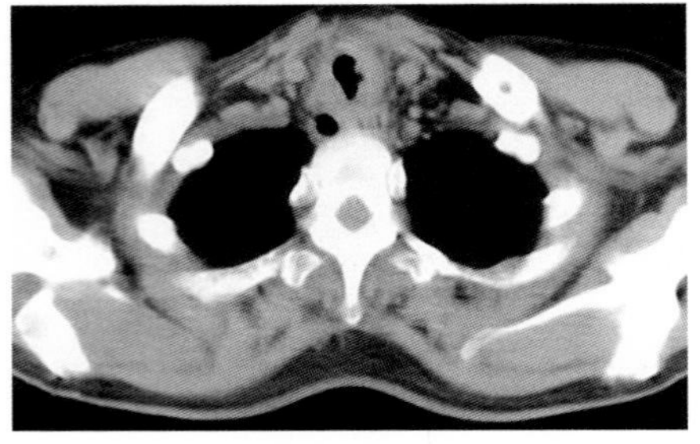

病损处气管壁增厚，管腔狭窄，气管软骨环遭破坏。

图1-3-1　胸部CT

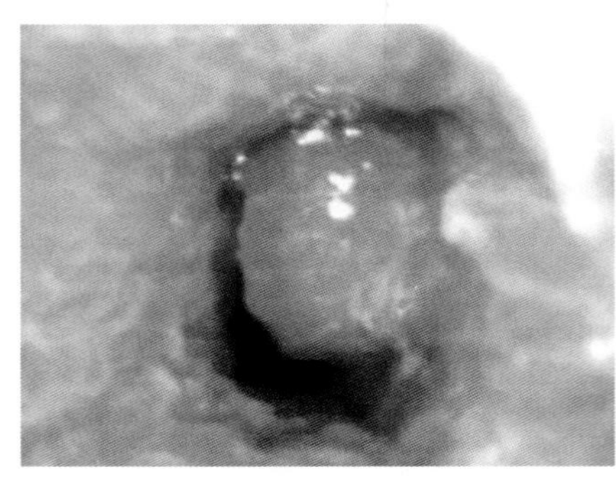

气管右内侧壁见一新生物，黏膜水肿，管腔狭窄。

图1-3-2　纤维支气管镜检查

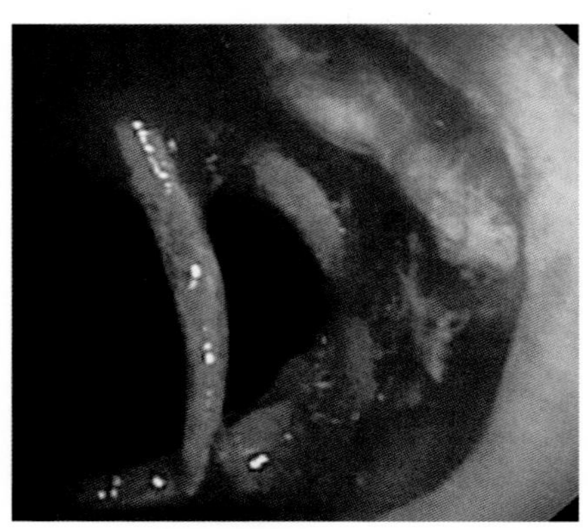

新生物坏死，去除坏死组织后，可见气管软骨环已破坏。

图1-3-3　AMB治疗15天后复查纤维支气管镜

改善肾功能。5天后，患者血尿素氮降至8.12 mmol/L，肌酐降至107.7 μmol/L，随后将AMB脂质体再换成AMB继续治疗。治疗2个月后，当AMB治疗总量达到1.887 5 g，AMB脂质体达到0.4 g时，复查纤维支气管镜，可见气管壁病变处黏膜已再生，并将软骨环完全覆盖，黏膜表面光滑，气管无阻塞（图1-3-4）。患者出院后继续行AMB雾化吸入治疗[2]。

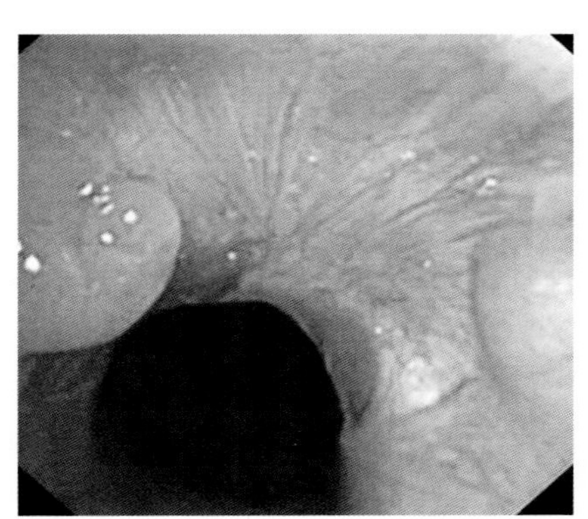

新生物消失，气管内黏膜再生，并将病损处气管软骨环完全覆盖，黏膜表面光滑，气管通畅。

图1-3-4　AMB治疗2个月后复查纤维支气管镜

三、讨论

（一）流行病学与病理学表现

毛霉菌是真菌界接合菌门毛霉目中的一种，其毒力较弱，属于条件致病菌，免疫力正常者不易感染。只有当机体免疫功能不全时，如患者合并糖尿病尤其是酮症酸中毒、免疫抑制剂治疗、化疗、恶性肿瘤（白血病、淋巴瘤、多发性骨髓瘤等）、器官移植、人类免疫缺陷病毒（human immunodeficiency virus，HIV）携带等高危因素时，在吸入一定数量的毛霉菌孢子后，可能导致毛霉菌病。肺型毛霉菌的病例较为常见，其发病率仅次于鼻脑型，但单纯气管感染的毛霉菌病较为罕见。此病发病急骤，进展迅速，病死率为85%~100%[3]。

肉眼观病灶呈肉芽状，表面覆以灰白色膜样物质，可伴有渗出、组织水肿和坏死，肿块突出管腔内可阻塞气管。

镜下可见毛霉菌的菌丝壁薄，宽大无分隔或很少分隔，直径为3~25 μm，分支少，分支常呈直角状，菌丝横断面与孢子相似。浸润、血栓形成和坏死是毛霉病特征性的病理改变。

（二）临床表现与诊断

临床表现：临床上很难将肺部的毛霉菌病和其他细菌引起的肺部感染进行区分。患者通常表现为发热、咳嗽、咳痰、咯血、胸痛等症状，最为突出的体征为双肺固定湿啰音或者胸膜摩擦音[4]。

诊断：胸部CT可以显示气管病损的位置、范围、程度、气管阻塞的程度以及是否伴有气管软骨环的损伤[5]。主要表现为渗出、实变、空洞、结节样病变、孤立或多发肿块、晕轮征、新月征、注射造影剂后边缘增强征及胸腔积液等。纤维支气管镜检查可以直接观察病灶，同时可行活体组织检查，进一步明确诊断。毛霉菌病确诊主要依靠病理学诊断，毛霉菌具有特征性的菌丝，无分隔、分支少，且分支呈直角状[6]。

（三）治疗

因毛霉菌为机会性感染，患者常合并免疫功能不全的其他疾病，如糖尿病尤其伴有酮症酸中毒，或患有恶性肿瘤，接受免疫抑制剂治疗等，所以首先需控制以上因素。气管毛霉菌的治疗主要为手术治疗和抗真菌治疗；抗真菌药物中主要为两性霉素B和伊曲康唑，因两性霉素B治疗过程中易导致肾功能受损，可用两性霉素B脂质体或伊曲康唑行替代治疗，治疗过程中需严密监测肾功能[7]。

（四）预后

气管毛霉菌病极为罕见，起病急骤，病程进展迅速，病死率高，预后极差。

四、总结

毛霉菌病是一种发病急、进展快、病死率高的真菌感染性疾病。该病菌为机会性致病菌，患者常合并免疫功能不全的其他疾病。气管感染的病例鲜有报道，手术治疗和抗真菌治疗是主要治疗手段。由于该病起病急骤，病程进展迅速，预后极差。

参考文献

[1] Schwartz J R, Nagle M G, Elkins R C, et al. Mucormycosis of the trachea: an unusual cause of acute upper airway obstruction[J]. Chest, 1982, 81(5): 653-654.

[2] Luo L C, Cheng D Y, Zhu H, et al. Inflammatory pseudotumoural endotracheal mucormycosis with cartilage damage[J]. Eur Respir Rev, 2009, 18(113): 186-189.

[3] Sales-Badía J G, Hervás V Z, Galbis-Caravajal JM. Tracheal mucormycosis[J]. Arch Bronconeumol, 2009, 45(5): 260-261.

[4] Wolf O, Gil Z, Leider-Trejo L, et al. Tracheal mucormycosis presented as an intraluminal soft tissue mass[J]. Head Neck, 2004, 26(6): 541-543.

[5] Okubo Y, Ishiwatari T, Izumi H, et al. Pathophysiological implication of reversed CT halo sign in invasive pulmonary mucormycosis: a rare case report[J]. Diagn Pathol, 2013, 8: 82.

[6] Busca A, Limerutti G, Locatelli F, et al. The reversed halo sign as the initial radiographic sign of pulmonary zygomycosis[J]. Infection, 2012, 40(1): 77-80.

[7] Quinio D, Karam A, Leroy J P, et al. Zygomycosis caused by Cunninghamella bertholletiae in a kidney transplant recipient[J]. Med Mycol, 2004, 42(2): 177-180.

（何文新）

第四节　气管内异位甲状腺

一、引言

异位甲状腺（ectopic thyroid tissue）是先天性胚胎发育异常而导致的一类疾病。主要是在甲状舌管未完全闭合时，盲孔和峡部之间可以发现异位的甲状腺组织，多见于舌根部，而气管内异位的甲状腺较为罕见。

二、病例

患者，女性，31岁，进行性呼吸困难2年，既往被误诊为哮喘，治疗效果不佳，为求进一步治疗就诊。患者7年前因弥漫性甲状腺肿行甲状腺全切术，后以甲状腺激素治疗。体格检查发现深呼吸时可闻及哮鸣音。胸部及颈部未触及明显包块。

纤维支气管镜检查可见声门下方气管黏膜下肿块，黏膜表面红肿，气管后壁膜部严重狭窄长2 cm（图1-4-1），前壁及侧壁肿瘤未累及。颈胸部增强CT可见气管后壁长约2 cm、边界清晰的结节（图1-4-2）。病理活检提示甲状腺组织腺瘤样增生。完善检查，排除手术禁忌后，采用气管节段切除术和端端吻合术，切除范围包括主动脉弓和甲状软骨下缘水平。术后石蜡病理诊断发现异位甲状腺组织。大体标本可见一表面光滑、边界清晰的新生物（图1-4-3）。术后患者恢复良好，随访1年多次行纤维支气管镜检查均未见异常。

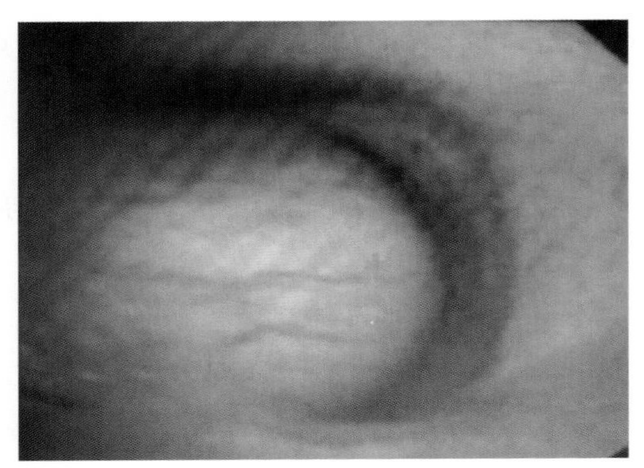

图1-4-1　纤维支气管镜显示气管后壁肿块

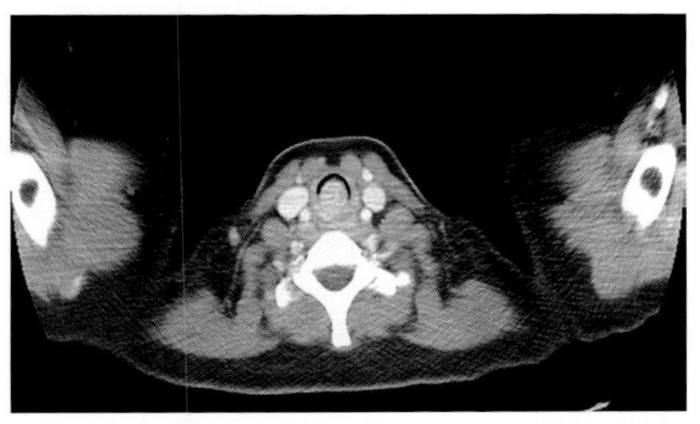

图1-4-2　颈部增强CT显示气管后壁有一边界清晰的结节

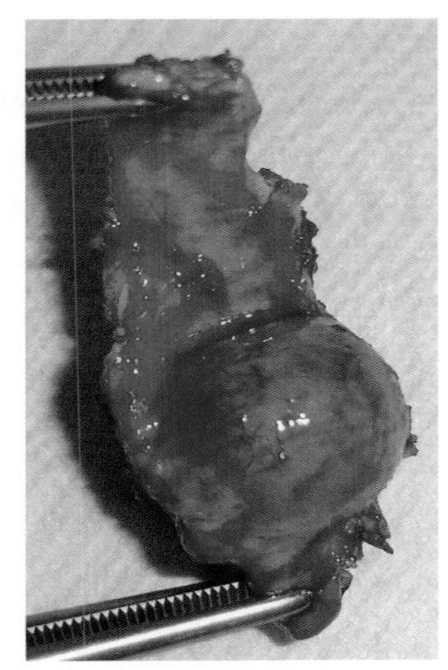

图1-4-3　大体标本可见一表面光滑、边界清晰的新生物

三、讨论

气管内甲状腺肿于1875年首次被报道[1]。1988年，Heise等首次报道成功切除这类肿瘤。文献[2]报道气管内异位甲状腺占气管肿瘤的6%。任何年龄都有可能发生气管内异位甲状腺，但多见于中年女性。

（一）发病理论

目前有两种机制可解释气管内异位甲状腺的形

成[3]。其一是畸形理论，甲状腺组织在胚胎期的生长过程中被气管软骨环截断而进入喉部气管内，形成异位甲状腺；其二是内生理论，由于喉部气管后壁的结缔组织较为疏松，因此胚胎期的甲状腺组织突破结缔组织向内膨胀生长进入气管内。

近期也有研究从基因层面探索气管内异位甲状腺的形成，研究发现甲状腺转录因子-1、甲状腺转录因子-2和核转录因子-8在甲状腺的胚胎发育和分化过程中起到核心调控作用，这些基因突变使得甲状腺出现气管内迁移[4]。

（二）临床表现

气管内异位甲状腺通常引起气管机械性的梗阻而导致呼吸困难，但这一过程通常需要一段时间。早期异位甲状腺并未完全堵塞气管，常无症状且隐匿，早期不能被发现。也有研究表明这一过程有加速进展的可能性[5-6]。如异位甲状腺组织出现了甲状腺肿、甲状腺瘤变甚至癌变后会进展加速；还有研究报道患者行甲状腺手术后，异位甲状腺被刺激而快速出现肿大，引起急性呼吸道梗阻。也有一些少见情况，如异位甲状腺有感染，继发充血水肿而导致急性呼吸道梗阻。

（三）诊断与鉴别诊断

影像学检查是气管内异位甲状腺最常见的检出方式，尤其是出现呼吸困难后行胸部CT检查。对于气管内甲状腺的诊断，CT和MRI具有一定价值，尤其是造影剂注射后，丰富的血供可以使甲状腺明显强化，具有一定鉴别意义。气管内异位甲状腺的确诊依赖于纤维支气管镜取组织进行病理活检。汇总文献分析后报道，最常见的发病部位是声门下、上段气管的后壁及外侧壁的膜部，通常是宽基底球形的肿块。气管内异位甲状腺需要与气管内的良性肿瘤或者恶性肿瘤鉴别，如乳头状瘤为常见的良性肿瘤，鳞癌、腺样囊性癌为常见的恶性肿瘤，常需要纤维支气管镜取组织进行病理活检以明确诊断。

（四）治疗

该病的治疗方案常根据有无症状来决定。当病变无临床症状时，一般采用影像学定期随访观察。当出现气管梗阻表现时，需要手术治疗，具体的手术方式根据气管异位甲状腺肿的部位来决定。此外，异位甲状腺的性质和功能也可影响治疗决策，如异位甲状腺出现恶变时，需要积极手术。

四、总结

异位甲状腺是先天性胚胎发育异常而导致的一类疾病，气管内少见。主要临床表现为呼吸道梗阻，可依其性质、大小、有无症状及甲状腺功能状况等而决定是否采取治疗。

参考文献

[1] Bone R C, Biller H F, Irwin T M. Intralaryngotracheal thyroid[J]. Ann Otol Rhinol Laryngol, 1972, 81(3): 424-428.

[2] Yang Y, Li Q, Qu J, et al. Ectopic intratracheal thyroid[J]. South Med J, 2010, 103(5): 467-470.

[3] Chanin L R, Greenberg L M. Pediatric upper airway obstruction due to ectopic thyroid: classification and case reports[J]. Laryngoscope, 1988, 98(4): 422-427.

[4] Donegan J O, Wood M D. Intratracheal thyroid--familial occurrence[J]. Laryngoscope, 1985, 95(1): 6-8.

[5] Ogden CW, Goldstraw P. Intratracheal thyroid tissue presenting with stridor. A case report[J]. Eur J Cardiothorac Surg, 1991, 5(2): 108-109.

[6] Muysoms F, Boedts M, Claeys D. Intratracheal ectopic thyroid tissue mass[J]. Chest, 1997, 112(6): 1684-1685.

（胡学飞）

第五节　先天性气管软化症

一、引言

先天性气管软化症（congenital tracheomalacia）是因出生前的相关疾病使气管纵行纤维萎缩或气管软骨结构破坏所致的管腔塌陷狭窄，常伴有先天性心血管畸形，是引起患儿反复喘息、感染和慢性咳嗽的重要因素。

二、病例

患者，女性，6岁，出生时诊断为先天性食管闭锁，行根治性十二指肠代食管手术。患儿5个月大时出现哮鸣音，呼气相哮鸣音明显，胸部X线片提示气管狭窄。2岁时在全身麻醉下行支气管镜检查提示气管下段软化（图1-5-1），采用环形聚乙烯材料加固手术治疗（图1-5-2）。术后症状明显好转，随访过程中未再见气管狭窄。

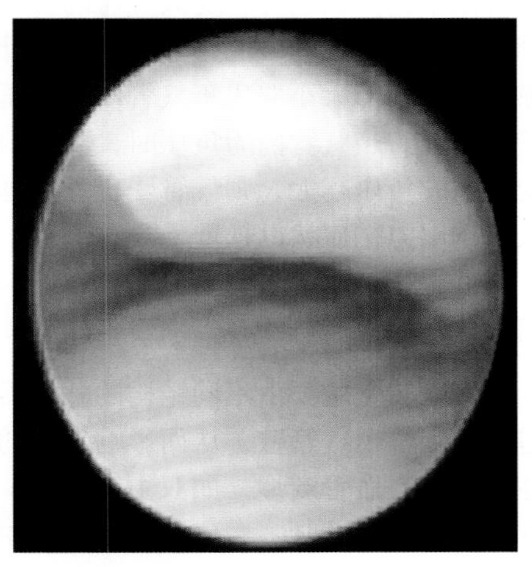

图1-5-1　支气管镜检查提示气管下段软化

三、讨论

1952年，气管软化症首次被报道。气管软化症的病因不十分明确，可以是先天性的，也可以是继发性的[1]。先天性气管软化症是由于出生前的疾病使气管软骨出现异常发育致使其软化，通常为自限性疾病。目前发现和先天性气管软化症最常伴发的是气管食管瘘和食管闭锁[2]。Master等提出儿童气管受压往往与气管和血管的异常（血管环）有关，婴幼儿如有反复呼吸困难、哮鸣及不能用其他原因解释的呼吸暂停等情况，需要高度怀疑有气管压迫存在。可以通过心脏彩超、胸部CT、支气管镜等检查确诊，早期诊断及时治疗，可以避免死亡，使气管损害程度减到最小[3-4]。

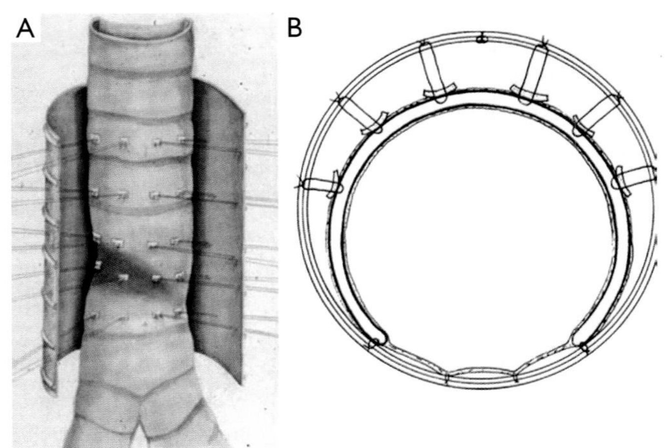

（A）手术操作方式；（B）术后水平断面。

图1-5-2　手术示意图

（一）病理生理

重症气管软化患儿，其软化的气管软骨在吸气时易阻塞气管，表现为吸气性呼吸困难，并于呼吸道感染时加重。气管位于胸膜腔之外，受大气压的影响，正常人因有气管软骨支撑，大气压的影响可忽略不计，但是气管软化患者气管局部大小取决于气管内外的压力差和局部气管壁的弹性。当气管内为负压时，气管因缺少软骨支撑易受挤压，负压越大，则气管受压程度越重，通气受阻后吸气越用力，症状也越重。

（二）病因分析

先天性气管软化主要由不同结构的外部器官压迫造成，压迫影响到整个气管壁，从而影响邻近的气管组织的顺应性，包括心血管畸形，如双主动脉弓、异常无名动脉分支、异常左肺动脉、右位主动脉弓伴左动脉韧带和左心房肥厚。先天性气管软化的另一个原因是合并有先天性食管闭锁伴气管食管瘘。因气管和食管都是从前肠分化而来，前肠分化错误造成食管闭锁，同时也影响邻近的气管。在Wailoo和Emery的研究中可以找到支持这种可能性的证据：他们发现另一种气管畸形，即气管中有食管肌肉，这个发现提示可能在前肠分化时，食管接受了太少（闭锁），气管接受了太多（气管软化）。

（三）临床表现与诊断

气管软化症的症状取决于异常气管的位置、长度和严重程度。先天性气管软化症主要临床表现为哮鸣音、喘息、咳嗽和点头样呼吸、反复呼吸道感染、发绀和反射性呼吸暂停。轻度气管软化者的症状和体征较轻，严重的病例通常需要给予积极的救治。紧急救治措施包括吸氧、气管内吸痰、体位引流、气管插管呼吸机辅助呼吸或者气管切开。支气管扩张剂和非甾体类激素可以改善外周支气管阻力，从而减少对大气管的压迫。

喘息是气管软化的最常见症状，因而临床上出现喘息是及早发现气管软化的重要线索。支气管镜检查是诊断气管软化症的金标准[5]，可以直观地反映气管动力性塌陷，可见气管腔呈血管样搏动，气管的膜部常常增大并突入腔内，因左右胸腔解剖结构的不同，气管左侧壁软化多见。呼气时出现气管腔前后壁塌陷，严重的病例在咳嗽时气管可以完全塌陷[6]。

（四）治疗

对已经明确病因的气管软化患儿，对病因进行早期根治是治疗软化症的首要选择，特别是心血管畸形的患儿，随着解剖畸形的纠正，心脏、血管对气管的压迫解除，气管软化会逐渐改善[7]。对无法根治或手术后仍有严重的气管软化的患儿，主要依靠气管造口术和长时间的机械通气[8]。因为建立了呼吸道支架，在呼吸周期中给予持续气道正压通气（continuous positive airway pressure，CPAP）可防止气管塌陷。Wiseman等[9]通过气管插管CPAP成功地治愈了气管支气管软化症。但对于可能有气管塌陷的多数婴儿，短时间的CPAP是不够的，因为气管软化在1岁或2岁之前不太容易自行缓解。研究表明CPAP是初级处理或作为其他治疗的辅助手段。对于难治性的病例，气管内支架植入是最后的选择。当前支架的使用只局限在常规治疗失败后[10]。支架的研究仍需进一步发展，如可吸收的生物聚合体支架，或许能够改变现有支架的局限性。随着科学技术的不断发展，支架植入的适用范围在将来会变得更加广泛。

四、总结

先天性气管软化症是由于出生前的疾病使气管纵行纤维萎缩或气管软骨结构破坏所致的管腔塌陷狭窄。喘息是气管软化的最常见症状，支气管镜检查是诊断气管软化症的金标准。针对病因进行早期根治是治疗气管软化症的首要选择。对于难治性的病例，气管内支架植入是最后的选择。

参考文献

[1] Joseph P M, Berdon W E, Baker D H, et al. Upper airway obstruction in infants and small children. Improved radiographic diagnosis by combining filtration, high kilovoltage, and magnification[J]. Radiology, 1976, 121(1): 143-148.

[2] Riebel T, Wartner R. Use of non-ionic contrast media for tracheobronchography in neonates and young infants[J]. Eur J Radiol, 1990, 11(2): 120-124.

[3] Shepard J O, Grillo H C, Bhalla M, et al. Inspiratoryexpiratory chest CT in evaluation of large airway disease[J]. Radiology, 1994, 193: 181.

[4] Brody A S, Kuhn J P, Seidel F G, et al. Airway evaluation in children with use of ultrafast CT: pitfalls and recommendations[J].

Radiology, 1991, 178(1): 181-184.

[5] MacIntyre P, Peacock C, Gordon I, et al. Use of tracheobronchography as a diagnostic tool in ventilator-dependent infants[J]. Crit Care Med, 1998, 26(4): 755-759.

[6] Butt W, Shann F, Tibballs J, et al. Long-term outcome of children after intensive care[J]. Crit Care Med, 1990, 18(9): 961-965.

[7] Bramson R T, Sherman J M, Blickman JG. Pediatric bronchography performed through the flexible bronchoscope[J]. Eur J Radiol, 1993, 16(2): 158-161.

[8] Pearson G, Shann F, Barry P, et al. Should paediatric intensive care be centralised? Trent versus Victoria[J]. Lancet, 1997, 349(9060): 1213-1217.

[9] Wiseman N E, Duncan P G, Cameron CB. Management of tracheobronchomalacia with continuous positive airway pressure[J]. J Pediatr Surg, 1985, 20(5): 489-493.

[10] Hoffer M E, Tom L W, Wetmore R F, et al. Congenital tracheal stenosis. The otolaryngologist's perspective[J]. Arch Otolaryngol Head Neck Surg, 1994, 120(4): 449-453.

（胡学飞）

第六节　气管上皮-肌上皮癌

一、引言

上皮-肌上皮癌（epithelial myoepithelial carcinoma，EMC）又称为恶性肌上皮瘤，是一种罕见的恶性肿瘤，主要发生在腮腺等唾液腺，而起源于气管的上皮-肌上皮癌则更为罕见。此类肿瘤主要由腺上皮和肌上皮共同构成，有典型的双层导管样结构，即内层为立方上皮或柱状上皮形成的腺管样结构，外层为单层或多层透明肌上皮细胞。因其组织学类型类似于唾液腺上皮-肌上皮癌，且手术治疗后很少发生复发和远处转移，所以普遍认为此类肿瘤为低度恶性肿瘤。

二、病例

患者，男性，46岁，因持续性咳嗽3个月入院。无明显咳痰，无胸闷、胸痛等症状。既往无肿瘤病史。既往有吸烟史（160年支①）；家族无特殊病史。体格检查：气管轻度右偏，浅表淋巴结未扪及肿大，右肺中叶呼吸音减低，未闻及干湿性啰音。胸部CT检查提示右肺中叶不张；纤维支气管镜检查提示右肺中叶支气管息肉状肿块，右肺中叶支气管完全性阻塞（图1-6-1）。行右肺中叶切除+淋巴结清扫术，术中可见肿瘤约10 mm×10 mm×7 mm大小，质实，位于右肺中叶支气管壁，较固定，呈膨胀性生长，瘤体突出至管腔内，致使管腔完全阻塞。病理学检查：肿瘤由双层的腺样或者导管样结构组成（图1-6-2），内层为立方形上皮细胞，轻微核异型，未见有丝分裂象；外层为透明肌上皮细胞，呈梭形，巢状或片状生长，胞质透明，胞核居中；组织内无坏死、出血。所清扫淋巴结未见癌细胞转移。免疫组化检查（图1-6-3~图1-6-4）：内层上皮细胞CK（+）、SMA（-）、S-100（-）、P63（-）；外层肌上皮细胞CK（+）、SMA（+）、S-100（+）、P63（+）。病理学诊断：气管上皮-肌上皮癌。术后患者恢复良好，随访4个月，未见复发及转移。

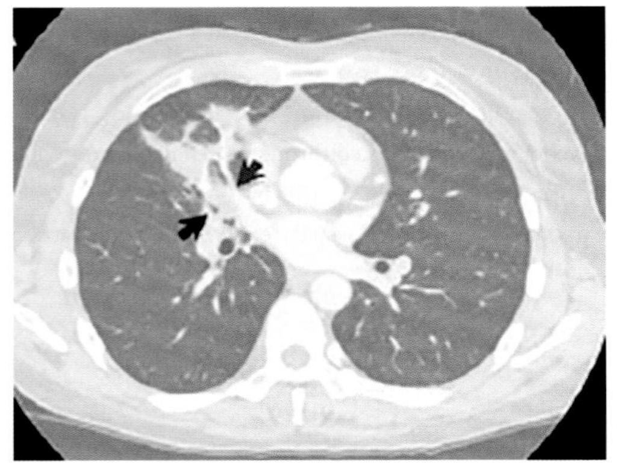

肿瘤位于右肺中叶支气管，管腔阻塞，右肺中叶不张（箭头处为肿瘤）。

图1-6-1　纤维支气管镜检查

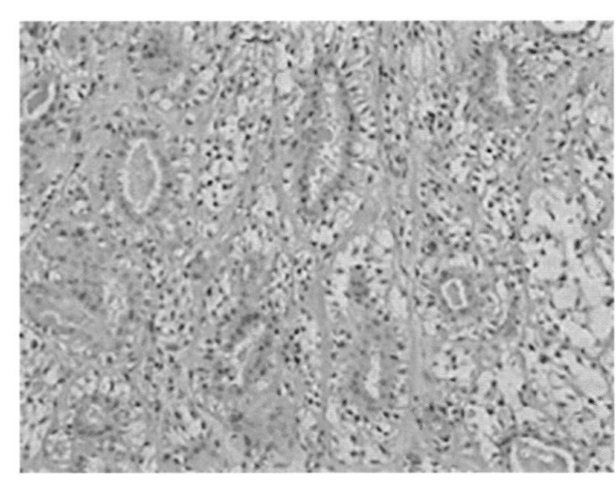

双层导管样结构，内层为立方形上皮细胞，外层为透明肌上皮细胞（HE染色）。

图1-6-2　病理检查

三、讨论

（一）流行病学与病理学表现

Donath等于1972年在德国首次报告上皮-肌上皮癌主要是起源于唾液腺，约占唾液腺恶性肿瘤的1%，很罕见。Horinouchi等[1]于1993年报道了首例起源于气管

① “年支”为吸烟指数的单位，吸烟指数是指吸烟的年数乘以每日吸烟的支数。

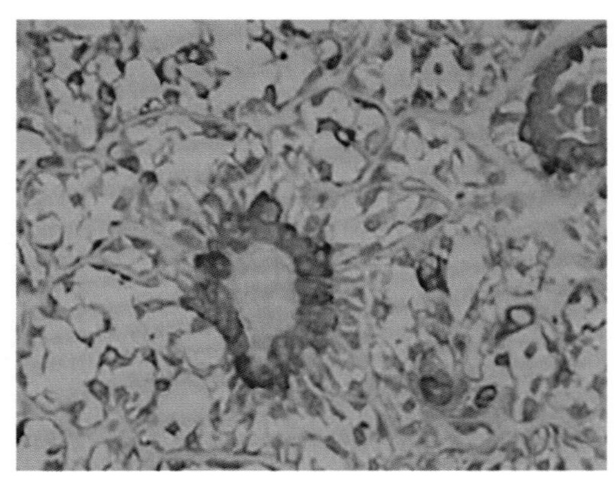

内层上皮细胞及外层肌上皮细胞均呈阳性反应（CK染色，×400）。

图1-6-3 免疫组化（1）

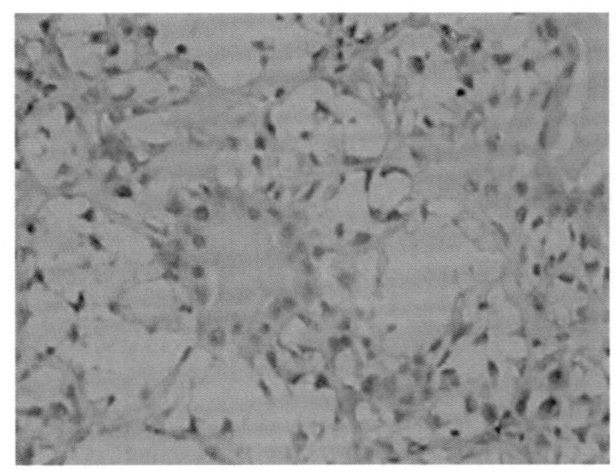

内层上皮呈阴性，外层肌上皮呈阳性（SMA染色，×400）。

图1-6-4 免疫组化（2）

的上皮-肌上皮瘤。1994—2012年，共有25例气管上皮-肌上皮癌被报道，男女比例为10：15，发病年龄为34~76岁，平均为54岁[2]。

肉眼观：肿瘤多为单发，大小为0.8~16 cm，平均3.2 cm，多表现为气管管腔内的息肉状肿物，无明显包膜，境界清楚，可完全阻塞管腔，肿瘤切面呈黄白色。

镜下观：具有双层腺样或者导管样结构，内层为立方形上皮细胞，免疫组化染色表现为CK（+）。外层为肌上皮细胞，免疫组化染色为CK（+）、SMA（+）、S-100（+）、P63（+）[3]。

（二）临床表现与诊断

临床表现：早期无明显症状，随着肿瘤的进一步增大，患者可出现刺激性咳嗽，可伴有咳痰、痰中带血、胸闷、胸痛、发热等。听诊可见患侧呼吸音减低，触觉语颤增强，患者受累肺叶出现阻塞性肺不张时可出现气管向患侧偏移。

诊断：胸部X线片和胸部CT可以显示肿瘤位置、大小、形态，以及与周围组织的关系。正电子发射计算机体层显像（positron emission tomography and computed tomography，PET-CT）可表现为肿瘤组织区域有低剂量的SUV摄取。纤维支气管镜可明确肿瘤位置，同时活检可进一步明确肿瘤的性质。

气管上皮-肌上皮癌的确诊方法是病理检查。相关文献报道中，术前明确诊断的病例很少，可能与活检组织取材少和病理医生对该病的认识不够有关。临床上需要与恶性肌上皮瘤、腺样囊性癌、多形性腺癌等进行鉴别[4]。

（三）治疗

气管上皮-肌上皮癌治疗目前主要以手术治疗为主[5]。因气管上皮-肌上皮癌呈低度恶性，所以大多数病例行根治性切除术后很少出现局部复发和远处转移，预后良好。也有文献[6]报道肿瘤可侵犯气管旁淋巴结。目前普遍认为该病没有必要联合放疗或者化疗。

（四）预后

气管上皮-肌上皮瘤是一种极其罕见的疾病，诊断困难，治疗以手术为主，术后很少发生局部复发和远处转移，预后良好。

四、总结

气管上皮-肌上皮癌罕见，此类肿瘤主要由腺上皮和肌上皮共同构成，有典型的双层导管样结构，因其组织学类型类似于唾液腺上皮-肌上皮癌，普遍认为是低度恶性肿瘤，且手术治疗后很少发生复发和远处转移。

参考文献

[1] Horinouchi H，Ishihara T，Kawamura M，et al. Epithelial myoepithelial tumour of the tracheal gland[J]. J Clin Pathol，1993，46(2)：185-187.

[2] Arif F，Wu S，Andaz S，et al. Primary epithelial myoepithelial carcinoma of lung，reporting of a rare entity，its molecular histogenesis and review of the literature[J]. Case Rep Pathol，

2012,2012: 319434.

[3] Fulford L G, Kamata Y, Okudera K, et al. Epithelial-myoepithelial carcinomas of the bronchus[J]. Am J Surg Pathol, 2001, 25(12): 1508-1514.

[4] Okudela K, Yazawa T, Tajiri M, et al. A case of epithelial-myoepithelial carcinoma of the bronchus - a review of reported cases and a comparison with other salivary gland-type carcinomas of the bronchus[J]. Pathol Res Pract, 2010, 206(2): 121-129.

[5] Ryska A, Kerekes Z, Hovorková E, et al. Epithelial-myoepithelial carcinoma of the bronchus[J]. Pathol Res Pract, 1998, 194(6): 431-435.

[6] Muslimani A A, Kundranda M, Jain S, et al. Recurrent bronchial epithelial-myoepithelial carcinoma after local therapy[J]. Clin Lung Cancer, 2007, 8(6): 386-388.

（何文新）

第七节　气管黏膜疝样突出

一、引言

气管黏膜疝样突出（tracheocele）是气管膜部黏膜通过气管薄弱部位突出形成。可分为先天性和继发性，继发性气管黏膜疝样突出通常继发于阻塞性气管疾病。气管黏膜疝样突出容易和气管憩室相混淆，后者通常是先天性和多发性病变。

二、病例

患者，男性，52岁，因右颈部进行性肿大2年余就诊。患者无其他症状，仅体格检查显示右侧颈部有大小为8 cm×6 cm的包块，无压痛、柔软、可压缩，表面皮肤正常。

颈胸部CT提示气管及喉右前方见一巨大的充满空气的空腔，从甲状软骨一直延续到第3胸椎水平（图1-7-1）。影像检查上未见空腔和气管相交通。消化道钡剂造影未见食管和包块相延续。纤维支气管镜检查亦未能发现喉、气管与包块相交通。

初步诊断为喉囊肿，拟行包块切除术。全身麻醉下行颈部切口，术中发现包块和气管间有一细小的交通支，位于气管的右后部第二、三软骨环之间，气管黏膜疝样突出诊断明确。病灶切除后，气管薄弱部位采用不可吸收缝合线（prolene线）缝合。患者术后恢复顺利，随访2个月无明显不适症状。

切除的标本病理显示呼吸道上皮细胞位于纤维软骨上（图1-7-2），病理结果更加证实了之前的诊断[1]。

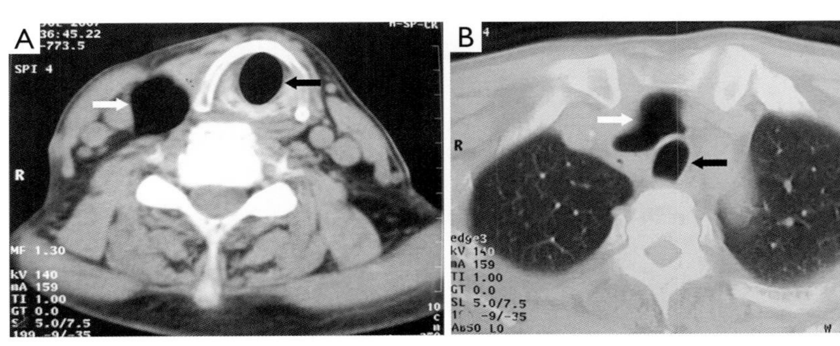

（A）颈部CT提示病灶上缘位于甲状软骨水平；（B）胸部CT提示病灶下极位于第3胸椎水平。

图1-7-1　颈胸部CT

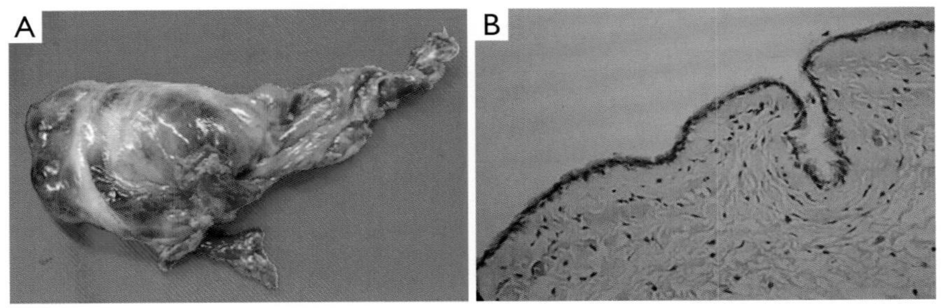

（A）肉眼观；（B）HE染色病理（×40）。

图1-7-2　切除的大体标本

三、讨论

气管黏膜疝样突出罕见。1846年Rokitansky首次报道该疾病，此后，Mackinnon在尸体解剖中偶然发现10例气管黏膜疝样突出[2]。先天性气管黏膜疝样突出通常与气管之间存在很小的通道，而获得性气管黏膜疝样突出与气管间的通道比较大。创伤、感染和高压性损伤都是常见的病因。气管黏液腺反复感染导致腺导管堵塞，从而使腺体膨大，最终形成疝样突出[3]。

大的气管黏膜疝样突出除了表现为颈部包块外，可无其他症状，亦可出现持续性刺激性咳嗽。CT检查有助于诊断，纤维支气管镜对诊断有参考价值[4]。对于极少数病例，CT检查可能不能显示清晰的包块和气管之间的交通，纤维支气管镜也找不到气管内的开口。这种情况首先考虑的诊断应该是喉囊肿。然而，气管黏膜疝样突出也应考虑到。

气管黏膜疝样突出通常好发于右侧气管壁。无症状者可采用保守治疗。考虑到美观因素，严重呼吸道症状的婴幼儿和反复气管感染的患者可采用手术切除。

四、总结

气管黏膜疝样突出是气管膜部黏膜通过气管薄弱部位突出形成的，极其罕见，分为先天性和后天性。该疾病通常发于右侧气管壁。无症状者可采用保守治疗，严重呼吸道症状的婴幼儿和反复气管感染的患者可采用手术切除。

参考文献

[1] Razak A, Patil P H, Sahota J S, et al. Giant tracheocele[J]. J Thorac Cardiovasc Surg, 2010, 139(3): e27-e28.

[2] MACKINNON D. Tracheal diverticula[J]. J Pathol Bacteriol, 1953, 65(2): 513-517.

[3] Briganti V, Tavormina P, Testa A, et al. Giant tracheocele following primary tracheostomy closure in a 3 year old child[J]. Interact Cardiovasc Thorac Surg, 2004, 3(2): 411-412.

[4] Teker A M, Lorenz R R, Lee W T, et al. Radiology quiz case 1. Tracheocele[J]. Arch Otolaryngol Head Neck Surg, 2007, 133(9): 940, 942-943.

（胡学飞）

第八节　支气管类癌

一、引言

支气管类癌是罕见的支气管原发性肿瘤，属于低度恶性肿瘤，年发病率约2/100万[1]，占所有类癌的1/4，占原发性肺恶性肿瘤的5%[2]。此类肿瘤的预后尚可，手术切除是最有效的方法。其中典型类癌预后好于不典型类癌，放化疗效果不确切。

二、病例

患者，男性，19岁，因刺激性咳嗽3个月就诊。胸部CT可见右主支气管内肿物，右肺无不张及炎症。纤维支气管镜检查示右主支气管内可见灰白色肿物堵塞管腔，可活动，但镜头无法通过至远端（图1-8-1）。完善各项检查排除远处转移后，拟行剖胸探查术。常规麻醉，取右侧后外侧切口，充分游离后切开右主支气管后见新生物基底生长于右肺上叶开口处。遂计划切除右肺上叶开口处局部组织及部分中间段支气管，最后再行支气管成形术。术后石蜡病理检查诊断为类癌。术后患者恢复可，随访5年未见复发和转移。

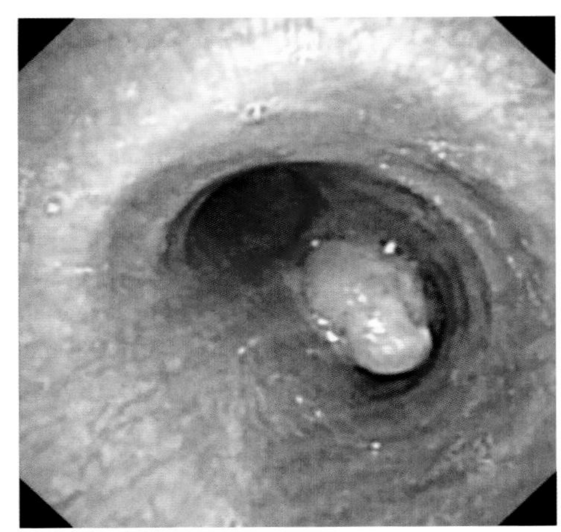

右主支气管内可见灰白色肿物堵塞管腔，可活动，但镜头无法通过至远端。

图1-8-1　纤维支气管镜检查

三、讨论

（一）流行病学与病因分析

支气管类癌占支气管原发性肿瘤的5%，占支气管腺瘤的80%以上[3-5]，常见于主支气管。支气管类癌起源于支气管黏膜上皮基底层的Kulchitsky细胞，其内含有神经分泌颗粒[6]。根据类癌的组织学特点可分为典型和不典型两类[7-8]。典型类癌的恶性程度低，淋巴转移率低；不典型类癌恶性程度较高，淋巴转移率高[9]。因此不典型类癌呈现侵袭生长及转移的倾向，预后差[10-11]。世界卫生组织（World Health Organization，WHO）和国际肺癌研究协会（International Association for the Study of Lung Cancer，IASLC）的诊断标准[12-13]根据细胞分化、核分裂强度和是否有坏死进行分类，其中无坏死以及每个高倍镜下有丝分裂象少于2个的定义为典型类癌，而不典型类癌是每个高倍视野下有2~10个有丝分裂，说明有坏死。同时还可以根据病理超微结构及免疫组化检查结果，分为两类：①Kulchitsky细胞Ⅰ型（KCC-Ⅰ），即典型类癌；②Kulchitsky细胞Ⅱ型（KCC-Ⅱ），即不典型类癌。根据文献报道，本病男女发病率无差异，主要发生于中年人群，发病中位年龄为47岁，儿童和青少年患者罕见。

（二）临床表现与诊断

支气管类癌一般分为周围型和中央型，文献报道80%以上为中央型，只有近20%发生在亚段以下气管。支气管类癌一般在支气管黏膜下生长。若凸向管腔内生长，可形成表面光滑的息肉样肿物，阻塞管腔；若同时向管壁内、外两个方向生长，则可形成哑铃状肿块。

支气管类癌为中央型时一般引起刺激性咳嗽、咯血和进行性呼吸困难。周围型多无症状，多在体检时发现。新生物若向管腔内快速生长可致管腔阻塞，引起阻塞性肺不张；若合并感染则可出现阻塞性炎症，甚至出现肺脓肿。肿瘤血供丰富，患者多会出现痰中带血或咯血。由于支气管类癌是神经内分泌肿瘤，当5-羟色胺分泌增多时，可出现阵发性皮肤潮红、哮喘、心悸及腹泻等类癌综合征表现。

支气管类癌的诊断主要依靠胸部CT及纤维支气管镜检查。典型CT表现为主支气管或叶支气管内软组织肿块，当肿块阻塞形成后可见肺不张或阻塞性炎症，但不易将肿瘤本身和邻近阻塞性炎症区分开。此外，类癌和原发支气管肺癌两者难以通过胸部CT鉴别，可以借助纤维支气管镜检查。需要注意的是，虽然肿瘤表面有完整上皮覆盖，纤维支气管镜活检深度不够，类癌的纤维支气管镜活检阳性率低，但是活检能提高阳性率。周围型病变适合采取CT引导下穿刺活检明确。从病理角度，光镜对支气管类癌诊断有一定局限性，需要结合免疫组化协助诊断。神经元特异性烯醇化酶、嗜铬素A、突触素阳性，是支气管类癌确诊的可靠依据。

根治性手术为本病最主要的治疗手段，标准的术式为肺叶切除术及纵隔淋巴结清扫术，部分中央型肿瘤可采用袖式切除以避免全肺切除。6%~25%的典型类癌有淋巴结转移，手术效果好，5年生存率>90%，10年生存率更可达84%。有些病例即便存在淋巴结转移，经彻底清除淋巴结组织后，仍可获得满意的长期生存。对于术后病理诊断为不典型类癌的患者，常可伴有周围淋巴结转移，但仍可积极行手术治疗以延长生存期，不典型类癌的5年生存率为56%~75%，低于典型类癌[14]。

四、总结

支气管类癌是少见的低度恶性肿瘤，由于诊断多为早期，积极手术治疗均能取得满意的预后。但不典型类癌伴淋巴结转移患者预后欠佳，应进行综合治疗，可提高生存率，改善预后。

参考文献

[1] Filosso P L, Rena O, Donati G, et al. Bronchial carcinoid tumors: surgical management and long-term outcome[J]. J Thorac Cardiovasc Surg, 2002, 123(2): 303-309.

[2] Ducrocq X, Thomas P, Massard G, et al. Operative risk and prognostic factors of typical bronchial carcinoid tumors[J]. Ann Thorac Surg, 1998, 65(5): 1410-1414.

[3] Bueno R, Wain J C, Wright C D, et al. Bronchoplasty in the management of low-grade airway neoplasms and benign bronchial stenoses[J]. Ann Thorac Surg, 1996, 62(3): 824-828.

[4] Newton J R Jr, Grillo H C, Mathisen D J. Main bronchial sleeve resection with pulmonary conservation[J]. Ann Thorac Surg, 1991, 52(6): 1272-1280.

[5] Cerfolio R J, Deschamps C, Allen M S, et al. Mainstem bronchial sleeve resection with pulmonary preservation[J]. Ann Thorac Surg, 1996, 61(5): 1458-1462.

[6] 薛奇，高树庚，张默言，等. 支气管肺类癌的诊断和治疗[J]. 中国肿瘤临床与康复，2008，15(3)：253-255.

[7] 吴志权，潘铁成. 支气管肺类癌的诊断和外科治疗[J]. 临床肺科杂志，2010，15(5)：683-684.

[8] Hage R, de la Rivière A B, Seldenrijk C A, et al. Update in pulmonary carcinoid tumors: a review article[J]. Ann Surg Oncol, 2003, 10(6): 697-704.

[9] Mezzetti M, Raveglia F, Panigalli T, et al. Assessment of outcomes in typical and atypical carcinoids according to latest WHO classification[J]. Ann Thorac Surg, 2003, 76(6): 1838-1842.

[10] Saqi A, Alexis D, Remotti F, et al. Usefulness of CDX2 and TTF-1 in differentiating gastrointestinal from pulmonary carcinoids[J]. Am J Clin Pathol, 2005, 123(3): 394-404.

[11] Travis W D, Rush W, Flieder D B, et al. Survival analysis of 200 pulmonary neuroendocrine tumors with clarification of criteria for atypical carcinoid and its separation from typical carcinoid[J]. Am J Surg Pathol, 1998, 22(8): 934-944.

[12] Travis W D, Giroux D J, Chansky K, et al. The IASLC Lung Cancer Staging Project: proposals for the inclusion of broncho-pulmonary carcinoid tumors in the forthcoming (seventh) edition of the TNM Classification for Lung Cancer[J]. J Thorac Oncol, 2008, 3(11): 1213-1223.

[13] Travis W D, Brambilla E, Muller-Hermelink H K, et al. World Health Organisation Classification of Tumours: Pathology and Genetics of Tumors of the Lung, Pleura, Thymus and Heart[M]. Lyon: IARC Press, 2004.

[14] García-Yuste M, Matilla J M, Cueto A, et al. Typical and atypical carcinoid tumours: analysis of the experience of the Spanish Multi-centric Study of Neuroendocrine Tumours of the Lung[J]. Eur J Cardiothorac Surg, 2007, 31(2): 192-197.

（陈乾坤）

第九节　特发性声门下气管狭窄

一、引言

特发性声门下气管狭窄（idiopathic subglottic stenosis，ISS）是一类特殊类型的气管狭窄，主要累及最上段气管和声门下气管，几乎只发生在白种人女性中，原因不明。ISS的治疗包括手术、经支气管镜治疗和药物治疗，后两者仅能提供暂时缓解，需要反复治疗，手术则可以达到最终治愈。Grillo等[1]最先报道切除重建术治疗35例特发性喉气管狭窄（idiopathic laryngotracheal stenosis，ILTS）患者。鉴于病变的位置特殊，手术治疗对外科医生的技术有较高的要求。对于本病的最佳治疗方法也存在争议。

二、病例

患者，女性，36岁，活动后气急4年，逐渐加重1年入院。患者4年前无明显诱因逐渐出现活动后气急，伴干咳，无明显咳痰，无发热、盗汗、胸痛等。颈部X线片及颈部CT提示气管上段狭窄。硬质支气管镜检查见声门下1.5 cm处气管环状狭窄，管腔面积缩小约75%，狭窄段长1.5 cm，狭窄段以下直至隆凸及双侧主支气管无狭窄、新生物、扭曲等，声带活动正常（图1-9-1）。完善检查后行喉气管节段切除重建术。术后病理提示病变气管组织纤维化，伴慢性炎症。术后恢复良好，术后1周出院[2]。

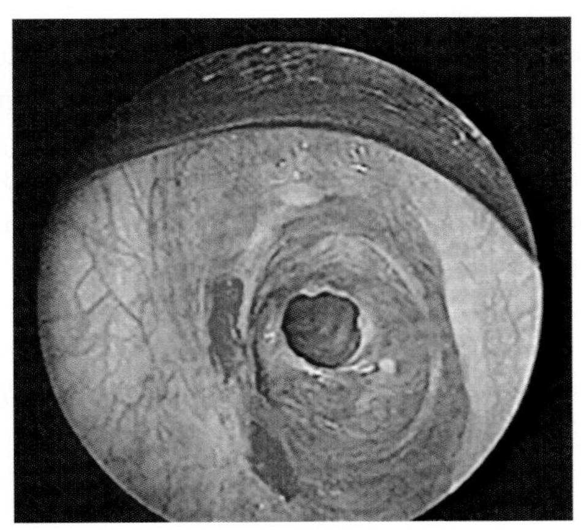

图1-9-1　硬质支气管镜检查见声门下1.5 cm处气管环状狭窄

三、讨论

（一）流行病学与病因分析

特发性喉气管狭窄是一种罕见的疾病，几乎仅见于白种人女性[3-4]。本病的病因和自然病史尚不明确。有观点认为本病与胃食管反流有关[5]，但是本病显著的性别特征、质子泵抑制剂治疗无效、支气管镜未发现与反流有关的炎症及气管切除重建术可以长期治愈本病等情况，均不支持此病因假说。另有假说认为第一气管软骨环套入环状软骨影响到局部血供，最终可能导致黏膜损伤和纤维化，但同样缺少证据，且病变往往并不局限于第一气管软骨和环状软骨[6]。

本病有零星的家族性发病报道，如Dumoulin等[7]报道了3组家族性病例，但缺乏足够的证据证明本病属遗传性疾病。

Mark等[8]发现ILTS患者病变组织的雌激素受体/孕激素受体有较高的阳性表达，这与发病的性别差异相吻合，可能与发病相关。

（二）临床表现与诊断

特发性声门下气管狭窄起病隐匿，约2/3的患者有逐渐发生的气促和活动后呼吸困难，其他常见的症状有喘鸣音、咳嗽、声嘶等。由于对本病缺乏认识，发病后早期往往被误诊为哮喘，直至数年后支气管镜检查方才确诊。

有经验的医生根据颈部软组织正侧位片就能发现声门下狭窄，颈部及上胸部CT和三维重建可以显示局部气管的狭窄程度，但后者尚不能完全代替颈部X线片。支气管镜检查可以清楚地看见气管狭窄的部位、程度及位置，是确诊的主要依据。对于严重狭窄的患者，用硬质支气管镜检查更为安全，可以保持呼吸道通畅，并能在支气管镜下进行测量、扩张。确诊本病之前需要排除其他原因引起的气管狭窄，最常见的如气管插管/气管切开后气管狭窄、外伤后气管狭窄、结核性气管狭窄等，以及肿瘤和外压性狭窄。另一类可能引起气管狭窄的疾病为自身免疫性疾病，最常见的如韦氏肉芽肿病（Wegener's granulomatosis），通过检测血抗核抗体（antinuclear antibody，ANA）和抗中性粒细胞胞浆抗体（antineutrophil cytoplasmic antibody，ANCA）可以排除。

（三）治疗

特发性声门下气管狭窄的治疗包括内镜治疗和手术治疗。

内镜下可以对狭窄处进行扩张和激光烧灼，扩张可以用球囊扩张或硬质支气管镜直接扩张。对于瘢痕性狭窄，扩张的效果不佳。而激光烧灼后病变部位扩大增加了进一步治疗的难度。也有医生向病变部位直接注射激素或丝裂霉素。不论上述哪种治疗方法都只能暂时缓解病情，且需要终身反复治疗。随着病变进展，治疗的间隔也将越来越短。有观点认为，反复多次内镜下治疗会增加手术治疗的难度。

手术治疗为一期声门下气管切除重建术，可以直接切除病变气管和部分声门下喉组织，达到长期治愈的效果。手术操作复杂而精细，对术者的经验和技巧要求较高。

术前行硬质支气管镜检查，以确定病变的范围、部位和程度，如有急性炎症，或病变范围较大，累及到声门甚至声门上喉应暂停手术，仅做气管扩张，待2~3个月后复查。

全身麻醉气管插管下手术，选用管径较小的气管插管。患者取仰卧位，肩背部垫高，颈部过伸。颈部领状切口，游离皮下及颈前肌群，切断甲状腺峡部。于第一气管软骨下方打开气管，并向下打开气管前壁直至正常气管处。环形切断，在手术台上向远端气管内插管并通气。台上气管内插管可根据需要间断取出，暂停通气，以方便吻合操作。向上打开气管，切除第一气管软骨环。根据环状软骨受累情况，切除前半环状软骨环，并切除相应的环甲膜。整个游离和切除过程应紧贴气管，以防损伤喉返神经。同样环状软骨的切除也不应超过两侧的中点。将远端正常气管修剪成前高后低的角度，然后采用间断缝合法，通过4-0可吸收性外科缝线（Vicryl）进行端端吻合。吻合处上缘的前半部为甲状软骨下缘，后半段为环状软骨后板的下缘。

如环状软骨后板增厚应切除其表面的黏膜和黏膜下组织，直至裸露软骨。相应地在远端气管的后壁修剪出带蒂膜瓣，将其缝合覆盖于裸露的环状软骨后板的表面。

如果发生以两侧增厚为主的椭圆形狭窄应在切除前半环状软骨环的基础上，将剩余的环状软骨断端的内板切除约2 mm，相应的黏膜下瘢痕也一并切除，保留管腔黏膜。用5-0可吸收性外科缝线（Vicryl）将保留的黏膜向外缝合包盖在裸露的环状软骨环末端。

手术结束后清洗试漏，用颈前肌群或甲状腺加固吻合口，并与下方备用的气管切开部位隔离。于颏下缝线拉至胸前，使患者保持颈部屈曲位。待患者恢复自主呼吸后拔出气管插管。

术后给予抗炎、雾化吸入治疗，防止呕吐，尽量避免使用声带。术后1周复查支气管镜，如有吻合口或声门水肿，静脉予皮质激素24 h滴注。

美国麻省总医院的Grillo和Mathisen团队用手术切除重建治疗特发性声门下气管狭窄取得了令人满意的结果，多数患者得到长期缓解。并发症包括术后肉芽肿、水肿、早期狭窄、吻合口裂开、伤口感染、声带麻痹等。术后声音改变较为常见，但大多数患者对手术效果满意度高。

四、总结

特发性声门下气管狭窄是一种罕见的、多发生于白种人女性的疾病，发病原因至今不明。一期手术切除重建可以获得良好的效果。需要严格掌握手术适应证，对术者的手术技巧和经验也有较高的要求。

参考文献

[1] Grillo H C, Mark E J, Mathisen D J, et al. Idiopathic laryngotracheal stenosis and its management[J]. Ann Thorac Surg, 1993, 56(1): 80-87.

[2] Liberman M, Mathisen D J. Tailored cricoplasty: an improved modification for reconstruction in subglottic tracheal stenosis[J]. J Thorac Cardiovasc Surg, 2009, 137(3): 573-578.

[3] Perotin J M, Jeanfaivre T, Thibout Y, et al. Endoscopic management of idiopathic tracheal stenosis[J]. Ann Thorac Surg, 2011, 92(1): 297-301.

[4] Ashiku S K, Kuzucu A, Grillo H C, et al. Idiopathic laryngotracheal stenosis: effective definitive treatment with laryngotracheal resection[J]. J Thorac Cardiovasc Surg, 2004, 127(1): 99-107.

[5] Terra R M, de Medeiros I L, Minamoto H, et al. Idiopathic tracheal stenosis: successful outcome with antigastroesophageal reflux disease therapy[J]. Ann Thorac

Surg, 2008, 85(4): 1438-1439.

[6] Damrose E J. On the development of idiopathic subglottic stenosis[J]. Med Hypotheses, 2008, 71(1): 122-125.

[7] Dumoulin E, Stather D R, Gelfand G, et al. Idiopathic subglottic stenosis: a familial predisposition[J]. Ann Thorac Surg, 2013, 95(3): 1084-1086.

[8] Mark E J, Meng F, Kradin R L, et al. Idiopathic tracheal stenosis: a clinicopathologic study of 63 cases and comparison of the pathology with chondromalacia[J]. Am J Surg Pathol, 2008, 32(8): 1138-1143.

（王海峰）

第十节　原发气管尤因肉瘤

一、引言

尤因肉瘤（Ewing sarcoma，ES）是一种起源于骨髓间充质结缔组织的小圆形细胞的低分化恶性肿瘤。ES占所有原发性骨肿瘤的6%~8%，是儿童和青少年最常见的恶性原发性骨肿瘤[1]，多发生于长骨及扁骨部位。偶尔发生在骨外软组织，称骨外尤因肉瘤（extraskeletal Ewing sarcoma，EES）。胸腔内EES十分少见，有文献报道发生于肺、食管、后纵隔，原发气管尤因肉瘤尤为罕见。

二、病例

患者，男性，26岁，因间断咳嗽6个月伴进行性呼吸困难由急诊入院。支气管镜（图1-10-1A）及CT检查（图1-10-1B）见气管下段肿瘤，大小为5.3 cm×4.9 cm，堵塞管腔80%~90%，肿瘤远端位于隆凸上方。由于病变广泛且诊断不明暂时无法行外科切除手术，予以急诊“Y”形气管支架植入术，术后患者呼吸困难症状明显缓解。全身^{99m}Tc骨扫描显像检查未发现转移证据，结合病理诊断为原发气管尤因肉瘤。完成5次化疗后，予以支气管镜及CT检查重新评估，肿瘤明显缩小，肿瘤远端距隆凸2 cm。

全身麻醉下行右侧开胸，游离气管，纵隔组织未受侵犯，节段切除气管约4 cm行端端吻合，并进行淋巴结清扫。游离心包脂肪垫，缝合包盖气管膜部吻合口。术中气管切缘无肿瘤细胞残留，术后组织病理检查提示肿瘤分化程度高，在玻璃样病变间质中弥散分布大量圆形细胞（图1-10-2A），CD99和Bcl-2染色均为阳性（图1-10-2B~图1-10-2D）。出院前支气管镜检查示气管吻合口愈合良好（图1-10-1C~图1-10-1D）。患者术后1周出院，术后7个月，患者接受进一步放化疗，随访无复发及转移。

三、讨论

（一）流行病学与诊断

大多数气管肿瘤为鳞癌或腺样囊性癌。Gaissert等[2]收集了40年间357例原发气管肿瘤病例，其中肉瘤13例，占3.6%，包括软骨肉瘤、平滑肌肉瘤和假性肉瘤，但是没有1例原发气管尤因肉瘤。由于临床表现与

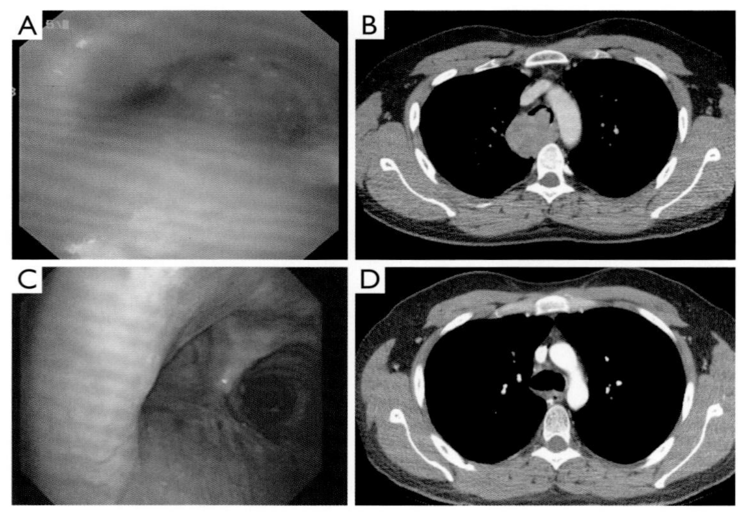

术前支气管镜（A）和CT检查（B）见气管内肿瘤堵塞管腔，术后支气管镜（C）及CT检查（D）未见复发征象。

图1-10-1　支气管镜及CT检查

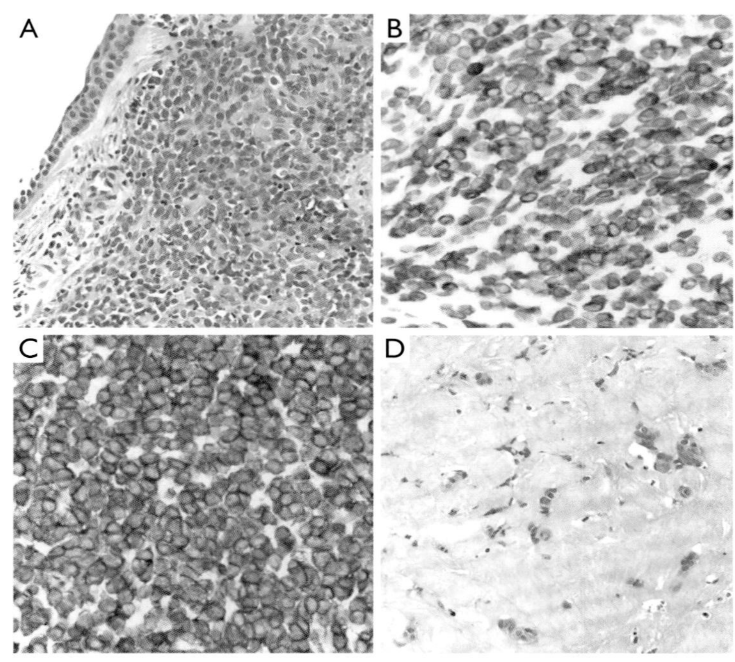

肿瘤分化程度高，在玻璃样病变间质中弥散分布大量圆形细胞（A），CD99和Bcl-2染色均为阳性（B、C和D）。

图1-10-2 术后组织病理检查

其他气管原发肿瘤相近，骨外尤因肉瘤（EES）常被误诊，对于青少年患者应予注意。气管尤因肉瘤的诊断主要依赖于病理检查。EES是一种神经外胚层肿瘤，其特点是弥散分布的小圆形细胞，高表达波形蛋白和CD99（一种*MIC2*基因产物）[3-4]。染色体检查发现尤因肉瘤断裂区1基因易位，即t（11；22）（q24；q12）易位，即可确诊EES[4-5]。但是，尤因肉瘤断裂区1基因易位在软组织透明细胞肿瘤和促纤维增生性小圆细胞肿瘤中也能被发现[6]，这需要做进一步的逆转录-聚合酶链反应予以鉴别。

（二）治疗

原发气管尤因肉瘤的病例经验很少，患者应该在治疗肉瘤方面有丰富经验的诊疗中心就诊，治疗采取联合化疗、放疗和手术的综合治疗[7]。由于肿瘤位于大气管，因此积极、适当地解除气管梗阻在患者过渡到综合治疗前尤为重要。

四、总结

这是首例通过联合化疗、放疗和手术治疗成功的原发气管尤因肉瘤病例。虽然极为罕见，但是与其他气管肿瘤一样，在予以积极治疗前最重要的是解除气管梗阻，保证气管通畅。

参考文献

[1] Ahmad R, Mayol B R, Davis M, et al. Extraskeletal Ewing's sarcoma[J]. Cancer, 1999, 85(3): 725-731.

[2] Gaissert H A, Grillo H C, Shadmehr M B, et al. Uncommon primary tracheal tumors[J]. Ann Thorac Surg, 2006, 82(1): 268-272.

[3] Takahashi D, Nagayama J, Nagatoshi Y, et al. Primary Ewing's sarcoma family tumors of the lung a case report and review of the literature[J]. Jpn J Clin Oncol, 2007, 37(11): 874-877.

[4] Maesawa C, Iijima S, Sato N, et al. Esophageal extraskeletal Ewing's sarcoma[J]. Hum Pathol, 2002, 33(1): 130-132.

[5] Manduch M, Dexter D F, Ellis P M, et al. Extraskeletal Ewing's

sarcoma/primitive neuroectodermal tumor of the posterior mediastinum with t(11; 22)(q24; q12)[J]. Tumori, 2008, 94(6): 888-891.

[6] Yamaguchi U, Hasegawa T, Morimoto Y, et al. A practical approach to the clinical diagnosis of Ewing's sarcoma/primitive neuroectodermal tumour and other small round cell tumours sharing EWS rearrangement using new fluorescence in situ hybridisation probes for EWSR1 on formalin fixed, paraffin wax embedded tissue[J]. J Clin Pathol, 2005, 58(10): 1051-1056.

[7] Grier H E, Krailo M D, Tarbell N J, et al. Addition of ifosfamide and etoposide to standard chemotherapy for Ewing's sarcoma and primitive neuroectodermal tumor of bone[J]. N Engl J Med, 2003, 348(8): 694-701.

（陈乾坤）

第十一节　支气管Dieulafoy病

一、引言

Dieulafoy病是以黏膜下层出现曲张的畸形血管和血管破裂反复出血为特征的疾病，因1898年法国外科医生Georges Dieulafoy首次发现并描述而得名。该病多发生于胃肠道中，近年来也有少数见于支气管的报道。

二、病例

患者，男性，45岁，因突发大量咯血入院。患者有吸烟史，350年支。过去4年曾多次发生咯血。胸部CT发现右肺中叶实变影和支气管旁淋巴结肿大，纤维支气管镜下该叶支气管内可见血块，但未见活动性出血和支气管明显狭窄。支气管黏膜活检不能明确诊断。皮肤结核菌素试验阳性。给予抗结核治疗过程中反复发作咯血，但患者拒绝手术治疗。后支气管动脉造影显示起自平第6胸椎主动脉的右支气管动脉扭曲、肥大，右肺叶内动脉丰富、过度增生（图1-11-1），拟诊为支气管Dieulafoy病。在与患者进行沟通后行介入治疗，成功栓塞了右支气管动脉。1年后患者再次发生大咯血，胸部X线片示右肺中叶实变，纤维支气管镜检查明确出血来自右肺中叶，行右肺中叶切除术，术后患者恢复顺利，随访5个月未出现咯血[1]。

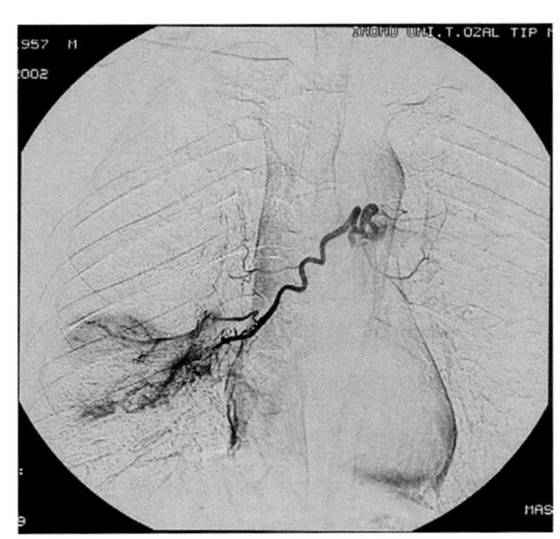

右支气管动脉扭曲、肥大，右肺叶内动脉丰富、过度增生。

图1-11-1　支气管动脉造影

三、讨论

（一）流行病学与病因分析

Dieulafoy病是一种罕见的血管畸形疾病，多发生于胃肠道中，1995年，Sweet等首次报道了支气管Dieulafoy病。支气管Dieulafoy病在临床极为罕见，目前仅有少数病例报道，发病率不明。

该病确切的发病原因目前仍不清楚，可能与先天性血管发育异常或支气管损伤史等有关[2]。临床发现其发病与年龄、吸烟史有一定关联，患者多是成年男性。临床所诊断的支气管Dieulafoy病患者不少有肺结核病史，后者所引起的反复发生的慢性炎症可能是临床多次发生咯血的重要原因[1]。患者院外出血诱因目前仍不得而知，入院后的出血多由活检所引发。

（二）临床表现与诊断

患者最主要的临床表现为反复大量咯血，其他表现包括发热、咳嗽、鼻出血等。影像学表现包括肺实变、肺部紧邻支气管斑片影或团块影、支气管扩张等，增强CT显示肿块部分增强，可能被误诊为血管瘤、肺结核等。纤维支气管镜检查可表现为支气管处血凝块、活动性出血、支气管内结节样新生物或蚯蚓样隆起（表面常有白色分泌物形成的“小白帽”）。肺动脉支气管动脉造影示支气管动脉膨大弯曲，其末端出现大量异常增生血管。该病发病支气管多位于右肺，且右肺上叶相对较多见[3]。

支气管Dieulafoy病早期未出现症状时诊断较为困难。患者出现咯血时，胸部X线片及CT检查常无明显阳性表现，部分显示肺部某叶实变或支气管内结节影，诊断意义不大；因出血掩盖或气管腔被血凝块堵塞，纤维支气管镜检查常不能发现出血点，有时可发现支气管内新生物，若进行活检大多会导致血管破裂出血，因其出血迅速且出血量较大易导致窒息，故应及时采取抢救措施。临床出现不明原因的大咯血或咯血反复发作，排除其他肺部疾病后应考虑支气管Dieulafoy病。行纤维支气管镜检查若见支气管内新生物或隆起，要尽量避免活检，并及时行支气管动脉造影。近年来，有学者提倡结合超声支气管镜检查结果进一步明确病灶性质，帮助诊断。多排CT动脉造影可以清楚地显示肺支气管血管的形态及走向，有学者推荐作为快速评价咯血原因的无创检查方法[4]，也可用于支气管Dieulafoy病的诊断。

支气管Dieulafoy病的确诊有赖于活检、手术或尸体标本病理检查。支气管镜下的活检组织病理显示支气管壁内靠近支气管腔处有多支扩张或曲张的动脉血管穿行，其来源绝大多数为支气管动脉，很少来源于肺动脉。

目前针对支气管Dieulafoy病的治疗手段主要有动脉栓塞和外科手术治疗。检查过程中出现出血，可以在纤维支气管镜直视下局部注射巴曲酶1 kU、1：20 000肾上腺素溶液1~2 mL、40 U/mL的凝血酶5~10 mL及气囊填塞止血，有条件时可以使用氩气刀止血[5]。动脉栓塞能够迅速止血，怀疑为Dieulafoy病时可考虑将支气管动脉造影作为止血的一线治疗[1]，但要注意栓塞失败率和复发率较高[6]，常常不能从根本上解决问题。应用支气管动脉栓塞术治疗的患者应注意随访，定期行动脉造影检查。手术治疗切除病灶所在肺叶即可，适用于出血量巨大、栓塞失败或栓塞后复发者，及时手术可使病情严重患者脱离生命危险，术后组织病理检查可帮助确诊。

在缺乏适当治疗措施的情况下，大量咯血的支气管Dieulafoy病病死率可超过50%[7]，临床医生应该加以重视。

四、总结

支气管Dieulafoy病本质上是由支气管动脉畸形所导致，动脉扭曲、扩张并有丰富的分支，一旦破裂将导致出血，临床表现为咯血，发病机制及诱发因素目前尚不清楚，手术前主要结合支气管动脉造影及纤维支气管镜进行诊断，可选择支气管动脉栓塞术和外科手术两种治疗方式。

参考文献

[1] Kuzucu A, Gürses I, Soysal O, et al. Dieulafoy's disease: a cause of massive hemoptysis that is probably underdiagnosed[J]. Ann Thorac Surg, 2005, 80(3): 1126-1128.

[2] Pomplun S, Sheaff M T. Dieulafoy's disease of the bronchus: an uncommon entity[J]. Histopathology, 2005, 46(5): 598-599.

[3] 杨瑞红，李剑锋，刘军，等. 支气管Dieulafoy病三例并文献复习[J]. 中华结核和呼吸杂志，2013，36(8)：577-580.

[4] Bruzzi J F, Rémy-Jardin M, Delhaye D, et al. Multi-detector row CT of hemoptysis[J]. Radiographics, 2006, 26(1): 3-22.

[5] Xie B S, Chen Y S, Lin M F, et al. Dieulafoy's disease of the bronchus: a case report and review of the literature[J]. honghua Jie He He Hu Xi Za Zhi, 2006, 29(12): 801-803.

[6] Bhatia P, Hendy M S, Li-Kam-Wa E, et al. Recurrent embolotherapy in Dieulafoy's disease of the bronchus[J]. Can Respir J, 2003, 10(6): 331-333.

[7] Barisione E E, Ferretti G G, Ravera S S, et al. Dieulafoy's disease of the bronchus: a possible mistake[J]. Multidiscip Respir Med, 2012, 7(1): 40.

（王海峰）

第十二节　插管后气管狭窄

一、引言

插管后气管狭窄（postintubation tracheal stenosis，PITS）是气管插管或气管切开后，缺血性透壁性气管损伤瘢痕性愈合造成的医源性疾病。在美国，PITS是良性气管狭窄的第一位原因，在我国，是继支气管结核后的第二位原因[1]。

二、病例

患者，男性，53岁，因进行性眼睑下垂2周入院，诊断考虑胸腺瘤合并肌无力（眼肌型）。在外院曾行胸腺瘤切除手术，术后行气管插管机械辅助通气1周，气管插管拔除2周后患者出现胸闷、气促，进行性呼吸困难。体格检查：神清，三凹征明显，肺部听诊有哮鸣音。

胸部CT重建示胸顶部气管狭窄（图1-12-1）。支气管镜下见声门下约6 cm处气管针孔样狭窄，遂予以前纵隔劈开，节段切除狭窄段气管，并行气管端端吻合重建术，气管吻合口用周围胸腺组织包裹，予以颈曲位固定1周。术后恢复可，术后2周顺利出院。随访1年半，目前情况正常。

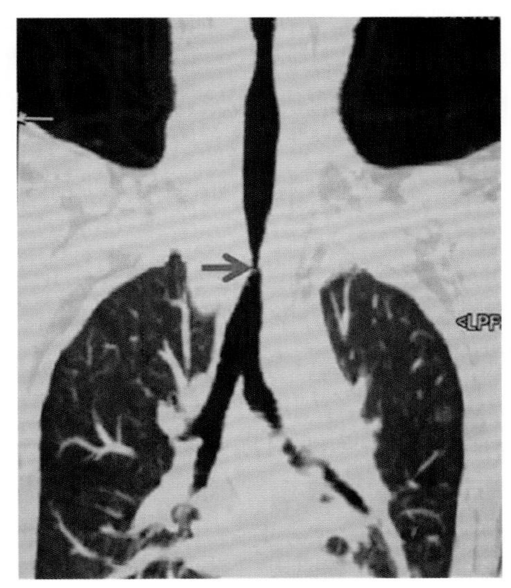

图1-12-1　胸部CT重建示胸顶部气管狭窄

三、讨论

（一）病因分析与预防

PITS病因与气管环独特的解剖特点相关，后者血供仅来源于气管黏膜下的血管丛。狭窄常发生于套囊压迫位置，套囊作用于气管黏膜的压力大于黏膜毛细血管灌注压时，会引起黏膜缺血性坏死、溃疡和软骨炎，纤维化愈合的环形损害导致进行性气管狭窄。PITS常发生于以下4个位置[1]。

（1）套囊。各种形式进入气管的途径均可引起套囊型狭窄，包括气管插管、气管切开套管或环状软骨切开套管。如向前方侵蚀，可致气管无名动脉瘘；向后穿透，可致气管食管瘘。

（2）造口水平。气管切开后伤口的愈合可致造口水平狭窄，表现为前外侧狭窄、增生肉芽肿、气管壁后翻形成的瓣样结构，其中前外侧狭窄最常见，表现为气管前壁A字形狭窄，通常不累及膜部。

（3）造口水平与套囊水平之间的气管节段。该节段较短，易合并感染，软骨结构受到破坏，常伴气管软化。

（4）声门及声门下区。多见于环状软骨切开术后或气管内置入过大的套管，或气管插管压迫损伤声带及杓状软骨；胃食管反流或误吸也加重该区域损伤。

临床上，使用高容低压气囊的气管插管或气管切开有助于减少PITS的发生，气管插管机械通气不宜过长，预计超过1周者，合并心力衰竭、糖尿病或休克对气管插管耐受性较差者，宜尽早行气管切开；切口不宜过大、过高，以尽量少损伤气管环为宜；选择合适大小的套管，定时监测套囊压力，定时放松插管气囊可有效预防PITS[1-2]。

（二）临床表现与术前评估

（1）临床表现和体征。患者既往有气管插管史或气管切开史，常见于拔管3~6周后，主要表现为进行性呼吸困难、哮鸣、喘鸣、分泌物潴留引起的间歇性梗阻和肺部感染，或表现为人机拮抗，持续气道高压，吸气性呼吸困难。多数患者三凹征明显，肺部听诊可只表现为干啰音，易误诊为哮喘；如合并声嘶，则提示声门或声门下区受累。

（2）评估方式的选择。硬质支气管镜仍是PITS术前评估的金标准，纤维支气管镜和CT检查可作为喉功能评估和术后随访的补充。硬质支气管镜对于声门下受累以及狭窄长度的判断较为准确，纤维支气管镜评估的准确性略低于硬质支气管镜，而CT检查有可能过低估计狭窄垂直方向的长度[3]。颈部透视对于评估声门功能和气管软化具有一定优势，但MRI与CT及其三维重建和模拟内镜等影像学技术在内镜检查失败时，有助于明确病变的位置、范围、形态以及远端气管状况。重度气管狭窄者拟行内镜检查时可在高频喷射通气下进行，因麻醉和操作风险均较高，必须备好抢救措施，随时准备插管和心肺复苏。

（3）术前评估。术前需精确评估狭窄的部位、长度、性质以及功能受损程度，以利于制定手术计划。是否伴有喉狭窄、狭窄段切除后气管是否有足够的长度进行端端吻合、是否需要正中开胸等，都需要在术前充分评估。首先，需要对从声门上区至隆凸水平整个气管进行评估，病变的描述包括以下几点。①部位：分声门上、声门、声门下或联合性狭窄。②形状：分完全或不完全环状狭窄，薄蹼状狭窄、长条状狭窄或环形狭窄。③性质：分陈旧坚硬的瘢痕，软的、新生的瘢痕或肉芽组织，缺乏软骨支持而坍塌的节段，坚硬而扭曲的软骨支架。④狭窄严重程度的分级（Cotton分级标准[4]，根据阻塞面积占气管的横截面积进行分级）：Ⅰ级<70%；Ⅱ级70%~90%；Ⅲ级>90%，但可以看到管腔；Ⅳ级为完全阻塞。其次，准确描述患者主观受损症状和客观检查结果（行走或爬楼梯试验、肺功能检测等）。最后，评估预期的治疗效果，并与患者充分沟通，使其期望值归于理性。

（三）紧急治疗、内镜治疗与外科重建

（1）紧急治疗。重度气管梗阻需行紧急气管插管者，不应强行通过狭窄，可将气管导管置于狭窄上方；合并声门下狭窄者，近端气管插管难以进入，可用喉罩通气，尽快在全身麻醉下行硬质支气管镜检查和狭窄扩张。气管扩张能暂时缓解呼吸困难，但不是根治性措施。声门和声门下区狭窄扩张后易引起急性水肿，加重上呼吸道梗阻，临床实施需慎重[1]。积极的理疗、雾化吸入、吸痰、小剂量利尿剂和糖皮质激素治疗，必要时辅以氦氧混合气，有助于缓解患者呼吸困难状况。拟行重建者尽量避免气管切开；必须切开者，尽量在狭窄段切开，避免损伤重建所需的正常气管。如无手术条件，拟行姑息治疗，或延缓手术治疗，T管植入可保证较为理想的气管和语言功能。

（2）内镜治疗的指征。内镜治疗存在不少争议，早年认为手术切除是一线治疗选择。目前认为，以腔内阻塞为主不伴有气管环结构破坏的早期病变可选择内镜治疗[5]。内镜治疗方式包括反复的支气管镜扩张、经皮扩张、内镜下激光、冷冻、光动力治疗、氩等离子体凝固（argon plasma coagulation，APC）、球囊扩张及置放气管支架等。内镜治疗必须满足以下条件：内镜下表现为肉芽肿增生为主，不伴有明显软骨环破坏或气管软化，外部存在软骨支撑，狭窄的垂直长度<1 cm（植入支架时<3 cm）；非环形狭窄；狭窄局限于气管，不伴声门或声门下狭窄[5-6]。可耐受手术者，参考手术治疗与内镜治疗的决策流程图（图1-12-2）。高度狭窄者慎用内镜下烧灼，易造成气管穿孔，可采用APC治疗；支架首选可回收的硅酮支架，慎用金属支架治疗PITS[7]。

（3）外科重建的目标与禁忌。手术目标是切除狭窄段气管，重建满意的经喉气管呼吸通道，同时尽可能保留喉的发音和保护功能。第一次手术是成功重建的最佳机会；再次手术的成功率显著降低。相对禁忌证者：术后可能需要长期机械通气者，肺功能处于临界状态者，合并基础疾病且短期内可能需要再次行气管切开者，长期大剂量激素应用者，最好择期行气管重建术。再次手术应推迟到新的狭窄成熟和急性炎症水肿消退后进行，第一次重建尝试失败后，4~6个月后再次行气管重建。气管为次全破坏者，如仅剩2~3 cm正常软骨环者，禁忌重建。

（4）外科重建的方式。手术入路多采用颈部低领状或领状切口，病灶偏下者则联合上胸骨劈开，曾接受多次手术的复杂病例宜行全胸骨劈开，必要时术前备体外循环或体外膜肺氧合辅助。如气管造口邻近切口，则将其整合至手术野；如造口高于狭窄段气管，可在手术结束时另行切口切除。

PITS理想化的治疗方案是一期切除狭窄并重建气管，其手术原则是精细操作，尽可能保留气管血供，降低吻合口张力，术中必须先纠正近端的声门区狭窄，再

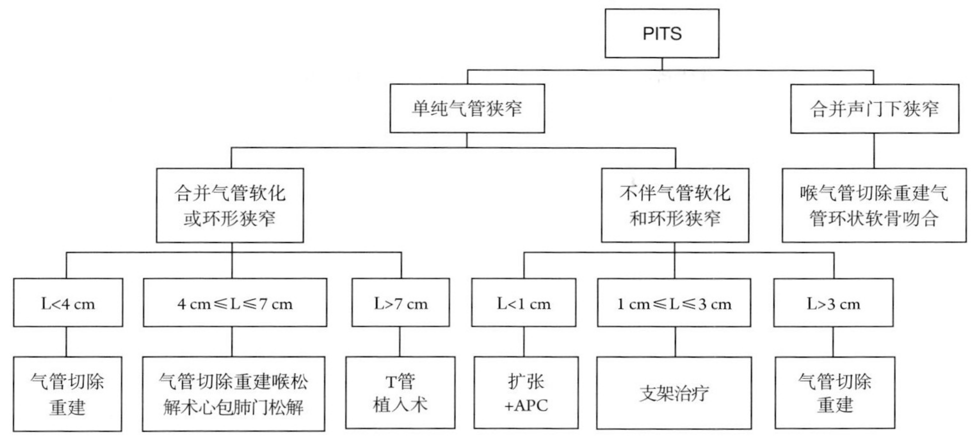

L，狭窄的长度；APC，氩等离子体凝固治疗；PITS，插管后气管狭窄。

图1-12-2　可耐受手术的PITS治疗决策流程图

处理远端气管病变。手术解剖必须紧靠气管和邻近瘢痕组织，以减少对邻近组织尤其是喉返神经的损伤，多数学者主张不要刻意暴露喉返神经。环形解剖并确认气管狭窄的部位，近远端正常气管的分离不超过1 cm，其解剖仅限于气管的前正中线，保护来自气管两侧的节段性血供。根据气管的外形和术中支气管镜的探查明确狭窄段的上下缘，紧贴上下缘将气管从食管上游离下来。

多数患者可行气管端端吻合，合并声门下狭窄者可行气管环状软骨吻合（伴有环状软骨前壁不同程度的切除），气管切除的长度取决于患者的年龄、体质、既往手术操作等，切除长度以<3.5 cm为安全，通过气管前层面的游离和吻合时的颈部屈曲，一般可满足降低吻合口张力的需求，接受过前期切除或合并声门下狭窄者需实施喉松解术，后者可提供额外1.0~1.5 cm的长度。特别复杂者可行心包内肺门松解术，通过一系列松解，最大可切除长度为7.5 cm[1]。术后必须行颈颌位固定以减小张力，防止吻合口裂开、撕脱。

切除狭窄段后，远端气管插管通过术野插入。采用2-0可吸收性外科缝线（Vicryl）作为牵拉缝线，吻合时采用4-0可吸收性外科缝线（Vicryl）间断缝合，每间隔2~3 mm缝一针，进针点距离气管的边缘为2~3 mm。缝合好后，先将牵引线打结，再将吻合线逐一打结。气管吻合口可采用邻近组织加以包埋，包括甲状腺峡部、颈带状肌、胸腺或心包脂肪垫等。如吻合口位于无名动脉附近，或前期手术游离过无名动脉，可在吻合口和无名动脉之间间置组织（带蒂胸骨舌骨肌）。

（5）特殊问题的处理。多节段狭窄者，如两处狭窄比较靠近，可一期同时切除两处狭窄，重建气管；如两处狭窄距离较远，可分期手术，先切除狭窄严重或对扩张治疗不敏感者（靠近隆凸附近的狭窄），再二期切除第2处狭窄；第1处狭窄切除后，无条件行第2次手术者，可结合内镜治疗或尝试人工气管治疗[8-9]。合并气管食管瘘者，可同期切除窦道受累的气管节段，封闭食管瘘；短节段气管软化者也可采用节段切除治疗。首次重建后失败的患者再行切除治疗比较困难，可利用的气管长度缩短，如没有足够的组织用于安全重建，最好是接受永久性T管治疗。

（6）常见的并发症及治疗。气管狭窄术后并发症包括肉芽肿形成、气管吻合撕脱、狭窄复发、喉功能失调、气管软化、出血和水肿等。吻合失败常见于术前机械通气者、喉气管切除者和再手术者；狭窄复发常见于吻合口感染、声门下受累和存在吻合口张力过高者[10]。其他危险因素包括糖尿病、切除长度超过4 cm，术前近期行气管造口术和年龄17岁以下者。

（7）药物治疗。药物治疗气管狭窄尚未明确。丝裂霉素是一种烷化剂，通过抑制细胞分裂、蛋白质合成和纤维原细胞增生，作为PITS内镜治疗的辅助治疗方案可降低再狭窄率。而Smith等[11]的前瞻性试验证明，丝裂霉素并不能防止气管狭窄，只能延缓再狭窄的速度。

四、总结

PITS患者须行个体化治疗，切除与重建应作为局限性PITS的一线治疗方案；以腔内阻塞为主，不伴有气管环结构破坏的早期短节段狭窄，内镜治疗可作为替代治疗方案；广泛性气管损伤而不能进行简单重建者，宜采用永久性气管T管治疗。

参考文献

[1] Wain J C Jr. Postintubation tracheal stenosis[J]. Semin Thorac Cardiovasc Surg, 2009, 21(3): 284-289.

[2] 苏立众，胡未鸣，王振. 气管插管引起气管狭窄二例[J]. 中华医学杂志，2011，91(8)：575-576.

[3] Carretta A, Melloni G, Ciriaco P, et al. Preoperative assessment in patients with postintubation tracheal stenosis : Rigid and flexible bronchoscopy versus spiral CT scan with multiplanar reconstructions[J]. Surg Endosc, 2006, 20(6): 905-908.

[4] Cotton R T, Gray S D, Miller R P. Update of the Cincinnati experience in pediatric laryngotracheal reconstruction[J]. Laryngoscope, 1989, 99(11): 1111-1116.

[5] Melkane A E, Matar N E, Haddad A C, et al. Management of postintubation tracheal stenosis: appropriate indications make outcome differences[J]. Respiration, 2010, 79(5): 395-401.

[6] Nouraei S A, Ghufoor K, Patel A, et al. Outcome of endoscopic treatment of adult postintubation tracheal stenosis[J]. Laryngoscope, 2007, 117(6): 1073-1079.

[7] 王洪武. 应充分认识气管支架严格掌握其适应证[J]. 中华医学杂志，2011，91(36)：2521-2524.

[8] Abbasidezfouli A, Shadmehr M B, Arab M, et al. Postintubation multisegmental tracheal stenosis: treatment and results[J]. Ann Thorac Surg, 2007, 84(1): 211-214.

[9] 赵凤瑞，张银合，杨金龙，等. 赵氏人工气管临床应用远期随访[J]. 中华胸心血管外科杂志，2008，24(4)：220-222.

[10] Abbasidezfouli A, Akbarian E, Shadmehr M B, et al. The etiological factors of recurrence after tracheal resection and reconstruction in post-intubation stenosis[J]. Interact Cardiovasc Thorac Surg, 2009, 9(3): 446-449.

[11] Smith M E, Elstad M. Mitomycin C and the endoscopic treatment of laryngotracheal stenosis: are two applications better than one?[J]. Laryngoscope, 2009, 119(2): 272-283.

（王海峰）

第二章　纵隔

第一节　Harlequin综合征：尖部神经鞘瘤所致

一、引言

Harlequin综合征是由交感神经纤维受损所致同侧面部无法正常发红和出汗，而对侧面部出现代偿性潮红和出汗增多的疾病，临床上十分罕见[1]。本病通常为原发性，也可因交感神经上行通路出现占位或梗死引起继发性Harlequin综合征。原发性Harlequin综合征一般无须进一步治疗，症状较重引起患者社交窘迫时可行对侧交感神经切除术，而继发性Harlequin综合征需针对病因进行治疗。

二、病例

患者，女性，55岁，因活动后半侧面部潮红1年就诊。患者诉健身房活动后常出现半侧脸部发红，脸部表现如图2-1-1。既往为办公室职员，无特殊疾病史。静息状态下的体格检查：未见半侧面部发红，手部和脸部亦无异常出汗。神经系统检查无上睑下垂、瞳孔缩小等异常。实验室检查，包括全血细胞计数、红细胞沉降率、血糖、血钠、血钾、血肌酐等未见异常。正位胸部X线片示右肺尖一团块影（图2-1-2）。胸部MRI示右侧胸腔顶部脊柱旁团块影。

结合患者临床表现，考虑患者因胸部脊柱旁肿物引起Harlequin综合征可能，遂对该患者实施胸腔镜手术切除病灶，术后病理证实为Ⅰ级神经鞘瘤（图2-1-3）。患者术后恢复可，考虑行左侧交感神经切除术以恢复面部颜色对称性[2]。

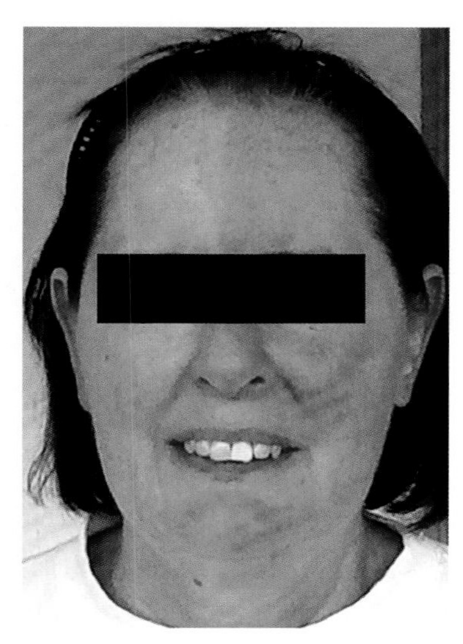

图2-1-1　患者半侧脸部发红

三、讨论

（一）流行病学与病因分析

Harlequin综合征最初于1988年由Lance等[1]描述，是因病侧交感神经受损导致同侧面部无法正常变红和出汗，常在较热环境下和紧张性运动后出现。本病通常为原发性，约1/6患者因潜在疾病或结构病变引起继发性Harlequin综合征。潜在疾病包括特发性多汗症[3]、Frey综合征[4]（味觉潮红综合征）、Holmes-Adie综合征（埃迪瞳孔和反射消失）和Ross综合征（节段性无汗、反射

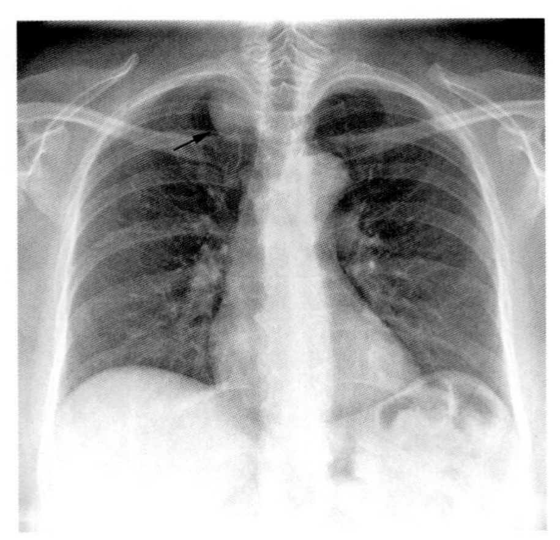

图2-1-2　胸部X线片示右肺尖一团块影

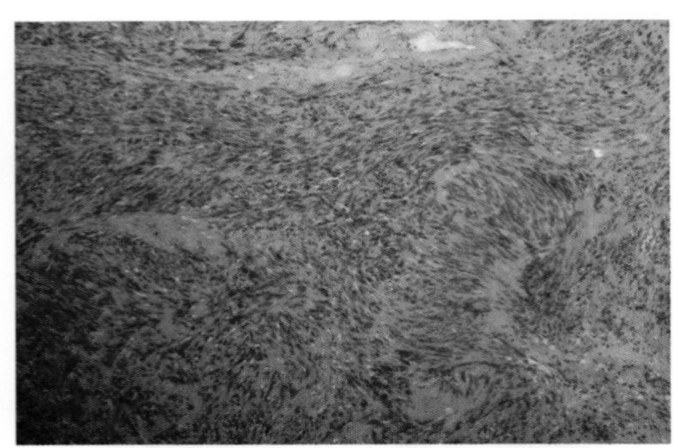

图2-2-3　术后病理证实为Ⅰ级神经鞘瘤

减退和埃迪瞳孔）等；而结构病变引起的Harlequin综合征，病变可位于交感传出系统至面部的任何位置，不同部位引起Harlequin综合征的常见病因如表2-1-1所示[5]。医源性Harlequin综合征包括颈内静脉置管、胸椎椎旁神经阻滞、颈部肿物手术和胸交感神经切除术[6]。一过性Harlequin综合征也曾有报道，常发生在胸部脊柱旁手术后[7]和颈内静脉置管手术后[8]。

（二）临床表现与诊断

Harlequin综合征好发于女性，患者常因此出现社交窘迫[6]。临床表现为因一侧交感神经受损所致的同侧面部活动后无法正常发红和出汗，而对侧面部出现代偿性潮红和出汗增加，在面部形成一界限清楚的分割线。临床怀疑本病时需要考虑患者的既往史，包括恶性肿瘤史和手术史。体格检查应注重瞳孔反射和深反射。如果患者没有神经系统阳性表现，则应进行影像学检查（CT或MRI），需考虑胸交感神经链的病变，包括头颅、脊髓、颈动脉和肺尖部位，因为这些部位是交感神经链上行通路的行经之处。本病因交感神经血管扩张神经受损引起同侧面部无法正常变红和面部无汗，而不伴第一胸段（眼球运动神经元）受损，故没有上睑下垂和瞳孔缩小的表现，可与Horner综合征相鉴别[9]。

原发性或医源性Harlequin综合征无须进一步治疗。对于症状明显而感到社交窘迫的患者，可考虑行对侧交感神经切除术[10]，但是这一治疗方法不一定都有效，也可能在其他部位造成代偿性发红和出汗[10]。近年，反复星状神经节阻滞法成为治疗Harlequin综合征的新方法[5]。继发性Harlequin综合征需同时针对特殊病因进行治疗。

四、总结

Harlequin综合征是指因病侧交感神经通路受损所致的同侧面部无法正常变红和出汗，常在较热环境下

表 2-1-1　继发性 Harlequin 综合征不同部位常见病因

部位	常见病因
脑桥 / 颈髓	脑干梗死、脊髓空洞症
胸神经根（T2~T3）	Pancoast 肿瘤、胸部手术术后、上纵隔神经鞘瘤、肺尖部神经鞘瘤
胸神经根（T1~T3）	Pancoast 肿瘤
T1~T2 的交感神经链	交感神经切除术
星状神经节	神经节切除术、神经节细胞瘤
星状神经节至颈中部神经节 / 颈中部神经节至颈上部神经节的交感神经链	甲状腺疾病（甲状腺下动脉压迫神经血管、甲状腺肿大、甲状腺切除术后、甲状腺肿）
交感神经链颈内动脉段	

和紧张性运动后出现，而对侧面部出现代偿性潮红和出汗增多，形成面部界限清楚的分割线。本病常为原发性，也可因交感上行通路病变引起继发性改变。原发性Harlequin综合征可无须进一步治疗，症状较重引起患者社交窘迫时可行对侧交感神经切除术，而继发性Harlequin综合征需针对特殊病因进行治疗。

参考文献

[1] Lance J W, Drummond P D, Gandevia S C, et al. Harlequin syndrome: the sudden onset of unilateral flushing and sweating[J]. J Neurol Neurosurg Psychiatry, 1988, 51(5): 635-642.

[2] Paul I, Kenny S, Mcmanus K. Apical schwannoma presenting as harlequin syndrome[J]. Ann Thorac Surg, 2013, 96(6): 2248.

[3] Atkins J L, Butler P E. Hyperhidrosis: a review of current management[J]. Plast Reconstr Surg, 2002, 110(1): 222-228.

[4] Kaddu S, Smolle J, Komericki P, et al. Auriculotemporal (Frey) syndrome in late childhood: an unusual variant presenting as gustatory flushing mimicking food allergy[J]. Pediatr Dermatol, 2000, 17(2): 126-128.

[5] Reddy H, Fatah S, Gulve A, et al. Novel management of harlequin syndrome with stellate ganglion block[J]. Br J Dermatol, 2013, 169(4): 954-956.

[6] Jung J M, Lee M H, Won C H, et al. Iatrogenic harlequin syndrome: a new case[J]. Ann Dermatol, 2015, 27(1): 101-102.

[7] Burlacu C L, Buggy D J. Coexisting harlequin and Horner syndromes after high thoracic paravertebral anaesthesia[J]. Br J Anaesth, 2005, 95(6): 822-824.

[8] Coleman P J, Goddard J M. Harlequin syndrome following internal jugular vein catheterization in an adult under general anesthetic[J]. Anesthesiology, 2002, 97(4): 1041.

[9] Biondi A, Persiani R, Zoccali M, et al. Harlequin syndrome[J]. Ann Thorac Surg, 2009, 88(1): 304.

[10] Willaert W I, Scheltinga M R, Steenhuisen S F, et al. Harlequin syndrome: two new cases and a management proposal[J]. Acta Neurol Belg, 2009, 109(3): 214-220.

（戴洁）

第二节　后纵隔副神经节瘤

一、引言

副神经节瘤（paraganglioma）是起源于副交感神经节的罕见神经内分泌肿瘤[1]。部分副神经节瘤可分泌儿茶酚胺（catecholamine，CA）类物质，引起相应的症状，称为功能性副神经节瘤（嗜铬细胞瘤）；无分泌功能的神经节瘤称为非功能性副神经节瘤。目前尚无确定的形态学特征与临床预后关联，但微观特征已相对成熟[2]。位于后纵隔的副神经节瘤较罕见，约占副神经节瘤的2%，占所有纵隔肿瘤的0.3%。一半以上的后纵隔副神经节瘤是功能性的，因此，对副神经节瘤的诊断、定位和切除可治愈相应的症状。

二、病例

上海市肺科医院自有统计资料以来，发现后纵隔神经源性肿瘤380例，其中仅1例为副神经节瘤，位于后纵隔脊柱旁沟，为良性肿瘤，发生率极低，本例患者情况如下。

患者，男性，49岁，1990年入院就诊，因右后下纵隔软组织影（5 cm×5 cm×4 cm）伴背部疼痛1个月入院。CT提示右后下纵隔占位，无脊柱内侵犯。完善检查后行右后外侧切口纵隔肿瘤切除术，手术时长2 h余，肿瘤表面滋养血管丰富，出血800 mL，手术完整切除，术中所见与常见的神经鞘膜瘤无明显差异，仅病理提示副神经节瘤，术后患者恢复良好，随访至今未复发。手术根治性切除是治疗此类疾病的金标准。

三、讨论

（一）流行病学与病因分析

副神经节瘤是一种罕见的神经内分泌肿瘤，依据其主细胞对铬盐的反应，分为嗜铬性和非嗜铬性。起源于肾上腺的嗜铬细胞肿瘤通常称为嗜铬细胞瘤，而起源于肾上腺以外部位则被称为副神经节瘤，可分布于整个机体[3-4]，二者之间在组织学上无法鉴别，仅依靠部位进行鉴别。

副神经节瘤和嗜铬细胞瘤的发病率约0.6/10万人年[5]，副神经节瘤占所有嗜铬细胞组织起源肿瘤的10%~15%[6]，多位于头颈部。纵隔的副神经节瘤约占2%[7]，绝大多数发生于前纵隔，起源于主动脉上，或主、肺动脉副神经节，或心房和心包上的岛样组织。其他则来源于后纵隔沿肋椎沟处，这一来源更加罕见，其肿瘤体积不一，多为良性，为非功能性肿瘤。搜索文献报道数量<50例[2-4]，在所有纵隔肿瘤中不到1%。约50%的后纵隔副神经节瘤为功能性（心慌，出汗，高血压），而约10%为临床恶性肿瘤伴转移[4]。

（二）临床表现

纵隔副神经节瘤的临床症状可分为两类：一类症状与儿茶酚胺类物质分泌相关，一类症状与肿瘤压迫相关。前一类症状与嗜铬细胞瘤相似，症状多样，且因人而异，包括高血压、头痛、心悸及冒汗，这些症状均与儿茶酚胺的产生和释放相关。高血压可有阵发性和持续性两类。持续性高血压与一般高血压并无区别，发作时患者可有心悸、气短、胸部有压抑感、头晕、头痛、出汗等症状，有些患者有精神紧张、焦虑和恐惧、面色苍白、四肢发凉、震颤等症状，有时血压可骤升至195 mmHg①以上，发作一般持续数分钟到数小时，常伴有直立性低血压。持续性高血压最终可导致恶性高血压，只有行肿瘤切除后症状方可缓解。由于基础代谢增高，糖耐量降低，患者可有发热、消瘦、体重下降及甲状腺功能亢进的表现。儿童患者中，腹痛、便秘、出汗、视力模糊较为突出，亦有患者平时无症状。

非功能性的纵隔副神经节瘤多为体检偶然发现而术后才明确诊断[8]。其症状为肿瘤压迫所致的多种非特异性症状，如疼痛、胸闷、腹部不适等。

（三）诊断

影像学检查评估可以明确病变的位置并协助制订手

① 1 mmHg ≈ 133.32 Pa。

术方式[9-10]。CT通常为首选，病变在CT上通常表现为实质性的且均质的阴影。由于肿瘤有血供，增强CT显示肿瘤有明显强化[4]。在MRI上副神经节瘤相对于骨骼肌在T_1加权成像（T_1 weighted imaging，T_1WI）上呈中信号，T_2加权成像（T_2 weighted imaging，T_2WI）上则呈高信号。CT或MRI等影像学检查具有较高的敏感性，但特异性有限。间位碘代苄胍（metaiodobenzylguanidine，MIBG）能与肾上腺素受体特性结合，因此放射性^{123}I–MIBG核素显像有助于鉴别CT或MRI上发现的纵隔肿物，且能够发现潜在的多发病灶或转移灶。

肿瘤大体病理上多为类球形，部分可略呈分叶状。肿瘤较大者通常可见完整包膜，较小者则包膜不明显。肿瘤标本的切面通常呈灰红色，并常伴有出血、坏死或囊性变。暴露于空气时或储存于福尔马林溶液时肿瘤切面逐渐转变为棕褐。因肿瘤含有儿茶酚胺，在阳光下其变色进程会加速，若遇铬盐溶液则颜色立即变深。

显微镜下肿瘤细胞多排列为典型的巢状，由大细胞岛组成，胞浆嗜酸性，核呈圆至卵圆形，部分区域核仁突出。大多数病例观察到细胞形态学异常，少数病例观察到罕见的有丝分裂。在某些区域，细胞巢被纤维带隔开，而在其他区域则被纤细的纤维血管核心隔开。可观察到明显的血管间隙，分离出肿瘤细胞孤岛。

电镜下亮细胞含较多神经分泌颗粒，界膜明显，有高电子密度的核心。暗细胞只在部分细胞内含少量颗粒。后者体积较大，不甚规则。不同部位的副神经节瘤在超微结构上无法区分。

（四）治疗与预后

纵隔副神经节瘤具有侵袭性。两项综述研究报告的远处转移率分别为19.5%和26.6%。与部分切除加辅助治疗组相比，完全切除组的生存率也显著提高。因此，完全手术切除是治疗的首选。纵隔副神经节瘤由于血供丰富，且可能靠近大血管、气管、脊柱和心脏，完全切除仍是手术的难点。嗜铬性副神经节瘤由于分泌儿茶酚胺类物质，术中刺激可能会引起血压波动，增加了术中麻醉的难度。手术入路可参照其他纵隔神经源性肿瘤。当肿瘤侵及心脏时，在体外循环下进行手术是首选。肿瘤切除应酌情处理，不必强求切除彻底。如肿瘤累及冠状动脉和Koch三角顶端的房室结则尽量切除，若切除彻底预后良好。梅奥诊所的医生报告了24年来对14例纵隔旁神经节瘤患者的治疗经验，完整切除率为76.9%，病死率为7.1%。

对于功能性副神经节瘤，术前应使用肾上腺素受体阻滞剂，以避免围手术期高血压危象。β肾上腺素能阻滞剂和钙通道阻滞剂可与α肾上腺素能阻滞剂一起用于未控制的高血压。如果术前确诊，建议行血管造影评估肿瘤血管供应，必要时进行栓塞以减少围手术期出血。

良性副神经节瘤通常预后较好，而恶性患者易发生术后转移，或因多处有病变或伴随症状而致预后不良。

四、总结

纵隔副神经节瘤作为神经源性肿瘤的罕见病例，诊断与治疗原则上均无特殊，但需要重点注意其是否为嗜铬细胞型（功能型）肿瘤，因为其增加了手术风险。

参考文献

[1] Francis I R, Korobkin M. Pheochromocytoma[J]. Radiol Clin North Am, 1996, 34(6): 1101-1112.

[2] Moran C A, Suster S, Fishback N, et al. Mediastinal paragangliomas. A clinicopathologic and immunohistochemical study of 16 cases[J]. Cancer, 1993, 72(8): 2358-2364.

[3] Spector J A, Willis D N, Ginsburg H B. Paraganglioma (pheochromocytoma) of the posterior mediastinum: a case report and review of the literature[J]. J Pediatr Surg, 2003, 38(7): 1114-1116.

[4] Mancini L, Roncaroli F. Malignant paraganglioma of the posterior mediastinum with 27 years follow-up[J]. Pathologica, 1997, 89(2): 184-188.

[5] Neumann H P H, Young W F Jr, Eng C. Pheochromocytoma and Paraganglioma[J]. N Engl J Med, 2019, 381(6): 552-565.

[6] Kimura N, Capella C, DeLellis R A, et al. Extra-adrenal paragangliomas[M]//Lloyd R V, Osamura R Y, Klöppel G, et al. WHO classifcation of tumours of endocrine organs. 4th ed. Lyon: International Agency for Research on Cancer, 2017, 190–195.

[7] Erickson D, Kudva Y C, Ebersold M J, et al. Benign paragangliomas: clinical presentation and treatment outcomes in 236 patients[J]. J Clin Endocrinol Metab, 2001, 86(11): 5210-5216.

[8] de Montpréville V T, Mussot S, Gharbi N, et al. Paraganglioma with ganglioneuromatous component located in the posterior mediastinum[J]. Ann Diagn Pathol, 2005, 9(2): 110-114.

[9] Kern J A, Milbrandt T A, Rolf S, et al. Resection of multiple

mediastinal paragangliomas with cardiopulmonary bypass[J]. Ann Thorac Surg, 1997, 64(6): 1824-1826.

[10] Tanaka F, Kitano M, Tatsumi A, et al. Paraganglioma of the posterior mediastinum: value of magnetic resonance imaging[J]. Ann Thorac Surg, 1992, 53(3): 517-519.

（杨晨路）

第三节　后纵隔髓样脂肪瘤

一、引言

髓样脂肪瘤是一种罕见的良性肿瘤，由成熟的脂肪组织和造血组织的混合物组成。常发生在肾上腺，表现为一个孤立的、包膜完整的肿块，少部分发生在肾上腺外，而发生于胸腔内及后纵隔的则罕见[1]。

二、病例

上海市肺科医院自有统计资料以来，发现纵隔神经源性肿瘤380例，其中并无髓样脂肪瘤，此病发生率极低。现将国外典型病例报道阐述于下。Franiel等[2]报道了一例65岁女性肾上腺外髓样脂肪瘤（extra-adrenal myelolipoma，EAML）患者，患者因咳嗽就诊。常规后前位X线片提示纵隔肺门扩大。CT提示后纵隔有两个椎旁边界清晰的肿物，与降主动脉分解清晰，无邻近的骨质破坏，无胸腔积液及周围软组织侵犯，无脊椎内生长表现。双侧肿瘤切除后组织病理学提示肿瘤主要由成熟的脂肪组织和正常造血功能组织组成，故确诊EAML，随访截止时患者无复发。

三、讨论

（一）流行病学与病因分析

1905年，Gierke首先报道了肾上腺由脂肪组织和正常造血组织组成的肿瘤。1929年，Oberling把这类肿瘤称为髓样脂肪瘤。至2021年国外报道400余例[3-4]，国内数十例。髓样脂肪瘤通常发生于肾上腺皮质[5]，EAML发生率约15%[6]，可发生于腹膜后、胃、肝、肺等，其中3%出现在胸腔内，主要为后纵隔，甚至发生于肺实质内[7-8]。髓样脂肪瘤可发生于任何年龄，但EAML一般都发生在老年人群中（平均年龄64岁），而肾上腺髓性脂肪瘤要相对年轻（平均年龄55岁）[5]。EAML在女性中发病率稍高于男性，呈1.5：1的比例[5]。EAML的大小为4~15 cm，平均直径为8.2 cm[5]。

（二）临床表现

肾上腺髓样脂肪瘤和EAML没有特异的临床症状表现[5,9-10]，可有周围血象及骨髓造血功能的障碍等。其主要临床表现为肿瘤压迫产生的以刺激性咳嗽为代表的继发症状。CT征象各不相同，主要取决于高衰减区的髓系成分及低衰减区的脂肪成分的比例[2]。

（三）诊断

病例确诊依赖典型的病理学表现，即包含成熟的脂肪细胞结构及正常的造血组织结构。术前CT可见肿瘤内含脂肪区域，纵隔髓样脂肪瘤术前的鉴别诊断主要包括淋巴系统的原发性或继发性肿瘤、神经源性肿瘤等。增强CT提示的不均质肿瘤可能为高度恶性淋巴瘤或淋巴结转移的恶性肿瘤。在这两种情况下，如果可确诊von Recklinghausen病可考虑神经纤维瘤与退行性改变或恶性周围神经源性肿瘤；如果von Recklinghausen病可以排除，副神经节瘤和肾上腺外嗜铬细胞瘤也应考虑[2]。最为困难的是髓外造血系统肿瘤和异位骨髓鉴别，这主要关系到血液系统疾病的诊断，这两种肿瘤均包含不同数量的骨髓和脂肪组织。髓外造血器官肿瘤呈多发，常见于胸椎旁区，更多呈分叶状，多伴有原发性血液系统疾病。而异位骨髓常有骨组织与钙化。与此相反，髓性脂肪瘤多为单发，极少数情况下双侧多发，呈圆形或椭圆形，且不伴有贫血及血红蛋白减少[9-10]。

（四）治疗与预后

对于EAML的治疗目前尚未达成共识。考虑到诊断不明，不能排除恶性可能，以及肿瘤潜在生长扩大的可能性，多数学者认为手术切除是首选的治疗方法。而CT引导下细针穿刺肾上腺、纵隔部位的髓性脂肪瘤也有较高的可信度[5,7]。如果穿刺结果为阴性，常规的定期随访也不失为避免手术的一种变通方法。

四、总结

后纵隔髓样脂肪瘤是一种罕见的间叶源性良性肿瘤，由正常的骨髓及脂肪细胞构成，无血液系统病变，亦无明显临床特点及表现，术前临床诊断较困难，术后病理诊断较准确，目前认为手术为积极而有效的治疗方法。

参考文献

[1] Sagan D, Zdunek M, Korobowicz E. Primary myelolipoma of the chest wall[J]. Ann Thorac Surg, 2009, 88(4): e39-e41.

[2] Franiel T, Fleischer B, Raab B W, et al. Bilateral thoracic extraadrenal myelolipoma[J]. Eur J Cardiothorac Surg, 2004, 26(6): 1220-1222.

[3] Decmann Á, Perge P, Tóth M, et al. Adrenal myelolipoma: a comprehensive review[J]. Endocrine, 2018, 59(1): 7-15.

[4] Calissendorff J, Juhlin C C, Sundin A, et al. Adrenal myelolipomas[J]. Lancet Diabetes Endocrinol, 2021, 9(11): 767-775.

[5] Kenney P J, Wagner B J, Rao P, et al. Myelolipoma: CT and pathologic features[J]. Radiology, 1998, 208(1): 87-95.

[6] Dahnert W. Radiology review manual[M]. 4th ed. Baltimore: Williams and Wilkins, 1999: 59-60, 100-101.

[7] Kawanami S, Watanabe H, Aoki T, et al. Mediastinal myelolipoma: CT and MRI appearances[J]. Eur Radiol, 2000, 10(4): 691-693.

[8] Sabate C J, Shahian D M. Pulmonary myelolipoma[J]. Ann Thorac Surg, 2002, 74(2): 573-575.

[9] Fowler M R, Williams R B, Alba JM, et al. Extra-adrenal myelolipomas compared with extramedullary hematopoietic tumors: a case of presacral myelolipoma[J]. Am J Surg Pathol, 1982, 6(4): 363-374.

[10] Papavasiliou C, Gouliamos A, Deligiorgi E, et al. Masses of myeloadipose tissue: radiological and clinical considerations[J]. Int J Radiat Oncol Biol Phys, 1990, 19(4): 985-993.

（杨晨路）

第四节　纵隔神经节母细胞瘤

一、引言

纵隔神经节母细胞瘤（ganglioneuroblastoma）是一种罕见的肿瘤，起源于神经嵴细胞而非神经鞘膜，处于良性的神经节细胞瘤（gangliocytoma）和高度恶性的神经母细胞瘤（neuroblastoma）之间的中间状态[1-2]，由成熟的神经节细胞和未成熟的神经细胞组成，并具有中等恶性潜能，可能发生在后纵隔交感神经节和肾上腺[3]。

二、病例

上海市肺科医院自有统计资料以来，发现神经母细胞瘤3例，神经节细胞瘤45例，神经节母细胞瘤1例，均发生于后纵隔交感神经链，可能作为一个“生物连续体”的临界病例，病理诊断的界定本身存在一定争议及难度。

患者，男性，18岁，1987年因右侧胸腔占位，随访8年逐渐增大，右侧胸背部疼痛1年入院。体检X线提示右侧胸腔巨大致密影，CT提示右侧后纵隔巨大肿瘤占位，基本占据整个胸腔。完善检查后行右后外侧切口剖胸探查术，手术时长4小时余，因肿块巨大（约30 cm），视野暴露差，肿瘤滋养血管丰富，术中出血量达7 200 mL，予以分块切除，同时切除受侵犯的胸壁，完成R0切除，病理提示神经节母细胞瘤，术后辅助胸部放疗，目前患者恢复良好，随访23年未复发。手术根治性切除是治疗此类疾病的金标准。

三、讨论

（一）流行病学与病因分析

纵隔神经节母细胞瘤起源于形成交感神经系统的神经嵴细胞，在组织学特性上表现为神经节细胞瘤和神经母细胞瘤的复合体。从未成熟的神经母细胞到成熟的神经节细胞的多样性使得其分型困难。一般认为它在自然病程中有两种不同的组织类型：①混合型神经节母细胞瘤，成熟的神经节细胞占优势，在局部区域有未成熟的神经母细胞；②弥散型神经节母细胞瘤，是分化良好的和未成熟的神经母细胞的弥散性混合。混合型神经节母细胞瘤有很高的转移率，在绝大多数报道中转移率为65%~75%。而弥散型神经节母细胞瘤转移不足5%。大部分肿瘤位于后纵隔，来自交感神经干，位于脊柱旁沟。肿瘤常沿着神经血管束发展。左右侧相似，少数瘤体跨过中线。一般而言，大多数神经节母细胞瘤有包膜，边界清晰，质均或伴有结节、出血及坏死区，男女发病率相似，95%集中在小儿患者甚至是产前检查的胎儿中，确诊时平均年龄为22个月，10岁以上至成人极少见[2,4]。一旦发现，通常瘤体较大，且向脊柱内延伸，局部侵犯，或广泛转移，类似神经母细胞瘤。这是患儿除脑部肿瘤及白血病外好发的第三大恶性肿瘤[5]，全球范围内的发病率未知。对于神经母细胞瘤，根据美国国家癌症研究所的监测、流行病学和最终结果数据库登记，每1 000 000人中有7.6人发病，而作为其亚型的神经节母细胞瘤则无数据[6]。常发生于肾上腺髓质（35%）、腹膜后肾上腺（30%~35%）及后纵隔（20%），也可见于头颈部（1%~5%）及盆腔（2%~3%）[7]。罕见的病例中可见神经节母细胞瘤合并Ⅰ型神经纤维瘤病、贝–维综合征（Beckwith-Wiedemann syndrome）、先天性巨结肠（Hirschsprung disease）、迪格奥尔格综合征（DiGeorge syndrome）等疾病[8-9]。准确的诊断、分期和预后取决于病理、电镜、免疫组化、细胞遗传学和其他的分子和生物信息[10]。

（二）临床表现

神经节母细胞瘤患者主要表现为因原发肿瘤及转移病灶引起的疼痛，其次为腹胀，其他表现如乏力、消瘦、烦躁不安、胸闷气促（巨大胸腔或腹腔肿瘤引起）、周围神经功能障碍（肿瘤向脊柱内生长压迫神经）[11]。极少数患者（2%）可出现颈交感神经节麻痹（Horner）综合征及眼部和四肢的肌阵挛，甚至出现小脑共济失调。2/3的患者出现骨转移，出现跛行及烦躁症状的患者可被诊断为Hutchinson综合征[11]。

（三）诊断

神经节母细胞瘤影像学上可表现为边界清晰的长条状脊柱旁肿瘤或不规则的局部侵犯或广泛转移肿瘤。

CT检查除发现神经源性肿瘤的共有特征外，常有钙化，呈斑点状高密度影，囊变后的囊壁可呈弧形钙化。肿瘤常有分叶状并突入肺野，肿块内可有弧形分隔将其分成前后两部分，可压迫邻近结构并向前推移血管，向对侧推移气管。神经节母细胞瘤MRI增强的T_2影像上呈高密度不均质螺旋状，低密度的曲线状和结节带形成了螺旋状的表现。诊断主要依赖术后病理。

基于神经型细胞及施万细胞组织病理学之间的平衡（原始神经母细胞、成熟中的神经母细胞和神经节细胞），国际神经母细胞瘤病理分期（Shimada系统）分为4期，见表2-4-1。

表 2-4-1　国际神经母细胞瘤病理分期

分期	描述
Ⅰ期	局部肿瘤局限于原发部位，完全切除，具有或不具有光镜下残留，确定同侧及对侧淋巴结镜检阴性
ⅡA期	单侧肿瘤不完全切除，电镜确定同侧非黏附淋巴结阴性
ⅡB期	单侧肿瘤完全或不完全切除，电镜确定同侧非黏附淋巴结阳性，对侧淋巴结阴性
Ⅲ期	肿瘤侵犯过中线（脊柱），累及或不累及局部淋巴结，或单侧肿瘤累及对侧淋巴结，或中线肿瘤累及双侧局部淋巴结浸润
Ⅳ期	肿瘤转移至远处淋巴结、骨、骨髓、肝脏或其他器官
ⅣS期	婴儿（<1岁）局部原发Ⅱ期、Ⅳ期肿瘤，伴转移至肝脏、皮肤或骨髓

（四）治疗与预后

诊断时患者的年龄和国际神经母细胞瘤分期系统（international neuroblastoma staging system，INSS）的疾病分期是影响预后的最重要因素。Ⅰ、Ⅱ期的患儿3年无病生存率为75%~90%。<1岁的Ⅲ、Ⅳ期肿瘤患者1年无病生存率分别为80%~90%和60%~75%。>1岁的Ⅲ、Ⅳ期肿瘤患者3年无病生存率分别为50%和15%[12]。低度或中度恶性风险的患儿有较好的预后。低度风险的患者可单独采用外科治疗，如果出现局部复发，可能要行化疗或再次手术治疗。中度风险的患者可先行手术切除再辅助化疗。高度风险的肿瘤恶性程度极高，容易恶化，一般采用局部减瘤手术及化疗，患者的3年无病生存率不足15%[13]。

四、总结

神经节母细胞瘤的病理界定较为困难，发生于后纵隔的神经节母细胞瘤十分罕见，其生物学行为上与神经节细胞瘤及神经母细胞瘤的差异使得其预后并不确定。

参考文献

[1] Gale A W, Jelihovsky T, Grant A F, et al. Neurogenic tumors of the mediastinum[J]. Ann Thorac Surg, 1974, 17(5): 434-443.

[2] Rha S E, Byun J Y, Jung S E, et al. Neurogenic tumors in the abdomen: tumor types and imaging characteristics[J]. Radiographics, 2003, 23(1): 29-43.

[3] Swanson P E. Soft tissue neoplasma of the mediastinum[J]. Semin Diagn Pathol, 1991, 8(1): 14-34.

[4] Brossard J, Bernstein ML, Lemieux B. Neuroblastoma: an enigmatic disease[J]. Br Med Bull, 1996, 52(4): 787-801.

[5] Gurney J G, Ross J A, Wall D A, et al. Infant cancer in the U. S.: histology-specific incidence and trends, 1973 to 1992[J]. J Pediatr Hematol Oncol, 1997, 19(5): 428-432.

[6] Horner M J, Ries L A G, Krapcho M, et al. SEER Cancer Statistics Review, 1975-2006[R/OL]. National Cancer Institute. https://seer.cancer.gov/archive/csr/1975_2006/.

[7] Lonergan G J, Schwab C M, Suarez E S, et al. Neuroblastoma, ganglioneuroblastoma, and ganglioneuroma: radiologic-pathologic correlation[J]. Radiographics, 2002, 22(4): 911-934.

[8] Castleberry R P. Biology and treatment of neuroblastoma[J]. Pediatr Clin North Am, 1997, 44(4): 919-937.

[9] Witzleben C L, Landy R A. Disseminated neuroblastoma in a child with von Recklinghausen's disease[J]. Cancer, 1974, 34(3): 786-790.

[10] Askin F B, Perlman E J. Neuroblastoma and peripheral neuroectodermal tumors[J]. Am J Clin Pathol, 1998, 109(4 Suppl 1): S23-S30.

[11] Matthay K K. Neuroblastoma: a clinical challenge and biologic puzzle[J]. CA Cancer J Clin, 1995, 45(3): 179-192.

[12] Coldman A J, Fryer C J, Elwood J M, et al. Neuroblastoma: influence of age at diagnosis, stage, tumor site, and sex on prognosis[J]. Cancer, 1980, 46(8): 1896-1901.

[13] Castleberry R P. Biology and treatment of neuroblastoma[J]. Pediatr Clin North Am, 1997, 44(4): 919-937.

（杨晨路）

第五节　表现为中纵隔占位的木村病

一、引言

木村病（Kimura disease）是一种慢性进行性的免疫炎性疾病，是远东地区的地方病，在西方也有零星发生，全球报道300例左右[1]。木村病是一种少见的病因不明、多累及头颈部软组织及浅表淋巴结的慢性进行性、免疫炎性肉芽肿性病变，外周血嗜酸性粒细胞增多及血清免疫球蛋白E（IgE）显著升高是其特征性的实验室检查结果。12%~16%的患者伴蛋白尿，蛋白尿患者中59%~78%为肾病综合征[2-3]。目前报道的病例多表现为唾液腺及头颈部软组织与淋巴结病变，表现为纵隔占位者罕见。

二、病例

患者，男性，32岁，因咳嗽、低热20余天入院。患者既往无过敏性疾病史（过敏性哮喘或过敏性皮炎），嗜酸性粒细胞数为540/μL，占白细胞总数的6.5%，红细胞沉降率与C反应蛋白指标正常。体格检查发现颈部与腋下数枚小淋巴结。胸部X线片提示右侧胸腔积液，心电图提示窦性心律伴Ⅰ度房室传导阻滞。心脏彩超提示弥漫性心室和主动脉壁增厚。胸部CT提示纵隔占位，伴有右侧胸腔积液。术前诊断淋巴瘤、结核或其他恶性疾病。患者拒绝行穿刺活检，并在当地医院行诊断性抗结核治疗1个月后复查胸部CT，病变无明显缩小，但胸腔积液完全吸收。抗结核治疗3个月后，患者因颈部严重肿胀而再次入院。体格检查示颈部与腋下多发肿大淋巴结，嗜酸性粒细胞计数为963/μL，白细胞分类比例为9.7%。寄生虫感染、巨细胞感染、人类疱疹病毒（Epstein–Barr virus，EB病毒）的相关抗体均为阴性。心脏彩超提示纵隔占位侵犯心脏底部，特别是左心房与右心房。CT提示胸腔积液基本填充整个右侧胸腔，纵隔肿块侵犯左心房、右心房、上腔静脉、主动脉、冠状动脉、肺动静脉。正电子发射断层成像（positron-emission tomography，PET）提示该肿块为高代谢团块。右腋下与颈部淋巴结活检，病理报告提示木村病。确诊后患者接受口服泼尼松治疗，每天3次，每次10 mg，口服激素10天后，患者嗜酸性粒细胞降低至223/μL，白细胞分类比例降低至2.6%。患者出院后继续口服泼尼松治疗，颈部与腋下淋巴结逐步消失，血嗜酸性粒细胞持续降低。口服药物6个月，患者纵隔肿块病灶无明显变化，但患者无明显症状，恢复正常的工作和生活。再次行纵隔肿块穿刺，提示木村病。患者同意接受进一步放疗。

三、讨论

木村病是一种罕见的、进展缓慢的免疫炎性疾病，其病因不明。最早由我国金显宅教授于1937年报道。1946年日本学者Kimura（木村）更为详细地阐述了该疾病，并命名为“不寻常性淋巴组织增生性肉芽肿”。目前国际上多采用Kimura disease为其病名，国内命名为嗜酸粒细胞增多性淋巴肉芽肿。临床典型表现为无痛性丘疹或结节，多发于头颈部，伴有淋巴结肿大、腮腺受累；外周血嗜酸性粒细胞增多和血液中免疫球蛋白E浓度升高。由于表现为头颈部肿块，木村病经常与恶性肿瘤、T细胞淋巴瘤、霍奇金病和组织细胞增多症相混淆。外周嗜酸性粒细胞增多症也与寄生虫感染或过敏反应相似。

（一）病因分析

木村病的病因目前尚不明确[4]。结核、梅毒或化脓菌、霉菌、病毒感染目前均被证实与该疾病无关。

T细胞免疫调节缺陷可能在发病机制中发挥作用。2型T辅助细胞的紊乱，影响细胞因子的产生，引起嗜酸性粒细胞的激活和IgE反应。类固醇治疗有效支持了这一猜测。活化的T细胞释放的各种细胞因子可能增加肾小球基底膜的通透性，从而导致蛋白尿。异常水平的多种细胞因子，如IL-4、IL-5和IL-13及IFN-γ可能导致嗜酸性粒细胞的增殖、IgE水平的升高及疾病的进展。因此，发病机制可能为自身免疫反应或寄生虫感染。

（二）流行病学

绝大多数木村病发生在东亚和东南亚，如中国、日本、新加坡、印度尼西亚等国家。欧洲和美洲病例报道较少。70%的木村病发生在青年和中年男性（20~50岁）群体中。男性较女性更为常见，男女比例为3.5：1~9：1[5]。

（三）临床表现

木村病是一种罕见的良性炎症性疾病，起病缓慢、病程漫长，初始无明显症状，因而易被忽视。常累及头颈部深层皮下组织和淋巴结，表现为局部淋巴结病变或唾液腺肿大。其他常见的部位有口腔、腋窝、腹股沟、四肢和躯干。肿块生长缓慢，可多年无增长。受累部位的皮肤可能出现皮肤症状，以皮肤瘙痒和色素沉着最常见，也可出现斑点状皮疹、渗出、脱屑、粗糙变厚等，严重者可出现糜烂破溃。该疾病也伴有蛋白尿，部分患者可合并肾病综合征，部分患者可因肾脏症状就诊，继而因肿块或淋巴结病理活检后确诊。

患者全身症状（发热、盗汗和体重减轻）不常见，部分患者可以自愈[7]。该疾病在亚洲中年男性中最常见。它在亚洲（中国和日本）流行，并在非亚洲人口中散发。患者发病的高峰年龄是30岁。血清免疫球蛋白E（IgE）水平升高和外周血嗜酸性粒细胞增多也很常见。

（四）病理检查

木村病最常见的组织学特征包括：保留有淋巴结结构；具有反应性生发中心的滤泡增生；完整的窦状区；嗜酸性细胞浸润滤泡间区、窦道区、淋巴结周围软组织和皮下组织；毛细血管增生。木村病的病理特征还包括以下几点：生发中心的蛋白质沉积、血管形成及坏死；多核细胞、嗜酸性粒细胞及嗜酸性滤泡溶解；基质硬化，小静脉周围硬化；罕见的巨细胞或小的嗜酸性肉芽肿。不同程度的硬化症也较为常见。免疫组化IgE染色显示生发中心呈特征性网状染色。

（五）诊断与鉴别诊断

木村病目前尚无统一的诊断标准，若出现符合好发人群、好发部位、进展缓慢特征的无痛性肿块，实验室检查中发现外周血嗜酸粒细胞升高、血清IgE水平明显升高者，应考虑到本病的可能性。确诊依赖病理活检。

鉴别诊断包括血管淋巴样增生伴嗜酸性粒细胞增多（angiolymphoid hyperplasia with eosinophilia，ALHE）、霍奇金淋巴瘤、血管免疫母细胞T细胞淋巴瘤、朗格汉斯细胞组织细胞增多症、红润滤泡增生、卡斯尔曼病（Castleman disease，曾称巨大淋巴结增生）、皮肤病性淋巴结病、变应性肉芽肿性血管炎[又称许尔许斯特劳斯综合征（Churg-Strauss syndrome，CSS）]、药物反应、寄生虫性淋巴结炎。在过去的文献中，木村病和ALHE通常被认为是相同的。然而，ALHE是一种血管肿瘤，而木村病是一种慢性炎症性疾病。ALHE患者在头颈部有皮下肿块。显微镜下血管内皮可形成聚集体或小叶，内皮细胞呈饱满的立方状或鞋钉状，常累及大血管。局部淋巴结肿大，血清嗜酸性粒细胞增多，以及IgE水平升高在ALHE中并不常见。

（六）治疗

木村病的治疗主要是手术切除。此外，还采用了包括局部或全身类固醇疗法、细胞毒性疗法和放疗在内的综合治疗。手术切除加放疗是目前最有效的方法，依据病变大小、部位决定治疗方案。手术治疗适合单发、肿块小和部位易切除的病变。放疗则适合范围大、多发、界限不清或局部浸润以及术后复发的病例。放疗时无须追求肿块完全消退，通常肿块缩小70%以上即可停止治疗，因为在放疗结束后，病灶仍有持续缩小的可能。放疗后复发的病灶，再次放疗仍有效果。糖皮质激素适合合并有其他适合应用激素的基础疾病患者，如肾脏疾病，哮喘等，但激素停药后复发的可能较大。本病的治疗重心不在局部治疗肿块，而在于治疗反复发作的肾病综合征等合并症。环孢素可维持嗜酸性粒细胞数、IL-4、IL-5、IL-13水平在正常范围，从而降低复发的风险[6]。

四、总结

木村病为起病缓慢、病程漫长的局部慢性肉芽肿性良性疾病，常因无症状而被忽视，一般无恶变倾向，预后良好，但易复发。

参考文献

[1] Gumbs M A, Pai N B, Saraiya R J, et al. Kimura's disease: a case report and literature review[J]. J Surg Oncol, 1999, 70(3): 190-193.

[2] Hui P K, Chan J K, Ng C S, et al. Lymphadenopathy of

Kimura's disease[J]. Am J Surg Pathol, 1989, 13(3): 177-186.

[3] Qunibi W Y, Al-Sibai M B, Akhtar M. Mesangio-proliferative glomerulonephritis associated with Kimura's disease[J]. Clin Nephrol, 1988, 30(2): 111-114.

[4] Urabe A, Tsuneyoshi M, Enjoji M. Epithelioid hemangioma versus Kimura's disease. A comparative clinicopathologic study[J]. Am J Surg Pathol, 1987, 11(10): 758-766.

[5] Chang A R, Kim K, Kim H J, et al. Outcomes of Kimura's disease after radiotherapy or nonradiotherapeutic treatment modalities[J]. Int J Radiat Oncol Biol Phys, 2006, 65(4): 1233-1239.

[6] Kaneko K, Aoki M, Hattori S, et al. Successful treatment of Kimura's disease with cyclosporine[J]. J Am Acad Dermatol, 1999, 41(5 Pt 2): 893-894.

[7] Connelly A, Powell H R, Chan Y F, et al. Vincristine treatment of nephrotic syndrome complicated by Kimura disease[J]. Pediatr Nephrol, 2005, 20(4): 516-518.

（谢冬）

第六节　硬化性纵隔炎

一、引言

硬化性纵隔炎（sclerosing mediastinitis，SM）是一种主要表现为纵隔结构硬化的炎症性疾病。该疾病罕见，常与炎症、自身免疫性疾病以及恶性肿瘤有关。症状轻重不一，诊断也相对困难和具有挑战性。治疗方案包括保守治疗和手术治疗，但手术治疗病死率较高。

二、病例

Panagopoulos等[1]报道了1例35岁女性患者硬化性纵隔炎的病例。患者因呼吸困难、疲劳及心动过速8个月入院，同时患者还主诉间歇性咳嗽伴血丝状痰液。胸部X线片显示右肺下叶混浊。超声心动图、CT、MRI显示肺动脉受肿块压迫、肺动脉高压及肺静脉回流受阻。进一步的纤维支气管镜检查发现出血性黏液，右主支气管有压迫和狭窄迹象。气管内未见新生物，灌洗液未见肿瘤细胞。肺灌注显像显示右肺放射活性最小摄取量仅为5%，表明右肺严重灌注不足。

为明确诊断行剖胸探查手术。探查发现在膈肌和奇静脉之间，以及上叶和脏层胸膜之间有丰富的曲折充盈的血管。病变紧紧地附着在食管、左心房、肺血管和右支气管上。手术过程顺利，病灶因为位置因素无法完全解除，并于术后第6天出院。在靠近病灶中心位置取得多个病理切片，病理检查显示病灶有密集的胶原带，胶原带之间有淋巴细胞和浆细胞慢性炎细胞浸润。随访2年MRI显示病变缩小，肺功能检查提示肺功能部分恢复，患者呼吸困难症状有所改善，术后第4年失访。

三、讨论

（一）流行病学与病因分析

硬化性纵隔炎是一种以纵隔局部侵袭性纤维组织增生为特点的罕见疾病[2]，是一种临床病理综合征而不是单一疾病[3]。硬化性纵隔炎有肉芽肿（也称为局灶亚型）和非肉芽肿（也称为弥漫性或特发性亚型）两种亚型[4-5]。在美国，肉芽肿型是硬化性纵隔炎的最常见亚型，占所有病例的80%~90%，估计患病率为3/100 000[6]。受影响的患者通常较年轻（发病年龄35~46岁），无性别差异。肉芽肿型通常与组织胞浆菌抗原暴露引起的异常免疫反应有关，少数病例与其他感染或炎症有关[3]。非肉芽肿型确切发病率尚不清楚，患者常为中年或老年人，男性患者多于女性，疾病发生可能与自身免疫性疾病、药物暴露或放射暴露有关[7]。

（二）临床表现与诊断

患者通常表现出与重要纵隔结构阻塞或压迫有关的体征和症状。最常见的临床症状是咳嗽、呼吸困难、反复性肺炎、咯血、胸痛。此外，亦可能出现较少见的全身症状，如发热及体重减轻。弥漫性亚型的患者可能出现胸外症状。

肉芽肿型硬化性纵隔炎的诊断通常可以根据特征性的影像学表现、患者的人口统计学特征和临床病史进行，诊断通常不需要组织取样。如果在组织胞浆菌病流行地区的年轻患者中发现有钙化的纵隔或肺门软组织，通常可以作出诊断。如果影像学表现和人口统计学特征不典型，则必须考虑其他诊断，如结核病、淋巴瘤、黏液腺癌，转移性骨肉瘤、纵隔肉瘤、纵隔硬纤维瘤等[8-9]。如果缺乏纵隔软组织钙化或组织胞浆菌暴露史的证据，则应考虑非肉芽肿性硬化性纵隔炎，但确诊更具挑战性。胸腔镜手术、纵隔镜检查或开胸手术可以获得足够的样本协助确诊[10]。如果怀疑恶性肿瘤的可能性很低，密集序列影像随访也是一种可行手段。在非肉芽肿硬化性纵隔炎的鉴别诊断中需要考虑的疾病包括原发性肺癌、纵隔或肺门转移瘤、淋巴瘤、非典型结节病等[11-12]。

硬化性纵隔炎患者症状程度不同，治疗应个体化，应针对受影响的纵隔结构减轻压迫。对于单侧纵隔受累的患者，以及出现与纵隔结构压迫无直接关系的非特异性症状的患者，可以进行密切的临床和影像随访[6]。抗真菌药物和常规炎症药物治疗肉芽肿患者证据不足，应避免使用[13]。对于有症状或双侧血管阻塞的患者，可以采用非外科手术方法，如经皮血管腔内成形术和支架植入术[14]。对于非手术治疗无效的患者，可以考虑手术治疗。外科手术包括开放性减压、螺旋静脉移植治疗上腔静脉综合征等[15]。

硬化性纵隔炎患者影像随访尚未达成共识。对于肉芽肿型的患者，除非有进行性症状或临床失代偿，否则不应要求常规的影像随访。对于非肉芽肿型患者，由于其特异性较低，即使在组织学上已被证实硬化性纵隔炎，仍应进行CT检查定期监测，以排除活检时未充分取样漏诊恶性肿瘤的可能。

肉芽肿型和非肉芽肿型硬化性纵隔炎的预后不一。一项研究对80例硬化性纵隔炎患者进行了回顾性研究，结果显示在68个月的中位随访期内有5例死亡，双侧纵隔受累预后较差，大多数患者能维持正常的生活方式[6]。研究表明大多数硬化性纵隔炎患者病情进展缓慢[16]。

四、总结

硬化性纵隔炎是一种以具有纵隔或肺门局部侵袭性纤维炎性组织为特征的罕见良性疾病。肉芽肿型硬化性纵隔炎是美国最常见的亚型，通常与组织胞浆菌病的感染有关。非肉芽肿型硬化性纵隔炎，通常与潜在的自身免疫性疾病有关，在IgG4相关疾病的患者中也有发现。非肉芽肿型硬化性纵隔炎的影像学诊断更具挑战性，该病可能模拟各种情况包括恶性肿瘤。目前的治疗方法主要是通过外科和非外科手术来控制疾病进展和恢复受累组织的通畅性。内科治疗对肉芽肿型硬化性纵隔炎患者无效。靶向B淋巴细胞的免疫调节疗法治疗硬化性纵隔炎的研究尚在进行中。

参考文献

[1] Panagopoulos N, Leivaditis V, Kraniotis P, et al. Sclerosing Mediastinitis Causing Unilateral Pulmonary Edema Due to Left Atrial and Pulmonary Venous Compression. A Case Report and Literature Review[J]. Braz J Cardiovasc Surg, 2019, 34(1): 85-92.

[2] Goodwin R A, Nickell J A, Des Prez RM. Mediastinal fibrosis complicating healed primary histoplasmosis and tuberculosis[J]. Medicine (Baltimore), 1972, 51(3): 227-246.

[3] Rossi S E, McAdams H P, Rosado-de-Christenson M L, et al. Fibrosing mediastinitis[J]. Radiographics, 2001, 21(3): 737-757.

[4] Parish J M, Rosenow EC 3rd. Mediastinal granuloma and mediastinal fibrosis[J]. Semin Respir Crit Care Med, 2002, 23(2): 135-143.

[5] McNeeley M F, Chung J H, Bhalla S, et al. Imaging of granulomatous fibrosing mediastinitis[J]. AJR Am J Roentgenol, 2012, 199(2): 319-327.

[6] Peikert T, Colby T V, Midthun D E, et al. Fibrosing mediastinitis: clinical presentation, therapeutic outcomes, and adaptive immune response[J]. Medicine (Baltimore), 2011, 90(6): 412-423.

[7] Graham J R, Suby H I, LeCompte P R, et al. Fibrotic disorders associated with methysergide therapy for headache[J]. N Engl J Med, 1966, 274(7): 359-368.

[8] Zisis C, Kefaloyannis E M, Rontogianni D, et al. Asymptomatic chest wall Hodgkin disease mimicking fibrosing mediastinitis[J]. J Thorac Cardiovasc Surg, 2006, 131(2): e1-e2.

[9] Taki M, Inada S, Ariyasu R, et al. Anaplastic large cell lymphoma mimicking fibrosing mediastinitis[J]. Intern Med, 2013, 52(23): 2645-2651.

[10] Sherrick A D, Brown L R, Harms G F, et al. The radiographic findings of fibrosing mediastinitis[J]. Chest, 1994, 106(2): 484-489.

[11] Koksal D, Bayiz H, Mutluay N, et al. Fibrosing mediastinitis mimicking bronchogenic carcinoma[J]. J Thorac Dis, 2013, 5(1): E5-E7.

[12] Garrana S H, Buckley J R, Rosado-de-Christenson M L, et al. Multimodality Imaging of Focal and Diffuse Fibrosing Mediastinitis[J]. Radiographics, 2019, 39(3): 651-667.

[13] Wheat L J, Freifeld A G, Kleiman M B, et al. Clinical practice guidelines for the management of patients with histoplasmosis: 2007 update by the Infectious Diseases Society of America[J]. Clin Infect Dis, 2007, 45(7): 807-825.

[14] Brown M L, Cedeño A R, Edell E S, et al. Operative strategies for pulmonary artery occlusion secondary to mediastinal fibrosis[J]. Ann Thorac Surg, 2009, 88(1): 233-237.

[15] Hammoud Z T, Rose A S, Hage C A, et al. Surgical management of pulmonary and mediastinal sequelae of histoplasmosis: a challenging spectrum[J]. Ann Thorac Surg, 2009, 88(2): 399-403.

[16] Ivert T, Holzmann M J, Sartipy U. Survival in patients with acute kidney injury requiring dialysis after coronary artery bypass grafting[J]. Eur J Cardiothorac Surg, 2014, 45(2): 312-317.

（郭亮）

第七节　纵隔胸导管囊肿

一、引言

纵隔胸导管囊肿（mediastinal thoracic duct cyst）极为少见，由先天性病变或退行性病变引起。大部分患者无症状，有症状者主要因囊肿局部压迫引起相关症状，如吞咽困难、呼吸困难和胸痛等。手术切除是有症状患者的基本治疗方式。纵隔胸导管囊肿为良性病变，预后良好。

二、病例

患者，女性，28岁，常规体检X线片提示左肺下叶区域心脏后方团块影，体格检查和实验室检查均正常。进一步的CT检查可见位于胸腔底部的巨大囊肿，大小约13 cm×7 cm，囊肿突破主动脉和食管之间区域，界限清楚，密度均匀（图2-7-1）。纵隔镜检查未见纵隔淋巴结肿大、大血管病变和肺部局灶性病变。

在全身麻醉下行胸腔镜囊肿切除术。术中探查发现右侧胸腔底部一充满液体的大囊肿（图2-7-2），囊内液体抽吸后送细胞学检查。逐步从食管、主动脉和右肺下叶完全剥离囊肿，保留的胸导管用多个镍钛夹结扎。患者在血流动力学稳定的条件下拔除气管插管。手术过程顺利。术后第3天出院。手术标本做病理检查及细胞学检查，显微镜检查显示囊腔内液体含有大量泡沫状组织细胞和炎症细胞，肉眼观察病变为单房囊性结构，表面光滑。显微镜检查发现囊腔壁由纤维结缔组织和散在的淋巴细胞聚集体及小血管组成（图2-7-3）。细胞壁内衬扁平或低立方形细胞，细胞核均匀、无特异性（图2-7-4A）。内皮细胞标志物CD34阳性（图2-7-4B）证实了其为内皮细胞起源。组织化学染色显示纤维性囊肿壁为结缔组织（图2-7-5）。根据组织病理学和免疫组化结果诊断为胸导管囊肿。随访2年影像学检查均正常[1]。

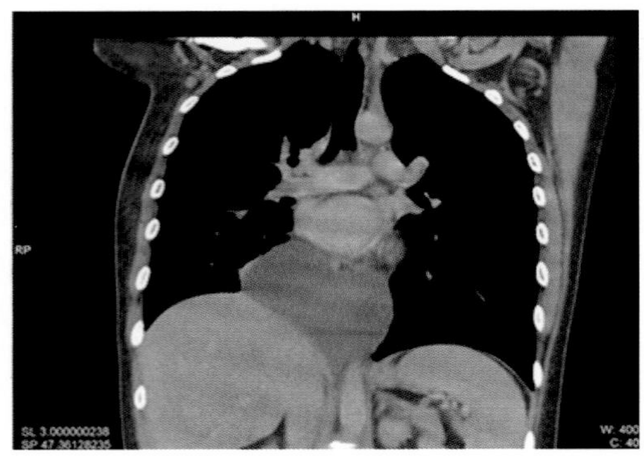

图2-7-1　CT检查可见位于胸腔底部的巨大囊肿

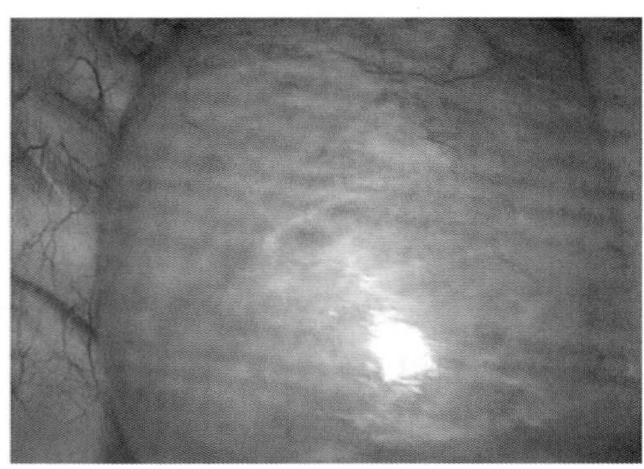

图2-7-2　术中探查发现右侧胸腔底部一充满液体的大囊肿

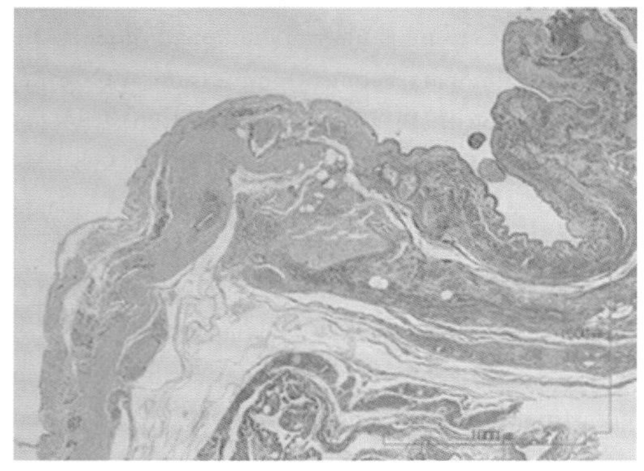

图2-7-3　显微镜检查发现囊腔壁由纤维结缔组织和散在的淋巴细胞聚集体及小血管组成（HE染色）

三、讨论

（一）流行病学与病因分析

胸导管囊肿病例罕见。囊肿可发生在胸导管的任何

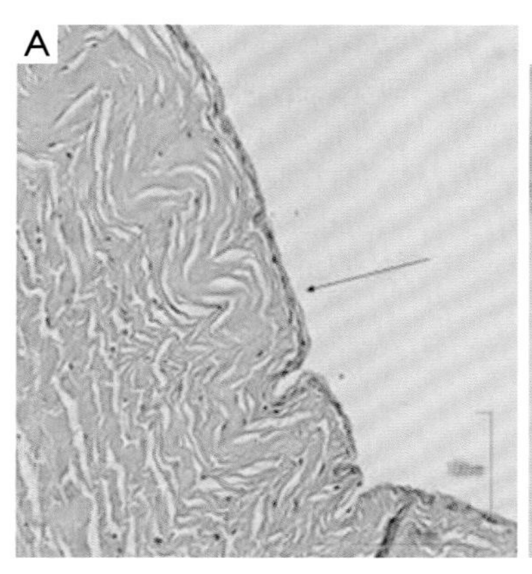

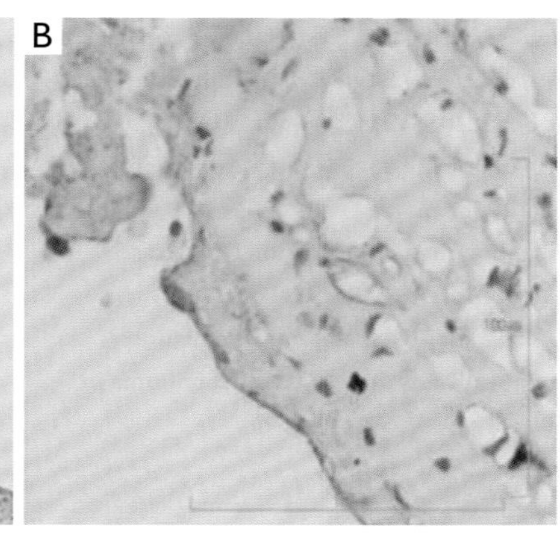

（A）细胞壁内衬扁平或低立方形细胞，细胞核均匀、无特异性（HE染色）；
（B）内皮细胞标志物CD34阳性证实了其为内皮细胞起源。

图2-7-4　囊肿组织病理检查

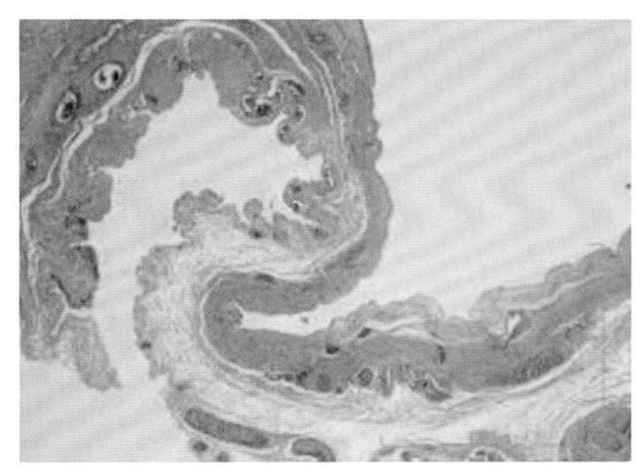

图2-7-5　组织化学染色显示纤维性囊肿壁为结缔组织

部位，但绝大多数位于颈部和纵隔。既往研究显示患者平均年龄为49岁（17~86岁），男女比例相当，无明显性别差异[2]。胸导管囊肿的发病机制尚不清楚，通常认为与先天性或退行性胸导管壁薄弱和淋巴管流动阻塞有关[3]，医源性损伤和钝性创伤也可以导致胸导管囊肿的发生[4]。

（二）临床表现与诊断

纵隔胸导管囊肿患者大部分没有症状，常见症状主要因囊肿局部压迫引起，如吞咽困难、呼吸困难和胸痛等，这些症状可因进食而加重。纵隔胸导管囊肿破裂可导致乳糜胸，但罕见。

MRI特别是T_2加权成像，对于显示解剖界限和病变的囊性优势明显，但是这种成像对于区分胸导管囊肿和其他囊性病变没有帮助[5]。内视镜超音波引导下细胞组织采集系统可以用以鉴别淋巴管瘤和显示无回声或低回声的肿块，细针吸取活检可以对吸取的液体进行生化分析。组织病理学分析可以为胸腔管囊肿的确诊提供有力的证据[6]。外科手术和组织病理活检可以确诊胸导管囊肿。

纵隔胸导管囊肿是良性病变，预后良好。对于无症状的确诊患者可以随访观察。对于有症状的纵隔胸导管囊肿患者，推荐手术治疗。胸腔管囊肿通常生长缓慢，症状常由邻近组织器官压迫引起，减轻压迫是手术关键。术后乳糜胸是最常见的并发症，部分患者需要再次手术。直接穿刺硬化疗法也可以作为一种替代方法[7]，但长期效果仍需评估。

四、总结

纵隔胸导管囊肿是一种罕见病，术前很难诊断。内视镜超音波引导精细针刺组织获取可以更好地确定囊肿的部位及其与周围结构的关系。囊肿内乳糜液的抽吸有助于胸导管囊肿的诊断。手术切除是有症状患者的基本治疗方式，而对于无症状患者，应选择保守治疗。

参考文献

[1] Electra M M, Evangelia A, Mattheos B, et al. Thoracic duct cyst of posterior mediastinum: a "challenging" differential diagnosis[J]. Ann Transl Med, 2016, 4(9): 166.

[2] Wan X, Zhou Z. A Giant Thoracic Duct Cyst as the Cause of Abdomen Pain: A Case Report and Review of the Literature[J]. Ann Thorac Cardiovasc Surg, 2015, 21(5): 487-491.

[3] Mortman K D. Mediastinal thoracic duct cyst[J]. Ann Thorac Surg, 2009, 88(6): 2006-2008.

[4] Bakst A A. Blind supradiaphragmatic thoracic duct cyst; case report[J]. Ann Surg, 1954, 140(2): 250-253.

[5] Smaaland R, Akslen L A, Tønder B, et al. Radical radiation treatment of invasive and locally advanced bladder carcinoma in elderly patients[J]. Br J Urol, 1991, 67(1): 61-69.

[6] Wada H, Yoshida S, Ishikawa A, et al. Endobronchial ultrasonography in a patient with a mediastinal thoracic duct cyst[J]. Ann Thorac Surg, 2012, 93(5): 1722-1725.

[7] Dool J J, de Bree R, van den Berg R, et al. Thoracic duct cyst: sclerotherapy as alternative for surgical treatment[J]. Head Neck, 2007, 29(3): 292-295.

（郭亮）

第八节　后纵隔血管瘤

一、引言

纵隔血管源性肿瘤罕见，约占纵隔肿瘤的0.5%[1]，多位于前纵隔。通常临床表现与血管瘤的部位、大小、邻近结构受压有关。影像学表现为密度不均的肿块。手术切除是诊断和治疗的主要方法。

二、病例

患者，男性，63岁，因进行性吞咽困难3个月入院。胸部X线片示右侧胸腔边界清晰的团块影。CT示后纵隔囊性密度不均的肿块，直径约6 cm（图2–8–1）。食管造影结果为外压性狭窄。经后外侧行纵隔肿物切除术，术中见囊肿包裹良好（图2–8–2）。术后病理为囊性血管瘤，内含局灶性出血灶（图2–8–3）。患者术后恢复可，随访5年未见复发[2]。

三、讨论

（一）流行病学与病因分析

血管瘤起源于血管内皮，大约75%发生在35岁前，无性别差异。血管瘤可位于纵隔任何部位，约68%的血管瘤位于前纵隔，位于后纵隔者少见[3]。肿瘤由血管增生形成或血管外、中、内膜细胞增生形成。

（二）临床表现与诊断

血管瘤通常不引起临床症状，常因体检偶然发现，有时因血管瘤浸润周围组织而出现不适。前纵隔血管瘤可表现为颈部肿块和其他一些非特异症状，如胸痛、呼吸困难、咯血等。血管瘤可发生破裂、感染，局部浸润可出现颈交感神经麻痹综合征（Horner综合征）[4]和上腔静脉综合征。有时可伴有遗传性出血性毛细血管扩张症（Osler–Weber–Rendu综合征），表现为固定某一部位的皮肤或黏膜有毛细血管扩张，伴有该部位的反复出血。

胸部X线片显示为圆形或分叶状肿块，边界清晰，10%的患者可见静脉石[5]。胸部CT能够反映肿块的大小和局部浸润程度。CT平扫常表现为不均质肿块，边界光滑或分叶，密度均一性肿块少见。骨窗上见肿块边缘钙化而中心透亮的表现即可判断为静脉石，有助于诊断纵隔血管瘤[6]。血管瘤MRI检查T_1WI常为低信号，其内偶见高信号区域，为出血的高铁血红蛋白或脂肪，T_2WI为高信号。

有时血管瘤包绕纵隔内的结构使其难与恶性肿瘤相鉴别，因此获得组织病理学诊断十分重要。但禁忌行支气管镜或纵隔镜穿刺以免导致出血。为了获得病理诊断应手术。后纵隔肿块应与神经源性肿瘤、淋巴瘤和淋巴管瘤相鉴别。如果椎间孔正常、无椎体及肋骨侵犯可排

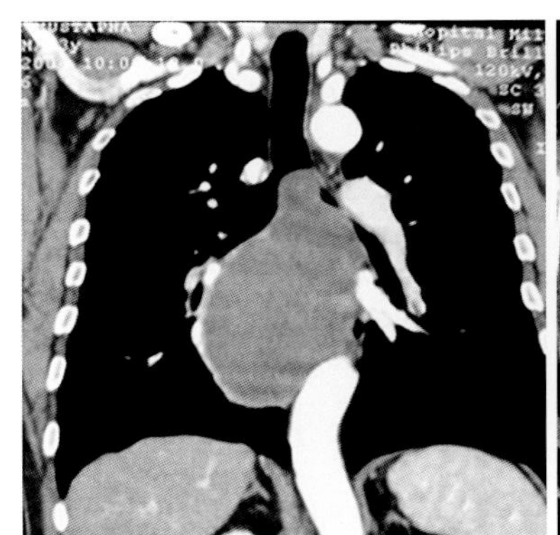

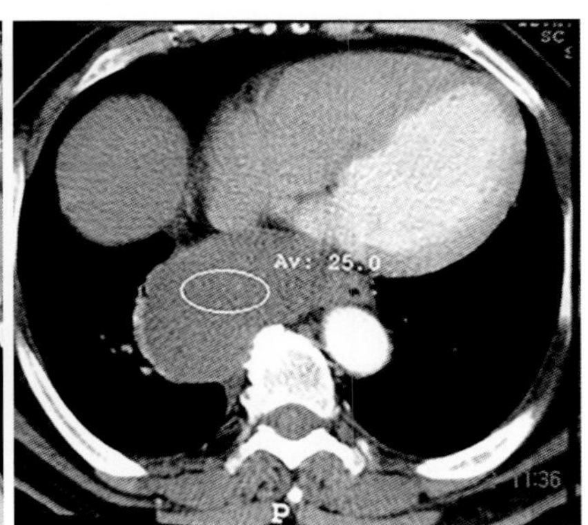

图2–8–1　胸部CT示位于后纵隔的囊性密度不均的肿块

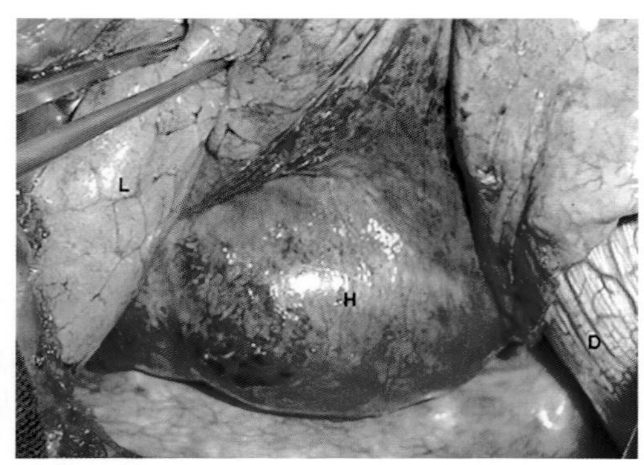

L，肺；H，血管瘤；D，膈肌。

图2-8-2 术中见囊肿包裹良好

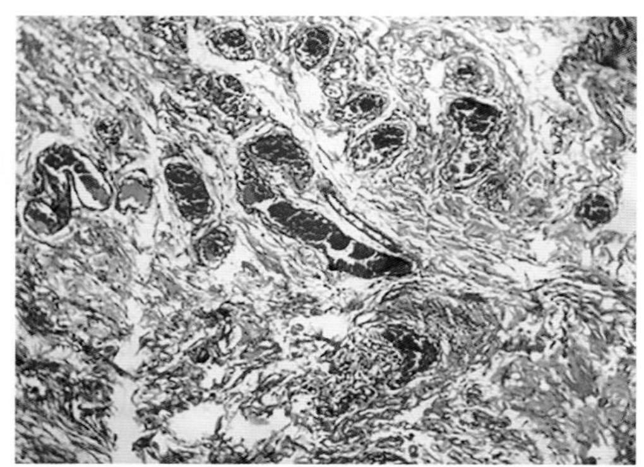

图2-8-3 术后病理为囊性血管瘤，内含局灶性出血灶

除神经源性肿瘤。纵隔淋巴瘤表现为密度不均的肿块，钙化罕见。纵隔淋巴管瘤常表现为囊性病灶，增强扫描后不强化，也罕见钙化。

治疗：对于界限清楚的血管瘤可行手术完整切除，而具有浸润性的血管瘤可行手术部分切除，依然能获得较好的远期效果，因为残余血管瘤很少继续增殖[1,7]；术中注意避免出血；放疗一般不作为主要的治疗手段。

随访：虽然纵隔血管瘤很少复发[8]，但对于浸润性血管瘤和部分切除术的血管瘤仍应密切随访。目前无血管瘤恶变的报道。

四、总结

纵隔血管瘤是临床上少见的良性肿瘤，患者多数无明显症状，症状的出现与肿瘤的部位、大小、邻近组织器官有无受侵等有关。纵隔血管瘤影像学诊断困难。胸部X线片发现静脉石有助于诊断，CT显示为界限清楚的纵隔肿块，密度不均匀。手术切除是主要的治疗方法，术后不易复发。

参考文献

[1] Cohen A J, Sbaschnig R J, Hochholzer L, et al. Mediastinal hemangiomas[J]. Ann Thorac Surg, 1987, 43(6): 656-659.

[2] Hammoumi M M, Sinaa M, Arsalane A, et al. Mediastinal cystic haemangiomas: a two cases report and review of the literature[J]. Heart Lung Circ, 2014, 23(4): e118-e121.

[3] Klecker R J, Sinclair D S, King M A. Case 1. Mediastinal hemangioma[J]. AJR Am J Roentgenol, 2000, 175(3): 866, 868-869.

[4] Chong K M, Hennox S C, Sheppard M N. Primary hemangiopericytoma presenting as a Pancoast tumor[J]. Ann Thorac Surg, 1993, 55(2): 9.

[5] Agarwal P P, Seely J M, Matzinger F R. Case 130: mediastinal hemangioma[J]. Radiology, 2008, 246(2): 634-637.

[6] Seline T H, Gross B H, Francis I R. CT and MR imaging of mediastinal hemangiomas[J]. J Comput Assist Tomogr, 1990, 14(5): 766-768.

[7] Atasoy C, Akyar S, Arac M. Multiple calcifications in benign mediastinal hemangioma[J]. JBR-BTR, 2003, 86(3): 134-135.

[8] Tan C, Alphonso N, Anderson D, et al. Mediastinal haemangiomas in children[J]. Eur J Cardiothorac Surg, 2003, 23(6): 1065-1067.

（戴洁）

第九节　后纵隔异位甲状腺

一、引言

胸内甲状腺多位于前上纵隔内，我们称之为胸骨后甲状腺肿，位于后纵隔者较少见。当甲状腺组织肿大部分或全部异位于后纵隔内时，称之为后纵隔异位甲状腺。

二、病例

患者，男性，56岁，因感冒后咳嗽，胸部X线片发现纵隔内肿物，无胸闷、气短、吞咽困难等不适症状。体格检查：颈部甲状腺及周身浅表淋巴结无肿大，实验室检查未见异常。MRI检查见中上纵隔内有一7.8 cm×7 cm大小的梭形肿块，边缘光滑，轮廓清楚。气管、食管受压分别向前后推移，双侧颈总动脉分别向外侧移位。横轴位T_1WI信号与椎体相等，其内信号不均匀（图2-9-1），冠状位T_2WI呈高信号（图2-9-2），增强行T_1WI扫描，肿块明显不均匀强化（图2-9-3）。冠状位及矢状位像均显示肿块上方有蒂状物与左侧甲状腺相连。诊断：中上纵隔内良性占位病变，性质考虑异位甲状腺肿。

术中见肿块位于气管后，食管前，紧贴脊柱并向上向左突入左胸，约10 cm×4 cm大小，包膜完整、质硬、

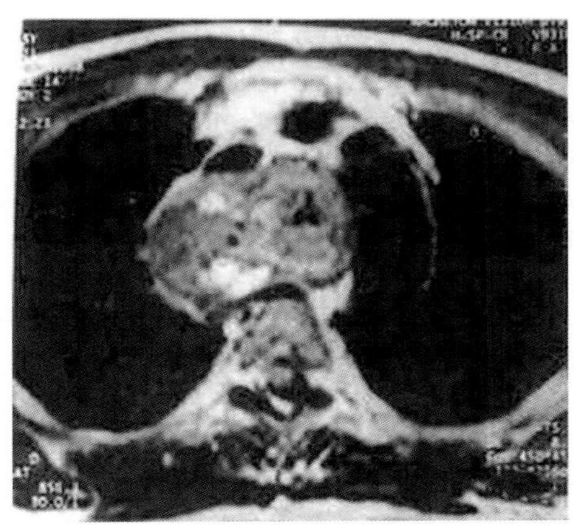

横轴位T_1WI像，肿块位于气管后方，信号与椎体相同，内有散在的高低信号。

图2-9-1　MRI检查（1）

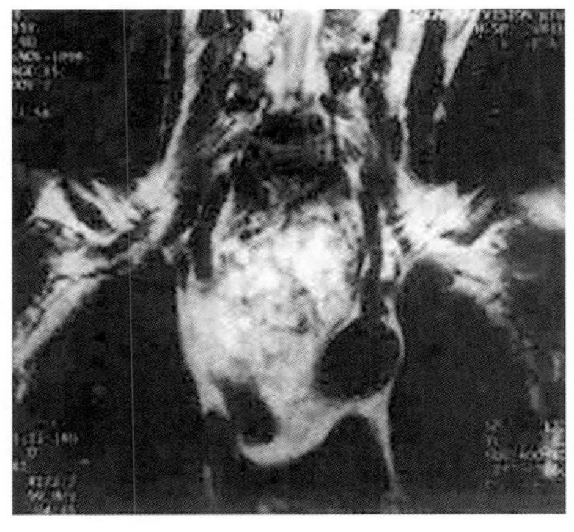

冠状位T_2WI像，肿块呈高信号，左上方有蒂与左颈部甲状腺相连，双侧颈总动脉间距离增大。

图2-9-2　MRI检查（2）

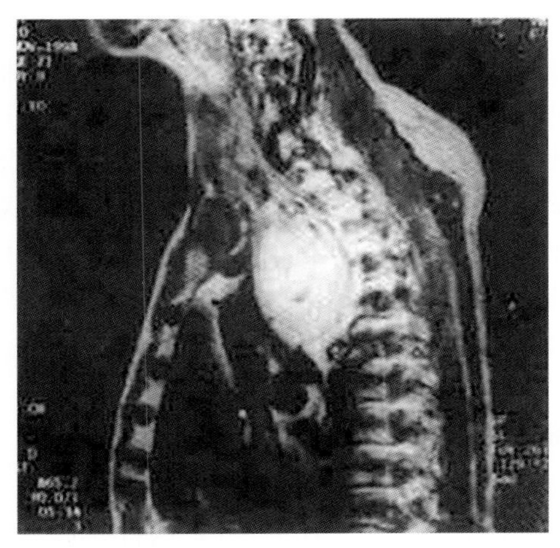

矢状位T_1WI像，肿块明显强化，欠均匀。

图2-9-3　MRI检查（3）

前方与气管粘连，切面呈肉样，内有钙化。病理诊断：中上纵隔异位甲状腺肿，部分区域上皮生长活跃[1]。

三、讨论

（一）流行病学与病因分析

异位甲状腺是一种胚胎发育异常的疾病，临床上较

少见。正常人在胚胎发育约第4周，在第1、2腮弓间，咽底壁正中之内胚层向腹侧伸展，形成甲状腺始基，然后内凹形成甲状腺囊，余部向下形成甲状舌管，直至伸展至正常甲状腺位置，形成甲状腺主体。约第10周发展完成。若因某种原因甲状腺部分或全部未下降到颈部正常位置，则形成异位甲状腺[2]。

通常情况下异位甲状腺最常见于前纵隔，又称胸骨后甲状腺肿，而文献报道后纵隔异位甲状腺仅占胸内甲状腺的10%~15%[3-4]。

后纵隔异位甲状腺可分为原发性后纵隔异位甲状腺和继发性后纵隔异位甲状腺两类。原发性后纵隔异位甲状腺指由胚胎发育时期异位在后纵隔的甲状腺组织发展为甲状腺肿物，此类患者固有部位甲状腺缺如者，又称迷走甲状腺；继发性后纵隔异位甲状腺随着甲状腺肿块的生长，在吞咽、重力和胸腔负压作用下进入后纵隔。解剖学上继发性后纵隔肿物表现为与颈部固有甲状腺相连或部分延续，又称副甲状腺[5]。

（二）临床表现

大多数后纵隔异位甲状腺以外生性生长为主，患者在临床上易产生压迫症状，压迫气管导致呼吸困难，严重者甚至呼吸衰竭；压迫喉返神经导致声音嘶哑；压迫食管产生吞咽困难；压迫腔静脉产生上腔静脉阻塞综合征等。部分患者可继发甲亢、甲状腺肿等正常甲状腺疾病。

Ket等[6]报道了1例病例，该患者因后纵隔巨大甲状腺肿引起了急性呼吸衰竭和气管梗阻，并且在术前进行了急诊气管插管和呼吸机支持。

（三）辅助检查与鉴别诊断

在鉴别纵隔肿瘤是否来源于甲状腺时首选增强CT，并对纵隔进行多个切面显像，对后纵隔异位甲状腺肿的精确定位诊断及指导手术治疗具有重要的意义。后纵隔异位甲状腺具有前纵隔甲状腺肿的一般影像学特征，如肿块边缘光滑，密度不均，常有钙化，CT平扫肿块CT值较高，增强明显；多数病例纵隔内大血管均有典型推移表现。MRI多方位，多参数成像，能很好地显示肿块的内部结构及与周围结构的解剖关系，不仅为病变定性获得可靠的诊断依据，也为临床手术提供更多的解剖学信息。

源发于后纵隔的肿瘤种类较多，常见的有食管平滑肌瘤、支气管囊肿、神经源性肿瘤等，鉴别诊断较困难，后纵隔异位甲状腺肿不易与起源于此部位的其他肿瘤相鉴别。须仔细辨别CT、MRI中后纵隔肿物的走行，观察其是否与颈部甲状腺有联系，如移行于颈部甲状腺则可明确为继发性后纵隔异位甲状腺。如影像学检查难以区分，必要时可行针吸细胞学检查或术中冰冻病理检查以明确诊断。

四、总结

由于后纵隔异位甲状腺常会不断增大进而压迫气管、食管和上腔静脉毗邻器官，同时又具有潜在恶性的可能，所以如果没有其他手术禁忌，应予以积极手术治疗。低位颈部切口、颈部+胸部前正中切口、颈部切口+右胸后外侧切口的手术方式文献均有报道。后纵隔异位甲状腺如果包膜完整，与周围无粘连，且与颈部甲状腺相连，多能经颈部切口切除；部分异位甲状腺位于前纵隔者，正中切口常能更好地显露术野；而对于巨大的后纵隔异位甲状腺，后外侧切口能够完全暴露肿物且避开前中纵隔的大血管及组织。值得提出的是原发性后纵隔异位甲状腺肿物患者颈部甲状腺缺如，血液供应位于纵隔，不可能经颈部切除[5]。

总之，巨大后纵隔异位甲状腺由于对胸内重要器官易于形成压迫，手术风险高、技术操作困难。术前应仔细定位，并采用适合肿物大小和位置的切口。

参考文献

[1] 魏斌，张雪林. 中后纵隔内异位甲状腺肿2例报告[J]. 实用放射学杂志，2000，16：444-445.

[2] 李红，何宝明. 后上纵隔异位甲状腺1例报告[J]. 中国医学影像技术，2002，18：742.

[3] Mack E. Management of patients with substernal goiters[J]. Surg Clin North Am，1995，75(3)：377-394.

[4] Madjar S，Weissberg D. Retrosternal goiter[J]. Chest，1995，108(1)：78-82.

[5] 王占龙，赵岩，周长华. 后纵隔甲状腺肿物经颈部切口切除及手术适应证的探讨[J]. 临床耳鼻咽喉头颈外科杂志，2008，22：817-819.

[6] Ket S，Ozbudak O，Ozdemir T，et al. Acute respiratory failure and tracheal obstruction in patients with posterior giant mediastinal (intrathoracic) goiter[J]. Interact Cardiovasc Thorac Surg，2004，3(1)：174-175.

（夏球）

第十节　继发性纵隔脓肿

一、引言

纵隔脓肿临床上较为少见，但其病因复杂，常继发于：①胸骨正中切口开胸手术或食管癌手术；②纵隔内脏器的穿孔或破裂；③邻近部位的感染，如牙源性或咽部化脓性感染，引起下行性坏死性纵隔炎，或纵隔内脏器和组织如淋巴腺等化脓性炎症等[1-2]。纵隔脓肿一旦发生，进展常较迅速，需急诊处理，病情危重者常死于严重感染或动静脉大出血。

二、病例

Kilic等[3]报道了1例62岁女性继发性纵隔脓肿的病例，患者因咽痛、颈痛、发音困难、高热（体温39.7 ℃）伴右侧胸痛入院，既往有糖尿病。常规实验室检查显示白细胞计数增多（$14×10^9$/L），红细胞沉降率加快（81 mm/h），血糖偏高（12.8 mmol/L），胸部CT提示食管内异物引起后纵隔脓肿（大小为4 cm×6 cm）。遂行右后外侧开胸纵隔脓肿引流和异物取出术，术中发现纵隔脓肿靠近右上肺静脉处有一片直径2 cm的玻璃，术后回顾病史为误咽的色拉碗。手术结束患者病情稳定，术后第6天出院，随访26个月预后良好。

三、讨论

（一）流行病学与病因分析

继发性纵隔脓肿病因复杂，常见的病因为经胸骨开胸手术，其中胸骨正中切口心脏直视手术后纵隔脓肿的发生率为0.5%~5.0%[4]，El Oakley等[5]认为术后发生纵隔炎或纵隔脓肿的高危因素包括肥胖、用双侧乳内动脉行冠状动脉旁路移植术、合并糖尿病、手术时间过长以及术后早期多次输血等。其次，纵隔脓肿常继发于纵隔内脏器穿孔或破裂，包括食管异物引起食管穿孔、自发性食管破裂、外伤性食管破裂、医源性食管内镜检查致食管穿孔、气管食管瘘等，另外，下行性坏死性纵隔炎近来也备受关注。下行性坏死性纵隔炎是一种牙源性或咽后部及颈部感染引起的严重化脓性纵隔炎，常见的致病菌有大肠杆菌、金黄色葡萄球菌、β-嗜血链球菌、铜绿假单胞菌和肺炎克雷伯菌等，多有2种或2种以上微生物混合感染，由于重力和纵隔的负压作用，感染易经内脏后间隙、血管后间隙和气管前间隙向纵隔扩散，导致蜂窝织炎、脓肿形成、侵犯心包或胸膜，致脓胸、纵隔感染和败血症等[6]。另外，继发于困难气管插管、化脓性关节炎、胸骨骨折、支气管镜超声引导下细针穿刺等的纵隔脓肿少见病例也有报道。继发性纵隔脓肿的病死率文献报道为20%~66.7%[1-2,7]，死亡原因包括严重感染引起的全身器官功能衰竭，脓肿侵犯主动脉或无名静脉引起大出血等。

（二）临床表现、诊断与治疗

临床表现主要有发热、胸背部疼痛、吞咽困难和呼吸困难等，体格检查可有心动过速，呼吸增快，肺部可闻及湿啰音，颈部和胸部可有皮下气肿。实验室检查可见白细胞计数及中性粒细胞百分比升高，胸部X线片显示纵隔增宽，胸部CT平扫可见纵隔内积气积液，胸部CT增强扫描见脓肿边缘强化，明确边界、范围、大小及压迫情况。如果怀疑食管穿孔或破裂，可行钡餐或泛影葡胺造影剂对比检查，明确穿孔位置，或者行食管内镜检查。食管异物致穿孔多见于食管第二生理狭窄处，自发性食管破裂多见于食管下段。怀疑气管损伤，可行纤维支气管镜检查。鉴别诊断：需与纵隔肿瘤、纵隔炎性动脉瘤相鉴别。

继发性纵隔脓肿的治疗关键是早期诊断、充分的外科引流、广谱抗生素抗感染治疗及营养支持。全身支持和抗感染是治疗继发性纵隔脓肿的基础，患者由于感染重、消耗大、长期处于负氮平衡，反复静脉输注新鲜血液、血浆和白蛋白，改善营养状态，可促进患者恢复。继发性纵隔脓肿常为多种细菌的混合感染，若处理不及时或处理不当常可发展为脓毒血症、中毒性休克而危及生命。应使用高效广谱抗生素，并根据细菌培养及药物敏感试验结果进行调整。尽管经严格的内科治疗对部分患者有效，但及早行引流治疗仍是控制感染、治疗脓肿最安全、有效的方法。纵隔脓肿的引流方法较多，包括以下几种。①简单的切开引流法：在感染部位切开，清除感染坏死的组织及手术异物，局部用碘伏冲洗，放置引流管充分引流。②闭式连续冲洗法：彻底清创后放置大口径的引流管，通过引流管用抗生素或碘伏（约3 L/d）持续冲洗7~14 d，撤管时应逐步撤出，使残腔尽量缩小。③负压引流法：在感染部位放置多孔硬质引流管，术后持续给予较强的负压（−700 mmHg），引流至少10 d，逐步撤出引流管（约2 cm/d），拔管时应夹闭引流管以免负压对组织造成损伤。另外，随着电视胸腔镜的普及，经胸腔镜下行脓肿引流术，手术操作方便，损伤小，相对安全，为纵隔脓肿的治疗开辟了新的途径[7]。

四、总结

纵隔脓肿临床上较为少见，一旦发生，进展迅速，常需急诊处理，病情危重者常死于严重感染或动静脉大出血。早期诊断、充分的外科引流、广谱抗生素抗感染治疗及营养支持是治疗的关键。

参考文献

[1] 陈宽冰，宣莹，石文君，等. 纵隔脓肿的治疗[J]. 临床肺科杂志，2013，18(8)：1518-1519.

[2] 纪振东，范志民. 纵隔脓肿的诊断和治疗[J]. 中华外科杂志，1990，28(10)：610-611.

[3] Kilic D，Findikcioglu A，Ates U，et al. Management of descending mediastinal infections with an unusual cause：a report of 3 cases[J]. Ann Thorac Cardiovasc Surg，2010，16(3)：198-202.

[4] Diez C，Koch D，Kuss O，et al. Risk factors for mediastinitis after cardiac surgery - a retrospective analysis of 1700 patients[J]. J Cardiothorac Surg，2007，2：23.

[5] E l Oakley R M，Wright J E. Postoperative mediastinitis：classification and management[J]. Ann Thorac Surg，1996，61(3)：1030-1036.

[6] Lannettoni M D，Lynch W R. 下行性坏死性纵隔炎[M]. 陈克能，许绍发，译. 2版. 北京：人民卫生出版社，2005：390-396.

[7] 李文雅，张其刚，刘旭东，等. 继发性纵隔脓肿的诊断与治疗[J]. 中国胸心血管外科临床杂志，2011，18(4)：375-376.

（沈蕾，杨健）

第十一节 继发于组织胞浆菌病的纵隔肿块

一、引言

纵隔组织胞浆菌病十分罕见，是因组织胞浆菌感染所致的纵隔疾病，包括纵隔淋巴腺炎、纵隔肉芽肿和纤维性纵隔炎。继发于组织胞浆菌病的纵隔肿块可因压迫周围器官出现相应症状。检查方法包括胸部CT，真菌血清学和尿液检查。本病与胸部其他肿块较难鉴别。治疗方法首选手术切除，术后辅助抗真菌治疗。

二、病例

患者，女性，36岁，因呼吸困难1年，胸痛1周入院。既往无显著疾病史和职业暴露史。体格检查无特殊发现。胸部X线片示左肺门处淋巴结肿大，胸部增强CT示左前纵隔内不均匀强化肿块，大小约3.1 cm×2.9 cm×4.3 cm，无空洞，肿块压迫主肺动脉（图2-11-1）。经CT引导下穿刺，未见感染和新生物。传染病学检查包括组织胞浆菌检查，结果显示血清学及尿液检查均呈阴性。出院1个月后，患者因呼吸困难加重再次入院。此时支气管镜检查结果仍为呈阴性，故行左侧电视辅助胸腔镜检查，评估是否为医源性心包血肿，并对前纵隔肿块进行胸腔镜下活检。切开肿块见坏死物质流出（图2-11-2A），考虑感染可能；细胞病理学检查未见恶性细胞。由于肿块紧贴主动脉无法完全切除，故转入内科治疗。病理显示为坏死性淋巴结炎，PAS染色和GMS染色可见真菌，符合组织胞浆菌（图2-11-2B）。术后患者恢复可，予以长期伊曲康唑抗真菌治疗，并经验性给予口服激素预防纤维性纵隔炎[1]。

三、讨论

（一）流行病学与病因分析

组织胞浆菌病通常发生在胸壁，发生在纵隔者较少见。组织胞浆菌是胸壁真菌感染的最常见菌群，其次是粗球孢子菌、新型隐球菌和皮炎芽生菌[1]。Dines等[2]发现大约80%的美国人对真菌易感，而20%的人感染过此菌。虽然大多数患者并没有活动性的表现，早期诊断组织胞浆菌病将有助于防止全身性的真菌血症和局部恶化的纤维性纵隔炎。

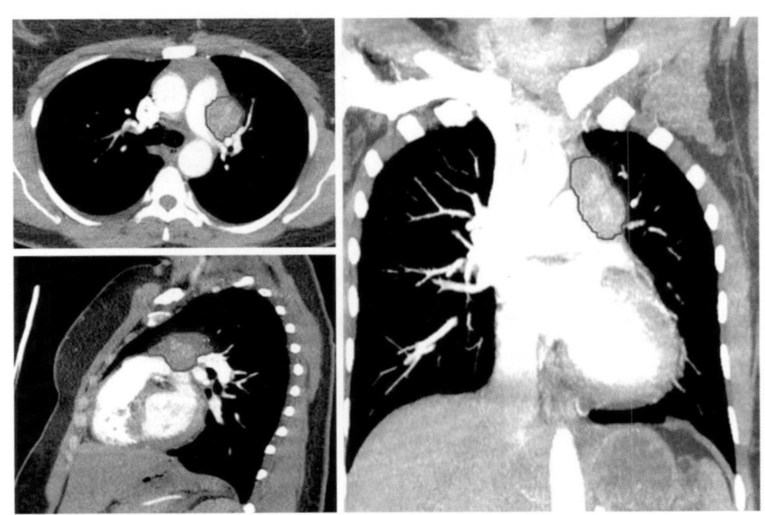

左前纵隔内不均匀强化肿块，大小约3.1 cm×2.9 cm×4.3 cm，无空洞，肿块压迫主肺动脉。

图2-11-1 胸部增强CT

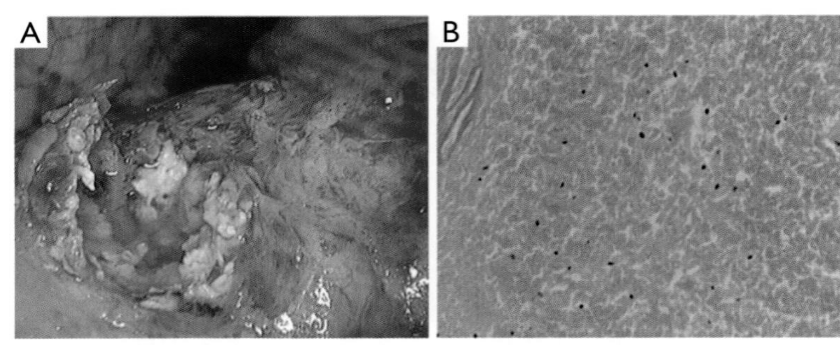

图2-11-2　术中手术图片（A）和术后病理切片（B）

（二）临床表现与诊断

组织胞浆菌病的临床表现包括急性、自限性流感样症状，根据患者免疫力和预防接种史的不同，临床表现可有差异[3]。由组织胞浆菌感染所致的肉芽肿性淋巴结炎可引起纵隔疾病，包括纵隔淋巴腺炎、纵隔肉芽肿和纤维性纵隔炎[4]。纵隔组织胞浆菌病可因压迫周围器官出现相应症状，或因干酪样淋巴结和反应性纤维化干扰正常愈合过程，破坏周围结构，引起缩窄性心包炎、压迫上腔静脉和肺动/静脉[5]，偶尔干酪样中心发生液化，播散入支气管树[6]。

胸部CT表现为纵隔内钙化影[7]，呈局灶性散在分布，直径>10 mm，常见于右侧气管旁，往往已有10年以上的病史[8]。

组织胞浆菌病的诊断较困难，Assi等[9]回顾分析了1991—2005年梅奥诊所收治的111例组织胞浆菌病患者。其中25%患者血清学检查阴性，20%患者尿液检查阴性。未经血清学和尿液检查诊断的患者接受手术活检。经诊断活检后，予以手术切除组织胞浆菌性肉芽肿，术后长期予两性霉素B或伊曲康唑抗真菌治疗[10]。部分研究团队推荐经验性给予口服激素以防止致命性纤维性纵隔炎。

确诊依赖于显微镜检查，在坏死区域内六胺银染色（GMS染色）显示类似荚膜组织胞浆菌酵母成分。但培养常呈阴性[4]。真菌血清学检查有助于诊断，可作为筛查试验[10]，但阴性结果不能排除组织胞浆菌病。

纵隔组织胞浆菌病的鉴别诊断包括纵隔良性肿瘤或生长缓慢的肿瘤、纵隔囊肿、结核和结节病[11]。影像学上存在钙化影可提示肉芽肿性感染。一些胸部的实性肿块很难与组织胞浆菌病相鉴别。Gaebler等[12]报道了37例儿童前/中纵隔肿块，最终病理证实组织胞浆菌病21例，胸部淋巴瘤16例，两组病例在人口学特征和症状学上均无显著性差异，67%组织胞浆菌病患者的血清补体结合抗体滴度大于或等于1∶32，而93%淋巴瘤患者此滴度小于1∶8。病理学上，组织胞浆菌病需与炎性假瘤相鉴别[13]。炎性假瘤（通常发生于有证据的感染后）组织病理学上包括纤维状透明带、淋巴细胞、组织细胞和多克隆浆细胞[14]，而组织胞浆菌病具有相同的病理描述，并且可以发生在炎性假瘤内，最后通过发现真菌成分确诊[13]。

治疗上应手术切除纵隔组织胞浆菌病，防止纤维性纵隔炎和脓肿形成，术后予以抗真菌治疗。

四、总结

纵隔组织胞浆菌病是由组织胞浆菌感染所致的肉芽肿性淋巴结炎引起的纵隔疾病，包括纵隔淋巴腺炎、纵隔肉芽肿和纤维性纵隔炎。继发于组织胞浆菌病的纵隔肿块可因压迫周围器官出现相应症状。胸部CT是常用的影像学检查方法，表现为纵隔内钙化影。真菌血清学检查和尿液检查有助于诊断，确诊依赖于显微镜检查。手术切除是治疗纵隔组织胞浆菌病的首选方法，术后予以辅助抗真菌治疗。

参考文献

[1] Shersher D D, Hong E, Breard J, et al. Anterior mediastinal mass secondary to histoplasmosis[J]. Ann Thorac Surg, 2012, 93(1): e9-e10

[2] Dines D E, Payne W S, Bernatz P E, et al. Mediastinal granuloma and fibrosing mediastinitis[J]. Chest, 1979, 75(3): 320-324.

[3] Goodwin R J, Des Prez R M. State of the art: histoplasmosis[J].

Am Rev Respir Dis, 1978, 117(5): 929-956.

[4] Wheat L J, Conces D, Allen S D, et al. Pulmonary histoplasmosis syndromes: recognition, diagnosis, and management[J]. Semin Respir Crit Care Med, 2004, 25(2): 129-144.

[5] Davis A M, Pierson R N, Loyd J E. Mediastinal fibrosis[J]. Semin Respir Infect, 2001, 16(2): 119-130.

[6] Severo L C, Lemos A C, Lacerda H R. Mediastinal histoplasmosis: report of the first two Brazilian cases of mediastinal granuloma[J]. Rev Inst Med Trop Sao Paulo, 2005, 47(2): 103-105.

[7] Akman C, Kantarci F, Cetinkaya S. Imaging in mediastinitis: a systematic review based on aetiology[J]. Clin Radiol, 2004, 59(7): 573-585.

[8] Goodwin R A, Loyd J E, Des Prez R M. Histoplasmosis in normal hosts[J]. Medicine (Baltimore), 1981, 60(4): 231-266.

[9] Assi M A, Sandid M S, Baddour L M, et al. Systemic histoplasmosis: a 15-year retrospective institutional review of 111 patients[J]. Medicine (Baltimore), 2007, 86(3): 162-169.

[10] Mathisen D J, Grillo H C. Clinical manifestation of mediastinal fibrosis and histoplasmosis[J]. Ann Thorac Surg, 1992, 54(6): 1053-1057.

[11] Kern J A, Daniel T M, Tribble C G, et al. Thoracoscopic diagnosis and treatment of mediastinal masses[J]. Ann Thorac Surg, 1993, 56(1): 92-96.

[12] Gaebler J W, Kleiman M B, Cohen M, et al. Differentiation of lymphoma from histoplasmosis in children with mediastinal masses[J]. J Pediatr, 1984, 104(5): 706-709.

[13] Frey A, Eichfeld U, St S, et al. Inflammatory pseudotumor of the lung in hilus lymph node histoplasmosis[J]. Chirurg, 1998, 69(10): 1101-1104.

[14] Narla L D, Newman B, Spottswood S S, et al. Inflammatory pseudotumor[J]. Radiographics, 2003, 23(3): 719-729.

（戴洁）

第十二节　巨大后纵隔神经母细胞瘤

一、引言

神经母细胞瘤（neuroblastoma）是一种起源于神经脊细胞的恶性肿瘤，好发于儿童，临床表现多样化，确诊依靠组织病理学，手术切除是早期后纵隔神经母细胞瘤的主要治疗方法。

二、病例

患者，男性，12岁，因吞咽后疼痛3个月伴左侧胸痛1个月余入院。胸部X线片示左胸腔内巨大肿块影。食管钡餐造影显示上胸段食管见弧形压迹，向右前移位，食管轮廓线光滑，黏膜规整（图2-12-1）。胸部CT示左上后纵隔7 cm×6 cm软组织密度肿块，增强后呈不均匀强化，中心可见片状钙化灶，降主动脉大部分被包绕，并向前推移，肿块与食管脂肪间隙消失，食管上胸段扩张，气管稍受压（图2-12-2）。胸部MRI示左后纵隔脊柱旁7 cm×6 cm软组织肿块，信号不均匀，增强扫描肿块不均匀强化，肿块包绕胸主动脉且邻近肋骨，并可见肿块向T4~T6椎间孔生长（图2-12-3）。单光子发射计算机断层显像（single photon emission computed tomography，SPECT）示纵隔部位放射性异常浓聚。临床诊断：左后纵隔肿瘤，神经源性肿瘤可能性大。

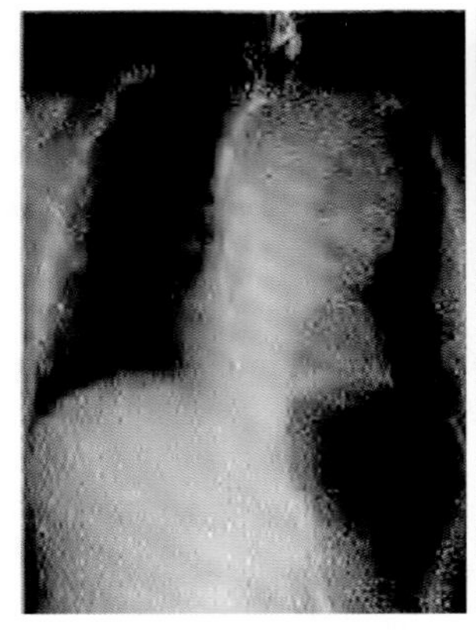
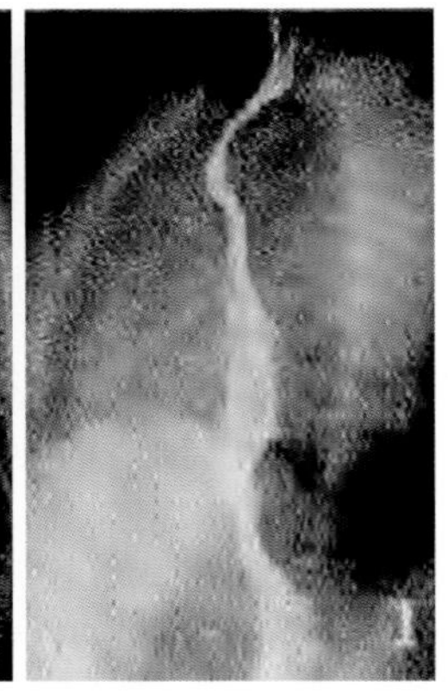

上胸段食管见弧形压迹，向右前移位，食管轮廓线光滑，黏膜规整。

图2-12-1　食管钡餐造影

全身麻醉后经左后外侧切口进胸，见左后纵隔肿瘤包膜不完整，侵及交感神经链，侵犯T3~T7肋间动脉及降主动脉外膜，向相应双侧椎间孔生长，压迫主动脉弓、降主动脉、气管及食管均向前方移动，肿瘤自胸椎前主动脉及食管后间隙延伸至右侧胸腔，侵犯奇静脉。切开肿瘤边缘的纵隔胸膜，仔细结扎周围血管；沿包膜剥离并切除部分突出至左侧的肿瘤。暴露主动脉弓

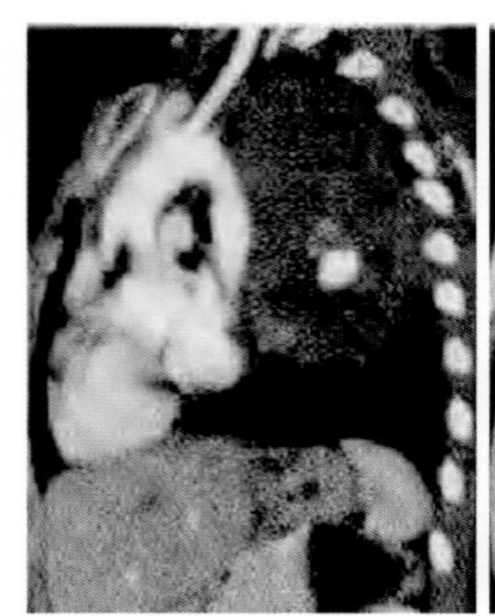
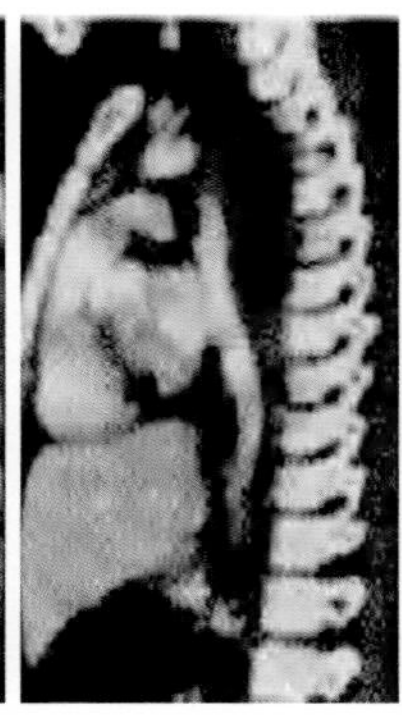
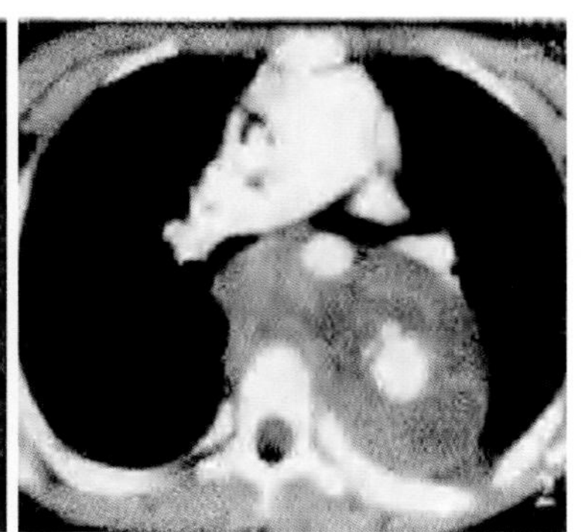

左上后纵隔7 cm×6 cm软组织密度肿块，增强后呈不均匀强化，中心可见片状钙化灶，降主动脉大部分被包绕，并向前推移，肿块与食管脂肪间隙消失，食管上胸段扩张，气管稍受压。

图2-12-2　胸部CT

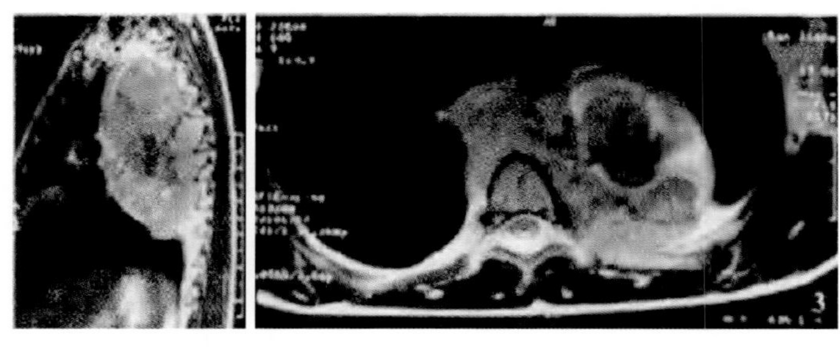

左后纵隔脊柱旁软组织肿块，肿块包绕胸主动脉且邻近肋骨，并可见肿块向T4~T6椎间孔生长。

图2-12-3　胸部MRI

及降主动脉，剥除主动脉弓及受累的血管外膜，分别结扎T3~T7对应肋间隙动脉，切除主动脉弓、降主动脉后方及椎间孔内肿瘤。止血，放置胸腔引流管后关胸。改左侧卧位，右侧第7肋间腋中线打孔置入胸腔镜，第5肋间上缘小切口进胸，胸腔镜下切除右侧胸内肿瘤（图2-12-4）。

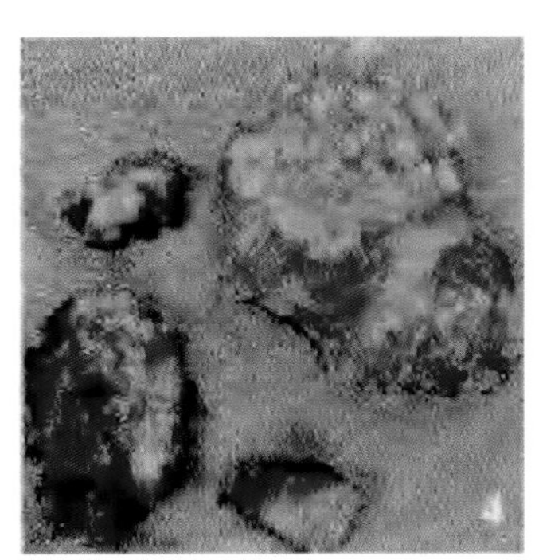

图2-12-4　胸腔镜下切除右侧胸内肿瘤

术后当日脱离呼吸机，术后1天出ICU，第5天复查胸部CT无明显异常后拔出胸腔引流管，第10天治愈出院。病理诊断：神经母细胞。免疫组化：NSE（+）、Bcl-2（+）、CgA（+）。术后随访6个月无复发[1]。

三、讨论

（一）流行病学与病因分析

神经母细胞瘤是一种起源于神经脊细胞的恶性肿瘤，多见于儿童，大约90%的神经母细胞瘤发生于8岁前，50%的患者小于2岁。男性多于女性，成人较罕见，且预后较差[2]。本病发生率为0.12/10万[3]，可发生于交感神经链的各个部位，但以肾上腺最多见[4]。后纵隔神经母细胞瘤发病中位年龄2.1岁[5]。

（二）临床表现与诊断

后纵隔神经母细胞瘤随着肿物逐渐增大引起压迫症状，可有咳嗽、气短、胸痛等表现。上胸部的神经母细胞可引起霍纳综合征（Horner syndrome），肿瘤侵入椎间孔可压迫脊髓导致瘫痪[4]。在一项包含35例儿童后纵隔神经母细胞瘤的分析中发现[6]，约43%的病例无临床症状，部分患儿表现为发热和咳嗽。由于本病原发部位较隐蔽，早期无特殊症状。因此，对于幼儿不明原因的发热咳嗽，或胸部X线片发现纵隔占位应警惕后纵隔神经母细胞瘤的可能。

神经母细胞瘤的一个显著特点是临床表现多样化，部分可逐渐退化或老化；另一部分则发生肿瘤进展或转移[7]，常见的转移部位为骨髓[8]。这与患者的临床特征和肿瘤生物学特性相关[7]。

根据肿瘤的侵犯程度，将后纵隔神经母细胞瘤分为4期。Ⅰ期：局限性、未侵犯。Ⅱ期：局限侵犯中线同侧。Ⅲ期：肿瘤侵犯中线对侧。Ⅳ期：全身转移。

血清乳酸脱氢酶（lactate dehydrogenase，LDH）水平反映全身肿瘤负荷，结合年龄分期能有效判断预后。神经元特异性烯醇化酶（neuron specific enolase，NSE）水平升高提示预后较差，但不能作为早期诊断指标。

影像学上可见纵隔神经母细胞瘤常位于后纵隔，可侵及肋骨和椎体，约有10%的病例伴有钙化[9]。胸部CT

上纵隔神经母细胞瘤呈分叶状密度不均一性肿块。胸部MRI纵隔神经母细胞瘤可呈等信号或因肿瘤坏死呈密度不均一信号，注射含钆造影剂肿瘤可表现为均匀或不均匀强化。

本病确诊有赖于病理学诊断，典型的神经母细胞瘤由一致的小细胞组成，15%~50%的患者母细胞周围有嗜酸性神经纤维网[6]。免疫组化表型为CD56、嗜铬粒蛋白A、神经微丝蛋白、突触素和神经特异烯醇化酶阳性。有时可发现染色体11q和1p杂合性缺失[10]。这些特点有助于神经母细胞瘤的诊断与鉴别诊断。

神经母细胞瘤的治疗包括手术、化疗、放疗等，治疗方式的选择应结合患者年龄、肿瘤的分期、肿瘤组织学特性以及肿瘤基因组学等。部分局限性神经母细胞瘤可自行退化[11]。对于Ⅰ期的后纵隔神经母细胞瘤，可单纯行手术治疗，同时获得肿瘤的分子学诊断；Ⅱ期后纵隔神经母细胞瘤需行术后辅助放疗。而Ⅲ期和Ⅳ期后纵隔神经母细胞瘤则需联合多种治疗方案，包括减瘤手术、化疗、放疗以及再次手术。化疗药物包括环磷酰胺、异环磷酰胺、铂类、长春新碱和多柔比星等[12]。

本病预后与诸多因素有关，包括患者年龄、肿瘤分期、肿瘤生物学特性和治疗的手段等[4]。患者年龄为12~18个月，通常预后优于年龄较长儿童和成人。后纵隔神经母细胞瘤的2年生存率>60%。

四、总结

后纵隔神经母细胞瘤是一种起源于神经脊细胞的恶性肿瘤，多见于儿童。临床表现与肿瘤的局部压迫有关，可有咳嗽、气短、胸痛等。但多数患者早期并无临床症状。影像学上，后纵隔神经母细胞瘤表现为密度不均的软组织肿块，可伴有钙化，最终确诊有赖于病理学诊断。后纵隔神经母细胞瘤治疗与肿瘤分期密切相关，早期可行手术切除，晚期则应综合手术、放疗、化疗联合治疗。本病预后与患者年龄、肿瘤分期、肿瘤生物学特性等因素有关。

参考文献

[1] 崔鑫鹏，唐敬群，喻风雷，等. 巨大后纵隔神经母细胞瘤1例[J]. 中华胸心血管外科杂志，2012，28(9)：566.

[2] Franks L M, Bollen A, Seeger R C, et al. Neuroblastoma in adults and adolescents: an indolent course with poor survival[J]. Cancer, 1997, 79(10): 2028-2035.

[3] Davis S, Rogers M A, Pendergrass TW. The incidence and epidemiologic characteristics of neuroblastoma in the United States[J]. Am J Epidemiol, 1987, 126(6): 1063-1074.

[4] Maris J M. Recent advances in neuroblastoma[J]. N Engl J Med, 2010, 362(23): 2202-2211.

[5] Demir H A, Yalcin B, Buyukpamukcu N, et al. Thoracic neuroblastic tumors in childhood[J]. Pediatr Blood Cancer, 2010, 54(7): 885-889.

[6] 张大伟，金眉，曾骐，等. 后纵隔神经母细胞瘤35例[J]. 实用儿科临床杂志，2012(11)：835-836.

[7] Cohn S L, Pearson A D, London W B, et al. The International Neuroblastoma Risk Group (INRG) classification system: an INRG Task Force report[J]. J Clin Oncol, 2009, 27(2): 289-297.

[8] Al-Tonbary Y A, El-Ziny M A, Elsharkawy A A, et al. Bone mineral density in newly diagnosed children with neuroblastoma[J]. Pediatr Blood Cancer, 2011, 56(2): 202-205.

[9] Armstrong E A, Harwood-Nash D C, Ritz C R, et al. CT of neuroblastomas and ganglioneuromas in children[J]. AJR Am J Roentgenol, 1982, 139(3): 571-576.

[10] Park J R, Eggert A, Caron H. Neuroblastoma: biology, prognosis, and treatment[J]. Hematol Oncol Clin North Am, 2010, 24(1): 65-86.

[11] D'Angio G J, Evans A E, Koop C E. Special pattern of widespread neuroblastoma with a favourable prognosis[J]. Lancet, 1971, 1(7708): 1046-1049.

[12] Jrebi N Y, Iqbal C W, Joliat G R, et al. Review of our experience with neuroblastoma and ganglioneuroblastoma in adults[J]. World J Surg, 2014, 38(11): 2871-2874.

（戴洁）

第十三节　巨大纵隔纤维脂肪瘤

一、引言

脂肪瘤是起源于脂肪组织的一种良性肿瘤，很少发生于纵隔，而发生于纵隔的脂肪瘤多数位于前纵隔。纤维脂肪瘤起源于中胚层，由纤维成分和脂肪瘤成分组成。发生于纵隔的纤维脂肪瘤极为罕见。

二、病例

患者，男性，50岁，既往胸部X线片无异常阴影发现，无特殊病史。胸部CT显示中后纵隔见一个巨大肿块，由脂肪和软组织组成（脂肪密度为-74 Hu，软组织密度为24 Hu），将食管推向右前方，心脏推向前方（图2-13-1~图2-13-2）。为进一步明确肿瘤病理学诊断，经后外侧开胸手术切除肿瘤。进入胸腔后可见巨大肿瘤位于中后纵隔，被覆囊性包膜，结合钝、锐性分离，将其与周围的食管、气管、支气管分离并完整切除。瘤体大小约14 cm×11 cm×5.5 cm，呈哑铃状，质韧，外覆一层壁薄囊性膜（图2-13-3）。肿瘤横切面可见淡黄色脂肪组织被白色的纤维隔板所隔开，呈小叶状，无明显出血、坏死和钙化。显微镜下瘤组织切片经苏木精-伊红染色后可见成熟脂肪组织分叶中混合有明显的纤维隔板。纤维隔板由长梭形纤维母细胞构成，伴有灶状分布的玻璃样变性。脂肪成分主要由成熟脂肪细胞构成，和正常的脂肪组织无明显区别（图2-13-4），诊断为纵隔纤维脂肪瘤[1]。

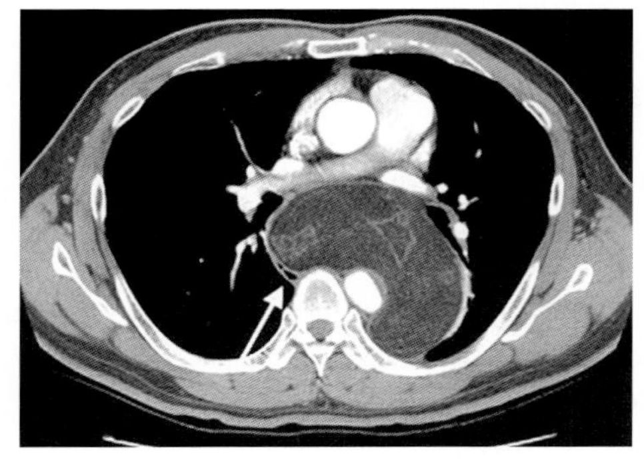

食管被推向右后方（箭头），心脏被推向前方。

图2-13-1　胸部CT（轴状面）

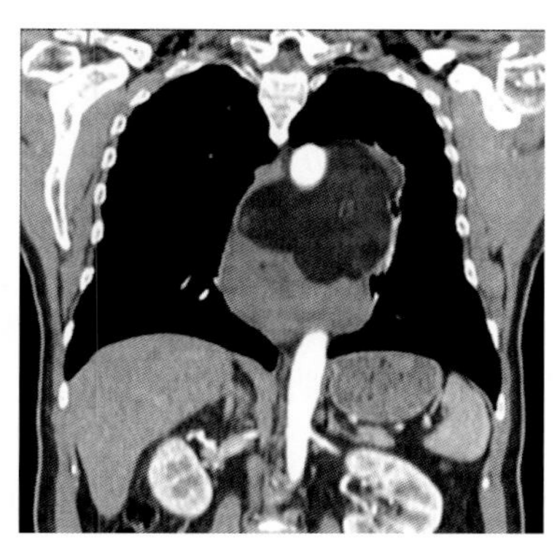

瘤体由脂性和软组织构成。

图2-13-2　胸部CT（冠状面）

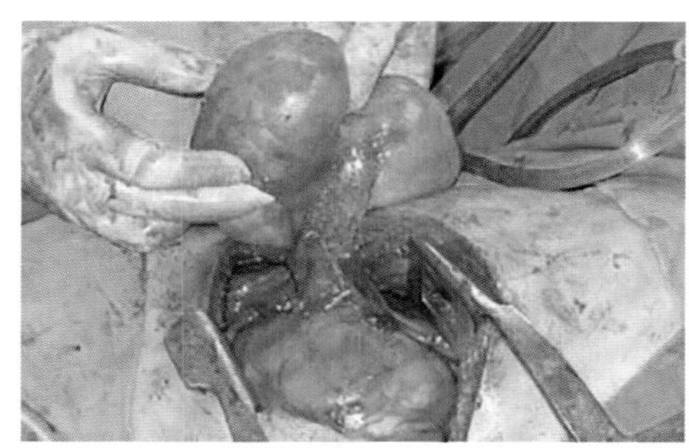

经右胸后外侧切口，巨大肿瘤位于中后纵隔，呈哑铃状，包膜完成。

图2-13-3　术中所见

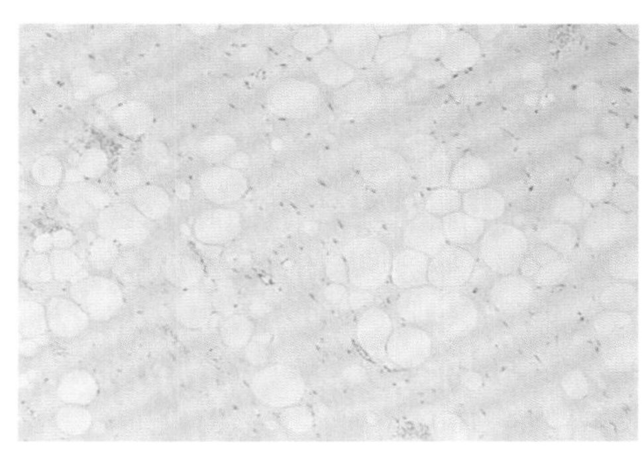

显微镜下可见肿瘤由成熟脂肪细胞构成，被纤维性隔板分隔，呈小叶状。

图2-13-4　病理检查

三、讨论

（一）流行病学与病因分析

脂肪瘤是一种良性肿瘤，可发生于任何体腔，约占脂肪组织来源良性肿瘤的80%，血管脂肪瘤、肌肉脂肪瘤和成脂细胞瘤占18%左右，其余的脂瘤性新生物占2%。发生于纵隔的脂肪瘤比较少见，多数位于前纵隔，占原发性纵隔肿瘤的1.6%~2.3%。纵隔脂肪瘤亦可起源于纵隔结构组织的变异，如食管、气管和心脏。纤维脂肪瘤是纤维瘤和脂肪瘤的结合体，瘤体含有脂肪，发生于纵隔的纤维脂肪瘤极为罕见，目前仅可检索到2篇相关文献。

典型的脂肪瘤主要由大小相似的成熟脂肪细胞构成，外覆囊状包膜。其他几种组织学变异型亦有报道，如纤维脂肪瘤、血管脂肪瘤、软骨脂肪瘤、肌脂肪瘤、多形性梭形细胞脂肪瘤和蛰伏脂肪瘤等。纤维脂肪瘤是脂肪瘤中较为少见的变异型，主要由脂肪瘤和纤维连接组织混合而成。目前认为，纤维脂肪瘤是源于脂母细胞增生，脂肪细胞和纤维细胞的进一步分化成熟导致了胶原条带的成熟，并将脂肪细胞分隔成小叶状，这也是纤维脂肪瘤的特征。

（二）临床表现

纤维脂肪瘤发病较为隐匿，增长缓慢，初期可无明显症状，随着肿瘤的不断增大，对周围脏器或组织（如食管、气管、心脏、膈神经和迷走神经等）造成压迫，并产生相应症状（如吞咽困难、呼吸困难、干咳、颈静脉怒张和心律失常等）。

（三）诊断

纤维脂肪瘤发病初期诊断较困难，当肿瘤增长到在胸部X线片上出现明显阴影时才会被发现。胸部X线片上纤维脂肪瘤和其他的胸部软组织肿块无明显差异，通常根据其发生部位来分类，如：局部纵隔性（通常位于心隔角）、颈部纵隔性（延伸至颈部）和透壁性（穿透胸壁，通常位于纵隔上角）。胸部CT上脂肪瘤呈匀质脂肪样衰减（约-100 Hu）[2-3]。MRI也可显示出病灶的范围和脂肪特性。根据肿瘤发生的部位，可选择合适的检查进行诊断。胸壁的脂肪瘤可选择胸部X线片，但其难以和其他的肿瘤鉴别。胸部CT或MRI可以为诊断提供可靠的影像学信息，如肿瘤大小、形态和部位，以及与周围组织的关系。同时，CT和MRI可以很好地显示脂肪的特性，为脂肪瘤的诊断提供影像学依据[4]。

影像学上很难将典型的脂肪瘤、脂肪瘤变性型和脂肪肉瘤明确区分。脂肪瘤是一种来源于间叶组织的良性肿瘤，其病灶类似于正常的脂肪组织，以至于很难将脂肪瘤中的脂肪组织和正常的脂肪组织区分开来，然而生物化学上和超微结构上的差异可作为明确诊断的依据。脂肪瘤变性型和脂肪肉瘤也类似于脂肪瘤，通常他们会更大，而且被胶原致密带所横断穿行，其脂肪细胞尺寸上的变异比普通的脂肪瘤细胞要大。明确诊断需依赖病理学诊断。

（四）治疗

手术治疗是胸廓内所有组织类型脂肪瘤的有效治疗手段，大多数可行治愈性切除，手术操作简单。尽管纤维脂肪瘤在组织学属于良性肿瘤，但因其在一段时间内会出现复发，通常将其归为临床恶性肿瘤。

（五）预后

纤维脂肪瘤术后可出现复发，未见转移病例报道。Jesberg等[5]曾报道1例发生于梨状隐窝的纤维脂肪瘤，手术切除后每10~15年复发1次，随访36年间共复发3次。因此，纤维脂肪瘤术后需进行严密的随访。

四、总结

纵隔纤维脂肪瘤比较罕见，其在组织学上属于良性疾病，但因频繁复发，临床上通常将其视为恶性。目前认为手术治疗是该肿瘤最有效的治疗方法，术后需严密随访，以防新的病灶出现。

参考文献

[1] Hsu J S, Kang W Y, Liu G C, et al. Giant fibrolipoma in the mediastinum: an unusual case[J]. Ann Thorac Surg, 2005, 80(4): e10-e12.

[2] Boiselle P M, Rosado-de-Christenson M L. Fat attenuation lesions of the mediastinum[J]. J Comput Assist Tomogr, 2001, 25(6): 881-889.

[3] Gaerte S C, Meyer C A, Winer-Muram H T, et al. Fat-containing lesions of the chest[J]. Radiographics, 2002, 22 Spec

No: S61-S78.
[4] Murphey M D, Carroll J F, Flemming D J, et al. From the archives of the AFIP: benign musculoskeletal lipomatous lesions[J]. Radiographics, 2004, 24(5): 1433-1466.
[5] Jesberg N. Fibrolipoma of the pyriform sinuses: thirty-seven year follow-up[J]. Laryngoscope, 1982, 92(10 Pt 1): 1157-1159.

（宁晔，赵德平）

第十四节　前纵隔异位胰腺并假性囊肿

一、引言

异位胰腺又称迷走胰腺，指在正常胰腺组织以外生长的、与正常胰腺无任何解剖学联系而独立存在的胰腺组织。其中以发生于纵隔的异位胰腺尤为罕见。

二、病例

患者，女性，17岁，主诉胸痛8个月、呼吸时加重，伴间断发作的胸闷、气短，无腹泻等消化道症状。实验室检查未见异常，胰腺彩色多普勒无特殊。胸部正位X线片（图2-14-1）：右侧心缘旁见类圆形巨大肿块，外缘清楚，内缘以宽基底与纵隔相连，初步诊断为右中下纵隔占位性病变。CT增强扫描（纵隔窗，图2-14-2）：右侧前纵隔见一大小为12.5 cm×2.0 cm×4.5 cm的囊肿样肿块，囊壁厚度均匀，呈中等密度，囊腔内密度较低，CT值为4.4 Hu，囊肿后缘与主动脉、上腔静脉及肺动脉主干均界限不清，主动脉受压后移，双侧胸腔有少至中等量积液。增强扫描囊肿中心部无强化，囊壁轻度强化。CT诊断为右前纵隔肿瘤、囊性畸胎瘤可能性大，瘤体与心血管有粘连，伴双侧胸腔积液。胸部MRI扫描（图2-14-3）：右前纵隔内可见T_1WI均匀等信号、T_2WI显著均匀高信号病灶，其边缘清晰，占位效应明显，与心脏大血管关系密切。双侧胸腔积液以左侧为主。MRI诊断为右前中下纵隔囊性占位性病变，伴双侧胸腔积液。手术所见：纵隔内病灶呈圆形，直径约10 cm，切开病灶囊内有约1 000 mL的淡褐色液体，囊肿与心包、无名静脉、右侧胸膜粘连。病理检查：切除的标本外观呈紫红色，大小为9.0 cm×6.0 cm×3.5 cm，病理诊断为纵隔胰腺异位（图2-14-4）[1]。

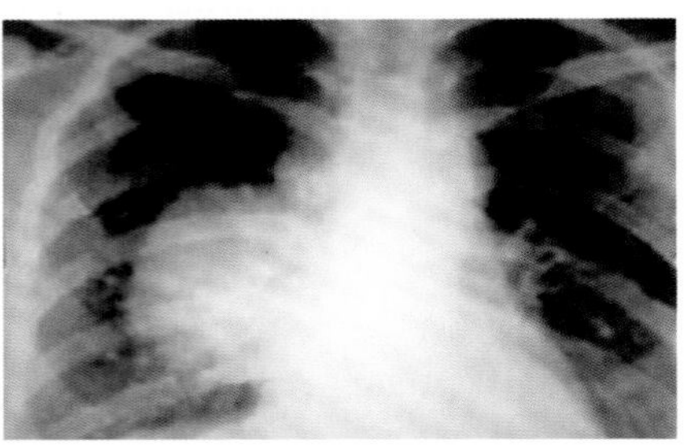

右侧心缘旁有类圆形肿块，外缘清楚，内缘与纵隔相连。

图2-14-1　胸部正位X线片

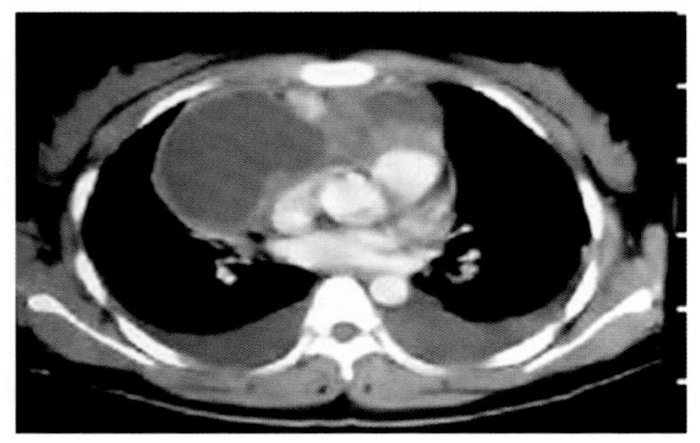

囊壁轻度强化。

图2-14-2　胸部增强CT（纵隔窗）

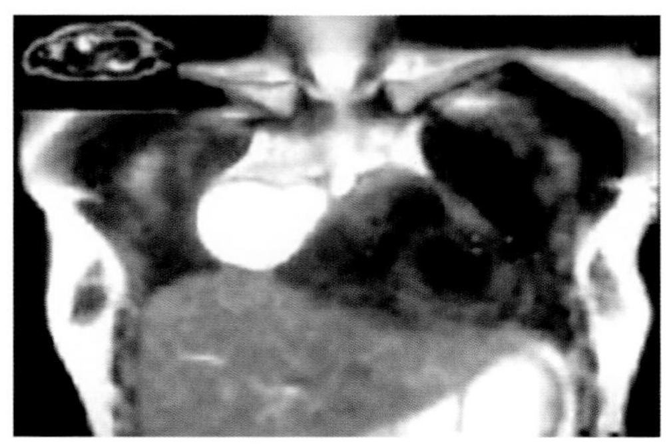

冠状位T_2WI示右前纵隔团块结节状、均匀高信号、边缘清晰，肿块与心脏关系密切。

图2-14-3　胸部MRI

三、讨论

（一）流行病学

异位胰腺的尸检发现率为2%，可发生于任何年龄，但以青年居多，男性多于女性，其中70%~90%发生

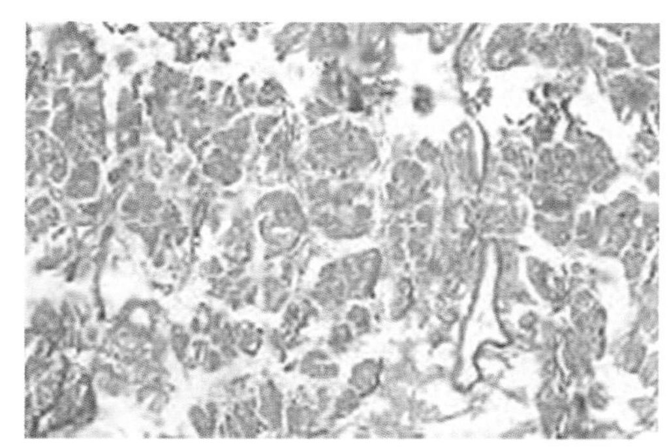

囊壁内有胰腺小叶和胰腺导管（HE染色，×40）。

图2-14-4 病理检查

于胃肠道，发生于纵隔者极少[2]。

非正常胰腺所在部位发现胰腺组织统称为异位胰腺，分为3型：Ⅰ型为相当于正常结构的全部胰腺组织，即有导管外分泌腺泡及胰岛等；Ⅱ型为单纯外分泌腺的腺泡组织；Ⅲ型为单纯矮立方或柱状导管组织异位。我国报道中Ⅰ型和Ⅱ、Ⅲ型出现比例大致相同[3-8]，而国外文献报道中Ⅰ型稍多[9-13]。

异位胰腺的形成机制尚不清楚，主要有两种学说。①迷路学说：胚胎发育时期，背侧和腹侧胰原基随着原肠上段旋转过程中，一个或几个原基保留在原肠壁内。随原肠纵行生长而将胰腺始基带走，形成异位胰腺。②移位学说：来自胰腺腺泡细胞移位、定居于其他解剖部位形成异位胰腺[14]。

（二）临床表现

纵隔异位胰腺极为罕见，国内外文献多为个案报道。多数病例早期无明显症状，部分为体检发现。异位胰腺多位于前纵隔，右侧居多。肿块较大或合并外侵、感染时可产生相应症状，如发热、胸闷、气促、胸痛、咳嗽等。异位的胰腺腺体分泌和排出障碍、炎性渗出、出血等液性成分难以引流，容易产生假性囊肿。异位胰腺压迫侵犯食管可出现吞咽异常或呕血；囊肿破入心包可形成心包积液、心脏压塞；侵犯胸膜可形成胸腔积液。绝大多数患者无消化道症状，部分异位胰腺可有微量内分泌功能，但一般不会引起糖代谢异常。

根据文献报道，异位到纵隔的胰腺仍然可发生正常胰腺组织的各类疾病，包括急、慢性炎症，肿瘤，甚至出现功能性胰岛细胞瘤等累及正常胰腺的疾病[1]。

（三）辅助检查、诊断与鉴别诊断

纵隔的异位胰腺组织多位于前纵隔，而畸胎瘤亦是纵隔常见的良性肿瘤，在纵隔畸胎瘤中胰腺组织尤为常见，二者镜下形态都可以含有丰富的胰腺组织，并可以伴有胰岛成分，同时良性畸胎瘤常常为囊性。因此不论影像学还是病理学，二者的鉴别都比较重要。

畸胎瘤由2个或3个胚层的组织衍化而来，瘤内可见多种组织结构存在，包括脂肪、骨骼、皮肤、胃肠道及神经等。一般情况下，畸胎瘤易与异位胰腺区别，畸胎瘤内可见多种组织结构存在，包括脂肪、骨骼、牙齿、毛发等，故影像检查显示上述组织即可确定畸胎瘤。但是当胰腺组织为畸胎瘤主要成分时，就容易误诊为异位胰腺。因此病理检查必须充分取材，排除别的组织器官成分时才可以诊断为异位胰腺。

免疫组化显示异位胰腺组织上皮标记物CK（AE1/AE3）弥漫强阳性，分别标记胰腺外分泌腺和胰岛的抗胰糜蛋白酶和CgA、Syn阳性，而由于胰腺导管和腺泡没有肌上皮，因而SMA、P63也有一定鉴别意义，以区分其他内分泌腺的导管和腺泡[15]。

（四）治疗与预后

纵隔胰腺异位诊断多以纵隔占位病变为首发表现，最终诊断依据病理诊断。治疗应行外科手术完整切除病变，肿块和周围组织都有粘连，但手术可以完整切除肿块，术后不需采取进一步的治疗。患者预后好，所有文献报道病例均无复发。

参考文献

[1] 王葳，李坤成，王磊，等. 纵隔异位胰腺的影像诊断及其临床表现——附2例报告并文献复习[J]. 罕少疾病杂志，2004，11(6)：1-3.

[2] Perez-Ordonez B，Wesson D E，Smith C R，et al. A pancreatic cyst of the anterior mediastinum[J]. Mod Pathol，1996，9(3)：210-214.

[3] 吴骏，陈艳芳，倪向阳，等. 前纵隔异位胰腺并假性囊肿1例[J]. 中华胸心血管外科杂志，1998，14(4)：214.

[4] 施旻，肖纯，叶芳萍，等. 纵隔异位胰腺1例[J]. 临床与实验病理学杂志，2006，22(5)：634-635.

[5] 孙红文，周华，戴书鹏，等. 纵隔胰腺异位1例[J]. 中华胸心血管外科杂志，2006，22(3)：185.

[6] 张森，杜湘珂. 后纵隔胰腺假性囊肿1例[J]. 中国医学影像

技术,2006,22(3):404.

[7] 徐澄澄,付向宁. 胰腺纵隔异位一例[J]. 临床外科杂志,2009,17(9):610.

[8] 魏华兵,叶清,傅于捷,等. 纵隔异位胰腺1例[J]. 中华胸心血管外科杂志,2010,26(3):147.

[9] Wang W, Li K, Qin W, et al. Ectopic pancreas in mediastinum: report of 2 cases and review of the literature[J]. J Thorac Imaging,2007,22(3):256-258.

[10] Fayoumi S, Al-Husseini L, Jalil R, et al. Ectopic pancreatic tissue in the thoracic cavity: report of two cases[J]. Ann Thorac Surg,2010,90(2):e25-e27.

[11] Zhang L, Peng L Q, Yu J Q, et al. Ectopic pancreas in the anterior mediastinum: A report of two cases and review of the literature[J]. Oncol Lett,2014,7(4):1053-1056.

[12] Byun C S, Park I K, Kim H, et al. Ectopic pancreas with hemorrhagic cystic change in the anterior mediastinum[J]. Korean J Thorac Cardiovasc Surg,2012,45(2):131-133.

[13] Tamura Y, Takahama M, Kushibe K, et al. Ectopic pancreas in the anterior mediastinum[J]. Jpn J Thorac Cardiovasc Surg,2005,53(9):498-501.

[14] Cagirici U, Ozbaran M, Veral A, et al. Ectopic mediastinal pancreas[J]. Eur J Cardiothorac Surg,2001,19(4):514-515.

[15] 岳颖,李德昌,任力,等. 纵膈异位胰腺1例并文献复习[J]. 现代肿瘤医学,2012,20(4):732-734.

(夏琰)

第十五节　上腔静脉淋巴瘤

一、引言

上腔静脉综合征（superior vena cava syndrome，SVCS）又称上纵隔综合征（superior mediastinal syndrome，SMS），是由上腔静脉的任何压迫或阻塞引起的疾病，包括恶性肿瘤的直接侵袭，肿瘤、主动脉瘤或纤维化引起的外部压迫，或继发于留置中心静脉导管或从除颤器和起搏器引出的血栓。

淋巴瘤引起的SVCS为一种血液科常见的急性并发症，是由于肿大的淋巴结直接侵犯或压迫上腔静脉致静脉回流受阻，并引起以急性呼吸困难和面颈部肿胀等的一系列症状。作为一种肿瘤急症，SVCS可能需要根据严重程度立即进行处理。应考虑静脉内再通，如溶栓、取栓、血管成形术和支架植入术。淋巴瘤因对化疗敏感，上腔静脉淋巴瘤也可考虑行化疗。

二、病例

患者，男性，35岁，因胸痛、呼吸困难及面部水肿10天入院。入院胸部CT增强扫描显示：前纵隔肿块不均匀强化，内见斑片状坏死囊变区，由多个结节融合而成，大血管受压后移，病灶包绕大血管，侵犯上腔静脉，右侧胸腔积液（图2-15-1），考虑前纵隔占位，纵隔淋巴瘤不排除。穿刺活检病理为B淋巴细胞性非霍奇金淋巴瘤。考虑到肿块太大，且患者情况较好，行胸腔闭式引流，CHOP（环磷酰胺+多柔比星+长春新碱+泼尼松）方案化疗，经过2个疗程后前纵隔淋巴瘤明显减小（图2-15-2）。随访3年患者状态良好。

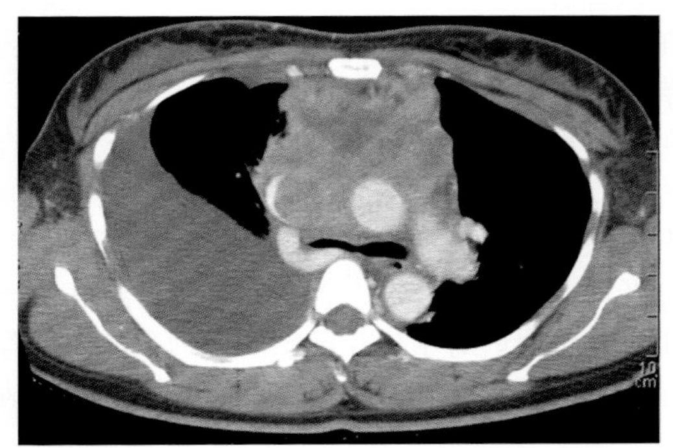

图2-15-1　入院CT增强见前纵隔肿块，右侧胸腔积液

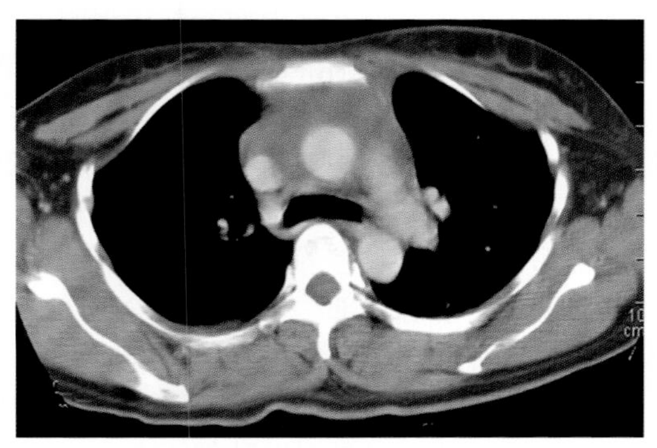

图2-15-2　化疗后前纵隔肿块明显缩小

三、讨论

（一）流行病学与病因分析

SVCS属于肿瘤急症，可危及生命。90%以上的SVCS由恶性病变引起，其中淋巴瘤占15%[1]，非霍奇金淋巴瘤（non-Hodgkin lymphoma，NHL）发生率高于霍奇金淋巴瘤（Hodgkin lymphoma，HL），全身性的NHL中仅有15%~25%侵犯纵隔及肺门淋巴结，而仅累及纵隔的更少，比例不到10%[2]。有学者认为HL的肿块多见于前纵隔，而NHL更常见于中纵隔[3-4]。淋巴瘤有两个高发年龄段，第一个是青年期和成年早期，第二个为50岁以后，但侵犯纵隔的HL常较为年轻[5]，而SVCS在儿童中罕见[2]。近年有不同的报道，美国圣裘德儿童研究医院（St.Jude Children's Research Hospital）报道，1973—1988年的15年中共治疗24例SVCS[6-7]。一般认为，T细胞性淋巴瘤易发生纵隔肿块。近年也有不少报道原发于纵隔的B细胞性淋巴瘤合并SVCS率高且预后差[8]。SVCS合并心肌损害和心包积液者明显较多，说明有SVCS时影响心脏功能，而心功能损害可加重SVCS症状。

淋巴瘤的病因目前并不清晰，HL的风险因子有EB病毒和其他同病毒科，NHL风险因子包括自体免疫疾病、人类HIV、人类T淋巴细胞病毒感染、摄取过量肉类及脂肪、使用免疫抑制剂等。

（二）临床表现与诊断

上腔静脉位于纵隔内的特殊解剖位置，周围组织包括胸骨、右主支气管、升主动脉，纵隔淋巴结等，加之静脉管壁薄，静脉压力低，因而易受压迫阻塞，造成循环障碍。当上腔静脉周围淋巴结组织受肿瘤侵袭或本身受侵，被机械压迫时出现阻塞综合征，可引发一系列的临床表现及体征。SCVS典型表现为胸颈静脉怒张、颜面部水肿和发绀，并与闭塞部位、程度、速度、侧支循环及血栓形成相关，上腔静脉闭塞部位分为奇静脉上部、奇静脉部和奇静脉下部，奇静脉部发生闭塞的可能性最高。除上述症状之外，压迫喉返神经时可出现声音嘶哑；压迫支气管可致呼吸道狭窄，引起呼吸困难、咳嗽、咯血；痰液引流不畅易引发肺部感染。

诊断手段主要为影像诊断，一般来说，先通过X线片初步评估病灶性质以及其与毗邻结构的关系，再行CT进一步了解肿块性质。本病主要影像学特征如下：①肿块常以主动脉弓为中心向上、向下或同时向上向下生长；②薄层下可发现肿块周围有与肿块合并或独立存在的肿大淋巴结；③肿块形状不规则，边缘不清，呈分叶状改变；④肿块密度均匀或不均匀，强化程度轻，常见低密度坏死、囊变灶，可出现钙化；⑤病灶累及邻近脂肪间隙，包绕大血管和心脏生长；⑥常合并胸腔积液、心包积液，但胸膜和心包结节少见；⑦可侵及胸壁造成骨质破坏，形成较大软组织肿块。

该病应与侵袭性胸腺瘤鉴别。①淋巴瘤常累及纵隔多组淋巴结，肿块周围常可见到肿大淋巴结，且对血管推移压迫的程度相对于胸腺瘤更明显；②淋巴瘤形态多呈分叶状，边缘不清，而胸腺瘤边缘光滑或有分叶，侵袭性胸腺瘤明显分叶或边缘有小结节突起；③淋巴瘤中常见坏死囊变，增强扫描多为不均匀或均匀轻度强化，可有结节样明显强化区，胸腺瘤内低密度少见，多为小片状或裂隙状，一般为中度或明显强化；④淋巴瘤多包绕浸润周围血管，胸腺瘤多推挤压迫周围结构，一般不包埋血管。临床上淋巴瘤多见于中青年，而胸腺瘤患者一般在40岁以上。此外，还应与生殖细胞瘤以及甲状腺瘤相鉴别。畸胎瘤多位于前中纵隔，偶发于后纵隔。囊性畸胎瘤一般为厚壁圆形或卵圆形囊性肿块，密度均匀，强化后囊壁强化而囊内液体不强化，囊实性或实性畸胎瘤多表现为类圆形或不规则混杂密度肿块，半数以上可见脂肪影。甲状腺瘤多与甲状腺相连，向下生长，肿块位于上纵隔血管间隙内，向外推移血管，且含碘高，囊变、出血及钙化多见。

除影像外，诊断方法还包括痰细胞学检查、经皮穿刺针吸活检、纤维支气管镜检查等方法，但诊断阳性率低[1]。近年有报道用纵隔镜进行检查，但其危险性高，应慎重选择患者[9]。

淋巴瘤包括HL和NHL两种主要的病理类型。WHO分类将HL分为结节性淋巴细胞为主型和经典型两大类，其中经典型占95%，大多起源于淋巴结，大体和显微镜下可见瘤组织内有许多结节，伴炎症性细胞反应的淋巴样细胞被粗大的纤维分隔为结节状，镜下见到多种形态的R-S细胞即可作出诊断。NHL临床分类比较复杂，前纵隔淋巴瘤主要为弥漫大B细胞型淋巴瘤，被认为是来源于胸腺髓质B淋巴细胞。胸腺弥漫大B细胞型淋巴瘤由无明确边缘的中、大透明细胞和纤维组成，在大体上为巨大、无包膜、有侵袭性的软组织肿块，可有中央坏死区。T淋巴细胞淋巴瘤由小的、成熟的T淋巴细胞组成，细胞学上与急性淋巴细胞白血病相似。

（三）治疗与预后

作为一种肿瘤急症，SVCS可能需要根据严重程度立即进行处理。应考虑静脉内再通，如溶栓、取栓、血管成形术和上腔静脉支架植入术。治疗SVCS的关键为缩小肿块以解除压迫。静脉使用皮质醇激素，可使肿块缩小，缓解压迫。同时，应用利尿剂可以减少回心血量，降低静脉压，从而间接地改善SVCS。静脉皮质醇激素和（或）呋塞米可减轻症状，为明确诊断后的正规治疗争取时间。

明确诊断后应根据原发疾病，选择恰当的治疗方案。若肿瘤对化疗不敏感，可选择放疗。但由于放疗可能加重组织水肿，造成阻塞加重。因此对于阻塞症状严重的患者，应当谨慎放疗，否则有可能导致病情急剧加重进而危及生命。对于化疗敏感的病理类型，推荐使用化疗，化疗方案依据患者具体病理类型及全身情况选择。有研究表明，放化疗联合治疗可以弥补单独放疗的不足，快速缓解症状，改善患者预后[10-11]。若放疗和（或）化疗效果不佳，可考虑介入或外科治疗。若患者合并静脉血栓，可先行手术治疗解除阻塞，后续再行放化疗[12]。介入支架治疗也是一种有效的改善症状方法，Bierdrager等[13]认为血管内支架植入术在治疗肿瘤合并的SVCS时，效果可能优于放疗和化疗。因此，SVCS的临床治疗方案选择仍是一个需进一步探讨的问题，有待于收集更多病例进行前瞻性随机研究。

另外，护理及康复锻炼也是治疗SVCS的必要手段。通过卧床、头抬高及吸氧减少心排血量和静脉压力，从而改善症状；恰当合适的心理舒缓及支持也有助于患者的治疗。

根据文献报道，影响长期预后的不良因素为患者一般情况差、B组症状（不明原因发热>38℃；盗汗；半年内体重下降10%以上）、肿块巨大（≥10 cm或超过胸腔横径1/3）、乳酸脱氢酶增高、胸膜侵犯、多个肿块外器官侵犯以及诱导治疗后未获得完全缓解[14-15]。

上海市肺科医院自20世纪50年代开始，共收治30例引起SVCS的纵隔淋巴瘤，其中HL 9例，NHL 21例。对于HL患者，上海市肺科医院一般使用传统ABVD（多柔比星+博来霉素+长春新碱+氮烯唑胺）化疗方案，对于NHL患者，多采用CHOP化疗方案，并根据患者本身情况进行调整并决定是否加用放疗，远期预后较好。

四、总结

合并SVCS的纵隔淋巴瘤为一种罕见的血液科疾病，诊断主要依赖胸部CT，应与纵隔其他疾病相鉴别，治疗的关键在于缩小肿块以缓解压迫症状，放化疗有较好效果。

参考文献

[1] Jahangiri M, Taggart D P, Goldstraw P. Role of mediastinoscopy in superior vena cava obstruction[J]. Cancer, 1993, 71(10): 3006-3008.

[2] Tomiyama N, Müller N L, Ellis S J, et al. Invasive and noninvasive thymoma: distinctive CT features[J]. J Comput Assist Tomogr, 2001, 25(3): 388-393.

[3] Ikezoe J, Sone S, Morimoto S, et al. Computed tomography reveals atypical localization of benign mediastinal tumors[J]. Acta Radiol, 1989, 30(2): 175-179.

[4] Wagner M, Kuth R, Deimling M, et al. A fast magnetic resonance imaging technique for children with mediastinal lymphoma: work in progress[J]. Med Pediatr Oncol, 2001, 37(6): 532-536.

[5] Strollo D C, Rosado-de-Christenson M L. Tumors of the thymus[J]. J Thorac Imaging, 1999, 14(3): 152-171.

[6] Ingram L, Rivera G K, Shapiro D N. Superior vena cava syndrome associated with childhood malignancy: analysis of 24 cases[J]. Med Pediatr Oncol, 1990, 18(6): 476-481.

[7] Yellin A, Rosen A, Reichert N, et al. Superior vena cava syndrome. The myth--the facts[J]. Am Rev Respir Dis, 1990, 141(5 Pt 1): 1114-1118.

[8] Lazzarino M, Orlandi E, Paulli M, et al. Treatment outcome and prognostic factors for primary mediastinal (thymic) B-cell lymphoma: a multicenter study of 106 patients[J]. J Clin Oncol, 1997, 15(4): 1646-1653.

[9] 李剑锋，王俊，赵辉，等. 纵隔镜在上腔静脉阻塞综合征诊断中的应用[J]. 中华胸心血管外科杂志，2005，21(4): 236-237.

[10] 陈宣. 癌性上腔静脉综合征综合治疗疗效分析[J]. 现代临床医学生物工程学杂志，2003，9(6): 507-508.

[11] 马建新，金同法. 上腔静脉综合征的临床治疗分析[J]. 世界今日医学杂志，2003，4(9): 634-635.

[12] 孟庆丰，孙嘉. 小儿恶性淋巴瘤并发上腔静脉压迫综合症：附13例分析[J]. 实用肿瘤学杂志，1991，5(3): 56-57.

[13] Bierdrager E, Lampmann L E, Lohle P N, et al. Endovascular stenting in neoplastic superior vena cava syndrome prior to chemotherapy or radiotherapy[J]. Neth J Med, 2005, 63(1): 20-23.

[14] van Besien K, Kelta M, Bahaguna P. Primary mediastinal B-cell lymphoma: a review of pathology and management[J]. J Clin Oncol, 2001, 19(6): 1855-1864.

[15] Zinzani P L, Martelli M, Bertini M, et al. Induction chemotherapy strategies for primary mediastinal large B-cell lymphoma with sclerosis: a retrospective multinational study on 426 previously untreated patients[J]. Haematologica, 2002, 87(12): 1258-1264.

（郑卉）

第十六节　下行性坏死性纵隔炎

一、引言

1983年，Estrera等[1]将颈部感染经颈深筋膜间隙下行引起的纵隔坏死性蜂窝织炎称为下行性坏死性纵隔炎（descending necrotizing mediastinitis，DNM）。其常见原因有咽后脓肿、咽旁脓肿、扁桃体周围脓肿、牙源性脓肿、会厌炎、颈深淋巴结炎、腮腺炎、甲状腺炎、外伤、创伤性咽部或食管异物及感染、内镜检查及其他医源性原因。DNM又称急性坠入性坏死性纵隔炎（acute descending necrotizing mediastinitis，ADNM），是一种极其严重的胸部感染。其病情危重，进展迅速，病死率高，有文献报道病死率为25%~40%[2]。

二、病例

患者，男性，17岁，右下颌脓肿9天后突发胸痛、气促。胸部CT示两侧胸腔、全纵隔、心包腔内广泛的包裹性积液，以右胸为主。急诊经右胸后外侧切口清除纵隔及胸内坏死组织及脓苔，放置纵隔及胸腔引流管4根，心包开窗引流，左胸腔闭式引流，经颈部切口放置纵隔套管引流。术后20天痊愈。脓液细菌培养结果为溶血性链球菌和肠球菌混合感染。

三、讨论

DNM的主要临床表现是起病急，常有畏寒、高热、咳嗽、咽痛、吞咽困难，言语含糊，似口中含物。颈胸部肿胀、疼痛，颈部活动受限，吸入性呼吸困难。患者病情发展迅速，并发症多，严重者可危及生命，病死率为40%~50%。

（一）解剖特点

颈深筋膜包括气管前层、内脏层和椎前筋膜层[3]，三层筋膜分隔出3个腔隙：气管前筋膜及颈深筋膜之间形成了气管前间隙；椎前筋膜与后方的颈椎胸椎之间形成的间隙称为椎前间隙；颊咽筋膜与椎前筋膜之间则形成了咽喉间隙。颈部的感染可经上述3个间隙进入纵隔，引起纵隔感染。经气管前间隙可达上纵隔，经椎前间隙可至后纵隔，经咽喉间隙可至前纵隔或下纵隔。若感染进一步扩散，甚至可经食管裂孔疝进入上腹部[4]。由于纵隔结缔组织疏松，一旦感染，容易快速蔓延，影响全部纵隔器官可导致纵隔脓肿、心包感染。若纵隔胸膜发生破溃，脓液可进入胸腔而形成脓胸。若纵隔内血管受到感染，可引起大出血。由于感染的炎症反应和毒性作用，患者可能会持续发展为严重的脓毒症和脓毒症休克，严重者可出现多器官功能衰竭。

（二）常见病因与致病菌

DNM致病因素较多，常为上呼吸道感染引起，以咽炎、扁桃体炎、扁桃体周围脓肿[5]、牙源性感染[6]、咽后壁的外伤及异物[7]多见。一些罕见的原因如急性化脓性甲状腺炎、儿童水痘感染、颈部疼痛注射类固醇[8]等引起的DNM也见报道。

DNM的致病菌包括需氧菌和厌氧菌。Cirino的研究中，在需氧环境中培养了DNM患者的病原体，其中以葡萄球菌和溶血性链球菌最为常见，约占70%。也有学者认为，厌氧菌与革兰氏阴性需氧菌的共生会使得细菌毒力增强，容易导致感染扩散及组织坏死[6]，是形成DNM的主要原因。

（三）临床表现与影像学表现

DNM的早期症状包括牙痛、喉咙痛和发热，随后出现其他症状，如下颚和颈部肿胀、疼痛，开口困难，吞咽困难和呼吸困难。当DNM发展到纵隔炎时，临床表现可能不明显，有时会出现胸闷胸痛。DNM一般病程较短，绝大多数患者在颈部感染后48 h发生DNM，也有少数患者可在颈部感染后2周左右出现纵隔感染。病程早期表现为感染局部的皮肤充血、红肿热痛等急性炎症反应，病变进展快速，皮肤红斑范围扩大，颜色加深，并出现水疱甚至坏死，若合并厌氧菌感染可能出现颈部皮下气肿，可触及“握雪感”。若感染扩散至上纵隔时可出现胸痛，疼痛可放射至肩部或上腹部。听诊若有纵隔的嘎吱音，即为黑曼征（Hamman’s sign）。若纵隔感染严重，可能影响呼吸功能，引起患者胸闷气促，若感染引起的水肿压迫食管，患者也可能出现吞咽困难。严重的纵隔感染可使患者机体处于过度消耗状态，患者的营养状态较差，白蛋白在短期内可明显降低。

影像学检查颈椎侧位X线片显示咽后间隙病变，咽后壁软组织广泛增宽，脓肿内有液平或气体，气管受压推移。颈部CT显示咽后壁软组织肿胀、增厚，低密度脓腔影，内可见气体影，还可显示脓肿与血管的关系。纵隔急性炎症CT检查主要表现为纵隔增宽，纵隔内组织肿胀，器官边缘模糊，局限性积液及积气[9]；脂肪组织可因炎症渗出而致CT值增高[10]，纵隔内大血管、气管、支气管及胸腺边缘模糊；纵隔内或纵隔胸膜面可见积液，积液可呈多发散在，也可大片状。炎症局限化后形成脓腔，腔内出现气体或液气平面，纵隔内脏器可受压。

颈部和胸部CT有助于诊断DNM，CT通常表现为下颌骨、咽旁、咽后或颈部脓肿和（或）空腔；纵隔软组织积液中含有空腔，是颈部空腔的延续；无囊脓肿液体聚集在纵隔腔脓肿等。

（四）诊断

1983年，Estrera等[1]总结了DNM的诊断标准，并沿用至今，诊断标准包括以下几个要点：①有严重口咽部感染的临床表现；②影像学可见纵隔感染；③病理学诊断能确诊为坏死性纵隔炎；④口咽部及纵隔的感染直接存在必然联系。

（五）DNM的分型

Endo等[11]对DNM的临床进展进行了分类，将上纵隔感染（气管分叉以上）定义为Ⅰ型；上纵隔及前纵隔感染定义为ⅡA型；全纵隔感染定义为ⅡB型。这一分类的依据主要是DNM的临床进展过程，反映了感染下行、逐渐扩散加重的过程。

（六）治疗

DNM为多腔隙感染，外科引流力求通畅、彻底、充分，配合负压吸引，引流管冲洗，CT复查跟踪，彻底消灭残腔。开胸引流方法的选择仍存在争议。早年多采用开胸引流，近年来多数学者多采用胸腔镜引流，也有学者采用胸骨正中劈开切口和半蛤壳状切口手术引流治疗DNM，但有引起胸骨骨髓炎的风险。罗立峰等[9]参考Endo等的分类方法，对各型DNM选择相应的引流入路。Ⅰ型：采用颈根部横切口，颈、上纵隔广泛切开，清除咽旁、咽后颈深筋膜间隙及纵隔坏死组织，开放引流创口，以利于空气进入感染间隙，阻止厌氧菌生长，并可降低胸腔负压，防止由于重力原因使感染向深部发展，同时前纵隔进行负压吸引引流。ⅡA型：前下纵隔脓肿，采用切除剑突，取剑突下切口，胸骨后引流。ⅡB型：需行后纵隔脓肿引流，在胸腔镜下彻底清除坏死灶，敞开纵隔、多管引流。还有一些特殊部位的纵隔脓肿，如主动脉弓下脓肿可用胸骨旁途径，切除一段第3或第4肋软骨，经胸膜外行脓肿引流。

其他治疗包括高效抗生素的应用、全身营养支持、积极处理合并症，以及必要时气管切开。Iwata等[12]认为对下行性纵隔感染患者行气管切开，不仅可以暂时缓解呼吸困难，避免上呼吸道阻塞，还可方便术中、术后呼吸机的呼吸支持，术后呼吸道的管理。然而，气管切开后也可能使颈前及周围正常筋膜结构破坏，便于脓液从下颌、颈部流向纵隔；此外，由于颈部组织器官的部分血供受到破坏，加上颈部原有的感染可造成气管及周围组织坏死，应引起注意。

四、总结

DNM因感染起源于头颈部，口腔感染、咽后感染等属于口腔科、耳鼻喉科、感染科、头颈外科等科室，下行至纵隔及胸腔后，涉及胸外科、麻醉科、重症监护室等相关科室，合并易感因素如糖尿病、酮症酸中毒等时，又涉及内分泌科，脓肿下行腹腔时与普外科亦有关联，有些少见原因如急性化脓性甲状腺炎、中心静脉插管[13]、颈部封闭等，可能与骨科、内分泌科、监护外科等有关。在疾病的早期诊断、重症抢救、手术切开清创及引流、术后抗感染、术后恢复等过程中，需要相关科室的协作，使DNM能够早期诊断、早期联合治疗，以降低该病的病死率。

参考文献

[1] Estrera A S, Landay M J, Grisham J M, et al. Descending necrotizing mediastinitis[J]. Surg Gynecol Obstet, 1983, 157(6): 545-552.

[2] Singhal P, Kejriwal N, Lin Z, et al. Optimal surgical management of descending necrotising mediastinitis: our experience and review of literature[J]. Heart Lung Circ, 2008, 17(2): 124-128.

[3] Nikolaos N D, Apostolakis E E, Marangos M N, et al. A

less invasive management of post-thyroidectomy descending necrotizing mediastinitis is feasible: a case report and literature review[J]. Med Sci Monit, 2007, 13(7): CS83-CS87.

[4] 罗立峰,程庆书. 下行性坏死性纵隔炎的诊断与治疗[J]. 中国胸心血管外科临床杂志,2009,16(5): 392-395.

[5] 上官诚芳,吴继昌,王士礼,等. 严重颈深部感染引发下行性坏死纵隔炎1例[J]. 临床耳鼻喉头颈外科杂志,2009,7(23): 665-666.

[6] 王永功,侯明,刘青青,等. 牙源性坏死性纵隔炎[J]. 华西口腔医学杂志,2001,19(5): 336-337.

[7] Kaira K, Yasuoka H, Ichikawa T, et al. Descending necrotizing mediastinitis after upper gastrointestinal endoscopy[J]. Endoscopy, 2007, 39 Suppl 1: E29.

[8] Harar R P, Cranston C, Warwick-Brown N. Descending necrotizing mediastinitis: report of a case following steroid neck injection[J]. J Laryngol Otol, 2002, 116(10): 862-864.

[9] 罗立峰,曹万英,程庆书,等. 下行性坏死性纵隔炎的临床诊断与治疗[J]. 中国胸心血管外科临床杂志,2012,19(1): 43-47.

[10] 林崇翔,丁熙,麻益可,等. 头颈部感染致坏死性纵隔炎九例[J]. 中华口腔医学杂志,2009,44(10): 619-620.

[11] Endo S, Murayama F, Hasegawa T, et al. Guideline of surgical management based on diffusion of descending necrotizing mediastinitis[J]. Jpn J Thorac Cardiovasc Surg, 1999, 47(1): 14-19.

[12] Iwata T, Sekine Y, Shibuya K, et al. Early open thoracotomy and mediastinopleural irrigation for severe descending necrotizing mediastinitis[J]. Eur J Cardiothorac Surg, 2005, 28(3): 384-388.

[13] Caputo F J, Magnotti L J, Hauser C J, et al. Descending necrotizing mediastinitis: unique complication of central venous catheterization[J]. Surg Infect (Larchmt), 2007, 8(6): 611-614.

（谢冬）

第十七节　心包横纹肌肉瘤

一、引言

横纹肌肉瘤（rhabdomyosarcoma）是一种源于胚胎间充质细胞的高度恶性软组织肿瘤，早期不易诊断，且生长迅速，临床较易漏诊或误诊，预后差。

二、病例

患者，男性，16岁，因胸闷、气短20余天，且进行性加重就诊。体格检查：体温38.7℃，心率94次/min，心律齐。心脏彩超显示：大量心包积液，心包腔内占位，性质待查。予心包穿刺后，查心包积液常规示：血性，李凡他试验（+），细胞数为$2.3×10^9$/L，未见恶性肿瘤细胞，C反应蛋白为103.6 mg/L。经抽液、消炎等处理，发热、胸闷、气短等症状明显缓解。X线片示心影增大。MRI示心包腔两侧混杂信号影，T_2WI呈等高信号（图2-17-1），T_1WI呈等低信号，其内夹有点状短T_1高信号（图2-17-2）；右心房及下腔静脉受压，肿块与周围大血管及心腔壁边界欠清，与左心室壁间关系密切，呈锯齿样改变。增强扫描示：肿块呈不均匀强化，液性成分无强化（图2-17-3）。MRI考虑心包腔内原发性恶性肿瘤合并心包积液。

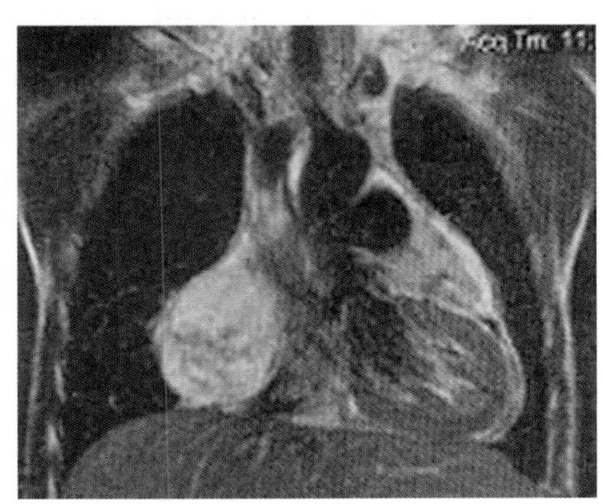

T_2WI冠状位显示肿块更清晰。

图2-17-1　MRI检查（1）

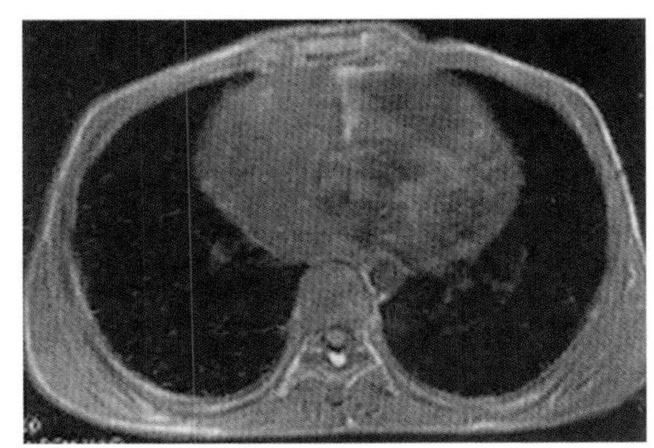

T_1WI横轴位显示心包两侧等低信号肿块，其内夹有点状短T_1高信号，考虑为出血灶。

图2-17-2　MRI检查（2）

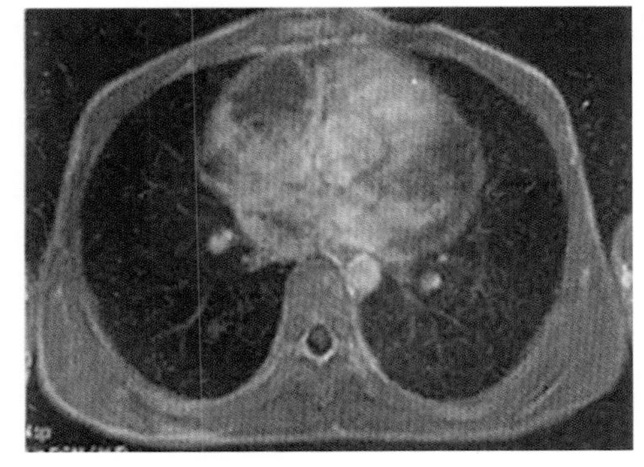

T_1WI增强扫描，心包两侧肿块呈不均匀强化，液性成分无强化。

图2-17-3　MRI检查（3）

手术探查：胸腔无粘连、无积液，肿瘤位于心包两侧，右侧大小约10 cm×8.0 cm×4.0 cm，左侧大小约10 cm×7.0 cm×4.0 cm，质韧、活动度差。切开心包，心包为肿瘤包膜的一部分，右侧肿瘤与右心房、上下腔静脉、右上下肺静脉粘连，左侧与左心房、左心室、左侧上下肺静脉、肺动脉、升主动脉粘连，其中与左心室粘连致密。瘤体呈胶冻样，向心包腔内间隙生长。分离肿瘤粘连，将肿瘤及部分心包一并切除。病理检查显示梭形细胞肉瘤，免疫组化检查结果支持胚胎型横纹肌肉瘤的诊断（图2-17-4）[1]。

三、讨论

（一）流行病学

横纹肌肉瘤起源于能够分化为肌源性成分的多功能细胞，是小儿软组织肉瘤中最多见的一种。可发

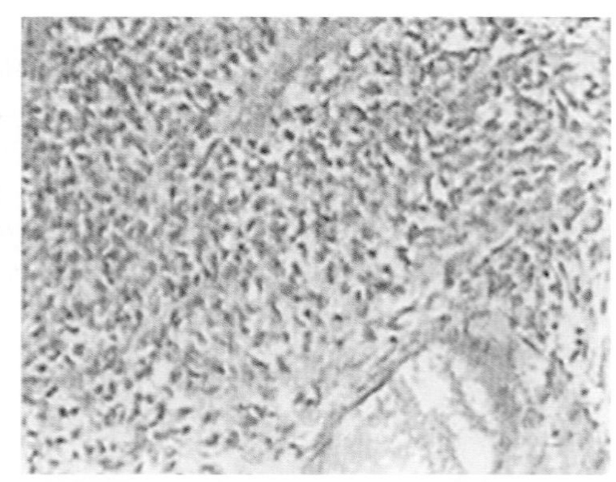

图2-17-4 病理检查显示梭形细胞肉瘤

生于横纹肌部位或横纹肌较少甚至无横纹肌部位。横纹肌肉瘤的常见部位为头颈部（40%）、泌尿生殖系统（20%）、四肢（20%）、躯干（10%）及其他部位（10%）[2]。发生于心脏的横纹肌肉瘤非常罕见，其可以起源于心脏的任何部位，但以心腔为常见，多为多发性，亦可侵及心包，各年龄段均可发生，常见于青少年及婴幼儿，形态多样，临床表现也缺乏特征性[3]。

（二）临床表现

心包横纹肌肉瘤起病快，病程短，临床症状无特异性。以心包积液最常见，胸骨后或上腹部疼痛、胸闷、气喘、呼吸困难、发热、咳嗽、心包摩擦音、奇脉、心律失常、全身水肿、腔静脉阻塞综合征等压迫症状也可出现。早期诊断困难，较易误诊为良性病变如结核性心包炎、缩窄性心包炎、心肌病等。

（三）辅助检查

B超是诊断心内肿瘤的重要方法，但缺乏软组织对比度，相当部分的心包肿瘤在声像图上难以显示明确的肿块，且对心脏以外的病变显示有限[4]。X线片缺乏特异性，仅可显现心影增大。而CT、MRI能清楚显示心脏内外肿块的范围、肿块的信号（囊实性、有无出血等）、分叶状、与心肌分界、肿块呈不规则强化等。对有无心包、胸膜侵犯及纵隔淋巴结转移等能提供较可靠的判断。为判断肿瘤的分期、性质、浸润范围，以及指导手术治疗提供依据。

（四）诊断与鉴别诊断

心包横纹肌肉瘤的诊断需依靠病理明确，镜下发现横纹肌细胞方可确诊。病理学上横纹肌肉瘤与儿童常见的小圆形细胞肿瘤，如恶性淋巴瘤、神经母细胞瘤、尤文肉瘤、原始神经外胚层瘤等肿瘤应用常规方法难以鉴别。目前多数学者认为，Masson三色染色中见纵行肌丝围绕胞质呈同心圆状分布，能很好地显示微纤维和横纹，对诊断横纹肌肉瘤有重要价值。国内有报道使用vimentin、desmin、SMA和myoglobin 4种抗体联合应用，具有较高的敏感度和特异度，可作为临床鉴别诊断横纹肌肉瘤和其他软组织肿瘤的新型标志物[5]。

根据肿瘤的病理特征可将其分为四种类型。①胚胎型：主要由原始圆形细胞和分化好的横纹肌细胞混合组成，此型最常见，占70%~80%。多见于10岁以下儿童，男性较多见。而耳部原发性横纹肌肉瘤也以胚胎型最为多见。其肿瘤细胞以小圆形细胞、星形细胞及梭形细胞为主，可出现各种细胞形态。②葡萄状：较少见，起自黏膜下，为呈息肉样生长的特殊类型胚胎型横纹肌肉瘤，瘤体外观呈息肉状或葡萄状，质软，蒂短，切面常呈黏液水肿样。③腺泡型：较常见，占10%~20%，由原始圆形细胞和少数嗜伊红巨细胞衬覆腺泡状腔隙构成，多见于青少年，男性多见。④多形型：极罕见，由大的多形性横纹肌细胞构成，多见于45岁以上的中老年人，瘤体呈分叶带蒂状，边界清楚，可有假包膜[4-7]。

（五）治疗与预后

横纹肌肉瘤的治疗以手术为主，并结合化疗、放疗和生物治疗，可在术前行新辅助化疗，消除亚临床转移，减小原发肿瘤体积，降低肿瘤细胞的活性，减少手术中肿瘤细胞播散，便于手术切除。

根据美国横纹肌肉瘤研究组（Intergroup Rhabdomyosarcoma Study，IRS）分期法可将横纹肌肉瘤分为4期。Ⅰ期：肿瘤局限，完全切除，区域淋巴结未累及。Ⅱ期：肿瘤局限，肉眼观完全切除，有或无镜下残留。Ⅲ期：未完全切除或仅行活检，原发灶或区域淋巴结有镜下残留。Ⅳ期：诊断时已有远处转移。

术后可根据分期及有无复发决定再次手术和放化疗。常用化疗方案有AD（多柔比星+氮烯唑胺）、

CAVD（环磷酰胺+多柔比星+长春新碱+氮烯唑胺）和AP（多柔比星+顺铂）等。

心包横纹肌肉瘤发病率低，恶性程度高，进展快，易误诊漏诊，预后极差，多在数月内死亡。预后与患者年龄、肿瘤原发部位、分期、病理类型等相关。患者年龄小预后相对较好，成人患者预后较差；有弥漫性间质病变的胚胎型横纹肌肉瘤比其他类型预后差；葡萄状横纹肌肉瘤预后优良，胚胎型横纹肌肉瘤预后中等[8]。Liu等[9]报道，手术联合化疗可改善晚期纤维肉瘤患者的预后。

总之，心包纤维肉瘤发病率低，恶性程度高，易误诊误治，应早期发现，及时正确诊断，并行综合性规范治疗，以提高预后。

参考文献

[1] 崔延安，祝新，黄海青，等. 心包横纹肌肉瘤一例[J]. 临床放射学杂志，2006，25(11)：1092.

[2] 刘晋湘，芩晓波. 前纵隔横纹肌肉瘤1例报告并文献复习[J]. 实用医院临床杂志，2012，9(5)：247-248.

[3] Araoz P A，Eklund H E，Welch T J，et al. CT and MR imaging of primary cardiac malignancies[J]. Radiographics，1999，19(6)：1421-1434.

[4] Hammoudeh A J，Chaaban F，Watson R M，et al. Transesophageal echocardiography-guided transvenous endomyocardial biopsy used to diagnose primary cardiac angiosarcoma[J]. Cathet Cardiovasc Diagn，1996，37(3)：347-349.

[5] 陈薇，于国，杨华. 10例耳部原发性横纹肌肉瘤的临床病理分析[J]. 中华耳科学杂志，2007，5(2)：189-191.

[6] Ahmed A A，Tsokos M. Sinonasal rhabdomyosarcoma in children and young adults[J]. Int J Surg Pathol，2007，15(2)：160-165.

[7] Davicioni E，Anderson M J，Finckenstein F G，et al. Molecular classification of rhabdomyosarcoma--genotypic and phenotypic determinants of diagnosis：a report from the Children's Oncology Group[J]. Am J Pathol，2009，174(2)：550-564.

[8] Fletcher C D M，Unni K K，Ertens F M. 软组织与骨肿瘤病理学和遗传学[M]. 程虹，译. 北京：人民卫生出版社，2006：159-175.

[9] Liu Z W，Zhang X Q，Hou G L，et al. Primary adult intratesticular rhabdomyosarcoma：results of the treatment of six cases[J]. Int J Urol，2011，18(2)：171-174.

（夏琰）

第十八节　心包间皮肉瘤

一、引言

心包间皮肉瘤（pericardial mesothelial sarcoma）是原发于脏壁层心包膜间皮细胞的一种罕见恶性肿瘤。

二、病例

患者，女性，28岁，因全身水肿伴心悸、气急及活动能力差4年余入院。体格检查：血压105/80 mmHg，双侧颈静脉怒张，心律齐，心音低钝，心率92次/min，未闻及心脏杂音，肝下缘平脐，肝颈反流征阳性，腹水征阳性，双下肢水肿。超声心动图示心包弥漫性均匀增厚，最厚处约14 mm。CT检查示心包增厚，未见钙化（图2–18–1）。

全身麻醉下正中劈开胸骨行心包剥脱术。术中见全心包均匀性增厚约1 cm，灰白鱼肉状，质硬，无钙化。术中见左心室心尖部位切开后心包脏层与壁层境界不清，试切开左心室壁仅厚约1 mm，菲薄的心室壁在缩窄解除后明显膨出，故仅行心尖、左心室流出道、右心室流出道表面心包切除及下腔静脉缩窄环松解，保留上腔静脉及右心房表面、部分膈面心包。通过强心利尿治疗，中心静脉压从手术前37 cmH_2O下降到18 cmH_2O，血压稳定于120/80 mmHg，窦性心律，心率稳定在90次/min左右。术后出现低心排血量综合征，应用多巴胺、多巴酚丁胺、硝普钠等多种血管活性药物以及米力农、呋塞米、丁脲胺后病情好转，术后3周出院。病理

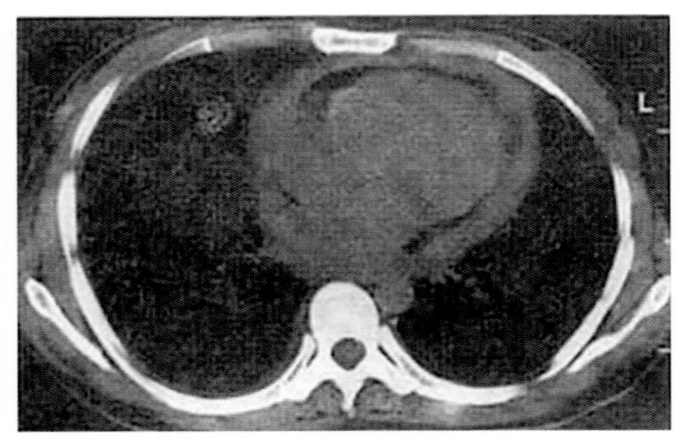

心包弥漫均匀增厚，未见钙化。

图2–18–1　CT影像

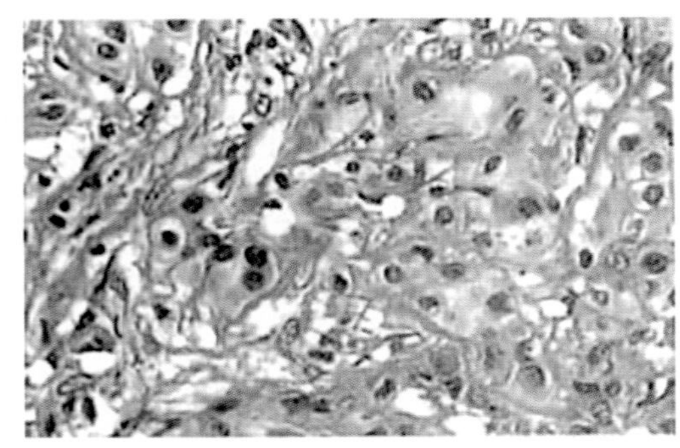

肿瘤细胞为圆形或多边形，细胞核大、深染，呈巢状或片状结构，浸润性生长（HE染色，×200）。

图2–18–2　病理检查

诊断：心包低度恶性间皮肉瘤（上皮型，图2–18–2）。出院后反复出现胸腔积液，反复抽除，术后5个月失访[1]。

三、讨论

（一）流行病学与病因分析

原发性心脏肿瘤较为少见，且良性肿瘤居多，而其中原发性心包肿瘤更为罕见，在480 331例尸检报告中仅占0.017‰[2]。1960年，Wagner等[3]提出间皮瘤的发生与接触石棉有关。国内亦有报道[4]其发病与石棉暴露有关，且潜伏期较长，为15~60年；局部放疗引起胸膜间皮瘤亦有报道。但心包间皮肉瘤的发生原因目前尚不清楚，其发生可能与放射性物质、病毒、遗传易感性和慢性炎症刺激等一系列因素有关。

（二）临床表现

心包间皮肉瘤起病隐匿，早期可无明显症状。疾病进一步发展后出现的临床表现也多为非特异性症状，包括胸骨后或上腹部疼痛、胸闷、气喘、呼吸困难、发热、咳嗽、心包摩擦音、奇脉。最常见的症状为心包积液，侵犯传导系统可发生心律失常；侵犯心肌可发生心肌病、心力衰竭；压迫腔静脉可出现颈静脉怒张、全身水肿、上腔静脉综合征等一系列症状[5-7]。

（三）辅助检查

胸部X线片可见心影不规则增大，多为普大心，心尖搏动减弱，并伴有心包积液，部分患者可见心缘异常膨突，即为肿瘤相对局限部位。晚期患者常常合并胸腔积液。超声心动图可较为准确地显示肿瘤的位置及大小，可见心包腔积液伴心包不规则增厚，表面可见大小不一的团块固定于心包壁上，呈波浪样改变。心包间皮肉瘤肿块较大时，易与心脏肿瘤混淆。CT可见心包积液、心包结节或肿块、心包增厚、心包腔内或纵隔的不规则团块影。MRI显示肿瘤呈异常信号团块，由弧线状低信号包绕，与心包低信号相延续，是肿瘤位于心包腔内的征象，能确定为心包内肿瘤，与心脏肿瘤、纵隔肿瘤等相鉴别，为手术可行性的判断提供依据。心包液穿刺或心包活检可明确诊断。

（四）诊断与鉴别诊断

心包间皮肉瘤临床症状无特异性，发病率低，临床医生认识存在不足，极易误诊为结核性心包炎、缩窄性心包炎、心脏转移性肿瘤或纵隔肿瘤。随着心脏超声、CT、MRI等技术的提高，对心包间皮肉瘤的诊断有了一定的提高，但确诊仍然需要心包穿刺、心包活检或术后病理。临床上对出现顽固性心包积液特别是血性渗液，对抗炎或抗结核治疗无效且进展迅速者；出现不明原因的难以控制的心力衰竭者；出现不明原因的胸痛伴有奇脉或腔静脉阻塞征者；出现不能解释的心脏扩大，特别是伴有心律失常及纵隔受压者，都需要考虑心包间皮肉瘤的可能。

（五）治疗与预后

心包间皮肉瘤对放化疗不敏感，肿瘤播散广泛，常可侵犯大血管及心脏，手术亦难以彻底清除。常采用手术、放疗、灌注化疗及免疫治疗相结合的综合治疗，可适当延长患者生存时间。早期局限型病例可行手术治疗，中晚期病例采取姑息性治疗，以缓解症状为主。对于心包增厚明显或有心脏压塞症状的患者可行肿瘤及心包切除。对大量心包积液的患者可行开窗引流，解除心脏压迫，并可通过病理检查明确诊断。心包间皮肉瘤由于其恶性程度高、病变位置特殊，且不易早期发现及诊断，误诊率高，治疗效果不佳，多数患者生存时间不超过12个月，预后差。

参考文献

[1] 兰俊，吴亦志. 心包间皮肉瘤1例[J]. 中华胸心血管外科杂志，2003，19(6)：359.

[2] Silverman N A. Primary cardiac tumors[J]. Ann Surg，1980，191(2)：127-138.

[3] Wagner J C，Sleggs C A，Marchand P. Diffuse pleural mesothelioma and asbestos exposure in the North Western Cape Province[J]. Br J Ind Med，1960，17(4)：260-271.

[4] 吴一龙. 恶性胸膜间皮瘤治疗现状和展望[J]. 临床肿瘤学，2010，95：2.

[5] Medici F，Pataro V，Sales E J. Early pericardial mesothelial sarcoma. Apropos of an observation[J]. Angiologia，1968，20(1)：16-19.

[6] Suman S，Schofield P，Large S. Primary pericardial mesothelioma presenting as pericardial constriction：a case report[J]. Heart，2004，90(1)：e4.

[7] Patel J，Sheppard M N. Primary malignant mesothelioma of the pericardium[J]. Cardiovasc Pathol，2011，20(2)：107-109.

（夏琰）

第十九节　心房孤立性纤维瘤

一、引言

孤立性纤维瘤是一种罕见的纺锤形细胞赘生物，多发于胸膜，也可见于心脏、头颈部和气管等。

二、病例

患者，男性，55岁，因胸闷进行性加重伴呼吸急促1年入院。体格检查示患者体瘦，颈静脉怒张，右半胸呼吸音减弱，右前侧胸廓略抬举。血液学检查示天冬氨酸转氨酶升高（86 U/L）。胸部X线片示右侧胸腔积液（图2-19-1A）。胸腔穿刺出血性胸腔积液，细胞学检查示异型细胞。CT示15 cm×10 cm×9 cm大小的肿块侵入前纵隔（图2-19-1B~图2-19-1C）。完善术前检查，行正中胸骨切口，探及心包腔见大量新鲜和凝固的血液流出，见坏死组织。清理后见一个3 cm×4 cm大小的孔洞位于右心房和上腔静脉连接点，一个4 cm×6 cm大小肉状白色肿块附着于右心房内侧壁。沿侵及心房的边界完整剥离肿块，使用涤纶补片修补心房缺损。考虑缝合可能造成心肌损伤，使用纱布填压止血。

患者送入ICU 3 h后因呼吸和循环衰竭死亡。肿瘤组织病理检查显示间叶层细胞来源，伴有纤维分割的细胞密集与稀少区域，稀少区域可见胶原沉着和异型细胞核（图2-19-2A）。免疫组化示CD34染色强阳性（图2-19-2B）[1]。

三、讨论

（一）流行病学与病因分析

任何一种心脏肿瘤都是罕见的，尸检发现率为0.001%~0.030%。大多数为良性黏液瘤。Bothe等2005年最先报道了心脏孤立性纤维瘤。

孤立性纤维瘤最初被认为来源于多源间质细胞。随着电子显微镜与免疫组化染色技术的发展，孤立性纤维瘤逐渐被认定起源于间皮下层或者间叶层。胸膜处孤立性纤维瘤的出现也证实了起源于间叶层的观点。

（二）病理表现

孤立性纤维瘤也称为局限性纤维瘤，是一种少见的梭形细胞软组织良性肿瘤[2]。病理上，孤立性纤维瘤通常表现为有包膜的实性肿瘤，镜下为胶原性背景上有大

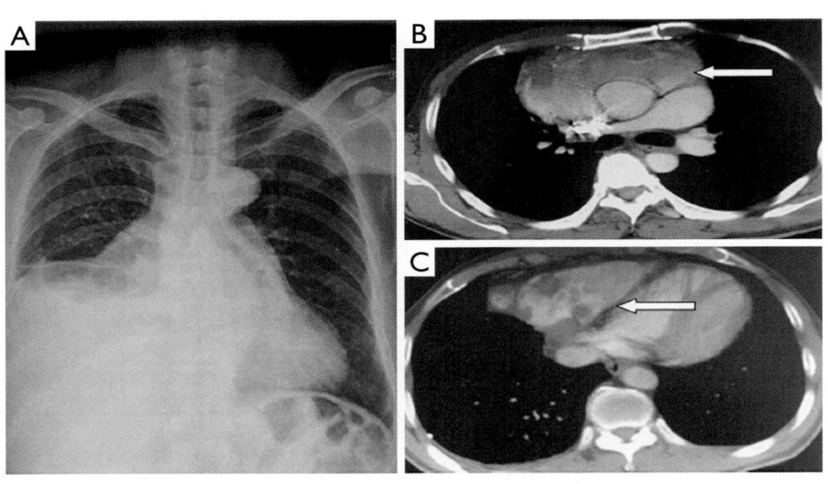

（A）胸部X线片示大量胸腔积液和心脏肥大；（B）胸部CT示肺动脉层肿瘤侵及前纵隔（白色箭头）；（C）胸部CT示肿瘤侵及心室（白色箭头）。

图2-19-1　术前检查

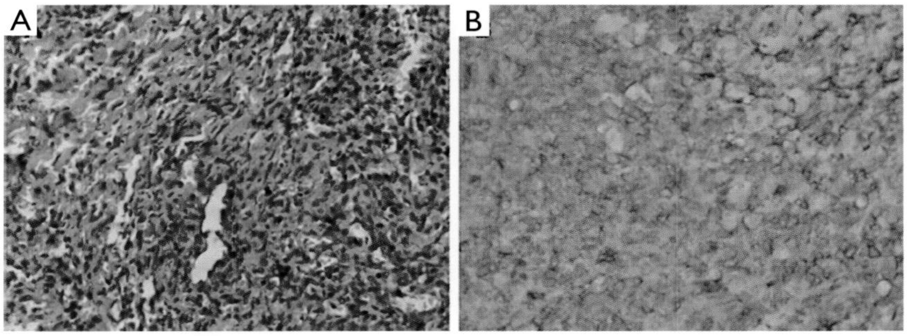

（A）孤立性纤维瘤病理切片；（B）CD34染色强阳性。

图2-19-2 病理检查

量的梭形细胞似成纤维细胞呈束状、编织状及波纹状排列，细胞无异型性，胶原纤维束平行排列，间质血管较丰富[2]。其免疫组化表型特点为vimentin(+)，CD4(+)。如果细胞丰富致密、有异型性、核分裂象增多并有明显的坏死，应考虑为恶性[2]。出现以下任何一种表现都可以诊断为恶性孤立性纤维瘤：核多形性、细胞异型性、细胞坏死、组织出血、囊性变性、肿块直径超过10 cm和每10个高倍镜下有多于4个有丝分裂象。

（三）临床表现与诊断

临床上多表现为局部缓慢生长的无痛性肿块，随着肿瘤的增大常出现相应部位的压迫症状[2]，包括心力衰竭、栓塞、心包积液、胸膜积液、心脏填塞和心律不齐等。本例中由于纤维瘤的侵犯造成位于右心房和上腔静脉连接点出现孔洞导致渗血，出现心包积液、胸膜积液和慢性心力衰竭。

胸部X线片、心脏超声、胸部CT和MRI都有助于心脏孤立性纤维瘤的诊断。最开始诊断心脏孤立性纤维瘤的影像学表现是心脏阴影伴心肌肥大，伴或不伴心包积液和胸膜积液。心脏超声能评估肿瘤的大小、形状、黏附程度与活动度，并排除其他胸腔的肿块。但是心脏超声在深入评判肿块与周围组织侵犯程度时存在局限性。而胸部CT不仅能够清晰地观察肿块的大小和与周围组织的毗邻关系，还能反映病变中可能存在的钙化灶和囊性变。MRI能精确地显示肿块侵犯肌壁、心包以及心外扩张的深度。如出现肿瘤特异性的不均一信号、坏死、大片粘连、多腔室侵袭、心外扩张或血性心包积液等影像特征都应考虑恶性可能。多种影像方法的联合使用有助于提高孤立性纤维瘤的诊断准确性。

孤立性纤维瘤最佳的治疗方案为手术切除[3]。术前特别需要检查病灶是否侵袭冠状动脉，术中注意避免造成大面积出血或纤维瘤的破裂。鉴于较高的复发率和转移率，无论是良性还是恶性孤立性纤维瘤，长期随访都十分必要。放疗与化疗适用于无法手术的患者。

四、总结

心房孤立性纤维瘤的临床表现不典型，需要结合心脏超声、胸部CT和MRI等辅助检查共同诊断，并及时进行手术的切除。

参考文献

[1] Zhao X G, Wang H, Wang Y L, et al. Malignant solitary fibrous tumor of the right atrium[J]. Am J Med Sci, 2012, 344(5): 422-425.

[2] 张海燕，方军. 左心房孤立性纤维瘤 1 例[J]. 中国肿瘤临床，2006，33(2)：90.

[3] Cardillo G, Carbone L, Carleo F, et al. Solitary fibrous tumors of the pleura: an analysis of 110 patients treated in a single institution[J]. Ann Thorac Surg, 2009, 88(5): 1632-1637.

（赵晓刚）

第二十节　胸腔内脊膜膨出并Ⅰ型神经纤维瘤病

一、引言

脊膜膨出常发生在腰骶部，胸段极少见。胸腔内脊膜膨出常合并Ⅰ型神经纤维瘤病（neurofibromatosis type 1，NF-1），比例约68.8%。

二、病例

患者，男性，43岁，后背部疼痛半年。体格检查：脊柱侧弯。胸部X线片示右后上纵隔肿物，脊柱侧弯（图2-20-1）。CT示后纵隔10 cm大小肿物，密度均匀，边界清晰，CT值为20 Hu，邻近椎间孔扩大（图2-20-2）。术前诊断：后纵隔肿瘤。

2008年8月在全身麻醉下手术。切开左侧胸廓，单肺通气后显露囊肿。穿刺囊肿，抽吸显示为清澈无色液体，囊肿体积随之缩小。经化验囊内液体符合脑脊液成分，术中诊断脊膜膨出。切开囊壁可看到增大的椎间孔及椎管内脊髓。手术根除囊肿，使用双7号丝线结扎、单7号丝线缝扎囊肿根部。游离周围肌肉、胸膜包埋根部，取自体部分肌肉捣碎成肌浆覆在创面，查无脑脊液漏出，喷洒生物胶，术毕关胸。皮下结节活检病理为神经纤维瘤。

术后患者恢复效果满意，神经根痛消失，可自由行走，无呼吸困难。胸腔引流4天。术后胸部CT提示囊肿消失，两肺恢复正常。术后第12天出院，随访无复发，检查均无异常。

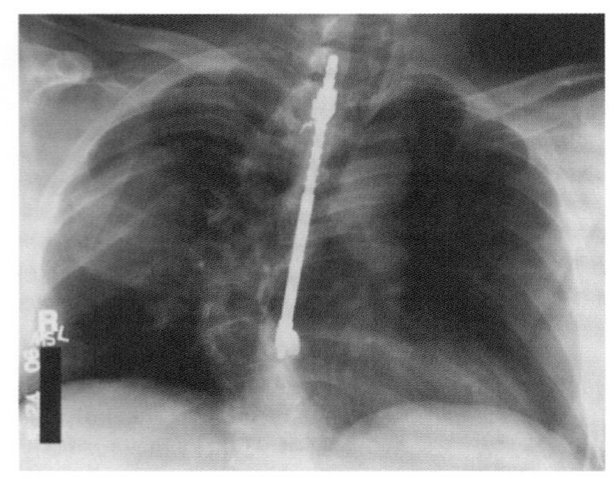

脊柱侧弯，既往行胸椎融合术。

图2-20-1　胸部X线片

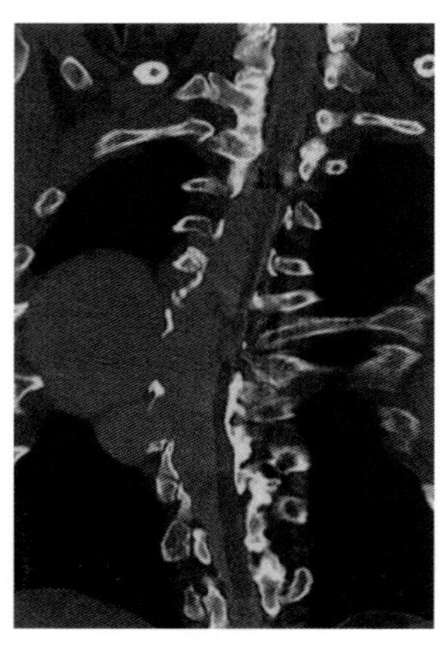

脊柱侧弯，肿物密度均匀，边界清楚，邻近椎间孔扩大。

图2-20-2　胸部CT

三、讨论

（一）流行病学与临床表现

首例胸腔内脊膜膨出于1933年由Phol报道[1]，这是1例47岁的女性患者，起初被诊断为神经源性肿瘤。到1992年，共有134例胸腔内脊膜膨出病例的报道，胸腔内脊膜膨出的患者约68.8%合并Ⅰ型神经纤维瘤病[2]。胸腔内脊膜膨出的临床症状差别较大，最初的表现可能包括咳嗽、呼吸困难、头痛或者下肢轻瘫[3]。Ⅰ型神经纤维瘤病是常染色体显性遗传病，发生率约1/3 500[4]，致病基因的染色体位点为17q11.2[5]。尽管有多种体征和症状，但其主要影响皮肤及周围神经系统。Ⅰ型神经纤维瘤病的新生突变率较高，肿瘤发生风险也较高[6]。常伴发Ⅰ型神经纤维瘤病的肿瘤包括类癌、嗜铬细胞瘤、脑瘤和恶性周围神经鞘瘤等。

该疾病表现为位于后纵隔的囊状结构——神经纤维瘤由胸腔内脊膜从椎间孔的病理性扩大或胸椎的骨性

缺陷向外突出。大体上看，其属于未分叶的囊性结构，带有血管化的壁，内含清晰的晶体液，经检验属于脑脊液，细胞含量较少；微观上看，这层囊壁与硬脑膜相似。

患者通常无明显症状，部分患者可有背部疼痛、神经根痛、头痛、持续咳嗽等。可能的并发症是自发性的膨出部分破裂，患者可表现为脊柱侧凸、后凸、侧后凸等畸形，伴有椎旁肌肉萎缩等。多发生于50岁左右的女性，平均年龄为40.3岁。根据报道，患者的年龄跨度为2个月到73岁。完整的诊断应该包括胸部X线片，脊髓造影，胸部与脊柱的CT、MRI检查。有学者将胸腔内脊膜膨出合并Ⅰ型神经纤维瘤病和脊柱侧弯后突畸形的这类综合表现称为Nanson三联征[7]。

（二）治疗

胸腔内脊膜膨出的大小差别较大，较大的脊膜膨出甚至可占据半个胸腔。对于某些无症状的胸腔内脊膜膨出可阶段性地观察，进行保守治疗。如果存在症状应当考虑手术治疗[8]。根据膨出的大小，可以考虑使用不同的外科方法，包括开胸全摘除术、椎板切除术或者肋骨椎骨横突切除术[8]。Vanhauwaert等[9]报道了首例囊肿-腹腔分流术治疗胸腔内脊膜膨出。Chen等[10]报道了在胸腔镜下行胸腔折叠术，作者认为该手术方法可以作为胸腔内脊膜突出的一项有价值的治疗手段，尤其是对于巨大胸腔内脊膜突出伴有进行性呼吸困难的患者，治疗难度较大，胸腔镜折叠术则是一个安全有效的方法。

椎板切除术和硬膜内的囊肿修复对于小型病变是足够的，对于较大的病变（>10 cm）需要考虑经胸手术，以提供更大的手术空间，减少诸如脊髓损伤和脊膜胸膜瘘等并发症。Martelli等[2]回顾了134例胸腔内脊膜膨出的病例，发现脊膜胸膜瘘是最常见的手术并发症，发生率约7.5%。随访中，2例复发均是较大的膨出病例，且囊肿未能完整切除[11-12]。本病例随访过程中无复发。

四、总结

胸腔内脊膜膨出合并Ⅰ型神经纤维瘤病属于罕见、良性病例。患者通常无症状，可通过X线片发现。完整的诊断需要CT与MRI检查。对于微小的或无症状者，可随访观察。对于病变较大或有症状者，需要行外科治疗。最佳的方法是完全摘除囊肿。

参考文献

[1] Pohl R. Meningokele im Brustraum unter dem Bilde eines intrathorakalen Rundschattens[J]. Roentgenpraxis 1933,5: 747-749.

[2] Martelli M, Treggiari S, Capece G, et al. Intrathoracic meningocele. A case report and review of the literature[J]. Minerva Chir, 1992, 47(23-24): 1845-1857.

[3] Miles J, Pennybacker J, Sheldon P. Intrathoracic meningocele. Its development and association with neurofibromatosis[J]. J Neurol Neurosurg Psychiatry, 1969, 32(2): 99-110.

[4] Tonsgard J H. Clinical manifestations and management of neurofibromatosis type 1[J]. Semin Pediatr Neurol, 2006, 13(1): 2-7.

[5] Wallace M R, Marchuk D A, Andersen L B, et al. Type 1 neurofibromatosis gene: identification of a large transcript disrupted in three NF1 patients[J]. Science, 1990, 249(4965): 181-186.

[6] Ferner R E. Neurofibromatosis 1 and neurofibromatosis 2: a twenty first century perspective[J]. Lancet Neurol, 2007, 6(4): 340-351.

[7] Nanson E M. Thoracic meningocele associated with neurofibromatosis[J]. J Thorac Surg, 1957, 33(5): 650-662.

[8] de Andrade G C, Braga O P, Hisatugo M K, et al. Giant intrathoracic meningoceles associated with cutaneous neurofibromatosis type I: case report[J]. Arq Neuropsiquiatr, 2003, 61(3A): 677-681.

[9] Vanhauwaert D J, Deruytter M J. Cystoperitoneal shunt as alternative treatment for a giant thoracic meningocele in a patient with neurofibromatosis[J]. Surg Neurol, 2008, 69(5): 535-537.

[10] Chen H C, Chang P H, Jhang S W, et al. Thoracoscopic plication for a huge thoracic meningocele in a patient with neurofibromatosis[J]. J Cardiothorac Surg, 2014, 9: 85.

[11] Bogedain W, Carpathios J, La Wand F. Intrathoracic Meningocele 1[J]. American Review of Respiratory Disease, 1963, 87: 757-763.

[12] Edeiken J, Lee K F, Libshitz H. Intrathoracic meningocele[J]. Am J Roentgenol Radium Ther Nucl Med, 1969, 106(2): 381-384.

（郑卉）

第二十一节　胸腺结核

一、引言

前上纵隔肿块多为胸腺来源，胸腺组织到青春期以后逐渐萎缩，到成年期时已大多被脂肪组织所取代，这也是成年人胸腺疾病发病较为罕见的主要原因。在胸腺肿物中胸腺瘤和生殖细胞肿瘤最为多见，而胸腺结核则鲜有报道[1]。胸腺结核是肺外结核的一种，发病率低，可能与免疫缺陷相关的机会性感染有关，易误诊为胸腺瘤。

二、病例

患者，女性，12岁，右侧颈部肿胀1个月，伴咳嗽，体重减轻，嗜睡。体格检查可扪及颈部淋巴结肿大，大小约4 cm×3 cm×1 cm，质地粗糙。胸部X线片未见异常，痰涂片抗酸杆菌染色阴性。外周血涂片显示为小细胞低色素性贫血。血清学检查和生化检查均正常。超声检查可见回声不均匀的肿大淋巴结位于右锁骨上区（35 mm×24 mm）。针吸活检可见聚集成簇或散在分布的上皮样细胞被成熟的淋巴细胞和中性粒细胞围绕，背景中有干酪样颗粒物。诊断为淋巴结结核，并接受抗结核治疗。

接受5个月的治疗后，患者出现呼吸急促和发热，无寒战，颈部肿胀减轻。呼吸系统体格检查发现右侧肩胛上区语音共振增强，右锁骨下可闻及喘鸣音和爆裂音。胸部X线片发现前纵隔有一肿块，双肺未见异常。喘鸣音和爆裂音是由于纵隔肿块压迫气管引起。CT增强扫描发现右肺上叶局限性肺不张伴纤维化改变，多个纵隔淋巴结边缘有强化（图2-21-1）。纵隔肿块进行超声引导下针吸活检术，显示为干酪样改变的上皮样肉芽肿，考虑为结核。基于临床和影像学的评估，患者较大可能患有耐药性结核。

行开胸手术，术中明确肿块为胸腺并完整切除。肉眼观胸腺右叶和胸腺的囊性左叶分别为6.5 cm×6.5 cm×3 cm、9 cm×3.5 cm×1.5 cm大小。两叶切面均为灰白色干酪样，伴出血，边缘有纤维囊（图2-21-2）。左叶囊内充满了白色干酪样颗粒物。

显微镜下胸腺组织内布满了大量交汇的干酪样变或非干酪样变的上皮样肉芽肿，并散在分布着朗汉斯巨细胞（图2-21-3）。内有点状营养不良性钙化，反应性淋巴组织围绕的出血灶，胸腺实质及赫氏（Hassalls）小体。齐-内染色（Ziehl-Neelsen staining）可见抗酸杆菌[2]。

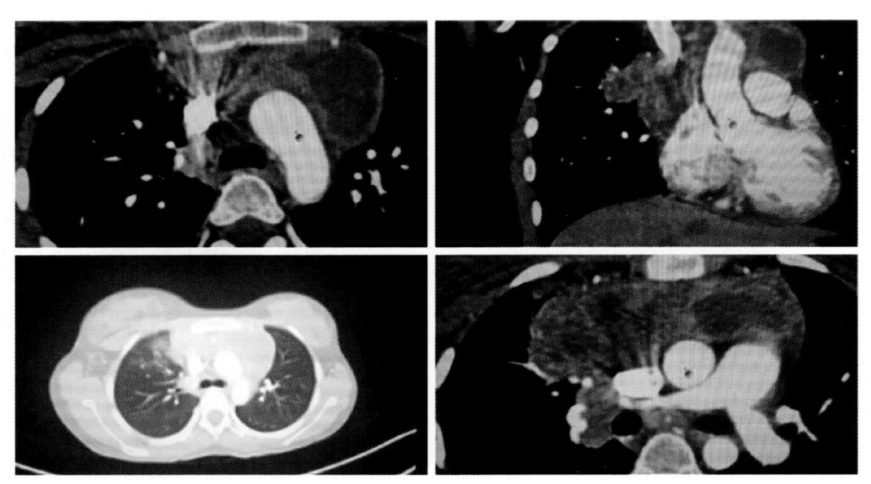

右肺上叶局限性肺不张伴纤维化改变，多个纵隔淋巴结边缘有强化。

图2-21-1　CT增强扫描

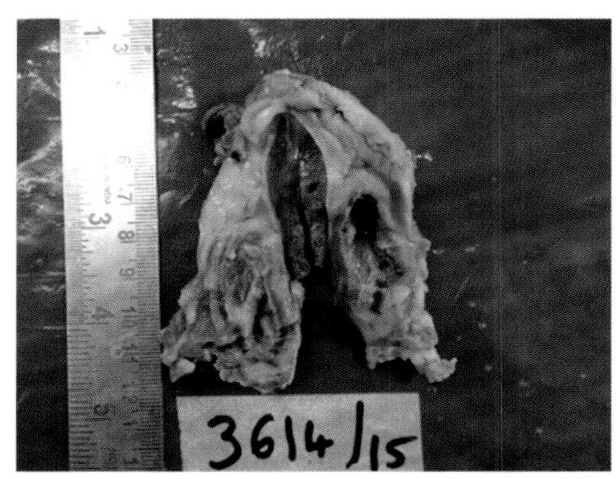

胸腺右叶和胸腺的囊性左叶切面均为灰白色干酪样，伴出血，边缘有纤维囊。

图2-21-2　术中肿块肉眼观

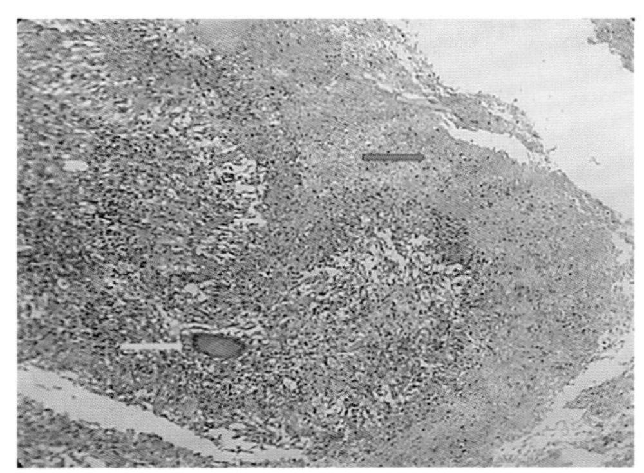

组织内布满了大量交汇的干酪样变或非干酪样变的上皮样肉芽肿，并散在分布着朗汉斯巨细胞。

图2-21-3　镜下胸腺组织

三、讨论

（一）流行病学与病因分析

胸腺结核病例数少[2]，目前国内外文献对于术前诊治流程及术后治疗方案、时间均无明确的统一标准[3]。婴儿或儿童所患胸腺结核多为原发性结核，在成人患者中则多为原发性局限性纵隔结核感染后的残余病灶[4]。胸腺结核感染的途径可能有两种：①结核分枝杆菌通过周围病灶及淋巴系统蔓延至纵隔淋巴结及胸腺；②结核分枝杆菌直接通过血行播散至胸腺[5]。

（二）临床表现与诊断

胸腺结核的临床表现有胸骨后疼痛、咳嗽，进展期病例可由于纵隔病灶对气管支气管树的侵犯、压迫，出现呼吸窘迫[1]。胸腺结核患者也可仅出现一些非特异性的临床表现，包括发热、乏力、食欲减退和体重减轻。部分病例可无任何临床症状。

前纵隔实性或囊性肿块需要鉴别的有胸腺瘤、良恶性生殖细胞肿瘤及淋巴瘤。胸腺结核的诊断可结合病史、临床表现、结核菌素试验、结核感染特异性T细胞检测（T-SPOT）、胸部X线片、CT、穿刺或纵隔镜活检。与胸部X线片相比，胸部CT更为可靠。确诊需要组织学检查。针吸穿刺活检在评估胸腺肿块中的价值仍有争议[6]，必要时需行前纵隔切开术、胸腔镜手术或正中胸骨切开术进行取材活检。活检显示胸腺组织中有干酪样结核性肉芽肿和朗汉斯巨细胞。齐-内染色、组织培养和聚合酶链式反应可协助诊断结核感染。

四、总结

结核感染的临床表现不一，有时症状不典型。根据病史，体格检查和实验室检查及影像学检查，可协助全面评估结核感染的可能性。在鉴别了其他纵隔肿块疾病后，需考虑到结核感染。胸腺结核在接受治疗后预后良好。

参考文献

[1] Prabhu A D, Ismail E T, Rajendran S, et al. Tuberculosis of thymus--a case report[J]. Heart Lung Circ, 2008, 17(4): 345-346.

[2] Pillai K R, Prakash M, Pai M R. Clinicopathological Characteristics of Thymic Tuberculosis- A Rare Entity[J]. J Clin Diagn Res, 2016, 10(9): ED13-ED15.

[3] Jacques K, James L C, Malek G M, et al. Tuberculosis of the Thymus: A Case Report and Review of the Literature[J]. Current Respiratory Medicine Reviews, 2005, 1: 123-126.

[4] Ruangnapa K, Anuntaseree W, Suntornlohanakul S. Tuberculosis of the thymus in a 6-month-old infant with literature review[J]. Pediatr Infect Dis J, 2014, 33(2): 210-212.

[5] 刘大伟，朱建坤，金锋，等. 胸腺结核二例并文献复习[J]. 中国防痨杂志，2019，3：348-352.

[6] Ganesan S, Ganesan K. Multilocular thymic tuberculosis: case report[J]. Br J Radiol, 2008, 81(964): e127-e129.

（秦琳琳）

第二十二节　纵隔异位嗜铬细胞瘤

一、引言

嗜铬细胞瘤（pheochromocytoma，PHEO）是起源于肾上腺髓质或肾上腺外副神经节嗜铬细胞的肿瘤，主要分泌儿茶酚胺（CA）[1]。大多数位于肾上腺，异位嗜铬细胞瘤相对于肾上腺嗜铬细胞瘤很少见，主要发生在腹膜后中线旁沿交感神经链分布的区域[2]。嗜铬细胞瘤的发病率为2/100万~8/100万[3]，正确诊治不仅有助于患者治愈高血压，更可有效避免突发致命性高血压危象或休克的发生。

二、病例

患者，男性，42岁，无高血压病史，在体检过程中胸部X线片提示异常。胸部CT提示后纵隔异常组织占位，大小约35 mm×30 mm，椭圆形，与胸降主动脉毗邻，考虑为非功能性良性神经源性肿瘤（图2-22-1）。经胸腔镜切除病变，患者收缩压迅速上升至300 mmHg以上。触碰肿块可导致患者血压迅速升高，考虑为嗜铬细胞瘤，手术终止。使用钙离子拮抗剂（盐酸尼卡地平）后患者情况稳定，手术继续进行，选择标准左侧开胸手术切除肿瘤。

术后病检报告为嗜铬细胞瘤（图2-22-2~图2-22-3）。患者血压升高后立即采取血液样本，实验室检查显示血浆肾素活性及去甲肾上腺素浓度升高，分别是5.2 ng/（mL·h）和10 059 pg/mL。肿瘤摘除后患者血压降低，应用儿茶酚胺类药物（多巴胺和去甲肾上腺素）后，一直到术后第3天，患者基本情况以及血流动力学始终维持稳定。术后全身CT检查排除了多发肿瘤以及原发肿瘤转移的可能，提示该嗜铬细胞瘤属于散发。随访32个月，未见复发。

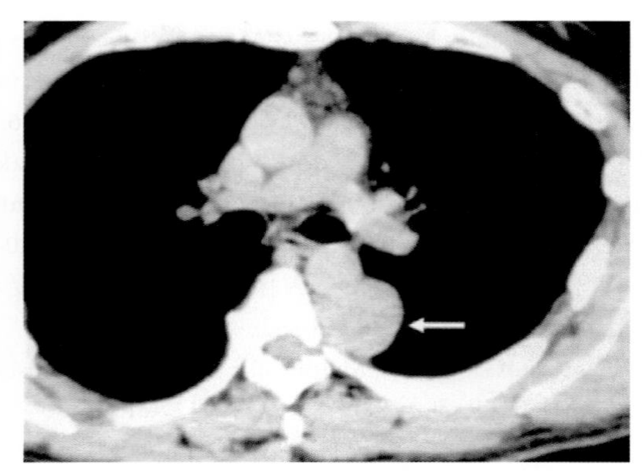

后纵隔卵圆形软组织影，毗邻胸降主动脉，位于第5、6胸椎平面（白色箭头）。

图2-22-1　胸部CT

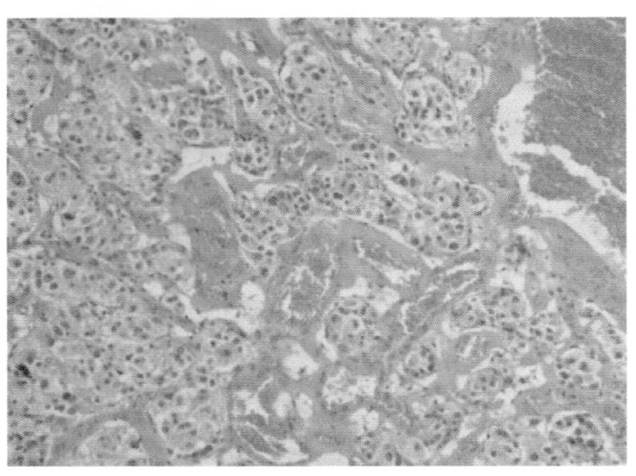

图2-22-2　高倍率显微镜图像显示肿瘤细胞排列紧凑并富含血管结构（HE染色）

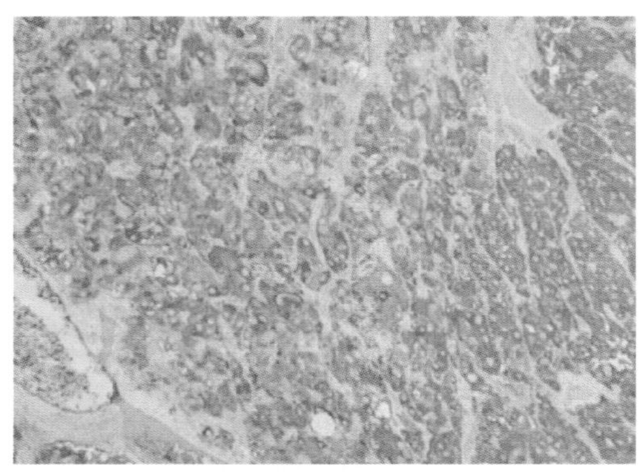

图2-22-3　免疫组化（低倍）提示肿瘤细胞胞质嗜铬粒蛋白A表达强阳性

三、讨论

（一）流行病学与病因分析

嗜铬细胞瘤是一种少见肿瘤[4]，约10%位于肾上腺外[5]，即异位嗜铬细胞瘤。常发生的部位是腹主动脉旁、肾门、肠系膜根部、膀胱等，其中腹主动脉旁是异位嗜铬细胞瘤最好发部位[6]，位于后纵隔的嗜铬细胞瘤较为罕见，大部分情况下可大量分泌CA继而导致高血压危象。超声在嗜铬细胞瘤的定位诊断中有重要价值，可确定其数目、大小、形态、位置。本文病例肿瘤位于后纵隔，未能在一开始明确肿瘤类型，因此应该了解并掌握嗜铬细胞瘤的常见部位，对于可疑病例，临床中应进行多部位的仔细检查。

（二）组织发生与病理

纵隔异位嗜铬细胞瘤罕见，约占2%，根据其有无化学成分可分为嗜铬细胞瘤和非嗜铬细胞瘤。起源于主动脉或肺动脉、心房、心包的岛样组织者，异位嗜铬细胞瘤多发生于前纵隔；而起源于主动脉交感、副交感神经节者，肿瘤多位于后纵隔、椎旁沟处。非嗜铬细胞瘤起源于与迷走神经相连的细胞群，亦称为肾上腺外副神经瘤。在上海市肺科医院，共有3例纵隔异位嗜铬细胞瘤患者行手术治疗、病理检查。病灶大体标本为类圆形、椭圆形，可见包膜，切面灰白灰褐色或棕黄色。显微镜下肿瘤细胞多数为多角形，少数为梭形或柱状。小的多角形细胞与正常髓质中嗜铬细胞瘤大小相似，而大的多角形细胞比正常嗜铬细胞瘤大2~4倍。瘤细胞胞浆丰富、嗜碱性。瘤细胞排列呈巢状，由富含血管的纤维组织或薄壁血窦分隔。免疫组化CgA（+）、Syn（+），肿瘤巢周支持细胞均为S-100（+）。

（三）临床表现

嗜铬细胞瘤的临床表现个体差异大，典型的临床表现为阵发性高血压，伴有心悸、头痛和出汗三联征[7]。患者也可有胸背部疼痛，疼痛可呈放射性，与局部神经受压有关。头痛、头晕、心悸、胸闷等症状与CA释放入血引起血压升高有关。血压可阵发性升高，高血压具有难治性和不稳定性。但其临床症状常不典型和多变，易误诊[8-9]。本文所示患者无明显临床表现。有文献报道，大约10%的异位嗜铬细胞瘤患者没有相关症状而是体检或其他原因偶然发现[10]。

（四）辅助检查与诊断

嗜铬细胞瘤的B超声像图显示肿瘤多呈圆形或椭圆形，有包膜，边界回声高，内部呈低或中等回声。当肿瘤内部出血、囊性变时，内部可见液性暗区。嗜铬细胞瘤的CT表现为类圆形或椭圆形软组织密度肿块，密度均匀或不均，可见囊变坏死区。嗜铬细胞瘤血供丰富，病变实质部分表现为快速、明显和持续强化，伴有坏死、囊变的病变强化不均匀或不强化，多数嗜铬细胞瘤包膜完整。

实验室检查可有尿CA及其代谢物升高[11]。检测尿液中CA及其代谢产物有助于术前诊断。尿CA包括去甲肾上腺素、肾上腺素、多巴胺。其代谢产物包括尿香草苦杏仁酸、3-甲氧基去甲肾上腺素、3-甲氧基肾上腺素。放射性同位素间位碘代苄胍（^{131}I-MIBG）闪烁摄影对本病的诊断有帮助。CT及MRI扫描见多条血管影及病灶明显强化，应考虑本病的可能。肿瘤多数为良性，恶性者约占10%，根据病理检查难以判断其良、恶性，主要根据手术中肿瘤包膜是否受侵、有无转移来决定肿瘤性质。

肾上腺外嗜铬细胞瘤患者因病变位置不典型且临床表现多样，术前诊断较困难[12]。如无充分术前准备下开腹探查，术中因瘤体受到干扰可使血压迅速升高，出现高血压危象而危及生命。因此，此类不典型的嗜铬细胞瘤在术前超声诊断中应引起高度重视。

（五）治疗

嗜铬细胞瘤治疗上首选手术切除，但该病围手术期处理上十分关键。由于患者体内CA水平长期高于正常水平，全身末梢血管、小动脉、小静脉处于收缩状态，循环血量比正常减少20%~50%。手术中若挤压肿瘤，则有大量CA被释放入血，导致血压骤然升高。切除肿瘤后CA浓度突然降低，外周血管扩张、阻力减少，循环血量相对不足，可导致顽固性低血压甚至死亡。因此，术前需扩张血管，补充血容量。术中尽量避免挤压肿瘤组织，严密观察血压的变化及时调整用药。有条件的医院可以行有创的动脉血压监测及漂浮导管等血流动力学监测，使麻醉及手术的全过程均在严密的血流动力学监测下进行，以保证手术的安全。

对于手术中残留、已有远处转移或不耐受手术者，联合化疗或放射性核素治疗可缓解疼痛、抑制CA的过度分泌。常用化疗药物为环磷酰胺+达卡巴嗪+长春新碱，但应注意高血压危象及化疗反应。放射性核素药物为^{131}I-MIBG，大剂量一次治疗短期内可取得良好疗效。

异位嗜铬细胞瘤可发生于身体任何部位，但多数位于腹部。发生于胸腔者罕见。近年来随着影像学、超声诊断技术的发展，异位嗜铬细胞瘤的发生率逐渐增加。但由于影像、超声检查缺乏特异性，尤其是对无高血压、头痛、心悸和多汗等高CA的典型临床症状者，往往忽略了监测血CA。术前不能明确诊断，而导致手术以探查为目的。本例患者术前无任何临床症状，处于功能静止状态。由于术中肿瘤受到挤压，引起CA大量分泌，致血压骤升、心率增快、心律失常甚至发生心力衰竭，若术中未及时作出诊断，不能正确处理则风险极大。因此，围手术期充分准备是降低嗜铬细胞瘤手术病死率的关键。在临床上如切除肿瘤术中出现难以解释的血压剧烈波动，甚至伴有心律失常时，应考虑嗜铬细胞瘤的可能性。本例患者在术中出现高血压危象前即作出诊断，确诊后立即停止手术。为保证手术安全，充分准备后择期切除肿瘤也是一种误诊或漏诊后的补救措施。

四、总结

嗜铬细胞瘤好发年龄为20~50岁，常见临床症状为高血压，多数患者伴头痛、心悸、出汗等。93%的患者尿香草苦杏仁酸升高，而血CA浓度阳性率几乎达到99%。异位嗜铬细胞瘤相对于嗜铬细胞瘤的特殊性在于位置的变异，所以在定性诊断基础上的定位诊断尤为重要。B超对肿瘤局部及其与周围解剖关系提供的信息更准确、更清晰。该病的治疗以手术切除为首选，良性者预后较好，恶性者往往发生全身转移而预后较差。发生在后纵隔的肿瘤，如术中出现无明确原因的血压升高，需高度警惕异位嗜铬细胞瘤的可能。

参考文献

[1] Lenders J W, Eisenhofer G, Mannelli M, et al. Phaeochromocytoma[J]. Lancet, 2005, 366(9486): 665-675.

[2] Hayes W S, Davidson A J, Grimley P M, et al. Extraadrenal retroperitoneal paraganglioma: clinical, pathologic, and CT findings[J]. AJR Am J Roentgenol, 1990, 155(6): 1247-1250.

[3] Harding J L, Yeh M W, Robinson B G, et al. Potential pitfalls in the diagnosis of phaeochromocytoma[J]. Med J Aust, 2005, 182(12): 637-640.

[4] Hou R, Leathersich A M, Ruud B T. Pheochromocytoma presenting with arterial and intracardiac thrombus in a 47-year-old woman: a case report[J]. J Med Case Rep, 2011, 5: 310.

[5] Elder E E, Elder G, Larsson C. Pheochromocytoma and functional paraganglioma syndrome: no longer the 10% tumor[J]. J Surg Oncol, 2005, 89(3): 193-201.

[6] Bhatt S, Vanderlinde S, Farag R, et al. Pararectal paraganglioma[J]. Br J Radiol, 2007, 80(958): e253-e256.

[7] Dolan R T, Butler J S, Mentee G P, et al. Pheochromocytoma presenting as recurrent urinary tract infections : a case report[J]. J Med Case Rep, 2011, 5: 6.

[8] Bernini M, Bacca A, Casto G, et al. A case of pheochromocytoma presenting as secondary hyperaldosteronism, hyperparathyroidism, diabetes and proteinuric renal disease[J]. Nephrol Dial Transplant, 2011, 26(3): 1104-1107.

[9] Amar L, Servais A, Gimenez-Roqueplo A P, et al. Year of diagnosis, features at presentation, and risk of recurrence in patients with pheochromocytoma or secreting paraganglioma[J]. J Clin Endocrinol Metab, 2005, 90(4): 2110-2116.

[10] Dunnick N R, Korobkin M. Imaging of adrenal incidentalomas: current status[J]. AJR Am J Roentgenol, 2002, 179(3): 559-568.

[11] Jones A G, Evans P H, Vaidya B. Phaeochromocytoma[J]. BMJ, 2012, 344: e1042.

[12] Johnston P C, Silversides J A, Wallace H, et al. Phaeochromocytoma crisis: two cases of undiagnosed phaeochromocytoma presenting after elective nonrelated surgical procedures[J]. Case Rep Anesthesiol, 2013, 2013: 514714.

（郑卉）

第二十三节　胸腺脂肪瘤

一、引言

胸腺脂肪瘤（thymolipoma）又称胸腺脂肪瘤样错构瘤，是一种发病率较低、生长缓慢的间叶组织来源的良性肿瘤，由成熟的脂肪组织与胸腺组织构成。

二、病例

患者，女性，45岁，因进行性呼吸困难2年、加重2个月就诊。体格检查提示右侧肺野叩诊呈实音，听诊呼吸音减弱。胸部X线片提示心脏与膈肌处巨大肿物，初步诊断为渗出性胸膜炎收治入院。入院查CT提示右侧胸腔巨大肿物，并向前延伸至左侧胸腔，肿物包绕心脏及大血管，密度不均匀，以脂肪密度为主，其中夹杂软组织密度影，肿瘤表面不规则，恶性不能除外（图2-23-1）。

入院后接受扩大全胸腺切除术。术中肉眼见肿瘤包膜完整，未见明显周围组织侵犯与局部转移，与胸腺相连的带蒂肿物被完整切除，肿物大小约40 cm×30 cm×10 cm，重约3 980 g（图2-23-2A）。术后病理显示病灶由成熟脂肪组织构成，脂肪组织间见少量夹杂的胸腺组织，其内可见淋巴细胞与胸腺小体，病理诊断为前纵隔胸腺脂肪瘤（苏木精-伊红染色，×100，图2-23-2B）。患者术后恢复良好，随访1年肿瘤无复发[1]。

三、讨论

（一）流行病学与病因分析

胸腺脂肪瘤是一种发病率低、生长缓慢的肿瘤，发病率约0.12/10万，占所有胸腺肿瘤的2%~9%，1948年由Hall首次提出并描述[2]，多见于10~30岁的青年人，无明

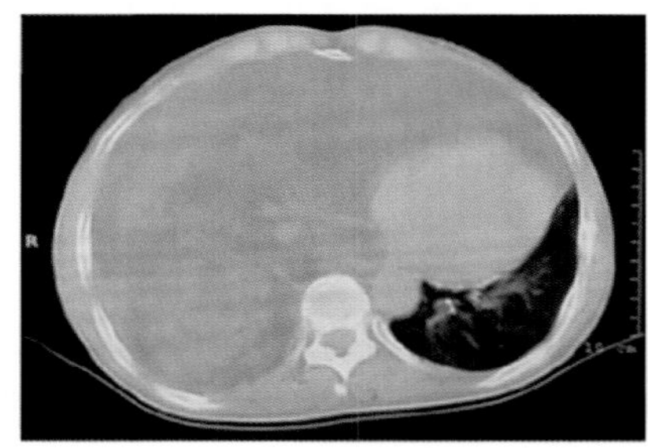

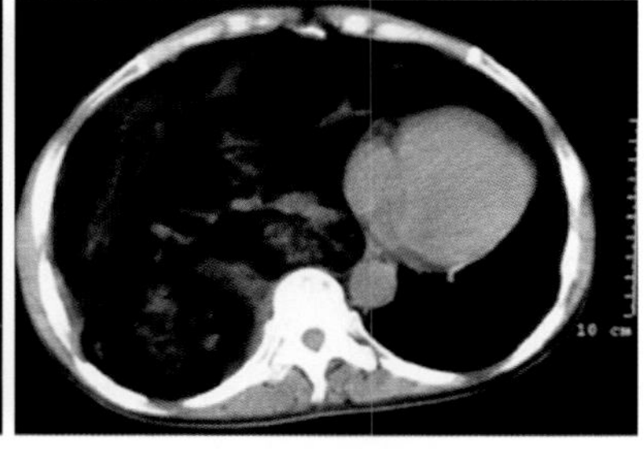

前纵隔大片状低密度影，包绕心包及前纵隔大血管。

图2-23-1　胸部CT

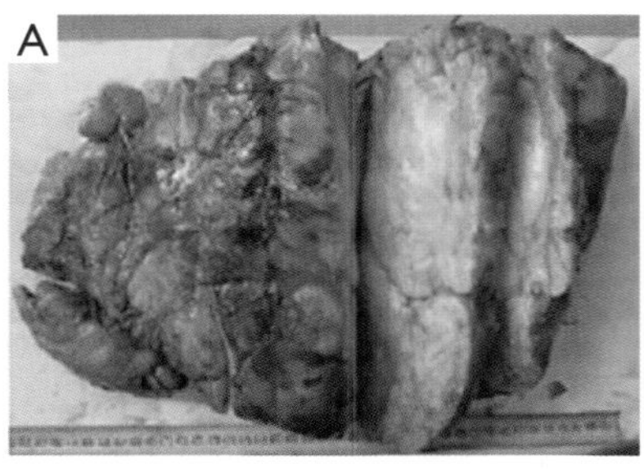

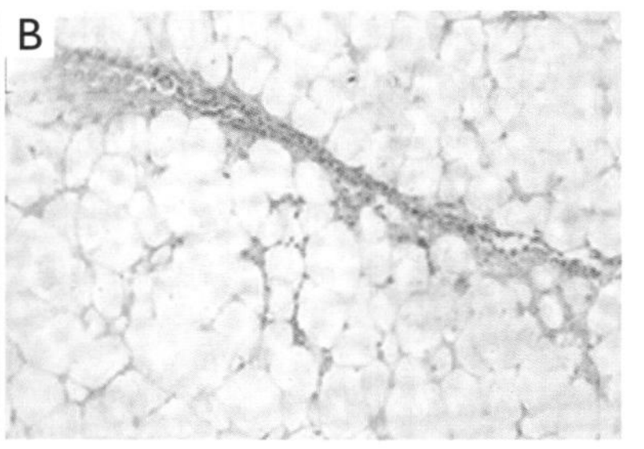

图2-23-2　手术切除大体标本（A）和病理提示胸腺脂肪瘤，病灶由成熟脂肪细胞与正常胸腺组织构成（B）

显性别差异。肿瘤多位于前纵隔、心包旁及升主动脉前上方[3-4]。

胸腺脂肪瘤的发病机制尚不明确，Hudacko等研究发现，胸腺脂肪瘤是一种临床表现和组织病理学相似，但发病机制不同的良性肿瘤，其发病机制有3种：一是瘤，包括胸腺脂肪的脂肪瘤和来自上皮与脂肪的混合瘤；二是错构瘤，胸腺上皮和脂肪错构瘤；三是胸腺组织的退行性改变，包括胸腺腺体与脂肪的增生，复杂的胸腺瘤样增生。也有人认为其为胸腺基质的良性肿瘤，与胸腺上皮关系密切[5]。Gannon等[6]报道胸腺脂肪瘤可出现大量多边形横纹肌样细胞，认为尽管肿瘤出现肌细胞分化，肿瘤仍应归类于良性肿瘤。细胞遗传学研究表明，胸腺脂肪瘤中出现12q13-15染色体上*HMG2*基因易位[7]。另一项研究报道胸腺脂肪瘤存在*HMG2*基因的过度表达，而*HMG2*基因主要调节胚胎时期间叶组织的生长，因此过度表达的*HMG2*基因可导致间叶组织细胞的瘤变[8]。

（二）临床表现与诊断

胸腺脂肪瘤早期临床表现常无特异性，肿瘤柔软而又生长缓慢，且常向组织薄弱处生长，故肿瘤早期在胸腔内可因体位变动或呼吸活动而变形，使其对心肺压迫小，早期临床症状多不明显，约50%胸腺脂肪瘤患者无症状。肿瘤生长到一定程度可压迫周围组织器官，引起相应的临床症状，如咳嗽、咳痰、胸闷、气短、心悸、上腹胀痛，进食后加重。病变巨大者可压迫肺、心脏与周围大血管而引起肺不张与血流动力学改变，患者可能存在长期慢性呼吸系统与循环系统症状，严重者甚至引起呼吸与循环衰竭，药物治疗效果欠佳[9-10]。少数胸腺脂肪瘤患者伴有重症肌无力、再生障碍性贫血、霍奇金病、低丙种球蛋白血症、甲状腺功能亢进、红细胞增生低下、扁平苔藓等自身免疫性疾病，其中合并重症肌无力报道较多，占6%。合并重症肌无力与患者年龄有关，胸腺脂肪瘤合并重症肌无力患者平均年龄为40~50岁，高于其他胸腺脂肪瘤患者平均年龄。部分肿瘤较小的患者因重症肌无力症状就诊，而影像学表现呈阴性，患者接受扩大胸腺切除术后，病理确诊为胸腺脂肪瘤[11]。

胸腺脂肪瘤初步诊断主要依靠影像学检查，体积较小时胸部X线片多无异常。文献报道肿瘤多位于前下纵隔，常有蒂与胸腺相连，靠近心缘。胸部X线片表现为纵隔影增宽，肿瘤上端起始于胸腺区域，位置高，因重量下垂，主体多位于下纵隔，突向一侧肺野，形成上窄下宽的近似三角形或梨形或所谓的长颈烧瓶形，似心脏增大，但是纵隔未见移位，心影及大血管亦无受压征象。肿瘤CT值较正常脂肪组织稍高，其间有不均匀的软组织密度影。MRI通常表现为含脂肪组织的高信号和呈条索状的非脂肪组织的低信号。有文献报道胸腺脂肪瘤可伴重症肌无力（约占所有病例的7%），产生乙酰胆碱抗体，因此，可通过检测乙酰胆碱抗体来协助诊断[12]。

胸腺脂肪瘤确诊由组织病理学确定。可通过行CT引导下针吸活检术进行鉴别以明确诊断。然而，Romero等[13]认为对影像学检查怀疑胸腺脂肪瘤患者进行针吸活检术存在争议，通过针吸活检术对胸腺脂肪瘤与其他脂肪性纵隔病变（如高分化脂肪肉瘤）进行鉴别存在误诊可能。显微镜下胸腺脂肪瘤由成熟脂肪组织和增生的胸腺组织组成，大量的成熟脂肪组织中混杂胸腺组织，两种组织比例不一，胸腺组织为密集的胸腺淋巴细胞和散在的胸腺上皮细胞，可见胸腺小体和钙盐沉着，但不见皮质与髓质的分化，亦不见生发中心。Petropoulos等[14]将胸腺脂肪瘤分为3种类型：Ⅰ型，仅含成熟脂肪组织；Ⅱ型，脂肪组织混有退化的胸腺组织；Ⅲ型，脂肪组织混有胸腺组织。

（三）治疗

胸腺脂肪瘤虽然是良性肿瘤，但是具有潜在生长的可能性，且瘤体巨大，常压迫邻近器官引起临床症状。手术为其首选治疗方式，由于肿瘤包膜清晰，且无对周围组织结构的侵犯，一般容易切除。尤其是巨大胸腺脂肪瘤导致呼吸与循环衰竭时，患者需急诊手术切除肿瘤缓解压迫症状。手术方式主要有以下三种：①经胸骨正中劈开肿瘤切除术；②经胸廓外侧切口肿瘤切除术；③胸腔镜下肿瘤切除术。手术过程中应边探查边切割，尽快找到起源于胸腺的瘤蒂，结扎蒂内的营养血管，切忌粗暴牵拉引起心脏迷走神经兴奋，致心律失常。因胸腺脂肪瘤瘤体巨大，长期压迫周围肺组织，当巨大瘤体切除后，极易引起复张性肺水肿，应注意观察和预防。胸腺脂肪瘤手术治疗效果好，尚未报道肿瘤转移、复发、死亡的病例。

四、总结

胸腺脂肪瘤为一种生长缓慢的间叶组织来源的罕见良性肿瘤，瘤体巨大，压迫邻近组织，而无对周围组织的侵犯。早期胸腺脂肪瘤患者常无明显不适表现，肿瘤体积较大时可压迫周围组织引起相应临床症状，部分患者可出现重症肌无力。影像学检查是发现该疾病的主要手段。手术切除是唯一有效的治疗方法，患者术后恢复良好，且无复发与转移。当患者出现无明显诱因的进行性呼吸困难、影像学显示前纵隔肿物时，须考虑胸腺脂肪瘤可能。

参考文献

[1] Jiang X, Fang Y, Wang G. Images in cardiothoracic surgery. Giant thymolipoma involving both chest cavities[J]. Ann Thorac Surg, 2009, 87(6): 1960.

[2] Hall G F. A case of thymolipoma with observations on a possible relationship to intrathoracic lipomata[J]. Br J Surg, 1949, 36(143): 321-324.

[3] Damadoglu E, Salturk C, Takir H B, et al. Mediastinal thymolipoma: an analysis of 10 cases[J]. Respirology, 2007, 12(6): 924-927.

[4] Rosado-de-Christenson M L, Pugatch R D, Moran C A, et al. Thymolipoma: analysis of 27 cases[J]. Radiology, 1994, 193(1): 121-126.

[5] Kondo T, Masuya D, Mukai K. Thymolipoma, report of a case suggesting an origin from thymic true hyperplasia[J]. Int J Surg Pathol, 2010, 18(6): 526-529.

[6] Gannon B R, Dexter D F, Petsikas D, et al. Mediastinal thymolipoma: a rare occurrence with striated myoid cells[J]. Tumori, 2007, 93(2): 198-200.

[7] Hudacko R, Aviv H, Langenfeld J, et al. Thymolipoma: clues to pathogenesis revealed by cytogenetics[J]. Ann Diagn Pathol, 2009, 13(3): 185-188.

[8] Liang CW, Mariño-Enríquez A, Johannessen C, et al. Translocation (Y; 12) in lipoma[J]. Cancer Genet, 2011, 204(1): 53-56.

[9] Ceran S, Tulek B, Sunam G, et al. Respiratory failure caused by giant thymolipoma[J]. Ann Thorac Surg, 2008, 86(2): 661-663.

[10] Lerro A, De Luca G. Giant thymolipoma causing cardiocompressive syndrome with chronic heart failure[J]. Ann Thorac Surg, 2009, 87(2): 644.

[11] Kilic D, Giray S, Bolat F A, et al. A rare combination of thymic tumor: radiologically invisible thymolipoma associated with myasthenia gravis[J]. Neurol India, 2006, 54(3): 322-324.

[12] Perna V, Morera R, Ramos R, et al. Giant thymolipoma in association with a high production of carbohydrate antigen 19-9 and an increased acetylcholine antibody titer[J]. J Thorac Cardiovasc Surg, 2006, 131(6): 1412-1413.

[13] Romero-Guadarrama M B, Durán-Padilla M A, Cruz-Ortíz H, et al. Diagnosis of thymolipoma with fine needle aspiration biopsy. Report of a case initially misdiagnosed as liposarcoma[J]. Acta Cytol, 2004, 48(3): 441-446.

[14] Petropoulos I, Konstantinidis I, Noussios G, et al. Thymic cyst in the differential diagnosis of paediatric cervical masses[J]. B-ENT, 2006, 2(1): 35-37.

（宋楠）

第二十四节　原发性后纵隔硬纤维瘤

一、引言

原发性后纵隔硬纤维瘤罕见。硬纤维瘤亦称侵袭性纤维瘤、韧带样瘤，是临床较为少见的软组织肿瘤。在形态上表现良性，但具有低度恶性、浸润性生长、局部复发倾向的生物学行为，但不具有转移的特点。硬纤维瘤虽是一种发病率很低的良性肿瘤，但由于其浸润性生长，易局部复发的特性，使其治疗成为一个难点。

二、病例

患者，男性，19岁，发现胸壁肿物7天入院，患者无疼痛，无外伤史。胸部X线片示：左后上纵隔有半圆形软组织样密度增高影，平第2~4前肋，大小约10 cm×8 cm×8 cm，边缘光滑、锐利。CT示：左后胸壁软组织肿物，呈梭形向胸膜腔内生长，边缘光滑，肿物包绕第6肋骨，有肋骨破坏，肿物与肋间肌无明显界限（图2-24-1A）。针吸活检未见肿瘤细胞。手术中所见：肿瘤位于左后胸壁，平第5、6肋间，大小约10 cm×8 cm×8 cm，基底宽、固定，与周围组织无明显界限，表面光滑，与肺无粘连。距肿瘤边缘3 cm切除肿瘤和部分第6肋骨。肿瘤切面质地均匀、坚硬、呈灰白色。术后病理检查显示：硬纤维瘤，肋骨皮质可见肿瘤组织侵犯（图2-24-1B）。术后恢复顺利，未发生并发症。随访1年无复发。

三、讨论

（一）流行病学与病因分析

1832年，Macfarlane最早报道了硬纤维瘤，直到1838年Muller才将其命名[1]。硬纤维瘤是极其少见的来源于深部结缔组织的单克隆成纤维细胞性肿瘤，占所有肿瘤的0.03%，发病率为每年2/100万~4/100万[2]，可发生于任何年龄段，男女比约1：3。可发生于全身很多部位，包括肩胛带、腹壁、下肢、骨盆带、躯干、上肢、头颈、胸壁及乳腺，发生于纵隔者多起源于胸壁[3]。本病在形态上表现为良性，却具有低度恶性、浸润性生长、局部复发倾向的生物学行为，但不具有转移的特点。2006年，WHO新的软组织和骨肿瘤的病理学和遗传学分类中，将其定义软组织的交界性肿瘤，又称为中间型肿瘤。

本病病因尚不明确，主要危险因素主要有以下几个。①创伤。Lopez等[4]报道的29例硬纤维瘤中，8例肿瘤部位曾有手术和创伤史。Reitamo等[5]报道40例腹壁纤维瘤，其中13例发生在手术瘢痕附近。②内分泌激素。Reitamo提出妊娠与硬纤维瘤的发病相关，同时已有实验证实，雌激素可诱发动物纤维瘤形成[5-6]。③遗传因素。在家族结肠腺瘤息肉病患者中，韧带样瘤发病率为10%~25%，较一般人群高852倍，而加德纳综合征（Gardner syndrome）患者同时发生该病概率可高达29%[7]。

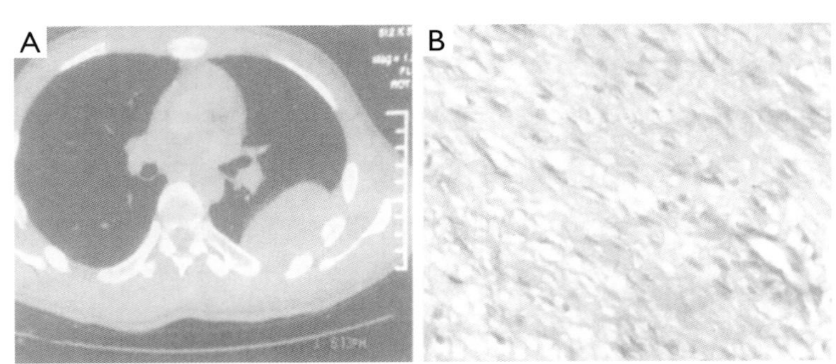

图2-24-1　胸部CT示左后胸壁软组织肿物（A）和术后病理（HE染色）（B）

（二）临床表现与诊断

原发性后纵隔硬纤维瘤生长缓慢，可长时间无临床症状，直至压迫浸润周围脏器才出现症状，而此时肿块已较大，60%的患者直到肿瘤>10 cm才被发现。大多已压迫周围器官如肺、食管、心脏等，伴有胸痛、呼吸困难、呼吸急促、咳嗽、吞咽困难[8-10]。

本病早期发现困难，大多体检发现或出现症状检查发现，硬纤维瘤多数形态不规则，边缘可见分叶或结节状突起，浸润性生长，无假包膜，境界不清，但坏死少见；少数为膨胀性生长，形态规则，部分境界清楚。B超、CT、MRI等均可明确定位，在确定病变是否来源于胸膜、病变范围及形态、胸壁和纵隔结构是否受累中有较大价值，其中MRI诊断价值较高，T_1WI多呈等或略高信号，T_2WI信号变化多样，多呈不均匀略高信号。而T_2WI呈略高信号和肿瘤在各序列中存在低信号致密胶原成分具有重要鉴别诊断价值。但明确诊断仍需穿刺活检或术后病理及免疫组化检查。

硬纤维瘤的病理检查显示，肿瘤大小不一，质硬，边界不清，无包膜，活动度差；切面灰白色，可见编织状排列的粗纤维束。显微镜下显示，病变无明显界限，由梭形细胞和胶原纤维排列呈梳状、波浪状浸润性生长；梭形细胞核小，无异型性，可见1~3个小核仁，核分裂象罕见；细胞外胶原不同程度地出现瘢痕样胶原纤维，其内可见显著扩张的裂隙状血管。免疫组化可见，肿瘤细胞表达SMA、MSA、vimentin，偶有表达Des，不表达c-Kit[11]。

（三）治疗

目前，原发性后纵隔硬纤维瘤尚无公认的治疗策略，治疗方法有手术、放疗、化疗和激素治疗等。普遍认为手术仍旧是首选治疗方法，显微镜下切缘阴性是标准的手术目标，但常由于后纵隔区解剖结构复杂，以及肿瘤局部侵袭而无法达到切缘阴性。这些可能会使患者要经历多次手术和复发，同时手术创伤甚至可能会刺激硬纤维瘤病的复发。有报道显示，即使进行了切缘很宽的手术切除，仍有23%~39%的复发率[12]。因而手术治疗受到了质疑。放疗作为辅助治疗恶性肿瘤得到认可，但是在原发性后纵隔硬纤维瘤治疗上缺乏明确的证据。有研究报道手术后联合放疗在无瘤生存率上明显优于单纯手术，同时术后联合放疗也明显优于单纯性放疗[13]。但是目前对于放射剂量还没有明确的报道。对不能手术切除、未达到根治性切除、术后复发不适合再手术、不愿手术者可考虑放疗。化疗在治疗原发性后纵隔硬纤维瘤效果上目前有很大争议，缺乏长期随访分析。现今化疗药物已经用于一些不可切除的肿瘤，有一定的治疗效果。目前报道的其他药物治疗方法很多，但是尚无大样本的随机对照研究，疗效尚不确切。

四、总结

原发性后纵隔硬纤维瘤是一种罕见的疾病，目前治疗仍有巨大争议。广泛切除肿瘤是治疗该病的首选方法。对于不能行广泛切除的患者，姑息性手术或放化疗仍旧有一定治疗效果。原发性后纵隔硬纤维瘤的治疗上无论是选择手术切除还是选用放疗或化疗，或者是手术后辅助放化疗，病例术后复发的情况仍然较多。因此长期的密切随访是非常有必要的。

参考文献

[1] Kabiri E H, Al Aziz S, El Maslout A, et al. Desmoid tumors of the chest wall[J]. Eur J Cardiothorac Surg, 2001, 19(5): 580-583.

[2] Mendenhall W M, Zlotecki R A, Morris C G, et al. Aggressive fibromatosis[J]. Am J Clin Oncol, 2005, 28(2): 211-215.

[3] Gronchi A, Casali P G, Mariani L, et al. Quality of surgery and outcome in extra-abdominal aggressive fibromatosis: a series of patients surgically treated at a single institution[J]. J Clin Oncol, 2003, 21(7): 1390-1397.

[4] Lopez R, Kemalyan N, Moseley HS, et al. Problems in diagnosis and management of desmoid tumors[J]. Am J Surg, 1990, 159(5): 450-453.

[5] Reitamo J J, Scheinin T M, Häyry P. The desmoid syndrome. New aspects in the cause, pathogenesis and treatment of the desmoid tumor[J]. Am J Surg, 1986, 151(2): 230-237.

[6] Tonelli F, Valanzano R, Brandi M L. Pharmacologic treatment of desmoid tumors in familial adenomatous polyposis: results of an in vitro study[J]. Surgery, 1994, 115(4): 473-479.

[7] Rodriguez-Bigas M A, Mahoney M C, Karakousis C P, et al. Desmoid tumors in patients with familial adenomatous polyposis[J]. Cancer, 1994, 74(4): 1270-1274.

[8] Ibrahim M, Sandogji H, Allam A. Huge intrathoracic desmoid tumor[J]. Ann Thorac Med, 2009, 4(3): 146-148.

[9] Takeshima Y, Nakayori F, Nakano T, et al. Extra-abdominal desmoid tumor presenting as an intrathoracic tumor: case report and literature review[J]. Pathol Int, 2001, 51(10): 824-828.

[10] Meyerson S L, D'Amico T A. Intrathoracic desmoid tumor:

brief report and review of literature[J]. J Thorac Oncol, 2008, 3(6): 656-659.

[11] Lucas D R, al-Abbadi M, Tabaczka P, et al. c-Kit expression in desmoid fibromatosis. Comparative immunohistochemical evaluation of two commercial antibodies[J]. Am J Clin Pathol, 2003, 119(3): 339-345.

[12] Carlson J W, Fletcher C D. Immunohistochemistry for beta-catenin in the differential diagnosis of spindle cell lesions: analysis of a series and review of the literature[J]. Histopathology, 2007, 51(4): 509-514.

[13] Baumert B G, Spahr M O, Von Hochstetter A, et al. The impact of radiotherapy in the treatment of desmoid tumours. An international survey of 110 patients. A study of the Rare Cancer Network[J]. Radiat Oncol, 2007, 2: 12.

（郑卉）

第二十五节　纵隔恶性生殖细胞瘤

一、引言

生殖细胞肿瘤（germ cell tumor）90%以上原发于性腺（睾丸），少数发生于性腺外，沿躯干的中线分布，如腹膜后、松果体、蝶鞍上区、骶区及纵隔，可分为精原细胞型以及非精原细胞型，发生于纵隔者占所有原发生殖细胞肿瘤的2%~5%，占所有纵隔肿瘤的12.5%，主要位于前纵隔，性腺外生殖细胞肿瘤患者一般睾丸无病灶。

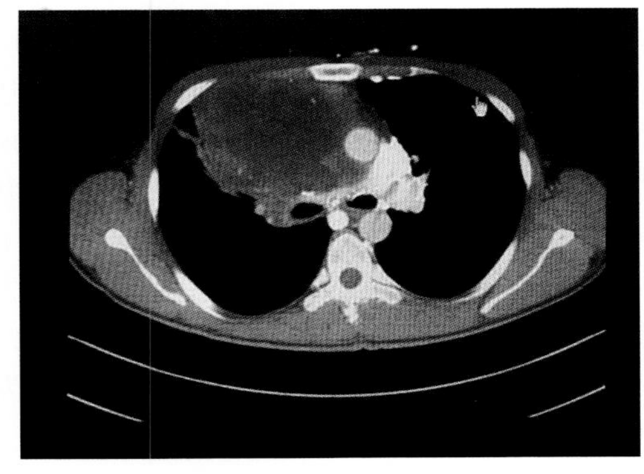

图2-25-1　右前纵隔巨大肿物

二、病例

上海市肺科医院共见5例纵隔生殖系统来源恶性肿瘤，均为男性，其中1例26岁，为生殖系统转移性纵隔肿瘤；3例为纵隔精原细胞瘤，年龄分别为17岁、22岁和23岁，均因反复咳嗽而检查时被发现，发现时肿瘤大小为15~22 cm，见图2-25-1；活检明确诊断后予以放化疗保守治疗，另1例因胸痛发现前纵隔胚胎性癌，属于纵隔非精原细胞型恶性生殖细胞肿瘤，预后极差，无法手术治疗，行活检手术后明确诊断，见图2-25-2。明确诊断后转入放疗科及肿瘤科进一步治疗。

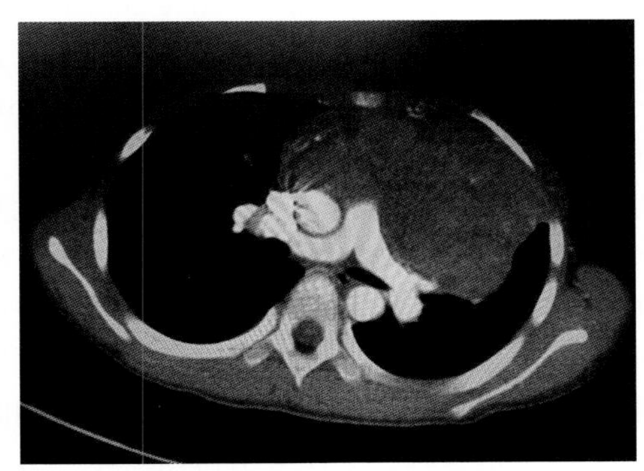

图2-25-2　左前纵隔巨大肿物

三、讨论

（一）流行病学与病因分析

Woolner等[1]首次报道了纵隔精原细胞瘤。纵隔精原细胞瘤可以单发也可以作为畸胎瘤的组成部分发生[2-3]。卵黄囊瘤、胚胎癌、绒毛膜上皮癌以及纵隔联合非畸胎瘤生殖细胞瘤等非精原细胞型生殖细胞恶性肿瘤罕见，仅局限于病例报道。由于最初多数学者不太接受纯纵隔精原细胞瘤的可能性，在较长时间内提出了类精原细胞肿瘤、假精原细胞胸腺瘤等说法[4-5]。较多病例的报道为Moran等[6-7]报道的关于120例精原细胞型以及64例非精原细胞型纵隔生殖细胞肿瘤。美国、加拿大病例报道的322例纵隔生殖细胞肿瘤中除了44%的畸胎瘤外，精原细胞瘤占37%，非精原细胞肿瘤占16%。而由美国、英国等组成的11个中心报道的635例性腺外生殖细胞肿瘤中，非精原细胞占83%，精原细胞占16%；发生于纵隔占54%，腹膜后占45%[8]。纵隔精原细胞瘤多发于18~65岁男性，而也有极少数报道出现于女性，中位发病年龄为33岁，10岁前的患者极少见[9]；纵隔非精原细胞型恶性生殖细胞肿瘤多发于14~51岁，中位发病年龄为28岁。

纵隔形成生殖细胞肿瘤的发病机制有多种假说。多数学者认为其发源于胚胎形成期从卵黄囊沿躯体中线迁徙至胚胎性腺嵴时错位的原始生殖细胞[10]；Friend等[3]认为其起源于胚胎形成期堆积在胸腺组织内的生殖细胞，同时提出生殖细胞在发展过程中广泛分布于胸腺、肝、脑、骨髓，主要起传递血液学和免疫学信息的作用。Rosai等[11]提出纵隔生殖细胞肿瘤起源于在胸腺内正常表达的肌样细胞。尽管目前确切发病机制尚未明确，但分子学研究提示，纵隔生殖细胞肿瘤为完全不同于性腺肿瘤的另一种病症，这一观点已达成共识[12]。

（二）临床表现与诊断

纵隔精原细胞瘤主要临床特征为前纵隔肿块，其临床症状主要取决于肿瘤大小对周围组织结构的压迫程度，如咳嗽、胸痛、咯血和呼吸困难等，10%~20%的纵隔生殖细胞肿瘤会出现上腔静脉综合征的压迫症状。精原细胞瘤全身症状少见，一般有体重下降（19%）及发热（6%），生长相对非精原细胞型缓慢，一般先转移至腹膜后淋巴结，后期也可发生广泛血行播散，胸内常见转移部位为肺及胸膜，胸外常见转移部位为骨；而非精原细胞型恶性生殖细胞瘤恶性程度较高，生长迅速，全身消耗症状较为常见，85%~95%的患者伴肺、胸膜、锁骨上淋巴结，腹膜后淋巴结及肝脏等单处或多处转移，并伴有乳酸脱氢酶（lactate dehydrogenase，LDH）、抗核周因子（anti-perinuclear factor，APF）以及β-人绒毛膜促性腺激素（β-human chorionic gonadotropin，β-HCG）的升高[8,13]。

除肿瘤压迫表现外，纵隔生殖细胞肿瘤多无其他与性腺相关的临床表现，Moran等提示，超过20%的肿瘤在常规CT检查发现时无任何临床症状，多数提示巨型前纵隔肿块，多位于前纵隔侵入中线两边，精原细胞瘤边界完整，呈规则均质性或粗分叶状，非精原细胞生殖系统肿瘤形态常不规则，多伴有出血及坏死[6-7,14]。

组织学上纵隔生殖细胞肿瘤与性腺肿瘤大部分相似，但也有显著不同于性腺肿瘤的特征：约27%的肿瘤其外围标本中发现残留的胸腺组织，10%的肿瘤因突出性囊变刺激而产生多房型胸腺囊肿。

纵隔恶性生殖细胞肿瘤需与多种原发及转移的纵隔内占位鉴别，最常见的是与睾丸肿瘤纵隔转移鉴别，但此类情况极其少见。恶性黑色素瘤纵隔转移也需鉴别，详细的病史以及实验室免疫组化提示胎盘碱性磷酸酶（PLAP）阳性及S-100蛋白、HMB-45阴性可以予以鉴别。纵隔原发肿瘤须与胸腺瘤、胸腺癌及霍奇金淋巴瘤相鉴别。胸腺瘤可见纤维结缔组织的厚带、明显的分叶以及较清晰的血管周围间隙，这些纵隔精原细胞瘤常不具备；胸腺癌为不典型增生性肿瘤，多见于体器官的上皮性恶性肿瘤，而纵隔精原细胞瘤等具有更高程度的不典型性，如上皮样肉芽肿、囊性变、淋巴结浸润以及破坏的合体滋养层细胞，可以资鉴别；而霍奇金病、淋巴增生性疾病出现突出囊性变时与纵隔恶性生殖细胞肿瘤较难鉴别。

（三）治疗与预后

纵隔精原细胞肿瘤恶性程度相对较低，故对于小的Ⅰ期肿瘤，非浸润性的可完整切除，建议根治手术后辅助局部放疗。Ⅱ期以上的肿瘤建议先行以顺铂为基础的联合化疗，完全缓解率较高，可减少远处转移，减少放疗的射野大小，如肿块减小至可切除范围可行辅助手术切除残留肿块。肿瘤对于放化疗均敏感，放疗的射野应包括纵隔及锁骨上区域，剂量为35~40 Gy，放疗的长期生存率为60%~80%，但复发率高，伴远处转移，但仍可为化疗的挽救措施[8]。

纵隔非精原细胞性恶性生殖细胞肿瘤恶性程度较高，预后不良，故主要治疗方案为以顺铂为基础的联合化疗，完全缓解率为50%~58%，大部分化疗后肿瘤残留患者需要手术辅助切除肿块而提高总生存时间，切除后仍有肿瘤残留者应追加放化疗。有证据显示肿瘤残留及良性畸胎瘤恶性变是复发转移的根源，故术后肿瘤残留或畸胎瘤患者不应推迟化疗，术后立即化疗可缓解50%~70%的患者，而日后复发再化疗的有效率则只有25%。对于手术指征的选择也在不断完善中，目前认为化疗后有残留肿瘤但肿瘤标志物正常者适合手术，而化疗后肿瘤标志物升高者一般不建议手术，考虑可能体内仍有活性肿瘤细胞影响手术疗效。

四、总结

纵隔恶性生殖细胞肿瘤发病率较低，多沿中线分布于前纵隔，精原细胞瘤预后尚可，但非精原细胞性恶性生殖细胞肿瘤恶性程度高，预后差，常出现多处转移。因肿瘤对放化疗敏感，故治疗以放化疗为主，手术主要适用于早期肿瘤以及切除残留肿块[15]。

参考文献

[1] Woolner LB，Jamplis RW，Kirklin J W. Seminoma (germinoma) apparently primary in the anterior mediastinum[J]. N Engl J Med，1955，252(16)：653-657.

[2] Pugsley W S，Carleton R L. Germinal nature of teratoid tumors of the thymus[J]. AMA Arch Pathol，1953，56(4)：341-347.

[3] Fiedman N B. The comparative morphogenesis of extragenital and gonadal teratoid tumors[J]. Cancer，1951，4(2)：265-276.

[4] Nazari A, Gagnon E D. Seminoma-like tumor of the mediastinum. A case report with 7 year follow-up[J]. J Thorac Cardiovasc Surg, 1966, 51(5): 751-754.

[5] Lattes R. Thymoma and other tumors of the thymus: analysis of 107 cases[J]. Cancer, 1962, 15: 1224–1260.

[6] Moran C A, Suster S, Przygodzki R M, et al. Primary germ cell tumors of the mediastinum: II. Mediastinal seminomas--a clinicopathologic and immunohistochemical study of 120 cases[J]. Cancer, 1997, 80(4): 691-698.

[7] Moran C A, Suster S, Koss M N. Primary germ cell tumors of the mediastinum: III. Yolk sac tumor, embryonal carcinoma, choriocarcinoma, and combined nonteratomatous germ cell tumors of the mediastinum--a clinicopathologic and immunohistochemical study of 64 cases[J]. Cancer, 1997, 80(4): 699-707.

[8] Bokemeyer C, Nichols C R, Droz J P, et al. Extragonadal germ cell tumors of the mediastinum and retroperitoneum: results from an international analysis[J]. J Clin Oncol, 2002, 20(7): 1864-1873.

[9] Brown K, Collins J D, Batra P, et al. Mediastinal germ cell tumor in a young woman[J]. Med Pediatr Oncol, 1989, 17(2): 164-167.

[10] Gonzalez-Crussi F. The human yolk sac and yolk sac (endodermal sinus) tumors. A review[J]. Perspect Pediatr Pathol, 1979, 5: 179-215.

[11] Rosai J, Parkash V, Reuter V E. On the origin of mediastinal germ cell tumors in males[J]. Int J Surg Pathol, 1995, 2: 73–78.

[12] Oosterhuis J W, Rammeloo R H, Cornelisse C J, et al. Ploidy of malignant mediastinal germ-cell tumors[J]. Hum Pathol, 1990, 21(7): 729-732.

[13] Takeda S, Miyoshi S, Ohta M, et al. Primary germ cell tumors in the mediastinum: a 50-year experience at a single Japanese institution[J]. Cancer, 2003, 97(2): 367-376.

[14] Rosado-de-Christenson M L, Templeton P A, Moran C A. From the archives of the AFIP. Mediastinal germ cell tumors: radiologic and pathologic correlation[J]. Radiographics, 1992, 12(5): 1013-1030.

[15] Vuky J, Bains M, Bacik J, et al. Role of postchemotherapy adjunctive surgery in the management of patients with nonseminoma arising from the mediastinum[J]. J Clin Oncol, 2001, 19(3): 682-688.

（杨晨路）

第二十六节　纵隔钙化性纤维性假瘤

一、引言

钙化性纤维性肿瘤（calcifying fibrous tumor，CFT）也叫钙化性纤维性假瘤（calcifying fibrous pseudotumor，CFP），是近年来新认识的罕见的发生于软组织的良性纤维性病变，极易误诊。

二、病例

患者，男性，8岁，因慢性咳嗽2年余入院。胸部X线片显示右肺中叶部分肺不张，CT显示右前纵隔心膈角近心包处一35 mm×58 mm大小的软组织密度肿块伴邻近的心包及胸膜部分钙化（图2-26-1）。影像学诊断为畸胎瘤、胸腺瘤及胸膜肺母细胞瘤不能除外。腹部及盆腔超声未见异常。CT定位下行细针穿刺活检见纤维组织、钙化结节及少许淋巴细胞。行右胸切口肿块切除术。肿块大小为7 cm×5.5 cm×3.6 cm，剖面呈灰白色，质韧。无出血、坏死及囊性改变（图2-26-2）。显微镜下见浓密的半透明胶冻样组织伴梭形细胞、砂粒体、钙化及数量不等的浆细胞浸润（图2-26-3），无异型增生细胞和肉芽肿。病理诊断为钙化性纤维性假瘤，免疫组化显示波形蛋白阳性，肌动蛋白、CD34、肌间线蛋白、ALK-1均为阴性。术后定期随访，患者一般状况良好，无复发[1]。

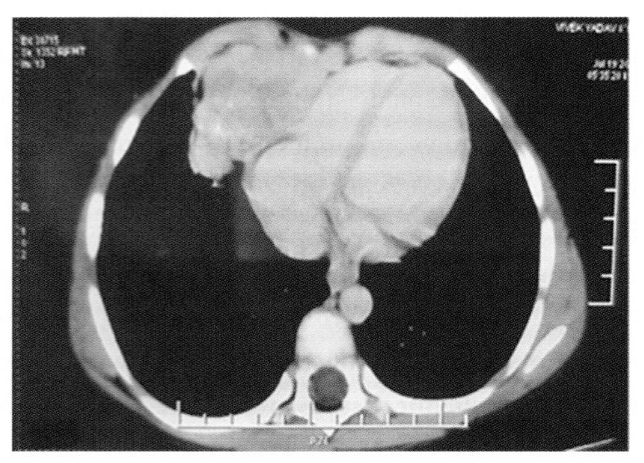

前纵隔不均匀强化的软组织密度肿块伴内部少许钙化点。

图2-26-1　静脉期增强CT

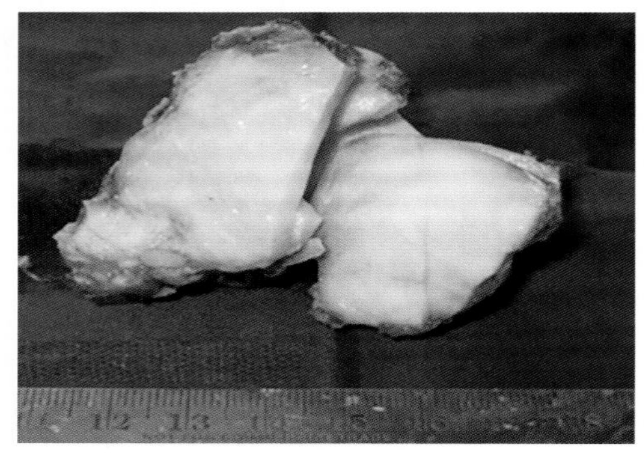

肿块边界清晰，切面呈灰白色。

图2-26-2　钙化性纤维性假瘤的大体观

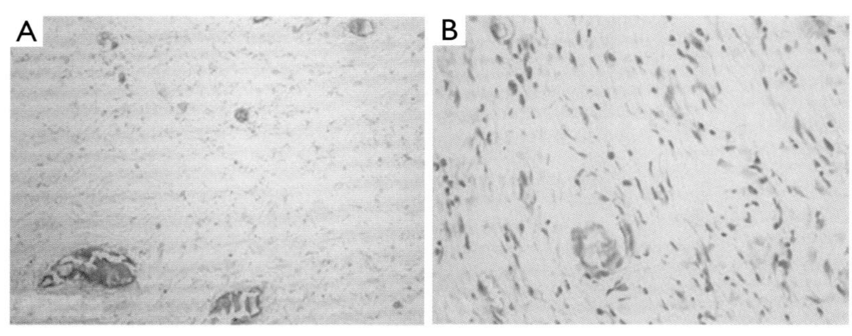

（A）低倍镜显示透明样变性、营养不良性钙化及砂粒体样钙化形成及梭形细胞增生；（B）高倍镜显示梭形细胞增生，无异性细胞，伴炎细胞浸润及钙化。

图2-26-3　病理检查

三、讨论

（一）流行病学与病因分析

钙化性纤维性假瘤最早见于Rosenthal 1988年报道的一类软组织疾病[2]。1993年由Fetsch正式命名为钙化性纤维性假瘤[3]。WHO将其归类为成纤维细胞/肌成纤维细胞的一种新类型。发病年龄为5~67岁，女性略多于男性，多累及皮下及深部软组织，四肢最常见，躯干、腹股沟、阴囊、头颈部、胸壁、腹腔、肺、前纵隔胸膜及腹膜后等处均有报道[4-8]。

其发病机制尚不清楚。有人认为它可能是炎症或反应性瘤样病变的一种表现形式，也有人认为是炎性肌成纤维细胞瘤最终演变的硬化阶段。但是Hill等[9]后续的对比研究未能阐明钙化性纤维性假瘤和炎性肌成纤维细胞瘤是同一疾病。

（二）临床表现、诊断与治疗

本病为良性肿瘤，进展缓慢，临床多表现为局部缓慢生长的无痛性肿块，无特异性症状，如发生于内脏器官时可有各器官相应临床表现。CT检查以肿瘤内显著多发钙化点为特点，钙化可表现为粗大、斑点状或条带状。大体标本表现为肿块质硬、界限清楚、无包膜，切面灰白色。显微镜下病变特点如下：①内为大量玻璃样纤维硬化组织；②细胞成分少，为梭形成纤维细胞等淋巴细胞和浆细胞浸润；③在退行性变的基础上出现灶状或遍及瘤体的砂砾样钙化。免疫组化肿瘤细胞vimentin阳性，CD117、CD34、desmin、SMA、S-100、DOG-1、ALK和GFAP均阴性，少数病例CD34和SMA局灶性弱阳性。

本病易与其他良性软组织疾病混淆，须加以鉴别。①炎症性肌成纤维细胞瘤：两者组织学上有重叠，而炎症性肌成纤维细胞瘤一般细胞丰富，缺少钙化小体。②纤维瘤病：四肢躯干均有发生，浸润性生长，肿瘤无包膜，显微镜下梭形细胞明显浸润周围组织，并常围绕在筋膜内生长，微钙化很少见。③炎性假瘤：可以有钙化，但无特征性砂粒小体。

钙化性纤维性假瘤为良性肿瘤，文献报道局部切除术仍然是治疗首选方法，偶有复发，预后良好。随着病例数及相关研究的不断积累，对本病的认识将会进一步加深。

四、总结

钙化性纤维性假瘤是一种罕见的发生于软组织的良性纤维性病变，临床多表现为局部缓慢生长的无痛性肿块，无特异性症状，治疗以局部切除为首选，一般预后良好。

参考文献

[1] Chauhan K R, Shah H U, Trivedi P P, et al. Calcifying fibrous pseudotumor of the mediastinum: a rare case report[J]. Indian J Pathol Microbiol, 2014, 57(1): 155-156.

[2] Rosenthal N S, Abdul-Karim F W. Childhood fibrous tumor with psammoma bodies. Clinicopathologic features in two cases[J]. Arch Pathol Lab Med, 1988, 112(8): 798-800.

[3] Fetsch J F, Montgomery E A, Meis J M. Calcifying fibrous pseudotumor[J]. Am J Surg Pathol, 1993, 17(5): 502-508.

[4] 张仁亚. 钙化性纤维性肿瘤[J]. 临床与实验病理学杂志, 2004, 20: 352-354.

[5] 付圣灵, 徐沁孜, 廖永德, 等. 胸壁钙化性纤维性假瘤致胸廓出口综合征一例报道及文献复习[J]. 中华临床医师杂志, 2013, 7(13): 6127-6128.

[6] 彭凌, 邹继珍. 腹腔内钙化性纤维性假瘤二例[J]. 中华肿瘤杂志, 2002, 24: 473-474.

[7] 曹务腾, 周智洋, 黄艳, 等. 小肠系膜钙化性纤维性肿瘤1例[J]. 中国医学影像技术, 2011, 27: 1730.

[8] 吴影, 管桂杰, 刘云双, 等. 胃钙化性纤维性肿瘤的临床病理特征[J]. 临床与实验病理学杂志, 2011, 27: 1125-1128.

[9] Hill K A, Gonzalez-Crussi F, Chou P M. Calcifying fibrous pseudotumor versus inflammatory myofibroblastic tumor: a histological and immunohistochemical comparison[J]. Mod Pathol, 2001, 14(8): 784-790.

（夏琰）

第二十七节　纵隔甲状旁腺囊肿

一、引言

甲状旁腺囊肿（parathyroid cyst，PC）非常少见，占所有甲状腺和甲状旁腺疾病的0.6%，位于胸骨后纵隔内的纵隔型甲状旁腺囊肿更是少见。

二、病例

患者，男性，62岁，因体检发现右肺结节2周入院。胸部CT示右肺中叶外侧段直径2.5 cm结节，伴分叶毛刺征（图2-27-1），考虑肺癌可能；前上纵隔胸骨后气管前见一囊性占位（图2-27-2~图2-27-3），病灶约5 cm大小，边缘光整，密度均匀，CT值为10 Hu。患者血三碘甲状腺原氨酸、甲状腺激素、促甲状腺激素正常，血钙、血磷正常。完善检查后，行单操作孔胸腔镜右肺中叶切除联合颈部切口纵隔囊肿切除术。患者取仰卧位，经颈部切口探查胸骨后方，可触及5 cm×4 cm大小的囊肿，包膜完整，游离囊肿组织，蒂部位于胸腺两极上缘，分别予以切断缝扎，完整切除囊肿。同期翻身行单操作孔胸腔镜右肺中叶切除术。术后病理检查显示：胸骨后纵隔囊肿，单腔薄壁，内含澄清透明液体，囊壁为纤维组织，内衬单层立方或柱状上皮，壁间及壁内散在分布巢状的甲状旁腺主细胞（图2-27-4），考虑甲状旁腺囊肿；右肺中叶外侧段中低分化腺癌伴坏死，侵及脏层胸膜。术后出现一过性低钙血症，血磷和甲状旁腺激素均为正常，术后行辅助化疗4次，随访2年无复发。

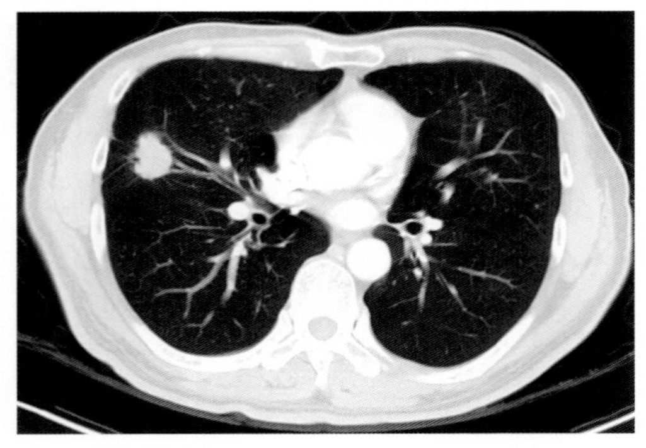

图2-27-1　胸部CT示右肺中叶外侧段结节，伴分叶毛刺征

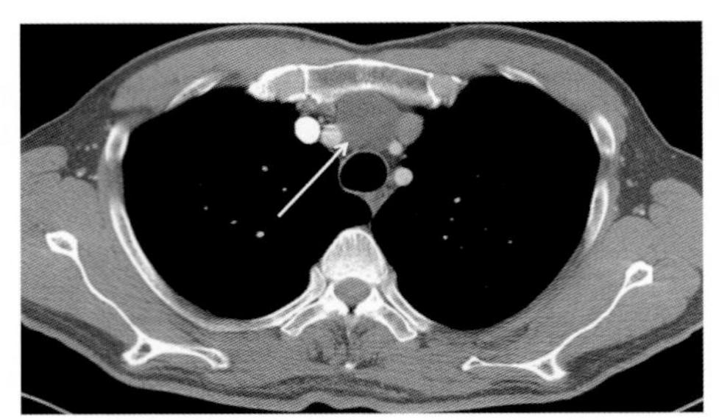

图2-27-2　胸部CT示前上纵隔胸骨后囊性占位

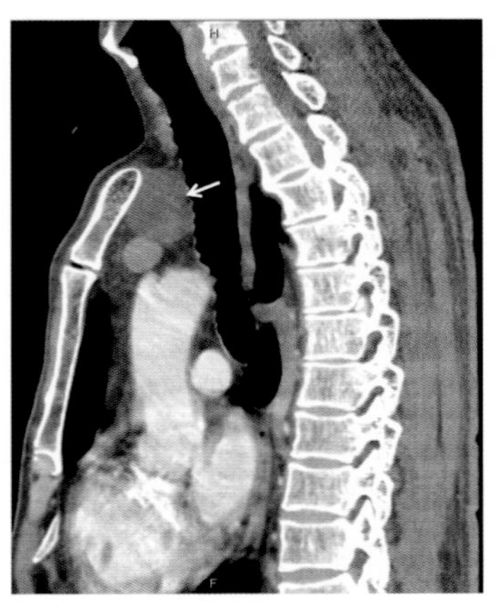

图2-27-3　胸部CT三维重建示前上纵隔胸骨后囊性占位

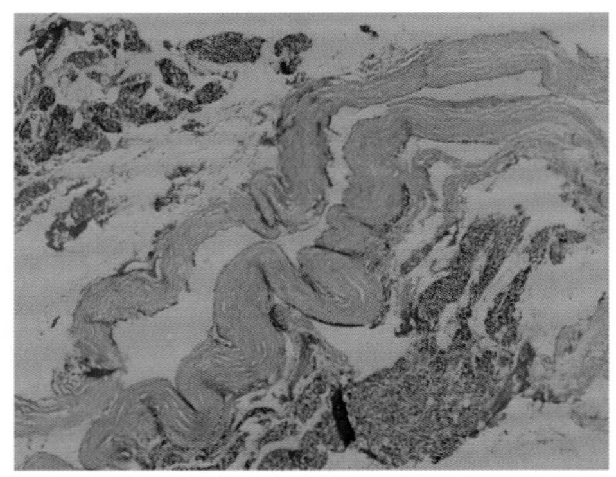

病理检查显示纤维囊壁组织，内衬单层立方或柱状上皮，壁间及壁内散在分布巢状的甲状旁腺主细胞（HE染色，×40）。

图2-27-4　病理检查

三、讨论

甲状旁腺囊肿较为罕见，1905年Goris首次报道颈部甲状旁腺囊肿，1925年DeQuervain首次报道1例纵隔型甲状旁腺囊肿，至目前文献报道甲状旁腺囊肿300余例，纵隔型甲状旁腺囊肿仅30余例[1-11]。胚胎发育过程中，下甲状旁腺与胸腺同起源于第三咽囊，甲状旁腺随胸腺一起下降，而形成异位甲状旁腺，异位位置可为纵隔、颈动脉鞘、气管旁沟、锁骨上窝、胸腺内等。甲状旁腺囊肿形成可能与下列机制有关：①第3、4腮裂在胚胎发育下降过程中残留而成；②出生后仍持续存在的Kursteiner管（囊泡、小管、腺体样腺泡结构）衍变而成；③甲状旁腺腺瘤坏死、囊性退化所致，因囊液内含较高甲状旁腺激素；④微小囊肿，融合或单个微型囊肿逐渐扩大而成；⑤甲状旁腺细胞分泌物潴留所致；⑥不排除与胸腺的相关性，因囊肿外有胸腺组织包绕，甚至含有肌肉及骨骼组织。

纵隔型甲状旁腺囊肿多见于40~70岁患者，男女发病率相当，右侧多见。B超、CT、MRI及^{99m}锝-甲氧基异丁基异腈（^{99m}Tc-MIBI）扫描可用于检测异位甲状旁腺的定位，其检测敏感度为70%~80%。

根据是否伴有高钙血症，纵隔型甲状旁腺囊肿分为功能性和非功能性两类，以无功能性者居多，患者常在体检中发现，B超、放射性核素、CT扫描以及血清学检测很难与胸骨后甲状腺鉴别。术前行囊肿穿刺，抽液测定发现甲状旁腺激素升高或细胞病理检查发现甲状旁腺主细胞、嗜酸性细胞均是本病确诊的依据。功能性甲状旁腺囊肿可伴有高血钙、碱性磷酸酶升高以及血磷降低，可引起骨质疏松、骨纤维囊性变以及泌尿系统结石等症状。

本例胸骨后甲状旁腺囊肿合并右肺中叶腺癌，文献中未见报道，较为罕见。少数肺癌合并副癌综合征可伴有异位激素的分泌，但目前尚无证据支持二者发病的相关性。无功能性囊肿可采取反复抽液、囊内注射硬化剂的方法，缺点是易复发。手术直接切除肿物效果确切，大部分病例经颈部切口即能完成手术，异位于中下纵隔者可考虑胸腔镜下切除。非功能性甲状旁腺囊肿患者术后一般无血钙、血磷异常。但部分功能性甲状旁腺囊肿患者会出现术后低钙，故术后应监测血钙。口服或静脉滴注钙剂后多可纠正。目前尚无甲状旁腺囊肿恶性变的报道。

参考文献

[1] Fitzpatrick L A, Bilezikian J P. Acute primary hyperparathyroidism[J]. Am J Med, 1987, 82(2): 275-282.

[2] Chung J I, Kim J W, Kim S W, et al. Mediastinal parathyroid cyst: 1 case report[J]. Korean J Thorac Cardiovasc Surg, 2003, 36: 59-62.

[3] Bilezikian J P, Khan A A, Potts J T Jr, et al. Guidelines for the management of asymptomatic primary hyperparathyroidism: summary statement from the third international workshop[J]. J Clin Endocrinol Metab, 2009, 94(2): 335-339.

[4] Wei B, Inabnet W, Lee J A, et al. Optimizing the minimally invasive approach to mediastinal parathyroid adenomas[J]. Ann Thorac Surg, 2011, 92(3): 1012-1017.

[5] Medrano C, Hazelrigg S R, Landreneau R J, et al. Thoracoscopic resection of ectopic parathyroid glands[J]. Ann Thorac Surg, 2000, 69(1): 221-223.

[6] Liu R C, Hill M E, Ryan J A Jr. One-gland exploration for mediastinal parathyroid adenomas: cervical and thoracoscopic approaches[J]. Am J Surg, 2005, 189(5): 601-604.

[7] Edis A J, Sheedy P F, Beahrs O H, et al. Results of reoperation for hyperparathyroidism, with evaluation of preoperative localization studies[J]. Surgery, 1978, 84(3): 384-393.

[8] Phitayakorn R, McHenry C R. Incidence and location of ectopic abnormal parathyroid glands[J]. Am J Surg, 2006, 191(3): 418-423.

[9] Sagan D, Goździuk K. Surgical treatment of mediastinal parathyroid adenoma: rationale for intraoperative parathyroid hormone monitoring[J]. Ann Thorac Surg, 2010, 89(6): 1750-1755.

[10] Landau O, Chamberlain D W, Kennedy R S, et al. Mediastinal parathyroid cysts[J]. Ann Thorac Surg, 1997, 63(4): 951-953.

[11] 刘法兵，王邵华，郝健，等. 下纵隔甲状旁腺囊肿1例[J]. 中华胸心血管外科杂志，2011，7: 422.

（谢冬）

第二十八节　纵隔巨大囊性淋巴管瘤

一、引言

囊性淋巴管瘤（cystic lymphangioma）又称囊状水瘤（cystic hygroma），是一种少见的良性肿瘤，一般不发生恶变。纵隔囊性淋巴管瘤患者症状多不明显或无临床症状，当肿瘤压迫周围组织脏器时可引起轻度咳嗽、胸闷、气短、吞咽困难等症状。术前明确诊断较为困难。治疗方法为手术切除。

二、病例

患者，男性，46岁，胸部CT检查发现右上纵隔肿块入院。既往无吸烟史及相关疾病史。体格检查无明显异常。术前肺功能、支气管镜检查阴性。实验室检查结核抗体、结核分枝杆菌基因（TB-DNA）阴性。肺癌肿瘤标志物：癌胚抗原（carcinoembryonic antigen，CEA）、糖类抗原125（CA-125）、鳞状上皮细胞癌抗原（squamous cell carcinoma，SCC）、糖类抗原72-4（CA72-4）、细胞角蛋白19片段均阴性。初步诊断为胸腺瘤或支气管囊肿。胸部CT检查见图2-28-1。

行电视辅助胸腔镜下纵隔肿块切除术，术中见右上纵隔一球状囊性肿块，最大径10.8 cm（图2-28-2A）。从基底部分离囊壁，完整剥除囊壁（图2-28-2B），囊内含淡黄色液体（图2-28-2C）。术后病理：显微镜下见囊壁内多囊腔，被平滑肌和淋巴组织包绕，提示囊性淋巴管瘤（图2-28-3）。患者随访1年无复发[1]。

三、讨论

（一）流行病学与病因分析

囊性淋巴管瘤十分罕见，多发生于儿童，90%发生于2岁以前，60%发生于5岁以前，发生于成人者多为个例[2]。本病最初是由Wernher在1843年报道[3]。大多数囊性淋巴管瘤是因淋巴管发育异常所致，而非真正意义上的肿瘤，呈单囊或多囊，囊壁极薄，多个囊腔并排排列，腔内充满含淋巴细胞的清澈或乳糜液体，有时腔内可无液体。本病可发生于任何部位，发生于纵隔者少于1%[4]，且常位于前纵隔，占纵隔肿瘤的0.7%~4.5%[4-5]。

（二）临床表现与诊断

囊性淋巴管瘤患者通常无临床症状，当肿块逐渐增大压迫到周围组织脏器，可引起轻度咳嗽、胸闷、气短、吞咽困难等相应症状。胸部X线片、CT对诊断有一定帮助，表现为圆形、椭圆形或不规则形态的肿块影，多数位于前纵隔的上中部，也可位于前纵隔的下部，少

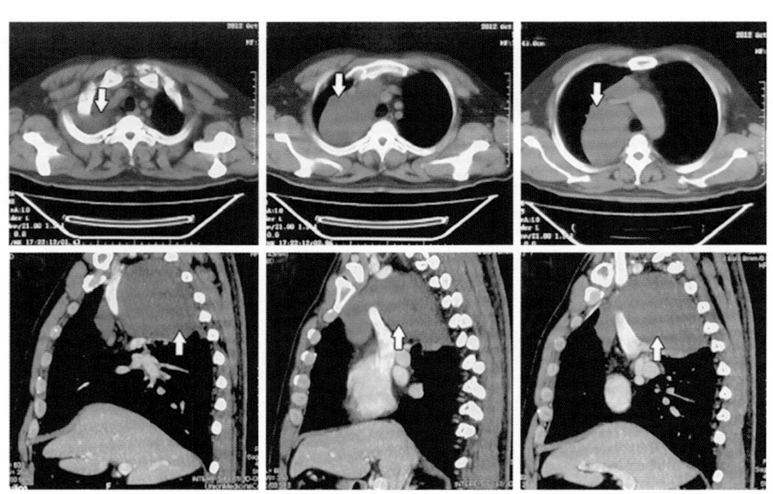

图2-28-1　胸部CT检查

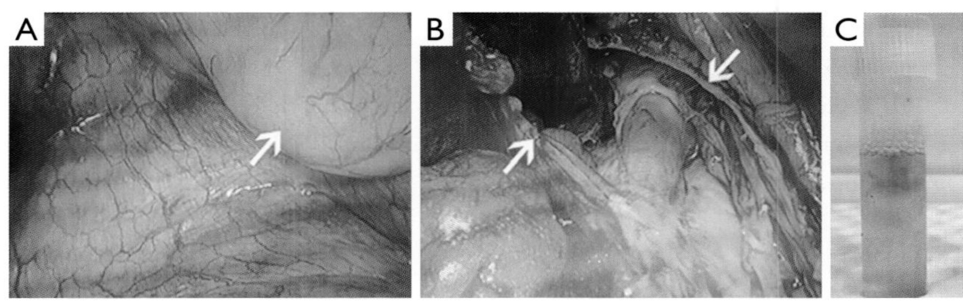

（A）术中见右上纵隔有一球状囊性肿块；（B）从基底部分离囊壁，完整剥除囊壁；（C）囊内含淡黄色液体。

图2-28-2　术中所见

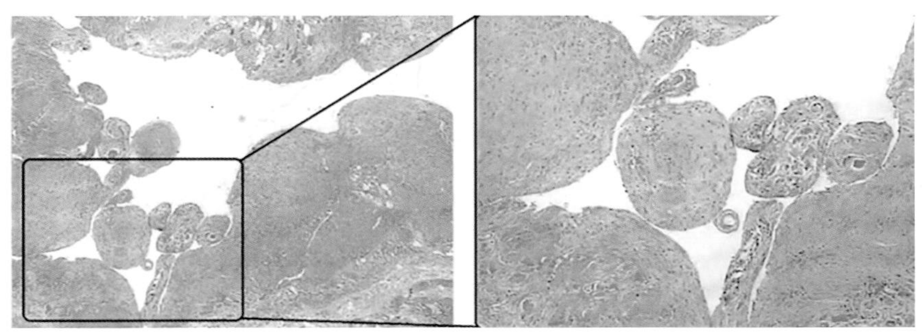

显微镜下见囊壁内多囊腔，被平滑肌和淋巴组织包绕，提示囊性淋巴管瘤。

图2-28-3　术后病理

数位于中纵隔的上、中、下各区，肿块轮廓清楚光滑，也可有部分轮廓较模糊或不规则，密度均匀，多为水样密度（CT值为10 Hu），无钙化影[6]。当周围组织疏松间隙大时囊肿可增大为巨型囊性淋巴管瘤，因此瘤囊壁极薄，有些囊壁破裂可并发乳糜胸。因纵隔囊性淋巴管瘤常无明显临床症状，且发病率较低，故术前明确诊断较为困难。术前易误诊为气管或食管囊肿、心包囊肿、胸腺瘤等，最后依据病理检查而明确诊断。

纵隔囊性淋巴管瘤虽为良性，但可压迫周围组织脏器，并发乳糜胸或继发感染等，应积极手术治疗。因囊性淋巴管毗邻重要结构，有时难以达到手术完全切除。其他治疗方法包括注射硬化剂或类固电热疗法和放疗等，但效果甚微，且可能导致出血或感染[7]，故不推荐。抽尽囊性淋巴管瘤内的液体，仅能缓解症状、减少感染。对于完全切除的囊性淋巴管瘤，复发率很低，约6%[8]。对于不完全切除的囊性淋巴管瘤，术后复发率为0~13.6%[9]。

四、总结

囊性淋巴管瘤，尤其是纵隔巨大囊性淋巴管瘤，发生于成人者十分罕见。由于本病较少引起临床症状，胸部X线片和CT缺乏特征表现，故术前诊断较为困难。手术完全切除是明确诊断囊性淋巴管瘤的主要方法，同时也是主要的治疗手段。

参考文献

[1] Yang B, Jiang C, Zhang B, et al. Giant primary cystic mediastinal lymphangioma: A case report[J]. Oncol Lett, 2014, 8(3): 1246-1248.

[2] Khobta N, Tomasini P, Trousse D, et al. Solitary cystic mediastinal lymphangioma[J]. Eur Respir Rev, 2013, 22(127): 91-93.

[3] Zakaria R H, Barsoum N R, El-Basmy A A, et al. Imaging of pericardial lymphangioma[J]. Ann Pediatr Cardiol, 2011, 4(1): 65-67.

[4] Minato H, Kaji S, Kinoshita E, et al. Solitary intrapulmonary cystic lymphangioma in an infant: a case report with literature review[J]. Pathol Res Pract, 2010, 206(12): 851-856.

[5] Green N A, Diaz M C. Pulmonary lymphangioma in a 14-month-old[J]. Pediatr Emerg Care, 2011, 27(1): 52-54.

[6] 严振球,闵恒,贺端清,等. 纵隔巨大囊性淋巴管瘤[J]. 临床军医杂志,2005,33(4): 440-441.

[7] Celikten A, Melek H, Citak N, et al. Minimally invasive excision of multiple cystic lymphangiomas of the mediastinum: a case report[J]. Thorac Cardiovasc Surg, 2010, 58(8): 498-500.

[8] Boateng P, Anjum W, Wechsler A S. Vascular lesions of the mediastinum[J]. Thorac Surg Clin, 2009, 19(1): 91-105.

[9] Mohite P N, Bhatnagar A M, Parikh S N. A huge omental lymphangioma with extension into labia majorae: a case report[J]. BMC Surg, 2006, 6: 18.

（戴洁）

第二十九节　纵隔平滑肌肉瘤

一、引言

纵隔平滑肌肉瘤主要起源于纵隔的软组织或者大血管，临床症状因肿瘤的大小和部位有较大的差异性，较难诊断。

二、病例

患者，女性，48岁，无明显诱因下出现呼吸困难、前胸胀痛1个月余入院。胸部增强CT示右纵隔心脏旁软组织肿物，大小约10 cm×8 cm，右侧胸腔少量积液（图2-29-1）。胸腔积液细胞学检查未找到恶性细胞。CT引导下穿刺活检诊断为间叶组织肿瘤。腹部超声及全身骨发射型计算机断层成像（emission computerized tomography，ECT）未发现转移性病变。遂行手术治疗，备体外循环，经右前外侧第5肋间进胸，见一质地较硬、边界清晰的肿物充满右前纵隔，肿物未与纵隔内的血管组织相连，但与右侧心包粘连较重。打开心包，发现肿物未侵及右心房，于非体外循环下完整切除肿物及部分心包。手术切除肿瘤9 cm×7 cm×6 cm，色灰白，质硬，呈结节性生长。显微镜下见肿瘤由梭形细胞交叉呈束状排列，有些区域排列杂乱伴坏死（图2-29-2）。免疫组化染色示myosin和SMA强阳性，CR（-）、CK7（-）、S-100（-）、Bcl-2（-）、EMA（+）、HMB45（-）、Ki-67（30%+）、vimentin（+）。病理学诊断：

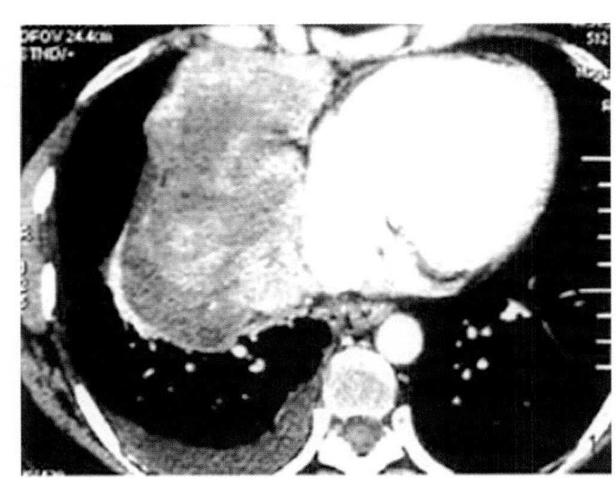

右纵隔心脏旁巨大软组织肿物，伴少量胸腔积液。

图2-29-1　胸部增强CT

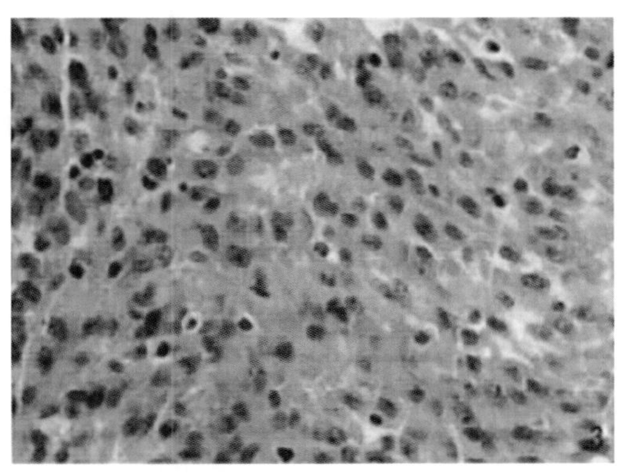

显微镜下见肿瘤由梭形细胞交叉呈束状排列（HE染色，×200）。

图2-29-2　病理检查

低分化平滑肌肉瘤，伴心包浸润。术后患者恢复良好，呼吸困难及胸痛症状完全缓解，术后第10天出院。随访8个月，患者状况良好。

三、讨论

（一）流行病学与病因分析

1975年，Rasaretnam等[1]最早报道了纵隔平滑肌肉瘤，纵隔平滑肌肿瘤极易发生于后纵隔。软组织肿瘤是一种异质性较强的间充质来源的肿瘤，在所有肿瘤中占比不足1%，其中平滑肌肉瘤较为罕见，平滑肌肉瘤好发于腹腔和腹膜后腔[2]，发生于纵隔的平滑肌肉瘤来源于心房、食管和大的血管[3]。纵隔肿瘤以神经源性或畸胎类肿瘤较多见，其次为支气管囊肿与食管源性囊肿，位于上纵隔偏前者尚需考虑胸骨后甲状腺肿瘤。

目前对于纵隔平滑肌肉瘤的来源并不清楚，有关文献报道[4]，其可能起源于食管的平滑肌或迷走的平滑肌组织，或是来自纵隔软组织内的小血管。纵隔平滑肌瘤的发病年龄为50~60岁，好发于男性[5]。

（二）临床表现与诊断

当肿瘤比较小时患者可无临床症状，当肿瘤比较大时可压迫食管、血管或者气管，产生吞咽困难、咳嗽、胸痛、呼吸困难等相应症状。有文献报道肿瘤压迫上腔静脉导致上腔静脉综合征[6]。CT上可见纵隔平滑肌肉瘤呈圆形或类圆形肿块，边缘多光滑，一般密度多均匀一致，邻近纵隔内组织可受压移位，一般无肿大淋巴结。增强CT可见肿瘤边缘增强。

纵隔平滑肌肉瘤的早期诊断比较困难，患者多无明显症状，后期肿瘤增大产生压迫症状时，临床表现亦无特异性。CT可见纵隔占位，边缘均有分叶改变，肿瘤无液化坏死，密度较均匀，一般无钙化。由于平滑肌肉瘤血供丰富，增强扫描CT值可增高，可作为鉴别良恶性肿瘤的重要依据。免疫组化示SMA、myosin和vimentin抗体阳性，可作为平滑肌肉瘤的诊断。

纵隔平滑肌肉瘤的诊断需要结合临床表现和典型CT表现，主要靠病理学诊断和免疫组化。由于纵隔平滑肌肉瘤好发于后纵隔，因此须与后纵隔最常见的神经纤维瘤或神经鞘瘤鉴别。此外，还需要与恶性神经鞘瘤、恶性纤维组织细胞瘤、单向型滑膜肉瘤及孤立性纤维瘤等鉴别。

手术是唯一的治疗手段，手术方式需要根据肿瘤大小和对周围结构的侵犯程度决定，患者生存时间的长短取决手术能否完整切除[7]。但即使完全切除肿瘤，术后5年生存率也仅为15%~20%，常于手术后2~3年内复发[8]。肿瘤细胞的分化程度GTNM系统（G代表恶性程度，T代表原发肿瘤，N代表区域淋巴结，M代表远处转移）[9]也是影响其分期的重要因素。在肿瘤标志物中，Ki-67蛋白的标记指数是判断预后的可靠指标，指数高表明患者预后较差[10]。

四、总结

纵隔平滑肌肉瘤是纵隔肿瘤中比较罕见的疾病，临床上较难诊断。患者无特异性临床表现，临床表现与肿瘤大小相关，手术治疗是唯一治疗方式，预后差。

参考文献

[1] Rasaretnam R, Panabokke R G. Leiomyosarcoma of the mediastinum[J]. Br J Dis Chest, 1975, 69(1): 63-69.

[2] Jemal A, Siegel R, Xu J, et al. Cancer statistics, 2010[J]. CA Cancer J Clin, 2010, 60(5): 277-300.

[3] Clark MA, Fisher C, Judson I, et al. Soft-tissue sarcomas in adults[J]. N Engl J Med, 2005, 353(7): 701-711.

[4] Moran CA, Suster S, Perino G, et al. Malignant smooth muscle tumors presenting as mediastinal soft tissue masses. A clinicopathologic study of 10 cases[J]. Cancer, 1994, 74(8): 2251-2260.

[5] Gladish G W, Sabloff B M, Munden R F, et al. Primary thoracic sarcomas[J]. Radiographics, 2002, 22(3): 621-637.

[6] Labarca E, Zapico A, Ríos B, et al. Superior vena cava syndrome due to a leiomyosarcoma of the anterior mediastinum: A case report and literature overview[J]. Int J Surg Case Rep, 2014, 5(12): 984-987.

[7] Burt M, Ihde J K, Hajdu S I, et al. Primary sarcomas of the mediastinum: results of therapy[J]. J Thorac Cardiovasc Surg, 1998, 115(3): 671-680.

[8] Conner W C, Fink G W, McGinnis K M, et al. Surgical management of leiomyosarcoma of the mediastinum[J]. Ann Thorac Surg, 2004, 77(1): 334-336.

[9] Russell W O, Cohen J, Enzinger F, et al. A clinical and pathological staging system for soft tissue sarcomas[J]. Cancer, 1977, 40(4): 1562-1570.

[10] Paal E, Miettinen M. Retroperitoneal leiomyomas: a clinicopathologic and immunohistochemical study of 56 cases with a comparison to retroperitoneal leiomyosarcomas[J]. Am J Surg Pathol, 2001, 25(11): 1355-1363.

（宋楠）

第三十节　纵隔气肿

一、引言

纵隔气肿（pneumomediastinum，PM）是指各种原因导致外界气体进入纵隔胸膜内结缔组织间隙之间引起纵隔内气体的异常聚集，其临床表现与纵隔积气量的性质有关，严重者可压迫纵隔内重要器官引起呼吸循环障碍。

二、病例

患者，女性，1岁，入院前1周反复阵发性咳嗽伴发热，外院考虑肺炎，予抗生素治疗7天（具体用药不详），效果不佳，仍反复阵发剧咳。胸部X线片示左肺炎症。体格检查：体温38.8℃，脉搏160次/min，呼吸32次/min，血氧饱和度95%。颈部及胸前肿胀，按压有捻发感，无三凹征，胸部CT三维重建示：左主支气管近分叉处至左肺下叶支气管近端见密度增高影，左肺透亮度增高，见斑片状密度增高影，边缘模糊；右肺纹理多，颈胸部软组织内及纵隔可见气体影（图2-30-1~图2-30-4）。诊断：左主支气管异物，纵隔气肿、颈胸部皮下气肿，左肺部炎症，左肺气肿。

入院第2天在全身麻醉下行气管切开术+上纵隔气肿引流术+支气管镜检查+左主支气管异物取出术。行气管切开术后向下分离气管前筋膜，同时行上纵隔排气引

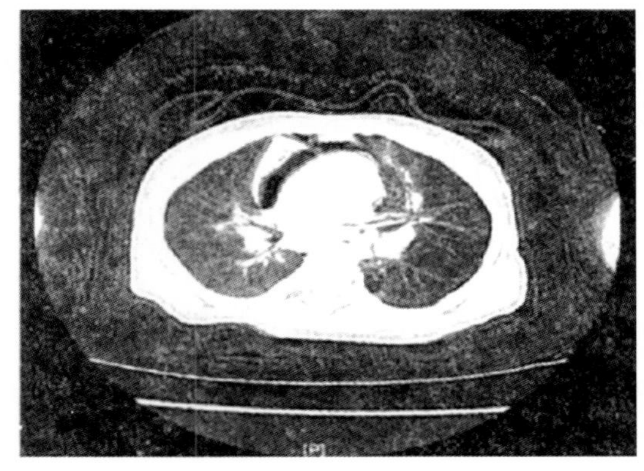

图2-30-2　水平位示心脏区空气圈

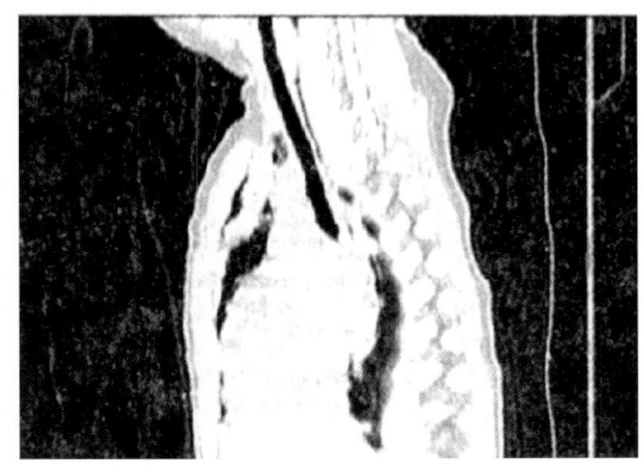

图2-30-3　矢状位示纵隔气肿

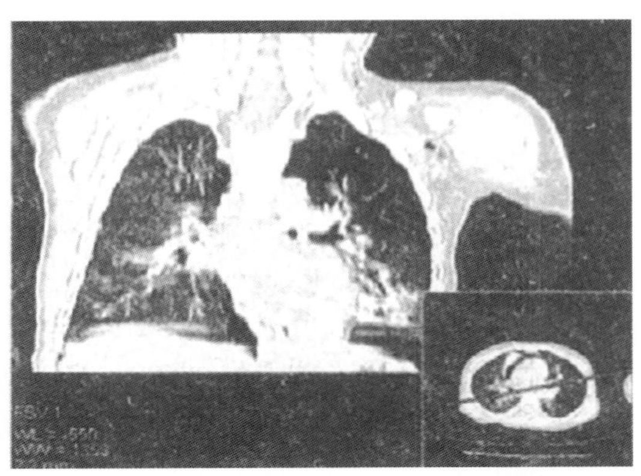

图2-30-1　冠状位示左支气管异物

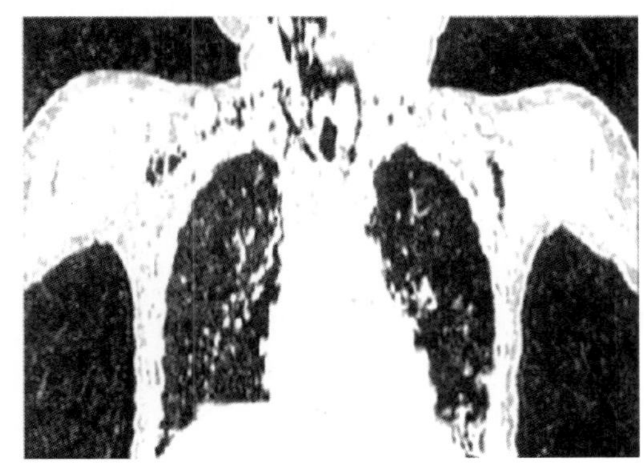

图2-30-4　冠状位示纵隔及皮下气肿

流；经口气管插管，气管插管头端退至气管切口上方，在气管切口处插入支气管镜，于左主支气管分叉处取出花生异物。术中纵隔气肿无加剧，异物取出后双肺呼吸音对称。气管切口下方气管前筋膜予以缝合2针，皮肤切口预留缝线，术后拔除气管插管，手术顺利。术后第3天结扎气管切开处皮肤缝线，关闭颈前切口。复查胸部CT示气管通畅，颈部软组织下及纵隔气肿明显吸收减少，病情稳定后出院[1]。

三、讨论

（一）病因分析

纵隔气肿按发生原因可分为特发性、感染性、外伤性、医源性及其他原因。

纵隔气肿按压力可分为张力性纵隔气肿和非张力性纵隔气肿。按照纵隔内气体的来源及进入纵隔的途径可分为4类：①肺泡破裂进入肺间质，气体沿肺间质内血管鞘进入纵隔[2]；②由气管、食管破裂进入纵隔[3]；③咽颈后间隙下行进入纵隔[4-6]；④腹腔空腔脏器穿孔，气体沿后腹膜间隙上行进入纵隔[7-8]。

外伤性纵隔气肿最为多见，常见的有胸部钝性外伤致气管、食管断裂或损伤，气体经破口进入纵隔。自发性纵隔气肿（spontaneous pneumomediastinum，SPM）最为少见，发生率为1/12 000~1/30 000[9]，以青年居多，儿童也有发生。SPM的诊断尚无统一标准，国外学者对SPM的定义持有不同的观点。Lee等[10]认为SPM是排除外伤、机械通气和手术等医源性操作原因后出现的纵隔积气，肺部感染、哮喘等所致的纵隔气肿应归入SPM。而Versteegh等[11]认为SPM是没有肺部基础病变及外伤状况下的纵隔积气，应该将自发性纵隔气肿和有明确原因的纵隔气肿从本质上区分开来。

（二）临床表现与诊断

根据纵隔气肿的轻重不同，临床表现有较大差异。轻者可无明显不适或感觉一过性胸骨下疼痛和胸闷；张力性纵隔气肿严重者可迅速增加纵隔内压而压迫气管、大动脉及心脏，产生呼吸循环衰竭而致死亡。而较常出现的症状包括颈胸部皮下气肿、胸骨后不适、胸闷气短、咳嗽、发热、呕吐、颜面部肿胀、呼吸困难、吞咽困难。

正位胸部X线片表现为纵隔影增宽，纵隔结构周围透亮的条状气体影像，或者纵隔胸膜下的结缔组织内多发的不规则透亮区。侧位胸部X线片表现透亮的气体描绘出升主动脉、主动脉弓及其分支、肺动脉、气管的轮廓。此外，还可有一些特殊的征象，如胸腺帆征（胸腺呈三角帆状出现）、动脉管征（主动脉主要分支周围的游离气体呈线状低密度透亮带）和双支气管壁体征（游离气体勾勒出的支气管壁）。

胸部CT检查凭其优良的图像分辨率、图像无重叠、多窗宽窗位观察，有利于发现胸部X线片不易发现的少量气体。主要表现为纵隔各潜在间隙内的低密度气体影和推移的胸膜。气体环绕食管、气管、大血管周围呈环形透亮影。有时，肺间质内沿支气管和肺动脉分布走行的气体影与纵隔内气体影相延续，当扫描层面与肺间质走形平行时，可见线样气体影。CT检查有助于明确引起纵隔气肿的原因，如自发性气胸、外伤性撕裂等。目前胸部CT被认为是确诊纵隔气肿的金标准[12]。

（三）治疗与预后

对于纵隔内气体较少的非张力性纵隔气肿多采取保守治疗，包括休息、止痛、吸氧、平喘、抗生素以及针对发生纵隔气肿的原发病因治疗，必要时行胸骨上窝粗针穿刺排气减压以促进皮下气肿的排出。当出现严重的胸闷、憋气、呼吸困难，皮下气肿发展快，血氧饱和度和（或）血压下降时，则要考虑张力性纵隔气肿。此时应积极行纵隔减压并对原发病因进行治疗，避免气肿继续加重。对同时有张力性气胸者需同时行胸腔闭式引流，当患者心肺功能受影响时应予以胸骨上窝横切口切开气管前筋膜行纵隔内气体排出减压，对于气管食管破裂者或合并结核、肺炎等感染性疾病者可适当使用抗生素，控制感染并预防纵隔脓肿形成。纵隔气肿张力明显者应积极行纵隔减压，防止呼吸、循环衰竭的发生。

四、总结

纵隔的主要间隙有胸骨后间隙、血管前间隙、气管前间隙、隆凸下间隙、后纵隔间隙，各种原因导致气体进入纵隔区域的这些间隙内，则称为纵隔气肿。纵隔气肿按压力来分可分为张力性纵隔气肿和非张力性纵隔气肿。对于纵隔内气体较少的非张力性纵隔气肿多采取保守治疗，当出现严重的胸闷、憋气、呼吸困难，皮下气肿发展快，血氧饱和度和（或）血压下降时，即要考虑张力性纵隔气肿。此时应积极行纵隔减压并对原发病因进行治疗。

参考文献

[1] 梁飞，肖文惠. 支气管异物致自发性纵隔气肿1例并文献复习[J]. 山东大学耳鼻喉眼学报，2008，22：572-573.

[2] Fearon D，Hesketh E L，Mitchell A E，et al. Mycoplasma pneumoniae infection complicated by pneumomediastinum and severe mucositis[J]. J Paediatr Child Health，2007，43(5)：403-405.

[3] Wintermark M，Schnyder P. The Macklin effect：a frequent etiology for pneumomediastinum in severe blunt chest trauma[J]. Chest，2001，120(2)：543-547.

[4] Sekine J，Irie A，Dotsu H，et al. Bilateral pneumothorax with extensive subcutaneous emphysema manifested during third molar surgery. A case report[J]. Int J Oral Maxillofac Surg，2000，29(5)：355-357.

[5] Chu Y C，Ma L. Pneumomediastinum after external dacryocystorhinostomy[J]. Ophthalmic Plast Reconstr Surg，2008，24(2)：148-150.

[6] Smock E D，Andrew A. A case of traumatic rupture of the distal oesophagus：the importance of early diagnosis[J]. Eur J Emerg Med，2008，15(2)：95-96.

[7] Arana-Arri E，Cortés H，Cabriada V，et al. Giant faecaloma causing perforation of the rectum presented as a subcutaneous emphysema，pneumoperitoneum and pneumomediastinum：a case report[J]. Eur J Emerg Med，2007，14(6)：351-353.

[8] Bartelmaos T，Blanc R，De Claviere G，et al. Delayed pneumomediastinum and pneumothorax complicating laparoscopic extraperitoneal inguinal hernia repair[J]. J Clin Anesth，2005，17(3)：209-212.

[9] Patel A，Kesler B，Wise R A. Persistent pneumomediastinum in interstitial fibrosis associated with rheumatoid arthritis：treatment with high- concentration oxygen[J]. Chest，2000，117(6)：1809-1813.

[10] Lee C Y，Wu C C，Lin C Y. Etiologies of spontaneous pneumomediastinum in children in middle Taiwan[J]. Pediatr Pulmonol，2010，45(9)：869-873.

[11] Versteegh F G，Broeders I A. Spontaneous pneumomediastinum in children[J]. Eur J Pediatr，1991，150(5)：304-307.

[12] 王煜暄，周尚军，龚昌瑞，等. X线平片和CT诊断纵隔气肿[J]. 中国医学影像学杂志，2007，15：230-231.

（夏琰）

第三十一节　纵隔涎腺肿瘤

一、引言

涎腺肿瘤（salivary gland tumors，SGTs）是常见的口腔颌面部肿瘤。发生于纵隔的涎腺肿瘤极为罕见，可以是原发性的，亦可以是转移性的。目前可检索到的有关纵隔涎腺肿瘤的英文报道仅2篇。

二、病例

患者，女性，31岁，因左侧胸闷3周入院。患者入院前6个月因摩托车意外事故行全面的创伤检查，其中胸部CT显示左侧心包囊肿（图2–31–1），实验室检查未见明显异常。此次入院复查胸部CT提示：左侧胸腔积液（内含分隔），误诊为创伤后继发性的血胸（图2–31–2）。胸腔镜辅助下探测左侧胸腔无积液和心包囊肿，有一直径为15~20 cm大小的肿块，遂行左胸后外侧开胸手术，发现肿瘤和舌叶以及胸腺粘连，将其从心包和横膈上分离后切除，同时行舌叶的楔形切除和胸腺切除。病理检查提示：肿瘤直径约17 cm，表面纵隔胸膜连续完整，基底细胞样的肿瘤细胞呈轮廓清晰的巢状分布，周围被大量透明样物质包裹，实性细胞增多，呈无规则生长。免疫组化示：钙调蛋白（+）、甲状腺转录因子（–）、α–平滑肌肌动蛋白（–）、上皮膜抗原（–）、嗜铬粒蛋白（–）、角蛋白（–）、甲胎蛋白（–）和人绒毛膜促性腺激素（–）。最后诊断为恶性涎腺肿瘤，伴肌上皮分化[1]。

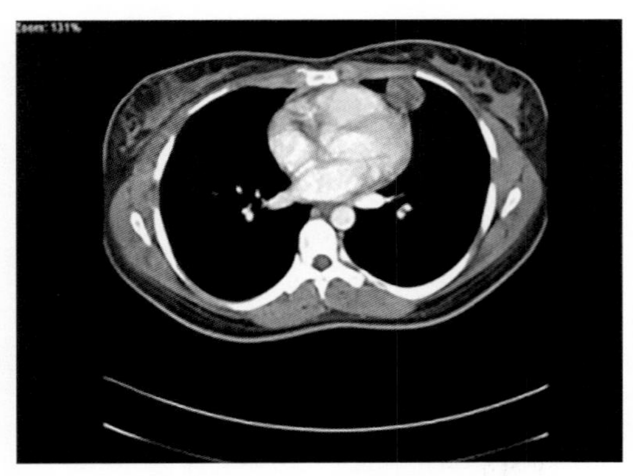

图2–31–1　胸部CT示左侧心包囊肿

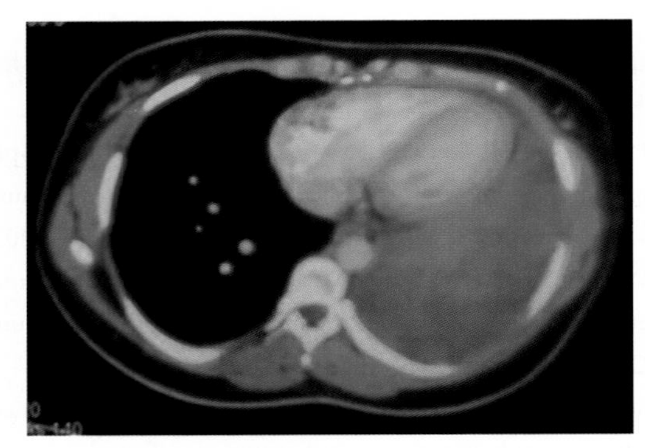

图2–31–2　胸部CT示左侧胸腔积液表现

三、讨论

（一）流行病学与病因分析

涎腺肿瘤是相对罕见的，占头颈部肿瘤的2%~6.5%。根据细胞的形态学分类，涎腺肿瘤可有20种以上分型，有各自的特性，且需要根据病理诊断进行特定的治疗。根据组织学分类可分为黏液表皮样癌（mucoepidermoid carcinoma，MEC）、腺样囊性癌（adenoid cystic carcinoma，ACC）、唾液腺导管癌（salivary duct carcinoma，SDC）、多形性低分化腺癌（polymorphous low–grade adenocarcinoma，PLGA）和上皮–肌上皮细胞癌等。

涎腺肿瘤的发病因素不清楚，有报道称电离辐射（如原子弹的爆炸或淋巴瘤治疗的治疗性放射）可增加恶性肿瘤发展的概率，特别是MEC。长期暴露在橡胶[2]或镍环境中的工人和成神经管细胞瘤患者也会增加涎腺癌发病的风险因素。在大多数涎腺肿瘤中，内分泌激素没有太大的作用，但因唾液腺导管癌表达激素受体，抗激素治疗可使该类患者受益。

发生于肺和纵隔的涎腺肿瘤可以是原发性（12.5%），也可以是起源于大涎腺或者小涎腺的肿瘤转移至纵隔所致（87.5%），其中50%为ACC，25%为SDC[3]。

（二）临床表现与诊断

原发性的纵隔涎腺肿瘤早期可无明显症状，随着肿瘤的逐渐增大，对纵隔内或胸腔内器官造成压迫，引起相应的症状，如咳嗽、发热、胸闷、呼吸困难、吞咽困难、静脉回流障碍等。继发性的纵隔涎腺肿瘤早期可有原发灶的相应症状，晚期亦可出现压迫症状。

涎腺肿瘤的突出特点是组织学类型复杂，其临床病理及生物学行为各不相同，使涎腺肿瘤诊治难度增加。发生在纵隔的涎腺肿瘤可以依靠以下方法进行诊断。①胸部CT：可明确胸部有无占位性病变，同时可确定肿瘤所在部位及其与周围组织的关系。需要确定肿瘤与纵隔内血管的关系时可做增强CT。②MRI：可避免接受X线照射，软组织分辨率高，并能显示血管影像，适用于范围较广泛的涎腺肿瘤。③PET-CT：根据葡萄糖代谢的差异确定病变的良恶性，适用于肿瘤手术或放疗后的随访、肿瘤有无复发或转移难以明确的患者[4]。④明确诊断还需要行穿刺活检或者切除肿瘤后行病理检查。

（三）治疗与预后

涎腺肿瘤给病理科医生和临床医生带来了巨大的挑战，因为这些肿瘤需根据自身的特点给予特定的外科治疗和辅助治疗。对于可切除的肿瘤，外科治疗可作为一种可选的治疗措施。但几十年来，治疗此类肿瘤的外科技术并没有明显的进步，而组织病理学、分子生物学[5]、诊断学和联合治疗等领域却突飞猛进，为涎腺肿瘤的治疗开辟了新思路。目前治疗仍以手术切除为主[2]，切除时需保证切缘距离肿瘤组织>5 mm，防止术后肿瘤的复发，术后可结合放疗或者放化疗。同时，放疗或放化疗亦可用于手术风险高或者无法手术的患者。目前对于复发和转移的涎腺肿瘤还没有统一的治疗标准。

经过治疗涎腺肿瘤细胞会在局部消失，或者很长一段时间后会出现在局部的淋巴结内，特别是黏液表皮样癌、腺癌和多形性腺瘤。因此，建议患者进行终身随访。

四、总结

涎腺肿瘤是口腔颌面部的常见肿瘤之一，而发生在纵隔的涎腺肿瘤却极为罕见，可以是原发性的，也可以是转移性的。因其发病率极低，且病理分型繁多，生物学行为各异，所以诊断极为困难。

参考文献

[1] Papafragkou S, Haimovici L, Fox S, et al. Primary malignant salivary gland tumor of the mediastinum[J]. J Thorac Cardiovasc Surg, 2006, 132(3): 724-725.

[2] To V S, Chan J Y, Tsang R K, et al. Review of salivary gland neoplasms[J]. ISRN Otolaryngol, 2012, 2012: 872982.

[3] Monaco S E, Khalbuss W E, Ustinova E, et al. The cytomorphologic spectrum of salivary gland type tumors in the lung and mediastinum: a report of 16 patients[J]. Diagn Cytopathol, 2012, 40(12): 1062-1070.

[4] Ettl T, Schwarz-Furlan S, Gosau M, et al. Salivary gland carcinomas[J]. Oral Maxillofac Surg, 2012, 16(3): 267-283.

[5] Zhu S, Schuerch C, Hunt J. Review and updates of immunohistochemistry in selected salivary gland and head and neck tumors[J]. Arch Pathol Lab Med, 2015, 139(1): 55-66.

（陈林松）

第三十二节　纵隔血管平滑肌脂肪瘤

一、引言

血管平滑肌脂肪瘤（angiomyolipoma，AML）是良性的、孤立的、非间质侵入性肿瘤，最常出现在肾脏，肾脏外较少见。纵隔AML罕见，由脂肪细胞、平滑肌细胞和曲折厚壁的中小型血管混合而成。

二、病例

患者，男性，22岁，体检胸部X线片示前上纵隔巨大肿块。既往无相关病史。入院时患者主诉轻度易疲劳和呼吸困难。常规实验室检查均正常。胸部X线片显示一个约11 cm×7 cm大小的边界清晰的巨大肿块位于上脊柱旁区域。胸部CT示巨大脂肪密度肿块位于前纵隔（图2-32-1）。CT引导下进行经皮肺穿刺活检。纵隔择期行胸腔镜下活检，术中冰冻诊断不明。患者转行右侧开胸手术。术中发现肿瘤未侵犯胸膜或其他纵隔组织。肿瘤孤立，除了膈神经，不影响主动脉、肺动脉和迷走神经。膈神经受累，不排除膈肌麻痹的可能。将膈神经连肿块一并切除。术后，视野中未见肿块残留。病理检查显示间质性基质含有平滑肌，局灶性脂肪细胞，血管聚集（图2-32-2）[1]。

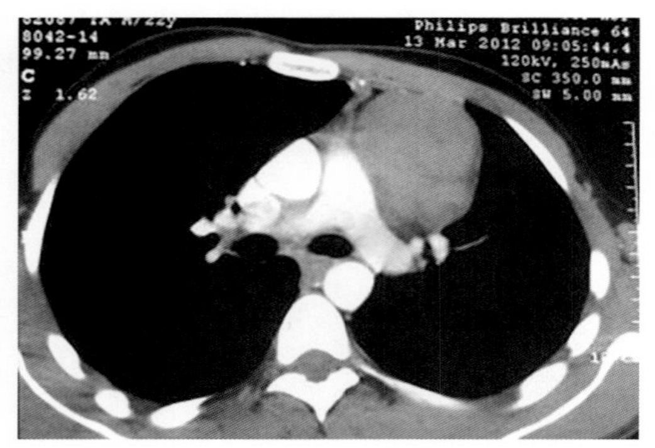

图2-32-1　胸部CT示前纵隔巨大肿块

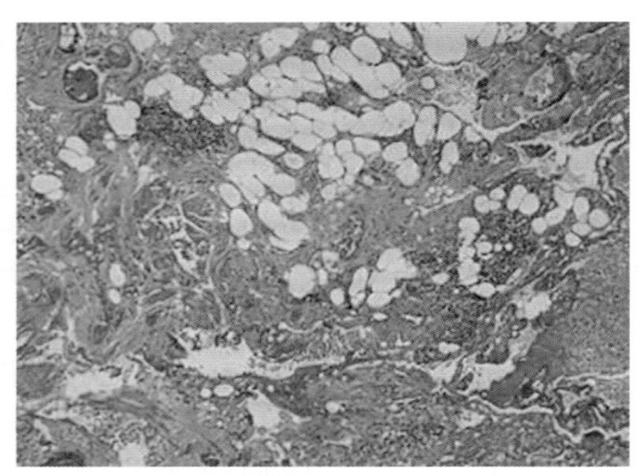

图2-32-2　病理检查显示平滑肌细胞、脂肪细胞和血管

三、讨论

（一）流行病学与发病机制

AML通常是发生在肾脏的良性肿瘤，极少数情况下会出现肾外肿瘤，如肝脏、肺、淋巴结、腹膜、心脏、口咽部、阴道等。查阅文献发现十余篇纵隔AML的病理报道[2-5]。纵隔AML可合并结节性硬化[2]。以往认为AML是一种错构瘤，研究认为其是一种真性肿瘤，呈克隆性增生，来源于原始潜能干细胞；也有认为来自血管周围细胞者；还有认为属迷芽瘤（choristoma），即正常细胞移位至异常位置而成[3]。组织学由成熟脂肪组织、平滑肌及异常血管组成。

（二）临床表现与治疗

患者临床表现因肿瘤大小、部位及对重要器官有无压迫而不同。如果肿瘤较小，临床上可无任何症状，常因体检胸部X线片、CT等发现。如果肿瘤较大可引起局部不适症状，如胸痛、胸闷、呼吸困难、恶心呕吐等。纵隔内有众多重要组织器官，瘤体压迫可产生相应症状，如压迫食管引起吞咽困难，压迫气管导致窒息，压迫上腔静脉产生上腔静脉综合征，压迫膈神经使膈肌上抬，压迫锁骨下血管使该侧上肢缺血或水肿[6]。AML内有出血或肿瘤破裂可致突发疼痛或低血压、休克等。肿瘤体积越大，因轻度外伤或自发性破裂出血的可能性越大。AML可因瘤体逐渐增大被误诊为恶性肿瘤。术后通过病理检查（免疫组化）可确诊。

临床诊断主要依靠影像学。CT表现为边界清晰的含脂肪肿块，脂肪组织为负值区域，CT值在−100 Hu左右，增强后未见强化，薄层扫描（1~3 mm）可提高诊断率，肿块增强扫描时不均匀强化[6]。典型AML根据CT表现，术前可明确诊断。对影像学表现不典型者，因部位特殊，成分多样及各成分比例不同，术前诊断较困难。本病需与其他纵隔肿瘤相鉴别，包括不典型脂肪瘤、高分化脂肪肉瘤、淋巴瘤、胸腺瘤、生殖细胞肿瘤、血管外皮细胞瘤、错构瘤及胸内甲状腺肿和甲状旁腺肿瘤等[5]。对AML细胞有变异者，需要与其相似肿瘤鉴别，根据文献报道，AML细胞变异以平滑肌变异最大。①以梭形平滑肌细胞为主，与平滑肌瘤、平滑肌肉瘤和胃肠道间质瘤相似；②以上皮样伴明显多形性细胞构成，与恶性纤维组织细胞瘤相似；③由单一上皮样细胞伴均质的嗜酸性胞浆构成，与嗜酸细胞腺瘤相似；④由脂肪组织构成并伴细胞异型性和脂母细胞，易与非典型性脂肪瘤（分化好的脂肪肉瘤）相混淆；⑤局部淋巴结如见此种肿瘤成分，易误诊为脂肪肉瘤或浸润性、转移性恶性肿瘤[7]。镜下典型AML由畸形血管、脂肪组织和平滑肌等3种成分组成，经常规染色，免疫组化HMB45、CD117、S−100、desmin、SMA等检测，一般均可确诊。尤其HMB45标记对AML有确诊意义。一般认为AML几乎均为良性肿瘤，但随着病例积累增加，在肾脏和肝脏均发现恶性AML，纵隔尚无此类病例报道。

治疗以外科手术切除为首选方案，对瘤体较小无症状者可保守治疗。外科治疗目的主要是消除症状，保护纵隔内重要器官结构免受压迫移位损伤，防止肿瘤自发破裂出血及恶变。对出血者可经介入疗法栓塞止血。

四、总结

AML是良性的、孤立的、非间质侵入性肿瘤，最常出现在肾脏。肾脏外肿瘤可发生在皮肤、口咽部、腹壁、消化道、心脏、肺、肝脏、子宫、阴茎和脊髓，纵隔AML罕见。纵隔AML由脂肪细胞、平滑肌细胞和曲折厚壁的中小型血管混合而成。本病须与其他纵隔肿瘤鉴别，包括不典型脂肪瘤、高分化脂肪肉瘤、淋巴瘤、胸腺瘤、生殖细胞肿瘤、血管外皮细胞瘤、错构瘤及胸内甲状腺肿和甲状旁腺肿瘤等。外科手术切除为首选方案，对瘤体较小无症状者可随访观察。

参考文献

[1] Candaş F, Berber U, Yildizhan A, et al. Anterior mediastinal angiomyolipoma[J]. Ann Thorac Surg, 2013, 95(4): 1431-1432.

[2] Warth A, Herpel E, Schmähl A, et al. Mediastinal angiomyolipomas in a male patient affected by tuberous sclerosis[J]. Eur Respir J, 2008, 31(3): 678-680.

[3] Torigian D A, Kaiser L R, Soma L A, et al. Symptomatic dysrhythmia caused by a posterior mediastinal angiomyolipoma[J]. AJR Am J Roentgenol, 2002, 178(1): 93-96.

[4] Amir A M, Zeebregts C J, Mulder H J. Anterior mediastinal presentation of a giant angiomyolipoma[J]. Ann Thorac Surg, 2004, 78(6): 2161-2163.

[5] Knight C S, Cerfolio R J, Winokur T S. Angiomyolipoma of the anterior mediastinum[J]. Ann Diagn Pathol, 2008, 12(4): 293-295.

[6] 张毅，潘铁成，魏翔. 罕见乏脂纵隔血管平滑肌脂肪瘤1例并文献复习[J]. 临床肺科杂志，2010，15(1): 7-9.

[7] 钟霭鸾，黄世章. 血管平滑肌脂肪瘤临床病理分析[J]. 海南医学，2007，18(5): 57-59.

（于冬怡）

第三十三节　纵隔血管外皮细胞瘤引起的自发性血胸

一、引言

纵隔肿瘤可引起各种临床症状和体征，但自发性血胸很罕见。反之，自发性血胸病例中，有纵隔肿瘤史的也较为罕见。血管外皮细胞瘤是一种罕见的间充质肿瘤，占纵隔所有原发性肿瘤和囊肿的6%。这种血管性肿瘤常发生于下肢、骨盆及腹膜后。文献报道纵隔血管外皮细胞瘤曾引起自发性血胸。

二、病例

患者，女性，37岁，因呼吸困难入院就诊。入院前2天，患者曾于外院就诊，主诉持续性右侧胸痛4个月。胸部X线片和胸部CT检查示纵隔肿瘤。 检查后第2天傍晚出现阵发性咳嗽并晕厥， 遂急诊送入外院。胸部X线片发现纵隔肿瘤并右侧胸腔积液，遂转院。体格检查：右侧呼吸音减弱，收缩压70 mmHg。实验室检查：血红蛋白9.7 g/dL，白细胞$20.4×10^6$/L，血小板$58.3×10^7$/L。胸部X线片发现右肺上叶8 cm×6 cm大小肿块，右侧胸腔积液。胸腔穿刺发现右侧血胸，引流750 mL血性液体，血性液体细胞学检查未见恶性细胞。胸部CT示肺外8 cm×7 cm大小肿块，广泛侵犯纵隔。肿块血供丰富，低密度信号提示存在坏死（图2–33–1）。支气管镜检查未获得病理诊断。经皮肺穿刺活检获得血性标本。为明确诊断，行右侧开胸探查发现一暗红色局限性肿块，大小为8 cm×6.5 cm×3.5 cm，重140 g。整个右肺表面纤维粘连。肿瘤呈梨形，位于第2~4胸椎旁，表面为囊性组织包裹，肿块紧密粘连于下肺脏层胸膜造成肺损伤。术中出血4 000 mL。切除大体标本为表面光滑的有包膜的肿块，切缘灰粉色和灰棕色，灶性出血点和囊性变。组织病理检查显示肿瘤由位于许多薄壁血管通道周围的紧密堆积的纺锤形细胞组成。分支的正弦状血管内衬有扁平的内皮细胞，呈鹿角状结构。肿瘤细胞大小均匀，并有圆形或椭圆形核，无多形性。偶见坏死和出血灶。每10个高倍视野见13个核分裂象肿瘤细胞（图2–33–2）。肿瘤网状纤维侵入内皮下基底膜。患者手术顺利，术后2周出院，未做进一步治疗[1]。

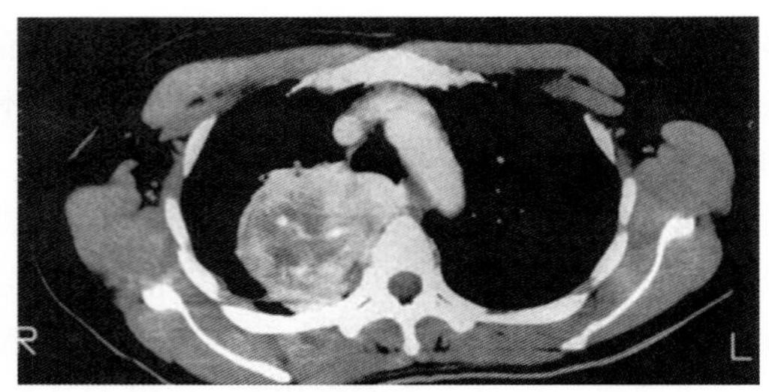

图2–33–1　胸部CT示肿瘤位于后纵隔

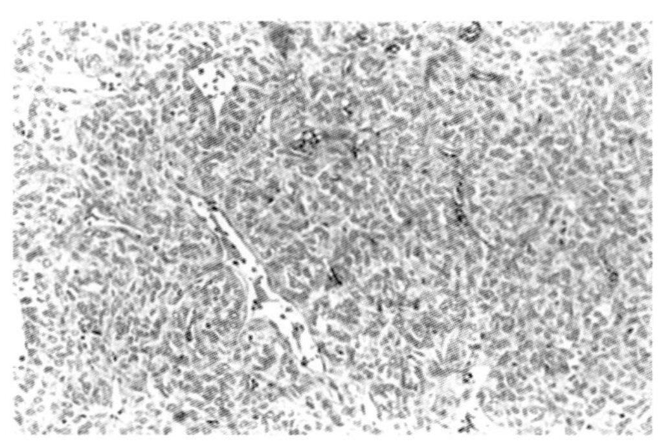

显微镜下显示典型排列紧密的肿瘤细胞被血管分隔（HE染色，×120）。

图2–33–2　病理检查

三、讨论

（一）流行病学与病理学表现

自发性血胸的病因通常包括肺部肿瘤、血液恶病质、腹部疾病以及主动脉瘤破裂。纵隔肿瘤引起的自发性血胸罕见。回顾文献仅有5例纵隔肿瘤引起的自发性血胸报道。肿瘤性质包括性腺外生殖细胞瘤和恶性胸腺瘤，血管外皮细胞瘤仅1例，显微镜下显示，血管外皮细胞瘤由致密的肿瘤细胞包绕薄层内皮血管构成，血管从毛细血管到正弦曲线血管不等。核分裂象和坏死是预测肿瘤生物学行为和区分血管外皮细胞瘤良恶性的重要标准。每10个高倍镜视野下，4个或4个以上核分裂象提示恶性肿瘤可能。

（二）临床表现与治疗

该疾病无特异性临床表现，患者的临床表现主要是由于纵隔结构被肿瘤压迫或侵入，或侵犯纵隔造成刺激并产生抗体引起全身反应。可表现为呼吸困难、胸痛、晕厥等非特异性症状。纵隔恶性肿瘤患者较良性患者有更多临床症状，前者为85%，后者为46%[2]，但是纵隔肿瘤很少引起自发性血胸。术前诊断较为困难，胸部CT、血管造影和MRI有利于血管外皮细胞瘤的诊断，活检需警惕血供丰富的血管瘤大出血的危险。同时必须警惕血管外皮细胞瘤可能引起血胸，并可导致手术严重出血的情况。术后患者即使无不成熟多形性肿瘤细胞也需要长期随访。治疗包括化疗和放疗，但是效果未确定。

四、总结

纵隔肿瘤引起的自发性血胸十分罕见，世界仅1例血管外皮细胞瘤引起自发性血胸的报道。因肿瘤血供丰富易出血，手术中严重出血可能性极大，需格外注意。因肿瘤存在恶性可能，术后患者须长期随访，以防复发。

参考文献

[1] Mori M, Nakanishi N, Furuya K. Hemangiopericytoma of the mediastinum causing spontaneous hemothorax[J]. Ann Thorac Surg, 1994, 58(5): 1525-1527.

[2] Davis R D Jr, Oldham H N Jr, Sabiston D C Jr. Primary cysts and neoplasms of the mediastinum: recent changes in clinical presentation, methods of diagnosis, management, and results[J]. Ann Thorac Surg, 1987, 44(3): 229-237.

（于冬怡）

第三十四节　纵隔血管周细胞瘤

一、引言

血管周细胞瘤是一种少见的肿瘤，约占血管肿瘤的1%，起源于血管周细胞。本病具有潜在恶性，诊断依靠组织病理学及免疫组化，手术切除是主要的治疗方法。

二、病例

患者，女性，47岁，因干咳伴活动后气促3个月入院。体格检查未见异常，实验室检查结果均在正常范围内。胸部X线片示纵隔增宽，无胸腔积液，肺野未见异常。胸部增强CT示中后纵隔中线处一软组织肿块，大小约18.3 cm×9.3 cm×10.5 cm，上达第4胸椎下至第12胸椎，毗邻食管、隆凸和降主动脉（图2–34–1），肿块显示为不均匀强化，伴坏死和钙化区。PET–CT全身检查未见转移灶。肿瘤标志物甲胎蛋白、癌胚抗原、CA19–9、神经元特异性烯醇化酶、鳞癌抗原均阴性。

基于肿块高度血管化，故经股动脉行术前栓塞治疗，发现肿瘤有5支主要供应血管，分别是膈下动脉、胃左动脉及3支支气管动脉（图2–34–2）。分别用300~700 μm的栓子进行栓塞。栓塞后36 h行手术切除。从右后侧第5肋间进胸，术中见肿瘤起源于纵隔，并完成了部分食管分离。经左后外侧进胸分离主动脉和心

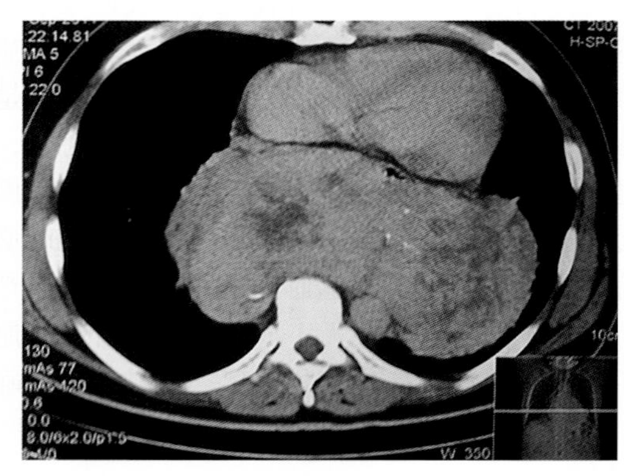

图2–34–1　增强CT显示后纵隔软组织肿块

包。遂将肿瘤连同两侧部分肺组织一同切除。肿瘤大体呈分叶状，包膜完整，其内可见局灶性出血，大小为18 cm×9 cm×11 cm，重约900 g（图2–34–3）。肿瘤切面呈褐色。显微镜下肿瘤细胞呈圆形或梭形，血管壁薄，内衬扁平内皮细胞，呈典型的鹿角状（图2–34–4），未见有丝分裂象。切除的肺组织内未见肿瘤细胞浸润，提示R0切除。免疫组化仅CD34阳性（图2–34–5）。

患者术后恢复可，由于肿瘤未见恶性特征，故未行辅助治疗。患者每3个月随访1次，至今已随访21个月，患者情况良好[1]。

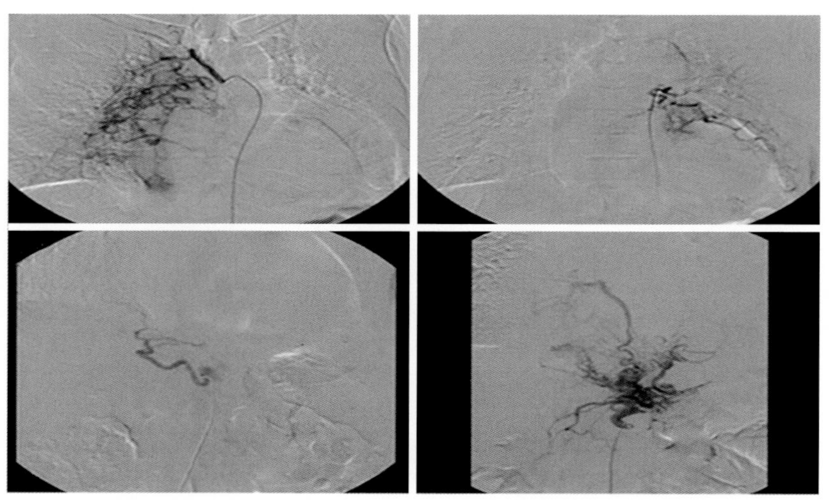

图2–34–2　经股动脉行术前栓塞治疗

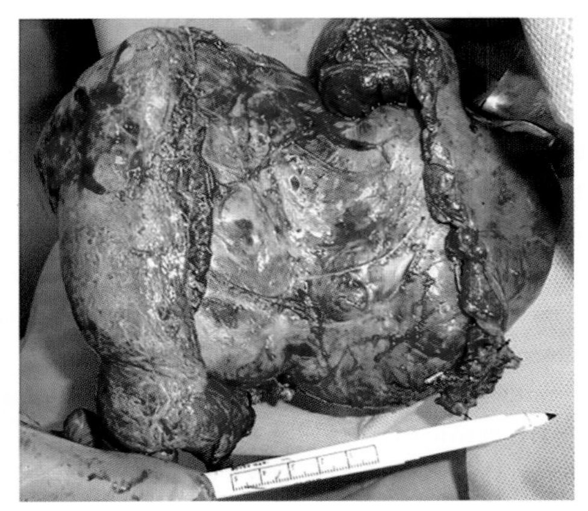

图2-34-3　肿瘤大体观

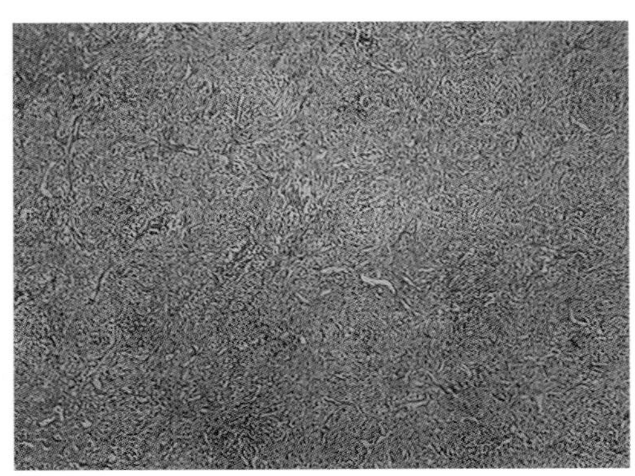

图2-34-4　病理检查（HE染色，×10）

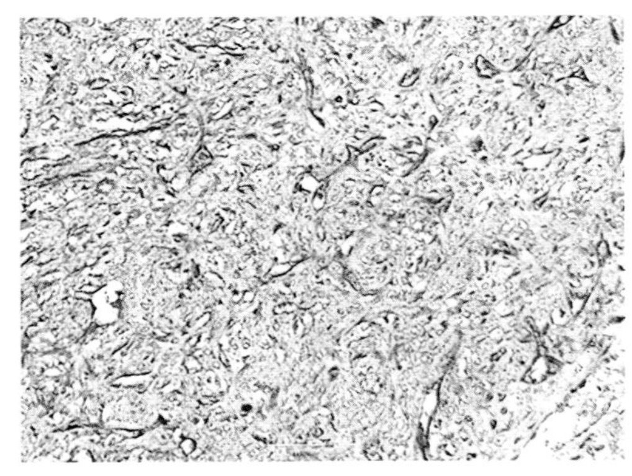

图2-34-5　免疫组化（×100）

三、讨论

（一）流行病学与病因分析

血管周细胞瘤是一种少见的肿瘤，约占血管源性肿瘤的1%[2]，起源于血管周细胞，1942年由Stout和Murray首先报道[3]。本病主要发生于四肢的皮肤、皮下组织、肌肉以及后腹膜，而气管、肺和纵隔少见。

（二）临床表现与诊断

纵隔血管周细胞瘤缺乏特异临床症状和影像学表现，大多数纵隔血管周细胞瘤患者并无临床症状，胸部X线片显示为单一软组织密度肿块，不伴钙化。

纵隔血管周细胞瘤组织学上由丰富的血管网及周围紧密排列的瘤细胞组成，血管口径大小不一，可呈扩张的血窦样、裂隙样、树枝状或鹿角状并互相连接成网。血管壁薄，内衬扁平内皮细胞，血管壁附有一层厚的胶原纤维套[4]。免疫表型为CD34阳性。组织学上注意与孤立性纤维肿瘤和滑膜肉瘤相鉴别。

血管周细胞瘤在组织学上和DNA水平均无侵袭征象，而恶性血管周细胞瘤可表现为有丝分裂象增多，肿瘤体积增大以及局部出血和坏死灶[5]。

手术切除是纵隔血管周细胞瘤的主要治疗方式，但手术切除的范围目前尚未统一。Hansen等[6]认为血管周细胞瘤是一种潜在恶性肿瘤，故应行扩大切除术。但就术后是否应行辅助化疗或放疗尚无定论[3]。Rusch等[7]报道单一或联合应用多柔比星进行化疗，能有效防止血管周细胞瘤的转移。在术前，对于较大、高度血管化的纵隔血管周细胞瘤，可先行动脉栓塞术，以增加手术安全性和完全切除率[8]。

血管周细胞瘤的5年生存率为85%，而肺部的血管周细胞瘤的5年生存率为30%~35%。大约有50%的患者在5年内复发[3,6]。远处转移常见于肝、脑、骨[6]。

四、总结

纵隔血管周细胞瘤是一种罕见的肿瘤，诊断主要依靠病理学，血管鹿角状排列为其典型组织学表现。肿瘤的恶性程度取决于有丝分裂象的比例、肿瘤的大小和有无出血坏死。手术切除是本病的主要治疗方法，术前可行血管栓塞术，以增加手术安全性和完全切除率。

参考文献

[1] Kulshreshtha P, Kannan N, Bhardwaj R, et al. Primary mediastinal hemangiopericytoma treated with preoperative embolization and surgery[J]. Ann Thorac Surg, 2014, 97(1): 335-338.

[2] Hart L L, Weinberg J B. Metastatic hemangiopericytoma with prolonged survival[J]. Cancer, 1987, 60(4): 916-920.

[3] Stout A P, Murray M R. Hemangiopericytoma: a vascular tumor featuring Zimmerman's pericytes[J]. Ann Surg, 1942, 116(1): 26-33.

[4] 赖日权, 王卓才. 血管外周细胞瘤及其相关肿瘤的病理诊断[J]. 临床与实验病理学杂志, 2012, 28(6): 595-599.

[5] Chnaris A, Barbetakis N, Efstathiou A, et al. Primary mediastinal hemangiopericytoma[J]. World J Surg Oncol, 2006, 4: 23.

[6] Hansen C P, Francis D, Bertelsen S. Primary hemangiopericytoma of the lung. Case report[J]. Scand J Thorac Cardiovasc Surg, 1990, 24(1): 89-92.

[7] Rusch V W, Shuman W P, Schmidt R, et al. Massive pulmonary hemangiopericytoma. An innovative approach to evaluation and treatment[J]. Cancer, 1989, 64(9): 1928-1936.

[8] Morandi U, Stefani A, De Santis M, et al. Preoperative embolization in surgical treatment of mediastinal hemangiopericytoma[J]. Ann Thorac Surg, 2000, 69(3): 937-939.

（戴洁）

第三十五节　纵隔异位甲状旁腺

一、引言

甲状旁腺腺瘤多见于颈部，当纵隔内出现甲状旁腺组织，称为纵隔异位甲状旁腺。

二、病例

患者，女性，51岁，因双膝及腰背部疼痛1年入院。患者1年前绝经，绝经后出现双膝、双髋、腰背部疼痛，当地医院诊断为骨质疏松症，治疗未见好转。半年前主诉症状加剧，疼痛剧烈时无法行走。颈部B超检查提示甲状腺右叶结节，考虑甲状腺瘤；双侧甲状旁腺区未见明显占位，右侧锁骨下动脉后下方囊实性包块。双膝、双髋、腰椎X线片提示退行性改变。实验室检查：甲状旁腺激素（PTH）596 ng/L，血磷0.36 mmol/L，血钙3.31 mmol/L，碱性磷酸酶（ALP）368 μ/L。诊断为甲状旁腺功能亢进，异位甲状旁腺腺瘤可能。体格检查双膝、双髋关节压痛阳性，复查胸部X线片提示右上纵隔占位（图2-35-1）。行^{99m}锝-甲氧基异丁基异腈（^{99m}Tc-MIBI）显像提示甲状腺右下侧右上纵隔内见异常高浓度放射性浓聚灶。胸部增强CT提示右上纵隔占位，诊断异位甲状旁腺腺瘤（图2-35-2）。经右胸路径行开胸手术，上腔静脉与脊柱间见一类圆形肿物（图2-35-3），约6 cm×5 cm×3.5 cm大小，包膜完整，质韧，蒂部位于胸顶，内含血管。肿物切面囊实性，实性区灰白质韧，囊性区含清亮液体。病理符合甲状旁腺腺瘤改变。术后血磷、血钙、PTH、ALP逐渐趋于正常，术后1个月随访血磷、血钙、PTH、ALP均在正常范围[1]。

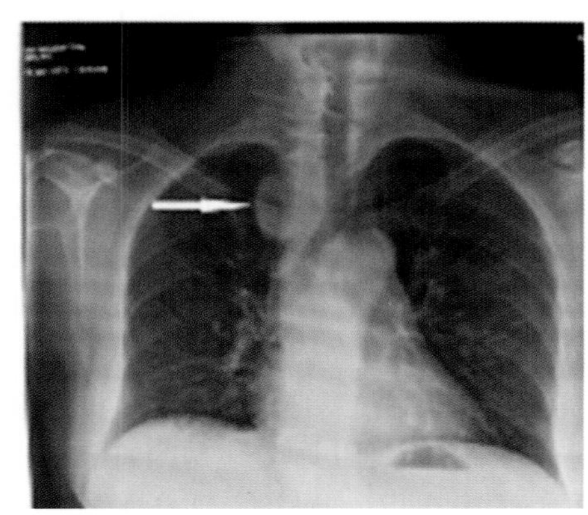

右上纵隔见一类圆形软组织影（箭头）。

图2-35-1　胸部正位X线片

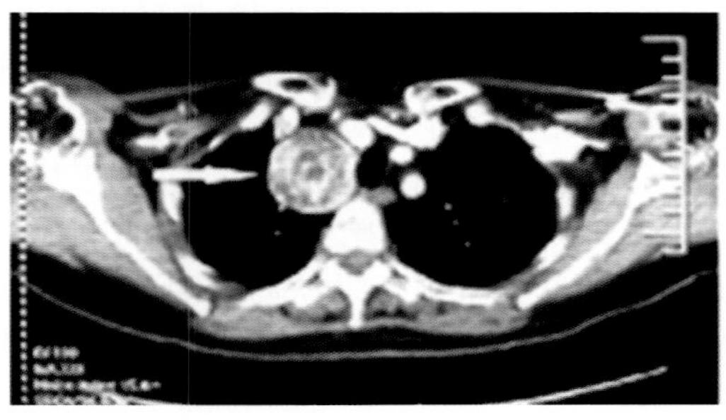

病灶位于右上腔静脉与脊柱旁，病灶内部分强化（箭头）。

图2-35-2　主动脉弓上水平CT增强扫描

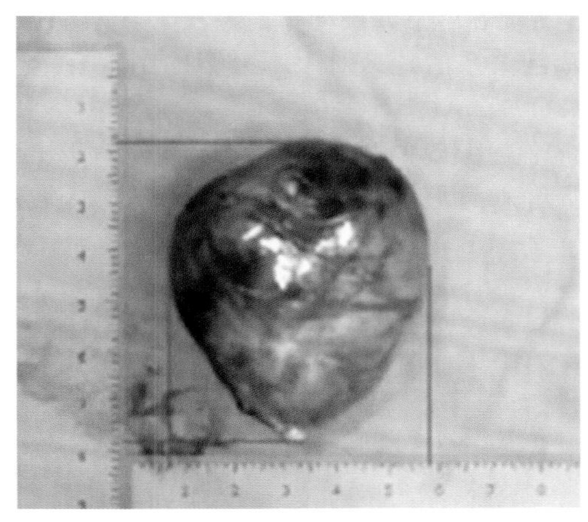

图2-35-3　大体标本

三、讨论

（一）流行病学与病因分析

文献报道异位甲状旁腺发生率为3%~10%[2]。在胚胎发育过程中，上甲状旁腺由第四咽囊的背翼上皮分化，位置比较恒定，异位较少；下甲状旁腺由第3咽囊的背翼上皮分化而来，与胸腺一起下降，下降过程中可能发生停顿，形成异位甲状旁腺。异位位置可为纵隔、颈动脉鞘、气管旁沟、锁骨上窝、胸腺内等。近年来颈根部、胸腺内、甲状腺内，甚至颅底部均有异位甲状旁腺腺瘤的报道[3-4]。其中异位于纵隔内相对较多，占71.3%[5]。

（二）临床表现、辅助检查与鉴别诊断

纵隔异位甲状旁腺患者多表现为甲状旁腺功能亢进症状，如骨痛、病理性骨折、棕色瘤、骨骼变形等骨骼系统病变；反复发作的泌尿系结石；消化性溃疡、胰腺炎及恶心、呕吐、便秘等消化系统症状；同时可有神经精神改变。

异位甲状旁腺患者最终病理常为甲状旁腺腺瘤或甲状旁腺癌，主要的病理生理变化是PTH分泌过多，生化检查指标显示为“四高一低”，即高血钙、高尿钙、高碱性磷酸酶、高PTH及低血磷。因此，高血钙是发现异位甲状旁腺的首要指标，而血清PTH水平升高，但正常甲状旁腺未见明显异常时则需要考虑异位甲状旁腺[6]。

目前临床上最常用的辅助检查有以下几种。①^{99m}Tc-MIBI显像。此为最主要的甲状旁腺腺瘤的定位手段，阳性结果和术后病理检查结果的符合率为85%~91%。能够发现不同部位的功能亢进的甲状旁腺组织，尤其对于颈根部、纵隔内较深部位的甲状旁腺，^{99m}Tc-MIBI显像检查准确率约97%。当甲状旁腺腺瘤发生囊性变、腺瘤位于甲状腺内、腺瘤体积偏小或功能亢进不显著时，^{99m}Tc-MIBI显像可出现假阴性。②甲状旁腺超声检查。甲状旁腺超声检查结果容易受骨骼遮盖等因素影响，对胸骨后病灶的检出有其局限性，同时与检查者的技能水平和经验有密切关系。③颈胸部增强CT检查。增强CT检查可能在甲状腺后方、气管食管沟、胸骨后、主动脉弓下或颈动脉鞘旁发现异常占位，定位准确、解剖关系清楚，对手术方案的制定有重要参考价值。

纵隔异位甲状旁腺虽发病率不高，但对于出现甲状旁腺功能亢进症状的患者，如正常甲状旁腺区域未见异常，均应考虑异位甲状旁腺的可能。临床表现结合实验室检查定性，辅助影像学资料定位便可确诊。

纵隔异位甲状旁腺的治疗主要为手术治疗，对怀疑恶性的标本应术中进行冰冻病理检查以明确诊断。初次手术时完整切除肿瘤组织可以减少局部复发，延长无病生存时间。

四、总结

纵隔异位甲状旁腺患者多表现为甲状旁腺功能亢进症状。纵隔异位甲状旁腺虽发病率不高，但对于出现甲状旁腺功能亢进症状的患者，如正常甲状旁腺区域未见异常，均应考虑异位甲状旁腺的可能。治疗以手术切除为主。

参考文献

[1] 宁光耀，于在诚. 上纵隔内原发性异位甲状旁腺腺瘤1例[J]. 医药前沿，2015，11：147-148.

[2] Gaz R D，Doubler P B，Wang C A. The management of 50 unusual hyperfunctioning parathyroid glands[J]. Surgery，1987，102(6)：949-957.

[3] 茅江峰，刘敏，薛华丹，等. 成功诊治颅底异位甲状旁腺腺瘤一例[J]. 中华内科杂志，2011，50：518-519.

[4] Akram K，Parker J A，Donohoe K，et al. Role of single photon emission computed tomography/computed tomography in localization of ectopic parathyroid adenoma: a pictorial case series and review of the current literature[J]. Clin Nucl Med，2009，34(8)：500-502.

[5] 管珩，李沛，朱预，等. 异位甲状旁腺功能亢进症的外科治疗——66例报告[J]. 中华普通外科杂志，2014，29：455-459.

[6] Eichler S，Kolvenbach M，Koischwitz D. Sonographic diagnosis of parathyroid carcinoma[J]. Ultraschall Med，2006，27(5)：478-482.

（夏琰）

第三十六节　纵隔脂肪瘤

一、引言

脂肪瘤是良性肿瘤，常见于皮下，如背部、颈部、肩部处。纵隔肿瘤中脂肪瘤少见，但在纵隔间叶组织肿瘤中最多见，多位于前纵隔，尤以心膈角区更为常见，肿瘤可以完全位于胸腔内，部分病例可向上延伸至颈部。

二、病例

患者，女性，52岁，因胸闷、气短半年，于2005年3月以左胸腔巨大脂肪瘤入院。患者于半年前劳动后出现胸闷、气短，无咳嗽、咳痰、咯血，症状时轻时重。在当地医院行胸部CT检查显示：纵隔脂肪瘤。体格检查：血压135/85 mmHg，心率76次/min，胸廓对称，无畸形，未见浅表静脉曲张，双侧呼吸动度一致，左侧语颤减弱，左肺中下野叩诊呈浊音，呼吸音极弱，左上肺呼吸音尚可，双肺未闻及干湿性啰音，心浊音界右移，各瓣膜听诊区未闻及杂音。胸部X线片提示双肺中下野占位性病变（图2-36-1）。CT平扫增强示：①前纵隔巨大混杂密度占位，考虑脂肪瘤可能性大，脂肪肉瘤待除外；②双肺膨胀不全，以左肺为主（图2-36-2）。心脏超声：心脏位置右移。于2005年3月30日行纵隔肿瘤切除术。术中见：左侧胸腔无积液及胸膜粘连，左前下纵隔巨大肿瘤，突入左侧胸腔，并有一分叶向右侧胸腔突入，包膜完整，与周围无粘连，表面新生血管丰富，左肺下叶、上叶舌段受压萎缩位于脊柱前缘，肿瘤重量2 600 g。术后行病理检查，肿瘤大体观察：肿瘤呈分叶状，大小为36 cm×20 cm×8 cm，包膜完整，表面灰白红褐色（图2-36-3），切面实性，灰白黄色。光学显微镜下观察：肿瘤组织由成熟的脂肪细胞构成。病理诊断：左前下纵隔巨大脂肪瘤。最后诊断：左前下纵隔巨大脂肪瘤[1]。

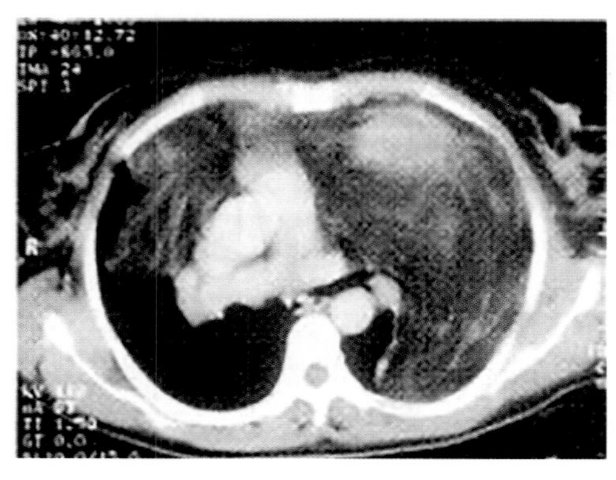

前纵隔有一巨大混杂密度区，并向双肺突出，密度不均，可见略强化软组织密度区，延时扫描无变化，CT值-79~55.4 Hu。

图2-36-2　胸部CT图像

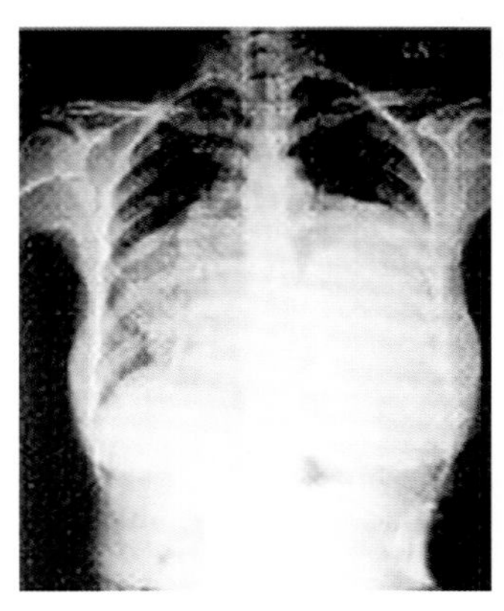

左肺中下野、右肺中下野中内侧带均匀致密阴影。

图2-36-1　胸部X线片

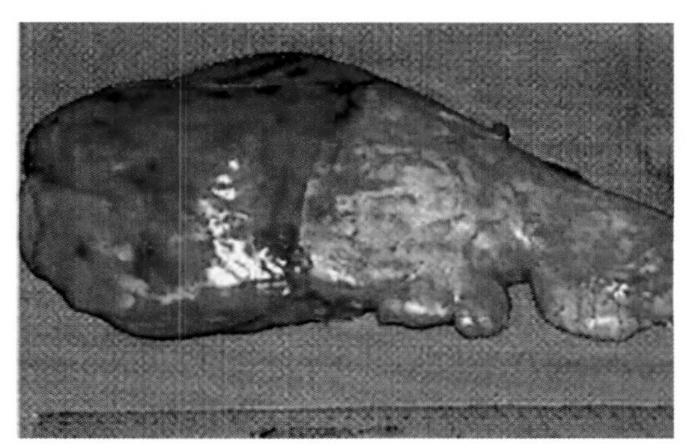

切除肿瘤组织呈分叶状，包膜完整。

图2-36-3　大体标本

三、讨论

（一）流行病学与病因分析

脂肪瘤是较为常见的良性肿瘤，常见于皮下，深部脂肪瘤体积比皮下大得多[2]，如纵隔脂肪瘤。1948年，Griffin[3]最早报道了纵隔脂肪瘤。纵隔脂肪瘤临床上较为罕见，好发部位为前纵隔及心膈角处[4]，为成熟的脂肪组织，外围有包膜，其生长速度较慢，患者临床症状一般不明显，多为体检时发现纵隔肿块。

纵隔脂肪瘤的来源尚不清楚。目前有两种观点，一种是来源于周围的脂肪组织，如纵隔胸膜下或胸壁皮下脂肪组织，或者心包周围的脂肪组织；另一种是来源于退化的胸腺组织。

（二）临床表现与诊断

脂肪瘤患者多无明显症状，可能与脂肪瘤生长缓慢、质地柔软很少压迫周围器官有关。肿瘤可呈巨大状，向上生长达颈部或沿肋间隙外突向胸壁。当脂肪瘤生长巨大对周围器官产生压迫时，患者可伴有咳嗽、胸闷、呼吸困难等非特异性症状。X线片无特征性，CT检查是纵隔脂肪肿瘤术前诊断的重要方法，可明确诊断并了解肿瘤范围和外侵程度。CT值多与脂肪组织密度相近[5]，脂肪瘤密度均匀，呈低密度，CT值-80~120 Hu。CT上脂肪瘤无明确肿块形态，无边界，呈弥漫性脂肪组织增多或心膈角处不规则片状脂肪密度影。

纵隔脂肪瘤的早期诊断比较困难，因患者无明显临床症状，多为体检时发现纵隔低密度肿块，该病有如下特点：①发生部位多位于前中纵隔及心膈角区，少数发生于非典型部位的脂肪瘤，易被误诊；②由于纵隔脂肪瘤质地柔软，轮廓形态很少呈圆形或椭圆形，而是呈上窄下宽的囊袋状悬垂于心脏旁或膈肌上，似心影增大；③密度与脂肪相近，CT检查容易鉴别。然而脂肪肉瘤有不均一性，个别局部可达60 Hu，CT检查并不能鉴别脂肪肿瘤的良、恶性。

纵隔脂肪瘤主要依赖于CT诊断，肿块密度均匀，CT值与脂肪密度相近，形状较为弥漫、不规则是纵隔脂肪瘤特异性的影像学表现。需与胸腺脂肪瘤、脂肪肉瘤、胸腺脂肪肉瘤鉴别，行病理检查明确诊断。

Williams等[6]认为，胸腔内的脂肪瘤较其他部位的脂肪瘤更具恶变倾向。有报道，纵隔脂肪瘤术后仍可恶变为脂肪肉瘤[7]，因此，对纵隔脂肪肿瘤应首选手术治疗，且切除彻底，完整切除肿瘤后患者生存期长。有文献[7]报道，脂肪肉瘤对放疗和化疗不敏感。

四、总结

纵隔脂肪瘤较为罕见，临床表现无特异性，但影像学表现对诊断有很大的帮助，治疗以手术为主，预后可。

参考文献

[1] 冯秀洁，尹宝玉，聂建忠，等. 纵隔巨大脂肪瘤一例[J]. 中华外科杂志，2006，44(14)：1001.

[2] Weiss S W，Goldblum J R. Enzinger and Weiss's soft tissue tumors[M]. 4th ed. St Louis：Mosby，2001.

[3] Griffin E H，Guilfoil P H. Mediastinal Lipomata：A Case Report[J]. Ann Surg，1948，128(5)：1038-1040.

[4] Marreez Y M，Roy W，Roque R，et al. The rare mediastinal lipoma：a postmortem case report[J]. Int J Clin Exp Pathol，2012，5(9)：991-995.

[5] Wychulis A R，Payne W S，Clagett O T，et al. Surgical treatment of mediastinal tumors：a 40 year experience[J]. J Thorac Cardiovasc Surg，1971，62(3)：379-392.

[6] Williams W T，Parsons W H. Intrathoracic lipomas[J]. J Thorac Surg，1957，33(6)：785-790.

[7] Shibata K，Koga Y，Onitsuka T，et al. Primary liposarcoma of the mediastinum--a case report and review of the literature[J]. Jpn J Surg，1986，16(4)：277-283.

（宋楠）

第三十七节　纵隔脂肪肉瘤

一、引言

脂肪肉瘤是成年人中最常见的软组织肉瘤，以四肢及后腹膜常见[1]，纵隔脂肪肉瘤相当罕见，目前文献报道仅百余例，早期并无特异性症状，常容易误诊为其他疾病。

二、病例

患者，女性，52岁，左侧乳腺癌根治术后，主诉胸闷，活动后气促，咳嗽咳痰。胸部X线片显示右侧胸腔内大面积阴影，考虑右侧胸腔积液，诊断性穿刺无法抽出液体。CT显示右侧胸腔内一巨大软组织阴影，位于前纵隔，与周围组织界限较清，毗邻大血管及心包，压迫部分右肺组织，无胸膜增厚（图2-37-1~图2-37-2），疑诊纵隔脂肪肉瘤。遂行开胸纵隔内肿块切除术，术中见肿瘤大小约20 cm×15 cm×15 cm，包膜完整，表面光滑，与周围组织分界清晰，完整剥离。术后抗感染治疗，患者恢复可，术后7天出院。常规病理检查显示脂肪肉瘤。术后行辅助放疗。随访3年患者均正常。

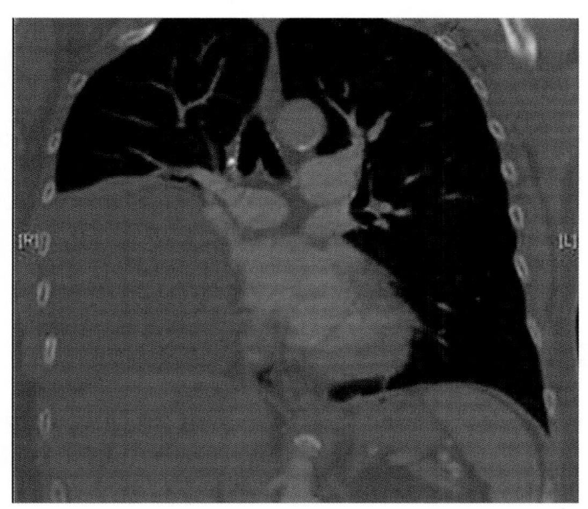

图2-37-1　胸部CT冠状面示右侧胸腔大面积阴影

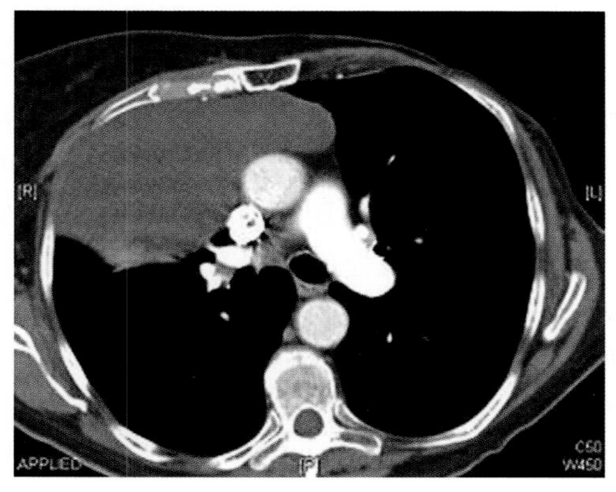

右侧一巨大占位性病变，表面光滑，与大血管及心包相邻。

图2-37-2　胸部CT

三、讨论

（一）流行病学与病因分析

脂肪肉瘤是成年人中最常见的肉瘤，占所有恶性疾病的1%，且多发生于大腿与后腹膜，但原发于纵隔的脂肪肉瘤十分罕见，仅占所有纵隔肿块的1%，同时于纵隔肉瘤中也只有9%[2]。本病可发生于纵隔的各个区域，临床上前纵隔多见。多为单发，男性高于女性，多发于40~60岁的成年人。患者一般因出现压迫症状而就诊，故发现时肿瘤已经较大。

目前脂肪肉瘤病因并无统一定论，有观点认为外伤和病毒感染可导致该病发生。脂肪肉瘤为恶性间叶性肿瘤的一种，发生于纵隔时其来源多为退化的胸腺组织或纵隔胸膜脂肪组织[3-4]。

（二）临床表现与诊断

临床症状无特异性，由于脂肪肉瘤生长较快，往往侵犯压迫周围器官组织，故常见症状有咳嗽、咳痰、胸闷、胸痛、声嘶、吞咽困难等，当合并有严重肺不张继发感染时可出现高热呼吸困难等。体征检查时胸部叩诊可呈浊音或实音，听诊呼吸音减弱或消失，并闻及胸膜摩擦音。少数病例可无症状，仅体检时发现[5-7]。

纵隔脂肪肉瘤的主要影像诊断为胸部CT，本病好发于前中纵隔及心膈角区，常偏向一侧，肿瘤较大，可出现分叶，与周围组织器官分界不清或直接浸润压迫周围结构。CT上肿瘤密度与脂肪肉瘤细胞间变，与组织混合程度有关。一般为混合性，表现为不均匀的脂肪密度内夹杂不规则线型或条索状高密度影，有时可为软组织低密度影内混合不规则脂肪影。脂肪密度为-20~-60 Hu，肿瘤整体一般为-80~40 Hu。当分化程度较低时，脂肪成分很少甚至没有，肿瘤以纤维组织为主，CT值可大于20 Hu。增强扫描可见不规则强化或包膜强化。有学者认为密度与分化程度呈负相关，CT值越低分化程度越高，当低于-55 Hu时应与脂肪瘤相鉴别[8]。

脂肪肉瘤的病理学成分主要为成熟或未成熟的脂肪细胞和纤维组织以及黏液性组织。发生于纵隔时多源于退化的胸腺组织或胸膜脂肪组织，分化程度较低时可见切面呈鱼肉状或脑髓状，合并出血、坏死以及囊性改变。高分化的脂肪肉瘤包膜光滑完整，切面与脂肪瘤类似并伴有纤维组织增生。根据2013年WHO标准，脂肪肉瘤可分为脂肪肉瘤（中间型、分化好）和恶性脂肪肉瘤，后者又分为黏液型、多形型、混合型、去分化型和无其他特异型。其中黏液型最为常见，约占50%[9]。

本病术前诊断较为困难，主要依靠影像学，CT检查有利于了解肿瘤大小、侵袭情况，同时需与其他疾病进行鉴别。若肿块分化程度较高，应和脂肪瘤、胸腺脂肪瘤、实性畸胎瘤鉴别。胸腺脂肪瘤与脂肪肉瘤发生部位一致，但其内有胸腺组织，且无侵袭性；脂肪瘤多位于后纵隔，通过CT可进行鉴别；实性畸胎瘤多呈软组织密度、水样密度以及脂肪密度的混合，其内常有钙化及骨化，脂肪-液体平面为其特征表现。分化程度较低的脂肪肉瘤较难鉴别，应从发生部位，有无脂肪、钙化、侵袭性等方面综合分析。MRI可对肿瘤侵袭程度进行进一步诊断。针吸细胞学检查有助于良恶性诊断，但病理分型较难鉴别。对于纵隔内出现较大、边缘多叶状且包膜完整的肿块，未发现肺门纵隔淋巴结肿大并排除其他恶性肿瘤时应考虑本病可能。

（三）治疗与预后

纵隔脂肪肉瘤治疗首选外科手术，及早彻底清除肿瘤。由于肿瘤发现时体积已经较大，传统上采取的手术方式为正中胸骨劈开或者开胸手术，手术切口依肿瘤位置灵活选择。有文献[10]报道对与心包、纵隔胸膜以及脏层胸膜粘连较少的肿瘤进行了胸腔镜切除并取得成功。手术难度主要取决于侵袭程度，高分化且包膜完整的肿瘤较易彻底切除，当周围组织受侵时需行广泛切除。手术原则上应清除术野内肉眼所见的脂肪组织，并尽量取出临床病灶。术后辅助治疗的意义不明确，高剂量放疗有导致纵隔纤维化的可能，化疗作用甚微。对于肿瘤较大或侵袭周围器官者可行术前放疗，当肿瘤缩小后行手术切除[5,11]。

本病术后易发生复发转移，预后取决于病理类型以及是否彻底切除。黏液型与高分化型预后较好，复发率很低；而多形型预后最差，容易复发，转移率可达30%~50%[12]。有文献报道1例纵隔脂肪瘤患者手术切除术后21年复发；第2次术后病理诊断为脂肪纤维瘤，7年后复发；第3次手术后诊断为脂肪肉瘤。该病例28年时间内肿瘤由纵隔脂肪瘤恶化为脂肪肉瘤，进一步证实了本病的高复发率及进展性，故发现本病应及时彻底手术切除，术后积极随访[13]。

上海市肺科医院自20世纪50年代以来，共完成4万余例胸外科手术，共处理纵隔脂肪肉瘤4例，全部位于前纵隔，术前均明确诊断并行纵隔肿块切除术。

上海市肺科医院对于本病的常规处理方法为明确诊断后及早进行手术，对肿块进行彻底清除，手术时尽量避免破瘤，以防肿瘤的种植性转移。术后建议行辅助放疗以降低复发率，并积极随访以防恶变或复发。

四、总结

纵隔脂肪肉瘤为一类罕见的纵隔恶性肿瘤，其临床症状无特异性，易误诊为其他纵隔疾病，术前诊断及鉴别主要依靠CT、MRI以及针吸活检。手术为首选。本病对放化疗不敏感，术后易复发转移，应紧密随访。

参考文献

[1] Barbetakis N, Samanidis G, Paliouras D, et al. A rare cause of mediastinal mass: Primary liposarcoma[J]. J BUON, 2008, 13(3): 429-431.

[2] Gethin-Jones T L, Evans NR 3rd, Morse C R. Surgical management of mediastinal liposarcoma extending from hypopharynx to carina: case report[J]. World J Surg Oncol, 2010, 8: 13.

[3] Kara M, Ozkan M, Dizbay Sak S, et al. Successful removal of a giant recurrent mediastinal liposarcoma involving both hemithoraces[J]. Eur J Cardiothorac Surg, 2001, 20(3): 647-649.

[4] Luna-Martínez J, Molina-Ramírez D, Mata-Quintero CJ, et al. Myxoid liposarcoma of the anterior mediastinum. A case report and bibliography review[J]. Cir Cir, 2014, 82(2): 177-182.

[5] Doğan R, Ayrancioğlu K, Aksu O. Primary mediastinal liposarcoma. A report of a case and review of the literature[J]. Eur J Cardiothorac Surg, 1989, 3(4): 367-370.

[6] Mase T, Kawawaki N, Narumiya C, et al. Primary liposarcoma of the mediastinum[J]. Jpn J Thorac Cardiovasc Surg, 2002, 50(6): 252-255.

[7] Teschner M, Lüllig H. Diagnosis and treatment of primary mediastinal liposarcoma[J]. Pneumologie, 2003, 57(1): 22-26.

[8] 王天君,黎庶,蔡台生,等. 纵隔脂肪肉瘤的CT诊断(附三例报告)[J]. 中华放射学杂志,1996(7): 489-491.

[9] Fletcher C, Unni KMertens F. World health organization classification of soft tissue and bone[M]. Lyon: IARC Press ,2002.

[10] Decker J R, de Hoyos A L, Decamp M M. Successful thoracoscopic resection of a large mediastinal liposarcoma[J]. Ann Thorac Surg, 2011, 92(4): 1499-1501.

[11] Meyer M, Holzhausen H J, Neef H, et al. Primary liposarcomas of the mediastinum[J]. Langenbecks Arch Chir Suppl Kongressbd, 1998, 115: 369-373.

[12] Greif J, Marmor S, Merimsky O, et al. Primary liposarcoma of the mediastinum[J]. Sarcoma, 1998, 2(3-4): 205-207.

[13] 田大力,殷洪年,赵惠儒,等. 纵隔脂肪肉瘤5例的外科治疗[J]. 中华肿瘤杂志,2002,1: 96.

(郑卉)

第三十八节　纵隔成人肺母细胞瘤

一、引言

纵隔成人肺母细胞瘤（mediastinal adult pulmonary blastoma）是指原发于纵隔的一种罕见恶性肿瘤。

二、病例

患者，男性，44岁，间断性胸背部不适2个月余。体格检查：左侧胸壁压痛阳性，未及包块。术前胸部CT见左前上纵隔巨大软组织肿块影，边界清，密度不均，中心可见低密度坏死区，增强扫描可见不均匀强化，与肿块相邻处可见纵隔淋巴结肿大（图2-38-1）。全身骨扫描、腹部超声、脑磁共振成像、肿瘤标志物等未见明显异常。

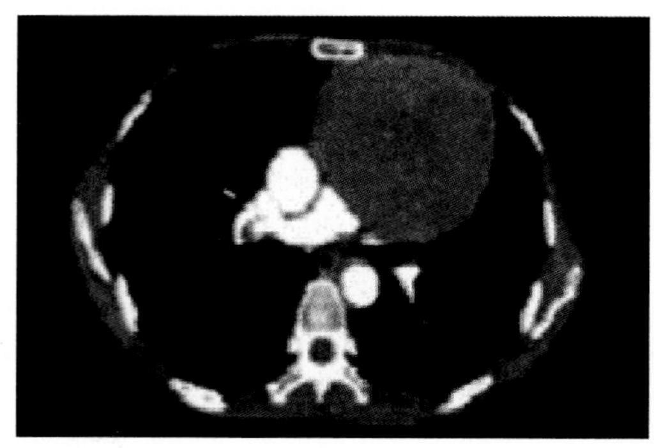

左前上纵隔可见13.5 cm×11.0 cm×9.3 cm的软组织肿块影，边界清，密度不均，增强扫描可见不均匀强化，CT值为25~55 Hu。

图2-38-1　术前CT

患者于全身麻醉下行经胸骨正中切口纵隔肿物切除术。术中见肿瘤位于左前上纵隔，实性，大小为13.5 cm×11.0 cm×9.3 cm，呈膨胀性生长，包膜大部分完整，突入左侧胸腔，与胸肋面胸膜、纵隔胸膜粘连紧密，左上肺前段部分肺组织受侵，上纵隔淋巴结肿大。心包外游离肿瘤，分离肿瘤前壁与胸壁粘连，切除受侵壁层胸膜，并楔形切除左肺上叶前段受侵组织，完整切除肿瘤（图2-38-2）。清扫上纵隔淋巴结。病理检查：肿瘤主要呈片块状分布，缺乏间叶成分，单向性肺母细胞瘤样结构，可见分化较幼稚的腺管结构，累及肺和胸膜组织及纤维脂肪组织（图2-38-3）。淋巴结可见转移。免疫组化：CK（+）、CK7（少量+）、CK5（少量细胞+）、CK20（-）、CK19（+）、EMA（少量+）、TTF-1（-）、CD5（散在淋巴细胞+）、TDT（-）、CGA（-）、Syn（-）、CD56（局灶少量+）、P63（少量细胞+）、vimentin（+）、CgA（+）。病理诊断：（左上纵隔）肺母细胞瘤[1]。

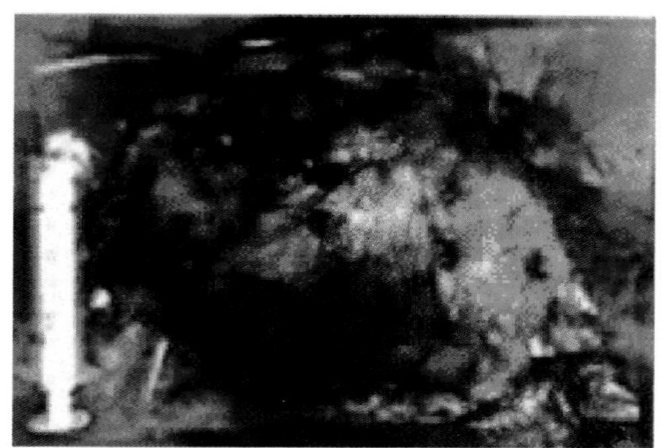

图2-38-2　手术切除肿物，实性，包膜大部分完整

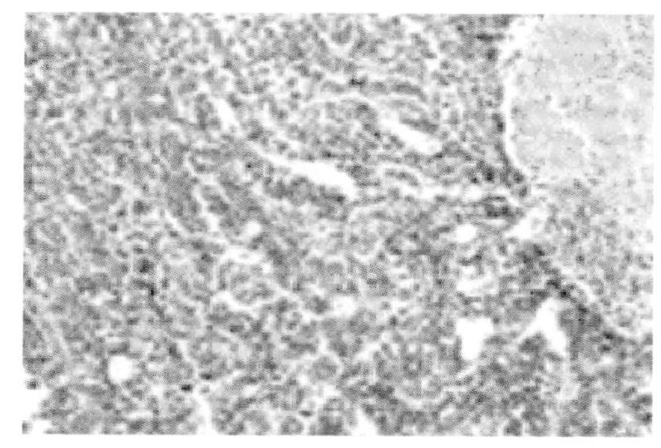

镜下呈实性巢片状、腺管状排列，细胞大小较一致，部分细胞胞浆透明，可见较多核分裂象，广泛坏死（HE染色，×100）。

图2-38-3　病理检查

三、讨论

（一）流行病学与病因分析

肺母细胞瘤（pulmonary blastoma，PB）为肺部肿瘤中罕见的类型，仅占肺恶性肿瘤的0.25%~0.5%[2]。目前全世界已经报道的不过200余例。1952年，Barnard根据肿瘤的组织学类似胎儿肺组织将其描述为肺畸胎瘤[3]。1961年，Spencer发现其与肾母细胞瘤（Wilm's tumor）组织学特点类似，故将其命名为肺母细胞瘤。PB可发生于任何年龄，经典双相型PB（the classic biphasic pulmonary blastoma，CBPB）好发于35~40岁[4]。也有研究表明，PB发病平均年龄为43岁，并且好发于女性[5]。

该病具体发病原因目前尚不清楚。有研究表明可能与肺组织在胚胎发育过程中间叶细胞发生异常改变有关，也有研究显示与*p53*基因和β-catenin的突变有关[6-7]。根据组织成分不同可将PB分为2种亚型：①单相型PB，即高分化新生腺癌（well-differentiated fetal adenocarcinoma，WDFA）；②CBPB，含有上皮和间质恶性肿瘤成分。这两种PB均为成人型，其中CBPB是最常见的亚型。此外，曾在儿童中报道过一种PB——胸膜肺母细胞瘤（pleuropulmonary blastoma，PPB），表现为单间质恶性肿瘤成分[8]。

（二）临床表现与诊断

PB的临床表现缺乏特异性，患者通常有吸烟史，25%~40%的患者无症状而是由体检发现[9]。多数患者以咯血、咳嗽、发热为主要症状，部分患者出现体重减轻，有胸腔积液患者，可伴有胸痛[10]。少数患者可有消化道症状。压迫气管及侵犯胸膜或心包，可出现相应的临床症状。

影像学检查是诊断的基础。PB在X线片和CT上表现多为境界清晰的圆形或类圆形肿块，PB多位于肺周围实质中，大多单发，亦可发生于纵隔或其他部位[11]，完全发生于纵隔并未侵及肺组织的成人型肺母细胞瘤更是罕有报道。由于许多患者并无临床症状，即便患者有症状亦缺乏特异性，加之病灶一般生长迅速，所以临床上发现PB时病灶往往较大，文献报道PB大小多为2.5~25 cm[8]。较大的肿块往往边界光滑，少见分叶，小的肿块可有分叶。肺母细胞瘤肿块密度大多均匀，少见钙化，部分病灶内可见液化坏死低密度影。

X线片可显示肿瘤部位、范围、肺叶、肺段的通气障碍、肺不张和膈肌运动情况。CT可显示病灶的内部结构、密度、边缘情况、病灶与支气管及邻近血管等的关系、病灶累及的范围、是否有胸内的转移等。CT相对于X线片对临床价值大，尤其对于纵隔内PB。其他影像学检查，如PET等在PB中的作用目前还不十分清楚，有待进一步研究。

成人型PB应与肺癌进行鉴别，肺母细胞瘤在临床和影像学表现上无特异性，与肺癌有很多相似之处，临床难以明确诊断。术前穿刺活检对诊断可能有帮助。目前该病诊断主要依靠术后病理学明确。HE染色后镜下特点为分化好的小管状腺体和细胞丰富的间质成分，典型者由未分化的小卵圆或梭形细胞构成，总体表现相似于10~16周胚胎肺。PB的诊断中极为重要的是区分其亚型，因此免疫组化在PB的诊断中至关重要。通过联合使用上皮和间质标志物，可以明确区分PB的上皮和间质成分[9]。

（三）治疗与预后

PB的治疗无统一的指南，手术切除目前仍是主要方法。手术切除范围为肺叶或全肺切除+肺门、纵隔淋巴结清扫。对于纵隔PB，文献中报道纵隔肿块切除+淋巴结清扫。

术后化疗可选用多西他赛、长春瑞滨、吉西他滨联合顺铂等，术后放疗在文献中有报道，但其有效性仍不明确。由于肺母细胞瘤的病例少见，目前尚无较多例数的临床疗效总结，因此其治疗模式尚有待于进一步探索。

PB是一种高度侵袭性的恶性肿瘤，尽管有长期生存的个案报道，其总体预后仍较差，约2/3的患者于诊断后2年内死亡[10]。在一个总结83例患者的分析报道中，接受手术治疗并完整切除的患者中位生存期可达33个月[10]。影响预后的危险因素包括双相型病灶、肿瘤复发、远处转移、肿瘤大于5 cm，多发淋巴结转移[3,8]。

参考文献

[1] 杜华栋，苗劲柏，李辉，等. 纵隔成人型肺母细胞瘤1例[J]. 中华胸心血管外科杂志，2013，29(7)：442-443.

[2] Hasleton P S. Spencer's Pathology of the Lung[M]. 5th ed. New York：McGraw-Hill，1996.

[3] BARNARD W G. Embryoma of lungs[J]. Thorax，1952，7(4)：299-301.

[4] Zavala-Alarcon E，Sudhakar S，Gonzales LR，et al. Extension of a pulmonary blastoma into the left atrium[J]. Mayo Clin Proc，2001，76(6)：657-660.

[5] Robert J，Pache J C，Seium Y，et al. Pulmonary blastoma：report of five cases and identification of clinical features suggestive of the disease[J]. Eur J Cardiothorac Surg，2002，22(5)：708-711.

[6] Sekine S，Shibata T，Matsuno Y，et al. Beta-catenin mutations

in pulmonary blastomas: association with morule formation[J]. J Pathol, 2003, 200(2): 214-221.

[7] Nakatani Y, Inayama Y, Kitamura H, et al. Mutations in the p53 gene in pulmonary blastomas[J]. Hum Pathol, 1997, 28(7): 873-874.

[8] Koss M N, Hochholzer L, O'Leary T. Pulmonary blastomas[J]. Cancer, 1991, 67(9): 2368-2381.

[9] Walker R I, Suvarna K, Matthews S. Case report: pulmonary blastoma: presentation of two atypical cases and review of the literature[J]. Br J Radiol, 2005, 78(929): 437-440.

[10] Adluri R K, Boddu S R, Martin-Ucar A, et al. Pulmonary blastoma--a rare tumor with variable presentation[J]. Eur J Cardiothorac Surg, 2006, 29(2): 236-239.

[11] Shalini C S, Joseph L D, Abraham G, et al. Cytologic features of pulmonary blastoma[J]. J Cytol, 2009, 26(2): 74-76.

（杨洁）

第三十九节　纵隔恶性间皮瘤

一、引言

恶性间皮瘤（malignant mesothelioma）是一种少见的来源于胸膜间皮细胞的肿瘤。

二、病例

患者，女性，29岁，因咳嗽1个月、发热7天入院。患者无石棉接触史。体格检查无阳性发现。实验室检查：白细胞7.8×10^9/L，癌胚抗原1.7 ng/mL。胸部X线片提示上纵隔巨大阴影（图2-39-1）。增强CT提示上纵隔肿瘤，大小为9 cm × 10 cm，邻近主动脉弓、气管、上腔静脉、左肺动脉，纵隔血管受压并偏至右下侧，气管狭窄但未受侵犯，双侧少量胸腔积液，无心包积液。肿块边界清晰，无胸膜增厚，纵隔淋巴结无明显肿大，肿块不均匀，动脉期和延迟期见弱增强（图2-39-2）。无远处转移，未发现其他原发病灶。CT引导穿刺阴性。胸腔镜纵隔肿块活检，术中发现肿块位于上纵隔，在正常纵隔胸膜下凸向左侧胸腔。肿瘤表面平滑，不均匀，质硬，大小为8 cm×9 cm，活动度差，胸膜及纵隔胸膜无转移结节，少量黄色胸腔积液。取组织病理检查，大体观，软组织苍白。镜下可见大的非典型间皮肿瘤细胞，呈弥漫或结节样增殖。可见大量有丝分裂，局灶肿瘤细胞坏死。免疫组化阳性的包括：CK（图2-39-3A），CAM5.2（图2-39-3B），SMA（图2-39-3C），CK19，CR和CD34。阴性的包括：

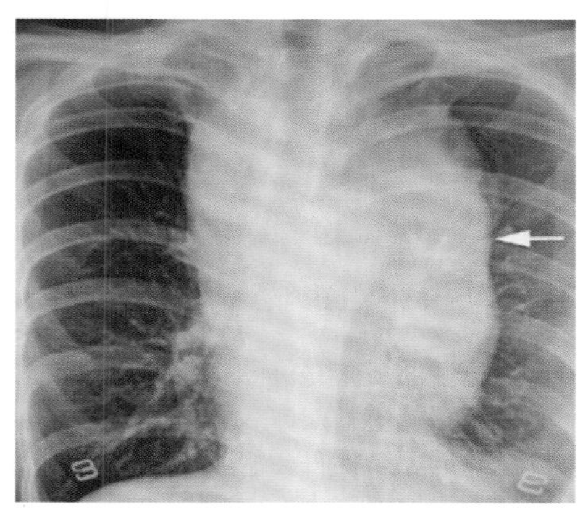

图2-39-1　胸部X线片提示上纵隔巨大阴影（箭头）

CEA，Bcl-2，PLAP，CD117，S-100，CD20，CD79A，CD45RO，CD15和CD30。诊断：纵隔间皮细胞来源的恶性间皮瘤。患者接受培美曲塞（500 mg/m^2）+顺铂（75 mg/m^2）的联合化疗，持续4个周期。随访无症状[1]。

三、讨论

（一）流行病学与病因分析

恶性间皮瘤通常起源于胸膜和腹膜，临床比较罕见。目前恶性间皮瘤的发病率逐步上升[2]，文献报道石

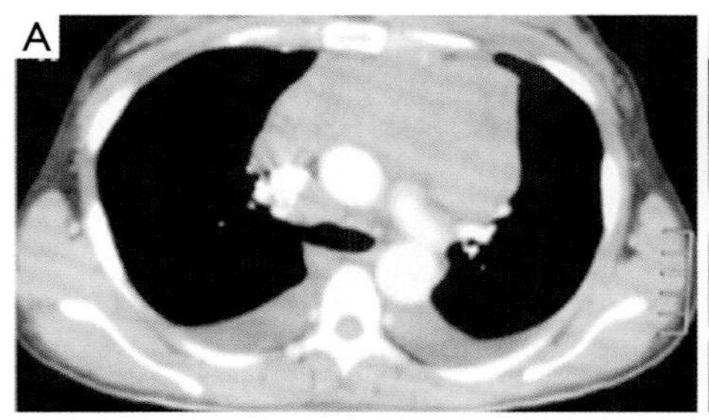

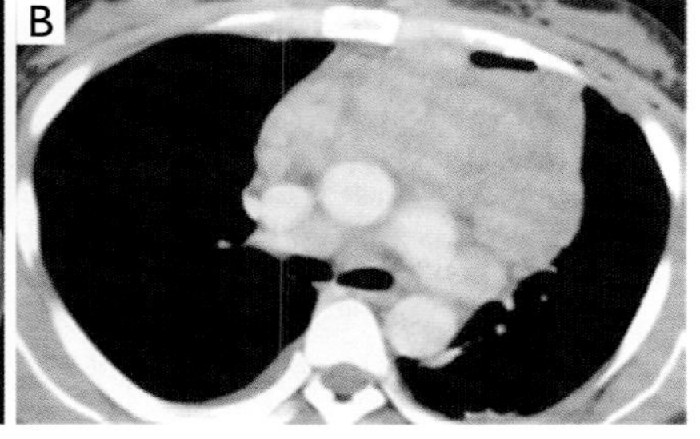

上纵隔肿瘤毗邻主动脉弓、气管、左肺动脉和上腔静脉。纵隔血管压缩和偏移到右下方，气管狭窄。双侧胸腔少量积液，无心包积液。肿块不均匀，动脉期和延迟期弱增强。（A）增强CT图像；（B）延迟相CT图像。

图2-39-2　CT图像

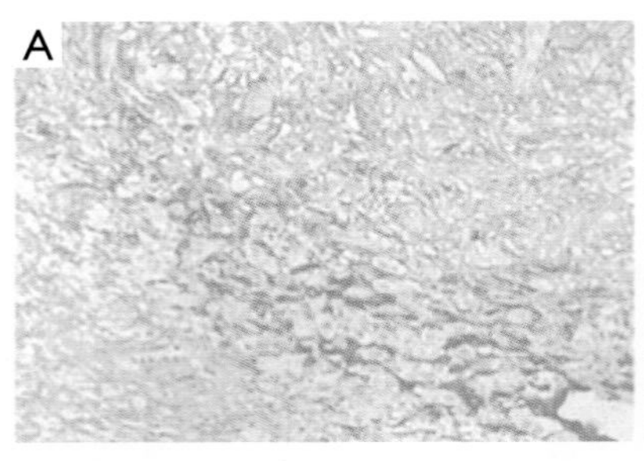

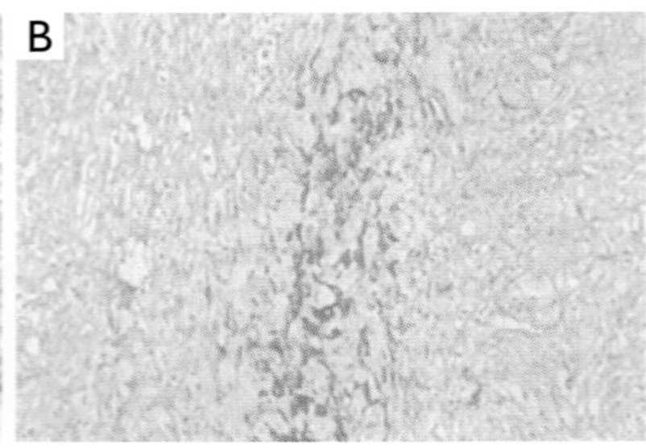

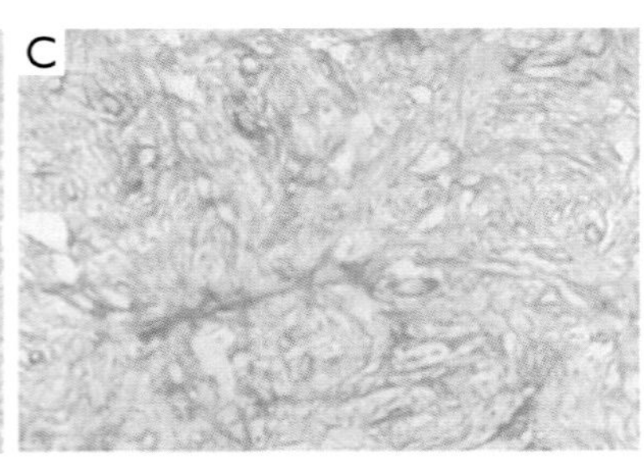

（A）CK；（B）CAM5.2；（C）SMA。

图2-39-3 肿瘤细胞免疫组化阳性标志物（SP法，×100）

棉接触是导致恶性间皮瘤的重要原因[3]。但是临床上许多患者并无石棉接触史，对于这部分患者的发病原因，目前仍不明确，可能与慢性炎症、病毒感染、化学原料接触等致癌因素有关。另外，有研究发现其发生可能与遗传因素有关，土耳其卡帕多西亚地区显示出该病具有遗传易感性，可能为常染色体显性遗传，在易感家族中，50%死于恶性胸膜间皮瘤[4]。

恶性间皮瘤多见于成年人，儿童少见[5]。恶性间皮瘤60%发生于胸膜，35%发生于腹膜，偶发于纵隔[6]。2003年，Featherstone等[7]报道了首例纵隔恶性间皮瘤。纵隔恶性间皮瘤曾被认为从心包的间皮细胞产生，在大部分病例中被诊断为心包间皮肉瘤[8]。但是患者并无心包积液，而是表现为胸腔积液，提示纵隔恶性间皮瘤来源于胸膜的可能性更大。

（二）临床表现与诊断

研究表明，胸痛、呼吸困难、咳嗽是恶性胸膜间皮瘤的首发症状，可见于90%的患者[8]。对于发生于纵隔的恶性间皮瘤，由于肿块可压迫周围组织和器官，患者可出现相应症状，如肿块压迫食管可出现吞咽困难。仅1.4%的恶性胸膜间皮瘤患者有吞咽困难，更少作为首发症状。

根据病变范围，恶性间皮瘤可分为局限型和弥散型。恶性间皮瘤的影像学检查通常可发现弥漫性胸膜增厚和反复胸腔积液[9]。少部分患者表现为带蒂的胸膜病变或胸膜肿块。纵隔恶性间皮瘤患者影像学多表现为纵隔肿块。

纵隔恶性间皮瘤的症状以及影像学检查缺乏特异性，其诊断依赖细胞学和病理检查。绝大部分恶性间皮瘤患者伴有胸腔积液，33%~84%的患者可通过胸腔积液细胞学检查明确诊断[10]。

恶性间皮瘤分为3类，包括上皮型、纤维肉瘤型以及混合型。据报道上皮型约占50%，肉瘤型约占35%，混合型约占15%。免疫组化在恶性间皮瘤的诊断与鉴别中有重要意义。欧洲胸外科医师协会推荐采用恶性间皮瘤的阳性标志物和阴性标志物的组合进行诊断。目前文献[11]报道的阳性标志物包括：钙结合蛋白、角蛋白和上皮膜抗原；阴性标志物包括：腺癌标志物、CEA、甲状腺转录因子1（TTF-1）。其中，钙结合蛋白是最敏感的阳性间皮瘤标志。

（三）治疗与预后

对于恶性胸膜间皮瘤应考虑手术为主的综合治疗。能手术完整切除患者预后明显优于不能完整切除患者。但是大部分患者发现肿瘤时已是晚期，失去手术机会。对于无法手术切除患者，可给予放疗、化疗。培美曲塞+顺铂的化疗方案是治疗恶性间皮瘤的一线化疗方案[12]。此方案已被证明能延长患者的生存时间并提高生活质量，但其有效性仍有待进一步研究。另外，即使对于完整切除患者，恶性间皮瘤的转移或局部复发也经常发生，因此恶性间皮瘤的整体预后目前仍不满意。

参考文献

[1] Zhang S, Song P, Zhang B. Giant malignant mesothelioma in the upper mediastinum: A case report[J]. Oncol Lett, 2013, 6(1): 181-184.

[2] Robinson B W, Lake R A. Advances in malignant mesothelioma[J]. N Engl J Med, 2005, 353(15): 1591-1603.

[3] Wagner J C, Sleggs C A, Marchand P. Diffuse pleural mesothelioma and asbestos exposure in the North Western Cape

Province[J]. Br J Ind Med, 1960, 17(4): 260-271.

[4] Roushdy-Hammady I, Siegel J, Emri S, et al. Genetic-susceptibility factor and malignant mesothelioma in the Cappadocian region of Turkey[J]. Lancet, 2001, 357(9254): 444-445.

[5] Lee Y C, Thompson R I. Clinical and palliative care aspects of malignant mesothelioma[M]. London: Martin Dunitz, 2002: 111-126.

[6] Antman K H. Current concepts: malignant mesothelioma[J]. N Engl J Med, 1980, 303(4): 200-202.

[7] Featherstone C, Scolyer R, Hruby G, et al. Challenging and unusual cases: Case 4. Malignant mesothelioma presenting as an anterior mediastinal mass[J]. J Clin Oncol, 2003, 21(7): 1420-1421.

[8] Erdogan E, Demirkazik F B, Gulsun M, et al. Incidental localized (solitary) mediastinal malignant mesothelioma[J]. Br J Radiol, 2005, 78(933): 858-861.

[9] Kawashima A, Libshitz H I. Malignant pleural mesothelioma: CT manifestations in 50 cases[J]. AJR Am J Roentgenol, 1990, 155(5): 965-969.

[10] Whitaker D. The cytology of malignant mesothelioma[J]. Cytopathology, 2000, 11(3): 139-151.

[11] Scherpereel A, Astoul P, Baas P, et al. Guidelines of the European Respiratory Society and the European Society of Thoracic Surgeons for the management of malignant pleural mesothelioma[J]. Eur Respir J, 2010, 35(3): 479-495.

[12] Zucali P A, Giaccone G. Biology and management of malignant pleural mesothelioma[J]. Eur J Cancer, 2006, 42(16): 2706-2714.

（杨洁）

第四十节　纵隔海绵状血管瘤

一、引言

纵隔海绵状血管瘤（mediastinal cavernous hemangioma）是一种少见的血管发育异常的纵隔疾病。

二、病例

患者，女性，71岁，体检发现左后纵隔椎旁占位。患者既往有骨质疏松病史，目前服用维生素D和钙剂，无吸烟史及其他特殊疾病史。MRI示左侧肋椎间隙升主动脉旁45 mm×30 mm边界清晰、椭圆形病灶（图2-40-1）。行微创手术切除，于腋中线第5肋做一7 mm切口，置入30°胸腔镜，术中探查发现病灶为褐色，边界清晰（图2-40-2A）。于腋前线第4肋间和腋后线第5肋间另作2个7 mm切口。切除肿瘤，标本置入标本袋并完整取出。肋间肌和肋骨未被肿瘤侵犯。肿瘤大小为50 mm×30 mm×25 mm，病理提示海绵状血管瘤（图2-40-2B）。患者术后病情平稳，未出现并发症。患者术后5年无复发[1]。

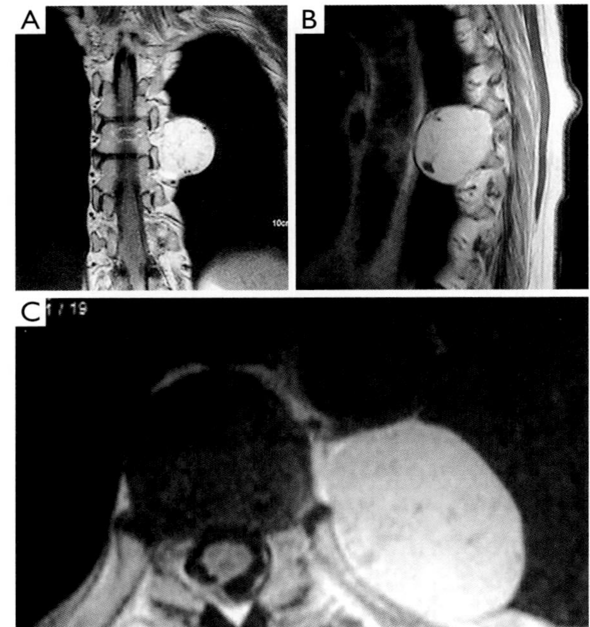

T_2加权显示肿块为高信号。（A）冠状切面；（B）矢状切面；（C）水平切面。

图2-40-1　纵隔血管瘤MRI表现

三、讨论

（一）流行病学与病因分析

纵隔血管瘤是一种不常见的良性血管性肿瘤，最早于1915年报道[2]，约占所有纵隔肿瘤的0.5%[3-6]。肿瘤多位于前纵隔，少数位于中纵隔或后纵隔。纵隔血管瘤可单发亦可多发。纵隔血管瘤好发于年轻人，文献报道75%的患者35岁前发病[3]。性别无明显影响。纵隔血管瘤的发病原因目前仍不明确，可能与遗传性因素有关。另外，常规放疗、病毒感染、外伤、手术、出血后血管性反应也可诱发海绵状血管瘤。

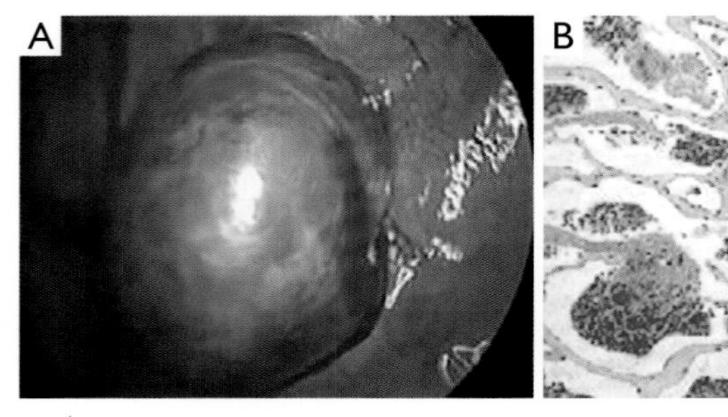

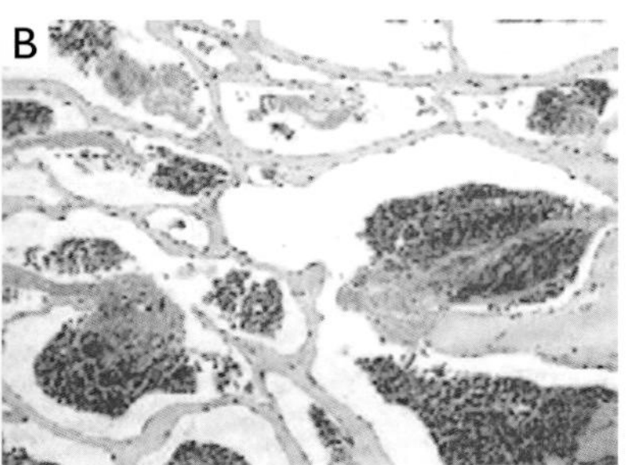

镜下提示扁平内皮血管陷窝，无异型细胞。

图2-40-2　纵隔血管瘤术中（A）和病理学表现（B）

（二）临床表现与诊断

大部分纵隔血管瘤患者无明显症状，而是借助影像学发现。症状无特异性，肿瘤压迫周围器官可导致咳嗽、胸痛、呼吸困难、喘鸣、声音嘶哑等。纵隔血管瘤的术前诊断较为困难，有文献报道61例纵隔血管瘤患者中仅有2例术前明确诊断[7]。

依靠传统影像学技术，术前难以做出诊断，因为病灶通常表现为无特异性的肿块[6]。局灶性静脉石可见于10%的患者，一旦出现，可作为血管瘤的诊断性标识。在平扫CT中，血管瘤通常是局限的、不均匀的软组织肿块。血管瘤的影像学表现取决于基质的含量和血栓的程度[8]。在增强CT中，肿瘤通常呈不均匀强化以及中央强化，亦有报道肿瘤可出现边缘强化（图2-40-3~图2-40-4）[9-10]。在动态CT中可表现为持续强化，对术前诊断具有重要意义[11]。MRI中血管瘤可表现为均质或异质，在T_1相表现为低信号，在T_2相表现为高信号。血管瘤的MRI表现无特异性，但对于明确肿瘤是否侵犯邻近器官有重要意义。

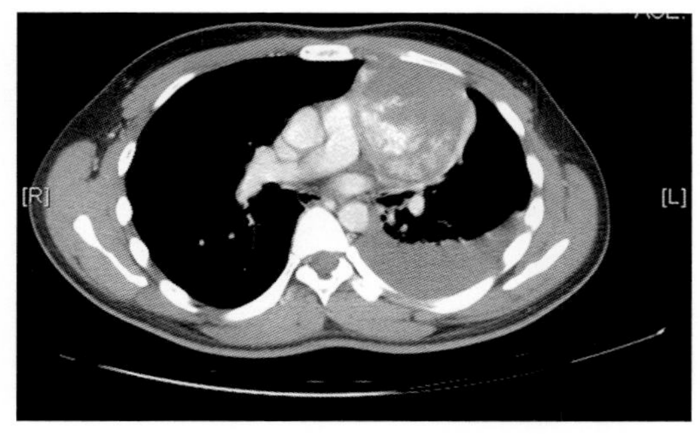

图2-40-3　纵隔血管瘤增强CT表现为中央强化

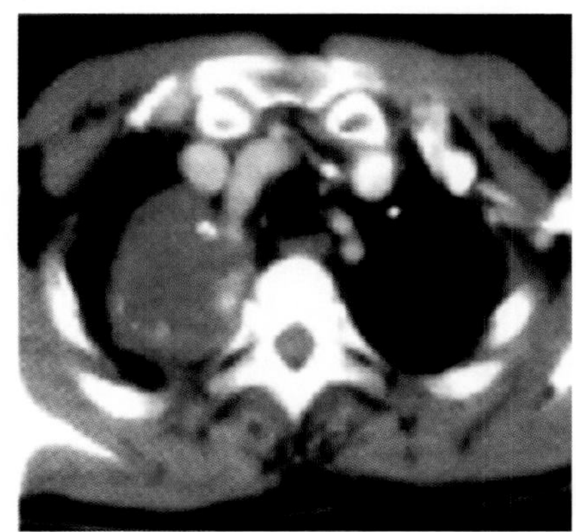

图2-40-4　纵隔血管瘤增强CT表现为边缘强化

本病确诊主要依靠病理检查。纵隔血管瘤病灶多局限，大小为2~20 cm[12]。根据血管空间的大小，血管瘤在组织学上可分为海绵状瘤、毛细血管瘤、静脉瘤。其中海绵状瘤和毛细血管瘤占血管瘤的90%以上，静脉瘤少见。毛细血管瘤的特征为小叶、实性生长，可见小血管扩张，内皮细胞增殖。海绵状血管瘤特征为大的、扩张的血管空隙，内含多种基质成分，如脂肪、成纤维细胞的增殖以及纤维组织。不同于毛细血管瘤，海绵状瘤无法自行恢复。

（三）治疗与预后

对于能够完整切除的纵隔血管瘤，手术切除是首选。血管瘤为良性肿瘤，切除后不易复发，预后较好。对于不能手术切除患者可考虑放疗[13]。

参考文献

[1] Ampollini L, Carbognani P, Cattelani L, et al. Cavernous hemangioma of the posterior mediastinum[J]. Ann Thorac Surg, 2010, 90(6): e96.

[2] Shennan T. Histologically non-malignant angiomas with numerous metastases[J]. J Pathol Bacteriol, 1915, 19: 139-154.

[3] Davis J M, Mark G J, Greene R. Benign blood vascular tumors of the mediastinum. Report of four cases and review of the literature[J]. Radiology, 1978, 126(3): 581-587.

[4] Cohen A J, Sbaschnig R J, Hochholzer L, et al. Mediastinal hemangiomas[J]. Ann Thorac Surg, 1987, 43(6): 656-659.

[5] Eber C D, Stark P, Kernstine K. Subcarinal cavernous hemangioma: CT findings[J]. Radiologe, 1995, 35(5): 354-355.

[6] McAdams H P, Rosado-de-Christenson M L, Moran C A. Mediastinal hemangioma: radiographic and CT features in 14 patients[J]. Radiology, 1994, 193(2): 399-402.

[7] Yamazaki A, Miyamoto H, Saito Y, et al. Cavernous hemangioma of the anterior mediastinum: case report and 50-year review of Japanese cases[J]. Jpn J Thorac Cardiovasc Surg, 2006, 54(5): 221-224.

[8] Gindhart T D, Tucker W Y, Choy S H. Cavernous hemangioma of the superior mediastinum. Report of a case with electron microscopy and computerized tomography[J]. Am J Surg Pathol, 1979, 3(4): 353-361.

[9] 王宇飞，韩巴特尔，张磊，等. 胸腔镜切除右胸顶部海绵状血管瘤1例[J]. 中华胸心血管外科杂志，2012，28(9)：553.

[10] Kun-Eng Lim J-KH, Yuan-Yu Hsu, Chung-Tai Yue, et al.

Mediastinal cavernous hemangioma[J]. Tzu Chi Medical Journal, 2014(26): 91-93.

[11] Cheung Y C, Ng S H, Wan Y L, et al. Dynamic CT features of mediastinal hemangioma: more information for evaluation[J]. Clin Imaging, 2000, 24(5): 276-278.

[12] Moran C A, Suster S. Mediastinal hemangiomas: a study of 18 cases with emphasis on the spectrum of morphological features[J]. Hum Pathol, 1995, 26(4): 416-421.

[13] Kwok-Williams M, Perez Z, Squire R, et al. Radiotherapy for life-threatening mediastinal hemangioma with Kasabach-Merritt syndrome[J]. Pediatr Blood Cancer, 2007, 49(5): 739-744.

（杨洁）

第三章　食管

第一节　巨大食管平滑肌瘤

一、引言

在所有食管肿瘤中，良性肿瘤占比不到10%，其中4%为食管平滑肌瘤[1-2]。食管平滑肌瘤在食管良性肿瘤中虽占比最高，但其仍较为罕见。平滑肌瘤一经确诊，即使无症状也应切除，因不能排除恶性肿瘤的可能，且如果延误治疗很可能出现症状[1]。食管平滑肌瘤剔除术是一种安全有效的手术方式。

二、病例

Aurea等[3]报道了一例42岁男性、因急性支气管炎摄胸部X线片发现后纵隔占位入院的病例。患者因肿块压迫脏器引起下腔静脉等移位但未侵犯，右肺下叶通气功能障碍，食管镜检查阴性。术前患者拒绝支气管镜检查，术中行支气管镜检查证实气管受压。CT引导下行经皮细针穿刺活检提示为平滑肌瘤；肺活量检查正常。行右侧开胸手术，术中冰冻切片提示非恶性肿瘤。组织学检查见纤维肌瘤组织（9 cm×15 cm），有细胞区和凝固性坏死（<10 %），无细胞凋亡；有丝分裂<1个/10 HPF（<10%），无细胞凋亡；有丝分裂<1个/10 HPF。免疫组化：平滑肌肌动蛋白（+），CD 3（−），C-Kit（−），增殖指数MIB-1：1%~2%。免疫形态学检查显示食管平滑肌瘤。术后6天行食管造影显示运动功能无改变，术后10天患者出院。

三、讨论

（一）流行病学与病因分析

食管平滑肌瘤通常发生在中年，男性的发病率是女性的2倍，主要位于食管的中下段，多是单一病变[1]。食管平滑肌瘤可发生囊性变性，钙化发生率不高，恶变少见。恶性病变或肌瘤伴有恶性肿瘤也有报道[4-5]。

（二）临床表现与诊断

大多数平滑肌瘤是壁内肌瘤，但也有部分肌瘤在食管憩室内或邻近食管憩室内，呈腔内小柱状息肉[6-7]。大约有一半的肌瘤患者无症状，当出现症状时，症状持续时间相当长，包括胸骨后疼痛和吞咽困难。当肿瘤上的黏膜发生溃疡时，也可能发生出血[8]。

食管肌瘤在胸部X线片上表现为后纵隔占位，食管造影是最可靠的诊断方式，可见肿瘤为壁内的、偏心性、平滑隆起、大小不等的无蒂病变。增强CT提示为均匀的低度或等密度病灶，MRI中T_2加权成像显示病灶略微高亮[8]。近来内镜超声检查已用于食管肌瘤的评估，对病变的显像及食管鉴别肿块准确。此外，超声内镜还可以确定肿块与食管壁和纵隔的准确位置。

有研究认为，即使无症状的平滑肌瘤也应在确诊时切除，因为不能排除恶性肿瘤，如果延误治疗很可能出现症状[1]。也有研究认为，虽然只有通过切除和组织学检查才能排除恶性肿瘤，但将所有无症状的小肌瘤全部切除似乎不合理[9]。

术中暴露食管及病灶，剥除肌瘤，有时在切除大的肌瘤后，有明显的肌肉缺损，但要保证食管黏膜的完整[1]。食管肌瘤剔除术是一种安全有效的手术方式，可采用胸腔镜辅助方法，结合术中食管镜检查，有利于手术的进行。同时可以缩短住院时间。因避免切除食管肌层，可降低对食管蠕动的影响，以保留食管的排酸机制，降低术后反流性食管炎的发生率，提高手术远期效果[10]。

四、总结

平滑肌瘤是最常见的食管良性肿瘤，主要发生在食管的中下段，多数情况下为单一病变。大约有一半的肌瘤患者无症状，当出现症状时，主要表现为吞咽困难、非特异性胸骨后疼痛、胃灼热，偶尔也有体重下降。通常通过食管造影、胸部X线片、CT和MRI扫描进行诊断。近来经食管超声已广泛用于术前诊断。食管平滑肌瘤一旦确诊，即使无症状也应切除，因为不能完全排除恶性肿瘤，如果延误治疗很可能出现症状。

参考文献

[1] Hennessy T P J, Cuschieri A. Surgery of the oesophagus[M]. 2nd ed. Oxford ; Boston: Butterworth-Heinemann, 1992.

[2] Jesić R, Randjelović T, Gerzić Z, et al. Leiomyoma of the esophagus. Case report[J]. Srp Arh Celok Lek, 1997, 125(3-4): 113-115.

[3] Aurea P, Grazia M, Petrella F, et al. Giant leiomyoma of the esophagus[J]. Eur J Cardiothorac Surg, 2002, 22(6): 1008-1010.

[4] Nagashima R, Takeda H, Motoyama T, et al. Coexistence of superficial esophageal carcinoma and leiomyoma: case report of an endoscopic resection[J]. Endoscopy, 1997, 29(7): 683-684.

[5] Kuwano H, Sadanaga N, Watanabe M, et al. Esophageal squamous cell carcinoma occurring in the surface epithelium over a benign tumor[J]. J Surg Oncol, 1995, 59(4): 268-272.

[6] Solli P, Spaggiari L, Carbognani P, et al. VATS resection of oesophageal leiomyomas[J]. Eur J Cardiothorac Surg, 1998, 13(4): 486-487.

[7] Bryan A J, Buchanan J A, Wells F C. Saccular oesophageal diverticulum at the site of enucleation of a leiomyoma[J]. Eur J Cardiothorac Surg, 1990, 4(11): 624-625.

[8] Yang P S, Lee K S, Lee S J, et al. Esophageal leiomyoma: radiologic findings in 12 patients[J]. Korean J Radiol, 2001, 2(3): 132-137.

[9] Pearson F G, Cooper J D, Deslauriers J, et al. Esophageal surgery[M]. New York: Churchill Livingstone, 2002: 535-536.

[10] Schmid R A, Schöb O M, Klotz H P, et al. VATS resection of an oesophageal leiomyoma in a patient with neurofibromatosis Recklinghausen[J]. Eur J Cardiothorac Surg, 1997, 12(4): 659-662.

（戴晨阳）

第二节　食管下段贲门大细胞神经内分泌癌

一、引言

食管胃交界处的大细胞神经内分泌癌非常少见，其发生率约占食管神经内分泌癌的1%。因无特异性的临床表现，常在内镜下发现，并在术后病理诊断时才明确。由于肿瘤的高度侵袭性，患者预后常常不佳，早诊断早治疗仍是改善其预后的关键。

二、病例

患者，男性，65岁，因胃烧灼感不适5个月就诊。既往有十二指肠溃疡和高血压病史。入院后查血液生化检查正常，但肿瘤标志物检测提示癌胚抗原水平升高（8.9 ng/mL；正常范围为0.0~4.9 ng/mL）。内镜检查显示胃食管交界后壁有溃疡样肿瘤，大小约50 mm（图3-2-1）。CT显示胃食管交界壁增厚（图3-2-2）。活检标本显示大细胞神经内分泌癌（突触素、嗜铬粒蛋白A和CD56阳性）。2011年4月，经左胸及腹部切口行远端食管切除、全胃切除和胰腺、脾切除及Roux-en-Y重建。

病理巨检提示：溃疡型和浸润型肿瘤的大小为55 mm×30 mm，侵袭至剑突下，大致以胃食管交界为中心（图3-2-3）。组织学上肿瘤细胞呈大核，有丝分裂高频（96个计数/mm^2），胞质丰富，有明显的淋巴和血管浸润（图3-2-4A）。免疫组化染色显示肿瘤为大细胞神经内分泌癌，突触素、嗜铬粒蛋白A和CD56阳性（图3-2-4B~图3-2-4D）。在30个解剖的淋巴结中，6个淋巴结转移。病理分期为T3N2M0，ⅢA期。

患者在术后40天出院。术后接受了2个疗程的S-1辅助化疗（每周80 mg/m^2，持续4周，然后休息2周）。术后4个月出现肝转移。因患者拒绝接受高毒化疗，改用3个连续疗程的伊立替康单药治疗（每周100 mg/m^2，持续3周，随后休息2周），术后9个月因肝转移死亡[1]。

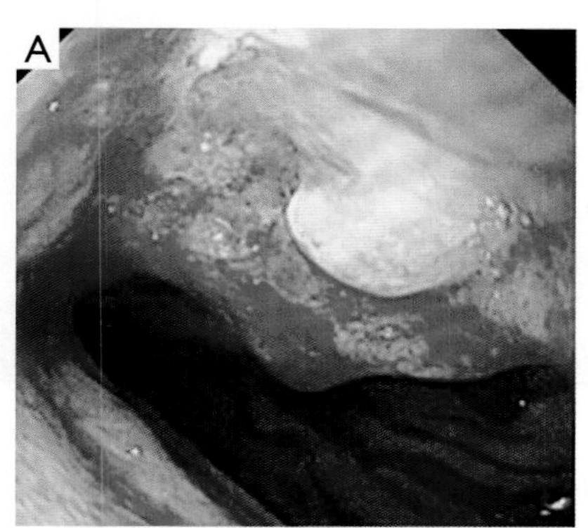

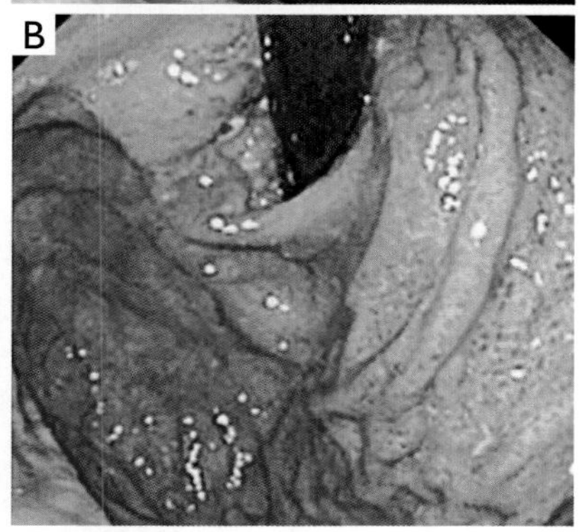

位于食管胃交界处后壁有溃疡形成的肿瘤。（A）从食管侧直视；（B）从胃侧反视。

图3-2-1　内镜检查

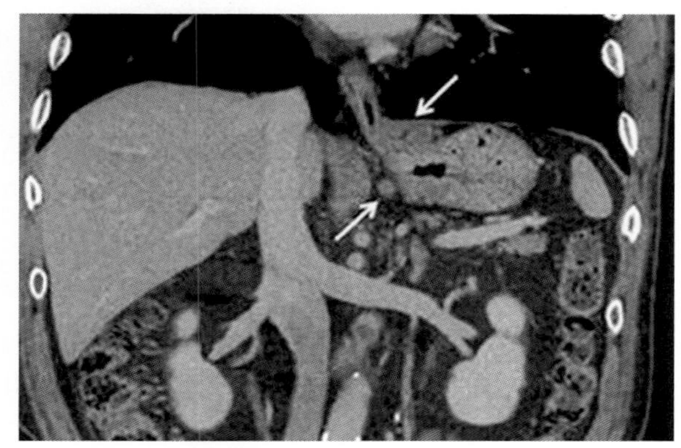

食管胃交界壁增厚，并有淋巴结肿大（箭头）。

图3-2-2　CT检查

三、讨论

（一）流行病学与病因分析

神经内分泌癌是一种分化不良、高度恶性的肿瘤，

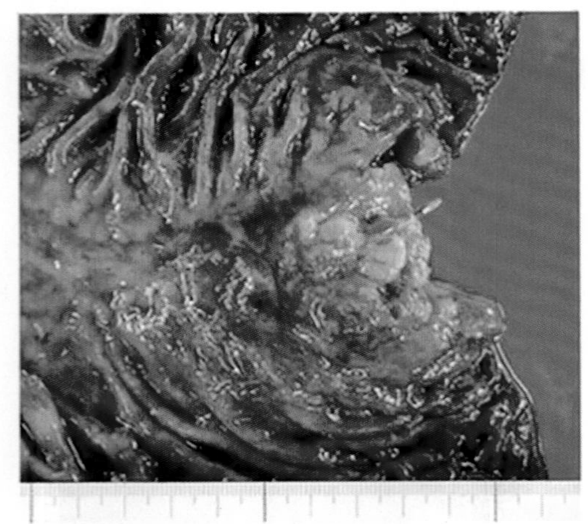

溃疡型和浸润型肿瘤的大小为55 mm×30 mm，侵袭至剑突下，大致以胃食管交界为中心。

图3-2-3 病理巨检

表现为神经内分泌标志物阳性，如突触素和嗜铬粒蛋白A，组织病理上分为小细胞神经内分泌癌和大细胞神经内分泌癌。食管胃交界处的大细胞神经内分泌癌非常少见，约占食管神经内分泌癌的1%，至今鲜有报道[2]。

（二）临床表现、诊断与治疗

胃食管交界处的神经内分泌癌无特异性的临床表现，一般表现为胃烧灼感、吞咽困难等非特异性症状。通常在钡餐、胃镜检查时发现。活检的小标本通常无法明确诊断。有文献报道，活检通常易误诊为腺癌，术后病理明确为大细胞神经内分泌癌，需要结合免疫组化（如突触素和嗜铬粒蛋白A）进行鉴别诊断[3]。

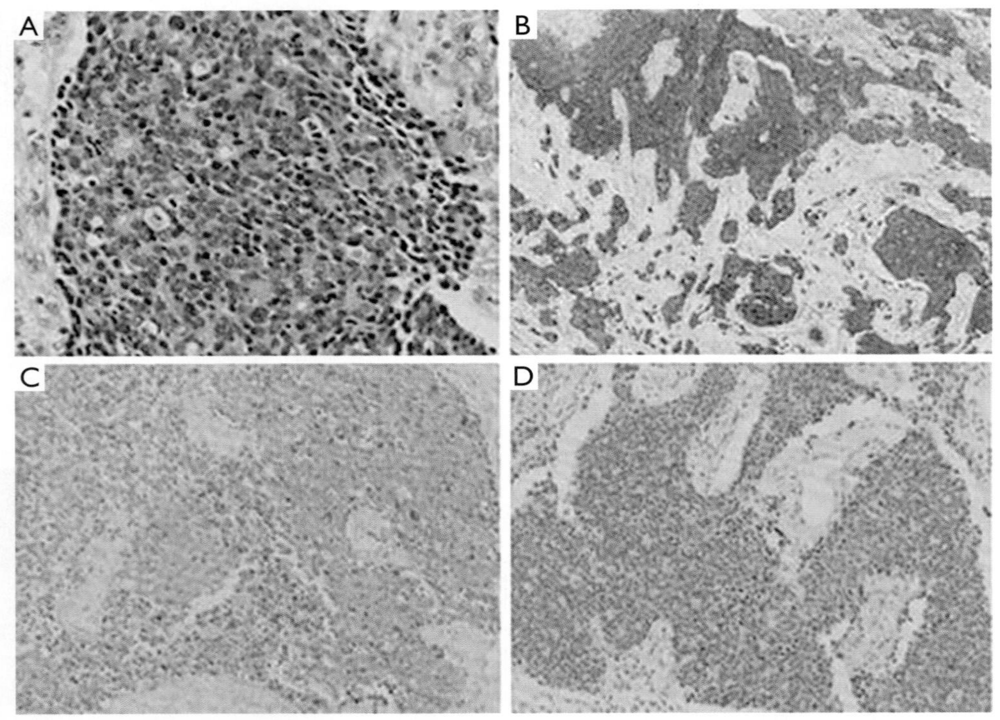

（A）显微镜下肿瘤细胞呈大核，有丝分裂高度频繁，胞质丰富（HE染色）；（B）细胞突触素阳性；（C）嗜铬粒蛋白A阳性；（D）CD56阳性。

图3-2-4 病理检查

根据病灶的大小，可采用胃镜下切除及常规手术切除。需要进行术后辅助化疗。日本推荐对晚期胃癌进行S-1辅助化疗[4]，但胃部神经内分泌癌尚无标准化疗方案。常用化疗药物包括顺铂、依托泊苷、奥沙利铂、多柔比星等。Okita等[5]报道，伊立替康加顺铂治疗对胃神经内分泌癌有效，总反应率为75%。由于大细胞神经内分泌癌的侵袭性高，预后难以让人满意，早诊早治仍是改善其预后的关键。

四、总结

神经内分泌癌是一种分化不良、高度恶性的肿瘤，表现为神经内分泌标志物阳性，如突触素和嗜铬粒蛋白A。食管胃交界处的大细胞神经内分泌癌非常少见，约占食管神经内分泌癌的1%。由于无特异性的临床表现，常在术后病理诊断时明确。由于肿瘤的高度侵袭性导致患者预后不佳，早诊断早治疗仍是改善其预后的关键。

参考文献

[1] Fukuchi M, Shinji S, Ritsuko T, et al. A case of large cell neuroendocrine carcinoma of the esophagogastric junction[J]. Esophagus, 2014, 12: 295-299.

[2] Tustumi F, Takeda F R, Uema R H, et al. Primary neuroendocrine neoplasm of the esophagus - Report of 14 cases from a single institute and review of the literature[J]. Arq Gastroenterol, 2017, 54(1): 4-10.

[3] 张难，张少为，王岩，等. 贲门大细胞神经内分泌癌2例报道[J]. 食管外科电子杂志，2014，(1): 39-40.

[4] Sakuramoto S, Sasako M, Yamaguchi T, et al. Adjuvant chemotherapy for gastric cancer with S-1, an oral fluoropyrimidine[J]. N Engl J Med, 2007, 357(18): 1810-1820.

[5] Okita N T, Kato K, Takahari D, et al. Neuroendocrine tumors of the stomach: chemotherapy with cisplatin plus irinotecan is effective for gastric poorly-differentiated neuroendocrine carcinoma[J]. Gastric Cancer, 2011, 14(2): 161-165.

（戴晨阳）

第三节　同时性多原发食管癌

一、引言

食管恶性肿瘤偶见多原发病灶，*p53*基因的遗传不稳定和杂合性丧失与多原发食管癌有关，是多灶性癌变的早期事件。同时，环境因素和不良的生活方式（吸烟等）也是多原发食管癌的危险因素。

二、病例

Silva-Silva等[1]报道了1例47岁女性患者同时性多原发食管癌的病例。患者重度吸烟20余年，因剧烈的持续性胸骨后疼痛3个月，进食后加重伴有食用固体食物吞咽困难，体重减轻而就诊。上消化道内镜检查发现食管中1/3、下1/3处有2个肿瘤样病灶，并从左侧入胸行食管癌根治术。术后病理报告显示，病灶一为分化良好的多发性鳞状细胞癌；病灶二为中度分化的鳞状细胞癌灶，同时伴区域性淋巴结转移以及多灶性淋巴和血管侵犯。患者术后随访满意。

三、讨论

（一）流行病学与病因分析

食管恶性肿瘤的发病率位居各类肿瘤第5位，其病死率居第4位。根据文献报道，多原发食管癌的发生率占所有食管癌的2.4%~9.8%[2-3]。多原发食管癌是指食管内检出2个或更多不连续的肿瘤病灶，根据其出现的时间间隔分为同时性及异时性，国内常用的时间间隔为半年。同时，需满足国际通用的多原发癌诊断标准[4]：①每一种肿瘤必须经组织细胞学证实为恶性；②每一种肿瘤发生在不同的部位或器官；③必须排除新出现的肿瘤为转移癌。食管多原发癌以双原发癌最常见，占76.1%~81.8%[5-6]。高发年龄通常被认为双向分布，常见于30岁及60岁人群[7]。通常认为吸烟与多原发癌密切相关[8]。

（二）临床表现与诊断

多原发食管癌的临床表现与单发食管癌相似，可有吞咽哽噎感、吞咽困难、吞咽疼痛、上腹部不适、上腹痛、饮水呛咳及黑便等。患者出现以上症状至就诊的平均间隔为2个月以上。患者常有吸烟史和饮酒史，部分患者有肿瘤家族史。

食管多原发癌位置的报道各不相同。有文献报道上-中段组合多见。也有文献报道下段多发。由于病例数较少，暂无统一的好发部分。

随着内镜技术的普及，多发癌的诊断率提高，但也可能出现多发癌的漏诊。同样研究分析的原因可能有以下几点[9]：①肿瘤较大后堵塞管腔，镜身无法通过从而漏诊远处病灶；②管腔未被完全堵塞，但远端病灶被近端肿块遮挡而漏诊；③进镜或退镜过快而漏诊；④病变过小而内镜下不易分辨。当然，无论是钡餐造影还是内镜均只能明确管腔内的病变，对于食管周围组织的浸润情况、淋巴结转移等无法做出准确判断；而文献报道PET对于发现多发病灶优于钡餐和内镜等[10]。

与单发食管癌类似，多发食管癌的病理类型以鳞癌最常见，占80%[9]。此外还有腺癌、小细胞癌、肉瘤样癌、腺鳞癌、未分化癌等。多发癌以鳞癌最常见，亦有鳞癌和腺癌、鳞癌和未分化癌、腺鳞癌和腺癌的组合。从分子病理学角度看，*p53*基因的遗传不稳定与多发癌的形成有关系。同时，*p53*基因的突变频率亦与吸烟呈相关性[11]。

根治性手术切除是多发食管癌的首选。主要的手术方式是胃代食管术或结肠代食管术。手术原则：对于多灶癌需要扩大切除范围，避免切缘阳性，同时彻底的淋巴结清扫亦是重点。内镜治疗不是多发癌的禁忌证，只要多发病灶的病变局限于固有层且无淋巴结转移，手术与内镜下病灶剥离术有着相同的生存率[12]。多原发食管癌预后因素与单发食管癌相似，病理分期为主要因素。

四、总结

食管多发癌较为少见，这与术前的漏诊率高有关。随着内镜技术的突飞猛进，多发癌的检出率提高。手术是治疗多发癌的首选方法，保证切缘阴性是最主要的治疗原则。吸烟是其最常见的危险因素，与*p53*基因的不稳定性有关。

参考文献

[1] Silva-Silva R A, Romero-Amaro Z R, Linares-Larrazabal L A, et al. Multiple and synchronous squamous cell carcinoma of the esophagus in a young woman: An example of early and rapid carcinogenesis?[J]. Rev Gastroenterol Mex, 2016, 81(3): 176-178.

[2] 李厚怀,张庆震,许林,等. 多原食管癌的临床病理特征和手术治疗[J]. 中华胸心血管外科杂志,2007,23(4):255-256.

[3] 林汉利,郑昌京. 食管癌538例内镜病理分析附多源癌13例[J]. 实用医学杂志,2009,25(19):3291-3293.

[4] Warren S. Multiple primary malignant tumors. A survey of the literature and a statistical study[J]. Am J cancer, 1932, 16: 1358-1414.

[5] Kuwabara T, Hiyama T, Tanaka S, et al. Genetic pathways of multiple esophageal squamous cell carcinomas[J]. Oncol Rep, 2011, 25(2): 453-459.

[6] 黄进丰,赫捷. 同期食管癌和胃癌的临床特征和预后分析[J]. 中华外科杂志,2008,46(9):674-676.

[7] Beech D J, Madan A K, Aliabadi-Wahle S, et al. Synchronous occurrence of glioblastoma multiforme and esophageal adenocarcinoma[J]. Am Surg, 2003, 69(2): 136-139.

[8] Wang R, Wang M J, Yang J L, et al. Upper gastrointestinal endoscopy detection of synchronous multiple primary cancers in esophagus and stomach: single center experience from China[J]. Gastroenterol Res Pract, 2012, 2012: 432367.

[9] 王倩,张明君,冯桂建,等. 食管多原发癌20例临床分析[J]. 中华医学杂志,2013,93(6):449-451.

[10] 王绍波,吴湖炳,季云海,等. 18F-FDG PET/CT在同时性多原发食管癌中的应用[J]. 中国医学影像学杂志,2016,24(1):1-3.

[11] Saeki H, Kitao H, Yoshinaga K, et al. Copy-neutral loss of heterozygosity at the p53 locus in carcinogenesis of esophageal squamous cell carcinomas associated with p53 mutations[J]. Clin Cancer Res, 2011, 17(7): 1731-1740.

[12] Teoh A Y, Chiu P W, Wong S K, et al. Multifocal neoplasia and nodal metastases in T1 esophageal carcinoma: implications for endoscopic treatment[J]. Ann Surg, 2010, 251(1): 186-187.

（戴晨阳）

第四节　食管血管肉瘤

一、引言

原发性食管血管肉瘤是一种罕见的恶性肿瘤，尚缺乏对其诊断和治疗的循证指导。目前诊疗规范是基于其他食管肿瘤或其他部位的血管肉瘤推断而来，临床上面临着独特的诊断和治疗挑战。

二、病例

患者，女性，64岁，因轻度吞咽困难、头痛2个月入院。入院后行胃肠镜检查提示下段食管一5 cm占位阻塞管腔，伴出血（图3-4-1）。第1次活检提示多发溃疡及肉芽组织，伴鳞状上皮异型增生。超声内镜显示边界不清、大小约3.4 cm低回声占位，侵袭食管外膜（图3-4-2）。淋巴结未见明显异常。再次内镜下活检提示一个分化良好的鳞状增殖性病变（图3-4-3）。PET-CT检查显示病变部位的远端食管摄取轻度增加，无明显淋巴结增大及转移。患者接受了Ivor-Lewis食管胃切除术、幽门成形术和空肠造口术，术后恢复良好。

病理结果：大体标本为溃疡性肿块，大小为2.8 cm×1.0 cm×0.9 cm，栗色，海绵状，似乎累及黏膜，病变累及食管周长的1/4。镜下检查显示肿瘤由内皮细胞浸润增殖组成，核分裂明显。免疫组化显示MIB-1增殖指数增加。C-myc免疫染色显示肿瘤内皮细胞广泛染色呈阳性，未发现明显坏死和淋巴血管侵犯。肿瘤内血管交通、内皮异型性程度和C-myc染色模式支持病变是一个血管肉瘤的反应过程。内镜活检见病变上覆鳞状病变是一种假性上皮性增生，可能是潜在的血管肉瘤反应。

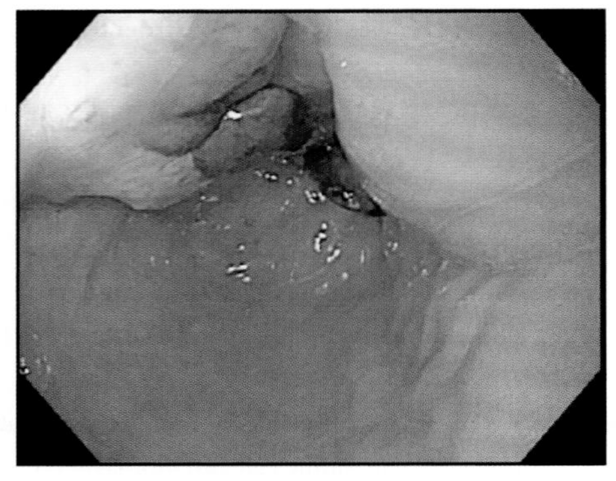

图3-4-1　胃肠镜检查

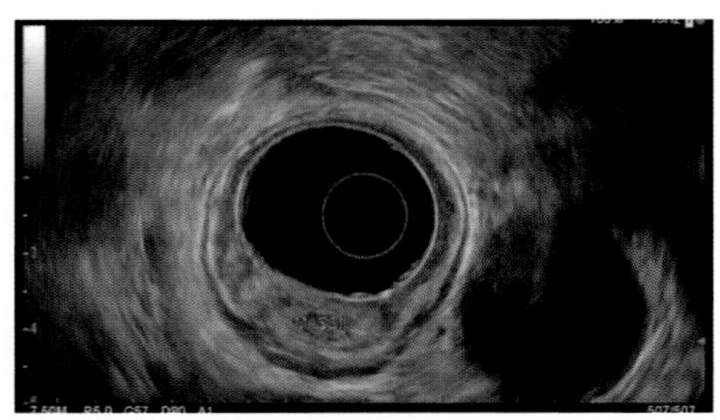

图3-4-2　超声内镜检查

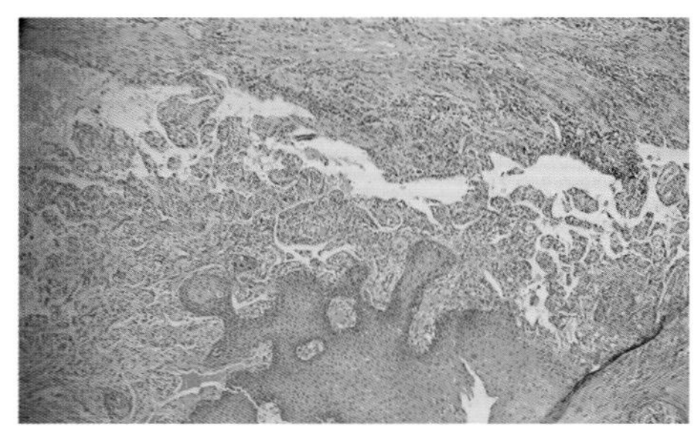

图3-4-3　再次内镜下活检

三、讨论

（一）流行病学与病因分析

血管肉瘤是一种罕见的软组织肉瘤，来源于血液和淋巴管的内皮细胞，最常见于皮肤、深层软组织和乳房。淋巴水肿和辐射暴露是血管肉瘤最常见的易感因素。回顾性研究发现，一些联合手术、化疗或放疗的治疗在5年内可获得35%~60%的生存率[1]。这些数据适用于更常见的血管肉瘤部位，如软组织[2]。胃肠血管肉瘤罕见，在所有肉瘤中占比不到1%，最常出现在肝脏和脾脏，甚至更少出现在小肠和大肠[3]。因此，缺乏循证治疗指南，各种治疗方案也各不相同。

（二）临床表现与诊断

原发性食管血管肉瘤是罕见的。文献报道患者主诉为吞咽困难、体重减轻和吞咽疼痛，伴或不伴隐匿性的消化道出血。同时可能伴有药物治疗无效的食管反流症状。特别是在出现不愈合的食管溃疡与持续的药物治疗无效的胃食管反流症状时，应考虑本病可能[4]。

食管血管肉瘤的确诊有赖于重复的胃镜检查和活检。内镜下活检常无法取得深部病灶而导致误诊。超声内镜可显示食管壁深层的结构，对于食管血管肉瘤这种侵袭性强的恶性肿瘤的诊断具有较大帮助。鉴别诊断方面，表层的活检提示假上皮瘤样增生，与食管疣状癌难以区别[5]。深层结构的细针穿刺活检有助于血管肉瘤的诊断[6]。

目前暂无规范的循证医学治疗指导，治疗方案不尽相同。对于分期较早，能够保证切缘阴性的病例，早期采用食管切除。文献报道的患者均接受食管切除术，同时均未行术后辅助治疗。目前尚缺乏术后辅助治疗的循证医学证据，早期食管血管肉瘤实现R0切除的患者可不采用术后辅助治疗。但需密切观察、随访。

食管血管肉瘤的预后目前暂无数据。软组织血管肉瘤往往呈现为高级别肿瘤，侵袭性强，病死率较高。文献报道，年龄较大，肿瘤直径大，以及肿瘤细胞中MIB-1超过10%的患者预后较差[7]。然而食管血管肉瘤因病例较少，其预后相关因素目前尚不确切。文献报道的2例食管血管肉瘤患者，1例随访6个月无复发，1例术后3个月因肿瘤转移死亡[8-9]。

四、总结

原发性食管血管肉瘤常出现吞咽疼痛和上腹部不适。早期确诊有赖于重复胃镜检查和活检。目前暂无规范的循证医学治疗指导，早期病变可采用手术切除得到治疗，术后应密切随访观察。

参考文献

[1] Young R J, Brown N J, Reed M W, et al. Angiosarcoma[J]. Lancet Oncol, 2010, 11(10): 983-991.

[2] Meis-Kindblom J M, Kindblom L G. Angiosarcoma of soft tissue: a study of 80 cases[J]. Am J Surg Pathol, 1998, 22(6): 683-697.

[3] Wei J G, Tang J L, Yang Y, et al. Clinicopathological features of gastrointestinal tract epithelioid angiosarcoma[J]. Zhonghua Bing Li Xue Za Zhi, 2020, 49(2): 177-179.

[4] Benedict M, Gibson J, Zhang X. Epithelioid Angiosarcoma: An Unusual Cause of Gastrointestinal Bleeding[J]. Int J Surg Pathol, 2019, 27(3): 277-279.

[5] Saad A, Cappell M S, Amin M. Endoscopic findings with GI angiosarcoma correspond with the propensity of these vascular tumors to cause GI bleeding: two case reports and review of the literature[J]. Dig Dis Sci, 2013, 58(6): 1797-1801.

[6] De Francesco V, Bellesia A, Corsi F, et al. Multifocal Gastrointestinal Angiosarcoma: a Challenging Diagnosis?[J]. J Gastrointestin Liver Dis, 2015, 24(4): 519-522.

[7] Fury M G, Antonescu C R, Van Zee K J, et al. A 14-year retrospective review of angiosarcoma: clinical characteristics, prognostic factors, and treatment outcomes with surgery and chemotherapy[J]. Cancer J, 2005, 11(3): 241-247.

[8] Chan Y, El-Zimaity H, Darling G E. Primary angiosarcoma of the esophagus[J]. Ann Thorac Surg, 2013, 95(1): e19-e20.

[9] Gutnik L, Goold E, Madsen J, et al. Primary Esophageal Angiosarcoma[J]. Ann Thorac Surg, 2021, 111(5): e365-e367.

（李志新）

第五节　食管原发性炎性肌成纤维细胞瘤

一、引言

炎性肌成纤维细胞瘤（inflammatory myofibroblastic tumor，IMT）又名浆细胞肉芽肿、炎性假瘤等，是一种好发于儿童和青少年的软组织真性肿瘤[1-2]。食管IMT临床上罕见，常常以吞咽困难为首发症状，确诊依靠组织病理学，手术切除是早期食管IMT的主要治疗方法。

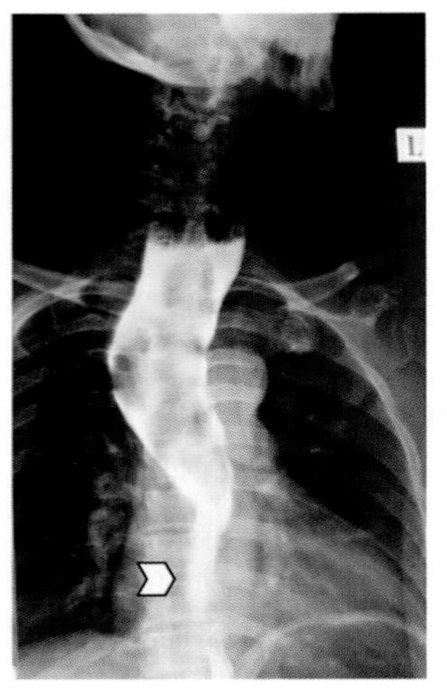

图3-5-1　钡餐造影

二、病例

患者，女性，60岁，因进行性吞咽困难1年半入院。入院后钡餐造影提示食管中段狭窄，黏膜光滑，伴近端食管明显扩张（图3-5-1）。内镜显示：距门齿18~25 cm，12~6点位食管可见一隆起型黏膜下肿物（图3-5-2），病变宽，基底无活动性，病变表面黏膜光滑完整，占据食管腔，食管腔明显狭窄，但内镜通过顺利。胸部增强CT显示：食管颈段及胸上段一长条形肿物，外膜光整，增强扫描肿物无明显强化，食管腔明显狭窄，食管周围淋巴结无明显肿大（图3-5-3）。术前诊断为胸中段食管占位（性质待定）。行右开胸食管部分切除术，术中对食管进行解剖，并在食管纵向切开，在病变上方肌层切开，摘除病变，双层缝合食管黏膜及肌层，同时用邻近带蒂胸膜覆盖加固。术后患者接受半量肠外营养，鼻胃管引流及空肠营养管肠内营养支持。术后第7天钡餐造影显示食管内钡剂通过顺利，无

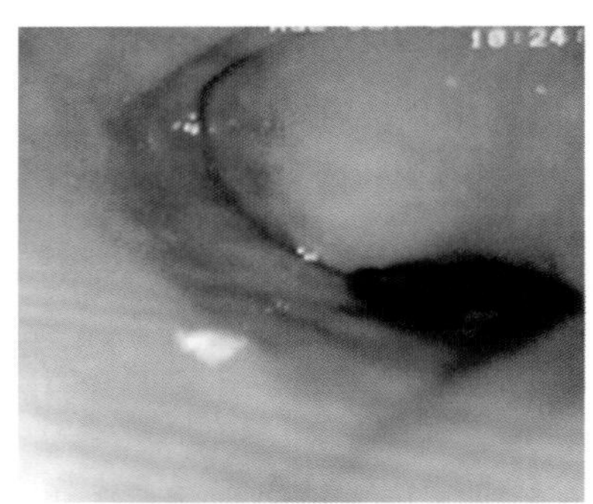

图3-5-2　内镜检查

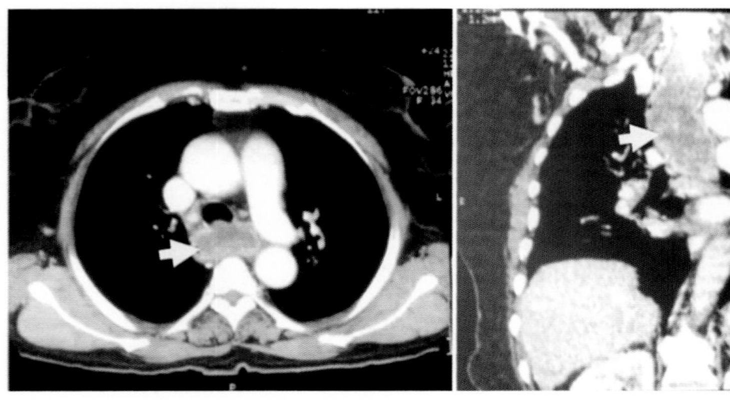

图3-5-3　胸部增强CT

明显外渗及潴留。术后第8天开始进水，逐渐加至半流食，无明显吞咽困难。术后第10天恢复顺利出院。

病理诊断：大体病理显示质硬白色肿物，无出血、坏死及钙化（图3-5-4）。病理检查显示梭形细胞增殖，血管间质增生，淋巴浆细胞明显浸润，淋巴滤泡形成（图3-5-5）。免疫组化ALK（-）。随访6个月，无肿瘤复发[3]。

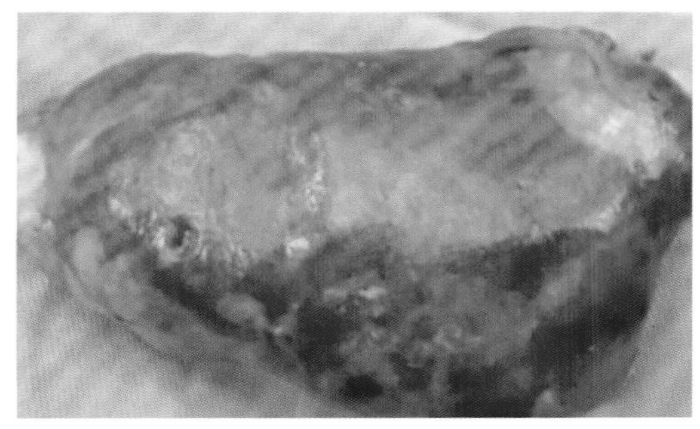

图3-5-4 病理组织大体观

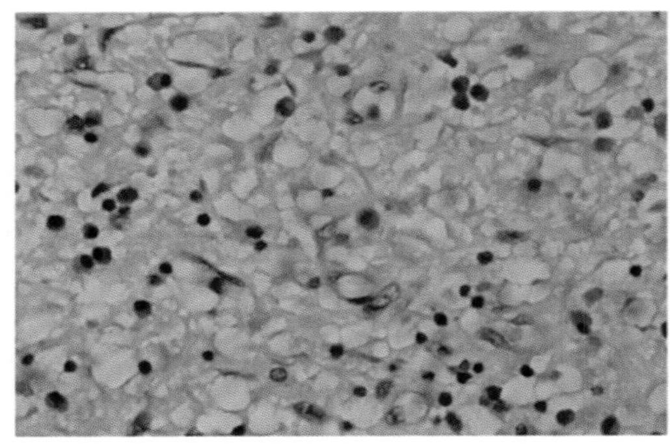

图3-5-5 病理检查

三、讨论

（一）流行病学与病因分析

约73%的IMT发生于肠系膜、网膜、腹膜后、盆腔及腹部软组织，其次好发于肺、纵隔和头颈部。消化道属于IMT罕见部位，而食管发生IMT仅见于个别报道，可发生于任何年龄，男女比例相当[4]。

（二）临床表现与诊断

食管IMT临床表现多样化，最常见的临床症状为吞咽困难和侵犯邻近结构引起的胸骨后疼痛。部分患者可出现因炎症因子释放引起的发热、体重下降等[5]。

影像学上X线片一般无明显阳性发现，但当病灶较大时可显示肺门旁阴影。食管钡餐造影可显示光滑的充盈缺损，食管镜检查可见类似平滑肌瘤的黏膜下肿物生长及管腔狭窄。增强CT显示轻度强化或无强化的食管内软组织病变。内镜下超声是首选的术前检查，提示固有肌层低回声病变[6]。

本病确诊有赖于病理及免疫组化。典型食管IMT是一种由肌纤维母细胞性梭形细胞和炎症细胞如浆细胞、淋巴细胞和嗜酸性粒细胞组成的肿瘤[7]。主要免疫组化：vimentin呈弥漫强（+），SMA、MSA、desmin呈局灶或弥漫（+），CK可以局灶（+），但是myogenin、myoglobin、S-100等为（-）；ALK免疫组化阳性率为50%~60%，与*ALK*基因易位有很好的相关性[8]。

（三）治疗与预后

IMT属于交界性或低度恶性肿瘤，肺外IMT复发率约25%。原发食管的IMT目前尚未有复发或转移的病例报道。IMT以根治性切除为首选治疗，Privette等[5]主张肿瘤大于2.5 cm，引起食管梗阻或侵犯食管固有肌层的病例应进行食管切除术以确保肿瘤完全切除。对于手术完全切除的患者，需进行随诊。放疗、化疗等其他手段多用于无法手术切除的病例。有文献个案报道，ALK抑制剂靶向治疗可应用于高侵袭性或复发转移的已知发生*ALK*基因融合的IMT病例。

四、总结

食管原发性炎性肌成纤维细胞瘤罕见且临床表现各异，大体病理和免疫组化是其诊断的关键。完整的手术切除和术后密切随访是治疗食管IMT的主要治疗手段。

参考文献

[1] Coffin C M, Humphrey P A, Dehner L P. Extrapulmonary inflammatory myofibroblastic tumor: a clinical and pathological survey[J]. Semin Diagn Pathol, 1998, 15(2): 85-101.

[2] Dousek R, Tuma J, Planka L, et al. Inflammatory myofibroblastic tumor of the esophagus in childhood: a case report and a review of the literature[J]. J Pediatr Hematol Oncol, 2015, 37(2): e121-e124.

[3] Khakural P, Sapkota R, Shrestha U K, et al. Successful surgical

management of a rare esophageal inflammatory myofibroblastic tumour: a case report[J]. J Cardiothorac Surg, 2015, 10: 112.
[4] Franchi A. Inflammatory Myofibroblastic Tumor[M]. Encyclopedia of Pathology. Cham: Springer, 2019: 1-2.
[5] Privette A, Fisk P, Leavitt B, et al. Inflammatory myofibroblastic tumor presenting with esophageal obstruction and an inflammatory syndrome[J]. Ann Thorac Surg, 2008, 86(4): 1364-1367.
[6] Stelow E B, Shami V M, Moskaluk C A, et al. Esophageal inflammatory myofibroblastic tumor sampled by EUS-FNA[J]. Gastrointest Endosc, 2010, 72(1): 209-210.
[7] 朱玥璐, 刘林秀, 薛丽燕. 原发食管炎性肌纤维母细胞肿瘤临床病理分析及鉴别诊断[J]. 诊断病理学杂志, 2019, 26(5): 265-268, 327.
[8] Coffin C M, Patel A, Perkins S, et al. ALK1 and p80 expression and chromosomal rearrangements involving 2p23 in inflammatory myofibroblastic tumor[J]. Mod Pathol, 2001, 14(6): 569-576.

（李志新）

第六节　食管癌术后截瘫

一、引言

食管癌术后截瘫是临床上极为罕见且严重的术后并发症，据文献报道，开胸手术（非血管手术）患者术后截瘫的发生率约0.08%[1]。1966—2001年，食管癌术后发生截瘫的报道仅5例[2]。此类罕见并发症的发生被认为与脊髓缺血性损伤有关。

二、病例

患者，男性，58岁，吞咽困难1个月，胃镜检查发现距门齿28~32 cm处食管中段肿块，活检病理为鳞癌。排除远处转移后行食管中段癌根治及左颈食管胃吻合术。术中见一4 cm×3 cm×2 cm肿块位于食管中段，侵犯肌层，无外侵，手术切除。术后病理检查：鳞状细胞癌，淋巴结转移1/5。术后第1天双下肢不能活动。体格检查见第6~7胸椎水平以下深浅感觉、运动消失，肌力0级。MRI检查提示4~6胸段脊髓缺血。治疗7天后复查MRI检查示第6胸椎水平脊髓病变长3 cm，呈水肿变性伴小点状出血灶，符合缺血性改变。术后检眼镜检查发现严重的动脉粥样硬化。随访1年，仍截瘫，无恢复迹象[3]。

三、讨论

（一）流行病学与病因分析

胸/腹主动脉手术后截瘫在文献中已多次报道，但因肺、气管、胸膜疾病等行开胸手术的患者术后截瘫的发生率仅为0.08%。食管癌术后截瘫患者多为男性，多数伴有动脉粥样硬化性疾病及糖尿病、高血压、肥胖等高危因素。肿瘤多位于食管中下段，截瘫的平面多在胸腰段脊髓平面，一般考虑为脊髓缺血性损伤所致[4]。

脊髓的供血动脉主要有3组：第1组来自锁骨下动脉发出的椎动脉、颈升动脉（甲状颈干）、颈深动脉和第一肋间动脉（肋颈干）；第2组来自主动脉发出的肋间动脉和腰动脉；第3组来自髂内动脉发出的髂腰动脉和外侧骶动脉。在胚胎期，上述3组动脉共发出31对根动脉沿神经根穿过椎间孔进入椎管内，进一步分为前根动脉和后根动脉。这些根动脉有3种不同的分布：①供应神经根和硬脊膜；②供应软脊膜和脊髓的外周部分；③供应脊髓实质。其中供应脊髓实质的根动脉称根髓动脉，其又分为前根髓动脉和后根髓动脉，到成人时根髓动脉大部分已退化，仅剩6~8支前根髓动脉，后根髓动脉10~23支，前者较后者粗大，其中最大的一支为前根髓大动脉（Adamkiewicz动脉）。前、后根髓动脉发出的脊髓动脉分别为走行在前正中裂的1根脊髓前动脉和走行在脊髓左右背外侧沟的2根脊髓后动脉[5]。

根据脊髓的血供特点，脊髓的功能供血区可分为3个区域。①颈段：包括全颈髓和上两节胸髓，约有3支前根髓动脉供血，各颈髓节段还有1~2支后根髓动脉供血，因此颈段的血供最丰富。②中胸段：为上7个节段的胸髓，在这一段仅有1支前根髓动脉，与T4或T5的神经根伴行，在此平面之上约15%的人没有后根髓动脉，在此平面之下平均每两节段有1支后根髓动脉，因此本段的血供最差。③胸腰段：自T8至圆锥，该段有丰富的前、后根髓动脉，但主要血运依赖于前根髓动脉，其中最主要的来源为Adamkiewicz动脉，该动脉80%发自左侧，75%位于T9~T12，15%位于T5~T8，10%位于L1~L4，随神经根发出。

从脊髓的横断面看，脊髓前动脉和前根动脉分布于脊髓前角、白质前索、前联合及侧索的深部。其中由脊髓前动脉发出的沟动脉不仅数量众多，且从前正中裂发出左右各一支交替进入脊髓，越过白质前联合，分布于脊髓的前柱、侧柱、前索、后柱的基底部和侧索深部（包含皮质脊髓侧束）。如发生脊髓前动脉栓塞，则会出现双侧瘫痪和部分痛觉、温觉消失，甚至大小便失禁。脊髓后动脉、后根动脉和冠动脉，分布于灰质后角的浅表部分[6]。

根据脊髓的血管解剖，其血运主要由与其伴行的1根脊髓前动脉和2根脊髓后动脉提供，而形成脊髓后动脉的分支要多于形成脊髓前动脉的分支。因此脊髓前动脉发生病变的可能性远大于脊髓后动脉，而脊髓前动脉所分布的区域恰恰是支配人体肢体运动、感受痛温觉的区域，这也就解释了为什么食管癌术后截瘫的症状主要表现为损伤平面以下感觉、运动功能的丧失。

脊髓血供的损伤机制复杂多样[7]，包括以下方面：①由于Adamkiewicz动脉解剖变异多，导致术中不慎结扎Adamkiewicz动脉；②为控制肋脊角附近的出血不慎应用凝结剂[8]或是结扎、电凝误伤肋间动脉[9]；③术中长时间的低血压导致脊髓供血动脉内的血液瘀滞；④术前存在的动脉粥样硬化斑块脱落导致Adamkiewicz动脉栓塞；⑤红细胞增多症；⑥术中脊柱侧弯[10]；⑦脊柱的解剖变异（脊柱后侧凸）；⑧脊髓血管畸形；⑨恶性肿瘤相关性的血液高凝状态；⑩硬脊膜外血肿对脊髓形成外源性压迫等[11]。

（二）临床表现与诊断

患者临床表现较为典型，即术后出现脊髓胸腰段平面以下肢体运动功能丧失，肢体感觉障碍或丧失。多数患者患有动脉粥样硬化性疾病且常合并糖尿病、高血压、肥胖等高危因素。脊柱MRI显像可提示相应节段的脊髓缺血性改变。根据以上这些表现，食管癌术后截瘫的诊断并不困难。

食管癌术后发生截瘫通常是脊髓缺血性损伤所致。因此，对于食管癌患者，术前须仔细评估患者是否存在术后脊髓缺血性改变的风险。对于具有动脉粥样硬化性等高危因素的患者，术前须完善相关辅助检查，如心脏彩超等，并且在围手术期采取预防性抗凝治疗。术中作后外侧剖胸切口时应避免切口后方的肋骨过度剥离，若术野暴露不足，宁可切除一段乃至整条肋骨而不作常规性的肋间血管结扎。分离血管和组织时动作需轻柔，减少主动脉周围的操作，尽可能降低脊髓前动脉损伤的可能。同时还应避免长时间的组织缺氧及低血压。

四、总结

食管癌切除术后出现截瘫极为罕见，一般认为是术后脊髓缺血性损伤所致。术中意外损伤脊髓供血动脉及相关的血栓栓塞被认为是主要诱因。为避免此类并发症的发生，术前应充分评估患者的高危因素，术中避免脊髓供血动脉的损伤，围手术期采用预防性抗凝治疗等措施至关重要。

参考文献

[1] Attar S，Hankins J R，Turney S Z，et al. Paraplegia after thoracotomy：report of five cases and review of the literature[J]. Ann Thorac Surg，1995，59(6)：1410-1415.

[2] Massad M G，Donahue P E，Rubeiz H，et al. Paraplegia after esophagectomy：who are the patients at risk?[J]. J Thorac Cardiovasc Surg，2001，121(2)：386-388.

[3] 李文军，潘启深，杨劼，等. 食管癌术后截瘫2例[J]. 中华胸心血管外科杂志，2003，19：6.

[4] Shahi N，Asante-Siaw J，Marzouk J F K. Paraplegia following oesophagectomy[J]. BMJ Case Rep，2010，2010：bcr09. 2009. 2270.

[5] 王忠诚. 神经外科学[M]. 武汉：湖北科学技术出版社，2005：837-839

[6] 赵定麟. 脊柱外科学[M]. 上海：上海科学技术文献出版社，1996：24.

[7] Cheshire W P，Santos C C，Massey E W，et al. Spinal cord infarction：etiology and outcome[J]. Neurology，1996，47(2)：321-330.

[8] Short H D. Paraplegia associated with the use of oxidized cellulose in posterolateral thoracotomy incisions[J]. Ann Thorac Surg，1990，50(2)：288-289.

[9] Skouen J S，Wainapel S F，Willock M M. Paraplegia following epidural anesthesia. A case report and a literature review[J]. Acta Neurol Scand，1985，72(4)：437-443.

[10] Kane R E. Neurologic deficits following epidural or spinal anesthesia[J]. Anesth Analg，1981，60(3)：150-161.

[11] Urquhart-Hay D. Paraplegia following epidural analgesia[J]. Anaesthesia，1969，24(3)：461-470.

（施哲）

第七节　食管淋巴管瘤

一、引言

淋巴管瘤（lymphangioma）是一种软组织肿瘤，组织学上相比于恶性肿瘤更接近于先天性发育畸形[1]。发生于食管的淋巴管瘤极为罕见，全世界范围仅有30余例报道[2]。尽管淋巴管瘤好发于2岁以下儿童，但目前报道的食管淋巴管瘤均发生于中年男性的食管下段[3]。

二、病例

患者，男性，58岁，因吞咽困难7个月入院。无恶心、无黑便、无消瘦。患者有高血压病史，口服降压药控制血压，否认创伤、手术及其他疾病史。体格检查及常规实验室检查结果无特殊。食管镜见距门齿远端28~32 cm处一巨大纵行隆起性肿块，食管黏膜光滑完整（图3-7-1）。内镜下活检示病灶处黏膜轻中度异型增生。食管超声显示肿瘤起源于黏膜下层，且固有肌层完整（图3-7-2）。胸部增强CT示食管管腔内肿物，伴食管外近外壁处低密度病灶（图3-7-3）。

全身麻醉下经右侧第6肋间行后外侧切口进胸，见食管外壁旁自右下肺静脉至膈肌一大小为6 cm×5 cm×4 cm囊性病灶，内含亮黄色液体。切除囊肿，以食管内镜定位管腔内巨块，其大小约10 cm×2.5 cm×1 cm。术中充分游离自膈肌至奇静脉弓全程食管壁，摘除肿块。冰冻病理检查显示2处病灶均符合淋巴管瘤典型病理特征（图3-7-4）。以3-0可吸收缝线间断缝合关闭黏膜及肌层切开处，并在食管内镜下确认缝合效果。术后食管内镜示管腔内径无明显狭窄，镜头可顺利通过。术后石蜡病理诊断食管淋巴管瘤（图3-7-5）。

术后第6天患者恢复流质进食，第10天康复出院[4]。

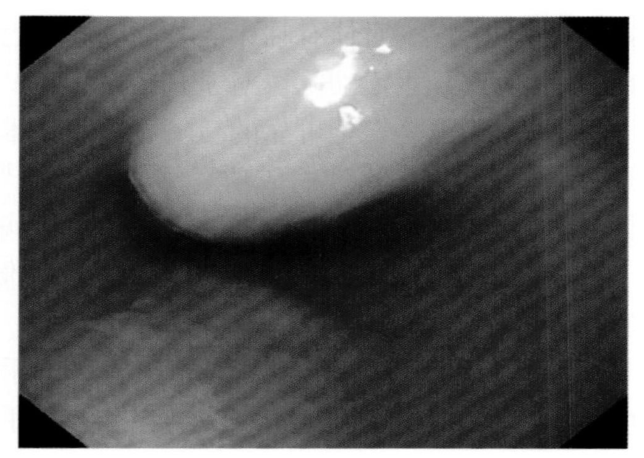

图3-7-1　食管镜检查显示一巨大纵行隆起性肿块，食管黏膜光滑完整

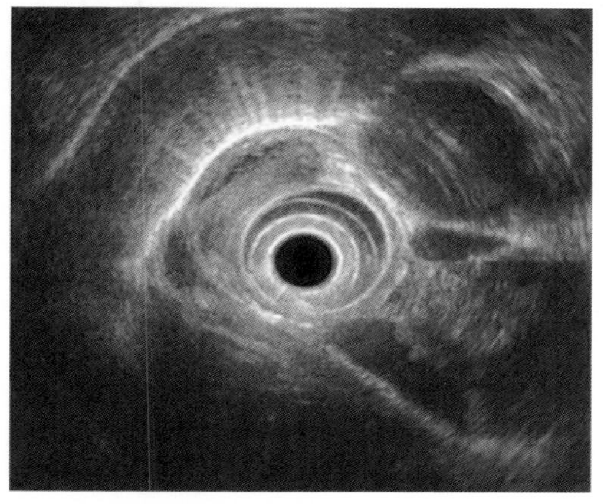

图3-7-2　食管超声示肿瘤起源于黏膜下层，且固有肌层完整

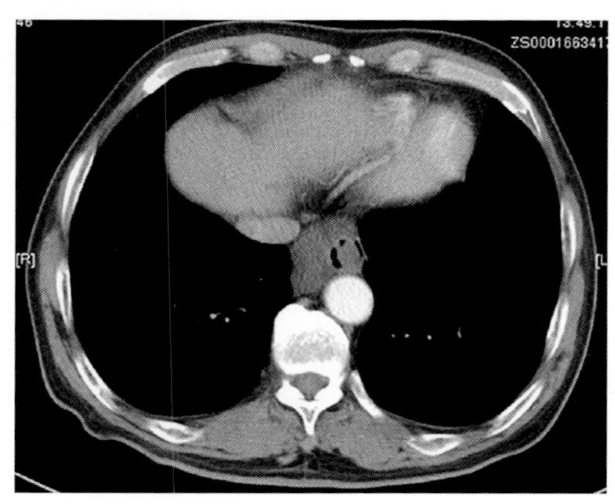

图3-7-3　胸部增强CT示食管管腔内肿物

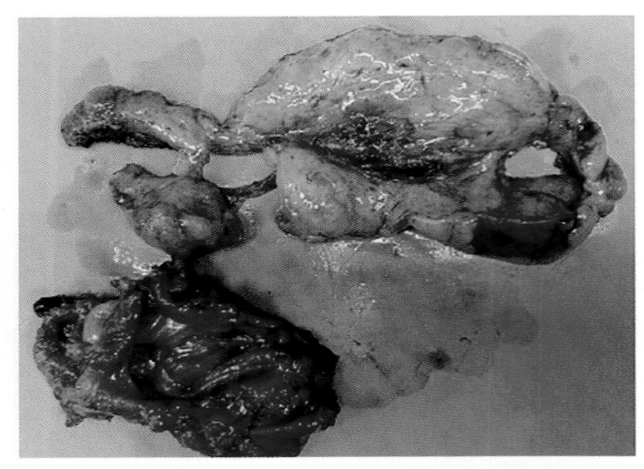

图3-7-4　冰冻病理组织大体观

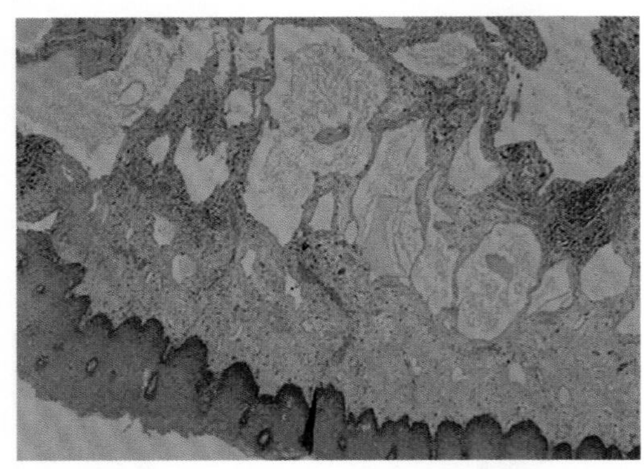

活检标本显示鳞状上皮下多个大小不一的扩张淋巴管充满粉红色液体。

图3-7-5　术后石蜡病理（HE染色，×100）

三、讨论

（一）流行病学与病因分析

淋巴管瘤是一种良性软组织肿瘤，组织学上可能起源于淋巴管发育的一种先天性畸形，因隔离的淋巴管道无法与正常淋巴回流系统建立交通而形成。术后病理可见不规则扩张的畸形淋巴管，内含乳糜样或血清样液体[4]。发生于消化道的淋巴管瘤十分罕见，仅占所有部位的1%。在消化道淋巴管瘤中，发病率最高的为结肠淋巴管瘤，其他部位按发病率从高到低排序依次为胃、十二指肠、小肠及食管[2]。食管淋巴管瘤多见于成年男性，平均发病年龄为53.8岁，多数发生于远端食管[3,5]。大多数肿瘤体积较小，直径一般小于2 cm，可通过内镜安全切除[6]。多为单发，偶有多发病灶的病例报道[4]。根据以往报道，该病的疾病特点还具有人种差异，中国地区报道的病例年龄更低，具有更多中上段食管分布比例，且肿瘤直径更大[5]。

（二）临床表现与诊断

食管淋巴管瘤的临床表现无特异性，患者可无症状。在有症状的患者中，主诉也因肿瘤大小及位置变化有多种差异。吞咽困难是最为常见的临床症状，其他常见症状包括胃烧灼感和上腹痛，或与合并的胃部疾病或食管反流有关[7-9]。

食管淋巴管瘤在内镜下可显示为浅粉红色、灰白色或淡黄色半透明息肉样隆起，质地柔软[10]。病灶表面由正常食管黏膜覆盖，巨大肿瘤可呈光亮或半透明状[11-12]。食管超声可测量肿瘤大小及深度，其典型表现为蜂窝状或网格状微小多囊性回声结构，肿瘤可累及固有肌层和黏膜下层。亦可因淋巴管扩张程度而发生变化。食管超声因其特征性的多房性回声和完整的固有肌层，可以在本病与食管平滑肌瘤之间进行有效鉴别。

食管淋巴管瘤的病理标本中可见局灶性的不等径薄壁扩张淋巴管增生。病灶表面一般未见鳞状上皮异常增生。文献中仅1例报道局部低中度异型鳞状上皮[7]。组织学检查不难确诊。对于需要与血管瘤鉴别者，可通过免疫组化染色中淋巴内皮细胞D2-40（+）和FⅧ（-）结果明确诊断。其中CD34的表达并不固定[5]。

（三）治疗

食管淋巴管瘤的治疗方案取决于肿瘤大小，文献中尚未报道发生恶变的情况，对于确诊为食管淋巴管瘤的患者可选择保守治疗。对伴有临床症状的巨大淋巴管瘤或疑有恶变者应选择手术切除。对于直径不大于2 cm的病灶，内镜下切除也是安全可靠的。随着内镜技术的进步，巨大淋巴管瘤内镜治疗的成功案例也见报道[10,13]。在外科手术中内镜也可术中引导辅助定位。本病病理为良性，外科手术应首选肿瘤剜除术，如技术上较难实施或黏膜损伤风险较大时，再考虑食管切除重建术。手术入路目前报道的均为开放入路[4,14]。鉴于胸腔镜手术技术在食管外科中的成熟应用，未来应提倡胸腔镜手术治疗本病。

四、总结

食管淋巴管瘤是一种罕见的食管黏膜下肿瘤，病理表现为良性淋巴管扩张增生，多见于成年男性，临床症状无特异性。食管超声对于病变深度和肿瘤大小的评估具有重要意义，且有助于与其他黏膜下肿瘤的鉴别。对于体积较小的病变，食管内镜治疗安全、有效。对于巨大食管淋巴管瘤或疑有恶变者，应行手术探查，首选肿瘤剜除术。鉴于胸腔镜手术的微创优势，未来应在本病的治疗中逐步取代开放术式。

参考文献

[1] Ha J, Yu Y C, Lannigan F. A review of the management of lymphangiomas[J]. Curr Pediatr Rev, 2014, 10(3): 238-248.

[2] Gangl A, Polterauer P, Krepler R, et al. A further case of submucosal lymphangioma of the duodenum diagnosed during endoscopy[J]. Endoscopy, 1980, 12(4): 188-190.

[3] Barbosa M, Ribeiro P M, Cotter J. Oesophageal lymphangioma: an exceedingly rare tumour[J]. BMJ Case Rep, 2015, 2015: bcr2015209605.

[4] Xue L, Guo W G, Hou J, et al. Huge lymphangiomatosis of the esophagus[J]. Ann Thorac Surg, 2012, 93(6): 2048-2051.

[5] Cheng Y, Zhou X, Xu K, et al. Esophageal lymphangioma: a case report and review of literature[J]. BMC Gastroenterol, 2019, 19(1): 107.

[6] Lee B I, Kim B W, Kim K M, et al. Esophageal lymphangiomatosis: a case report[J]. Gastrointest Endosc, 2002, 56(4): 589-591.

[7] Scarpis M, De Monti M, Pezzotta M G, et al. Endoscopic resection of esophageal lymphangioma incidentally discovered[J]. Diagn Ther Endosc, 1998, 4(3): 141-147.

[8] Best S R, Coelho D H, Ahrens W A, et al. Laser excision of multiple esophageal lymphangiomas: a case report and review of the literature[J]. Auris Nasus Larynx, 2008, 35(2): 300-303.

[9] Zhao Z F, Kuang L, Zhang N, et al. Endoscopic diagnosis and treatment of esophageal cavernous lymphangioma[J]. Surg Laparosc Endosc Percutan Tech, 2013, 23(3): 299-302.

[10] Luo D, Ye L, Wu W, et al. Huge Lymphangioma of the Esophagus Resected by Endoscopic Piecemeal Mucosal Resection[J]. Case Rep Med, 2017, 2017: 5747560.

[11] Hu L, Fu K I, Tuo B, et al. Endoscopic submucosal dissection of a giant esophageal lymphangioma[J]. Endoscopy, 2018, 50(7): E181-E183.

[12] Min M, Liu Y. Lymphangioma of the Esophagus[J]. Am J Gastroenterol, 2018, 113(7): 936.

[13] Sushil A, Aline P C, Metin O, et al. Lymphangioma of the esophagus treated with endoscopic submucosal resection[J]. J Gastroenterol Hepatol, 2007, 22(2): 284-286.

[14] Yoon Y H, Kim K H, Baek W K, et al. Lymphangioma of the esophagus: surgical treatment[J]. Ann Thorac Surg, 2004, 78(3): e51-e53.

（柳瑞军）

第八节　食管血管球瘤

一、引言

血管球瘤（glomus tumor，GT）是一种罕见的软组织肿瘤，好发于肢体远端的皮下组织，也可发生于全身各处[1]。食管GT极为罕见，目前文献报道不超过10例，临床上较难与其他食管黏膜下肿瘤区分，需要实施多学科讨论加以鉴别。

二、病例

患者，男性，30岁，因其他原因行胃镜检查时发现食管内肿物，无发热、咳嗽、反酸、吞咽困难及消瘦等不适主诉。既往史及体格检查无特殊。血化验除癌胚抗原轻度升高（5.12 ng/mL）外其他无异常，大便隐血阴性。胸部CT平扫示一界清均质肿物凸向食管管腔，增强后示肿块进行性均质性强化（图3-8-1）。2D重建示肿块大小为1.9 cm×1.5 cm×1.1 cm，位于食管中段，未见肿大淋巴结。食管镜示距门齿28~31 cm处见一大小为2.0 cm×1.8 cm、边界清晰的肿物，表面黏膜正常。食管超声内镜（endoscopic ultrasonography，EUS）示一大小为1.2 cm×0.8 cm非均质性、低回声团块位于食管黏膜下层，邻近胸主动脉，边界锐利、血供丰富（图3-8-2）。

行黏膜下隧道内镜下R0切除（图3-8-3）。术后病理低倍视野下见圆形、雪片样肿瘤细胞包绕血管。高倍视野下肿瘤细胞形态一致，细胞质呈多颗粒嗜酸性。细胞边界清晰，细胞核位于细胞中央（图3-8-4）。免疫组化示平滑肌肌动蛋白、波形蛋白、钙调素结合蛋白阳性，肌间线蛋白、突触素局部阳性。Ki-67指数为12%

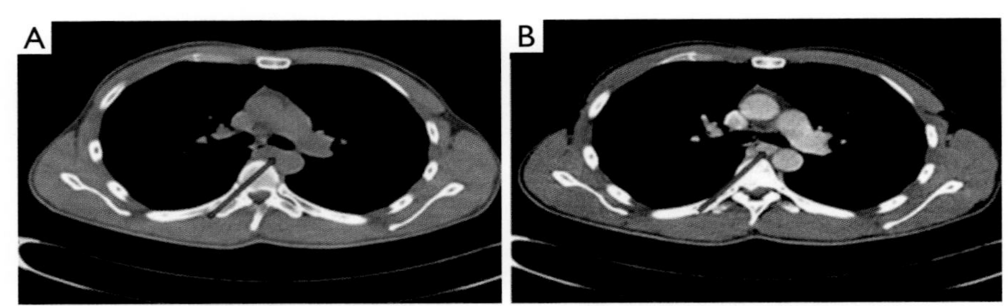

（A）胸部CT平扫示一界清均质肿物凸向食管管腔；（B）增强CT示肿块进行性均质性强化。

图3-8-1　胸部CT检查

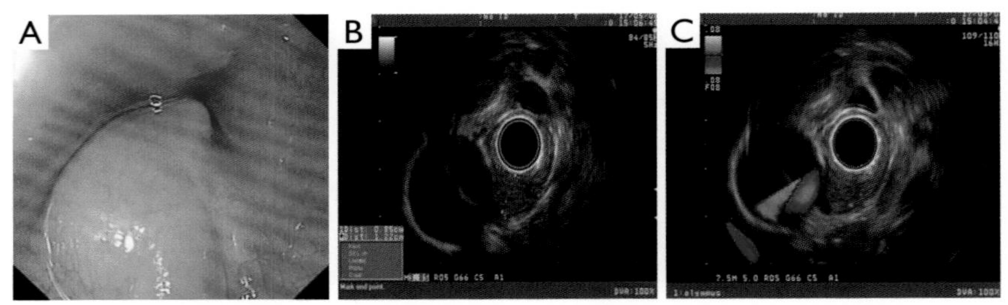

（A）食管镜示一边界清楚的肿物，表面黏膜正常；（B）食管超声内镜示一非均质性、低回声团块；（C）邻近胸主动脉的肿块内有丰富的血管信号。

图3-8-2　食管内镜检查

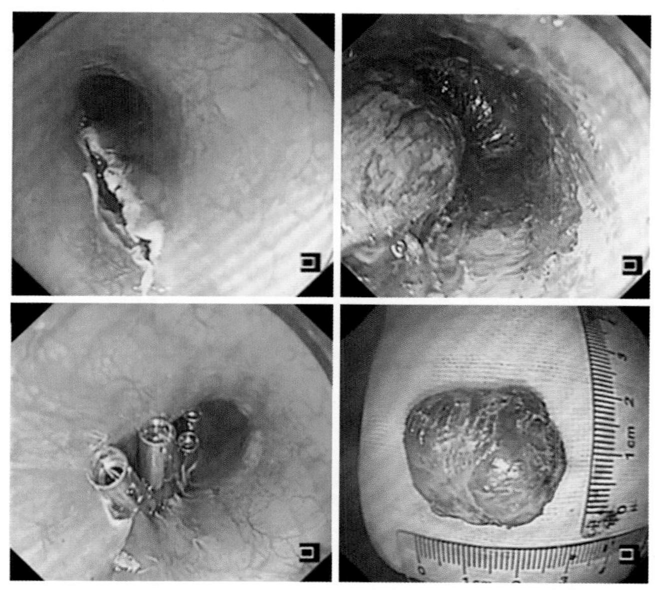

图3-8-3　黏膜下隧道内镜下R0切除

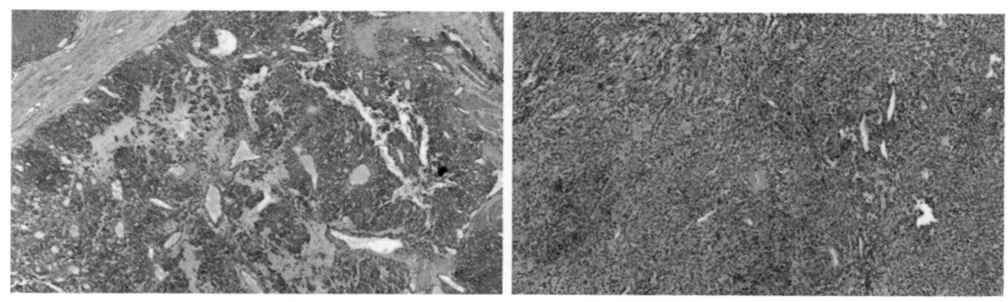

（A）低倍镜（HE，×20）示圆形、雪片样肿瘤细胞包绕血管；（B）高倍镜（HE，×40）示细胞质呈多颗粒嗜酸性，细胞边界清晰。

图3-8-4　病理检查

（图3-8-5）。嗜铬粒蛋白、CD56、全CK、CK5/6、P63、DOG1、S-100、钙调蛋白及CD117均阴性。随访1年无复发[2]。

三、讨论

（一）流行病学与病因分析

消化道GT是一种罕见肿瘤[3]，多为良性。多数消化道GT发生于胃部，仅有个别文献报道食管GT[4-6]。食管GT仅占所有软组织肿瘤的1%。尽管多数GT为良性肿瘤，亦有少数病例具有恶性表现，包括：①肿瘤直径>2 cm，脉管侵犯、浸润性生长；②不典型有丝分裂；③明显核异型及任意数量的有丝分裂细胞[7]。

（二）临床表现与诊断

食管GT症状无特异性，随着肿物逐渐增大，引起压迫症状，可有食管异物感、吞咽困难及非意向性消瘦等表现[8]。在病程早期，也可无阳性症状，如本文病例。

鉴别诊断需考虑消化道间质瘤（gastrointestinal stromal tumor，GIST）、平滑肌瘤、肉瘤及神经内分泌瘤、脂肪瘤、神经鞘瘤、血管瘤等。术前诊断主要依赖于CT和EUS，可排除脂肪瘤与食管囊肿，但较难与GIST区分[9]。但因GT瘤体内富含血供，与其他间充质肿瘤不同，可通过增强CT加以鉴别。平滑肌瘤、GIST及神经鞘瘤一般起源于黏膜肌层或固有肌层，其中平滑肌瘤超声下显示高回声，纹理较粗。相较而言，GT起

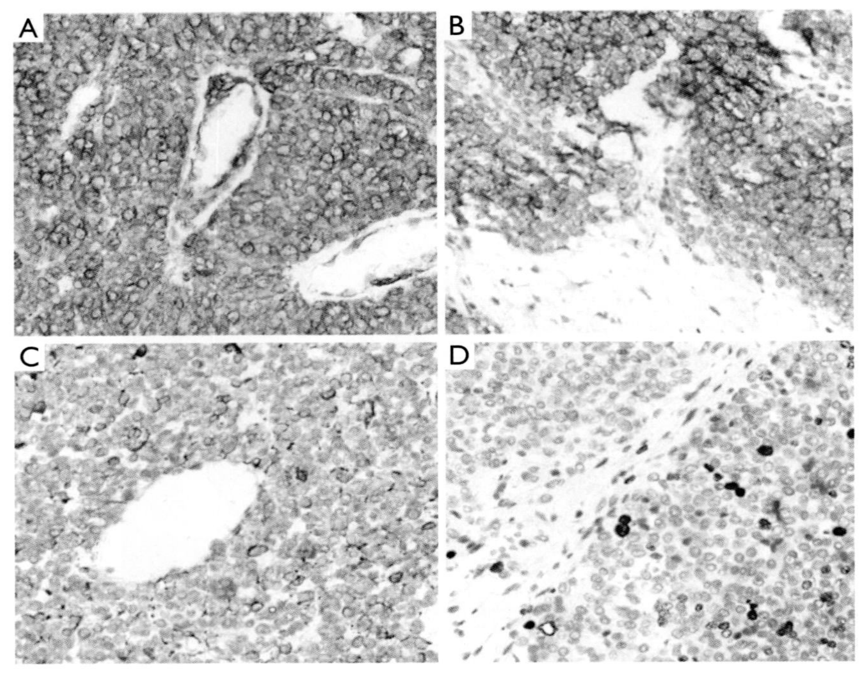

（A）平滑肌肌动蛋白；（B）波形蛋白；（C）钙调素结合蛋白；（D）Ki-67指数为12%。

图3-8-5 免疫组化（×40）

源于黏膜下层，纹理较细，血管信号丰富，与GIST相比在增强CT下密度较高[10]。对于血管瘤（包括淋巴管瘤）或神经内分泌瘤的鉴别诊断，须进一步依赖组织病理检查和免疫组化检查。

（三）治疗

对于良性食管GT，如内镜下可获得R0切除，因其具有经济、微创等优势，可作为首选治疗。对于恶性食管GT，如不存在远处转移或淋巴结转移，外科手术的疗效更为确切，手术方式为食管切除术加区域淋巴结清扫[8]。对疑有恶变的食管GT，术前分期尤为重要，必要时可考虑全身PET-CT、纵隔镜淋巴结活检等手段。术后证实淋巴结转移或局部进展的肿瘤，可追加辅助放化疗。对于良性食管GT，单纯手术剜除肿瘤足以治愈本病。因此，本病的诊治须在多学科协作下完成，以避免病情的误判。对于良恶性存疑的患者，建议手术探查，根据术中冰冻结果确定治疗方案。与传统开放手术相比，腔镜微创手术亦有切口创伤小、围手术期并发症少、术后恢复快、术后生存质量高的优势，有条件者应积极开展。

四、总结

食管GT是一种罕见的上消化道软组织肿瘤，由于其发病率低、临床症状不具特异性，术前较难确诊。免疫组化是临床上该病确诊的金标准。由于病例稀缺，该病的分期、治疗及随访尚无统一标准。临床上，该病的最终治疗仍主要取决于主诊医生的主观经验和判断。对于良性肿瘤，内镜下切除一般可获得满意疗效，对于恶性肿瘤或性质不能明确的肿瘤，仍应倡导外科手术切除以保证切缘。食管GT的最优治疗及随访方案仍需未来更多研究证实。

参考文献

[1] Gombos Z, Zhang P J. Glomus tumor[J]. Arch Pathol Lab Med, 2008, 132(9): 1448-1452.

[2] Marcella C, Shi R, Yu T, et al. Asymptomatic esophageal

glomus tumor: case report[J]. J Gastrointest Oncol, 2019, 10(5): 1015-1020.

[3] Nishida K, Watanabe M, Yamamoto H, et al. Glomus tumor of the esophagus [J]. Esophagus, 2013, 10(1): 46-50.

[4] Vassiliou I, Tympa A, Theodosopoulos T, et al. Gastric glomus tumor: a case report[J]. World J Surg Oncol, 2010, 8: 19.

[5] Moore M O, Stewart J 3rd. Cytopathologic diagnosis of esophageal glomus tumor presenting as an incidental posterior mediastinal mass in an 80-year-old male[J]. Diagn Cytopathol, 2014, 42(8): 705-710.

[6] Zhang Y, Li H, Zhang W Q. Malignant glomus tumor of the esophagus with mediastinal lymph node metastases[J]. Ann Thorac Surg, 2013, 96(4): 1464-1466.

[7] Folpe A L, Fanburg-Smith J C, Miettinen M, et al. Atypical and malignant glomus tumors: analysis of 52 cases, with a proposal for the reclassification of glomus tumors[J]. Am J Surg Pathol, 2001, 25(1): 1-12.

[8] Bali G S, Hartman D J, Haight J B, et al. A rare case of malignant glomus tumor of the esophagus[J]. Case Rep Oncol Med, 2013, 2013: 287078.

[9] Ugras N, Yercİ Ö, Yalçınkaya U, et al. Malignant glomus tumor with oncocytic features: an unusual presentation of dysphagia[J]. APMIS, 2015, 123(7): 613-617.

[10] Baek Y H, Choi S R, Lee B E, et al. Gastric glomus tumor: analysis of endosonographic characteristics and computed tomographic findings[J]. Dig Endosc, 2013, 25(1): 80-83.

（柳瑞军）

第九节　原发性食管恶性黑色素瘤

一、引言

黑色素瘤好发于皮肤、眼、外阴，其次为直肠、肛门、生殖道、消化道等。原发性食管恶性黑色素瘤（primary malignant melanoma of the esophagus，PMME）罕见，临床上无特异性表现，早期诊断率低，预后差。

二、病例

患者，男性，62岁，因胸骨后隐痛3个月，进食后哽噎感1周入院。发病以来无恶心、呕吐、呕血等症状，既往体健，无吸烟史、饮酒史，否认既往慢性疾病及传染病史。入院体格检查：一般状态良好，全身皮肤、甲床、足底、肛门、口腔及鼻咽部黏膜未见色素斑及色素沉着，全身未触及肿大浅表淋巴结。胸、腹及四肢未见异常。纤维胃镜示：距门齿31~35 cm处食管前壁有一大小约2.5 cm×2.5 cm×2 .0 cm不规则隆起，表面黏膜糜烂伴有浅溃疡，质脆易出血，内镜下钳取3块灰白粟粒大小黏膜组织活检，镜下见肿瘤细胞呈巢团状弥漫性分布于鳞状上皮下（图3-9-1），细胞大小不等，呈圆形、多角形及不规则形。核大，染色深，核仁明显，胞质少。免疫组化检查：HMB45（+）（图3-9-2），S-100（+）（图3-9-3），vimentin（+），CK（-），LCA（-），CgA（-），Syn（-），CD99（-），病理诊断为恶性黑色素瘤。

于全身麻醉下行食管切除术+区域淋巴结清扫+食管胃吻合术。术后组织标本大体检查：食管切段长7 cm，距上切缘1.5 cm处见一突向食管腔的隆起型肿块，大小为2.5 cm×2.5 cm×2.0 cm，切面灰白实性。显微镜下见肿瘤细胞紧贴局部黏膜上皮基底层，主要位于黏膜下层未达肌层，呈巢片状或条索状分布，排列松散，细胞中等大小，卵圆形或多角形，胞浆较少红染，少数肿瘤细胞呈浆细胞样；细胞核卵圆形，居中或偏位，核仁明显（图3-9-4）。送检食管周围淋巴结3枚未见肿瘤转移。免疫组化检测结果显示HMB45（+），S-100（+），vimentin（+），CK（-）。确诊为原发性食管恶性黑色素瘤，浸润至食管黏膜下层，未见淋巴转移。

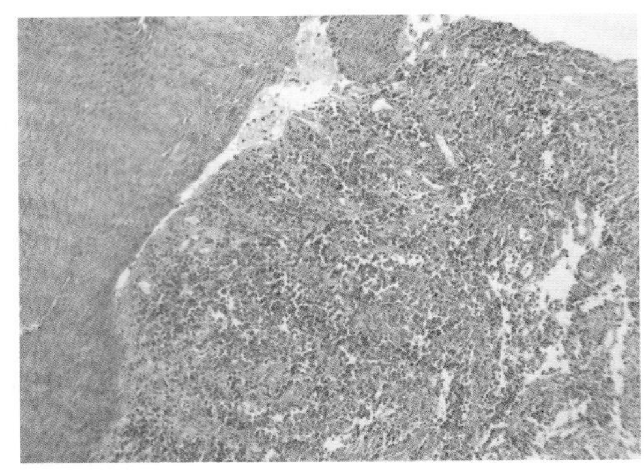

图3-9-1　肿瘤细胞呈巢团状弥漫性分布于鳞状上皮下（HE染色，×100）

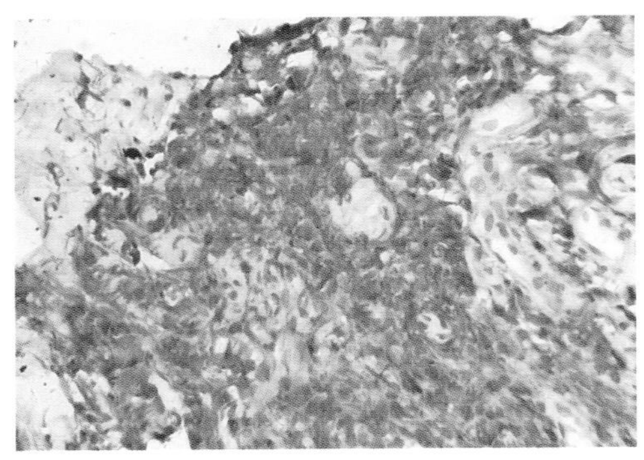

图3-9-2　肿瘤细胞胞质弥漫HMB45阳性（IHC SP法，×200）

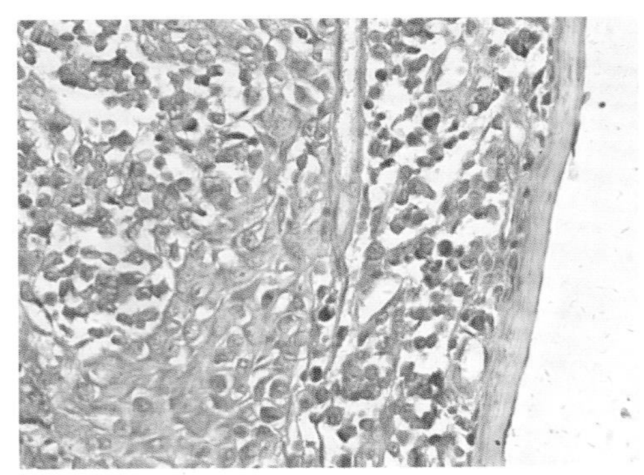

图3-9-3　肿瘤细胞胞质弥漫S-100阳性（IHC SP法，×200）

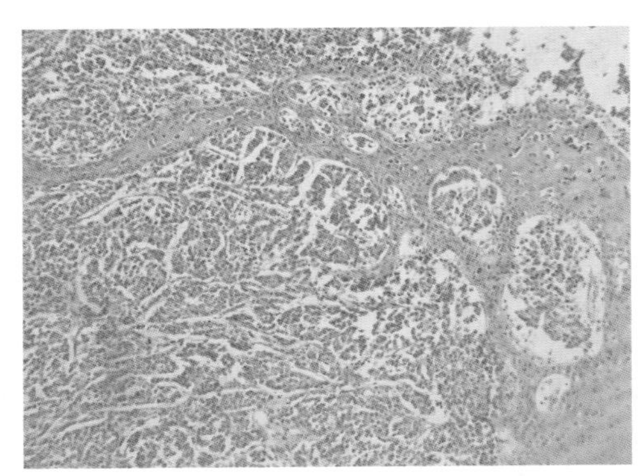

图3-9-4　肿瘤细胞紧贴局部轴膜上皮基底层（HE染色，×100）

三、讨论

（一）流行病学与病因分析

原发于食管的恶性黑色素瘤罕见，仅占食管原发性恶性肿瘤的0.1%~0.2%[1]。组织学上正常食管黏膜基底层与固有层交界处的黑色素细胞可以异常增殖而发展为恶性黑色素瘤。1906年Bauer首次描述食管黑色素瘤。PAVA等[2]证实4%正常人食管黏膜上皮内存在黑色素细胞，从而为PMME的诊断提供了组织学依据。后被Tateishi所证实，发现8%日本人食管黏膜上皮内含有黑色素细胞[3]。至此PMME诊断开始被接受。Machado等[4]对PMME发生发展提出两种假说：①黑色素细胞从神经嵴迁移到食管；②多能未成熟干细胞迁移到食管，然后分化为黑素细胞。PMME多见于中老年人，男女患病比为2：1，食管中下1/3段最常见，约占90%。

（二）临床表现与病理特点

PMME术前确诊率低，其临床特点如下：①一般无特异症状，主要症状为进行性吞咽困难伴或不伴有胸骨后疼痛；②好发于食管中下段，多呈息肉样生长，也可呈串珠状、结节状及菜花状等，一般不伴有溃疡形成；③食管镜检查腔内黑色息肉样肿物为其典型表现。不过因含有色素数量多少不等，肿瘤可表现为多种颜色，如黑色、褐色、棕色以及白色等。

PMME的病理特点如下：①多发于食管中下段，常见单个或多个息肉状有蒂或广基无蒂，多有色素沉着，也可无色素沉着；②镜下见肿瘤细胞大小不等，可呈圆形、多角形及不规则形。胞质内均可见黑色素颗粒，肿瘤细胞呈辐射状生长，可侵入黏膜下层。目前较为公认的PMME诊断标准如下[5]：①肿瘤应具备黑色素瘤的特征性组织学表现，瘤细胞内可含有黑色素；②肿瘤应该是起源于食管鳞状上皮的交界性改变区；③邻近肿瘤的食管上皮组织内能找到含有黑色素的细胞，证实这种改变为交界性改变；④可以排除皮肤、眼球以及其他部位黏膜的原发性恶性黑色素瘤，免疫组化染色S-100或HMB45阳性。

临床上诊断PMME应与以下疾病相鉴别。①食管低分化鳞状细胞癌：肿瘤细胞分化程度低，组织学上难以与PMME相鉴别，主要依靠免疫组化染色区分；低分化鳞状细胞癌表达CK等上皮标记，而HMB45阴性，与PMME相反。②转移性食管恶性黑色素瘤：原发与转移性恶性黑色素瘤组织学及免疫组化染色表现均相同，需仔细寻找有无其他部分可疑病灶，如皮肤、眼、肛门等；原发病例常可见肿瘤周围正常鳞状上皮及上皮下黑色素细胞增生，转移性病例缺乏这一表现。此外PMME具有多样的细胞形态和组织学类型，需与发生于食管的其他疾病相鉴别，如食管肉瘤样癌或癌肉瘤、原始神经外胚层肿瘤等。

（三）治疗与预后

在治疗上，PMME目前尚没有统一指南，治疗原则考虑以根治性手术为主的综合治疗。多数学者认为手术切除是治疗的有效方法之一，接受根治性手术的患者术后5年生存率可达37%。恶性黑色素瘤早期可发生局部淋巴结转移，根治性（次全/全切除术）食管切除术加三野淋巴结切除（包括食管周围、纵隔和腹腔轴淋巴结清扫）是目前首选的手术治疗选择[6]。

根治性切除加食管旁淋巴结清扫术是PMME的主要治疗方法。对于吞咽困难或疼痛症状较重、无肿瘤远处转移或广泛转移的患者，也应争取手术，行姑息治疗，缓解症状。术后辅助放化疗可能提高手术疗效，早期诊断及选择以手术治疗为主的综合治疗，是改善预后的关键。

放化疗在临床上主要用于有较高手术风险、全身功能状况不佳、有明确的转移灶以及不配合手术治疗的原发性食管恶性黑色素瘤患者，部分患者在经过单纯放疗后可能达到姑息性治疗的效果。对于中晚期原发性食管恶性肿瘤患者，临床一般采用综合治疗模式以延长患者生存期。

基因靶向治疗在恶性黑色素瘤治疗方面取得了一定进展，研究的相关位点包括与促分裂原活化的蛋白激酶通路相关的c-Kit、BRAF及神经母细胞瘤RAS病毒致癌基因同系物（NRAS）基因突变等。PMME患者中有一定比例患者发生BRAF、c-Kit基因突变，采用相应的维莫非尼、伊马替尼等显示较好疗效[7]。近年来免疫治疗药物包括细胞毒性T淋巴细胞相关抗原4（CTLA-4）单抗、PD-1及PD-L1等单克隆抗体在恶性黑色素瘤治疗的临床试验研究中也取得了重要进展，有望改善PMME的预后[8]。

PMME预后与发病部位、肿瘤浸润程度、淋巴结转移情况、手术方式及年龄等因素有关[9]，通常于确诊后数月至几年内死亡。PMME恶性度高，易发生血行转移和淋巴转移，超过50%的患者在确诊时就有其他转移灶，预后差[10]。

四、总结

PMME临床较为罕见，无明显特异症状。起病隐匿，早期临床症状与食管癌相似，临床应通过内镜检查、免疫组化等方式及早确诊。手术切除及术后放化疗辅助治疗可提高PMME患者的生存率，但部分患者就诊时已为快速发展期，恶性程度较高，一旦发生转移，则治疗难度增加且预后差。因此，临床应联合生物免疫治疗、基因靶向治疗等治疗模式，延长患者的生存期。

参考文献

[1] Bisceglia M, Perri F, Tucci A, et al. Primary malignant melanoma of the esophagus: a clinicopathologic study of a case with comprehensive literature review[J]. Adv Anat Pathol, 2011, 18(3): 235-252.

[2] DE LA PAVA S, NIGOGOSYAN G, PICKREN J W, et al. Melanosis of the esophagus[J]. Cancer, 1963, 16: 48-50.

[3] Tateishi R, Taniguchi K, Horai T, et al. Argyrophil cell carcinoma (apudoma) of the esophagus. A histopathologic entity[J]. Virchows Arch A Pathol Anat Histol, 1976, 371(4): 283-294.

[4] Machado J, Ministro P, Araújo R, et al. Primary malignant melanoma of the esophagus: a case report[J]. World J Gastroenterol, 2011, 17(42): 4734-4738.

[5] ALLEN A C, SPITZ S. Malignant melanoma; a clinicopathological analysis of the criteria for diagnosis and prognosis[J]. Cancer, 1953, 6(1): 1-45.

[6] Sabat J, Mannan R, Legasto A, et al. Long-term survivor of primary malignant melanoma of the esophagus treated with surgical resection[J]. Int J Surg Case Rep, 2015, 6C: 182-185.

[7] Li J, Yan S, Liu Z, et al. Multiregional Sequencing Reveals Genomic Alterations and Clonal Dynamics in Primary Malignant Melanoma of the Esophagus[J]. Cancer Res, 2018, 78(2): 338-347.

[8] Tsukamoto R, Ihara H, Takase M, et al. Immunotherapy against esophageal primary amelanotic malignant melanoma relapse[J]. J Surg Case Rep, 2021, 2021(10): rjab393.

[9] Iwasaki K, Ota Y, Yamada E, et al. Primary malignant melanoma of the esophagus with multiple lymph node metastases: A case report and literature review[J]. Medicine (Baltimore), 2020, 99(22): e18573.

[10] Chen H, Fu Q, Sun K. Characteristics and prognosis of primary malignant melanoma of the esophagus[J]. Medicine (Baltimore), 2020, 99(28): e20957.

（靳凯淇）

第十节　原发性食管淋巴瘤

一、引言

消化道是常见的结外淋巴瘤累及部位，占淋巴瘤的10%~20%，其中包括胃（48%~50%）、小肠（30%~37%）和食管（1%）[1]。食管淋巴瘤常继发于纵隔淋巴瘤或其他消化道淋巴瘤。原发于食管壁的淋巴瘤十分罕见，占消化道淋巴瘤的比例不足1%[2]。食管淋巴瘤可分为霍奇金淋巴瘤及非霍奇金淋巴瘤，以后者更为常见，其中多为B细胞型。大多数原发性食管淋巴瘤发生在50岁以上的患者[3]。食管淋巴瘤的临床表现是可变的，因此常常被误诊。

二、病例

患者，男性，75岁，因吞咽困难9个月就诊。患者伴有恶心、呕吐，否认呕血、便血、昏睡和呼吸困难。既往有吸烟及大量饮酒史30年。体格检查未发现周围淋巴结病、甲状腺肿大、腹水或腹部肿块。实验室检查：HBs-Ag阴性，HIV阴性，梅毒阴性。血清抗幽门螺杆菌抗体检测阴性。胸部CT提示食管中下段圆柱形肿物，大小为15.5 cm×5.9 cm×4.0 cm，肿块边界清晰、密度均匀，轻度增强（图3-10-1A）。肺部、心脏、肋骨及纵隔未见明显异常。消化内镜检查显示食管黏膜下病变，病变起始部距门牙20 cm，延续至贲门（图3-10-1B）。超声内镜（EUS）示第四层边界清晰的低回声病灶。初步诊断为食管良性肿瘤，食管平滑肌瘤可能。

鉴于肿瘤体积大，无法行食管内镜下黏膜切除或黏膜下切除。决定行胸腔镜下肿物切除+胃食管吻合+胸导管结扎+空肠造瘘术。手术顺利，术后无特殊。

切除食管可见梭形肿物，大小为14 cm×3.5 cm×2.5 cm，突入食管腔内，阻塞大部分管腔。肿物位于黏膜下层，被覆黏膜完整，无糜烂、溃疡和出血。切面为白色至灰白色，HE染色见肿瘤被完整的鳞状上皮覆盖，从黏膜下层开始向肌层扩张。肿瘤由多个大小不一的结节组成，结节间由胶原纤维分隔。胶原间隔中可见大量富含细胞质的细胞，呈侵袭性生长模式（图3-10-2A~图3-10-2C）。结节主要由小到中型的中心细胞或单核细胞组成，呈弥散排列。非典型淋巴细胞边界清晰，胞浆苍白，细胞核不规则，偶见核仁（图3-10-2D）。有丝分裂象罕见，未发现淋巴上皮病变。

免疫组化染色显示上皮细胞CK弥漫性阳性（图3-10-3A），CD20、PAX5（图3-10-3B）、Bcl-2（图3-10-3C）弥漫性阳性。少量肿瘤细胞多发骨髓瘤癌基因1、CD138、CD43阳性，主要分布于胶原纤维中。一些肿瘤细胞也呈CD30阳性。小淋巴细胞CD3和CD5阳性。滤泡树突状细胞CD21和CD23阳性（图3-10-3D）。所有细胞的Cyclin D1、CD10、Bcl-6和

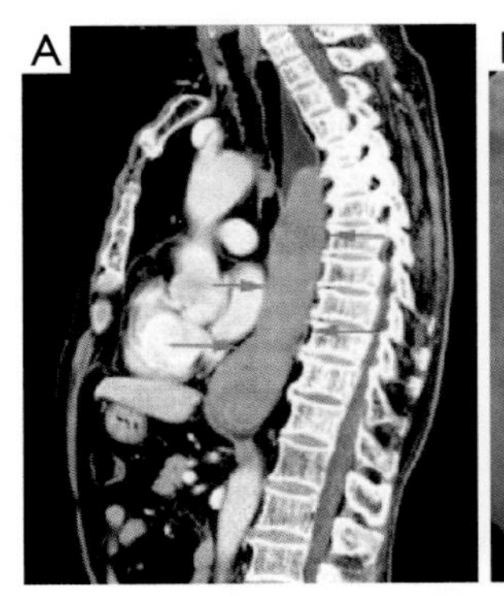

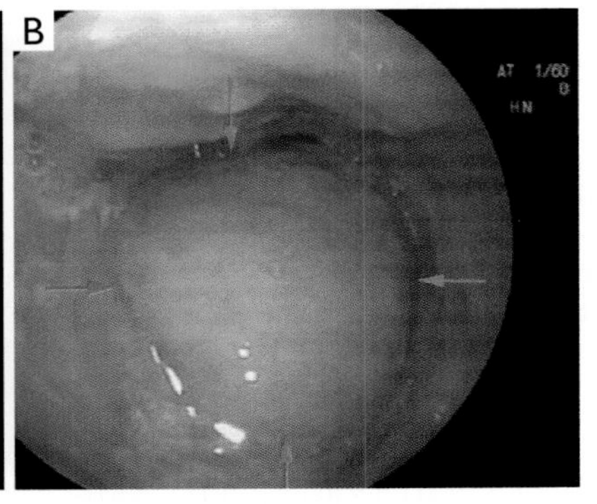

（A）CT显示食管中下段一个巨大的、边界清晰的均质椭圆形间充质肿瘤；（B）内镜检查发现椭圆形病变，距门齿20 cm处向食管腔内突出，表面光滑，向上延伸至贲门。

图3-10-1　CT和消化内镜代表图像

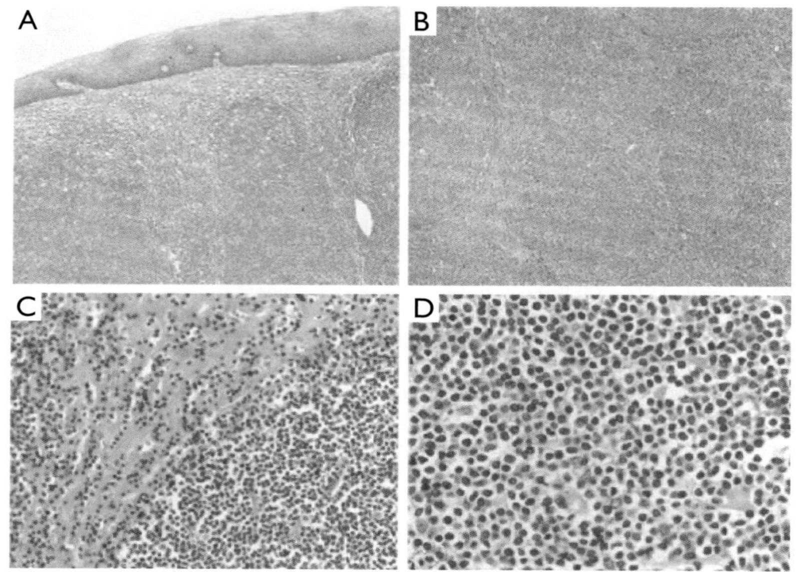

（A）肿瘤被完整的鳞状上皮覆盖（HE染色，×40）；（B）肿瘤被胶原纤维分割成许多大小不同的结节（HE染色，×40）；（C）胶原纤维被细胞质样细胞浸润（HE染色，×200）；（D）结节主要由小到中等大小的中心细胞样或单核细胞样细胞组成，呈弥漫性分布（HE染色，×400）。

图3-10-2　肿瘤的组织学特征

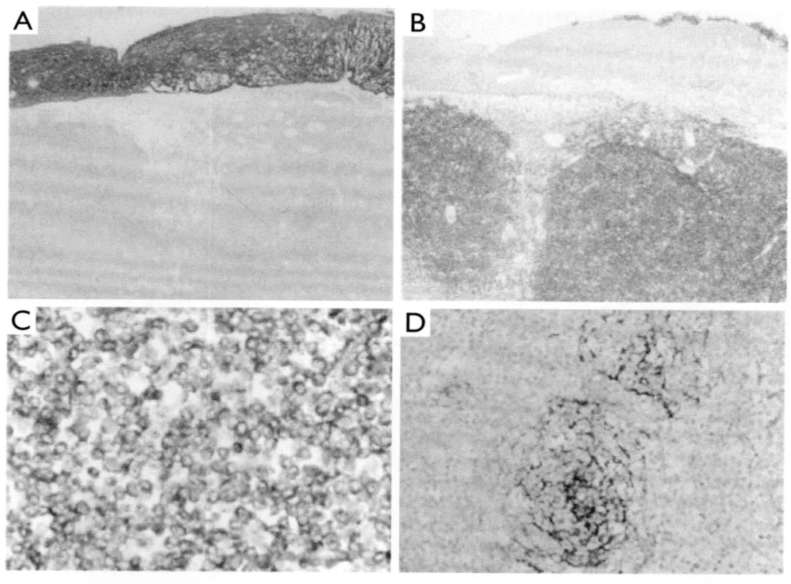

（A）食管上皮细胞CK阳性（×40）；（B）肿瘤细胞PAX5阳性（×40）；（C）肿瘤细胞Bcl-2阳性（×400）；（D）滤泡树突状细胞CD23阳性（×200）。

图3-10-3　免疫组化和EBER染色的代表性图像

B淋巴细胞特异性活化OCT结合蛋白1均为阴性。滤泡状树突状细胞排列于结节内，肿瘤细胞分布较均匀。这些特征提示黏膜相关淋巴瘤（mucosa-associated lymphoid tissue lymphoma，MALT）[4]。

三、讨论

（一）流行病学与病因分析

既往文献报道原发食管淋巴瘤不足50例，疾病罕见，目前相关的流行病学信息及病因尚不明确。

（二）临床表现与病理特征

原发食管淋巴瘤好发于男性，发病部位以下胸段多见，占56.20%。超过一半为局限病变，无局部侵犯或远处转移。临床表现与食管癌类似，有吞咽困难，体重下降，上腹部疼痛及吞咽疼痛，但无反流或胃烧灼感。原发性食管淋巴瘤最常累及的部位是食管中下段。增强CT表现为不均匀或相对均匀的轻度至中度强化。食管胃十二指肠镜下常见息肉状病变，伴或不伴有溃疡；其次是黏膜下病变，有轻微可见的黏膜改变和结节性肿块。

食管淋巴瘤的临床诊断较为困难，原因有两方面：一方面，食管淋巴瘤的临床症状、内镜表现和影像学特征多变，无特异性，可呈现为局部的、环形的或多灶性的，并可能类似于良性病变，如纤维化的狭窄、肌瘤、贲门失弛缓症或静脉曲张，且缺乏特异性标志物，常造成误诊；另一方面，由于原发性食管淋巴瘤产生于黏膜下淋巴组织，因此很难获得理想的活检标本。内镜、经皮超声、CT和胃肠道钡餐的确诊率分别只有88.1%、52%、67%和83%[5]。由于本病的活检阳性率较低，临床医生在遇到疑似患者时应随时考虑到本病，并在同一病变处反复进行钳夹活检，有助于避免误诊[6]。

Dawson等[7]认为，原发性食管淋巴瘤的诊断标准如下：①主要累及食管；②仅累及局部淋巴结，无外周和纵隔淋巴结受累；③肝脏和脾脏正常；④粒细胞计数正常。但是由于食管主要位于纵隔，且食管有丰富的纵向淋巴引流，有很高的跳跃转移率。有研究证实部分纵隔淋巴结肿大的患者组织学上证明是原发性食管淋巴瘤，因此纵隔淋巴结阴性并不是诊断食管淋巴结的必要条件[8]。结合Dawson的诊断标准，Qu等[8]提出了新的诊断标准：①病变主要位于食管；②仅累及局部及附近淋巴结（包括纵隔淋巴结），无周围及远处淋巴结受累；③无肝脾肿大；④CT检查时病变轻度至中度强化；⑤肿瘤标志物正常；⑥病理证实。

原发性食管淋巴瘤最常见的组织学亚型为弥漫大B细胞淋巴瘤（diffuse large B cell lymphoma，DLBCL），其次MALT，浆细胞淋巴瘤及T细胞淋巴瘤较少见。其他类型的组织学亚型还包括Burkitt's淋巴瘤、套细胞淋巴瘤、小淋巴细胞淋巴瘤、祖细胞淋巴瘤等，均极为罕见，占比不足1%[9]。

四、总结

原发性食管淋巴瘤的最佳治疗方法目前还没有达成共识。化疗、放疗、手术和内镜下切除都是可选择的治疗方案[8]。手术在消化道淋巴瘤治疗中的作用是有争议的，尽管过去的研究评估了手术切除的作用，但最近的研究表明，非手术治疗策略具有同等的疗效[10]。目前最常见的治疗方案是化疗，以CHOP（环磷酰胺+多柔比星+长春新碱+泼尼松）方案为主。对于不同类型的原发性食管淋巴瘤有不同的治疗方案。对于局部病变、无淋巴结肿大的患者，手术和内镜黏膜下剥离术是合适的选择。原发性食管淋巴瘤总体预后不佳。

Lee报道，环磷酰胺+长春新碱+泼尼松龙（CVP）化疗对MALT的治疗起到了积极的作用[6]。此外，MALT淋巴瘤对放疗敏感，20~40 Gy的放射剂量能有效改善患者生存率[11]。结外NK/T细胞淋巴瘤是一种高侵袭性肿瘤，进展迅速，预后差，优先考虑放疗和化疗联合治疗。对于结外NK/T细胞淋巴瘤，含有天冬酰胺酶的治疗方案要优于CHOP等常规治疗方案。Zhou等[12]采用DDGP（吉西他滨+培门冬酶+顺铂+地塞米松）方案治疗17例复发性和难治性结节外NK/T细胞淋巴瘤患者，总缓解率为88.2%，完全缓解率为52.9%。此外，单克隆抗体越来越多地被用于治疗DLBCL患者。利妥昔单抗是一种嵌合抗CD20的IgG1单克隆抗体，由美国食品药品监督管理局批准用于治疗各种B细胞淋巴瘤亚型。在CHOP中加入利妥昔单抗（R-CHOP）的治疗策略已被证明有更高的反应率和更好的生存率，且没有增加明显的药物毒性[10,13]。一旦出现梗阻、出血或穿孔等并发症，患者可能需要进行手术治疗。内镜食管扩张术或支架是治疗食管狭窄的替代方法[8]。

由于原发性食管淋巴瘤的病例有限，目前对于其治疗策略仍有局限性。需要未来进一步的研究来对其完善和改进[8]。

参考文献

[1] Ghimire P, Wu G Y, Zhu L. Primary esophageal lymphoma in immunocompetent patients: Two case reports and literature review[J]. World J Radiol, 2010, 2(8): 334-338.

[2] Oğuzkurt L, Karabulut N, Cakmakci E, et al. Primary non-Hodgkin's lymphoma of the esophagus[J]. Abdom Imaging, 1997, 22(1): 8-10.

[3] Bolondi L, De Giorgio R, Santi V, et al. Primary non-Hodgkin's T-cell lymphoma of the esophagus. A case with peculiar endoscopic ultrasonographic pattern[J]. Dig Dis Sci, 1990, 35(11): 1426-1430.

[4] Ma Q, Zhang C, Fang S, et al. Primary esophageal mucosa-associated lymphoid tissue lymphoma: A case report and review of literature[J]. Medicine (Baltimore), 2017, 96(13): e6478.

[5] Sanchez-Bueno F, Garcia-Marcilla J A, Alonso J D, et al. Prognostic factors in primary gastrointestinal non-Hodgkin's lymphoma: a multivariate analysis of 76 cases[J]. Eur J Surg, 1998, 164(5): 385-392.

[6] Lee D S, Ahn Y C, Eom D W, et al. Primary esophageal mucosa-associated lymphoid tissue lymphoma diagnosed by using stacked forceps biopsy[J]. Dis Esophagus, 2016, 29(7): 887-890.

[7] DAWSON I M, CORNES J S, MORSON B C. Primary malignant lymphoid tumours of the intestinal tract. Report of 37 cases with a study of factors influencing prognosis[J]. Br J Surg, 1961, 49: 80-89.

[8] Qu J, Zhuang Y, Zheng D, et al. Primary Esophageal Lymphoma: Clinical Experience in Diagnosis and Treatment[J]. Cureus, 2021, 13(9): e17628.

[9] Quiroga-Centeno A C, Bautista-Parada I R, Tapias L F, et al. Primary esophageal non-Hodgkin's lymphoma: demographics, clinical characteristics, histopathologic types, and survival in 179 patients from the SEER program and systematic review of the literature[J]. Esophagus, 2021, 18(4): 734-742.

[10] Chadha K S, Hernandez-Ilizaliturri F J, Javle M. Primary esophageal lymphoma: case series and review of the literature[J]. Dig Dis Sci, 2006, 51(1): 77-83.

[11] Sugimoto M, Kajimura M, Shirai N, et al. Outcome of radiotherapy for gastric mucosa-associated lymphoid tissue lymphoma refractory to Helicobacter pylori eradication therapy[J]. Intern Med, 2006, 45(6): 405-409.

[12] Zhou Z, Li X, Chen C, et al. Effectiveness of gemcitabine, pegaspargase, cisplatin, and dexamethasone (DDGP) combination chemotherapy in the treatment of relapsed/refractory extranodal NK/T cell lymphoma: a retrospective study of 17 patients[J]. Ann Hematol, 2014, 93(11): 1889-1894.

[13] Sharma B, Pavelock N, Antoine M, et al. Primary Diffuse Large B-Cell Lymphoma of the Descending Colon[J]. Am J Med Sci, 2019, 358(2): 164-167.

（靳凯淇）

第四章　肺

第一节　Job's综合征

一、引言

Job's综合征，又称高IgE综合征，1996年由Davis首先报道，是一种原发性免疫缺陷综合征。以血清IgE增高、中性粒细胞趋化障碍、异位性皮炎样损害以及反复发作化脓性感染为特征。

二、病例

患者，3岁，因发热、咳嗽伴呼吸困难10天入院。患儿出生即患有难治性湿疹样皮炎，并且反复感染，包括上呼吸道感染和口腔念珠菌病。患儿出生时体重为2 100 g。体格检查示发热、心动过速以及呼吸急促。头皮见脓皮病和斑丘疹（图4-1-1），面部湿疹样皮炎。实验室检查显示白细胞（29.5~42.4）$\times10^9$/L，中性粒细胞（11.3~18.2）$\times10^9$/L，嗜酸性粒细胞（10.2~13.5）$\times10^9$/L，淋巴细胞（2.95~6.05）$\times10^9$/L，血红蛋白94~104 g/L，血小板（692~747）$\times10^9$/L；C反应蛋白17 mg/L；血浆IgE 883 IU/mL（0~60 IU/mL），血

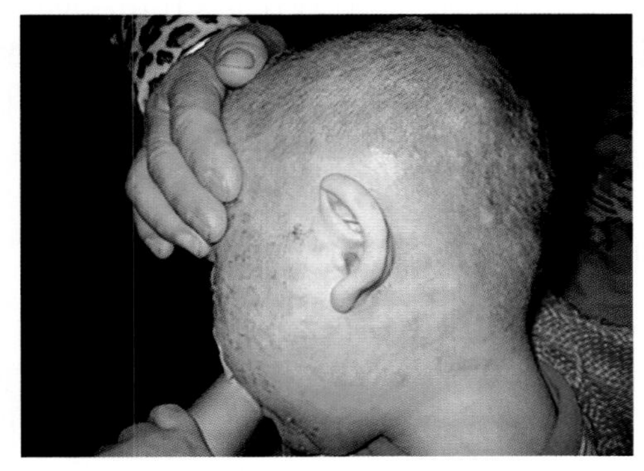

图4-1-1　患儿头皮见脓皮病和斑丘疹

浆IgM 4.38 g/L（提示升高），IgG、IgA和补体C3、C4均在正常范围内。T淋巴细胞亚群分析：CD4 2.39$\times10^9$/L，CD8 1.38$\times10^9$/L。两次血培养均阳性，一次为金黄色葡萄球菌和铜绿假单胞菌，另一次仅金黄色葡萄球菌。患者胸部CT示葡萄球菌性肺炎、多发性肺脓肿、右侧脓气胸（图4-1-2）。经外科引流+抗生素治疗（万

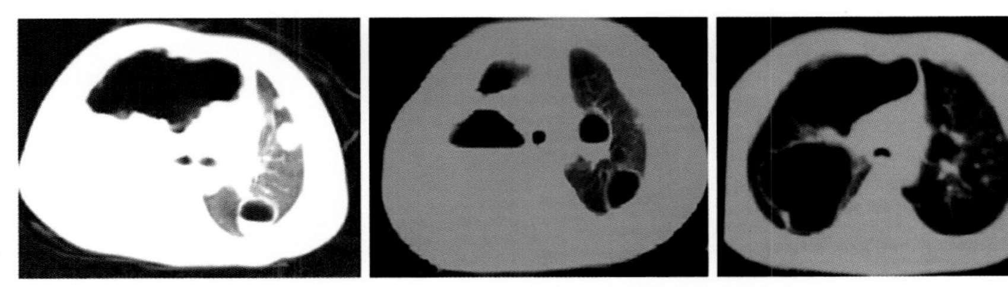

图4-1-2　CT示葡萄球菌性肺炎，多发性肺脓肿，右侧脓气胸

古霉素和头孢吡肟）后转变为肺大疱。最终经DNA检查，发现21外显子突变致使络氨酸被丝氨酸所取代（p.Y657S）[1]。

三、讨论

（一）流行病学与病因分析

Job's综合征由Davis于1966年首先报道，是一种原发性免疫缺陷综合征。目前全世界仅有200余例报道，发病率小于1/10万。本病半数以上发病于未满1岁的婴儿，男女发病率均等，部分有家族倾向，符合常染色显性遗传或隐性遗传。发病机制可能由于*STAT-3*基因突变。该基因突变与许多细胞因子的转导障碍有关，包括IL-6、IL-10、IL-21、IL-22和IL-23，并在伤口修复、血管生成、肿瘤和免疫过程具有重要作用。Job's综合征可表现为免疫过度或免疫低下。免疫过度可导致肺部炎症反应持续引起肺大疱，免疫低下可导致各种机会性感染[2]。

（二）临床表现与诊断

Job's综合征可累及多个系统，包括皮肤黏膜、呼吸道、骨骼及牙齿等。慢性瘙痒性皮炎（湿疹样皮炎）通常是最早发生的症状，皮疹主要累及面部、头皮、双耳、颈部和上胸部，也可以发生于双手、足和背部，表现为红色斑丘疹；面部皮肤粗糙、脱屑构成特征性面容。皮疹反复发作并且剧烈瘙痒，抓破处皮肤和皮下组织易继发感染。肺部受累可表现为肺部反复感染并导致肺部结构改变，主要的致病菌包括金黄色葡萄球菌、肺炎链球菌和流感嗜血杆菌，这些病原菌感染通常发生在疾病初期。在肺实变后，可继发铜绿假单胞菌和曲霉菌的感染。慢性及反复感染可因肺结构的重构在70%的患者中引起支气管扩张和肺大疱[3]。

Job's综合征治疗以支持治疗为主。可以将身体浸润在含氯的水中进行湿疹的治疗和金葡菌的预防。通常选用复方磺胺甲恶唑预防反复的肺部感染。必须积极治疗肺炎防止肺实质结构改变。如果发生支气管扩张和肺大疱，预防性应用抗菌药的抗菌谱应覆盖革兰氏阴性菌和真菌。当肺大疱继发感染时，临床处理比较困难且具有致命性。手术治疗也具有危险性，因为残余肺的扩张通常受限[4]，胸膜腔也易发生感染。免疫调节制剂治疗Job's综合征的相关研究还不成熟，静脉注射丙种球蛋白可以减少感染机会。

四、总结

Job's综合征是一种原发性免疫缺陷综合征，其发病的基因学基础目前还不是很清楚，*STAT3*基因突变可能占重要的原因。该病可累及多个系统，其遗传学的研究可能会为器官特异性感染、炎症和治疗方面提供一种新的思路。

参考文献

[1] Liu J Y, Li Q, Chen T T, et al. Destructive pulmonary staphylococcal infection in a boy with hyper-IgE syndrome: a novel mutation in the signal transducer and activator of transcription 3 (STAT3) gene (p. Y657S)[J]. Eur J Pediatr, 2011, 170(5): 661-666.

[2] Freeman A F, Holland S M. Clinical manifestations, etiology, and pathogenesis of the hyper-IgE syndromes[J]. Pediatr Res, 2009, 65(5 Pt 2): 32R-37R.

[3] Roxo P Jr, Torres L A, Menezes U P, et al. Lung function in hyper IgE syndrome[J]. Pediatr Pulmonol, 2013, 48(1): 81-84.

[4] Arakawa H, Fujimoto K, Fukushima Y, et al. Thin-section CT imaging that correlates with pulmonary function tests in obstructive airway disease[J]. Eur J Radiol, 2011, 80(2): e157-e163.

（戴洁）

第二节　白塞病合并肺动脉瘤

一、引言

白塞病（Behcet's Disease，BD）是一种病因不明的多系统多器官的慢性炎症性疾病，肺脏是易受累脏器之一[1]。循环系统中，肺动脉是仅次于主动脉的常见受累血管，多表现为动脉瘤，其次是血栓栓塞[2]。

二、病例

患者，男性，19岁，因反复咯血3年就诊。患者3年前出现反复咯血，每年发生咯血7~8次，每次50 mL鲜血，患者至外院就诊，胸部CT示右肺下叶占位，随访后右肺下叶占位逐渐增大，并出现左下肺占位。遂于当地医院行右肺下叶切除术，术后病理检查显示右肺下叶肺囊肿，术后恢复可。随访过程中，患者左肺下叶结节增大，并出现右肺上叶结节。最近1年来患者再次出现咯血，咯血量为100 mL，胸部CT示左肺下叶多发结节，右肺上叶结节，左肺炎症。实验室检查：C反应蛋白32.0 mg/L，红细胞沉降率103 mm/h。复查胸部CT示双侧肺动脉多发瘤样扩张伴多发附壁血栓。肺通气血流扫描示：双肺多发血流灌注受阻，与通气显像明显不匹配。诊断白塞病伴肺动脉瘤及血栓形成。考虑患者双侧多发病变无手术指征，转至风湿科继续治疗。

三、讨论

BD的病理基础是细小血管炎的慢性、进行性、复发性、多系统疾病，主要发生于口、眼、生殖器、关节等部位。BD的发病率在不同国家和地区差异较大。目前已知人类组织相容性抗原（HLA）-B51及与其连锁的基因为白塞病易感基因。有文献认为HLA-B51是继男性和系统损害表现起病后的第3位不良预后因素[3-4]。

（一）BD的全身表现

BD是唯一可累及全身各个大、中、小动静脉的血管炎，因此为多系统损害的疾病。皮肤损害表现为反复的口腔溃疡、生殖器溃疡和其他皮损[5]。白塞病患者常有针刺反应，即在针刺或皮损后形成无菌性脓疱或毛囊炎样皮疹，为非特异性过敏反应，可一定程度反映血管炎的活动状态。据统计我国BD的针刺反应的阳性率为35.2%~76.3%。静脉系统表现为血栓性静脉炎或血栓的形成，其中下肢静脉的损害最多见，其他下腔静脉或门静脉等大静脉也可受损，当其严重时可导致梗阻和闭塞，最后发展为Budd-Chiari综合征。动脉系统损害常形成动脉瘤样扩张或闭塞，可发展为缺血坏死或破裂出血，增加死亡风险。关节损害的发生率约50%，表现为关节炎或关节痛。累及中枢及周围神经系统损害而产生各种临床表现，发生率为5%，但病情严重，预后不佳，是BD致死原因之一[6-7]。心脏损害发生率较低，可分为心脏瓣膜病变等。消化道病变可累及全消化道，以回盲部损害多见，表现为腹痛、消化道出血、肠梗阻或穿孔。此外，肾脏损害也可发生，行肾穿刺活检可见肾小球、间质的小管损害或继发性淀粉样变。

（二）BD的肺部损害

BD肺部损害发生率为1%~18%。在我国，肺损害发生率大致为7.4%~15.2%。肺部病情常严重，为白塞病最常见的致死原因之一，尤其合并肺动脉瘤形成[4,8]，有破裂的风险，病死率近50%。早期发现及免疫抑制剂的使用可使动脉瘤缩小甚至消失，病死率明显下降至20%。

（三）BD肺部损害的病理特征

肺组织的损伤可分为血管损伤和间质损伤，绝大多数为前者[9-10]。病理学特征为毛细血管及动、静脉损害的节段性血管炎，炎症可破坏动脉壁的弹力组织和肌组织，形成动脉瘤或瘤样扩张，导致血管内膜显著增厚、血栓形成和栓子机化等，造成肺血管闭塞，致肺动脉高压、肺梗死。此外，肺间质也可以有损伤，以及炎细胞浸润，造成间质广泛纤维化[11]。

（四）BD肺部损害的临床表现

临床表现主要为咳嗽、咯血、胸痛、呼吸困难等，没有特异性。动脉瘤破裂、血栓栓塞所致肺梗死、支气管黏膜溃疡等原因都会造成咯血。呼吸困难一般是由于肺实质损害所致，包括支气管炎、肺气肿和肺纤维化，形成限制性或阻塞性的通气障碍。

BD的肺部损害病例大致可分为3种：一是肺动脉瘤形成；二是肺实质改变；三是包括血管闭塞、胸膜炎等其他表现类型。肺动脉瘤是最常见的类型，可单发或多发，可发生于一侧或双侧肺叶，也可合并动静脉瘘。咯血发生率高达90%以上，其中致命性大咯血的发生率占26%，所以对于咯血的BD患者应高度重视。同时，需要注意的是80%的肺动脉瘤患者伴有肺外的血管炎表现，这是肺动脉瘤的特征之一[12]。

（五）BD肺部损害的辅助检查

1. 胸部CT

增强胸部螺旋CT可用于诊断早期小肺动脉瘤，是最安全、最理想的肺动脉瘤辅助检查手段。

2. 肺血管造影

肺血管造影是诊断肺动脉瘤的金标准，也能显示肺动脉高压、肺动脉损害、单个或多个肺动脉闭塞情况，但存在一定风险，优先推荐胸部CT等无创检查[13]。

（六）BD肺动脉瘤的治疗

BD治疗原则在于控制现有症状，保护重要脏器避免损害，减缓疾病进展。但目前暂无有效根治方法。

1. 内科治疗

合理使用糖皮质激素及免疫抑制剂是治疗BD肺部损害的首选方案，足量的糖皮质激素及免疫抑制剂（环磷酰胺、硫唑嘌呤等）联合应用是必要的。

2. 外科治疗

手术切除可导致比药物治疗更高的病死率，有文献报道动脉瘤通常为双侧，当先采用肺叶切除后，会导致余肺的动脉压力进一步升高，最后导致破裂出血。一般而言，外科手术仅用于致命性大咯血的急诊治疗[14]。

（七）BD肺动脉瘤的预后

文献报道对BD产生肺部损害者，尤其当肺动脉瘤已形成或神经系统出现损害时，男性尤其是年轻患者的病死率明显增加。对于合并肺动脉瘤的患者，约50%的患者死于发生咯血后的10个月内。因此，BD肺动脉瘤的预后不佳。

参考文献

[1] Criteria for diagnosis of Behçet's disease. International Study Group for Behçet's Disease[J]. Lancet, 1990, 335(8697): 1078-1080.

[2] 彭劲民，张卓莉，董怡. 白塞病173例的临床特点分析[J]. 中华全科医师杂志，2006，5：154-157.

[3] Suzuki Kurokawa M, Suzuki N. Behcet's disease[J]. Clin Exp Med, 2004, 4(1): 10-20.

[4] 侯小萌，张卓莉，董怡. 中国白塞病患者的临床特点[J]. 中华全科医师杂志，2005，4：666-667.

[5] Zouboulis C C, Turnbull J R, Martus P. Univariate and multivariate analyses comparing demographic, genetic, clinical, and serological risk factors for severe Adamantiades-Behçet's disease[J]. Adv Exp Med Biol, 2003, 528: 123-126.

[6] Fresko I, Yurdakul S, Hamuryudan V, et al. The management of Behçet's syndrome[J]. Ann Med Interne (Paris), 1999, 150(7): 576-581.

[7] Uzun O, Akpolat T, Erkan L. Pulmonary vasculitis in behcet disease: a cumulative analysis[J]. Chest, 2005, 127(6): 2243-2253.

[8] 高金明，金宇虹，蔡柏蔷，等. 白塞氏病合并肺动脉瘤附七例临床分析[J]. 中国呼吸与危重监护杂志，2005，4：381-384.

[9] Hamuryudan V, Yurdakul S, Moral F, et al. Pulmonary arterial aneurysms in Behçet's syndrome: a report of 24 cases[J]. Br J Rheumatol, 1994, 33(1): 48-51.

[10] Tüzün H, Hamuryudan V, Yildirim S, et al. Surgical therapy of pulmonary arterial aneurysms in Behçet's syndrome[J]. Ann Thorac Surg, 1996, 61(2): 733-735.

[11] Aroussi A A, Redai M, El Ouardi F, et al. Bilateral pulmonary artery aneurysm in Behçet syndrome: report of two operative cases[J]. J Thorac Cardiovasc Surg, 2005, 129(5): 1170-1171.

[12] Pelage J P, El Hajjam M, Lagrange C, et al. Pulmonary artery interventions: an overview[J]. Radiographics, 2005, 25(6): 1653-1667.

[13] Park A, Cwikiel W. Endovascular treatment of a pulmonary artery pseudoaneurysm with a stent graft: report of two cases[J]. Acta Radiol, 2007, 48(1): 45-47.

[14] Attia R, Reidy J, D'Cruz D, et al. Pulmonary artery ligation with lung preservation in Behcet disease: report of a case with prolonged survival[J]. J Thorac Cardiovasc Surg, 2010, 139(4): e93-e95.

（谢冬）

第三节　单侧肺缺如

一、引言

单侧肺缺如（unilateral lung agenesis）是一种极少见的先天性发育异常，是一侧以隆凸起始的支气管、血管及肺组织的完全缺如[1-2]，通常伴有其他脏器的畸形或发育不全。文献报道其发病率为1/10 000[3]。

二、病例

患者，男性，9岁，因喘息伴呼吸困难1个月余就诊。自幼有哮喘家族史。患者入院前1年出现间断喘息，家长考虑为哮喘并采用支气管扩张剂治疗，效果一般。入院体格检查发现活动后口唇发绀，左侧呼吸音极弱，未闻及干、湿啰音。心界左偏，心律齐，心音未闻及异常。胸部X线片示左侧透亮度明显降低，气管左偏，考虑大叶性肺炎（图4-3-1）。进一步查胸部CT示左肺缺如，右肺气肿，纵隔左偏明显（图4-3-2）；纤维支气管镜提示左主支气管远端为盲端，右侧支气管未见明显异常（图4-3-3）。诊断为哮喘合并左肺缺如。经平喘治疗后好转出院。

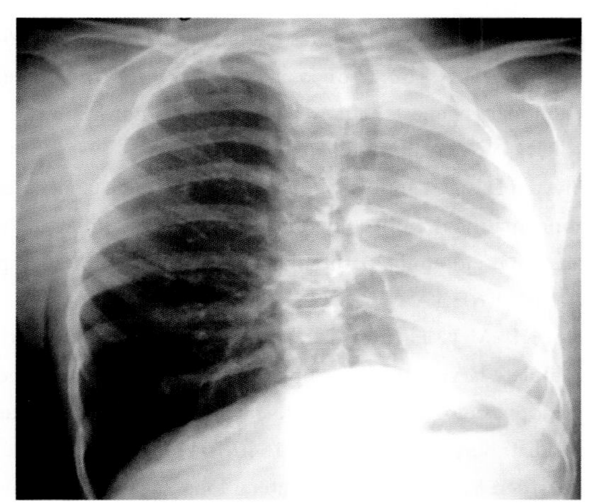

图4-3-1　胸部X线片示左肺透亮度降低伴气管左偏

三、讨论

肺缺如是先天性疾病，表现为单侧、双侧或肺叶缺如。根据缺如范围分为3种：①双侧肺缺如；②单侧肺缺如；③肺叶缺如或其他发育畸形[4]。双侧肺缺如患儿不能存活，肺叶缺如常无症状，单侧肺缺如最为常见，发病率在1/10 000，男女无差异。

肺缺如常合并其他畸形，如心脏异位、食管闭锁、气管食管瘘、脊柱发育不良、肢体异常、尿道闭锁等[5]。临床报道左侧肺缺如多见，可能是右肺缺如使气管更易受心脏纵隔压迫致反复肺部感染，造成早期病死[4,6]。

肺缺如的病因不明确，可能与早期胚胎发育中断有关，有以下可能[4]：①胎儿的胸廓受压妨碍肺泡发育，形成肺实质发育不全[7]；②胎儿吸入过多的羊水而引起缺如[6]；③胚胎背部的主动脉弓血流中断影响肺及第1、2级支气管的形成[8]；④还有研究认为宫腔内感染，特别是风疹感染与左肺缺如有关[9]。

患者常因肺部感染或者畸形确诊，一半以上在早期死亡[10]。如果无症状，如肺叶缺如，常在成年期发现且不影响寿命[11]。临床表现多为无特征性的呼吸道症状，如呼吸急促、呼吸困难等。临床特征性表现为患侧呼吸动度减弱、无呼吸音，心音偏移患侧，合并其他畸形。

胸部X线片一般能提示肺缺如，常与肺不张、肺实变鉴别。胸部CT及气管重建在肺缺如诊断中具有重要意义，可代替纤维支气管镜的功能，但纤维支气管镜检查在肺叶缺如与支气管异物鉴别中有一定优势。

肺缺如患者多因其他系统畸形而死亡。单侧肺缺如对患者寿命无影响，故不建议手术治疗无症状的单侧肺缺如患者。对于伴有室缺、瓣膜病变等单侧肺缺如患者，并非心脏手术禁忌证。肺缺如患者因其他疾病行手术治疗，由于气管移位易造成围手术期意外，故麻醉监护是手术的重点[12]。患者多伴纵隔胸膜发育不全，术中

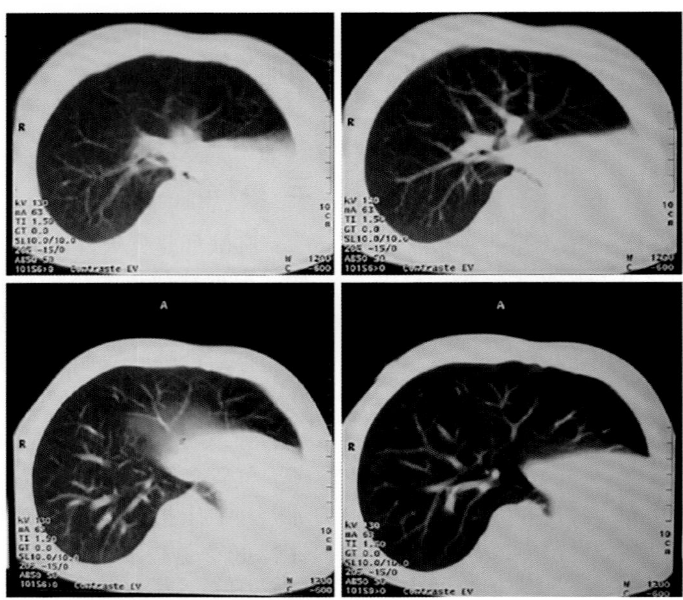

图4-3-2　胸部CT示左肺缺如，右肺气肿及纵隔左偏

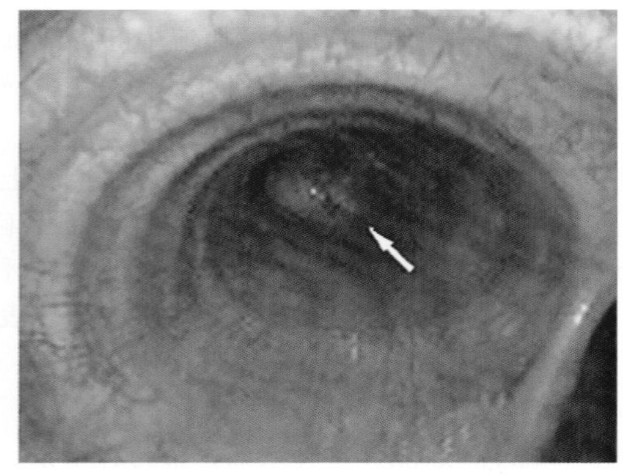

图4-3-3　纤维支气管镜提示左主支气管远端为盲端，右侧未见异常

应关闭纵隔胸膜，术后应密切观察余肺复张情况，及时纠正后纵隔肺疝[13]。

四、总结

单侧肺缺如是一种极少见的先天性发育异常，是一侧以隆凸起始的支气管、血管及肺组织的完全缺如，通常伴有其他脏器的畸形或发育不全。常因合并多种其他系统畸形而早期死亡。

参考文献

[1] Booth J B, Berry C L. Unilateral pulmonary agenesis[J]. Arch Dis Child, 1967, 42(224): 361-374.

[2] Maltz D L, Nadas A S. Agenesis of the lung. Presentation of eight new cases and review of the literature[J]. Pediatrics, 1968, 42(1): 175-188.

[3] Malcon M C, Malcon C M, Cavada M N, et al. Unilateral pulmonary agenesis[J]. J Bras Pneumol, 2012, 38(4): 526-529.

[4] Dorchy H. Association of asymmetric crying facies and pulmonary agenesis: a new syndrome?[J]. Eur J Pediatr, 2004, 163(11): 698; author reply 699.

[5] Biyyam D R, Chapman T, Ferguson M R, et al. Congenital lung abnormalities: embryologic features, prenatal diagnosis, and postnatal radiologic-pathologic correlation[J]. Radiographics, 2010, 30(6): 1721-1738.

[6] Noorily M J, Farmer D L, Flake A W. The association of complete laryngotracheoesophageal cleft with left lung agenesis: pathophysiological clues provided by an experiment of nature[J]. J Pediatr Surg, 1998, 33(10): 1546-1549.

[7] Fokstuen S, Schinzel A. Unilateral lobar pulmonary agenesis in sibs[J]. J Med Genet, 2000, 37(7): 557-559.

[8] Cunningham M L, Mann N. Pulmonary agenesis: a predictor of ipsilateral malformations[J]. Am J Med Genet, 1997, 70(4): 391-398.

[9] Kotecha S. Lung growth for beginners[J]. Paediatr Respir Rev,

2000,1(4):308-313.
[10] Greenough A, Ahmed T, Broughton S. Unilateral pulmonary agenesis[J]. J Perinat Med,2006,34(1):80-81.
[11] 王勇智. 高龄先天性肺缺如1例分析[J]. 中国误诊学杂志,2010,10(34):8538.
[12] Backer C L, Kelle A M, Mavroudis C, et al. Tracheal reconstruction in children with unilateral lung agenesis or severe hypoplasia[J]. Ann Thorac Surg,2009,88(2):624-630.
[13] Boulton B J, Force S D. Treatment of spontaneous pneumothorax in a patient with right pulmonary agenesis[J]. Ann Thorac Surg,2011,92(2):e27-e28.

（姜超）

第四节　耐多药肺结核

一、引言

耐多药肺结核（multi-drug resistant pulmonary tuberculosis，MDR-TB）是指排出的结核菌至少同时耐异烟肼及利福平的肺结核。目前，我国MDR-TB的流行形势十分严峻，MDR-TB的主要原因是不规则化疗，主要特点是长程治疗、治疗费用高、毒副反应高、化疗效果差、治愈率低、复发率及病死率高。

二、病例

患者，男性，55岁，因反复咳嗽、咳痰、发热2年入院。患者2年前无明显诱因出现咳嗽，少量黄痰，伴有发热、盗汗，体温最高38.8℃，热型不规则，无明显胸闷、气促、胸痛、咯血、声嘶等不适。外院就诊CT提示右肺上叶结核，痰结核菌涂片（+），予HREZ（异烟肼+利福平+乙胺丁醇+吡嗪酰胺）方案抗结核1个月后好转，遂自行停药。此后反复发作，于多家医院就诊，间断接受不规则抗结核。6个月前复查胸部CT示右肺上叶不规则团块、纤维灶，伴支气管扩张与空洞，右肺上叶萎缩，病灶较前明显进展（图4-4-1A）。支气管镜检查见右上叶支气管口大量脓痰（图4-4-1B）。痰结核菌涂片3次（+），痰结核菌培养示异烟肼与利福平耐药。结核科予二线抗结核治疗6个月后病灶无明显吸收，痰结核菌涂片持续（+）。完善检查后行右肺上叶切除术，术后恢复良好。病理提示：右肺上叶结核性毁损伴支气管扩张，继发感染。

三、讨论

（一）流行病学与病因分析

肺结核在西方国家已得到有效控制，多见于伴有免疫缺陷的患者。而在包括中国在内的发展中国家，肺结核的形势依然严峻。WHO的报道指出，2005年全世界范围内新诊断肺结核880万例，发病率为136/10万[1]。根据以往是否接受抗结核治疗，将耐多药肺结核分为两型：初治型，即未接受过抗结核治疗或接受抗结核治疗不满1个月；复治型，即接受1个月以上抗结核治疗的肺结核。以上两种类型的MDR-TB分别占所有肺结核的7.6%和17.1%[2]。

MDR-TB的发病机制是一个渐进的过程。结核球的外层致密纤维组织阻碍抗结核药物穿透至内核，影响药物治疗效果。在不规则的化疗过程中，疾病的吸收、复发和加重反复交替出现，形成空洞性病变。由于抗结核药物无法进入空洞，其内部出现耐药结核分枝杆菌的滋生。随着肺实质的进一步破坏，肺内出现广泛的纤维组织增生，一叶或一侧肺萎缩，最终导致毁损。肺实质毁损可以从一个肺段扩展到一叶肺、多叶肺，最终进展为一侧肺，甚至是双侧肺毁损[3]。

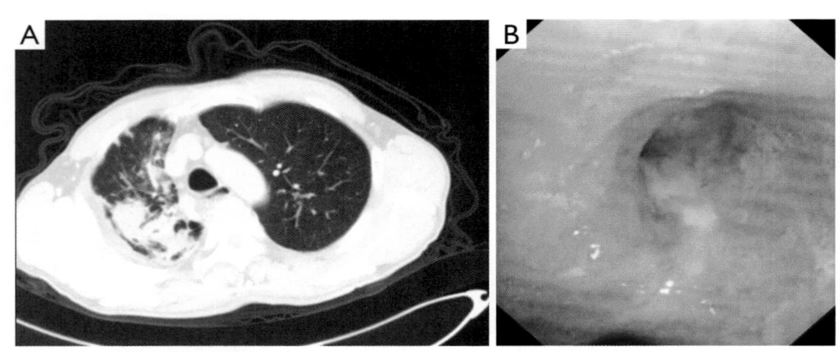

（A）胸部CT示右肺上叶不规则团块、纤维灶，伴支气管扩张与空洞，右肺上叶萎缩；（B）支气管镜检查见右上叶支气管口大量脓痰。

图4-4-1　胸部CT和支气管镜检查

发生MDR-TB最主要原因是抗结核治疗不规范，包括处方不规范、供药中断、患者不配合等，其他原因还包括患者不能耐受抗结核治疗、HIV感染、糖尿病、原发耐药等。

（二）临床表现与诊断

MDR-TB临床上常表现为空洞、毁损肺、支气管内膜结核和结核球，其中毁损肺和支气管内膜结核对肺功能的影响较大[4]。依据肺部损害面积的不同，可有咳嗽、浓痰、咯血、气急、胸痛、发热、乏力、消瘦等临床表现，严重的可以有呼吸衰竭的症状。

MDR-TB的诊断必须有痰结核菌培养和药敏试验，如果培养出的结核分枝杆菌同时对异烟肼和利福平耐药，就可诊断为MDR-TB。影像学检查可以发现肺部浸润性病灶、增殖性病灶、空洞、肺实变、肺不张、纵隔移位等表现。纤维支气管镜检查可以发现支气管内膜结核患者的支气管内膜充血、肿胀、肉芽增生或瘢痕性狭窄，甚至管腔完全堵塞。

（三）治疗

MDR-TB的药物治疗至少需要5个药物联用，疗程为18~24个月，是一个漫长的过程[5-7]。且二线治疗药物往往昂贵而耐受性差，有较高的毒副作用，因此治愈率低，复发率高，有较高的并发症发生率和病死率[8]。研究显示化疗结合手术治疗是控制MDR-TB的有效手段。对于具备手术指征的患者，应考虑及时手术干预[9]。手术可以切除遭到不可逆损伤，对化疗无反应的肺组织，从而减少复发率和病死率。手术治疗的治愈率可高达88.5%~95.6%[9-12]。

Lalloo等[13]推荐对MDR-TB及时手术干预，以防止耐药菌的传播和保护剩余肺功能。笔者建议如果MDR-TB的诊断已经确定，且抗结核治疗无效，应考虑及时手术。手术可以降低肺内的耐药菌负荷，缩短抗结核疗程，减少患者的经济和心理负担。并且，由于MDR-TB往往是痰结核菌涂片阳性者，手术切除病肺可以清除耐药菌的传染源[4]。手术切除的范围应该是受到不可逆损伤的肺组织，可以是肺叶切除、双肺叶切除或全肺切除。但对两肺广泛病变，手术无法切除干净，或肺功能严重受损，无法耐受手术的患者不建议手术治疗。

由于胸外科麻醉和抗结核药物的进步，加上严格掌握手术指征，术后病死率和并发症发生率已经大幅降低。据文献报道，MDR-TB手术死亡率为0~3%，而并发症发生率为12%~30%。常见的并发症有支气管胸膜瘘（bronchopleural fistula，BPF）、脓胸、术后出血、肺部感染和呼吸衰竭。其中，BPF是最重要的并发症，其发生率为0~16.7%[9-12,14-16]。在上海市肺科医院的一项针对56例手术治疗MDR-TB的研究中，围手术期病死率为0，并发症发生率为25%，其中BPF的发生率为16%。单因素和多因素的logistic回归分析都揭示支气管内膜结核是发生BPF的重要危险因素，与文献报道相似[4,10]。为防止BPF的发生，建议使用带蒂肌瓣、胸膜或心包覆盖支气管残端[4,11]。另外，解剖支气管时尽量保留其血供也有助于减少BPF的发生。

四、总结

对于难治性MDR-TB，如果病变局限及时行肺切除手术是防止病变进一步加重，并保留剩余肺功能的唯一手段。据文献报道，超过90%的MDR-TB术后痰菌转阴[9-12]。肺切除治疗MDR-TB已经成为较为安全的方法，关键在于如何减少术后并发症。尽管如此，并非所有MDR-TB都适合手术治疗。只有当标准化抗结核方案无效，且病变范围局限，肺功能足以耐受手术时，才应考虑手术切除治疗MDR-TB。

参考文献

[1] World Health Organization. Global tuberculosis control: Surveillance, planning, financing. WHO report 2007[M]. Geneva, Switzerland: World Health Organization, 2007.

[2] World Health Organization, International Union Against Tuberculosis and Lung Disease. The WHO/IUATLD Global Project on Anti-Tuberculosis Drug Resistance Surveillance 1999-2002: anti-tuberculosis drug resistance in the world; third global report[M]. Geneva, Switzerland: World Health Organization, 2004.

[3] Pomerantz M, Madsen L, Goble M, et al. Surgical management of resistant mycobacterial tuberculosis and other mycobacterial pulmonary infections[J]. Ann Thorac Surg, 1991, 52(5): 1108-1111.

[4] Wang H, Lin H, Jiang G. Pulmonary resection in the treatment of multidrug-resistant tuberculosis: a retrospective study of 56 cases[J]. Ann Thorac Surg, 2008, 86(5): 1640-1645.

[5] Farmer P, Kim J Y. Community based approaches to the control of multidrug resistant tuberculosis: introducing "DOTS-plus"[J]. BMJ, 1998, 317(7159): 671-674.

[6] Tahaoğlu K, Törün T, Sevim T, et al. The treatment of multidrug-resistant tuberculosis in Turkey[J]. N Engl J Med, 2001, 345(3): 170-174.

[7] Chakrabarti B, Davies P D. Key issues in multidrug-resistant tuberculosis[J]. Future Microbiol, 2007, 2(1): 51-61.

[8] Törün T, Güngör G, Ozmen I, et al. Side effects associated with the treatment of multidrug-resistant tuberculosis[J]. Int J Tuberc Lung Dis, 2005, 9(12): 1373-1377.

[9] Takeda S, Maeda H, Hayakawa M, et al. Current surgical intervention for pulmonary tuberculosis[J]. Ann Thorac Surg, 2005, 79(3): 959-963.

[10] Park S K, Lee C M, Heu J P, et al. A retrospective study for the outcome of pulmonary resection in 49 patients with multidrug-resistant tuberculosis[J]. Int J Tuberc Lung Dis, 2002, 6(2): 143-149.

[11] Shiraishi Y, Nakajima Y, Katsuragi N, et al. Resectional surgery combined with chemotherapy remains the treatment of choice for multidrug-resistant tuberculosis[J]. J Thorac Cardiovasc Surg, 2004, 128(4): 523-528.

[12] Naidoo R, Reddi A. Lung resection for multidrug-resistant tuberculosis[J]. Asian Cardiovasc Thorac Ann, 2005, 13(2): 172-174.

[13] Lalloo U G, Naidoo R, Ambaram A. Recent advances in the medical and surgical treatment of multi-drug resistant tuberculosis[J]. Curr Opin Pulm Med, 2006, 12(3): 179-185.

[14] van Leuven M, De Groot M, Shean K P, et al. Pulmonary resection as an adjunct in the treatment of multiple drug-resistant tuberculosis[J]. Ann Thorac Surg, 1997, 63(5): 1368-1372.

[15] Pomerantz B J, Cleveland J C Jr, Olson H K, et al. Pulmonary resection for multi-drug resistant tuberculosis[J]. J Thorac Cardiovasc Surg, 2001, 121(3): 448-453.

[16] Connery C P, Knoetgen J 3rd, Anagnostopoulos C E, et al. Median sternotomy for pneumonectomy in patients with pulmonary complications of tuberculosis[J]. Ann Thorac Surg, 2003, 75(5): 1613-1617.

（王海峰）

第五节 肺Castleman病

一、引言

Castleman病（Castleman disease，CD）又称血管滤泡性淋巴组织增生或巨淋巴结增生，是一种临床少见的慢性淋巴组织增生性病变[1]。

二、病例

患者，男性，48岁，结膜充血、乏力、盗汗3年，活动后气促1年，咳嗽、咳痰1周入院。体格检查示双肺呼吸音粗，未及干湿啰音，双侧颈部可触及多个淋巴结，血红蛋白96 g/L，r-谷氨酰转移酶90 IU/L，碱性磷酸酶156 IU/L，总蛋白100 g/L，球蛋白74 g/L，红细胞沉降率120 mm/h。胸部CT示双肺弥漫病变，间质病变为主，纵隔肺门多组肺门淋巴结肿大（图4-5-1）。予以抗感染、止咳及化痰等对症支持治疗，同时行电子支气管镜检查无异常，刷检及灌洗找抗酸杆菌、脱落细胞阴性。左侧颈部淋巴结行手术切除活检术。病理检查显示滤泡间浆细胞增生，重链球蛋白阳性，考虑Castleman病。遂进一步转院治疗。

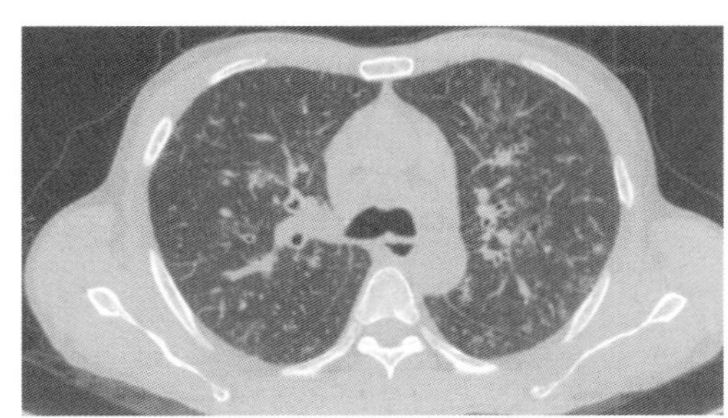

图4-5-1　入院后胸部CT

三、讨论

（一）流行病学与病因分析

Castleman病于1956年由Castleman等首次报道。CD病理学共同特征为淋巴结基本结构保持完整，滤泡和血管增生明显。透明血管型的突出表现为淋巴结内滤泡明显增生，管壁增厚并透明变性，伴滤泡生发中心萎缩，滤泡外套层淋巴细胞增生，呈同心圆排列，“葱皮样”；浆细胞型则突出表现为滤泡间质中心大片浆细胞浸润，滤泡生发中心增生。

CD病因及发病机制尚无定论，据文献报道人类免疫缺陷病毒（HIV）、白细胞介素-6（IL-6）[2]、人疱疹病毒-8（HHV-8）等在CD的发展过程中起到重要作用。几乎HIV阳性的CD病例均发现HHV-8感染[3]。同时EB病毒、巨细胞病毒（cytomegalovirus，CMV）、免疫功能异常、细胞因子调节异常等因素都可能与该病有关。

（二）临床表现与诊断

CD在临床上分为局灶型（LCD）和多中心型（MCD）。LCD青年多见，以透明血管型为主（占90%以上）[4]，通常无临床症状，为单个淋巴组织团块，纵隔为最常见发病部位，其次为颈部、腋下、腹部等，淋巴结肿大明显时可出现局部压迫症状。MCD临床表现为分散的肿大淋巴结，常伴全身症状，体格检查可发现肝脾肿大。实验室检查可有贫血、红细胞沉降率加快、球蛋白增高、高免疫球蛋白血症、血小板减少、肝功能异常等，严重者可发生间质性肺炎、重症肌无力、膜性肾小球肾炎、甲状腺功能减退、干燥综合征等，并因此而常被误诊[2]。

CT检查平扫常表现为肺门、纵隔等淋巴结肿大，边界清晰，密度均匀或不均匀，少数可有钙化，缺乏特异性。随着CT检查技术的改进和提高，特别是动态增强技术和多期扫描方法的应用，增强扫描时可观察到透明血管型LCD肿块明显强化，其强化的程度接近动脉强化的程度，且有延迟强化的特点。而MCD因病变范围广泛，影像学表现不典型[4]。

CD临床症状无明显特异性，其临床表现复杂多变。1988年，Frizzera提出了CD的诊断标准。①LCD的诊断标准：单一部位淋巴结肿大；特征性增生性组织病理学改变并除外可能的原发病；除浆细胞（PC）型外多无全身症状及贫血、血沉加快、球蛋白增高等异常；肿物切除后长期存活。②MCD的诊断标准：具有特征性增生性组织病理改变；显著淋巴结肿大并累及多处外周淋巴结；多系统受累表现；排除已知可能的病因。

LCD主要以手术切除治疗，也可行放射治疗。手术完全切除的LCD，无论哪种类型均可治愈，术前实验室检查指标的异常在术后也可恢复，5年生存率可达100%，罕见复发，即使是未完全切除的病例，也少见复发。同时有文献指出，胸腔镜若操作得当，注意损伤及止血，可成为治疗LCD的有效方式[1]。

MCD治疗主要依靠激素或化疗，常用联合化疗方案如CVP（环磷酰胺+长春新碱+泼尼松）、CHOP（环磷酰胺+多柔比星+长春新碱+泼尼松）或CVAD（卡铂+替尼泊苷+阿糖胞苷+地塞米松）方案。新的靶向治疗药物如硼替唑米、沙利度胺等有一定疗效。个别患者应用抗白细胞介素-6抗体治疗，亦可收到良好的效果。MCD预后相对于LCD较为不佳[1]。

四、总结

CD临床表现不典型，表现多样，易漏诊、误诊，局灶型多无临床表现，多因体检发现。病理学及免疫组化为该病最主要诊断依据。在治疗上，胸部LCD多采用手术治疗，可行胸腔镜辅助完全切除，而以胸部为主的MCD多采用化疗。

参考文献

[1] Herrada J, Cabanillas F, Rice L, et al. The clinical behavior of localized and multicentric Castleman disease[J]. Ann Intern Med, 1998, 128(8): 657-662.

[2] 刘宁，邱法波，李奉达. Castleman's 病流行病学及临床特征[J]. 世界华人消化杂志，2008，16(30): 3469-3473.

[3] Dupin N, Diss T L, Kellam P, et al. HHV-8 is associated with a plasmablastic variant of Castleman disease that is linked to HHV-8-positive plasmablastic lymphoma[J]. Blood, 2000, 95(4): 1406-1412.

[4] 陈晓峰，韩辉，李永红. 局灶性 Castleman 病 17 例报告并文献复习[J]. 癌症，2008，27(3): 315-318.

（赵晓刚）

第六节 肺包虫病

一、引言

肺包虫病，又称为肺包虫囊肿、肺棘球蚴囊肿或肺棘球蚴病，具体是细粒棘球绦虫（又称为犬绦虫）的幼虫（棘球蚴）在肺内寄生导致，是呼吸系统常见的人畜共患寄生虫病。全球均有报道。我国主要分布于甘肃省、新疆维吾尔自治区、宁夏回族自治区、青海省、内蒙古自治区、西藏自治区等的牧区。该病以手术治疗为主。

二、病例

患者，女性，65岁，咳嗽伴胸闷。完善检查行胸部X线片及CT发现左肺下叶一巨大囊性肿块，囊壁呈钙化（图4-6-1），诊断为包裹性胸腔积液，排除手术禁忌后拟行左侧开胸探查术。取左后外侧切口，经第6肋间进胸后可见左下肺一10 cm×12 cm大小包块，外层质硬伴钙化与胸壁广泛粘连，充分游离粘连后，采用无菌纱布填塞周围，避免内容物外溢以保护肺组织，进一步打开前壁并扩大，见褐色坏死组织，充分保证内膜完整包裹的前提下，仔细从外囊剥除。随后用过氧化氢和无菌生理盐水冲洗内腔，检查气管开口相通，行左下肺叶切除术。术后切开标本，可见表面大量质硬的小颗粒。术后病理检查显示退化性肺包虫囊肿。随访5年情况无特殊。后追问病史，患者有新疆维吾尔自治区旅居史。

三、讨论

（一）流行病学与病因分析

犬类是细粒棘球绦虫的终宿主，最终寄生于犬类的小肠中。虫卵进一步随犬粪便排出后污染食物和水源，人食入后，其卵壳经胃液消化而孵化成幼虫，即六钩蚴。其穿过消化道黏膜进入血液，入门静脉系统大多数滞留在肝内（占75%~80%）[1]。但有少数六钩蚴通过肝脏进入循环至肺脏（占8%~15%）。

六钩蚴入肺后，发育成包虫囊肿[2]，由于肺组织疏松等原因，六钩蚴在肺内倍增时间极快，平均体积每年

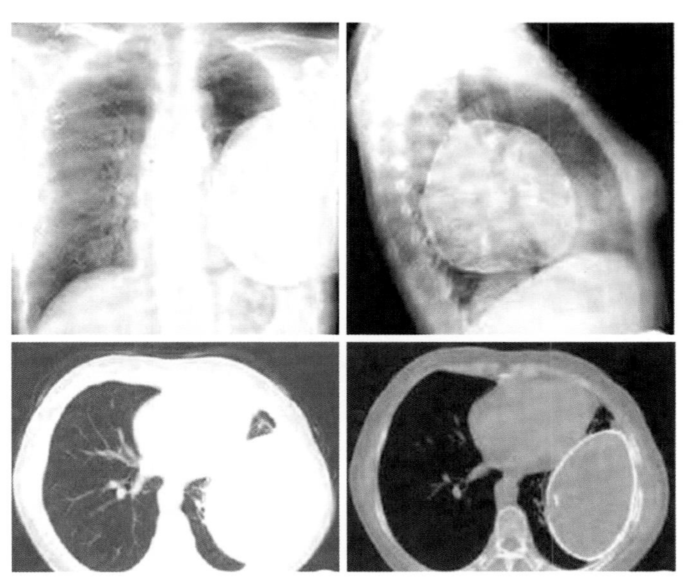

左肺下叶囊性肿块影，其内密度均匀，囊壁呈环形钙化。

图4-6-1 胸部X线片及CT

增长1~2倍，最终囊肿最大的可达20 cm，囊液最重可达3 000 g以上。包虫囊肿含有外囊和内囊，内囊是包虫囊肿的固有囊壁，仅1 mm厚，压力却为100~300 mmHg，因此极易破损。内囊又可进一步分为内、外两层，内层为生发层，产生子囊和头节，脱落于囊腔即成为包虫砂；外层无细胞，具有弹性，外观酷似粉皮。外囊则是人体对包虫内囊反应而形成纤维性包膜，厚约4 mm。内、外囊之间存在腔隙，无液体、气体和粘连。

（二）临床表现与诊断

肺包虫病是我国牧区常见的寄生虫病，其他地区偶发，常有牧区旅居史。包虫病为单一发病，右侧多于左侧。感染后常3~4年出现症状，甚至十余年。较小的囊肿一般无明显症状，当增大到一定程度导致压迫或继发感染可有咳嗽、咳痰、发热等非特异性症状。巨大囊肿可出现呼吸困难，如破裂后囊液进气管引起肺内播散，此时可咳出囊壁断片或子囊。破裂至胸腔引起过敏反应，严重发生过敏性休克。影像学特异性表现：典型X线片为圆形或类圆形，边缘光滑，部分囊壁可见蛋壳样钙化。囊肿较大时会对周围肺组织产生压迫作用，因肺纹理移位出现“抱球征”。内、外囊同时破裂与气管相通时可出现液平。当完全破裂时，由于内囊塌陷而飘浮于液平面上，出现水上浮莲征，此为包虫囊肿破裂的典型X线片征象。若囊肿破裂进入支气管引起肺内播散，入胸腔形成气胸或液气胸。

四、总结

肺包虫病呈进行性生长，部分因囊内压增大而破裂，产生严重并发症，故应尽早手术[3]。单纯型包虫囊肿采用内囊摘除，当包虫囊肿合并肺部感染等应行肺叶切除。手术操作应轻柔，以免术中发生继发性包虫囊肿，手术长期效果较好。对于多发囊肿而无法手术的患者可采用药物治疗。

参考文献

[1] Sachar S, Goyal S, Goyal S, et al. Uncommon locations and presentations of hydatid cyst[J]. Ann Med Health Sci Res, 2014, 4(3): 447-452.

[2] 陈灏珠. 实用内科学[M]. 第11版. 北京：人民卫生出版社，2001；663-665.

[3] Kuzucu A, Ulutas H, Reha Celik M, et al. Hydatid cysts of the lung: lesion size in relation to clinical presentation and therapeutic approach[J]. Surg Today, 2014, 44(1): 131-136.

（包敏伟）

第七节　肺包虫病导致的肺动脉高压

一、引言

包虫病是人类感染细粒棘球绦虫的幼虫所致的疾病，又称棘球蚴病。包虫容易感染肝脏、肺脏或同时感染。

二、病例

患者，女性，33岁，呼吸困难3个月余，有播散性胸腔包虫病史以及两侧肺囊肿（6年前），心包囊肿（3年前）手术切除史，并长期服用阿苯达唑抗虫治疗。心包囊肿切除术后1个月余出现严重的肺动脉高压症状。行肺血管造影示右叶间动脉狭窄，植入支架后症状缓解。入院前1年，肺动脉高压复发，行增强CT示右上叶后段动脉与两侧叶间动脉完全闭塞，行肺通气灌注扫描示严重不匹配，行肺血管造影示支架闭塞、右上叶后段动脉闭塞以及左下肺血管缺失（图4-7-1），经动脉导管测肺动脉平均压力55 mmHg。患者行肺动脉内膜切除术及包虫囊肿切除术，术后肺动脉平均压力降至37 mmHg。术后病理检查显示棘球蚴感染（图4-7-2），于术后12天出院，继续抗虫治疗[1]。

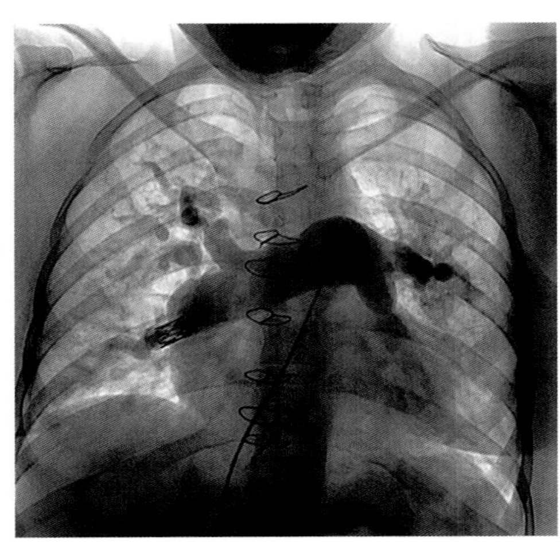

图4-7-1　肺动脉血管造影

三、讨论

（一）流行病学与病因分析

包虫病是人类感染细粒棘球绦虫的幼虫所致的疾病，又称棘球蚴病，是人畜共患的流行性地方病，世界各地畜牧业发达的地方此病流行。在我国主要分布在甘肃省、新疆维吾尔自治区、宁夏回族自治区、青海省、内蒙古自治区、西藏自治区等省区。人是中间宿主，常因误食虫卵罹患包虫囊肿。肺包虫病是细粒棘球绦虫的幼虫寄生在人体肺部形成的棘球幼绦虫囊肿，也称肺包虫病。

肺包虫病累及肺动脉的机制主要包括来自心脏原发灶的破裂和肝、肺棘球蚴囊肿切除术中医源性囊肿破裂造成的具有发芽能力的包膜在肺动脉种植并形成慢性栓塞。

（二）临床表现与诊断

大约60%的棘球蚴囊肿无症状，症状的出现往往源于囊肿过大或破裂，具有生命危险。当囊肿逐渐长大而压迫周围组织，可产生轻微的胸痛及咳嗽气急等。囊肿穿破进入支气管时可有阵发性咳嗽、小量咯血，继而突然咳出大量透明囊液，偶尔有部分内囊皮被咳出，痰液中可找到头节。包虫囊破入胸膜腔，则形成液气胸，继而成为脓胸。发生继发感染者可出现发热、咳脓痰、咯血等症状。还可产生过敏反应，呈现皮疹、发热、恶心、呕吐、腹痛、支气管痉挛所致呼吸困难，甚至休克等症状，严重者可致死[2]。

肺包虫囊肿的体征与患者的年龄、囊肿的大小、囊肿生长的部位密切相关。巨大包虫囊肿病变侧胸部隆起，肋间隙变宽，叩诊呈浊音，呼吸音减低或消失，气管和心脏移位。较大囊肿可产生周围组织的压迫症状，并发肺不张、肺部感染等。心包及心肌的包虫囊肿心浊音界扩大，偶尔也可闻及心脏杂音。

包虫病的辅助检查也有助于疾病的明确诊断。单纯性肺包虫囊肿胸部X线片显示单发或多发，一侧或双侧

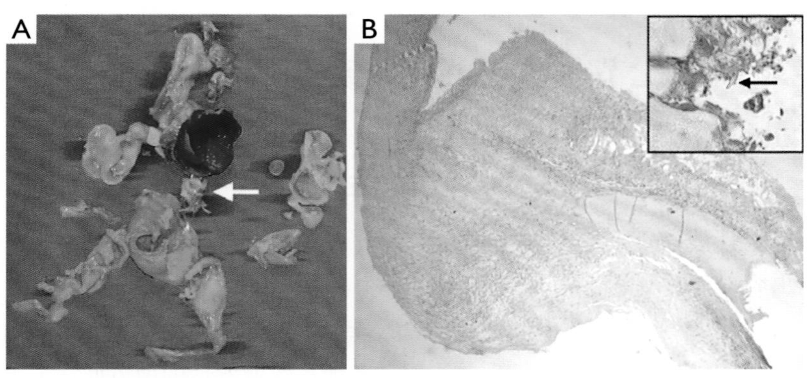

（A）大体标本；（B）标本病理切片（HE染色，×100），箭头所指为原头蚴（×400）。

图4-7-2　术中切除的标本

边缘整齐，界线锐利，密度均匀，圆形或卵圆形或分叶状的孤立影。已破囊肿内外囊之间出现空气带，因而呈现新月形影，或见囊内液平面上漂浮着内囊皮，呈现水上浮莲征等X线片征象。完整包虫囊肿CT表现为圆形或椭圆形均匀的水样密度的囊性病灶，囊壁可均匀增厚。包虫头节或外囊壁可因营养不良、变性而钙化时，CT表现为囊壁上点状或细弧形钙化影。而包虫皮内试验与间接血凝试验作为两种特异的实验室检查同样应用于辅助包虫病的诊断[2]。

有疫源地接触史的患者要特别警惕，无论是否有明显症状，一旦在体内查出可疑囊肿都应该考虑包虫病的可能。

根据文献资料与上海市肺科医院的经验，由包虫病导致的肺动脉高压可以选择保守治疗或手术治疗（如肺叶切除术、动脉内膜切除术）[3]。值得特别注意的是，在进行动脉内膜切除术前必须先行切除附着的棘球蚴囊，以防医源性使囊肿破损造成棘球蚴的二次感染[4]。

四、总结

对于有疫区接触史的患者，要特别注意影像检查中发现的可疑囊肿，结合特异性的实验室检查尽早确诊，及时选择保守治疗或手术治疗。

参考文献

[1] Camporrotondo M, Vrancic M, Piccinini F, et al. Surgical treatment of pulmonary hypertension caused by echinococcosis disease[J]. J Thorac Cardiovasc Surg, 2014, 147(3): e15-e16.

[2] McManus D P, Zhang W, Li J, et al. Echinococcosis[J]. Lancet, 2003, 362(9392): 1295-1304.

[3] Buz S, Knosalla C, Mulahasanovic S, et al. Severe chronic pulmonary hypertension caused by pulmonary embolism of hydatid cysts[J]. Ann Thorac Surg, 2007, 84(6): 2108-2110.

[4] Koksal C, Baysungur V, Okur E, et al. A two-stage approach to a patient with hydatid cysts inside the right pulmonary artery and multiple right lung involvement[J]. Ann Thorac Cardiovasc Surg, 2006, 12(5): 349-351.

（赵晓刚）

第八节　肺脊索瘤

一、引言

脊索瘤是起源于胚胎时期残存脊索细胞的低度恶性肿瘤，发展缓慢，好发于中轴骨，以颅底和骶骨多见。肺脊索瘤在临床上较少见，临床表现为肺部软组织密度影，缺乏特征的临床表现，确诊有赖于术后病理。

二、病例

患者，女性，79岁，因顽固性咳嗽、右侧胸痛入院。无吸烟史，体格检查未见异常。胸部X线片示右肺圆形阴影，胸部CT示右下叶2 cm的圆形结节（图4-8-1），结节内可见外周钙化。淋巴结、肝、肾、脑内未见异常。纤维支气管镜检查阴性，肺功能和血气分析正常。遂行肺楔形切除术，术后恢复可。术后病理检查显示肿瘤组织被纤维包裹；肿瘤细胞胞质内含液泡，细胞核呈圆形，不典型少见。免疫组化结果显示S-100、EMA、vimentin和CK阳性（图4-8-2），符合脊索瘤的诊断。进一步行全脊柱和颅底MRI检查，结果均正常[1]。

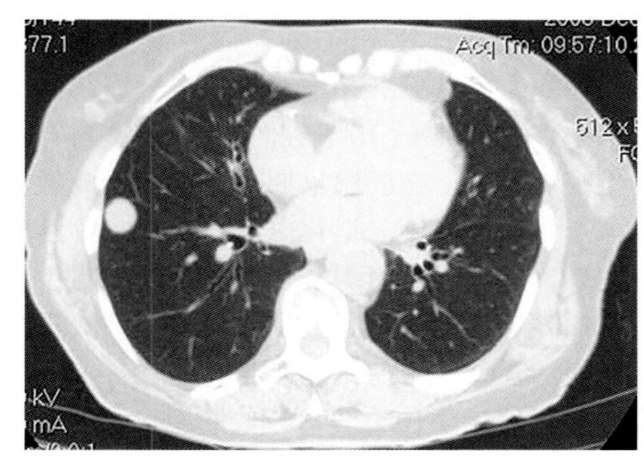

图4-8-1　胸部CT示右下叶2 cm的圆形结节

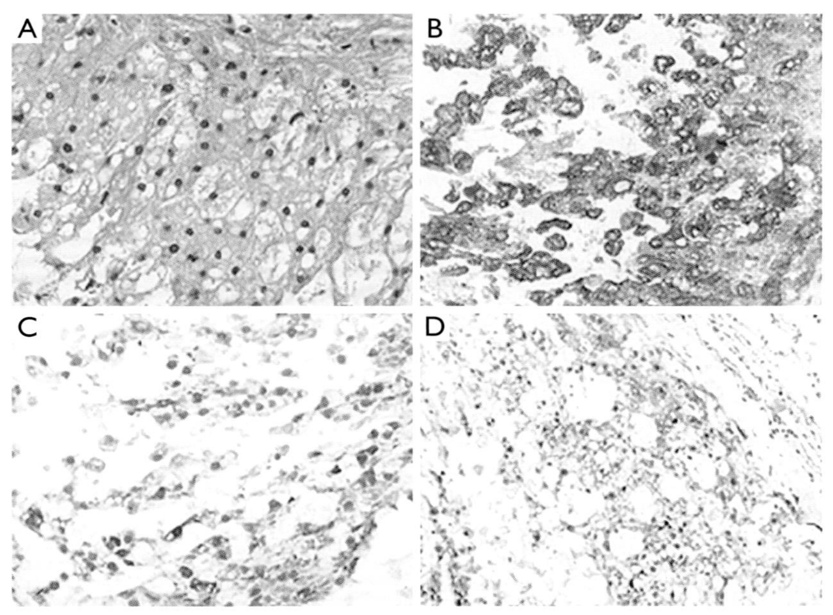

（A）切除标本的组织病理检查（HE染色，×100）；（B）EMA（苏木精复染，×100）；（C）vimentin（苏木精复染，×100）；（D）S-100蛋白（苏木精复染，×40）。

图4-8-2　病理检查

三、讨论

（一）流行病学与病因分析

脊索瘤起源于胚胎脊索残基。在美国平均每年新发25例，占全部恶性骨肿瘤的1%~4%[2]。脊索瘤多见于男性，小于40岁者极少见。几乎所有的脊索瘤起源于颅骨和骶骨水平，仅约5%位于胸腰椎水平[3]，这与脊索的组织学发生密切相关。在胚胎早期，脊索发育成熟，随后脊索逐渐退化形成髓核。退化由中心开始，逐渐向头端和尾端发展，因此脊索组织常在胚胎后期和出生后仍不完全消退而残留下来，故颅骨和骶骨好发[4]。脊索瘤多位于颅骨底（占35%~35%）和骶骨（占50%~60%），颈椎部位的脊索瘤少于10%，而胸腰椎少于5%。目前有关肺脊索瘤的报道较少，肿瘤可能起源于肺实质内多能干细胞或脊索细胞从中线迁移而来。

（二）临床表现与诊断

脊索瘤生长缓慢，低度恶性，但具有侵袭的可能性，据报道远处转移为3%~60%[1]，最常见的转移部位为肺、骨、软组织、淋巴结、肝脏和皮肤。中轴骨的脊索瘤往往引起疼痛或局部神经、脊髓受压的表现[5]。中轴骨外的脊索瘤的临床表现主要与肿块的压迫和局部浸润有关，发病年龄36~77岁，肿瘤平均大小为8.6 cm。CT表现为软组织密度，伴或不伴骨质破坏和不规则钙化。肿瘤组织镜下由纤维组织分隔成小叶状，排列呈条索状或巢状，细胞大小不一，胞质富含大量大小不一的空泡；单个空泡状细胞似印戒细胞，堆积的大空泡状细胞具有特征性，被称为空泡化细胞，又称液滴状细胞，可见于90%的病例[6]。免疫组化S-100、EMA、vimentin和CK阳性有助于脊索瘤的诊断。

对于肺脊索瘤，目前多为病例报道，缺少相关临床研究，治疗首选手术切除。化疗对脊索瘤的疗效甚微，虽然脊索瘤对放疗并不是很敏感，但放疗可用于中线病灶完整切除或减瘤术后的辅助治疗。

四、总结

脊索瘤是起源于胚胎时期残存脊索细胞的低度恶性肿瘤，发展缓慢，好发于中轴骨，以颅底和骶骨最常见。肺脊索瘤十分罕见，CT上表现为软组织密度。手术切除为首选治疗方法。

参考文献

[1] Strano S, Ouafi L, Baud M, et al. Primary chordoma of the lung[J]. Ann Thorac Surg, 2010, 89(1): 302-303.

[2] Heaton J M, Turner D R. Reflections on notochordal differentiation arising from a study of chordomas[J]. Histopathology, 1985, 9(5): 543-550.

[3] McMaster M L, Goldstein A M, Bromley C M, et al. Chordoma: incidence and survival patterns in the United States, 1973-1995[J]. Cancer Causes Control, 2001, 12(1): 1-11.

[4] Wippold F J 2nd, Koeller K K, Smirniotopoulos J G. Clinical and imaging features of cervical chordoma[J]. AJR Am J Roentgenol, 1999, 172(5): 1423-1426.

[5] DiFrancesco L M, Davanzo Castillo C A, Temple W J. Extra-axial chordoma[J]. Arch Pathol Lab Med, 2006, 130(12): 1871-1874.

[6] 田秋红，云径平，吴秋良，等. 脊索瘤的临床病理及免疫组织化学研究[J]. 中华肿瘤防治杂志，2006(8): 611-613.

（戴洁）

第九节　肺动静脉畸形

一、引言

肺动静脉畸形（pulmonary arterio-venous malformation，PAVM），也称肺动静脉瘘，是一组少见疾病，大多数由先天发育异常造成肺动脉与肺静脉之间的异常交通，从而导致肺内血流自右向左分流，引起缺氧等一系列病理生理改变。该病手术或介入治疗疗效明确，预后良好。

二、病例

患者，男性，16岁，因右侧持续性胸痛伴活动后气促5年余加重1周入院。外院胸部X线片提示右肺下野团块影（图4-9-1），进一步查胸部CT增强示右肺中叶占位，边界清晰，伴内部明显增强，病灶内见周壁附有血栓及部分钙化，可见明显的血管汇入病灶（图4-9-2~图4-9-3）。心超检查提示肺动脉压11~24 mmHg，肺毛细血管楔压12 mmHg，心排血量5.4 L/min，心脏指数2.8 L/（min·m^2）；病灶部位彩超示病灶内部见附壁血栓（图4-9-4）。行右肺中叶切除术，术后恢复良好。术后大体病理检查显示肺动脉囊性扩张，内伴明显的机化附壁血栓形成（图4-9-5）。

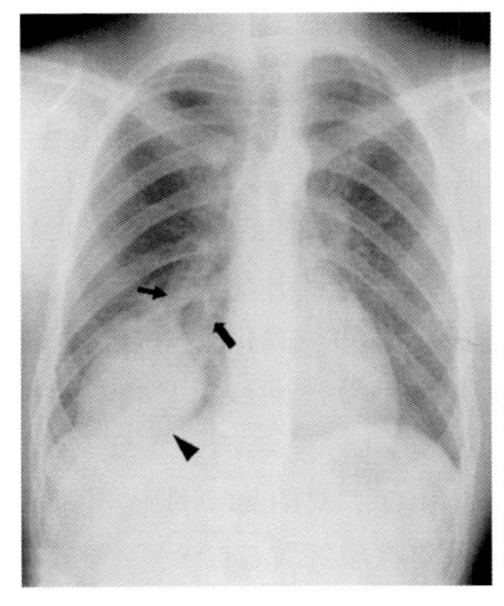

右肺下野巨大占位边界清晰（黑色三角所示），可见两根血管连接肺门与病灶（箭头）。

图4-9-1　胸部X线片

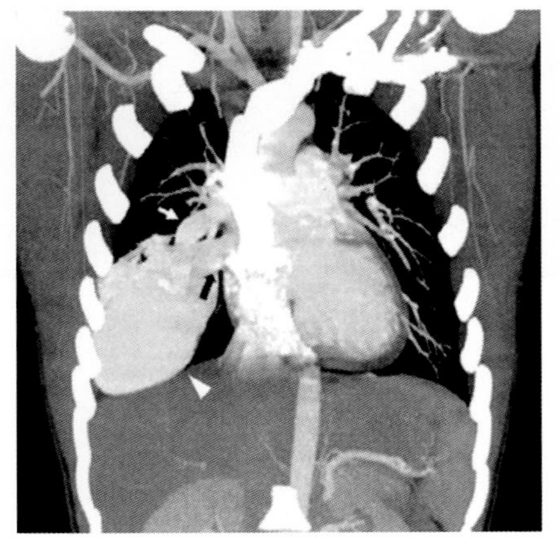

病灶内明显强化（白色三角），由肺动脉直接供血（白色箭头），并直接汇入肺静脉流入左心房（黑色箭头）。

图4-9-2　胸部CT增强的冠状面重建

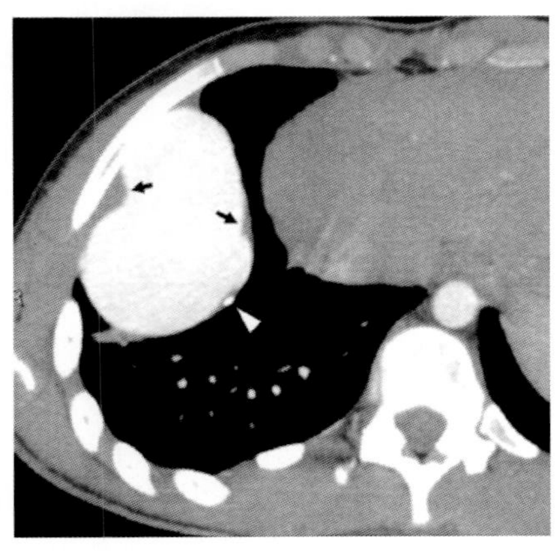

病灶内有附壁血栓（黑色箭头），部分血栓内部伴有钙化（白色三角）。

图4-9-3　胸部CT增强的水平面重建

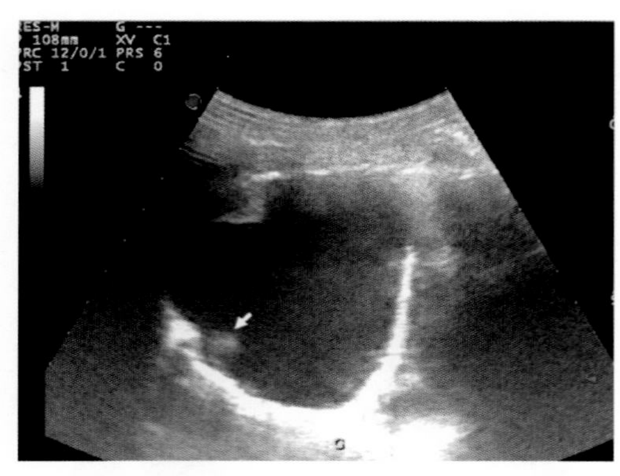

病灶内部见附壁血栓。

图4-9-4 病灶部位彩超

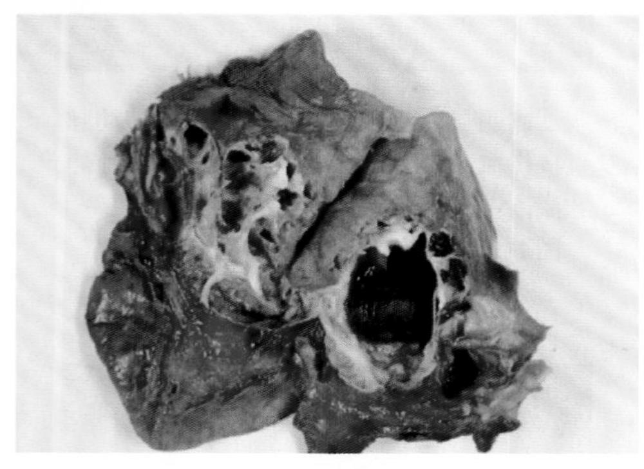

肺动脉囊性扩张，内伴明显的机化附壁血栓形成。

图4-9-5 病灶大体病理

三、讨论

肺动静脉畸形又称肺动静脉瘘，自1897年Churton在尸检中首次发现，是一种罕见先天性肺血管畸形，无潜在恶性[1]。因血管扩大纡曲或形成海绵状血管瘤，肺动脉血不经过肺泡直接流入肺静脉，肺动脉与静脉直接相通形成短路，从而导致肺内血流自右向左分流，引起缺氧等一系列病理生理改变[2]。

肺动静脉畸形发病率2/10万~3/10万，男女比例1：1.5~1.8，绝大部分病例于30岁前确诊[1,3]。病变多位于下叶，以左肺下叶最常见[3-5]。肺动静脉畸形常紧靠脏层胸膜或深入到外1/3的肺实质[5]。

肺动静脉畸形可分为先天性和获得性两种。本病大多数为先天性，约占80%，先天因素为不完全常染色体性遗传，可有家族性病例。本病与遗传性出血毛细血管扩张症（hereditary hemorrhage telangiectasia，HHT，又称Osler-Weber-Render综合征）强烈相关[1,6-7]。获得性较为少见，其病因包括创伤或手术（腔肺吻合术）、二尖瓣狭窄、长期肝硬化、感染性病变（血吸虫病、曲菌球、放线菌病等）、系统性淀粉样变和肿瘤等。妊娠期间由于血容量增加以及激素水平变化的影响，肺动静脉畸形进展加速，其并发症（破裂后血胸、咯血等）的发生率相对增加[8-10]。

肺动静脉畸形患者的临床表现主要取决于动静脉瘘的大小，即分流量的大小。动静脉瘘直径<2 cm的患者往往无症状[3-4]，仅在体检时发现其肺部有异常阴影，或在出现并发症（脑栓塞、细菌性心内膜炎、咯血等）时检查发现肺动静脉畸形[6-7]。动静脉瘘分流量较多者可出现活动后气促、心悸，并呈现发绀、杵状指和红细胞增多三联征。若出现鼻出血、黑便和神经系统症状（如头痛、眩晕、麻痹、晕厥等）提示合并遗传性出血毛细血管扩张症的可能[6-7]。体格检查能发现75%的肺动静脉畸形患者有异常体征[11]，最常见的是发绀、杵状指和肺血管杂音，合并有遗传性出血毛细血管扩张症的肺动静脉畸形患者中2/3的有皮肤黏膜毛细血管扩张[4]。

常见的并发症为咯血、血胸及神经系统病变。咯血是由于肺动静脉畸形的破裂或支气管黏膜毛细血管扩张引起，而血胸可能为胸膜下的肺动静脉畸形破裂所致。神经系统病变占19%~59%，包括脑梗死、脑脓肿等，尤其当供应血管直径大>3 mm。其发生机制为栓子脱落或合并脑动静脉畸形所致[12-13]。

肺动静脉畸形的胸部X线片常表现为肺内实质性肿块影，有时较难与肺良性肿瘤、周围型肺癌以及转移性肺癌鉴别。确诊肺动静脉畸形的金标准是肺动脉造影，它可清晰显示肺动静脉瘘图像，且特异性较高，不仅可用于诊断，同时可进行栓塞治疗。无创的多层螺旋CT（multislice spiral CT，MDCT）能提供准确的信息，尤其是MDCT的肺动脉成像（CTPA），影像更直观[14-15]。CT三维成像可以提供非常直观的图像，尤其是对于复杂弥散的肺动静脉畸形。MRI对肺动静脉畸形诊断也有一定价值，有助于鉴别肺血管病变与非血管病变，可用于鉴别血管瘤、静脉畸形和动静脉畸形。此外，MRI对于合并脑脓肿的肺动静脉畸形也有较高的诊断价值。

有学者[16]认为，对于诊断明确的肺动静脉畸形，不论病灶大小均需行外科治疗或介入治疗。对于存在明显症状的肺动静脉畸形患者，手术是首选的治疗方法，包括供血动脉结扎术、肺段切除术、肺叶切除术或局部切除术、单肺切除术（并尽量保留最多的正常肺组织[17]）和肺移植术，具有治疗彻底、疗效肯定、复发率低等优点，创伤相对较大。但手术仅适用于孤立型病灶或限于某一肺叶的多发病灶。对多发散在病灶，外科手术鞭长莫及。有研究证实肺动静脉畸形的介入栓塞治疗效果良好，具有不开胸、创伤小、可以保留更多的肺组织、可重复操作等优点，随着介入技术和材料的发展，越来越多的患者容易接受此方法。弥漫型病变实行部分栓塞治疗可以达到姑息治疗的目的。介入治疗适用于病变动脉直径3~15 mm、手术治疗难度较高、风险较大或有手术禁忌证、手术治疗后复发或残留较小病灶的患者。有文献[18]强调应重视经皮介入栓塞术的并发症，常见的有：异位栓塞、冠状动脉空气栓塞、栓塞材料脱落、一过性胸膜反应、栓塞后复发或再通、肺梗死和肺脓肿等，其发生率与介入医生的经验、操作能力及介入材料的选择等因素有关，一般发生率较低。但是，当栓塞治疗失败或复发以及在切除巨大肺动静脉畸形介入栓塞治疗后的梗死肺组织时，外科手术仍具有不可替代的作用。

四、总结

肺动静脉畸形是一组少见疾病，大多数由先天发育异常造成肺动脉与肺静脉之间的异常交通，从而导致肺内血流自右向左分流，引起缺氧等一系列病理生理改变。通过手术或介入治疗，疗效明确，预后良好。

参考文献

[1] Khurshid I, Downie G H. Pulmonary arteriovenous malformation[J]. Postgrad Med J, 2002, 78(918): 191-197.

[2] White R I Jr, Mitchell S E, Barth K H, et al. Angioarchitecture of pulmonary arteriovenous malformations: an important consideration before embolotherapy[J]. AJR Am J Roentgenol, 1983, 140(4): 681-686.

[3] Dines D E, Seward J B, Bernatz P E. Pulmonary arteriovenous fistulas[J]. Mayo Clin Proc, 1983, 58(3): 176-181.

[4] Dines D E, Arms R A, Bernatz P E, et al. Pulmonary arteriovenous fistulas[J]. Mayo Clin Proc, 1974, 49(7): 460-465.

[5] BOSHER L H Jr, BLAKE D A, BYRD B R. An analysis of the pathologic anatomy of pulmonary arteriovenous aneurysms with particular reference to the applicability of local excision[J]. Surgery, 1959, 45(1): 91-104.

[6] White R I Jr, Pollak J S, Wirth J A. Pulmonary arteriovenous malformations: diagnosis and transcatheter embolotherapy[J]. J Vasc Interv Radiol, 1996, 7(6): 787-804.

[7] Gossage J R, Kanj G. Pulmonary arteriovenous malformations. A state of the art review[J]. Am J Respir Crit Care Med, 1998, 158(2): 643-661.

[8] Esplin M S, Varner M W. Progression of pulmonary arteriovenous malformation during pregnancy: case report and review of the literature[J]. Obstet Gynecol Surv, 1997, 52(4): 248-253.

[9] Chao H S, Chern M S, Chen Y C, et al. Recurrence of pulmonary arteriovenous malformations in a female with hereditary hemorrhagic telangiectasia[J]. Am J Med Sci, 2004, 327(5): 294-298.

[10] Ference B A, Shannon T M, White R I Jr, et al. Life-threatening pulmonary hemorrhage with pulmonary arteriovenous malformations and hereditary hemorrhagic telangiectasia[J]. Chest, 1994, 106(5): 1387-1390.

[11] Puskas J D, Allen M S, Moncure A C, et al. Pulmonary arteriovenous malformations: therapeutic options[J]. Ann Thorac Surg, 1993, 56(2): 253-257.

[12] Lischke R, Simonek J, Stolz A, et al. Bilateral pulmonary arteriovenous malformations in patient with Rendu-Osler-Weber disease[J]. Eur J Cardiothorac Surg, 2004, 25(3): 461.

[13] Tse K C, Ooi G C, Wu A, et al. Multiple brain abscesses in a patient with bilateral pulmonary arteriovenous malformations and immunoglobulin deficiency[J]. Postgrad Med J, 2003, 79(936): 597-599.

[14] Trerotola S O, Pyeritz R E. PAVM embolization: an update[J]. AJR Am J Roentgenol, 2010, 195(4): 837-845.

[15] Nawaz A, Litt H I, Stavropoulos S W, et al. Digital subtraction pulmonary arteriography versus multidetector CT in the detection of pulmonary arteriovenous malformations[J]. J Vasc Interv Radiol, 2008, 19(11): 1582-1588.

[16] 刘明，姜格宁，丁嘉安. 肺动静脉瘘的外科治疗[J]. 中国胸心血管外科临床杂志，2012，19(2): 205-207.

[17] 古立暖，陈新国，刘桂海，等. 先天性肺动静脉瘘的诊治[J]. 中华小儿外科杂志，2005，26(6): 335-336.

[18] Hsu C C, Kwan G N, Thompson S A, et al. Embolisation therapy for pulmonary arteriovenous malformations[J]. Cochrane Database Syst Rev, 2010(5): CD008017.

（姜超）

第十节　肺动脉平滑肌肉瘤

一、引言

肺动脉平滑肌肉瘤是肺动脉主干或肺动脉瓣组织的肿瘤，多数为恶性肿瘤，发展迅速，早期临床症状较少且不典型，无特征性，与慢性肺栓塞难以鉴别，常在手术中得以确诊。

二、病例

患者，男性，38岁，因刺激性咳嗽2个月余入院。既往体健，无手术史，吸烟史20年，15支/日。CT检查显示左肺根部肿物包绕左肺动脉干，并突入左肺动脉干内，考虑左肺中央型肺癌（图4-10-1）。无远处转移。行左侧开胸探查，术中发现左肺门左肺动脉干处大块肿物，大小约4.2 cm×3.8 cm，包绕左肺动脉干。游离左肺动脉干，可触及左肺动脉干内肿块，质地较硬，考虑中央型肺癌侵及肺动脉。行左全肺切除，依次切断左肺上、下静脉及左主支气管，以血管闭合器闭合左肺动脉干，切除左全肺，清扫淋巴结。术后大体标本示肺动脉干内球形肿物，表面光滑。病理检查示左肺动脉干平滑肌肉瘤。免疫组化结果示肿瘤起源于肺动脉平滑肌细胞。术后患者恢复良好，但拒绝行放化疗及其他治疗，于术后9个月死于远处转移[1]。

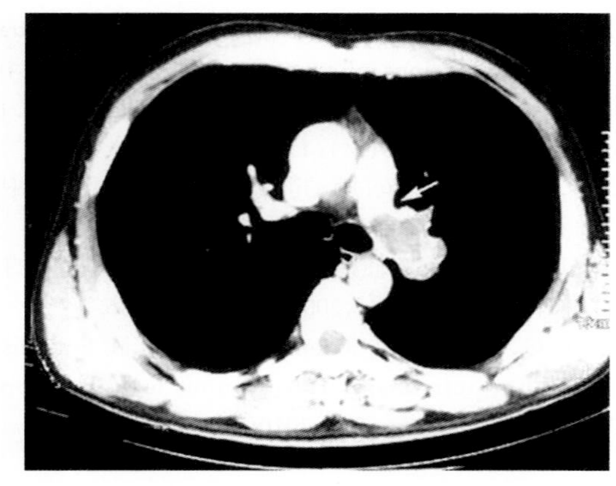

左肺根部肿物包绕左肺动脉干并突入左肺动脉干内。

图4-10-1　CT检查

三、讨论

（一）流行病学与病因分析

1923年，Mandelstanm通过尸体解剖首先发现并报道了肺动脉肉瘤。该病发病年龄13~86岁，多数病例发病年龄为45~55岁，女性发病率略高于男性。据文献统计的138例病理标本显示，其中平滑肌肉瘤占15.9%[2]。目前国外报道肺动脉平滑肌肉瘤病例不超过200例，国内数十例，发病率极低。常发生于右心室流出道、肺动脉干，也可发生于左右肺动脉干、肺动脉瓣，沿血管壁生长，造成血管狭窄或阻塞。肺动脉平滑肌肉瘤生长速度较慢，转移较晚，可发生局部浸润和血行转移。50%病例可穿透血管壁向邻近的肺实质、支气管、淋巴结、心肌、纵隔浸润；全身转移约占20%，约2/3病例通过栓子转移至同侧远端肺组织，但很少经过淋巴管转移，故肺门、纵隔淋巴结无肿大。

肺动脉平滑肌肉瘤被认为起源于血管内膜的多潜能间充质细胞，是一种平滑肌细胞或向平滑肌细胞分化的间充质细胞所组成的恶性肿瘤。其具体的发病原因尚有待研究。

（二）临床表现与诊断

该病起病隐匿，临床表现缺乏特异性，主要表现为进行性加重的呼吸困难、胸闷、胸痛、咳嗽和咯血等，也可有肺动脉高压症状[3]，如疲乏无力、气促、晕厥、下肢水肿等表现，常被误诊为慢性肺栓塞、中央型肺癌。胸部X线片示肺纹理减少，部分肺门处可见高密度影，肺动脉段轻微突出。胸部CT示持续占据肺动脉主干或近心端肺动脉分支管腔的低密度充盈缺损，病变处肺动脉呈膨胀性改变，晚期肿瘤可侵犯到肺动脉腔外。超声心动图在肺动脉可探及低回声团块，无活动，与管壁机构分界不清，可有心包积液。CT肺动脉造影（CTPA）可发现病灶部位充盈缺损，晚期可完全堵塞肺动脉。

肺动脉平滑肌肉瘤早期常无症状，后期可出现轻微咳嗽、咳痰、胸闷、疲乏等，不具有特异性且多为患者所忽视，待症状加重就诊时已到达晚期。胸部X线片或CT检查常能发现主肺动脉或左右肺动脉内占位。本病需与肺动脉栓塞相鉴别。肺动脉平滑肌肉瘤诊断要点：①患者无深静脉栓塞病史及栓塞危险因素；②超声心动图显示占位与肺动脉联系紧密且不具有活动性；③胸部CT示占位由主肺动脉向远端肺动脉延伸，累及双侧肺动脉，阻塞程度重，可有分叶或分隔现象，病变处肺动脉明显扩张；④胸部MRI显示占位为软组织信号且有连续性；⑤肺动脉栓塞Wells评分、Geneva评分或改进Geneva评分较低，D-dimer正常或轻度升高，溶栓治疗几乎没有效果；⑥通过PET-CT ^{18}F-氟脱氧葡萄糖的积聚情况得知该处是否有恶性肿瘤的存在，目前国外不少资料认为该项检查临床意义较大，但我国多数医院并不具备相关硬件[3-5]。肺动脉平滑肌肉瘤需结合活检或术后组织病理结果才能确诊。

肺动脉平滑肌肉瘤恶性程度较高，治疗关键是早期诊断及外科根治性手术。手术应尽量做到R0切除，可行肺动脉同种异体移植，必要时应考虑切除部分肺[6]。由于肿瘤常常累及双侧肺动脉且黏附于血管内膜甚至肺动脉瓣，故临床完全切除肿瘤有很大难度，但即使不完全切除对延长患者生存期仍有重要意义。术后化疗对患者预后有一定积极作用，目前用于软组织肉瘤术后化疗的药物主要有多柔比星和异环磷酰胺，多柔比星剂量≥75 mg/m^{2}时可达到最佳效果，其单剂量反应率可至20%~35%；异环磷酰胺和表柔比星同时应用也有不错效果[6]。放射治疗及其他辅助治疗的作用目前尚不确切。

肺动脉肉瘤预后极差，据Krüger等[7]针对93例病例的研究，患者自然病程下中位生存期仅1.5个月，而积极手术治疗患者中位生存期可延长至10个月，部分病例可长达数年[8]。

四、总结

肺动脉平滑肌肉瘤在临床上很容易被误诊为肺动脉栓塞，多数病例在尸检时才被确诊。目前PET-CT被认为在该病诊断中有比较重要的作用，有条件的医院针对疑似病例应进行相应检查。该病预后极差，患者生存期长短取决于早期诊断及早期手术治疗及术后辅助化疗。

参考文献

[1] 叶波，冯健，陈铭，等. 肺动脉干平滑肌肉瘤一例[J]. 中华肿瘤杂志，2013，35(7)：557.

[2] 高元明，刘双，陈东，等. 原发性肺动脉肉瘤的诊断和治疗[J]. 中国呼吸与危重监护杂志，2010，9(6)：635-638.

[3] Adeli H，Nemati B，Jandaghi M，et al. Pulmonary hypertension due to a pulmonary artery leiomyosarcoma：A case report[J]. ARYA Atheroscler，2014，10(2)：133-136.

[4] Yamasaki M，Sumi Y，Sakakibara Y，et al. Pulmonary Artery Leiomyosarcoma Diagnosed without Delay[J]. Case Rep Oncol，2011，4(2)：287-298.

[5] 梁颖，米玉红，高元明，等. 肺动脉肉瘤8例临床分析[J]. 中国呼吸与危重监护杂志，2013，12(3)：284-288.

[6] Kashima K，Yamashita E，Mataki H，et al. Primary leiomyosarcoma of the pulmonary artery：a case of a 20-month survivor after incomplete surgical resection[J]. Intern Med，2012，51(1)：75-78.

[7] Krüger I，Borowski A，Horst M，et al. Symptoms，diagnosis，and therapy of primary sarcomas of the pulmonary artery[J]. Thorac Cardiovasc Surg，1990，38(2)：91-95.

[8] Stella F，Davoli F，Brandolini J，et al. Pulmonary artery leiomyosarcoma successfully treated by right pneumonectomy[J]. Asian Cardiovasc Thorac Ann，2009，17(5)：513-515.

（杨洋）

第十一节　肺恶性肌上皮瘤

一、引言

恶性肌上皮瘤的发病率相对较低，主要发生在唾液腺、汗腺和乳腺，而发生在肺部的恶性肌上皮瘤更为罕见。肌上皮瘤的形态学特征类似于腺体系统来源的肌上皮细胞，虽然气管-支气管黏膜下腺体和唾液腺系统有一定的相似性，但恶性肌上皮瘤很少发生在肺部。

二、病例

患者，男性，58岁，日本人，因咳嗽咳痰伴痰中带血3个月入院。患者3个月前无明显诱因出现阵发性咳嗽，咳泡沫样白痰，量多，伴有痰中带血。近1周来，症状加重。既往有吸烟史，1 600年支，无其他肺部疾病病史。胸部X线片提示：左肺上叶不张；纤维支气管镜检查：左上叶开口处新生物，上叶支气管腔完全性阻塞，细胞学检查可找到鳞癌细胞；血浆癌胚抗原（CEA）：12.1 ng/mL。遂行左肺上叶袖式切除术。肉眼下见肿瘤为圆形结节状，呈外生性生长，边界尚清晰，质地较韧，直径约6 cm，沿支气管壁向远端浸润（图4-11-1）。HE染色可见肿瘤细胞呈类圆形，细胞核呈偏心性，染色质均匀，胞浆嗜伊红染色，肿瘤组织局部伴有鳞状上皮化生。免疫组织化学染色：SMA（+），在鳞状上皮分化部位可检测到EMA（+）、CEA（+），GFAP（-）、NSE（-）。病理诊断肺肌上皮癌（类浆细胞型）（图4-11-2）。随访5年，后死于肝脏转移[1]。

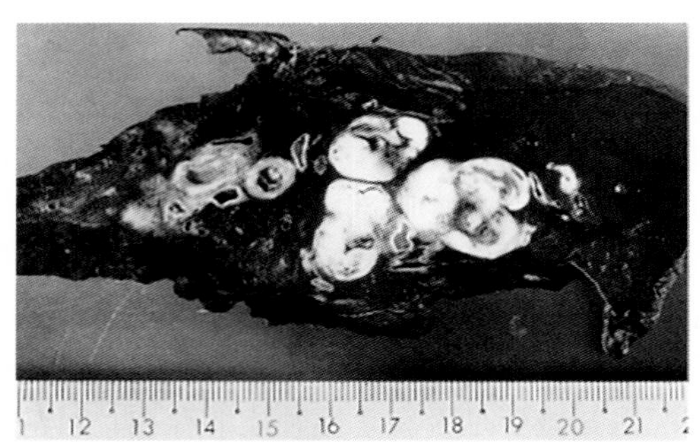

肿瘤位于左上支气管开口处，上叶支气管腔完全性阻塞，肿瘤沿支气管内膜下向远端浸润。

图4-11-1　肉眼观

三、讨论

（一）流行病学与病因分析

恶性肌上皮瘤是一种起源于腺体肌上皮细胞的恶性肿瘤，发病率低，主要发生在唾液腺、汗腺及乳腺。1998年，Higashiyama等[1]首次报道此类病例。虽然气管-支气管黏膜下亦有丰富的腺体分布，但发生于肺部的恶性肌上皮瘤却十分罕见。发病年龄46~76岁（平均58.4岁），男女无差异性。

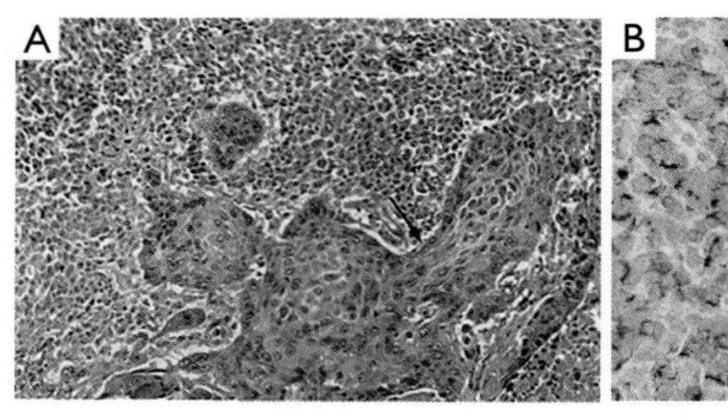

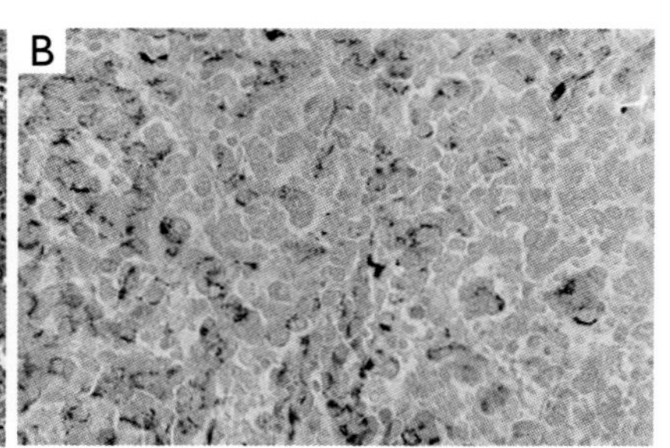

（A）病理证实左肺上叶恶性肌上皮瘤（箭头处为鳞状上皮化生）（HE染色，×50）；
（B）免疫组化结果：SMA（+）（免疫染色，×100）。

图4-11-2　病理检查

起源于气管-支气管腺体的肿瘤目前所报道的有腺样囊性癌、黏液表皮样癌、多形性腺癌，以及罕见的大嗜酸性细胞瘤、腺泡细胞癌等[1]。这些肿瘤都有不同程度的肌上皮细胞特征。肌上皮细胞在气管-支气管黏液腺中分布广泛，目前普遍认为肺部的肌上皮肿瘤起源于肌上皮细胞，如肌上皮瘤、腺肌上皮癌（表皮-肌上皮癌）、肌上皮癌等，一般以肿瘤细胞是否出现中度至重度的异型性和浸润性生长来区分其良恶性，组织中是否有导管结构区分表皮-肌上皮肿瘤和肌上皮肿瘤，因为病例稀少，目前仍缺乏详细的论证依据。

大多数病变呈低度恶性，很难诊断、分类和区别于肺部的恶性肿瘤。关于肺恶性肌上皮瘤的发病机制尚不清楚。基于头颈部的组织学分类，构成恶性肌上皮肿瘤的细胞类型主要为以下几类[1]。①梭形细胞：瘤细胞呈长梭形，细胞核居中，核膜薄，染色质细，核两端的细胞质内含嗜酸性微小颗粒或原纤维物质，细胞排列呈束状或旋涡状，细胞间可见假性微囊或灶状粉染的玻璃样物质，有的部位细胞疏松呈网状。②类浆细胞：类浆细胞呈片块状或散在分布，细胞呈椭圆形，胞质丰富，嗜伊红染色，细胞核多呈偏心分布，大而圆，染色较深，细胞外基质较少，有的有丰富的黏液样基质分隔。或多边形，胞质丰富，充满嗜伊红均质样物。③透明细胞：瘤细胞圆形或多边形，边界清晰，细胞间隙宽，胞质透亮，胞核居中。④混合型。肿瘤通常是以其中一种细胞类型为主，混杂其他类型的肿瘤细胞。

（二）临床表现与诊断

肺恶性肌上皮瘤主要发生在气管-支气管黏膜下腺体，多数沿管壁浸润性生长，引起管壁增厚，部分瘤体可呈外生性生长并突出于管腔内，随着瘤体的生长，管腔逐渐狭窄直至完全闭塞，远端肺组织出现不张。临床症状主要表现为咳嗽、咳痰、胸闷，部分患者可伴有发热、胸痛、痰中带血等，早期发生远处转移的患者也可以转移灶的症状为首发临床表现。

肺恶性肌上皮瘤临床上罕见，迄今为止可以检索到的英文相关文献仅8例，其中7例为日本人，1例为高加索人。临床表现多无特异性，部分患者因出现长时间咳嗽、咳痰，偶有痰中带血就诊，胸部X线片及胸部CT多提示占位性病变，可伴有远端肺组织不张，一般不伴有肺门及纵隔淋巴结肿大。术前明确诊断很困难，多因活检组织有限而不能明确具体肿瘤类型，因此部分患者被误诊为肺部恶性肿瘤。此类肿瘤易发生远处器官转移，有报道8例患者术后有7例出现远处转移病灶[2-8]，如对侧肺组织、前臂肌肉组织、脑、肝脏等，很少涉及淋巴结转移，考虑肿瘤细胞可能系经过血运转移。Sarkaria等[2]报道了1例因严重的咳痰，少量痰中带血入院的患者，胸部CT提示右肺下叶中央型占位，肺穿刺活检考虑为神经鞘瘤。术后瘤体标本约13 cm×8 cm×8 cm，边界尚清晰，分叶状，伴有少量的坏死，右下肺支气管管腔阻塞。术后标本免疫组化提示阳性指标：AE1/AE3，Bcl-2，Cam5.2，S100p，GFAP，4A4，SMA和CD99；阴性指标：EMA，肌间线蛋白，CD34，钙调理蛋白，FLI1，肌细胞生成素和突触素。术后病理诊断为恶性肌上皮瘤，随访36个月，患者出现肝脏和横膈转移。Hysi等[8]报道肿瘤细胞的有丝分裂数5/10HPHs~32/10HPHs（平均14.7/10HPHs），且出现远处器官转移率高达87.5%（7/8例），其中未发生转移肿瘤的有丝分裂数为最低（5/10HPHs），肿瘤细胞的有丝分裂率有可能成为此类患者临床预后的一个重要指标。

手术是治疗肺恶性肌上皮瘤的主要治疗方式。目前，有关术前或者术后辅助放疗或者化疗的效果还不明确，有待进一步的研究。

四、总结

肺恶性肌上皮瘤是一种罕见的疾病，诊断困难，治疗以手术为主，术后易发生远处器官转移，预后极差。

参考文献

[1] Higashiyama M, Kodama K, Yokouchi H, et al. Myoepithelioma of the lung: report of two cases and review of the literature[J]. Lung Cancer, 1998, 20(1): 47-56.

[2] Sarkaria I S, DeLair D, Travis W D, et al. Primary myoepithelial carcinoma of the lung: a rare entity treated with parenchymal sparing resection[J]. J Cardiothorac Surg, 2011, 6: 27.

[3] Sekine I, Kodama T, Yokose T, et al. Rare pulmonary tumors - a review of 32 cases[J]. Oncology, 1998, 55(5): 431-434.

[4] Miura K, Harada H, Aiba S, et al. Myoepithelial carcinoma of the lung arising from bronchial submucosa[J]. Am J Surg Pathol, 2000, 24(9): 1300-1304.

[5] Masuya D, Haba R, Huang C L, et al. Myoepithelial carcinoma of the lung[J]. Eur J Cardiothorac Surg, 2005, 28(5): 775-777.

[6] Tanahashi J, Kashima K, Daa T, et al. Pulmonary myoepithelial carcinoma resembling matrix-producing carcinoma of the breast: case report and review of the literature[J]. APMIS, 2010, 118(5): 401-406.

[7] Sarkaria I S, DeLair D, Travis W D, et al. Primary myoepithelial carcinoma of the lung: a rare entity treated with parenchymal sparing resection[J]. J Cardiothorac Surg, 2011, 6: 27.

[8] Hysi I, Wattez H, Benhamed L, et al. Primary pulmonary myoepithelial carcinoma[J]. Interact Cardiovasc Thorac Surg, 2011, 13(2): 226-228.

（杨倍）

第十二节　肺滑膜肉瘤

一、引言

肺原发性滑膜肉瘤（primary pulmonary synovial sarcoma，PPSS）是一类少见的肺部恶性肿瘤，仅占0.5%[1]。PPSS多见于青壮年，无特异性的临床表现及影像学表现，易误诊为其他软组织肉瘤或局部炎症。

二、病例

患者，女性，68岁，因常规体检行胸部CT发现左肺下叶团块影，呈胸膜下类圆形，直径为3 cm，未见明显胸腔积液（图4-12-1）。MRI显示肿瘤呈均一低信号，增强T_1加权表现为强化均匀（图4-12-2）。PET-CT检查示肿瘤氟代脱氧葡萄糖（fluorode-oxyglucose，FDG）摄取值为4.39，无远处转移灶，考虑为恶性肿瘤（图4-12-3）。排除手术禁忌，行胸腔镜左肺下叶切除术。术中探查胸膜表面未见明显凹陷、纵隔淋巴结无异常肿大及胸膜腔未见种植。术后病理提示大体未见明显出血及坏死，镜下以梭形细胞为主，部分呈簇团样生长，伴少量血管外皮瘤样结构（图4-12-4）。免疫组化提示：肿瘤细胞角蛋白（-），但上皮细胞膜抗原局灶性（+）；弹性蛋白、CD99和Bcl-2弥漫性（+）（图4-12-5）；S-100、结合蛋白、CD34和平滑肌肌动蛋白均为（-）。查*SYT-SSX1*融合基因（+）（图4-12-6），确诊为原发性单相梭形细胞型肺滑膜肉瘤。

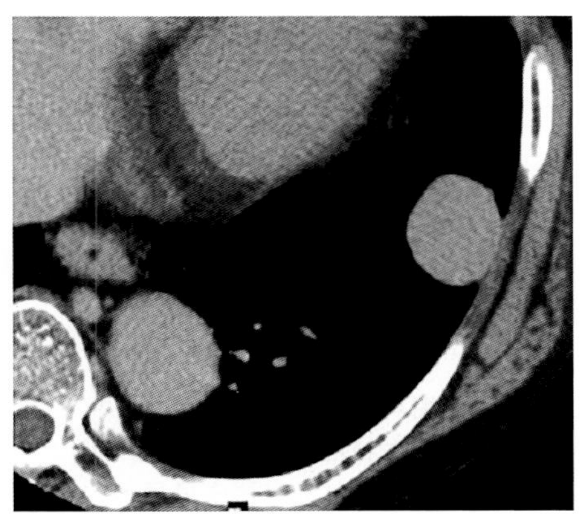

图4-12-1　胸部CT提示左肺下叶胸膜下类圆形结节灶

三、讨论

滑膜肉瘤也可称为恶性滑膜瘤，是由滑膜发生或由其他滑膜分化的间叶组织起源的恶性肿瘤，占软组织恶性肿瘤的7%[2]。肺部滑膜肉瘤罕见，占肺原发性恶性肿瘤的0.5%[1]。滑膜肉瘤好发于青壮年（15~30岁），男女无明显差异[2]。

滑膜肉瘤生长较慢，无特异性临床表现，可为胸痛、咯血、气短和咳嗽。其他较少见的症状和体征有吞咽困难等[3-5]。约30%的患者可无症状，仅在体检中无意发现[3,6]。

肺滑膜肉瘤的胸部CT有以下几点表现：①实质性

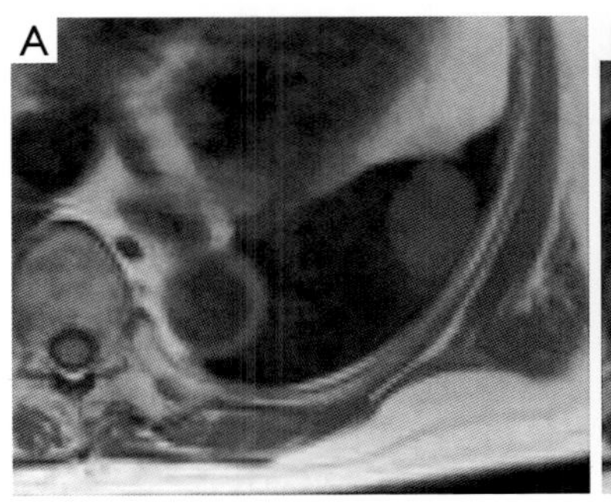

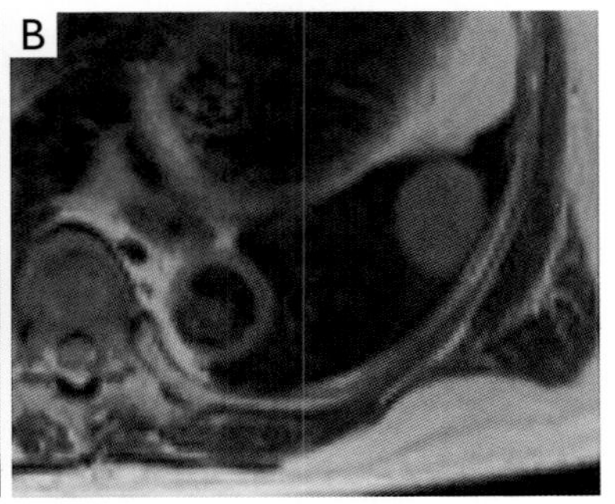

图4-12-2　胸部MRI提示瘤体实质部分T_1加权（A）和T_2加权（B）低信号

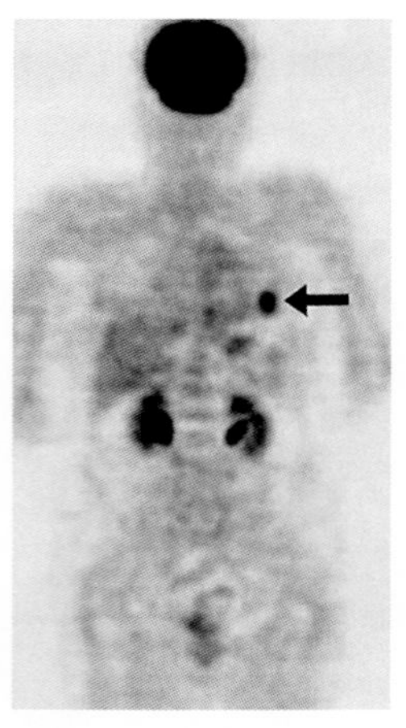

图4-12-3 PET-CT提示左肺占位伴FDG摄取升高，其他脏器未见异常摄取

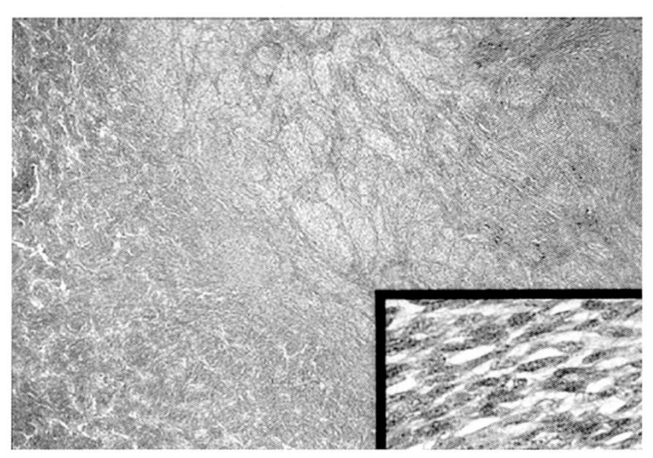

镜下示梭形细胞为主，部分呈簇团样生长（×40），小框内显示镜下放大400倍，可见病理性核分裂象。

图4-12-4 病理检查

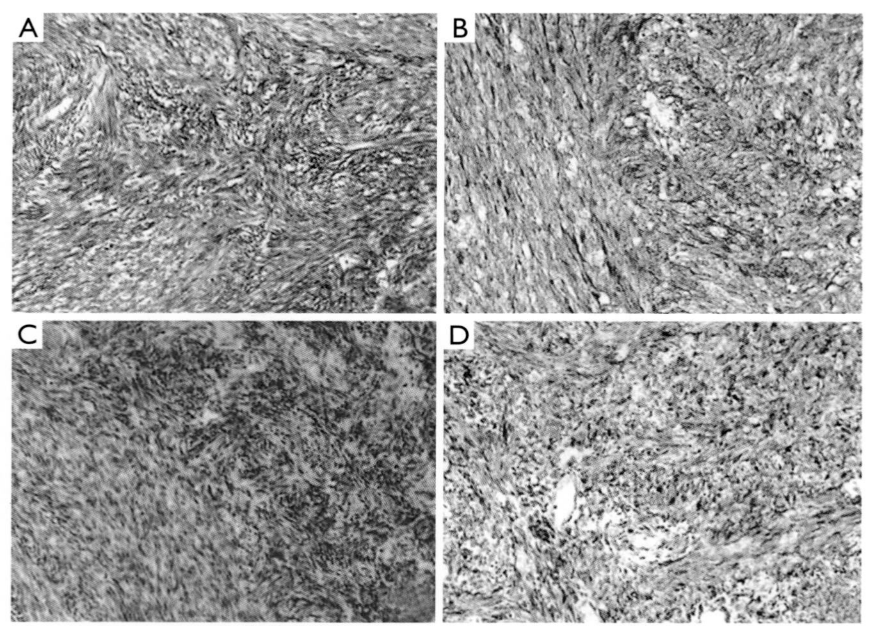

（A）上皮细胞膜抗原局灶性阳性（棕色）；（B）CD99阳性；（C）细胞角蛋白阴性；（D）Bcl-2弥漫性阳性。

图4-12-5 免疫组化

肿块，直径一般在5 cm以上，边缘清楚；②肿块内有钙化；③为局限性侵犯，淋巴结转移不多见[2,7-8]。PPSS在MRI的T_2WI上显示为三重信号征（triple sign）[7]，呈现的白色、黑色和灰色分别是肿瘤、出血和坏死。因此，MRI在肿瘤内部成分上较胸部CT更为明显。

病理上，肺滑膜肉瘤肉眼观呈灰白色和褐色，边界清晰，通常是圆形或分叶状，生长较快的肿瘤边界不清晰，有局灶性出血、坏死或囊性变，浸润生长至附近

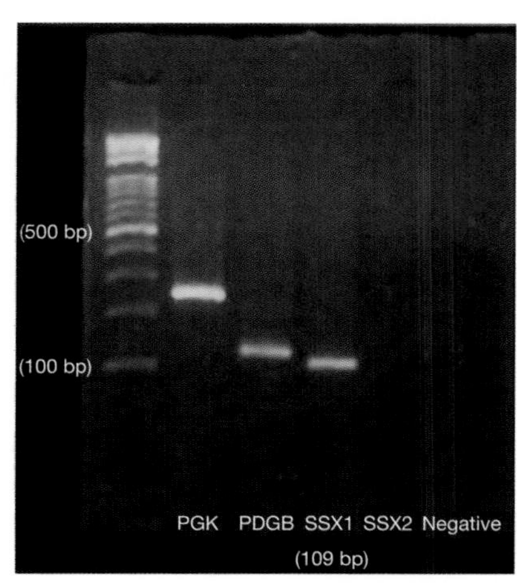

图4-12-6　RT-PCT提示*SYT-SSX1*融合基因阳性

组织[9]。镜下见密集的肿瘤细胞交织成束，肿瘤细胞向间质细胞和上皮样细胞双向分化，部分呈血管外皮瘤样结构。WHO将其分为单相上皮型、单相梭形细胞型、双相型和低分化型4型，单相梭形细胞型和双相型最常见。滑膜肉瘤镜下结构复杂，易误诊为其他软组织肉瘤或局部炎症。

免疫组化检测上皮性和间叶性标志物的联合表达，对典型滑膜肉瘤的诊断有帮助。滑膜肉瘤可同时表达细胞角蛋白、上皮细胞膜抗原、Bcl-2或弹性蛋白，而S-100、平滑肌肌动蛋白为阴性[10]。滑膜肉瘤在基因层面表现为18号染色体和X染色体的基因转位t（X；18）（p11.2；q11.2），即18号染色体上的*SYT*基因和X染色体上的SSX家族发生融合[9]。采用荧光原位杂交（fluorescence in situ hybridization，FISH）或逆转录-聚合酶链反应（reverse transcription-polymerase chain reaction，RT-PCR）检测*SYT-SSX*融合基因是诊断滑膜肉瘤的金标准[11-12]。

肺滑膜肉瘤预后尚可，5年生存率约50%[13]。预后影响因素包括肿瘤大小、男性患者、高龄、高分期、完整切除、镜下有大量有丝分裂、侵犯血管及SYT-SSX1染色体移位等[2]。

目前尚无针对肺滑膜肉瘤的标准治疗方案。综合文献看，常采取手术治疗肺滑膜肉瘤，尽量完成完整切除，再根据术后恢复、复查和术中情况辅以放化疗[13]。化疗常用的方案是VAC（长春新碱+多柔比星+环磷酰胺）。放疗剂量应大于40 Gy，放疗野包括瘤床及周围2 cm外的正常组织。近年来，滑膜肉瘤中的基因融合可能是未来治疗的靶点[14-15]。

四、总结

PPSS是一种罕见的肺部恶性肿瘤。滑膜肉瘤好发于青壮年，症状及影像学表现无特异性，因此易误诊为其他软组织肉瘤或局部炎症。目前尚无标准的治疗方案。

参考文献

[1] Dennison S, Weppler E, Giacoppe G. Primary pulmonary synovial sarcoma: a case report and review of current diagnostic and therapeutic standards[J]. Oncologist, 2004, 9(3): 339-342.

[2] Frazier A A, Franks T J, Pugatch R D, et al. From the archives of the AFIP: Pleuropulmonary synovial sarcoma[J]. Radiographics, 2006, 26(3): 923-940.

[3] Essary L R, Vargas S O, Fletcher C D. Primary pleuropulmonary synovial sarcoma: reappraisal of a recently described anatomic subset[J]. Cancer, 2002, 94(2): 459-469.

[4] Gaertner E, Zeren E H, Fleming M V, et al. Biphasic synovial sarcomas arising in the pleural cavity. A clinicopathologic study of five cases[J]. Am J Surg Pathol, 1996, 20(1): 36-45.

[5] Zaring R A, Roepke J E. Pathologic quiz case. Pulmonary mass in a patient presenting with a hemothorax. Diagnosis: primary pulmonary biphasic synovial sarcoma[J]. Arch Pathol Lab Med, 1999, 123(12): 1287-1289.

[6] Zeren H, Moran C A, Suster S, et al. Primary pulmonary sarcomas with features of monophasic synovial sarcoma: a clinicopathological, immunohistochemical, and ultrastructural study of 25 cases[J]. Hum Pathol, 1995, 26(5): 474-480.

[7] Duran-Mendicuti A, Costello P, Vargas S O. Primary synovial sarcoma of the chest: radiographic and clinicopathologic correlation[J]. J Thorac Imaging, 2003, 18(2): 87-93.

[8] Bégueret H, Galateau-Salle F, Guillou L, et al. Primary intrathoracic synovial sarcoma: a clinicopathologic study of 40 t(X; 18)-positive cases from the French Sarcoma Group and the Mesopath Group[J]. Am J Surg Pathol, 2005, 29(3): 339-346.

[9] Hartel P H, Fanburg-Smith J C, Frazier A A, et al. Primary pulmonary and mediastinal synovial sarcoma: a clinicopathologic study of 60 cases and comparison with five prior series[J]. Mod Pathol, 2007, 20(7): 760-769.

[10] Taylor C A, Barnhart A, Pettenati M J, et al. Primary pleuropulmonary synovial sarcoma diagnosed by fine needle aspiration with cytogenetic confirmation: a case report[J]. Acta Cytol, 2005, 49(6): 673-676.

[11] Nicholson A G, Goldstraw P, Fisher C. Synovial sarcoma of the

pleura and its differentiation from other primary pleural tumours: a clinicopathological and immunohistochemical review of three cases[J]. Histopathology, 1998, 33(6): 508-513.

[12] Birdsall S, Osin P, Lu Y J, et al. Synovial sarcoma specific translocation associated with both epithelial and spindle cell components[J]. Int J Cancer, 1999, 82(4): 605-608.

[13] Okamoto S, Hisaoka M, Daa T, et al. Primary pulmonary synovial sarcoma: a clinicopathologic, immunohistochemical, and molecular study of 11 cases[J]. Hum Pathol, 2004, 35(7): 850-856.

[14] Albritton K H, Randall R L. Prospects for targeted therapy of synovial sarcoma[J]. J Pediatr Hematol Oncol, 2005, 27(4): 219-222.

[15] Randall R L, Schabel K L, Hitchcock Y, et al. Diagnosis and management of synovial sarcoma[J]. Curr Treat Options Oncol, 2005, 6(6): 449-459.

（姜超）

第十三节　肺间叶性软骨肉瘤

一、引言

间叶性软骨肉瘤是一种既含有原始间叶瘤细胞，又含有小岛状分化良好的软骨细胞的恶性肿瘤，临床较为少见，肺间叶性软骨肉瘤常常是继发转移性，原发性罕见。

二、病例

患者，男性，57岁，因咳嗽、咯血痰5个月，加重5天于2003年10月24日入院。胸部X线片示右中下叶肺门区阴影，形状不规则，内有钙化（图4-13-1）。临床诊断右中央型肺癌。2003年10月31日行右中下肺肺叶切除术，术中右中下肺触及肿块，约4 cm×4 cm×3 cm大小，上叶无异常，胸腔内无积液，右侧肺门及纵隔内未触及肿大淋巴结。病理检查：送检右中下肺组织大小约22 cm×17 cm×6 cm，肺门支气管周可见一肿物，大小约4.5 cm×4.0 cm×3.7 cm，切面灰白、淡黄相间，质地较硬，局部有钙化。镜下观察（图4-13-2~图4-13-4）：瘤组织显示2种成分，片状幼稚原始未分化的间叶细胞和散在分布的分化较好的软骨岛。未分化的间叶细胞呈卵圆形或梭形，大小相对一致，胞质少，核深染，核仁不清楚，分裂象少见，瘤细胞排列紧密呈片状，间质富

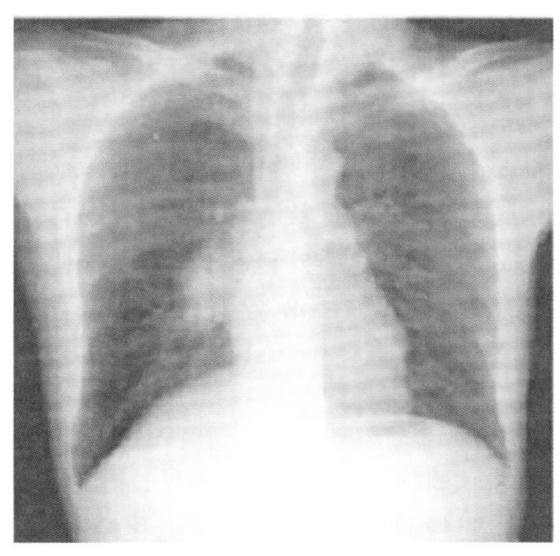

图4-13-1　胸部X线正位片可见右中下肺门区有一肿物

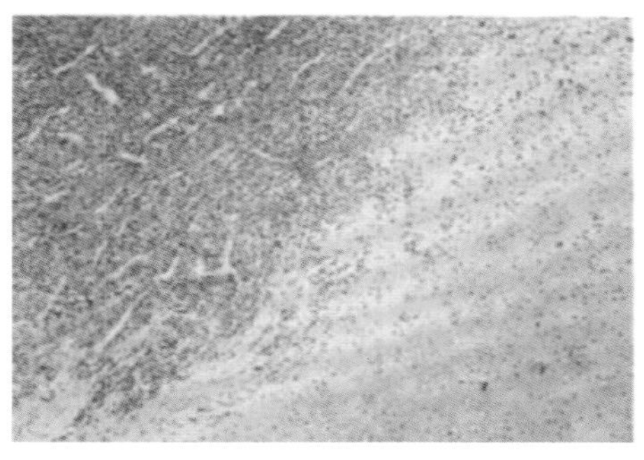

间叶性软骨肉瘤组织由2种成分构成，右下分化较好的软骨肉瘤，左上未分化的间叶组织（HE低倍放大）。

图4-13-2　病理检查（1）

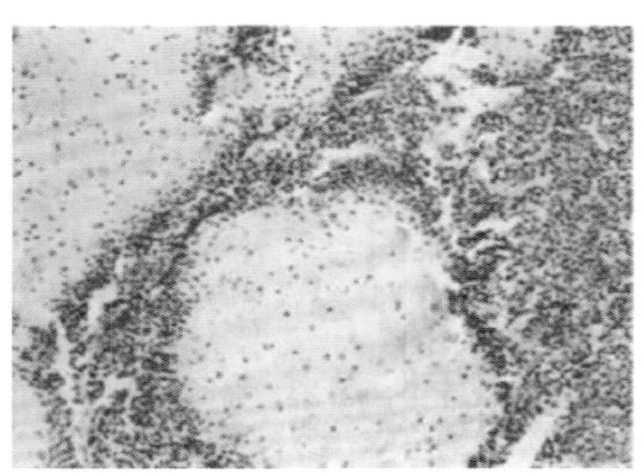

软骨肉瘤区域呈岛屿状散在分布于未分化间叶组织中，两者有移行（HE中倍放大）。

图4-13-3　病理检查（2）

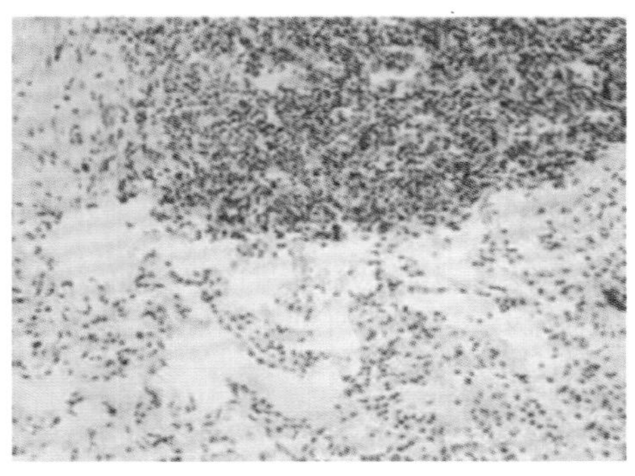

瘤组织与肺组织交界处（HE中倍放大）。

图4-13-4　病理检查（3）

于血管，部分血管呈分支管状，似血管外皮瘤结构。在成片的梭形瘤细胞中有散在的岛屿状软骨瘤细胞区，细胞异型不明显，可见钙化和骨化。免疫组化（SP法）：CD99阳性；vimentin、NSE均弱阳性；S-100软骨区细胞、SMA部分间叶细胞阳性；CD34、CK均阴性。病理诊断：（右中下肺）间叶性软骨肉瘤[1]。

三、讨论

（一）流行病学与病因分析

间叶性软骨肉瘤较少见，1995年由Lichtenstein报道。此肿瘤多发生于骨组织，常累及颌骨、眼眶、盆骨、股骨、肋骨、脊柱，少数患者发生于脏器内，如乳腺、脑、肺、上腭等。肺脏的间叶性软骨肉瘤多为继发转移性，而原发于肺部的国内仅有数例，国外亦仅有少量报道。好发年龄为20~30岁，女性稍多于男性，具体发病率不详。

继发性肺间叶性软骨肉瘤多由骨软骨肉瘤转移而来，原发性肺间叶性软骨肉瘤的发病原因、组织来源仍不得而知。

（二）临床表现与诊断

肺间叶性软骨肉瘤临床表现缺乏特异性，主要有咳嗽、胸痛、呼吸困难、咯血等表现，部分患者可无症状，只是体检时查出胸部异常阴影。X线片见肺内高密度且密度不均块影，瘤内可见点状钙化影，与肺的软骨性错构瘤X线特征相似。CT可见肺内软组织密度肿块，内部可有环状钙化，部分有肺不张、肺实变等表现。临床有人主张根据所在部位及形态将肺软骨肉瘤分为气管支气管型与肺型，该分型与其组织发生及预后有着密切的联系。前者病灶较为局限，局部刺激症状更明显，多无淋巴结转移；后者易侵袭周围肺组织及发生淋巴结转移，预后较差。影像上肺型一般表现为肺内单发肿块并可见钙化，气管支气管型表现为阻塞性肺炎及肺不张。

肺间叶性软骨肉瘤早期诊断比较困难。可根据发病年龄、影像学检查、术中所见、病理检查、免疫组化等进行诊断。

（1）发病年龄：20~30岁。

（2）影像学检查特征如前所述。

（3）术中所见：肿块呈结节或分叶状，无包膜，界限清楚，切面呈灰白色或鱼肉样，部分质硬，似软骨，内有钙化灶、骨化灶及出血坏死灶。

（4）病理检查：肿块由大片幼稚未分化的间叶瘤细胞及岛屿状软骨细胞灶组成，大小较为一致的小细胞常围绕血管显出类似血管外皮瘤的构象，软骨细胞分化较成熟。

（5）免疫组化：间叶细胞vimentin阳性，软骨细胞S-100阳性，而间叶性瘤细胞所有上皮及淋巴细胞标记均阴性。

国外有人认为该病首先要与恶性淋巴瘤、小细胞肺癌相鉴别，而后两者临床首选化疗而非手术治疗[2]。国内万明月等[3]总结该病需与以下疾病相鉴别。①血管外皮瘤：肿瘤由衬覆内皮的薄壁血管网和围绕在血管周围排列紧密的细胞所组成。血管口径大小不一，形态多样，并互相连接成网，或呈树枝状或鹿角状；无软骨岛。②Ewing肉瘤：属于原始神经外胚叶瘤（primitive neuroectodermal tumors，PNET）类，组织学上比PNET分化更差，由均匀一致的小圆细胞组成，胞质少，核圆形，染色质细，缺乏菊形团和分叶状结构，常有出血坏死。但Ewing肉瘤较少见到瘤细胞围绕血管形成血管外皮瘤的构象，且不能查见软骨岛。③Askin瘤：发生于胸肺区的PNET命名为Askin瘤，1979年首次报道，发病年龄4个月至20岁，平均14.5岁。侵犯胸壁或肺边缘，局部复发而不广泛播散，平均生存期多<1年。肉眼呈分叶状或结节状，累及大片软组织。镜下见小圆细胞密集呈巢状排列，有纤维血管分隔，有出血坏死，无菊形团和神经细丝。Askin瘤亦少见血管外皮瘤构象，无软骨岛。④高分化软骨肉瘤：肿瘤由单一软骨性肿瘤细胞组成，与间叶性软骨肉瘤中的软骨岛形态相似，但是没有后者的大量未分化小细胞间叶成分。

肺间叶性软骨肉瘤对放化疗不敏感，临床首选手术彻底切除肿块，术后辅以适当化疗及放疗。本病预后差，肿瘤恶性程度高、生长较为迅速，较易复发及转移，平均生存期5年左右，少数患者长期生存[4]。

四、总结

肺间叶性软骨肉瘤以转移性多见，早期表现无特异性，常在体检时发现，病理及免疫组化结果意义重大。首选手术治疗，预后较差，常难以长期生存。

参考文献

[1] 耿舰,丁彦青,刘立飞,等. 肺原发间叶性软骨肉瘤一例[J]. 中华病理学杂志,2005,34(5):317-318.

[2] Huang H Y, Hsieh M J, Chen W J, et al. Primary mesenchymal chondrosarcoma of the lung[J]. Ann Thorac Surg,2002,73(6):1960-1962.

[3] 万明月,黄志勇,张元庆,等. 肺原发性间叶性软骨肉瘤1例并文献复习[C]. 张家界:全国软组织和骨肿瘤病理诊断学术研讨会,2004:101-102.

[4] Huvos A G, Rosen G, Dabska M, et al. Mesenchymal chondrosarcoma. A clinicopathologic analysis of 35 patients with emphasis on treatment[J]. Cancer,1983,51(7):1230-1237.

（戴晨阳）

第十四节　肺浆细胞瘤

一、引言

原发性肺浆细胞瘤（primary pulmonary plasmacytoma，PPP）是髓外浆细胞瘤（extramedullary plasmacytoma，EMP）的一种极为罕见的肿瘤。EMP指骨髓造血组织以外的浆细胞瘤，占全身浆细胞瘤的3%~5%，可发生于任何髓外组织，但80%发生在上呼吸道。PPP无特异的临床表现，也无典型的影像学特征，术前诊断较困难，确诊依靠病理诊断。

二、病例

Ujiie等[1]报道了1例43岁男性肺浆细胞瘤。患者因体检发现肺部阴影入院。胸部CT示右肺直径为60 mm的肿块，PDG-PET示肿块高摄取，术后病理诊断为恶性肿瘤，但未明确病理类型。随访3个月后，患者因血痰复查发现肿瘤复发，遂再次进行手术，术中切缘阴性，术后病理显示单克隆浆细胞浸润和均匀淀粉样蛋白（HE染色），浆细胞表现为细染色质和有丝分裂象，而无纤维化及其他炎性细胞浸润。免疫组化染色为胞浆内弥漫λ-轻链，确诊为肺浆细胞瘤。

三、讨论

（一）流行病学与病因分析

浆细胞瘤是一种B细胞来源的恶性肿瘤，包括EMP、骨的孤立性浆细胞瘤、多发性骨髓瘤和浆细胞白血病[2]。EMP又名原发性软组织浆细胞瘤，系指发生于骨髓造血组织以外软组织而不伴有多发性或孤立性骨髓中的浆细胞肿瘤，是恶性单克隆浆细胞病变中较为罕见的一种[3]，占所有浆细胞肿瘤的3%~5%[4]。虽然该病可发生于任何器官，但主要发生在上呼吸道黏膜上皮下组织。大约80%的EMP发生在鼻窦、咽部、鼻腔、牙龈和口腔黏膜[5]。PPP属于EMP的一种类型，是罕见的，因临床表现不典型，多于术后明确诊断。

（二）临床表现与诊断

PPP通常表现为孤立性的结节，较少表现为多个结节和弥漫肺浸润。临床表现主要与其病变部位密切相关[3]，如肿瘤侵犯支气管可能出现痰中带血或咯血，侵犯较大的支气管则可以出现气促、呼吸困难等，肿瘤如累及胸膜可能出现胸痛等不适。病灶引流区域的淋巴结有时可受累[5]，而全身症状不明显。尿中无Bence-Jones蛋白，钙磷水平和Ig含量也在正常范围内。临床分期参照Wilshaw方法分为3期，Ⅰ期肿瘤局限于原发部位；Ⅱ期肿瘤侵犯局部淋巴结；Ⅲ期有明显的广泛转移灶[3]。

Bartl等[6]将EPM的浆细胞分为3级，该分级方法对预后判断具有重要意义。Ⅰ级（低度恶性）：瘤细胞与正常浆细胞相似，无有丝分裂象；Ⅱ级（中度恶性）：瘤细胞核明显增大，嗜碱性胞浆丰富、核周陷窝存在，瘤细胞分化成熟程度不一致，偶见核分裂象；Ⅲ级（高度恶性）：瘤细胞似浆母细胞，胞核巨大，有明显的中位核仁。病理免疫组化染色呈轻链限制，即κ（+）、λ（-）或κ（-）、λ（+），重链染色以IgG、IgM多见，而IgA、IgD和IgE阳性少见。肿瘤细胞CD45、EMA、CD20、CD138阳性，CD15阴性。目前诊断髓外浆细胞瘤的标准如下[7]：①组织病理证实为单克隆浆细胞肿瘤；②骨髓浆细胞浸润小于5%；③无溶骨性病变和其他组织受累（无骨髓瘤证据）；④无高钙血症及肾衰竭；⑤M蛋白低水平。

（三）治疗

PPP的治疗以外科手术切除为主。根据既往报道，浆细胞瘤对放疗敏感，故放疗也是可接受的治疗方法之一，目前多数采用的放疗剂量为4 000~5 000 cGy，局部控制率为80%~100%[8]。化疗常用于复发和转移的患者，化疗方案可按多发性骨髓瘤进行，常用VAD（长春新碱+多柔比星+地塞米松）方案。对于肿瘤级别高、直径大于5 cm的患者，可考虑辅助化疗。在一项包含19例患者的回顾性分析中[9]，中位发病年龄为57岁，男女比为1.4：1，2年和5年总生存率分别为66%和40%，比其他恶性肿瘤预后好，但有转变为多发性骨髓瘤的可能，因此须定期随访。

四、总结

肺浆细胞瘤是髓外浆细胞瘤中一种极为罕见的肿瘤，缺少特征的临床表现，确诊主要依据病理诊断。治疗方法以手术切除为主，可辅以放疗或化疗。术后定期随访至关重要。

参考文献

[1] Ujiie H, Okada D, Nakajima Y, et al. A case of primary solitary pulmonary plasmacytoma[J]. Ann Thorac Cardiovasc Surg, 2012, 18(3): 239-242.

[2] Strojan P, Soba E, Lamovec J, et al. Extramedullary plasmacytoma: clinical and histopathologic study[J]. Int J Radiat Oncol Biol Phys, 2002, 53(3): 692-701.

[3] 朱富新,孙恒,王木森. 原发性孤立性肺浆细胞瘤一例并文献复习[J]. 中华肿瘤防治杂志,2012(4): 309-310.

[4] Shaikh G, Sehgal R, Mehrishi A, et al. Primary pulmonary plasmacytoma[J]. J Clin Oncol, 2008, 26(18): 3089-3091.

[5] Alexiou C, Kau R J, Dietzfelbinger H, et al. Extramedullary plasmacytoma: tumor occurrence and therapeutic concepts[J]. Cancer, 1999, 85(11): 2305-2314.

[6] Bartl R, Frisch B, Fateh-Moghadam A, et al. Histologic classification and staging of multiple myeloma. A retrospective and prospective study of 674 cases[J]. Am J Clin Pathol, 1987, 87(3): 342-355.

[7] Galieni P, Cavo M, Pulsoni A, et al. Clinical outcome of extramedullary plasmacytoma[J]. Haematologica, 2000, 85(1): 47-51.

[8] Soutar R, Lucraft H, Jackson G, et al. Guidelines on the diagnosis and management of solitary plasmacytoma of bone and solitary extramedullary plasmacytoma[J]. Clin Oncol (R Coll Radiol), 2004, 16(6): 405-413.

[9] Koss M N, Hochholzer L, Moran C A, et al. Pulmonary plasmacytomas: a clinicopathologic and immunohistochemical study of five cases[J]. Ann Diagn Pathol, 1998, 2(1): 1-11.

（戴洁）

第十五节　肺结节性淋巴样组织增生

一、引言

肺结节性淋巴样组织增生（pulmonary nodular lymphoid hyperplasia，PNLH），是一组单发或多发的反应性淋巴组织细胞增生导致的肺部浸润性病变[1]，临床与影像学表现缺乏特异性，易误诊为周围型肺癌。

二、病例

患者，男性，36岁，因反复咳嗽、痰中带血4个月，再发10余天入院。入院前4个月无明显诱因出现咳嗽、咳痰，痰中带血丝，伴有胸部疼痛，无放射痛，无畏冷、发热，无午后潮热、夜间盗汗、消瘦，曾就诊于当地医院。胸部CT检查提示右肺上叶结节灶（图4-15-1），经抗感染治疗后咳嗽、咳痰减轻，胸痛好转，但仍反复出现痰中带血。复查胸部CT示右肺上叶结节灶较前明显增大（图4-15-2），予以入院。入院体格检查及余辅助检查无特殊。行胸腔镜手术，术中切除右肺上叶，清扫局部淋巴结。术后病理：（右肺上叶）肺泡壁及间质纤维组织增生、实变，淋巴细胞浸润，形成淋巴滤泡，浆细胞散在及灶性浸润，考虑结节性淋巴组织增生（图4-15-3A~图4-15-3B）。免疫组化染色显示：CD3、CD5（T细胞+）；CD20、CD79（B细胞+）；CD21、CD23（滤泡树突网+）；CD38（浆细胞+）；Ki-67（滤泡中心50%）。IgG4阳性细胞分布于淋巴滤泡周围（图4-15-3C~图4-15-3D）。PCR检测结果提示基因呈多克隆性改变（图4-15-4）。

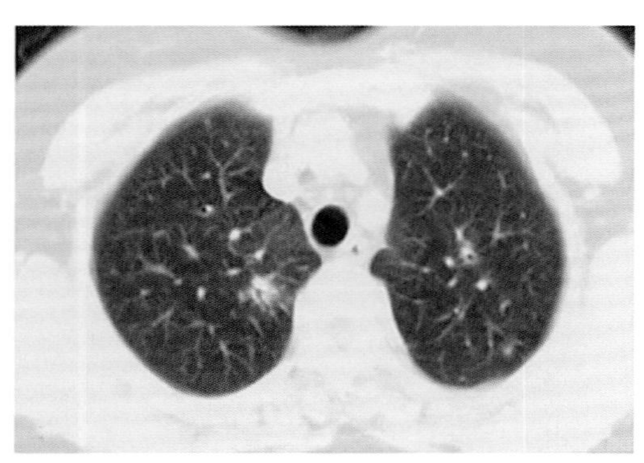

右肺上叶磨玻璃样结节灶，边界欠清晰，伴有少许渗出。

图4-15-1　首次胸部CT检查

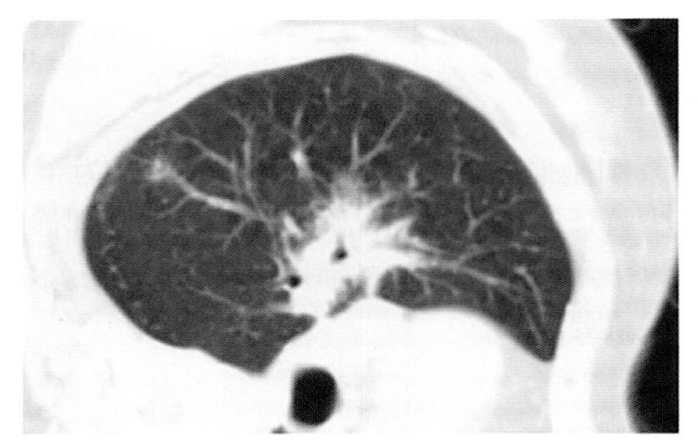

右肺上叶结节较前明显增大，肿块伴支气管充气征明显，周边伴有少许渗出性改变。

图4-15-2　4个月后复查胸部CT

三、讨论

肺结节性淋巴样组织增生是一种少见疾病，国内外相关报道及研究较少。患者年龄分布广，主要发生在40岁以上成年人，无性别差别，通常无症状，大多由体检发现[2]。具体病因不明，可能为局部支气管黏膜相关淋巴组织对潜在抗原刺激的一种反应，吸烟可能是重要诱因。有文献报道干燥综合征等自身免疫性疾病患者易罹患。另外，病毒感染也可能与其发病有关[3-4]。

少数患者可表现为咳嗽、咳痰、咯血、呼吸困难、胸闷胸痛等，实验室检查多无特异性改变。由于病灶多表现为缓慢增大而不会扩散，故影像学是发现并动态观察本病变化的主要手段。胸部CT多表现为肺部团块状实变影，含支气管充气征，极少出现钙化、肺不张和坏死空洞等。Abbondanzo等[2]发现有36%的患者影像学检查时发现肺门、纵隔或食管周围淋巴结肿大，最后病理证实为反应性淋巴滤泡增生。病变一般较少累及胸膜，伴有胸腔积液者更为少见，多由肺部炎性渗出所致。近期有文献报道，PET-CT对于肺结节性淋巴样组织增生有一定的鉴别意义，该病变仅有较弱的FDG摄取，可与恶性肿瘤相鉴别，但对于早期肺癌、感染性病变及较低恶性的淋巴瘤等摄取较弱的病变不易区分[5]。

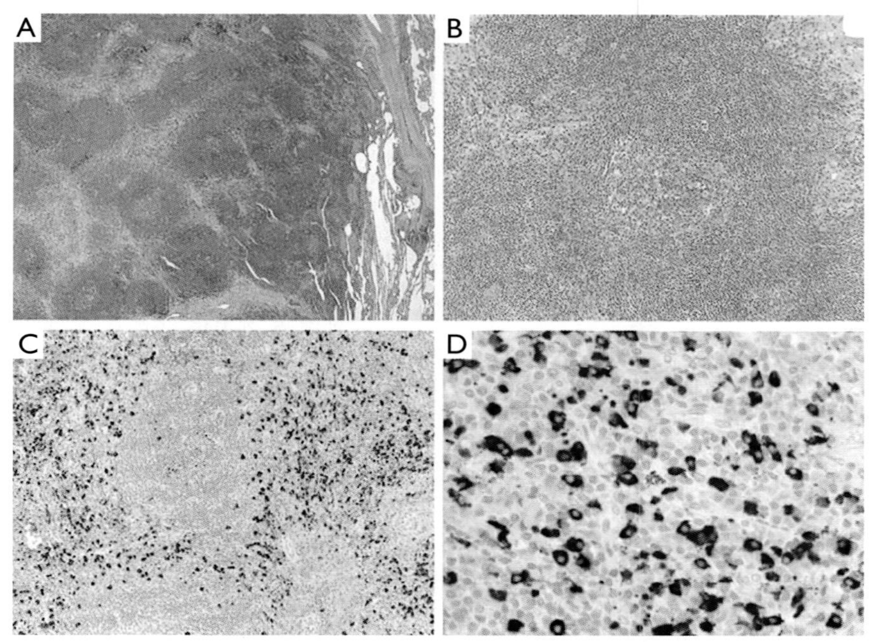

病理结果提示肺泡壁及间质纤维组织增生、实变，淋巴细胞浸润，形成淋巴滤泡，浆细胞散在及灶性浸润，间质出血，考虑结节性淋巴样组织增生（A、B为HE染色，A为低倍镜下视野、B为高倍镜下视野）。免疫组化染色示IgG4阳性细胞分布于淋巴滤泡周围，结节伴有大量淋巴细胞浸润（C、D中褐色为IgG4阳性细胞，C为低倍镜下视野、D为高倍镜下视野）。

图4-15-3　组织病理检查和免疫组化

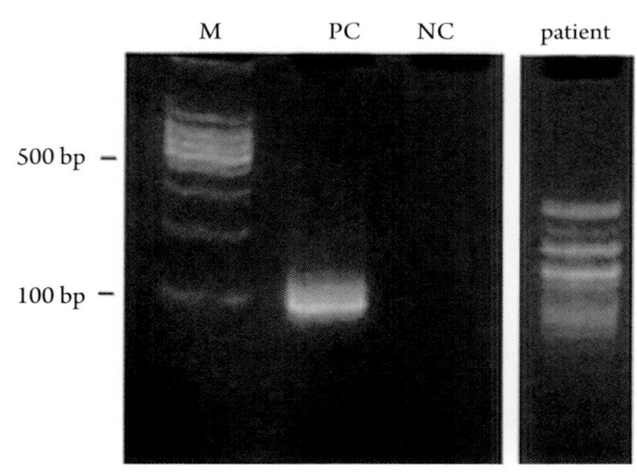

基因呈多克隆性改变，未出现明显重链重排（M，分子标记；PC，阳性对照；NC，空白对照；patient，患者样本）。

图4-15-4　PCR检测

病理方面，由于肺穿刺、支气管镜活检等术前微创检查所获取的组织样本较少，较难对病灶做出精确诊断，最终需通过手术切除病变送病检明确诊断。病理通常有如下表现：肿物与周围肺组织边界清晰，病灶内无坏死或干酪化，支气管与脉管受压，但支气管黏膜通常完好，累及胸膜和淋巴结者较少[6]。结节由大量成熟的淋巴细胞构成，无病理性核分裂象；淋巴组织生发中心可见滤泡形成，滤泡间可出现纤维化或纤维变性，可伴有小淋巴细胞及浆细胞，部分伴有周围血管生长的现象，但无血管肌层的浸润性改变[2]；部分患者可出现Russell小体，但均无Dutcher小体形成[7]。有时，光凭镜下改变较难与其他淋巴增生性疾病相鉴别，需进一步行免疫组化检测（判别淋巴细胞类型及IgG4表达情况）[8]。肺结节性淋巴样组织增生主要鉴别特征为针对κ和λ免疫球蛋白轻链多克隆性改变，且PCR分析提示免疫球蛋白重链无基因重排[9]。

肺结节性淋巴样组织增生预后良好，部分无症状患者的病灶可自行停止生长，但需长期密切随访观察。目前治疗方案均来自小样本的研究，主要包括外科手术及内科保守治疗，尚无外科切除后复发的相关报道。手术主要包括肺叶切除术+局部淋巴结清扫术或局部病灶切除术。对于非手术患者，Bolton-Maggs等[10]曾报道应用泼尼松、苯丙酸氮芥成功治愈2例患者。若药物治疗无效，可考虑COP（环磷酰胺+长春新碱+泼尼松）等方案化疗，但因病灶中以成熟淋巴细胞为主，化疗效果欠敏感，故化疗对肺结节性淋巴样组织增生意义尚不明确。放疗效果亦不明确[8]。

四、总结

肺结节性淋巴样组织增生是一组单发或多发的反应性淋巴组织细胞增生导致的肺部浸润性病变，临床与影像学表现缺乏特异性。该病预后良好，部分无症状患者的病灶可自行停止生长，但需长期密切观察、随访。

参考文献

[1] Kradin R L, Mark E J. Benign lymphoid disorders of the lung, with a theory regarding their development[J]. Hum Pathol, 1983, 14(10): 857-867.

[2] Abbondanzo S L, Rush W, Bijwaard K E, et al. Nodular lymphoid hyperplasia of the lung: a clinicopathologic study of 14 cases[J]. Am J Surg Pathol, 2000, 24(4): 587-597.

[3] Quismorio F P Jr. Pulmonary involvement in primary Sjögren's syndrome[J]. Curr Opin Pulm Med, 1996, 2(5): 424-428.

[4] Koss M N. Pulmonary lymphoid disorders[J]. Semin Diagn Pathol, 1995, 12(2): 158-171.

[5] Suga K, Yasuhiko K, Hiyama A, et al. F-18 FDG PET/CT findings in a case of multifocal nodular lymphoid hyperplasia of the lung[J]. Clin Nucl Med, 2009, 34(6): 374-376.

[6] 石素胜，刘复生. 肺的假性淋巴瘤临床病理分析：附9例报告[J]. 肿瘤研究与临床，1994，6(1)：9.

[7] 钟定荣，刘彤华，卢朝辉. 肺结节性淋巴组织增生一例[J]. 中华病理学杂志，2006，35(1)：62.

[8] Guinee D G Jr, Franks T J, Gerbino A J, et al. Pulmonary nodular lymphoid hyperplasia (pulmonary pseudolymphoma): the significance of increased numbers of IgG4-positive plasma cells[J]. Am J Surg Pathol, 2013, 37(5): 699-709.

[9] Song M K, Seol Y M, Park Y E, et al. Pulmonary nodular lymphoid hyperplasia associated with Sjögren's syndrome[J]. Korean J Intern Med, 2007, 22(3): 192-196.

[10] Bolton-Maggs P H, Colman A, Dixon G R, et al. Mucosa associated lymphoma of the lung[J]. Thorax, 1993, 48(6): 670-672.

（姜超）

第十六节　肺淋巴管平滑肌瘤病

一、引言

肺淋巴管平滑肌瘤病（pulmonary lymphangioleiomyomatosis，PLAM）是一种罕见的原因不明的弥漫性肺间质疾病，临床上以呼吸困难、咯血、反复气胸为主要表现。本病主要见于育龄期妇女，目前尚无特效的治疗方法。对于终末期患者，肺移植手术是唯一有效的手段。

二、病例

患者，女性，39岁，因进行性活动后气促1年余收治入院。1周前外院胸部CT提示右侧胸腔积液，行胸腔闭式引流术，引流液为乳白色，胸腔积液常规及乳糜试验考虑乳糜胸。入院后进一步复查胸部CT提示双肺大量散在囊性病变，囊壁薄圆（图4-16-1）。胸腔积液行细胞学涂片检查及液基分析，结果显示在炎性背景下可见散在的呈三维簇状样的细胞团块，即淋巴管平滑肌瘤细胞（图4-16-2）。高倍镜下见该团块分为2层结构，内层为核/质比高、无明显核分裂象的细胞，外层则是以淋巴管上皮扁平状细胞为主。免疫组化结果显示内层细胞多表现出弥漫性平滑肌肌动蛋白和HMB-45，外层细胞呈D2-40阳性（图4-16-3）。患者呼吸困难、乳糜胸及胸部CT表现，结合性别、年龄及胸腔积液病理结果，诊断为肺淋巴管平滑肌瘤病。予以对症治疗，等待合适肺源行肺移植术。

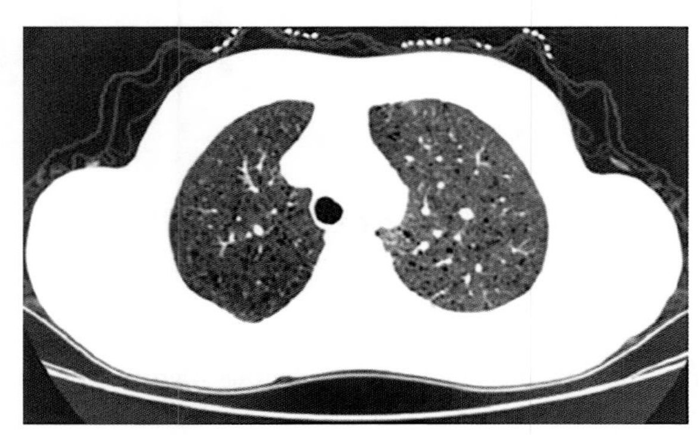

双肺大量散在囊性病变，囊壁薄圆，囊泡直径多在1 cm左右。

图4-16-1　胸部CT

三、讨论

（一）流行病学

肺淋巴管平滑肌瘤病是一种进行性肺囊泡形成的肺间质疾病，极其罕见，成年女性发病率大约1/40万[1]，主要发生在育龄期妇女，平均发病年龄为（38.9±0.37）岁，极少见于男性、儿童和绝经后妇女；约40%的女性

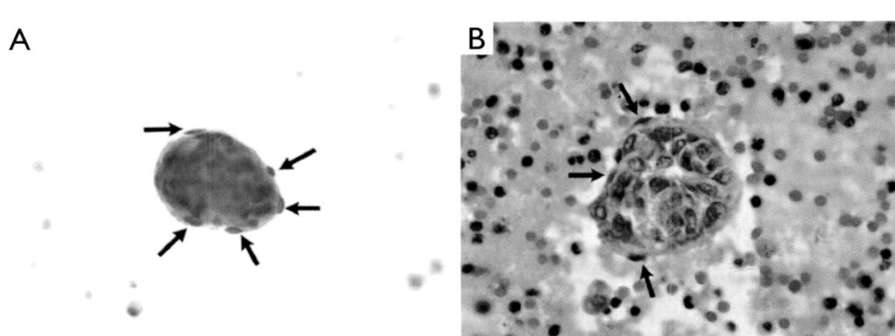

炎性背景下见散在淋巴管平滑肌瘤细胞，其结构示内层为核/质高、无明显核分裂象的细胞，外层则是以淋巴管上皮扁平状细胞为主。（A）胸腔积液细胞学涂片；（B）胸腔积液液基分析。

图4-16-2　胸腔积液病理检查

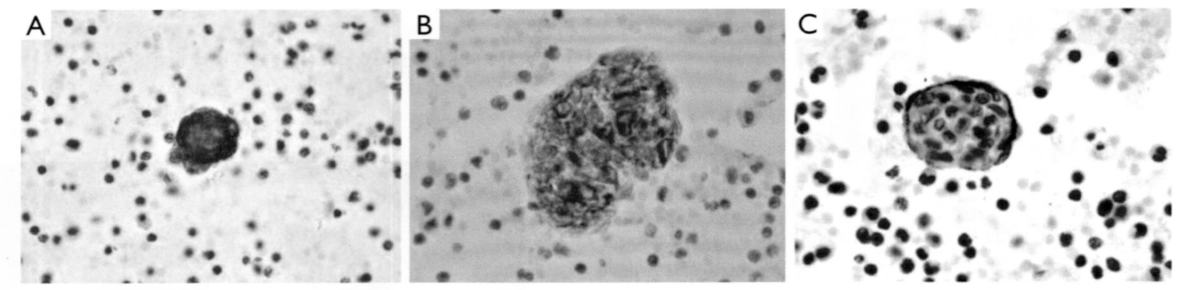

内层细胞多表现出弥漫性平滑肌肌动蛋白（A）和HMB-45（B），外层细胞呈D2-40阳性（C）。

图4-16-3 免疫组化

患者合并存在结节性硬化症（tuberous sclerosis complex，TSC）[2]。

（二）病因分析

肺淋巴管平滑肌瘤病的病因目前尚不明确。该病多发生于育龄期妇女，有报道发现妊娠、应用雌激素或避孕药等可导致病情恶化。此外，在部分患者的平滑肌组织中，发现雌激素受体表达异常增高。据此推测该病可能与体内雌激素水平增高有一定关系。然而，对部分患者采用抗雌激素治疗后，临床效果并不明显。因此，推断其他因素可能参与本病的发生。随着肺移植治疗在这类患者中的应用，可以发现在移植后部分病例出现复发现象，推断肺淋巴管平滑肌瘤细胞可能是介于良性和恶性之间的一种肿瘤细胞，并非通常所认为的肺间质性疾病[3]。

（三）临床表现

肺淋巴管平滑肌瘤病临床表现可分为肺内和肺外表现，以肺内表现最为常见，主要症状为活动后呼吸困难、反复发作自发性气胸、咯血，其他还包括咳嗽、胸痛、乳糜胸（腹）腔积液、乏力等，有50%以上病例以自发性气胸为首发症状，70%以上的患者就诊时均有不同程度的呼吸困难，且呈进行性加重[4-5]。

肺外最常见表现包括腹部不适和乳糜腹，主要包括血管平滑肌脂肪瘤、淋巴结病、肺外淋巴管平滑肌瘤。肺外表现多并发腹部多脏器病变，如腹膜后肿物、盆腔肿物、肾脏肿物[5]。

绝大多数肺淋巴管平滑肌瘤病患者表现为阻塞性通气功能障碍，或以阻塞性为主的混合性通气功能障碍，但肺总量往往不变，部分患者可能无明显肺功能异常，极少部分患者表现为限制性通气功能障碍[6]。少部分患者在支气管激发舒张试验呈阳性。第1秒用力呼气容积和肺一氧化碳弥散量水平与疾病病理改变的严重程度相关，并随疾病进展动态改变[6-7]。血气分析表现为低氧血症，一般不合并二氧化碳潴留。患者早期胸部X线片可无异常改变或仅有肺纹理增多，病情进展可表现为两肺弥漫性网状、网结节影或粟粒状影，分布较均匀。后期见蜂窝状、囊状改变。高分辨率CT为本病最具诊断价值的影像学检查，表现为弥漫性分布的类圆形薄壁囊状阴影，囊腔直径2~5 mm，也可见6~30 mm的大囊腔，囊腔面积和形态与疾病的严重程度有关[4-6]。

肺淋巴管平滑肌瘤病大体标本可见肺实质内和胸膜有囊腔和大泡。镜下可见肺淋巴管、小气管、小血管及其周围的平滑肌细胞弥漫性异常增生，相应管腔部分或完全阻塞可引起不同的临床症状。气管挤压可引起气管阻塞和肺泡破坏，进而产生末梢囊状变化，当囊腔破裂时可出现气胸。当肺血管阻塞引起小静脉充血破裂时可引起咯血，肺淋巴管阻塞可引起乳糜胸。免疫组化检查发现，我国患者人类黑色素瘤相关抗原（HMB45）和α-平滑肌肌动蛋白（α-SMA）的阳性率分别为98%和100%，雌激素受体和孕激素受体的阳性率分别为70.7%和82.5%[8]。

（四）治疗

肺淋巴管平滑肌瘤病尚无有效的治疗方法。世界各地病例分散，目前也无大规模的对照研究。抗雌激素治疗是除肺移植外的主要治疗方法，包括使用孕激素（醋酸甲羟孕酮）、雌激素竞争性抑制剂（三苯氧胺）、卵巢切除术、卵巢放射治疗、促性腺激素释放激素拮抗剂等，但疗效尚有争议[9]。研究证实肺淋巴管平滑肌瘤病患者存在*TSC1/2*基因变异，可以导致哺乳类雷帕霉素靶蛋白激酶（mTOR）持续活化。有机构运用新型免疫抑制剂西罗莫司用于治疗肺淋巴管平滑肌瘤病，可以改善患者的肺功能和生活质量[10-11]，但其有效性及安全性尚有待进一步研究。对于终末期患者，肺移植是唯一有效的治疗手段。近年来，国内外进行了多例肺淋巴管平滑肌瘤病患者的肺移植手术，发现同时进行双侧肺移植患者的效果较好。移植后1年、3年和5年的生存率分别为86%、76%、65%。

四、总结

肺淋巴管平滑肌瘤病是一种罕见的原因不明的弥漫性肺间质疾病，好发于育龄期妇女，目前尚无特效的治疗方法。对于终末期患者，肺移植手术是唯一有效的手段。

参考文献

[1] Johnson S R, Cordier J F, Lazor R, et al. European Respiratory Society guidelines for the diagnosis and management of lymphangioleiomyomatosis[J]. Eur Respir J, 2010, 35(1): 14-26.

[2] Liu F, Lunsford EP, Tong J, et al. Real-time monitoring of tumorigenesis, dissemination, & drug response in a preclinical model of lymphangioleiomyomatosis/tuberous sclerosis complex[J]. PLoS One, 2012, 7(6): e38589.

[3] Henske E P, McCormack F X. Lymphangioleiomyomatosis - a wolf in sheep's clothing[J]. J Clin Invest, 2012, 122(11): 3807-3816.

[4] Harari S, Torre O, Moss J. Lymphangioleiomyomatosis: what do we know and what are we looking for?[J]. Eur Respir Rev, 2011, 20(119): 34-44.

[5] Ansótegui Barrera E, Mancheño Franch N, Vera-Sempere F, et al. Lymphangioleiomyomatosis[J]. Arch Bronconeumol, 2011, 47(2): 85-93.

[6] Mavroudi M, Zarogoulidis P, Katsikogiannis N, et al. Lymphangioleiomyomatosis: current and future[J]. J Thorac Dis, 2013, 5(1): 74-79.

[7] Ryu J H, Moss J, Beck G J, et al. The NHLBI lymphangioleiomyomatosis registry: characteristics of 230 patients at enrollment[J]. Am J Respir Crit Care Med, 2006, 173(1): 105-111.

[8] 胡晓文,朱建荣,徐凯峰. 1981年至2009年中国淋巴管肌瘤病文献资料汇总分析[J]. 中国呼吸与危重监护杂志, 2010, 9(5): 508-511.

[9] Baldi B G, Medeiros Junior P, Pimenta S P, et al. Evolution of pulmonary function after treatment with goserelin in patients with lymphangioleiomyomatosis[J]. J Bras Pneumol, 2011, 37(3): 375-379.

[10] Taveira-DaSilva A M, Moss J. Optimizing treatments for lymphangioleiomyomatosis[J]. Expert Rev Respir Med, 2012, 6(3): 267-276.

[11] Moua T, Olson E J, Jean H C, et al. Resolution of chylous pulmonary congestion and respiratory failure in lymphangioleiomyomatosis with sirolimus therapy[J]. Am J Respir Crit Care Med, 2012, 186(4): 389-390.

（姜超）

第十七节　淋巴瘤样肉芽肿病

一、引言

淋巴瘤样肉芽肿病（lymphomatoid granulomatosis，LYG）目前认为是与EB病毒感染相关的伴有明显反应性T细胞的B细胞增殖疾病，是目前唯一经临床、病理、免疫表型和克隆技术证实的结外淋巴瘤。

二、病例

患者，女性，60岁，因反复咳嗽、发热1年入院。患者于入院前1年中常无明显诱因出现咽痛、发热、咳嗽、痰少（呈白色），无胸痛、咯血、关节酸痛，在外院接受胸部CT检查，显示双肺团块影，部分融合成片（图4-17-1A），经青霉素、头孢替安等抗感染治疗半月余，体温降至正常，复查胸部CT，显示病灶有所吸收。行肺穿刺活检，未见恶性细胞。入院前2个月再次无明显诱因出现高热，最高达40℃，持续1个月，其间在外院反复接受抗感染治疗，但效果不佳。入院前咳嗽加重，伴黄脓痰，全身出现散在红斑。入院行胸部CT检查显示双肺结节影（图4-17-1B~图4-17-1C），体格检查发现全身皮肤有散在红色斑块，以躯干部为主，直径约0.5~1 cm，稍有瘙痒；浅表淋巴结未及明显肿大；两肺呼吸音粗，两下肺可闻及散在湿啰音。红细胞沉降率38 mm/h，血CD4/CD8 0.11，血人类免疫缺陷病毒、梅毒检测阴性，血乳胶凝集试验阴性、半乳甘露聚糖抗原检测（GM试验）0.68，血寄生虫抗体全套阴性，痰细菌培养及真菌培养多次阴性，结核菌素试验阴性，血结核抗体阴性，血免疫全套及风湿全套均阴性，血支原体、衣原体、军团菌抗体阴性，血肿瘤标志物正常，冷凝集试验阴性，多次痰涂片检查癌细胞及抗酸杆菌均阴性；电子支气管镜检查可见管腔通畅，黏膜光整，未见新生物，左下叶后外基底段刷检及支气管肺泡灌洗液找癌细胞及抗酸杆菌均阴性。入院后经头孢替安联合左氧氟沙星抗感染治疗，体温控制不佳，病灶进行性发展。予以CT定位下经皮肺穿刺，见少量淋巴细胞，考虑淋巴组织增生性疾病可能。行胸腔镜下肺活检，病理结果提示：血管周围、支气管黏膜下大量淋巴细胞浸润，个别淋巴细胞见核异型（图4-17-2）。免疫组化结果显示CD3（+）、CD79a（+）；原位杂交示EB病毒（+），基因重排，T细胞重排（-），B细胞重链重排（+）。病理诊断：淋巴瘤样肉芽肿病。予以4程CHOP（环磷酰胺+多柔比星+长春新碱+泼尼松）方案化疗，患者热退，咳嗽缓解。半年后随访，无发热，无明显咳嗽，胸部CT显示肺内病灶明显吸收（图4-17-3）[1]。

三、讨论

（一）流行病学

LYG由Liebow等在1972年首次报道。LYG的组织形态、侵袭性和预后均呈现从低到高的连续谱系，并具有不同程度的淋巴瘤恶变倾向。在2008年WHO淋巴造血组织肿瘤分类中，把LYG归为弥漫大B细胞淋巴瘤的一种亚型[2]。

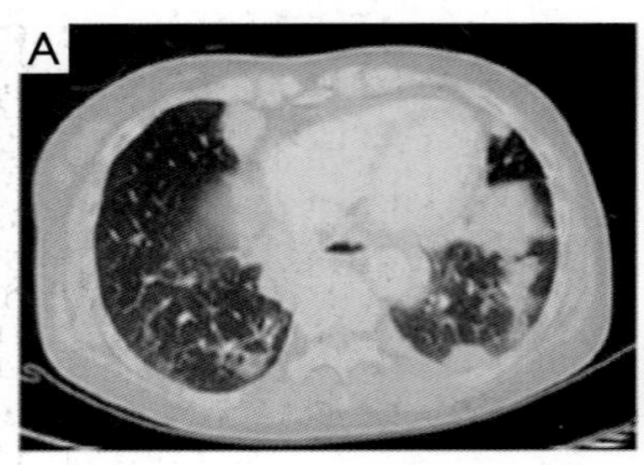

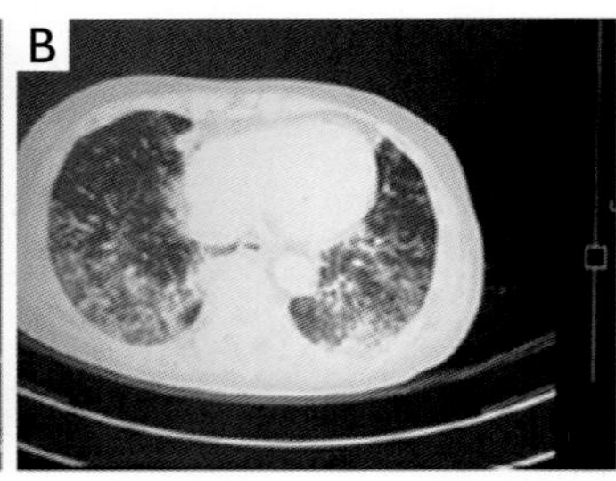

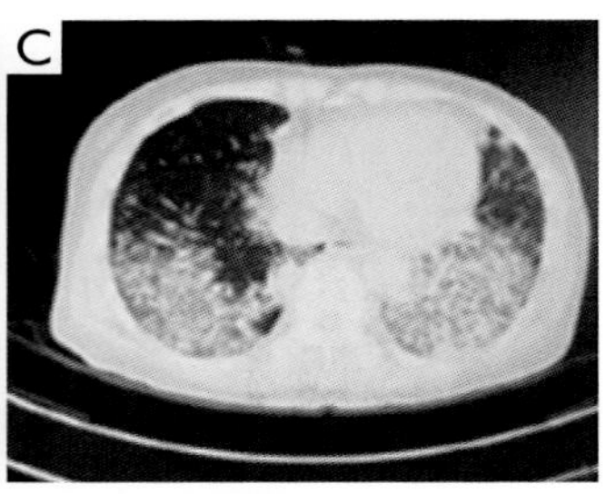

（A）外院胸部CT示双肺团块影，部分融合成片；（B，C）入院后胸部CT示双肺结节影。

图4-17-1　患者胸部CT检查结果

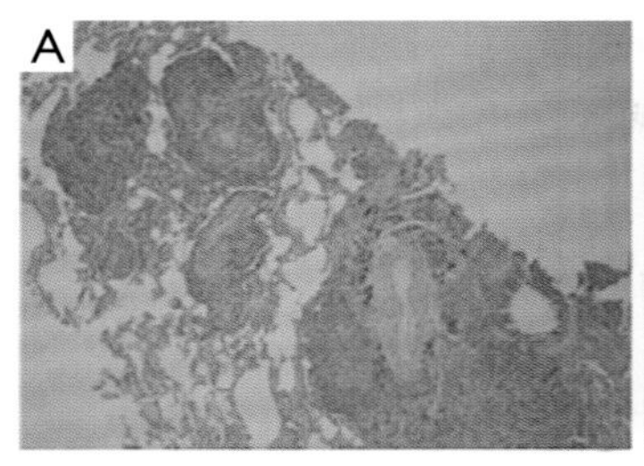

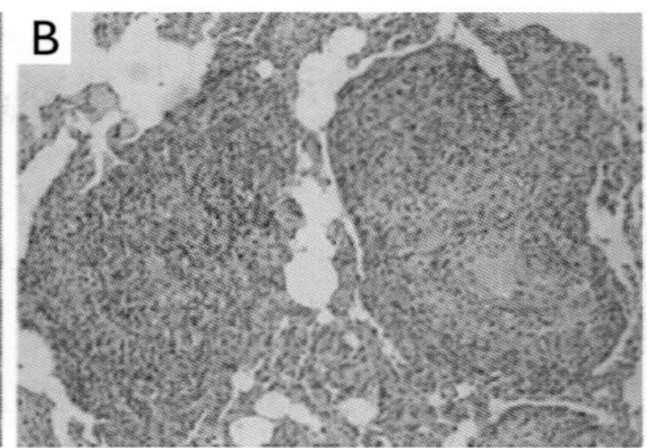

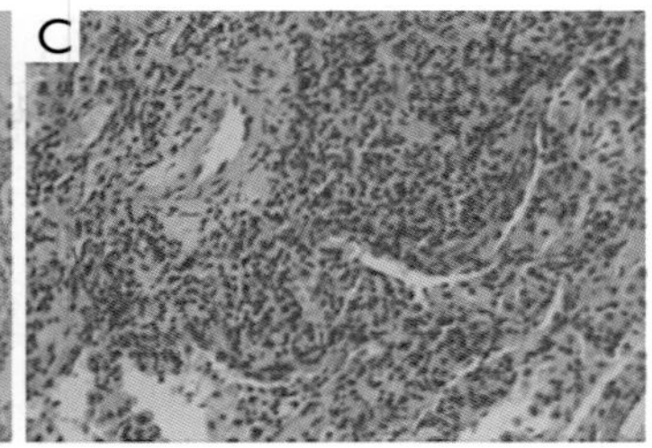

（A）血管周围及支气管黏膜下有大量的圆形核细胞（淋巴细胞）浸润，病灶间肺组织呈代偿性肺气肿（HE染色，×100）；（B）血管周围大量淋巴细胞浸润，少量组织细胞及嗜酸粒细胞浸润（HE染色，×100）；（C）肺泡间隔及血管周围弥漫性淋巴细胞浸润，淋巴细胞核异型，肺泡腔内见泡沫细胞及组织细胞，肺泡间隔呈条索状（HE染色，×200）。

图4-17-2　肺组织病理检查

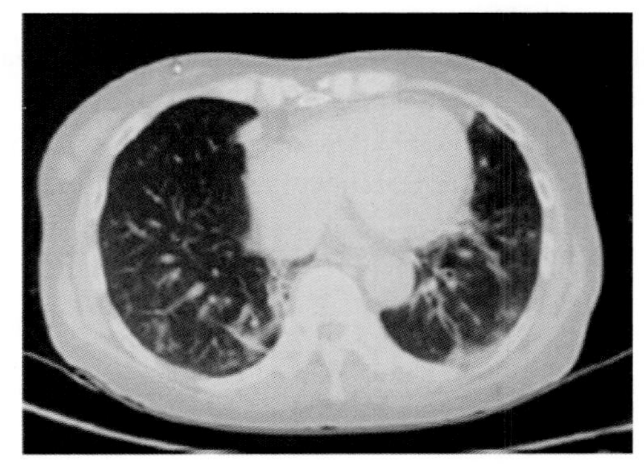

图4-17-3　术后随访胸部CT示双肺结节影较前明显吸收

（二）临床表现

LYG主要累及肺（>90%），其他包括皮肤（20%~50%）、肾脏（15%~32%）和神经系统（20%~38%）。一些少见的受累器官包括肝脏、胃肠道、眼睛、脾脏等。

临床常表现为气促、咳嗽、咯血及胸痛等，也可伴有发热、寒战、体重减轻等全身症状。此外LYG累及皮肤和中枢神经系统，可出现皮下结节、共济失调和相应的颅神经症状。

LYG影像学检查常显示双侧、肺周边部多发或单发结节影或弥漫性浸润影，以下叶为主。CT显示结节沿支气管血管束分布，可有空洞形成。一般不伴有肺门淋巴结肿大。PET-CT有助于发现多系统的浸润以及监测疗效。肺LYG凭影像检查确诊有一定的困难，当患者有双肺多发结节、斑片影，经正规抗感染治疗2周，病情无改变或无进展者，应考虑本病，尽快行局部病灶切除或穿刺活检来确诊，以免延误治疗时机。

LYG组织病理学特点：血管中心性淋巴细胞浸润，细胞成分多样，有不同程度的坏死。LYG一般无明显上皮样细胞肉芽肿和多核组织细胞。LYG免疫组织化学染色显示：小淋巴细胞大多数为CD2+、CD3+、CD4+、CD45RO+ T淋巴细胞，少数为CD8+ T杀伤细胞和CD56+自然杀伤细胞；不典型大淋巴细胞为CD20+、CD79a+ B细胞[3]，部分病例显示免疫球蛋白轻链限制性和重链基因重排阳性；EB病毒编码的小RNA（EBER）阳性。

（三）鉴别诊断

LYG确诊困难，需与以下疾病相鉴别。

（1）原发性肺淋巴瘤。临床表现多为肺部症状，影像学表现多样，无特异性；常伴浅表、肺门纵隔淋巴结及肝脾肿大；浸润细胞常为单一种类细胞；免疫过氧化物酶检查为单克隆免疫球蛋白。而LYG为多克隆免疫球蛋白，但LYG中如发现灶性单一异型淋巴细胞浸润时应警惕其发展为恶性淋巴瘤的可能。

（2）韦格内肉芽肿。与LYG相似，肺部受累最为常见。虽两者均有血管坏死性肉芽，但韦格内肉芽肿具有特征性的多核巨细胞、肉芽肿常有较多的中性粒细胞及细胞碎屑而淋巴细胞较疏松，且凝固性坏死少见。血清中抗中性粒细胞抗体阳性是诊断韦格内肉芽肿的重要依据，可与LYG相鉴别。

（3）感染性肉芽肿病。感染性肉芽肿病是由感染性病原体引起的炎症反应，如细菌、真菌、病毒等。镜下可见多核巨细胞和浸润的中性粒细胞，周围有纤维化反应。可以通过细菌培养或特异性病毒检测来确定感染性病原体的存在。而淋巴瘤样肉芽肿病是一种淋巴增殖性疾病，镜下可见淋巴细胞浸润，免疫组化可见CD20、CD79A等淋巴细胞标志物。

（4）肺转移性肿瘤。肺转移性肿瘤也常可表现为肺部多发性结节，当尚未发现原发灶时应与LYG鉴别。转移性肿瘤的结节常为圆形，边缘清晰、光滑，密度均匀无空洞，一般无大片浸润影。而LYG常表现为伴有空洞的结节形成，可见到肺大片浸润性阴影。病理上两者截然不同，肺转移瘤大多可查到原发灶如肝癌、前列腺癌等，伴有原发病灶的症状可用来鉴别。

目前主要按弥漫性大B细胞淋巴瘤治疗，治疗方案有CHOP方案和利妥昔单抗，B细胞淋巴瘤细胞上的抗CD20单克隆抗体也已纳入临床使用[4]。

四、总结

肺LYG是呼吸系统少见疾病，诊断困难，预后不良。大部分患者发病时仅有轻微症状，易被忽视。但肺部病灶进展迅速，因其临床特征及影像学缺乏特异性，并且病理学特点与韦格内肉芽肿和非典型性淋巴瘤相似，故临床诊断较为困难，并且极易误诊，常需要结合肺活检、组织病理学、免疫组化及原位杂交技术来明确。

参考文献

[1] 梁硕，曹卫军，刘锦铭，等. 肺淋巴瘤样肉芽肿病1例报告[J]. 第二军医大学学报，2013，34(1)：114-116.

[2] Swerdlow S H，Resea I A F. WHO classification of tumours of haematopoietic and lymphoid tissues[M]. Geneva：World Health Organization，2008.

[3] Pereira A C，Oliveira TM，Nomelini R S，et al. Lymphomatoid granulomatosis of the vulva：case report with immunohistochemical analysis[J]. J Obstet Gynaecol，2009，29(3)：255-256.

[4] Sehn L H，Donaldson J，Chhanabhai M，et al. Introduction of combined CHOP plus rituximab therapy dramatically improved outcome of diffuse large B-cell lymphoma in British Columbia[J]. J Clin Oncol，2005，23(22)：5027-5033.

（赵晓刚）

第十八节　肺母细胞瘤

一、引言

1952年，Barnard首次报道了由幼稚上皮细胞构成的肺部恶性肿瘤[1]，因其镜下表现类似于胚胎肺组织，故称之为胚层瘤。1961年，Spencer又报道了3例这类肿瘤[2]，因其类似肾母细胞瘤，遂将其称为肺母细胞瘤（pulmonary blastoma）。肺母细胞瘤是组织学发生尚未确定的恶性肿瘤，Spencer认为肺母细胞瘤来源于中胚层的多潜能胚层细胞，即肺母细胞。有部分学者研究认为肺组织并非都是来自中胚层，肺泡和细支气管上皮来自内胚层，肺间质细胞来自中胚层。通常而言，肺发育成熟需要10年以上。在发育成熟的肺组织中，还可能残留一部分原始多能肺母细胞，这些细胞可以发育成为上皮和间质。在某些病理条件下，肺母细胞可以发生增生，最后发展成为肺母细胞瘤。

二、病例

患者，女性，48岁，因反复干咳1个月余入院。体格检查：气管居中，浅表淋巴结未及肿大，左中下肺呼吸音明显减低，未及干湿性啰音。胸部X线片及CT示：左下肺一12 cm×14 cm大小类圆形肿块影，侵及肺动脉主干，肿块密度不均，内部密度较低，未见明显分叶和毛刺，见图4-18-1~图4-18-2。纤维支气管镜检示：左侧上叶及下叶支气管口外压性狭窄，刷检阴性。经皮肺穿刺未见肿瘤细胞。术前诊断：左下肺癌侵及肺动脉可能。但考虑肿块边界清，无明显分叶毛刺，不排除良性或低度恶性肿瘤可能。行剖胸探查术，术中见左下胸腔巨大肿块，大小约15 cm×12 cm×9 cm，质硬，肿块外膜光滑，探查左肺动脉可及一瘤栓，打开心包瘤栓超过肺动脉圆锥向肺动脉总干和右肺动脉延伸，肺动脉外膜光滑。股动静脉插管建立体外循环（心脏不停跳），切开肺动脉完整取出一4 cm×3 cm×1.5 cm大小瘤栓，并行心包内左全肺切除术。术后病理报告示肺母细胞瘤。免疫组化示：vimentin（+），S-100（+），支持其为中胚层间叶细胞来源。术后给予辅助性放化疗，随访9年正常。

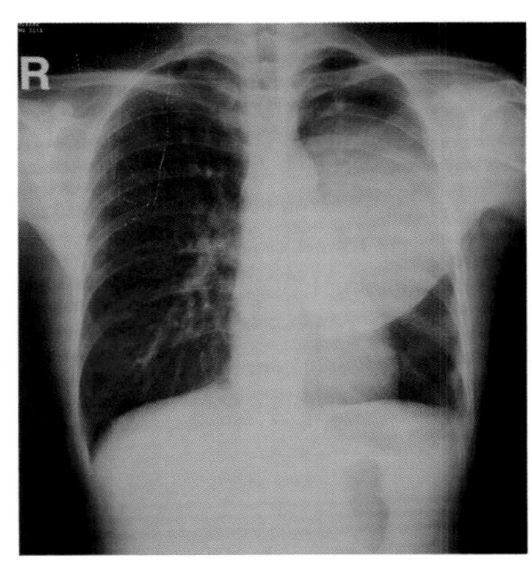

图4-18-1　胸部X线片

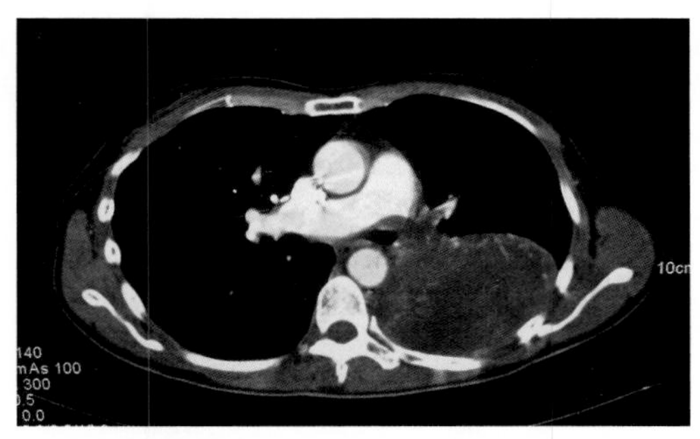

图4-18-2　胸部CT

三、讨论

（一）流行病学与病理学表现

肺母细胞瘤可发生在各个年龄阶段，但成人较常见（80%），发病年龄高峰呈两极分布：第一个发病高峰在10岁左右，第二个在70岁左右，男与女比例约1∶1[3]。

肉眼观：约92%的肺母细胞瘤为单发的周围型肿瘤，边界光滑，呈圆形，肿瘤最大直径为1~28 cm，平均为7.4 cm，约64%的肿瘤最大直径>5 cm。肿瘤剖面常呈五彩斑斓，质地较软或脆，约50%的肿瘤中央可出现液化坏死灶。

镜下观：肺母细胞瘤由幼稚的腺上皮细胞和（或）

间叶组织细胞构成[4]。根据其瘤组织中细胞成分的不同，肺母细胞瘤可分为两类：①单相型肺母细胞瘤（WDFA），由分化较好的恶性腺上皮成分和少量良性间质细胞构成（图4-18-3）；②双相型肺母细胞瘤（biphasic blastoma）含有恶性间叶组织成分，恶性腺上皮细胞构成的腺样结构镶嵌其中[4]，组织细胞的成熟度近似于孕10~16周的肺组织（图4-18-4）。

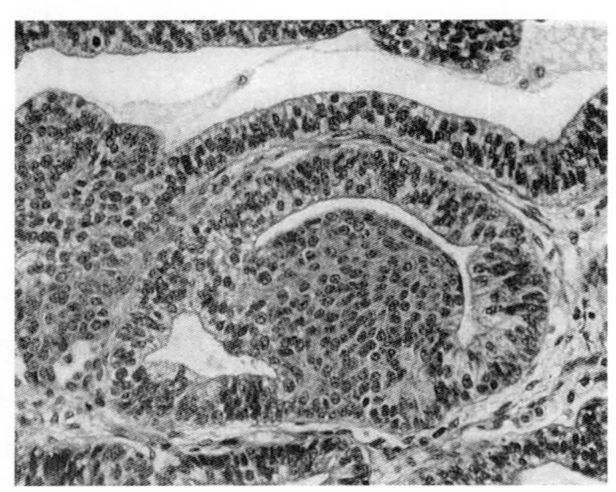

图4-18-3　单相型肺母细胞瘤

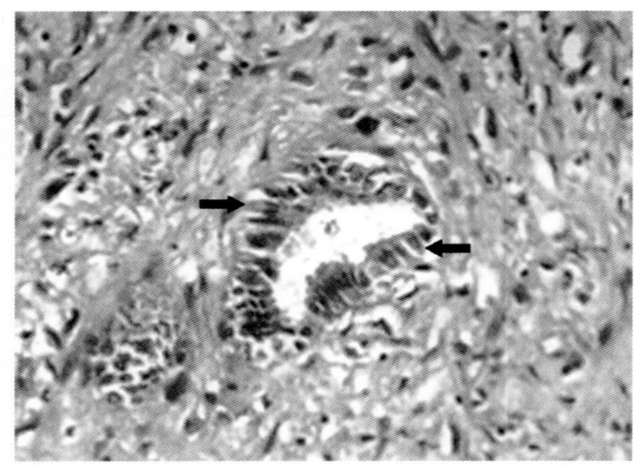

图4-18-4　双相型肺母细胞瘤

（二）临床表现与诊断

近半数患者可无症状，常于体检摄片时发现。常见症状由支气管刺激所致，包括咳嗽（常为干咳）、咯血、呼吸困难，近2/3患者有胸痛。近2/3患者有吸烟史。听诊可闻及患侧呼吸音减低，局部啰音[5]。

胸部X线片和胸部CT可以显示肿瘤大小、形态和部位，以及与周围组织的关系。肿瘤边界清，瘤体通常较大，最大径可超过10 cm，肿瘤大小约为双相型肺母细胞瘤的1/2。由于肿瘤生长较快，瘤体内常发生坏死，影像学可表现为液化，故可被误诊为包裹性胸腔积液。

肺母细胞瘤确诊靠病理检查，通过支气管镜检查可发现约57%的患者支气管腔内有新生物或管腔呈外压性狭窄改变。对于外周型病变可行经皮细针穿刺获取肿瘤组织，但通常由于组织较小而无法与支气管腺瘤或腺癌相鉴别。

（三）治疗与预后

如无远处转移，肺母细胞瘤的治疗主要为手术治疗。由于术后患者容易发生淋巴转移和脑转移，部分学者认为根治性手术后应辅以放疗和化疗。常用的化疗药物包括异环磷酰胺、卡铂、足叶乙苷表鬼臼毒苷等。由于病例数缺乏，目前尚无临床研究提示肺母细胞瘤患者能从术后辅助治疗或单纯放、化疗中获益。上海市肺科医院曾为1例肿瘤累及左肺动脉及肺动脉分叉部的肺母细胞瘤患者施行根治性全肺切除术（辅助循环下），术后给予辅助性放、化疗，随访至今已无瘤生存4年余。

经外科手术治疗的患者多在1年内死亡，5年生存率约16%，但也有个别病例长期存活。有研究认为肺母细胞瘤患者的预后与肿瘤类型、大小及远处转移有关[4]，如为双相型肺母细胞瘤，肿瘤最大直径超过5 cm，有远处转移灶，均提示预后不良。

参考文献

[1] BARNARD W G. Embryoma of lungs[J]. Thorax, 1952, 7(4): 299-301.

[2] Spencer H. Pulmonary blastomas[J]. J Pathol Bacteriol, 1961, 82: 161-166.

[3] Zaidi A, Zamvar V, Macbeth F, et al. Pulmonary blastoma: medium-term results from a regional center[J]. Ann Thorac Surg, 2002, 73(5): 1572-1575.

[4] Koss M N, Hochholzer L, O'Leary T. Pulmonary blastomas[J]. Cancer, 1991, 67(9): 2368-2381.

[5] Liman S T, Altinok T, Topcu S, et al. Survival of biphasic pulmonary blastoma[J]. Respir Med, 2006, 100(7): 1174-1179.

（何文新）

第十九节 肺内成熟性畸胎瘤

一、引言

畸胎瘤是有低度潜在恶性的良性生殖细胞肿瘤，多发生于生殖腺[1]。性腺外生殖细胞肿瘤并不常见，纵隔是最常见的部位[2]，但也可出现在其他部位，如头部、颈部[3]，以及腹膜后、骶尾骨区。发生于肺内的畸胎瘤更为罕见，被称为肺内畸胎瘤[4]。自Mohr于1839年首次描述此病以来，该病很少被报道[5]。肺内畸胎瘤可起源于一个或多个全能干细胞，或三个胚层，并可分化为任何类型的组织[5]。

二、病例

患者，女性，27岁，因进行性呼吸困难和胸痛2周，伴有非刺激性咳嗽、寒战、发热和鼻窦炎入院。既往曾有轻微的、发作性的、偶尔的胸膜炎性胸痛，放射到背部和左上肢。否认恶心、呕吐、皮疹、关节痛、体重减轻或吸烟史。数年前曾因呼吸困难和胸痛入院，做心脏相关检查后出院，未明确诊断。

体格检查：体温38.3 °C，左肺下2/3呼吸音减低。其他体格检查未见明显异常。胸部X线片示大量左侧胸腔积液，无明显的局灶性阴影。实验室检查见白细胞计数增多（14.8×10^3/L），余血常规、肾功能、肝功能检查及类风湿因子均正常。CT示胸腔积液，予以胸腔闭式引流。患者持续发热，怀疑肺包虫囊肿或肺脓肿的可能，予以抗生素（头孢曲松钠1 g，静脉注射，每12小时1次；克林霉素600 mg，静脉注射，每8小时1次；亚胺培南，500 mg，静脉注射，每6小时1次）和阿苯达唑（400 mg，口服，每日1次）治疗。患者症状无缓解，由于不能除外肺包虫囊肿的可能。

遂全身麻醉下手术治疗。由于既往反复感染，导致严重粘连，手术由胸腔镜转为后外侧开胸。探查胸腔见左上叶一灰色、多分叶、质韧的肺内囊性肿块，充满毛发和角化物质。因左肺上叶受侵严重及实变，行左上叶切除术。取病灶及胸膜标本送检病理：手术标本大体检查显示左肺上叶附着一个分叶状的灰色囊性肿块，大小为13 cm×11 cm×4 cm。肿块切面显示单房囊性病变，充满毛发和蜡样物质。镜下切片显示囊性病变由内胚层、外胚层和中胚层组成。多个显微镜切片中可见胰腺组织、黏液上皮、呼吸上皮、皮脂腺表皮组织、脂肪组织、平滑肌和软骨（图4-19-1~图4-19-3）。非肿瘤组织处左肺上叶病理提示肺炎，胸膜见纤维蛋白样变性。未发现未成熟或恶性成分，诊断为成熟囊性畸胎瘤。根据患者的手术和组织病理学所见，最终诊断为肺内成熟囊性畸胎瘤。患者于术后第8天出院，术后一切正常，术后4个月复查胸部X线片未见异常（图4-19-4）。随访数年，无复发迹象[6]。

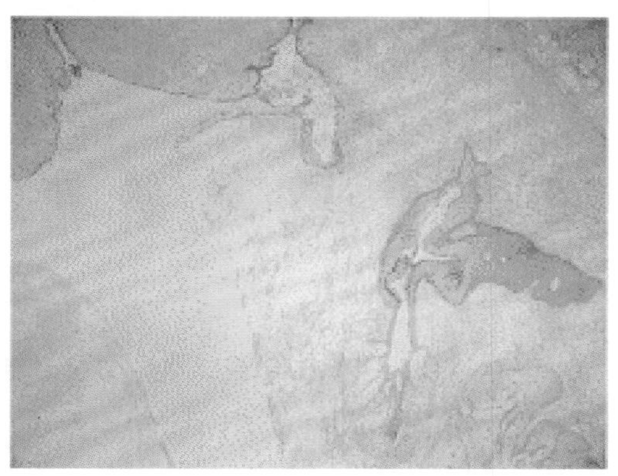

图4-19-1 病理切片显示成熟囊性畸胎瘤由皮肤组织、皮脂腺和呼吸上皮组成（HE染色，×40）

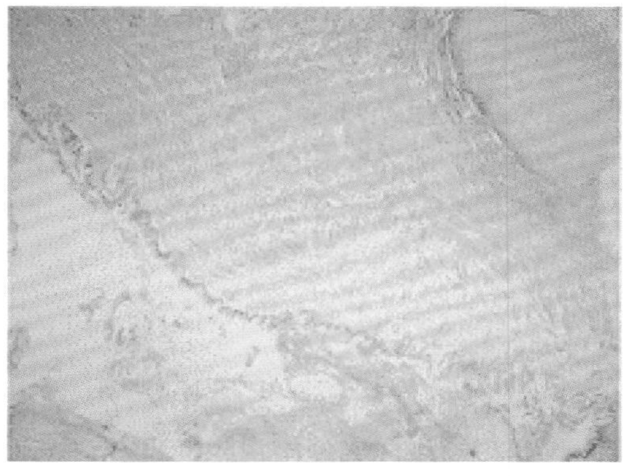

图4-19-2 病理切片显示成熟囊性畸胎瘤由软骨和黏液上皮组成（HE染色，×40）

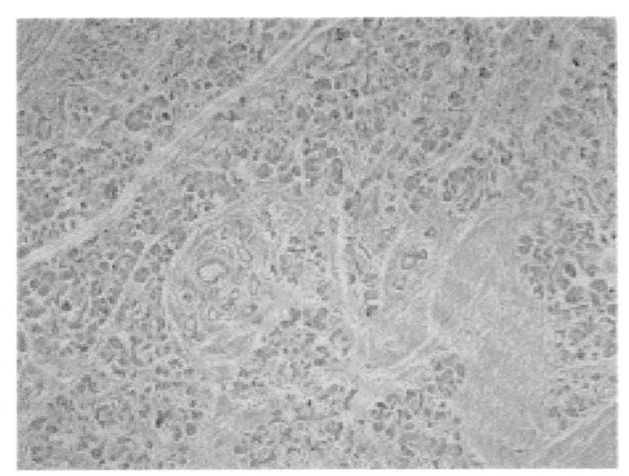

图4-19-3　病理切片显示胰腺组织（HE染色，×100）

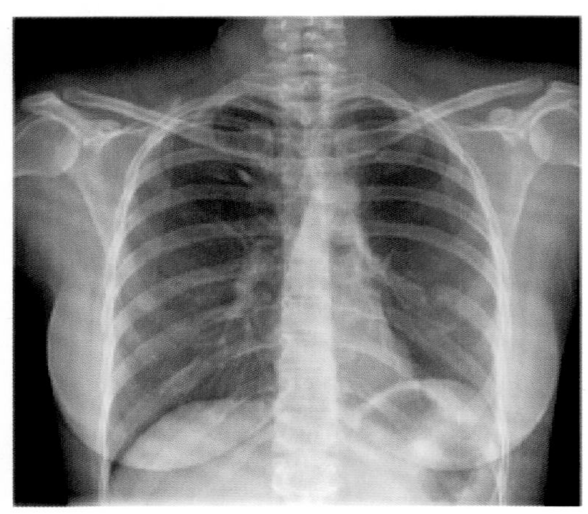

图4-19-4　术后4个月随访胸部X线片未见异常

三、讨论

（一）流行病学与病因分析

畸胎瘤来源于生殖细胞，分为成熟性（即良性畸胎瘤）和未成熟性畸胎瘤（恶性畸胎瘤）。良性畸胎瘤里含有很多种组织成分，包括皮肤、毛发、牙齿、骨骼、油脂、神经组织等；恶性畸胎瘤分化欠佳，没有或少有成形的组织，结构不清。畸胎瘤通常为良性，发生于卵巢的畸胎瘤文献报道约有2%为恶性[6]。性腺外的畸胎瘤多为成熟性畸胎瘤。发生于肺内的畸胎瘤几乎均为成熟型，截至2012年，文献报道仅有8例肺内畸胎瘤为恶性[7]。

胸部的畸胎瘤几乎都发生于纵隔，极少出现在肺内。据Asano等[8]统计，1839—1996年共有65例肺内畸胎瘤的文献报道，其中35例发生在日本。多数学者认为肺内畸胎瘤多发生在左肺[9-10]，但是Asano等[8]认为肺内畸胎瘤多发生双侧肺的上叶。该疾病发病的年龄为10~68岁，但大部分患者在20岁之前被诊断[11]。患病率无性别差异。

该病的病因尚不清楚。研究人员在一些纵隔或肺内的畸胎瘤中发现了胸腺组织，有学者[9]结合其他研究分析认为胸部畸胎瘤有着共同的组织学来源，它们都在胚胎早期起源于胸腺组织（起源于第三咽囊）。但这一假说只能解释发生在前纵隔部位的畸胎瘤。另一种解释认为畸胎瘤最初起源于纵隔，随后被呼吸运动转移，最后定植于肺内。也有理论认为肺内的生殖细胞肿瘤源于体细胞的异常分化[12]。

（二）临床表现与诊断

肺内成熟性畸胎瘤最常见的症状包括胸痛（52%）、咯血（42%）和咳嗽（39%），此外还可有发热、体重减轻以及肺炎或支气管炎的表现。最具诊断意义的症状为咳出毛发状物质，但这一症状出现的频率不高，仅有13%[13]。

胸部X线片上，肺内成熟性畸胎瘤最常表现为分叶的肿块，也可见空洞、实变或周围半透明及钙化。周围半透明的空洞有助于鉴别肺内及纵隔畸胎瘤，因为这一表现提示空洞内的气体源于支气管。CT检查可见不同密度的成分，如软组织（大部分）、液体（88%）、脂肪（76%）、点状钙化（53%）以及牙齿。CT对于鉴别破裂的畸胎瘤和非破裂畸胎瘤意义极大，若畸胎瘤破裂，其密度由均匀变为不均匀，肿瘤边界由清晰变为模糊，脂肪分布由球形变为爆炸样[14]。

组织学上，肺内成熟畸胎瘤与其他部位的成熟性畸胎瘤一样，都含有内胚层、中胚层和外胚层组织。绝大部分病例中均可见鳞状细胞，此外成熟的软骨也在很多病例中出现。由于肺内畸胎瘤内部含有不同的组织，可能产生蛋白酶，从而使畸胎瘤破裂。肺内成熟畸胎瘤有可能是由肺外转移而来。Moran等[15]曾报道7例肺内转移性成熟性畸胎瘤，均由睾丸的畸胎癌或胚胎性癌转移而来。所以，诊断该疾病要认真排除肺外生殖性肿瘤的可能。

由于肺内畸胎瘤存在破裂的可能，所以外科切除是其主要的治疗选择。约30%的肺内畸胎瘤为恶性（指肿瘤内发现了不成熟的组织，而非发生了转移或浸润），这也是选择手术的理由。手术的选择可以是肺段切除、肺叶切除或肺切除。国内的黄子凤[16]统计了近年来国内的病例，32例中有31例良性畸胎瘤患者术后情况良好。恶性畸胎瘤如不发生转移（主要是血行转移）仍可手术治愈。故即便术前未确诊，只要综合上述特点或明确肺内阴影为团块影，考虑到肿瘤的可能，就应争取尽早手术切除，这也是确诊并治愈的根本方法。

四、总结

肺内成熟性畸胎瘤是一种罕见的疾病。咳出毛发是其唯一的特征性临床表现，但这一症状出现率不高，所以该疾病的诊断高度依赖影像学检查。由于其有破裂及恶化的风险，外科切除是治疗的第一选择。

参考文献

[1] Giunchi F, Segura J J. Primary malignant teratoma of lung: report of a case and review of the literature[J]. Int J Surg Pathol, 2012, 20(5): 523-527.

[2] Yalagachin G H. Anterior mediastinal teratoma- a case report with review of literature[J]. Indian J Surg, 2013, 75(Suppl 1): 182-184.

[3] Lack E E. Extragonadal germ cell tumors of the head and neck region: review of 16 cases[J]. Hum Pathol, 1985, 16(1): 56-64.

[4] Gatcombe H G, Assikis V, Kooby D, et al. Primary retroperitoneal teratomas: a review of the literature[J]. J Surg Oncol, 2004, 86(2): 107-113.

[5] Joo M, Kang Y K, Lee H K, et al. Intrapulmonary and gastric teratoma : report of two cases[J]. J Korean Med Sci, 1999, 14(3): 330-334.

[6] Mardani P, Naseri R, Amirian A, et al. Intrapulmonary mature cystic teratoma of the lung: case report of a rare entity[J]. BMC Surg, 2020, 20(1): 203.

[7] Bal A, Mohan H, Singh S B, et al. Malignant transformation in mature cystic teratoma of the ovary: report of five cases and review of the literature[J]. Arch Gynecol Obstet, 2007, 275(3): 179-182.

[8] Asano S, Hoshikawa Y, Yamane Y, et al. An intrapulmonary teratoma associated with bronchiectasia containing various kinds of primordium: a case report and review of the literature[J]. Virchows Arch, 2000, 436(4): 384-388.

[9] Eckert M, Gerassimidis T. Intrapulmonary teratoma: case report and review of the literature[J]. Fortschr Med, 1979, 97(22): 1051-1054.

[10] Steier K J. Benign cystic teratoma of the lung[J]. Postgrad Med, 1988, 83(4): 85-86, 91.

[11] Carter D, Eggleston J C, Hartmann W H. Tumor of the Lower Respiratory Tract[M]. Washington: Armed Forces Institute of Pathology, 1980: 325-326.

[12] Miller R R, Champagne K, Murray R C. Primary pulmonary germ cell tumor with blastomatous differentiation[J]. Chest, 1994, 106(5): 1595-1596.

[13] Saini M L, Krishnamurthy S, Kumar R V. Intrapulmonary mature teratoma[J]. Diagn Pathol, 2006, 1: 38.

[14] Cheung Y C, Ng S H, Wan Y L, et al. Ruptured mediastinal cystic teratoma with intrapulmonary bronchial invasion: CT demonstration[J]. Br J Radiol, 2001, 74(888): 1148-1149.

[15] Moran C A, Travis W D, Carter D, et al. Metastatic mature teratoma in lung following testicular embryonal carcinoma and teratocarcinoma[J]. Arch Pathol Lab Med, 1993, 117(6): 641-644.

[16] 黄子凤. 肺内畸胎瘤的临床分析[J]. 中国保健营养(中旬刊), 2012, 9: 556.

（宋楠）

第二十节　肺内胸腺瘤

一、引言

胸腺瘤多发生于前纵隔内，而发生于前纵隔之外的胸腺瘤均称为异位胸腺瘤。肺内巨大异位胸腺瘤病例罕见且临床症状不明显。

二、病例

2007年4月，一例40岁的女性患者常规胸部X线片示左侧胸部纵隔旁有个无症状肿块（图4-20-1）。CT示肿块直径5.5 cm，呈分叶状，位于左上叶肺附近且侵袭心壁和心包外脂肪组织，未浸润肺和心脏（图4-20-2）。腹部CT检查未见淋巴结增大和转移病灶。CT引导下病理活检示淋巴样组织增生。遂经第5肋间行后外侧开胸术，术中发现左肺上叶见一5 cm×6 cm×4.5 cm大小的肿块，有蒂并来源于脏层胸膜，靠近左肺和心脏，与心脏外脂肪组织界限不清，未见肿瘤有浸润肺和周围组织。肿瘤的蒂在脏层胸膜上，肿瘤与纵隔和胸腺无联系，分离和切除肿瘤。术后病理和免疫组化结果支持胸腺瘤的诊断。病理：大体标本为固态、弹性、多分叶的灰白色肿块，其包膜是较厚的纤维囊（图4-20-3）。根据WHO的分型，组织学分型为AB型，Masaoka临床分期为Ⅰ期。

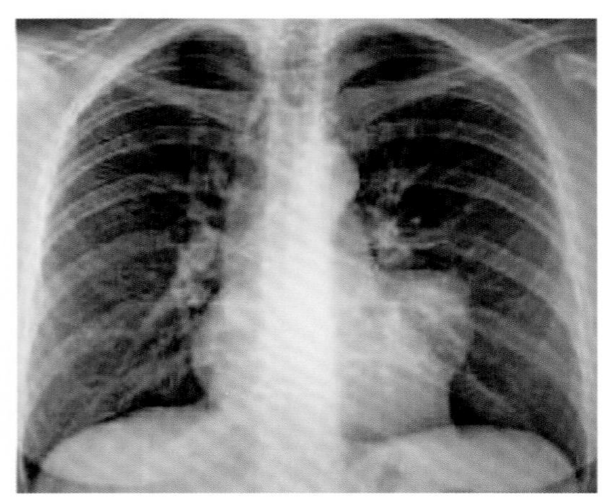

图4-20-1　术前胸部X线片

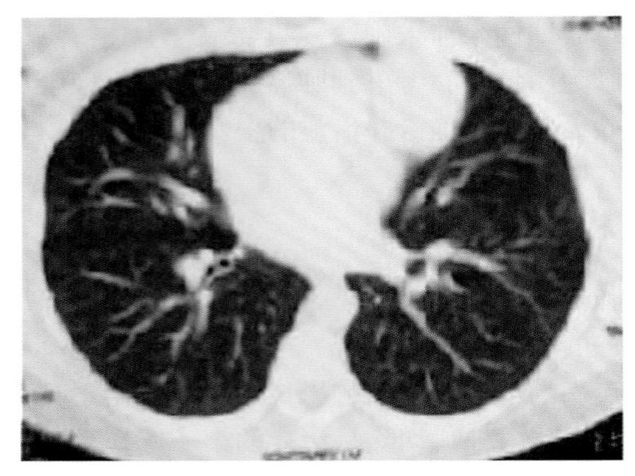

图4-20-2　术前CT

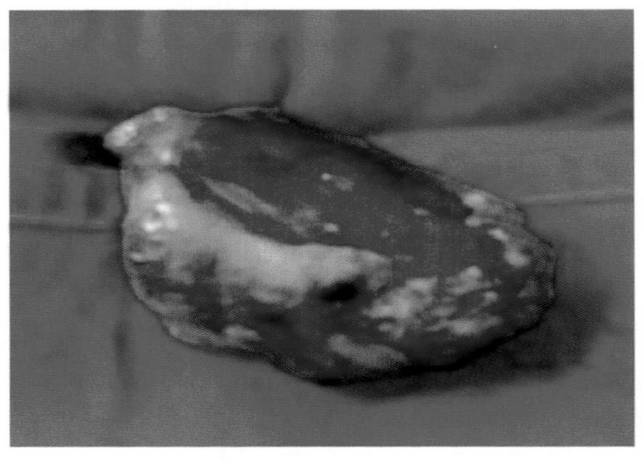

图4-20-3　胸腺瘤大体标本

三、讨论

（一）流行病学与病因分析

1985年，Kung等[1]最早报道了2例肺内胸腺瘤。胸腺瘤是前纵隔内最常见的肿瘤，发生于前纵隔之外的胸腺瘤均被称为异位胸腺瘤，异位胸腺瘤可以发生于中纵隔和后纵隔，颈部和头颅基底部。原发于肺的胸腺瘤罕见，目前报道的肺内胸腺瘤仅有50余例，肺内胸腺瘤是一种生长缓慢的低度恶性的上皮性肿瘤。对于肺内胸腺瘤的分期参考1981年Masaoka等[2]提出的胸腺瘤临床分期系统。

胸腺是前纵隔常见的结构，起源于第三咽囊，也可起源于第四咽囊。它是人类早期重要的器官，在青春期达到最大重量40 g，到成年时逐渐退化并被脂肪组织所替代[3]。目前对于肺内胸腺瘤的机制并不清楚，可能起源于肺内异位胸腺，或向单胚层分化的畸胎瘤。

（二）临床表现与诊断

肺内胸腺瘤症状没有特异性，早期患者可没有任何表现，晚期时会出现咳嗽、咯血、胸痛、呼吸困难、发热等。少数患者可出现肌无力症状[4]。重症肌无力是因为患者自身免疫抗体对突触后神经元细胞膜上乙酰胆碱受体作用导致神经冲动不能传递，这些抗体可以被血液检测检查到[5]。常见的CT表现为肺内境界较清的占位性病变，较难与肺内孤立小结节鉴别。

肺内胸腺瘤早期诊断比较困难，缺乏特异性的临床表现，早期患者常无症状，多为体检时发现肺部结节，较难与肺癌等小结节鉴别。肿瘤晚期会出现一些非特异性的表现，如咳嗽、咯血、胸痛、呼吸困难及发热等，少数患者出现肌无力症状。如肺内有边界比较清晰的占位性病变，应当考虑胸腺瘤的可能，可以做穿刺活检经病理证实。

肺内胸腺瘤患者影像学和临床表现无特异性，诊断主要依赖于病理学，并且建立在纵隔内无胸腺瘤原发病灶的情况下。显微镜下示瘤组织由具有特征性的胸腺瘤双向细胞成分构成，即由不同比例的上皮细胞和淋巴细胞混合，被纤维组织带分隔成小叶状。上皮细胞呈圆形、卵圆形或梭形，细胞核呈空泡状，核膜圆滑，核仁清楚。淋巴细胞可为成熟型或为不同程度的活化型。免疫组化：肿瘤上皮vimentin和EMA阳性。

对于胸腺瘤是否侵犯包膜和周围组织可参考Masaoka分期，对于非侵袭性和侵袭性胸腺瘤手术切除预后都是最好的[6]。对于局部浸润、转移性或者不能切除的胸腺瘤，辅助治疗如化疗和放疗值得推荐[5-7]。在完全切除的情况下，辅助放射治疗对Masaoka分期中Ⅱ期、Ⅲ期患者的局部复发率有降低作用，但是对生存期无影响。对于原发的难以切除的胸腺瘤通过新辅助化疗、广泛切除术、辅助放疗、化疗进行治疗。目前应用最广泛的化疗方案是顺铂联合多柔比星、依托泊苷环磷酰胺或异环磷酰胺[8-9]。

四、总结

胸腺瘤是前纵隔常见的肿瘤，但异位于肺的胸腺瘤不常见，诊断靠病理学结果。胸腺瘤的治疗以手术完整切除为首要原则，必要时可结合放疗或者化疗，患者预后好。

参考文献

[1] Kung I T, Loke S L, So S Y, et al. Intrapulmonary thymoma: report of two cases[J]. Thorax, 1985, 40(6): 471-474.

[2] Masaoka A, Monden Y, Nakahara K, et al. Follow-up study of thymomas with special reference to their clinical stages[J]. Cancer, 1981, 48(11): 2485-2492.

[3] Riedel R F, Burfeind W R Jr. Thymoma: benign appearance, malignant potential[J]. Oncologist, 2006, 11(8): 887-894.

[4] Skoutelis K, Nikolopoulos D D, Markopoulos K, et al. Ectopic thymoma of the lung; a rare case report and review of the literature[J]. Cases J, 2009, 2: 9149.

[5] Johnson S B, Eng T Y, Giaccone G, et al. Thymoma: update for the new millennium[J]. Oncologist, 2001, 6(3): 239-246.

[6] Kondo K. Optimal therapy for thymoma[J]. J Med Invest, 2008, 55(1-2): 17-28.

[7] Duwe B V, Sterman D H, Musani A I. Tumors of the mediastinum[J]. Chest, 2005, 128(4): 2893-2909.

[8] Venuta F, Rendina E A, Coloni G F. Multimodality treatment of thymic tumors[J]. Thorac Surg Clin, 2009, 19(1): 71-81.

[9] Girard N, Mornex F, Van Houtte P, et al. Thymoma: a focus on current therapeutic management[J]. J Thorac Oncol, 2009, 4(1): 119-126.

（赵德平）

第二十一节　肺泡毛细血管发育不良

一、引言

肺泡毛细血管发育不良（alveolar capillary dysplasia，ACD）是一种罕见的先天性疾病，通常在出生数小时至数天内以急性呼吸窘迫起病，进而出现难治性持续性肺动脉高压，病情可在短期内加重并死亡，病死率几乎为100%，该病多于尸检时确诊[1-2]，截至2014年仅有1例成年患者报道[3]。

二、病例

患者，女性，21岁，因活动后气促进行性加重入院。患者既往体健，近期除服用避孕药物及因口腔疱疹服用抗病毒药物外，无其他药物使用史。体格检查无特殊，入院后一般检查均正常。肺功能检查除弥散能力中度受限（肺一氧化碳弥散量占预计值的64%）外，其余检查结果均未见明显异常。薄层胸部CT增强检查提示双肺见散在网格状间质性改变，肺小叶间隔间可见增粗的亚肺段动脉（图4-21-1）；双肺血管内未见肺内明显血管栓塞，肺动脉根部轻度增宽（3.2 cm），右心室轻度扩大，符合肺动脉高压相关进展（图4-21-2）。心脏彩超提示右心室扩大，伴有三尖瓣轻度反流。右心导管术检查示右房压力升高（6/3 mmHg），肺毛细血管楔压正常（11/13 mmHg），肺动脉压升高（65/18 mmHg），在吸入80%一氧化氮后肺血管阻力未见明显变化。

肺活检术病理提示肺动脉高压进展，即肺动脉中层增厚及内膜增生（图4-21-3）。不同的是在增宽的肺小叶间隔间可见异位走形的肺动脉（图4-21-4），同时伴有扩张的肺静脉伴行于同一血管鞘内。与其相邻的小气管存在明显平滑肌增生，符合慢性毛细支气管炎症改变（图4-21-5）。

患者停止口服避孕药物，口服华法林（5 mg，bid）及内皮素受体阻滞药波生坦（62.5 mg，bid；后期增量至125 mg，bid），并密切监测肝功能。治疗6个月后，患者活动后气促症状改善明显，心功能改善明显，其最大运动耗氧量从6个月前的21.5 mL/（kg·min）升至27.4 mL/（kg·min），2年后肺动脉收缩压下降至43 mmHg。

三、讨论

（一）流行病学

肺泡毛细血管发育不良于1981年由Janney等[4]首次报道，是一类极罕见致死性新生儿疾病。肺泡毛细血管发育不良患儿通常为足月儿，出生时情况正常，但在出生数天内发生进行性呼吸窘迫，迅速发展为难以逆转的持续性肺动脉高压、难治性低氧血症，同时伴有其他致死性先天畸形，其病死率几乎为100%，该病例多于尸检时确诊[1-2]，截至2014年仅1例成年患者报道[3]。

（二）病因分析

该病多为零星报道，Al-Hathlol等[5]总结其性别比

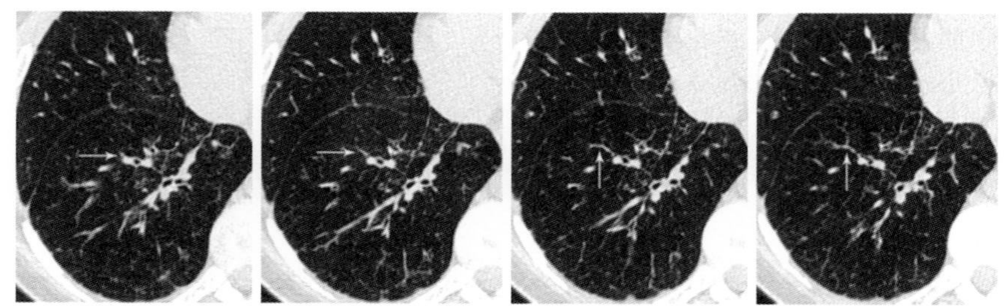

双肺见散在网格状间质性改变，肺小叶间隔间可见增粗的亚肺段动脉（箭头所指为增粗的亚肺段动脉）。

图4-21-1　薄层胸部CT检查

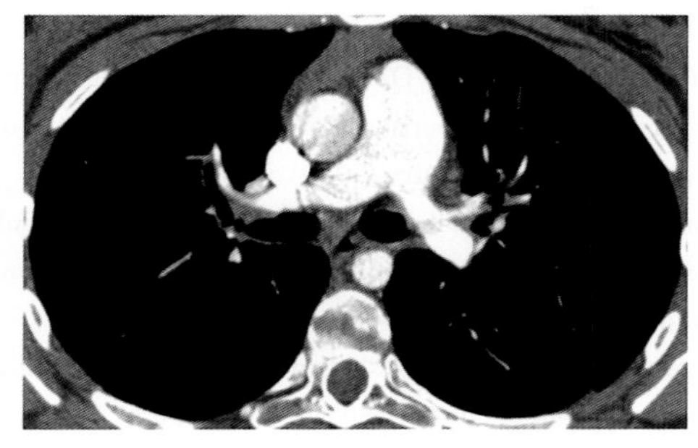

双肺血管内未见肺内明显血管栓塞表现，肺动脉根部轻度增宽（3.2 cm），右心室轻度扩大，符合肺动脉高压相关进展。

图4-21-2　薄层胸部CT增强检查

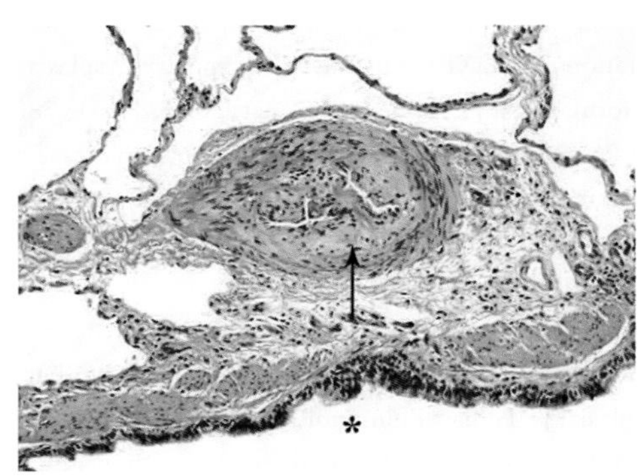

肺动脉高压进展，即肺动脉中层增厚及内膜增生（箭头所指为病变的肺动脉，*为邻近的支气管；×100）。

图4-21-3　肺活检术后病理（1）

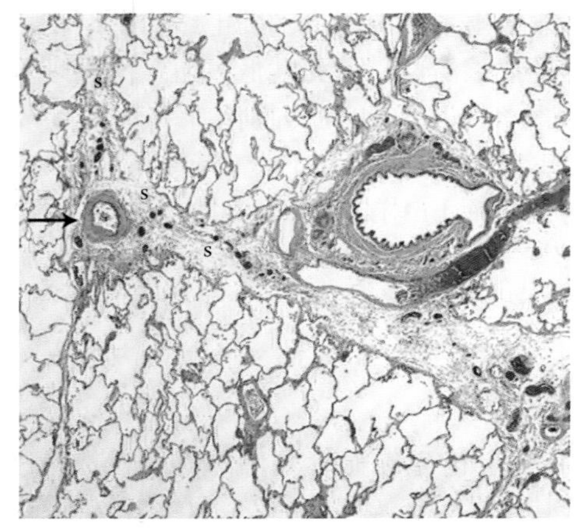

在增宽的肺小叶间隔间可见异位走形的肺动脉（箭头所指为异位走形的肺动脉，其形态有别于支气管周围的支气管动脉，S为增厚的肺小叶间隔；×40）。

图4-21-4　肺活检术后病理（2）

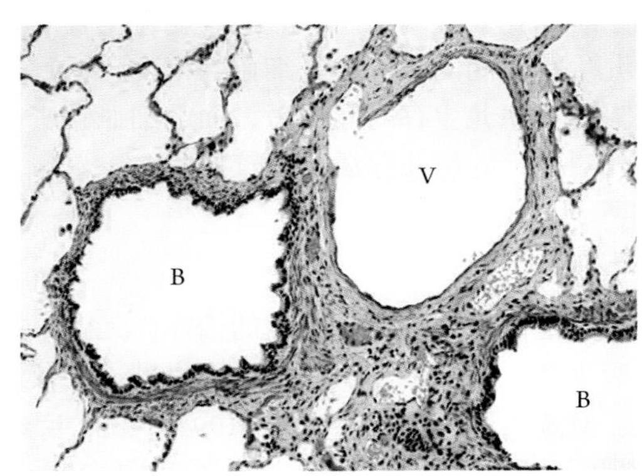

伴有扩张的肺静脉，与其相邻的小气管存在明显平滑肌增生，符合慢性毛细支气管炎症改变（V为肺静脉，B为细支气管；Movat五色套染标记，×100）。

图4-21-5　肺活检术后病理（3）

例为3：2，以男婴为主。现有报道中12%的病例具有家族遗传性，且已证实其为常染色体隐性遗传性疾病[3]。Stankiewicz等[6-7]报道这类具有遗传倾向的肺泡毛细血管发育不良患者存在6处重叠性微缺失，其中包括位于16号常染色体q24.1及q24.2的FOX转录因子基因簇，其导致*FOXF1*基因的失活突变。

肺泡毛细血管发育不良导致持续性肺动脉高压发生的病理生理亦未完全清楚。肺泡单位及毛细血管数量减少、肺泡间质增厚，可造成严重的气血交换障碍；肺小动脉管壁肌层异常增厚，以及大量排列异常的肺小静脉，可导致持续性的肺动脉高压[1]。

（三）临床表现

肺泡毛细血管发育不良患儿出生Apgar评分正常，与性别和孕周无关，且无胎粪吸入、窒息、感染等诱发因素，但在出生数小时至数天内出现低氧血症、难治性持续性肺动脉高压，最后因呼吸衰竭而死亡。肺泡毛细血管发育不良多伴有肺外畸形，如心血管系统、胃肠道系统、泌尿生殖系统的畸形。肺毛细血管结构和生长发育异常是导致难治性、致死性低氧血症的病理基础，氧疗、机械通气及血管活性药物治疗等均不能改变其结局[1-2]。肺泡毛细血管发育不良的起病时间不一，约一半病例为出生后4 h内起病，少部分为出生后数天内，而14%的病例在出生后2~6周起病，出生至起病前的无症状时期称为“蜜月期”，其机制不明[8]。

（四）病理表现

近80%的肺泡毛细血管发育不良患者是通过尸检完成确诊，其余多为经验性诊断[9]。HE染色镜下观察，以毛细血管密度减少及位置异常为主，并多伴有肺泡的发育不良，肺泡单位缩小，肺泡间质增厚。其中，肺动脉管壁增厚、肺毛细血管缺乏及位置异常是肺泡毛细血管发育不良最突出的组织学特征。肺泡毛细血管发育不良的组织病理学变化一般为弥漫性，其可能为新生儿呼吸衰竭快速发作的原因。部分肺泡毛细血管发育不良还伴有其他系统的先天性畸形[10]。其病理变化的程度可能决定了患儿生存时间的长短，毛细血管密度越低且与肺泡上皮间隔宽，患儿生存时间越短，而毛细血管密度较高且位置相对正常的患儿存活时间较长。

（五）治疗

对于肺泡毛细血管发育不良的治疗尚无特效方法，需要呼吸支持，如高浓度氧的吸入、机械通气及体外膜肺治疗。Michalsky等[1]的研究中，1994—2002年该院8例患儿出现呼吸窘迫的时间从出生即刻至生后30天，开始时全部需要传统的呼吸机支持，后有50%（5例）给予高频振荡通气，87%（7例）行体外膜肺治疗，但撤离膜肺后不久即出现病情急剧恶化、死亡。另有研究报道给予吸入一氧化氮（NO）和注射前列环素可有短暂的动脉血氧分压（PaO_2）升高但可迅速转为无效[11-12]。

参考文献

[1] Michalsky M P, Arca M J, Groenman F, et al. Alveolar capillary dysplasia: a logical approach to a fatal disease[J]. J Pediatr Surg, 2005, 40(7): 1100-1105.

[2] Alameh J, Bachiri A, Devisme L, et al. Alveolar capillary dysplasia: a cause of persistent pulmonary hypertension of the newborn[J]. Eur J Pediatr, 2002, 161(5): 262-266.

[3] Marshall G B, Silva C I, English J C, et al. Misplaced pulmonary arteries in an adult patient with pulmonary hypertension[J]. Br J Radiol, 2010, 83(985): e5-e9.

[4] Janney C G, Askin F B, Kuhn C 3rd. Congenital alveolar capillary dysplasia--an unusual cause of respiratory distress in the newborn[J]. Am J Clin Pathol, 1981, 76(5): 722-727.

[5] Al-Hathlol K, Phillips S, Seshia M K, et al. Alveolar capillary dysplasia. Report of a case of prolonged life without extracorporeal membrane oxygenation (ECMO) and review of the literature[J]. Early Hum Dev, 2000, 57(2): 85-94.

[6] Stankiewicz P, Sen P, Bhatt S S, et al. Genomic and genic deletions of the FOX gene cluster on 16q24. 1 and inactivating mutations of FOXF1 cause alveolar capillary dysplasia and other malformations[J]. Am J Hum Genet, 2009, 84(6): 780-791.

[7] Sen P, Gerychova R, Janku P, et al. A familial case of alveolar capillary dysplasia with misalignment of pulmonary veins supports paternal imprinting of FOXF1 in human[J]. Eur J Hum Genet, 2013, 21(4): 474-477.

[8] Singh S A, Ibrahim T, Clark D J, et al. Persistent pulmonary hypertension of newborn due to congenital capillary alveolar dysplasia[J]. Pediatr Pulmonol, 2005, 40(4): 349-353.

[9] Inwald D, Brown K, Gensini F, et al. Open lung biopsy in neonatal and paediatric patients referred for extracorporeal membrane oxygenation (ECMO)[J]. Thorax, 2004, 59(4): 328-333.

[10] Sen P, Thakur N, Stockton D W, et al. Expanding the phenotype of alveolar capillary dysplasia (ACD)[J]. J Pediatr, 2004, 145(5): 646-651.

[11] Kelly L K, Porta N F, Goodman D M, et al. Inhaled prostacyclin for term infants with persistent pulmonary hypertension refractory to inhaled nitric oxide[J]. J Pediatr, 2002, 141(6): 830-832.

[12] Licht C, Schickendantz S, Sreeram N, et al. Prolonged survival in alveolar capillary dysplasia syndrome[J]. Eur J Pediatr, 2004, 163(3): 181-182.

（姜超）

第二十二节　肺泡微石症

一、引言

肺泡微石症（pulmonary alveolar mcrolithiasis，PAM）是一种罕见的广泛存在于肺泡内的无数个微结石疾病。1918年由Harbitz首次描述[1]，1933年匈牙利病理学家Puhr加以命名[2]。PAM有家族发病倾向，多见于同胞之间，是一种少见的慢性肺部疾患，可起病于儿童期，无明显性别差异，但起病若干年后开始出现临床症状。

二、病例

患者，女性，47岁。因呼吸困难6年，加重伴咳嗽、咳痰15天入院。6年前无明显诱因出现呼吸困难，就诊于呼吸科，明确诊断为肺泡微石症，经系统治疗，症状好转后出院。15天前呼吸困难症状加重，伴咳嗽、咳黄痰，抗感染治疗后症状无明显好转，门诊以肺泡微石症收入院。体格检查：胸廓对称，无畸形，呼吸运动双侧对称，语音震颤未见明显减弱或加强，双肺叩诊呈清音，听诊呼吸音粗糙，可闻及散在湿啰音，双肺未闻及干啰音，未闻及胸膜摩擦音。血气分析提示Ⅰ型呼吸衰竭。影像学CT检查：双肺粟粒状结节弥漫性分布，密度较高，以两肺下叶及后部肺组织为主。在纵隔区、胸膜下区、叶间胸膜下方，粟粒结节融合，形成薄层高密度区，肺脏边缘密度较高，胸膜呈细线样广泛钙化，平均CT值为459 Hu。CT诊断结果为肺泡微石症（图4-22-1）。结合既往病史及近期影像学检查，诊断为肺泡微石症[3]。

三、讨论

（一）流行病学与病因分析

PAM是一种肺部罕见疾病，发病多见30~50岁，但可发生于各个年龄段，无性别差异，约1/3具有家族发病倾向。本病病因不明，可能是全身代谢性疾病的肺部表现，在血液检查时钙、磷指标均正常，从肺组织中未分离出相关病毒，也可能为常染色体隐性遗传。本病肺泡内产生广泛的钙、磷小体沉积，可能由生化调控基因“失控”所致。既往研究发现，PAM的发病机制与*SLC34A2*基因突变有关，*SLC34A2*基因属于溶质转运蛋白SLC34家族的成员，该基因编码Ⅱ型b磷酸钠协同转运蛋白（NaPi-Ⅱb），其主要表达在肺泡Ⅱ型上皮细胞中，其主要功能是作为磷酸盐转运体，平衡肺内的无机磷。当*SLC34A2*发生突变，NaPi-Ⅱb由于转运磷酸盐功能受损而导致肺内的无机磷失衡，磷酸盐在肺泡内累积并形成小结石。当*SLC34A2*发生突变，NaPi-Ⅱb由于转运磷酸盐功能受损而导致肺内的无机磷失衡，磷酸盐在肺泡内累积并形成小结石，累积的结石逐渐弥漫在肺泡间并导致肺泡壁破坏。本病可能是先天性肺内钙、磷代谢异常所致。

（二）临床表现与诊断

PAM在小儿时期多无明显症状，有时可见慢性咳嗽及活动后气短。大多数患者在发病前无症状，常在体检时发现。患者通常在30或40岁才开始出现症状[4]，此病病程发展缓慢，可长期处于静止状态[5-6]，多数患者直

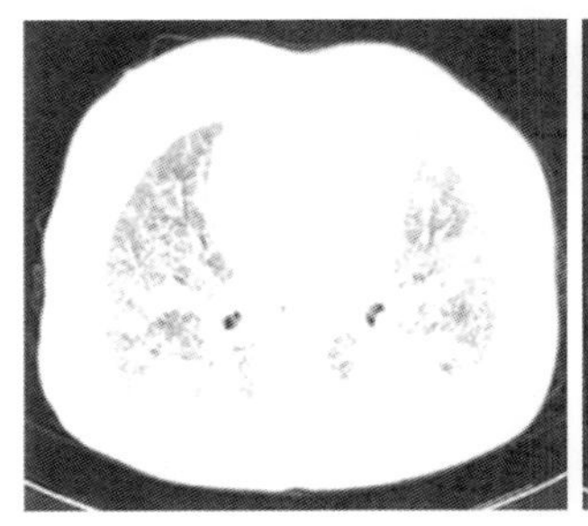
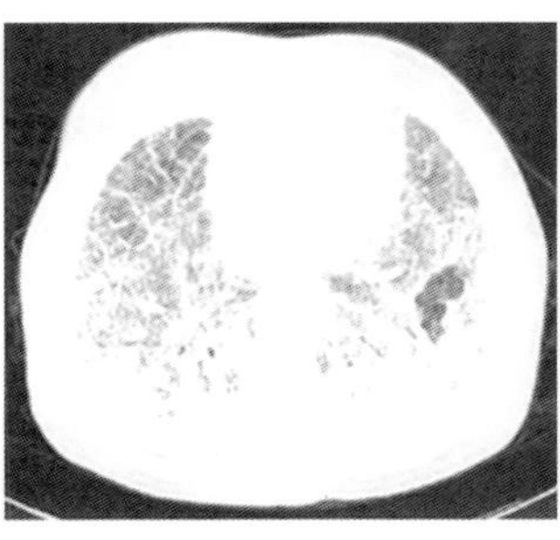
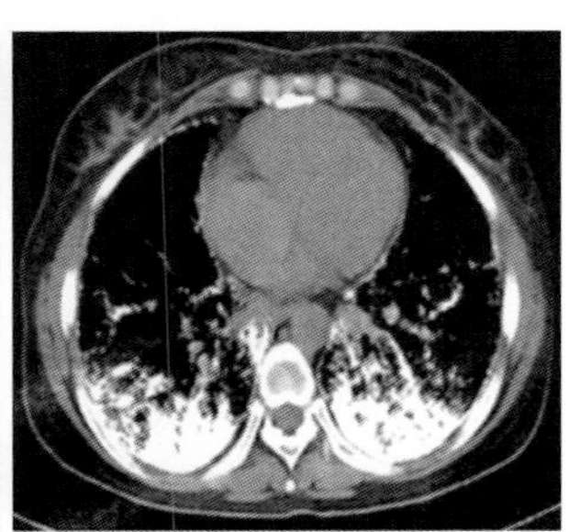

图4-22-1　患者肺CT

到成年后出现心肺功能不全时才出现呼吸困难，有些患者可咳出微结石。

肺部X线片有典型细砂粒、粟粒播散钙化影，以中肺野及肺底部最著，此后阴影于肺门处融合，并蔓延到肺尖及周边，有时可见气肿大泡。可伴胸膜增厚，可能是微结石在胸膜下肺实质沉积的视觉作用，产生邻近胸膜的致密白线，而非真正的胸膜增厚。本病的诊断主要依靠高分辨率CT，表现为双肺野支气管血管束不规则增粗，小叶间隔、小叶内间质、叶间胸膜的高密度串珠状增厚和磨砂玻璃样改变，以及双侧纵隔胸膜和叶间胸膜下出现密集的微小结节，呈线样高密度影。

肺功能检查显示限制性通气障碍、肺顺应性减低及弥散功能减低。随着疾病进展，可发生进行性肺功能下降，出现肺心病和心肺功能衰竭，多数患者在确诊10~15年后死于呼吸衰竭，少部分死于感染[7]。

PAM确诊靠肺活检。病理是确诊PAM的金标准，经支气管镜活检术为最常用的方法，其他可有肺泡灌洗、胸腔镜检查、开胸手术、经皮肺穿刺活检、痰液检查及尸检等。

PAM患者肺质地坚硬，切面有砂粒感。显微镜检查肺泡内沉着钙颗粒，直径0.01~2.80 mm，微结石呈同心圆状分层结构，似洋葱皮，由不同钙磷复合物组成，无明显炎性反应及间质变化。

四、总结

目前本病尚未有令人满意的治疗方法。糖皮质激素和支气管肺泡灌洗术对本病基本无效[8]，目前以避免感染及有害物质吸入、吸氧、解痉、止咳、化痰和抗感染等对症支持治疗为主，晚期可行肺移植[9-10]。

参考文献

[1] Harbitz F. Extensive calcification of lungs as a distinct disease[J]. Arch Int Med, 1918, 21: 139-146.

[2] Puhr L. Microlithiasis alveolaris pulmonum[J]. Irchows Arch Patll Anat, 1933, 290: 156-160, 77: 661-663.

[3] 池琦，吴恩余，申国强，等. CT诊断肺泡微石症1例[J]. 中国老年学杂志，2013, 33(1): 188-189.

[4] Corut A, Senyigit A, Ugur S A, et al. Mutations in SLC34A2 cause pulmonary alveolar microlithiasis and are possibly associated with testicular microlithiasis[J]. Am J Hum Genet, 2006, 79(4): 650-656.

[5] Yin X, Wang H, Wu D, et al. SLC34A2 Gene mutation of pulmonary alveolar microlithiasis: report of four cases and review of literatures[J]. Respir Med, 2013, 107(2): 217-222.

[6] Terada T. Pulmonary alveolar microlithiasis with cor pulmonale: an autopsy case demonstrating a marked decrease in pulmonary vascular beds[J]. Respir Med, 2009, 103(11): 1768-1771.

[7] 鲁沈源，白春学. 肺泡微石症的诊治进展[J]. 中华结核和呼吸杂志，2010, 33(8): 616-618.

[8] Caputi M, Guarino C, Cautiero V, et al. Diagnostic role of BAL in pulmonary alveolar microlithiasis[J]. Arch Monaldi Mal Torace, 1990, 45(5): 353-364.

[9] Samano M N, Waisberg D R, Canzian M, et al. Lung transplantation for pulmonary alveolar microlithiasis: a case report[J]. Clinics (Sao Paulo), 2010, 65(2): 233-236.

[10] Shigemura N, Bermudez C, Hattler B G, et al. Lung transplantation for pulmonary alveolar microlithiasis[J]. J Thorac Cardiovasc Surg, 2010, 139(3): e50-e52.

（包敏伟）

第二十三节　肺切除术后对侧气胸

一、引言

肺切除术后并发对侧气胸是少见而严重的并发症，可发生在手术中或手术后，全肺切除术后发生率较高，且危险性较大。肺切除术后对侧气胸的诊治重点在于早期发现、及时诊断，治疗上与一般气胸无差别。

二、病例

患者，男性，66岁，因咳嗽咳痰1年，伴腰痛半月入院。CT示左肺上叶舌段4.0 cm×2.8 cm团块影，双肺多发肺大疱、肺气肿。CT引导经皮肺穿刺活检提示：倾向于鳞状细胞癌。反复行肺功能检查提示：重度阻塞性通气功能障碍。血气分析示：动脉血氧分压（PaO_2）86 mmHg，动脉血二氧化碳分压（$PaCO_2$）37 mmHg。患者平素走路、爬5层楼无明显胸闷、气促症状。患者实际肺功能比检测的结果更好，但鉴于患者双肺多发肺大疱、肺气肿，检测肺功能较差，手术方案选择胸腔镜左肺上叶楔形切除术。在全身麻醉下行胸腔镜左肺上叶肿物楔形切除术+左侧肺大疱切除术，术中双腔气管插管困难，采用单腔支气管封堵导管麻醉，手术顺利，术中血氧饱和度维持好，术后拔管顺利。术后2 h返回病房，一般状态好，左侧胸腔闭式引流在患者咳嗽时有较多气体逸出。术后10 h，患者出现进行性加重的呼吸困难，体格检查示右肺呼吸音极低，床旁胸部X线片提示右侧气胸，肺压缩约100%（图4-23-1）。立即行右侧胸腔闭式引流，胸腔引流管内持续有气体喷射样排出，患者伴有持续性心悸和呼吸急促，胸腔引流管内气体持续性大量引出，术后第1天复查，床旁胸部X线片示右侧气胸，肺压缩约30%（图4-23-2）。在双侧胸腔闭式引流通畅的情况下，患者胸闷、气促症状仍再次进行性加重，血氧饱和度在80%左右，术后第2天复查床旁胸部X线片示右侧气胸，肺压缩约30%，右肺感染，右下肺部分不张（图4-23-3）。心电图示窦性心动过速，未见肺性P波及T波倒置等肺栓塞表现，脑钠肽（BNP）不高，心肌酶谱正常，不考虑合并肺栓塞及心肌梗死、心力衰竭。先予以无创呼吸机辅助呼吸，但患者病情仍进行性

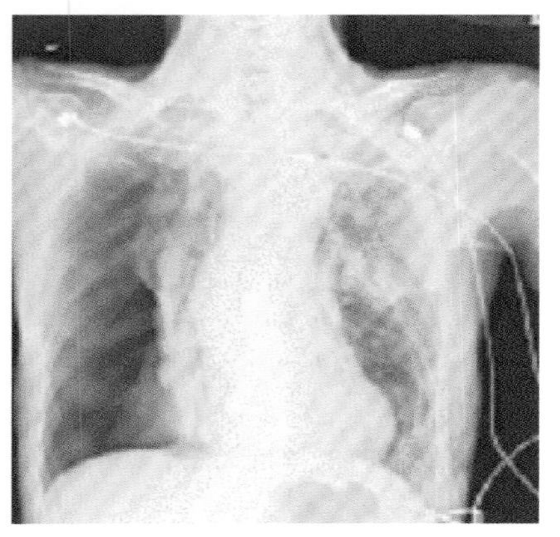

手术当天，右侧气胸，肺压缩约100%。

图4-23-1　胸部X线片（1）

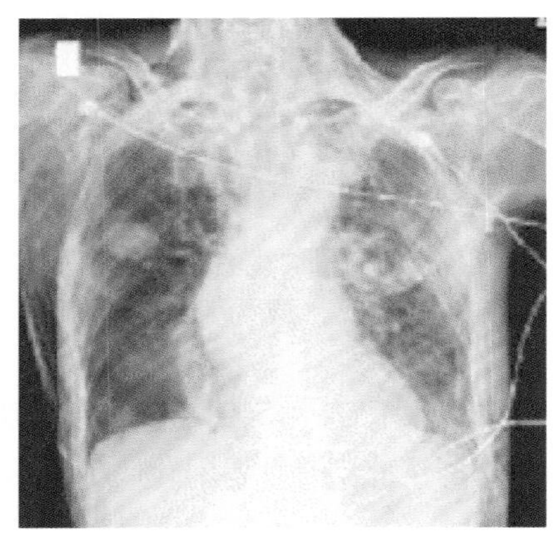

术后第1天，右侧气胸，肺压缩约30%。

图4-23-2　胸部X线片（2）

加重，遂于术后第2天上午予以气管插管呼吸机辅助呼吸。在机械辅助通气状态下，右侧胸腔引流管内气体引出量较前减少，经过反复纤维支气管镜吸痰、反复脱机训练，终于在术后20天拔除气管插管。拔管后双侧胸腔引流管漏气仍较严重，反复向双侧胸腔引流管内注入50%高渗葡萄糖液促进肺粘连，术后50天，双侧胸腔引流管不再漏气，拔出胸腔引流管，患者康复出院[1]。

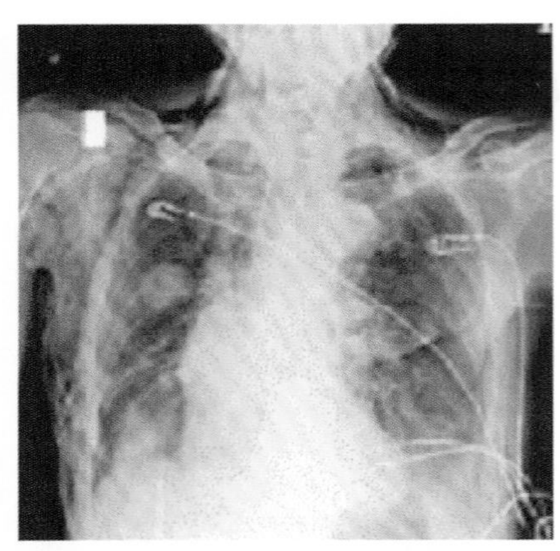

术后第2天，右侧气胸，肺压缩约30%，右肺感染，右下肺部分不张。

图4-23-3 胸部X线片（3）

三、讨论

（一）流行病学与病因分析

胸部术后对侧气胸的发生率极低，国内文献报道发生率约4.4%[2]。一侧肺切除时一般不损伤对侧胸膜。但肺切除术后咳嗽、咯痰有可能使气道压和肺内压突然增高，而导致对侧肺泡破裂，气胸肺切除术后对侧气胸一般由以下几种因素引起。

（1）术后常规胸部X线片中发现对侧气胸，可能为术中单侧通气所致，或为术中不慎破坏纵隔胸膜所致。

（2）全肺切除术后行术侧胸腔穿刺引流胸液。

（3）肺切除术后因各种原因在使用呼吸机的过程中肺泡破裂。

（4）行肺移植术[3]。

（5）因各种原因术后对侧行胸腔穿刺（引流胸液比较常见）[4]。

（6）对侧自发性气胸。

（7）清扫7组淋巴结时可能操作不当打开对侧胸膜，引起对侧气胸。

其中，第（2）、（3）种气胸比较凶险，应引起临床医生高度重视。

（二）临床表现与诊断

肺切除术后对侧气胸重在诊断，有上述因素且出现不明原因的气急、呼吸困难应立即做胸部X线片确诊是否为气胸。由于胸部手术后两侧胸腔缺乏可比性，尤其是对于既往合并慢性阻塞性肺疾病（chronic obstructive pulmonary disease，COPD）的患者，对侧肺气肿叩诊呈过清音，易与气胸的鼓音混淆。加之胸部手术围手术期的影响，非手术侧气胸发病隐蔽，临床表现不典型，一旦发生，临床医生往往不能正确和及时诊断，严重威胁胸部手术患者围手术期的顺利恢复。

术后使用呼吸机的患者，一旦发生张力性气胸，胸部X线片能明确诊断。有些患者胸部X线片上没有表现明确的“气胸带”，纵隔也无偏移，仅仅表现为患侧膈肌比以前低平，容易造成漏诊，被误判为拍片时深吸气所致。此时应仔细对比不同时期的胸部X线片，以作出正确的诊断。

使用机械通气的唯一禁忌证为未经引流的张力性气胸。肺切除术后尤需重视任何呼吸困难患者，在使用气管插管机械通气之前，必须排除气胸。气管插管和气管切开患者在使用呼吸机过程中，出现呼吸频率上升、潮气量减少、气道压力升高（超过30 cmH_2O）症状时，要警惕对侧气胸的发生[4]。

单肺移植术后非移植肺发生气胸比较少见。上海市肺科医院曾报道3例[5]，这类气胸与使用呼吸机的患者发生气胸的原理一样，在气肿的肺内发生慢性扩张和大疱形成，呼吸机的过度充气使扩张的大疱破裂导致气胸的发生。因而通气模式的选择及参数设置比较关键，肺保护性机械通气应使用最低浓度的氧和最低吸气压力峰值提供充足的氧供，即小潮气量（6 mL/kg）、低气管压（30 cmH_2O）、允许一定范围的高二氧化碳血症。COPD患者单肺移植后尽可能用较低的呼气末正压，以免未移植的肺过度膨胀破裂致气胸。

术后非术侧气胸需与急性左心衰竭及支气管哮喘相鉴别。术后非术侧气胸患者大多有呼吸困难、咳嗽、发绀、大汗、烦躁不安等症状，肺底可闻及湿啰音，易误诊为急性左心衰竭。COPD患者高气道反应性在气胸尤其是张力性气胸的刺激下可引起支气管痉挛，呈哮喘样发作，易误诊为支气管哮喘[6]。

术后对侧气胸的治疗原则与自发性气胸相同，及时、充分地引流排气，必要时加持续负压吸引，促使肺复张。对包裹性气胸伴分隔的患者，可在准确定位后行多个部位插管引流[7]。

四、总结

临床医生脑海里要时刻有气胸发生的概念，肺切除术后SPO_2出现跳跃（如有时98%，有时91%）或者出现不明原因的低血压，都要警惕气胸和肺栓塞的发生。体格检查和床旁胸部X线片是气胸诊断最重要的两点。

参考文献

[1] 张远强,童华杰,杨纯平. 胸腔镜手术后对侧张力性气胸一例[J]. 中国胸心血管外科临床杂志,2019,2:195-196.

[2] 杨晓军,任光国,庄翔. 围手术期胸部手术后非手术侧气胸的诊治[J]. 四川医学,2004,25(12):1323-1324.

[3] 丁嘉安,姜格宁,高文. 肺外科学[M]. 北京:人民卫生出版社,2011:354-359.

[4] Vincent J L, Abraham E, Kochanek P, et al. Textbook of Critical Care[M]. 6th ed. Amsterdam: Elsevier, 2011: 436-437.

[5] 杨健,姜格宁. 肺移植术后气胸的原因分析[J]. 中华外科杂志,2008,46(14):1116-1117.

[6] 王涛,王优,林爱俊. 老年自发性气胸误诊为支气管哮喘7例分析[J]. 中国煤炭工业医学杂志,2002,9:966.

[7] 毕亚,徐志飞. 胸腔术后并发健侧气胸4例[J]. 人民军医,2001,7:380.

（杨健）

第二十四节　肺上皮样血管内皮瘤

一、引言

上皮样血管内皮瘤（epithelioid hemangioendothelioma，EHE）是一种罕见的血管源性低密度恶性肿瘤，通常累及软组织和内脏器官，其中以肝、肺、骨最常见[1-4]。肺上皮样血管内皮瘤（pulmonary epithelioid hemangioendothelioma，PEH）有3种主要影像表现类型：肺部多发结节、肺部多发网格状磨玻璃结节、弥漫性浸润性胸膜增厚[5]。由于缺乏特异的临床表现、影像特征及病理特征，临床上极易误诊，多部位发生时易误诊为多发性转移瘤。

二、病例

患者，男性，35岁，无吸烟史，无临床症状，既往无肺部疾病史，体检时胸部X线片发现双肺弥漫性微结节灶浸润（图4-24-1）。血清肿瘤标志物和血管紧张素转化酶均正常，肺功能正常。支气管镜下行支气管肺泡灌洗、刷检和经支气管活检未能诊断。胸部高分辨率CT可见双肺多发小结节（直径均在10 mm以内），分布于各肺叶，邻近细支气管和中/小血管（图4-24-2）。淋巴结未见肿大，腹部及盆腔CT未见恶性病灶（图4-24-3）。全身骨显像未见骨转移。

组织活检行病理检查可见上皮细胞内含嗜酸性胞浆，胞浆内有空泡形成。免疫组化示肿瘤细胞CD34（+），CK（-）（图4-24-4）。

已随访48个月，未出现病灶进展、出血或者转移。由于PEH进展缓慢，建议长期胸部CT随访。

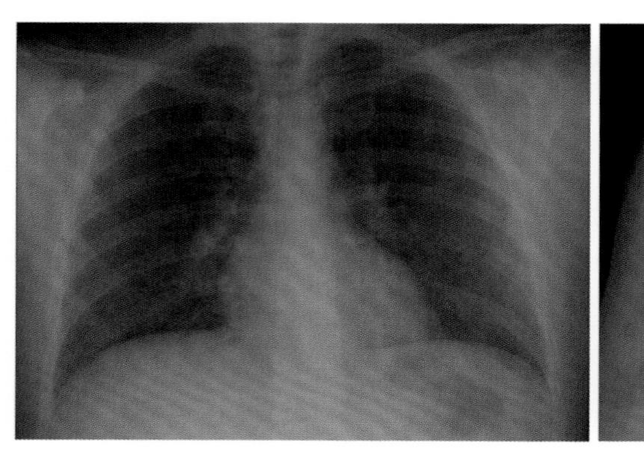
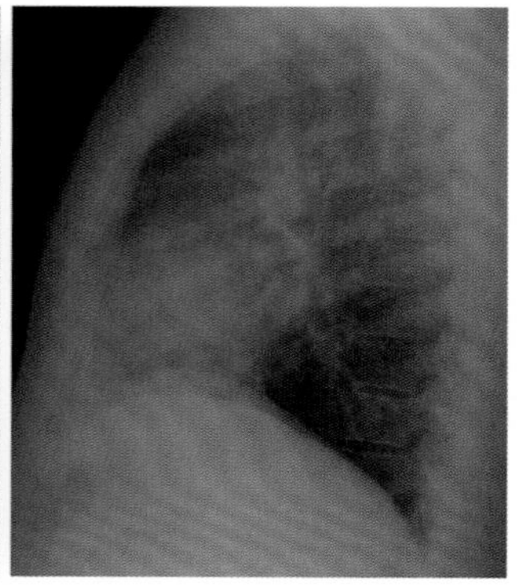

图4-24-1　胸部X线片提示双肺弥漫性微结节灶浸润

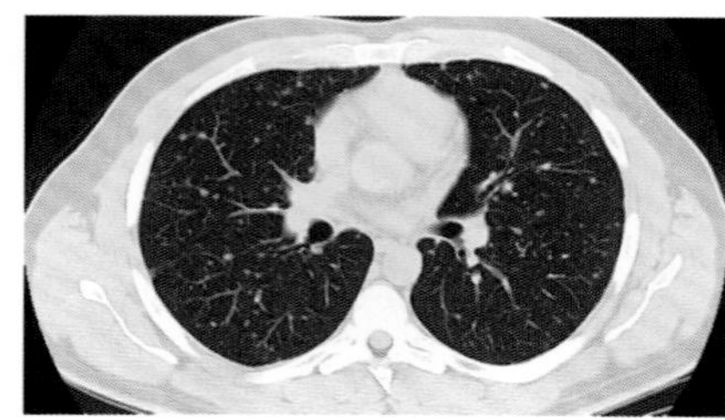
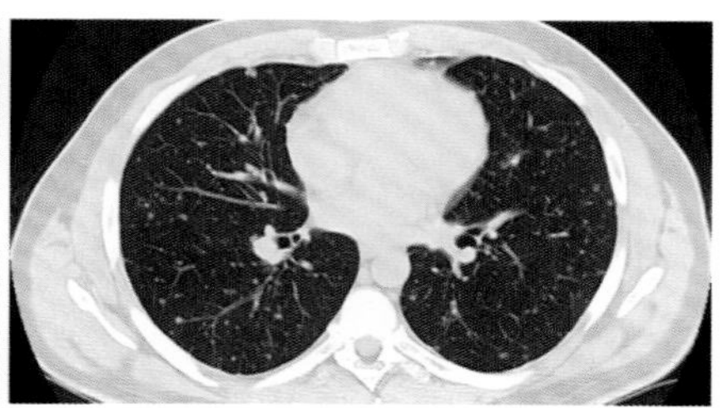

双肺多发小结节，分布于各肺叶，邻近细支气管和中/小血管。

图4-24-2　胸部高分辨率CT

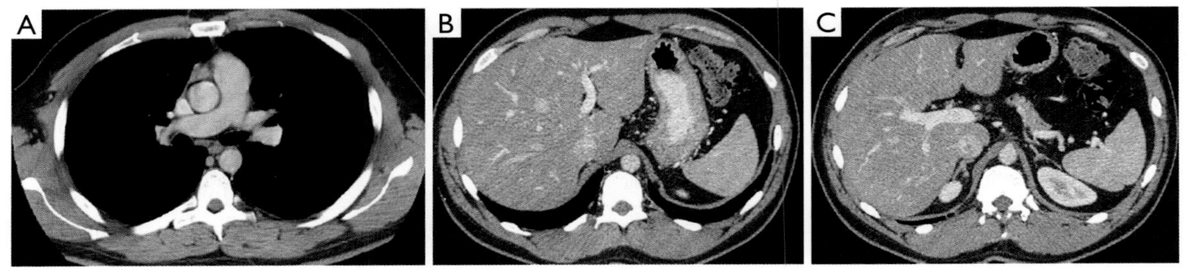

（A）胸部CT淋巴结未见肿大；（B、C）腹部及盆腔CT未见恶性病灶。

图4-24-3　CT检查

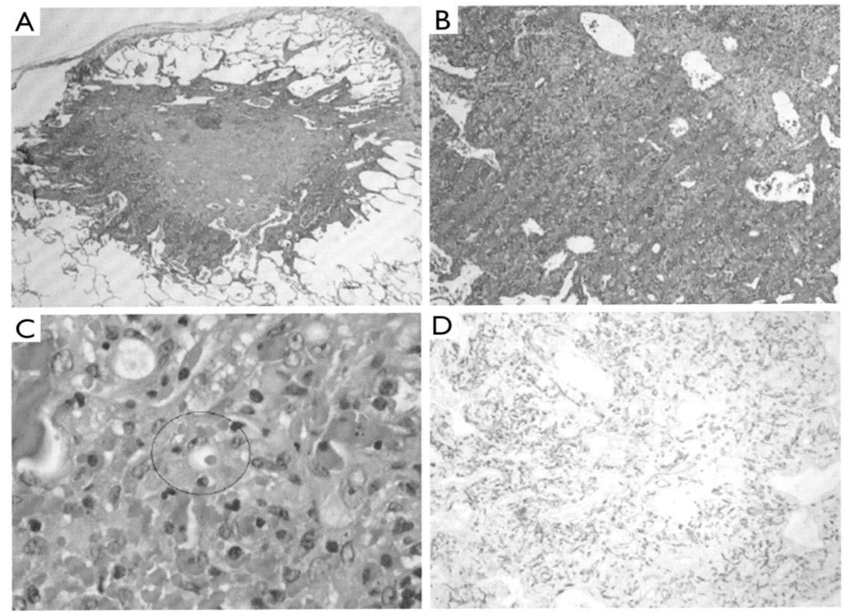

（A）低倍镜下胸膜下结节侵犯邻近肺泡，伴外周血管增生及新旧出血灶（HE染色）；（B）结节内肿瘤细胞含有嗜酸性基质，镜下可见病灶内有出血灶及呼吸道上皮细胞（HE染色）；（C）高倍镜下可见部分肿瘤细胞内有空泡，代表有原始血管形成。其中的上皮样细胞可观察到胞质内腔，提示肿瘤为血管起源（HE染色）；（D）免疫组化可见CD34阳性，提示肿瘤为内皮细胞系（HE染色）。

图4-24-4　血管内皮瘤组织病理检查

三、讨论

（一）流行病学与病因分析

EHE的临床表现缺乏特异性，年轻患者较多见，在女性中的发病率更高，尤其是肝上皮样血管内皮瘤和肺上皮样血管内皮瘤[6]，而男性患者则更易发生骨和胸膜的侵犯。Lau等[6]发现，最常受累的器官为肝和肺，60%患者进展为单器官受累，其中肝脏EHE为21%，肝+肺EHE为18%，肺EHE为12%，骨EHE为14%。

（二）临床表现与诊断

PEH临床症状少而轻微，一般为咳嗽和胸痛，若影像表现为广泛胸膜增厚或病变累及胸膜时，常伴有胸腔积液，临床表现与恶性胸膜间皮瘤或弥漫性胸膜恶性肿瘤相似[7]，近50%患者可以无明显临床症状，大多数在体检时偶然发现[8-9]。影像上最常表现为双肺多发散在结节，边界可清晰也可欠清，病灶大小多在1 cm以内，也有超过3 cm的，且与小血管和细支气管相关。PEH可通过血管及淋巴管在胸膜腔内转移。若镜下可见肿瘤细胞在小的血管或淋巴管腔内呈浸润性生长，往往提示预后不佳[10]。

组织病理学活检是诊断PEH的主要手段，镜下见多个圆形结节，结节中央硬化，细胞稀疏，结节外周富于细胞。肿瘤细胞呈上皮样，胞质丰富，细胞界限不清，胞质见血管腔和原始血管形成，细胞有异型，核仁不明显，核分裂象少见。间质有玻璃样变、黏液样变，以及钙化、骨化，少数病例肿瘤细胞异型性大，核分裂象增多，可见出血、坏死[11]。组织学检查中，纤维性胸膜病灶和纺锤形肿瘤细胞的出现与不良预后相关。目前未发现PEH特异的生物标志物。用于诊断的免疫组化蛋白分子是血管内皮标志物：CD31、CD34、Ⅷ因子[5]。

PEH需要与以下疾病进行鉴别诊断[12]。①肉芽肿性疾病：包括感染性或非感染性病变，临床上最常见的是结核病和结节病。②硬化性肺泡细胞瘤。③转移性肿瘤。④间皮瘤：PEH易累及胸膜，需要与上皮细胞型间皮瘤鉴别。

四、总结

PEH是一种罕见的肿瘤，文献报道的PEH仅200多例，由于其极低的发病率，目前对它知之甚少，也未能有标准的治疗策略。未来需要更多相关的研究来进一步探讨PEH的诊断与治疗。

参考文献

[1] Epelboym Y, Engelkemier D R, Thomas-Chausse F, et al. Imaging findings in epithelioid hemangioendothelioma[J]. Clin Imaging, 2019, 58: 59-65.

[2] Läuffer J M, Zimmermann A, Krähenbühl L, et al. Epithelioid hemangioendothelioma of the liver. A rare hepatic tumor[J]. Cancer, 1996, 78(11): 2318-2327.

[3] Lencioni R, Cioni D, Crocetti L, et al. Magnetic resonance imaging of liver tumors[J]. J Hepatol, 2004, 40(1): 162-171.

[4] Simone H, Geoffroy A, Jochen H, et al. Epithelioid hemangioendotheliomas of the liver and lung in children and adolescents[J]. Pediatric Blood & Cancer, 2017, 64(12): e26675.

[5] Kim E Y, Kim T S, Han J, et al. Thoracic epithelioid hemangioendothelioma: imaging and pathologic features[J]. Acta Radiol, 2011, 52(2): 161-166.

[6] Lau K, Massad M, Pollak C, et al. Clinical patterns and outcome in epithelioid hemangioendothelioma with or without pulmonary involvement: insights from an internet registry in the study of a rare cancer[J]. Chest, 2011, 140(5): 1312-1318.

[7] Ha S Y, Choi I H, Han J, et al. Pleural epithelioid hemangioendothelioma harboring CAMTA1 rearrangement[J]. Lung Cancer, 2014, 83(3): 411-415.

[8] Schattenberg T, Kam R, Klopp M, et al. Pulmonary epithelioid hemangioendothelioma: report of three cases[J]. Surg Today, 2008, 38(9): 844-849.

[9] Amin R M, Hiroshima K, Kokubo T, et al. Risk factors and independent predictors of survival in patients with pulmonary epithelioid haemangioendothelioma. Review of the literature and a case report[J]. Respirology, 2006, 11(6): 818-825.

[10] Mesquita R D, Sousa M, Trinidad C, et al. New Insights about Pulmonary Epithelioid Hemangioendothelioma: Review of the Literature and Two Case Reports[J]. Case Rep Radiol, 2017, 2017: 5972940.

[11] Ye B, Li W, Liu X Y, et al. Multiple organ metastases of Pulmonary Epithelioid Haemangioendothelioma and a review of the literature[J]. Med Oncol, 2010, 27(1): 49-54.

[12] Balansay B E, Zhang X, Loftus P D, et al. Diagnosing Epithelioid Hemangioendothelioma With Pericardial Involvement[J]. Ann Thorac Surg, 2018, 106(4): e173-e175.

（赵德平）

第二十五节　肺髓样脂肪瘤

一、引言

髓样脂肪瘤（myelolipoma，ML）是一种由成熟的脂肪组织及正常造血细胞组成的良性间质肿瘤，多发生于肾上腺，肺部极为罕见。

二、病例

患者，男性，61岁，平素身体健康，有吸烟史。体检X线片发现右肺中叶占位性病变，直径1.5 cm，边界清。CT强化扫描示右肺中叶圆形低密度影，界限清。临床诊断为右肺中叶占位性病变，性质待定。入院完善相关检查，予行右肺中叶切除术。

病理检查：巨检，送检肺组织一叶，为13 cm×10 cm×1 cm~3 cm×10 cm×3 cm，距支气管残端2 cm被膜下见一灰红色圆形结节，直径1.5 cm，边界清，切开肿物灰红质软，似有假包膜；低倍显微镜下见瘤结节与周围肺组织边界较清，有薄的纤维性包膜。瘤组织由骨髓组织和少量脂肪组织构成，脂肪组织分化成熟（图4-25-1）。骨髓组织包括三系细胞，粒系细胞以中性杆状核、分叶核居多，原始粒细胞、早幼粒细胞及嗜酸性粒细胞散在分布，可见淋巴细胞及成熟浆细胞，巨核细胞数量3~5个/HPF，形态无异常（图4-25-2）。

病理诊断：（右肺中叶）髓样脂肪瘤。因术前各项检查均不能除外恶性肿瘤，患者行一叶肺切除，术后情况良好，随访1年无复发[1]。

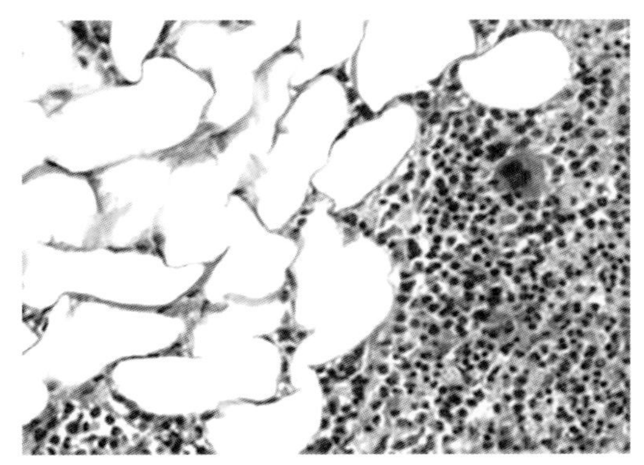

图4-25-1　脂肪组织及造血组织（HE染色，×100）

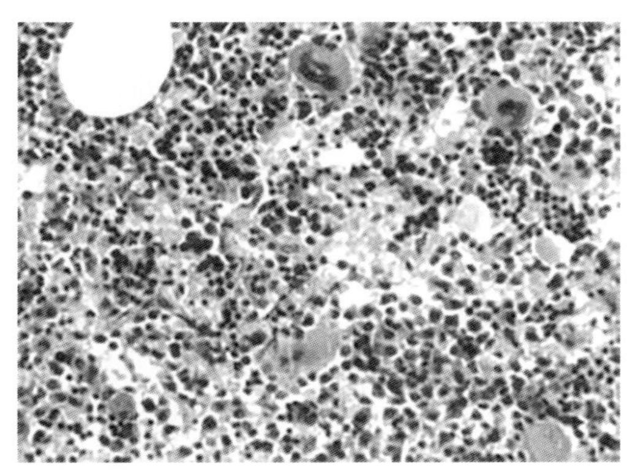

图4-25-2　造血组织及多核巨细胞检查（HE染色，×200）

三、讨论

（一）流行病学与病因分析

髓样脂肪瘤是一种少见的良性肿瘤，1905年由Gierke首次描述，1929年Oberling将其命名为髓样脂肪瘤。髓样脂肪瘤多见于肾上腺，仅约3%发生在胸部，且绝大部分位于后纵隔。近年来有发生于肝、卵巢、肺等处的报道，目前国内外发生于肺内的髓样脂肪瘤不足10例，发病年龄50~70岁，无性别差异。瘤结节常单发，偶见多发，无特殊好发部位，肿瘤绝大多数<2.5 cm[2]。

本病发病原因不明，病变形成存在很多理论，其可能源于肾上腺胚胎间充质细胞、血源性骨髓栓塞、网状内皮细胞化生，以及造血干细胞的增殖[3]。目前普遍认为肺部的髓样脂肪瘤来源于支气管管壁间充质细胞，其可以在特殊情况下分化为骨髓造血组织[4]。

（二）临床表现与诊断

肺髓样脂肪瘤临床一般无症状，常由体检时偶然发现。瘤体较大时可产生局部压迫症状，引起胸闷、咳嗽、咳痰等。虽然学者们研究发现髓样脂肪瘤常伴有神经内分泌异常（如库欣综合征）、类固醇激素水平异常（如高血压、糖尿病、肥胖等），但是目前所有肺髓样脂肪瘤患者均没有神经内分泌异常的临床和实验室表现。

肺髓样脂肪瘤早期常无临床症状，难以诊断，常常是体检时偶然发现，X线片显示肺内髓样脂肪瘤呈边界清晰的实性肿块，CT显示肺髓样脂肪瘤的髓样部分衰减高于肿瘤的脂肪部分[5]，而在MRI上，髓样部分在T_1加权像上显示低信号强度，脂肪组织高信号。在T_2加权像上脂肪组织也显示高信号强度，髓样部分显示中等信号强度[6]。细针穿刺活检可以确诊接近体表且较固定的肿块，但对位置较深的囊性病变有局限性。支气管镜活检是确诊的主要手段，可以确定手术范围及防止误诊。肺髓样脂肪瘤的确诊最终依赖病理组织学检查结果。

肺髓样脂肪瘤需要与以下疾病相鉴别。①畸胎瘤：很少以实性为主，可见不成熟组织及不同比例的3个胚层成分，一般无造血成分。②错构瘤：肺实质内良性间叶性肿瘤，大多数位于周围肺实质内，以软骨、纤维、脂肪、平滑肌和血管等成分混合组成，无造血成分，而髓样脂肪瘤为骨髓造血组织和脂肪组织，无平滑肌、血管等成分。③髓外造血：骨髓外造血常发生于脾脏，肺脏罕见，常见于溶血性贫血患者，小儿多见，血液学检查异常，常为弥漫散在的小灶性边界不清的骨髓造血组织，镜下常以红系为主，不含脂肪组织。④炎性假瘤：是一种原因不清、边界清楚的炎性增生性肿块，非真性肿瘤，任何年龄均可发生，镜下由各种炎细胞和间叶组织构成，常纤维化，不见造血成分。⑤大细胞癌：是由大核、核仁明显、胞浆丰富、境界清楚的大细胞构成的癌，癌细胞弥漫分布呈实性团或片块，核不规则或多形性，核分裂易见，可见瘤巨细胞，呈浸润性生长，不见红系和粒系造血组织，易于鉴别[1,7]。

考虑到肿瘤可能导致的出血及对于邻近支气管的压迫作用，外科手术治疗是该病的第一治疗选择。目前尚无肺髓样脂肪瘤复发或转移的报道，故临床推荐保守肿瘤切除手术。该病为良性肿瘤，预后较好。

四、总结

肺髓样脂肪瘤是罕见的肺部良性肿瘤，临床表现无特异性，确诊依靠组织病理检查结果，临床首选肿瘤切除手术治疗，预后良好。

参考文献

[1] 邢荣格，苗玉，周玮玮. 肺髓脂肪瘤1例[J]. 河北医药，2012，34(9)：1438-1439.

[2] Sato K，Ueda Y，Katsuda S，et al. Myelolipoma of the lung：a case report and brief review[J]. J Clin Pathol，2007，60(6)：728-730.

[3] Mašić S，Vučić M，Seiwerth S. Pulmonary myelolipoma containing osseous tissue：An unexpected finding at autopsy[J]. Respir Med Case Rep，2017，22：254-256.

[4] Zunarelli E，Criscuolo M，Malavolta L，et al. A case of lung myelolipomatosis in a patient with bronchial carcinoid[J]. Panminerva Med，1999，41(2)：175-178.

[5] Hakim A，Rozeik C. Adrenal and extra-adrenal myelolipomas - a comparative case report[J]. J Radiol Case Rep，2014，8(1)：1-12.

[6] Xu Q，Yin X，Huang W，et al. Intrapulmonary myelolipoma and its computed tomography features：A case report and literature review[J]. Oncol Lett，2015，9(4)：1677-1680.

[7] 林晓燕，宋英华，王家耀. 伴骨软骨化生的肺髓脂肪瘤临床病理观察[J]. 诊断病理学杂志，2009，16(1)：55-57.

（杨洋）

第二十六节　肺梭形细胞癌

一、引言

肺梭形细胞癌（pulmonary spindle cell carcinoma，PSCC）是一类分化很差的非小细胞肺癌，为肺肉瘤样癌（pulmonary sarcomatoid carcinoma，PSC）的亚型之一，属罕见肿瘤。PSCC以男性多见，与吸烟关系密切。手术是PSCC的首选治疗方法。但因其确诊时可能已发生转移或侵犯胸壁和大血管，无法行手术切除。早期发现手术切除并辅以放、化疗有望获得较长生存。

二、病例

患者，男性，65岁，因咳嗽、咳痰伴右侧胸痛2月余入院。否认结核病史。既往有吸烟史（900年支）。体格检查：右肺呼吸音增粗，可闻及哮鸣音。实验室检查：血常规、肝肾功能、凝血常规、肿瘤标志物等均未见明显异常。心肺功能检查正常。胸部CT示右上叶分叶状肿块，边界欠光整，肿块与胸壁粘连。支气管镜检查示右上叶前段呈外压性狭窄。头颅MRI、全身骨扫描正常。于全身麻醉下行右肺上叶切除术。术中探查见肿瘤位于右肺上叶尖前段，与胸壁粘连紧密，术后病理诊断右肺上叶梭形细胞癌，个别区域有瘤巨细胞出现，叶支气管旁淋巴结有肿瘤转移，胸膜及右胸壁癌组织侵犯；免疫组化：SMA（–~±），Act（–），CKH（–~±），CKL（+），S–100（部分+），MyoD1（–），vimentin（+），EMA（+），HMB45（–），MART–1（+），αAT（±），αACT（±）；分期pT4N1M0[1]。

三、讨论

（一）流行病学

根据2004年WHO对肺部肿瘤的组织学分类，PSCC与癌肉瘤（carcinosarcoma）、多形性癌（pleomorphic carcinoma，PC）、巨细胞癌（giant cell carcinoma，GCC）、肺母细胞瘤（pulmonary blastoma）同属于PSC的亚型。PSC是一类临床上很少见的低分化非小细胞肺癌，占肺部恶性肿瘤的0.3%~1.3%[2]。而PSCC的比例则更低，据国外报道的数据其为0.17%[3]。

（二）临床表现与诊断

PSCC患者发病年龄多在50~80岁，以男性多见。PSCC与吸烟关系密切[4]，患者多有长期吸烟史。临床表现除常见的咳嗽、咯血等症状外，外周型的PSCC更易侵犯胸壁，对壁层胸膜的刺激引起反复发作的胸痛，侵及肋间神经和膈神经时还可引起牵涉痛。

因其影像学表现与普通肺癌相似，痰细胞学、支气管镜刷检及活检阳性率不高，故普通的诊断方法对PSCC的确诊较为困难。经皮肺穿刺抽吸活检联合其他检查结果可提高诊断的准确性。

PSCC为上皮来源性的肿瘤，但具有间叶性分化的特征，对梭形细胞进行免疫组化和超微结构的观察可以支持这一观点。有学者认为*p53*基因的突变在其发生过程中起重要作用。PSCC镜下表现为单一的梭形细胞组分，可呈巢状、漩涡状或不规则束状紧密排列，核异型性明显，分裂象多见，可有分散和局灶性的淋巴浆细胞围绕并浸润肿瘤实质。免疫组化染色时，cytokeratin、vimentin、CEA及平滑肌受体等标志物阳性有助于PSCC的诊断。PSCC与真正的间叶性肿瘤可通过形态学特征和免疫组化来鉴别[2,4]。

（三）治疗

手术治疗是PSCC的首选。但因其确诊时可能已发生转移或侵犯胸壁和大血管，无法行手术切除。对于不能手术的PSCC患者，其化疗方案可根据非小细胞肺癌的用药来制定。但因PSCC的发病人数少，缺乏大宗的临床试验，故化疗的有效率尚不清楚。三氧化锗口服可能会有较好疗效[3,5]。PSCC的预后较差，仅约10%的PSCC患者生存时间超过2年[5]。

四、总结

PSCC发病率低，临床表现与其他非小细胞肺癌无差别。对病理标本进行免疫组化检查并对患者进行密切随访在该病诊治中具有重要意义。PSCC预后不良，早期发现手术切除并辅以放、化疗有望获得较长生存。

参考文献

[1] 潘科，蒋鑫，王桂芳，等. 肺梭形细胞癌一例[J]. 中国肿瘤临床，2009，36(17)：1020.

[2] 霍真，刘鸿瑞. 伴有梭形和/或巨细胞肺癌的病理学观察[J]. 中国医学科学院报，2006，28 (3)：391-394.

[3] 陈金良，黄崇标，李凯，等. 肺梭形细胞癌的临床分析[J]. 山东医药，2012，52(44)：59-60.

[4] Rossi G，Cavazza A，Sturm N，et al. Pulmonary carcinomas with pleomorphic，sarcomatoid，or sarcomatous elements：a clinicopathologic and immunohistochemical study of 75 cases[J]. Am J Surg Pathol，2003，27(3)：311-324.

[5] Mainwaring M G，Poor C，Zander D S，et al. Complete remission of pulmonary spindle cell carcinoma after treatment with oral germanium sesquioxide[J]. Chest，2000，117(2)：591-593.

（万紫微）

第二十七节　肺透明细胞瘤

一、引言

肺透明细胞瘤（clear cell tumor of the lung）是一种极为罕见的肺部良性肿瘤。因其细胞胞质丰富、透明，且富含糖原颗粒，又称为肺糖瘤或肺透明细胞糖瘤。1963年Liebow和Castleman首次对肺透明细胞瘤进行了报道[1]。目前，其组织学来源尚未统一。2002年WHO在进行软组织肿瘤分类时，首次将其归入肾血管平滑肌脂肪瘤家族[2]，该家族还包括肾和肝的血管平滑肌脂肪瘤、微小错构瘤、单形性上皮样血管平滑肌瘤等。

二、病例

患者，女性，65岁，患者无明显症状，因高血压和高血脂行常规胸部X线和胸部CT检查时发现。既往无恶性肿瘤病史。胸部CT提示（图4-27-1）：左下肺外侧基底段外周部可见一单发圆形、表面光滑、质地均匀的实体结节，约10 mm×9 mm大小，无空洞和钙化。考虑结节位于肺外周部近脏层胸膜处，且体积较小，放弃经支气管镜活检和经CT引导下的穿刺活检，直接行电视辅助胸腔镜下左肺下叶楔形切除术。术中胸腔镜下可见肿瘤位于脏层胸膜下，呈红色，用夹钳阻断肿瘤周围血液供应时，肿瘤颜色逐渐变淡（图4-27-2）。切除后标本表面光滑，境界清晰，切面质匀，红褐色，无出血及

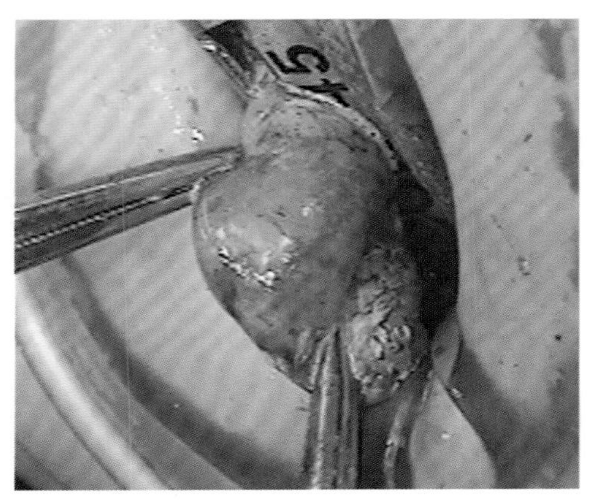

腔镜下行左下肺楔形切除术，结节位于胸膜下，呈红色，阻断血管后颜色变淡。

图4-27-2　术中所见

坏死。显微镜下可见：肿瘤细胞呈圆形或椭圆形，散在生长，细胞边界清晰，胞质呈透明状或嗜伊红染，未见异型细胞，无异常有丝分裂。免疫组化（图4-27-3~图4-27-4）：vimentin（+）、HMB-45（+）、CD34（+）、S-100（-）、SMA（-）、EMA（-）、细胞角蛋白AE1/AE3（-）。CT和超声检查排除肾脏相关肿瘤后，诊断为肺透明细胞瘤。术后恢复良好，随访20个月，无复发及转移[3]。

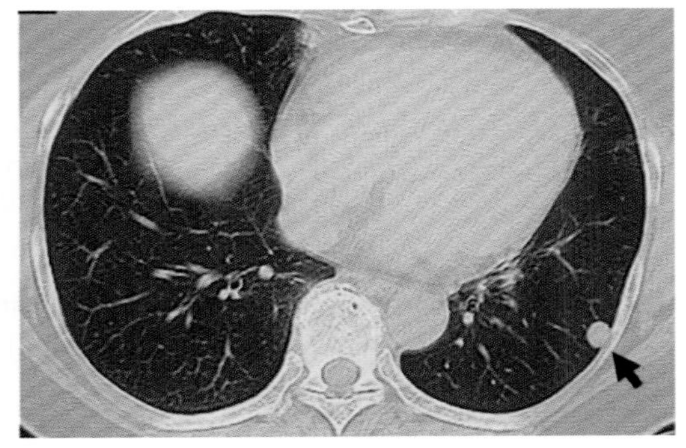

左下肺外侧基底段外周近胸膜处结节（黑色箭头），圆形，边界清晰。

图4-27-1　胸部CT

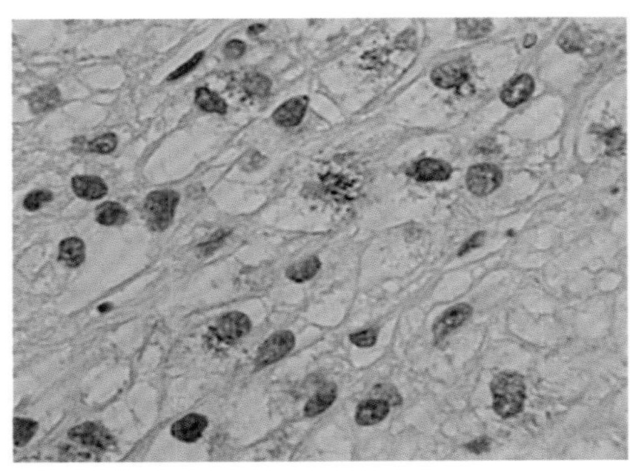

HMB-45（+）。

图4-27-3　免疫组化（1）

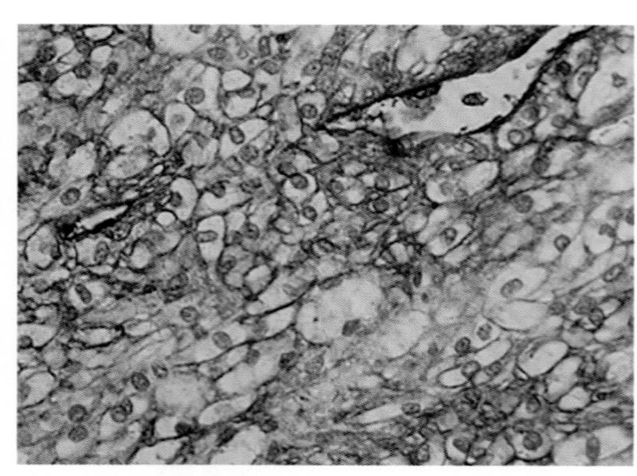

CD34（+）。

图4-27-4　免疫组化

三、讨论

（一）流行病学与病理学表现

肺透明细胞瘤是一种起源于外周血管上皮的罕见良性肿瘤，可发生在各个年龄阶段的患者，女性略多于男性[3]。

肉眼观肿瘤多为肺叶外周部孤立性结节，呈圆形或类圆形，边界清晰，肿瘤最大直径为1~12 cm，肿瘤剖面常呈红褐色，有光泽，质地均匀，无明显分叶，无出血、坏死及钙化[4]。

镜下可见特征性的薄壁窦状血管，肿瘤细胞排列整齐，无明显异型性；细胞多呈圆形或椭圆形，边界清晰，胞浆丰富，呈透明状或嗜伊红染，细胞核可轻度异型，核仁明显，少见有丝分裂象[2,4]，PSA染色可显示细胞质内含大量糖原颗粒，类似于肾细胞癌的透明细胞型[5]。此类肿瘤73%表现为HMB-45（+），93%表现为S-100（+），85%表现为波形蛋白（+）、细胞角蛋白（-）[6]。

（二）临床表现与诊断

70%左右的患者无临床症状，多为偶然或者常规体检时发现，少数患者可出现咳嗽、咳痰、呼吸困难、胸痛、乏力、血痰、心悸、夜汗及消瘦等，无特异性[4,7]。有报道认为肿瘤的大小和患者是否出现症状及肿瘤的轮廓具有密切相关性；肿瘤直径>2.5 cm，出现临床症状者，或肿瘤出现一定程度的坏死和镜下有丝分裂象增多，多与肿瘤的侵袭性增加相关，需考虑肿瘤出现恶性可能[4,8]。

胸部影像学检查多表现为孤立性圆形[9]、壁光滑的外周实性结节，无明显空洞和钙化，动脉期时可表现为一定程度的强化，可能和肿瘤的血管丰富相关[10]，但也有病例表现为无任何强化[7]。有研究认为此类肿瘤在双侧下肺叶较多见，和血管、气管无明显相关性[7]。多数病例诊断主要通过手术行肺叶切除术或肺段切除术来获取肿瘤组织，行病理检查而明确诊断，术前明确诊断较困难，有报道仅1例是术前经纤维支气管镜肺活检明确诊断。亦有报道认为CT引导下肺穿刺活检是可行的，但考虑该肿瘤含有大量壁薄的窦状血管，需警惕穿刺后出血的可能[3]。

此肿瘤多为良性，但亦有恶性者报道，肺透明细胞瘤须与肾透明细胞癌肺转移瘤、肺透明细胞腺癌等鉴别，前者细胞角蛋白染色（-），后两者细胞角蛋白染色（+）[2]。

（三）治疗

肺透明细胞瘤主要为良性肿瘤，生长缓慢，手术切除是首选治疗[7-8,10]。根据肿瘤大小、位置可选择楔形切除、肺段切除或肺叶切除，术后罕见复发或转移，一般无须辅助治疗，建议行长期随访[7]。有报道术后随访11年未见复发或转移，但亦有肺透明细胞瘤术后17年发生肝脏转移[8]或侵犯胸壁的病例报道。

（四）预后

肺透明细胞瘤多为良性，术后鲜见复发或转移，预后良好。

参考文献

[1] Liebow A A, Castleman B. Benign "clear cell tumors" of the lung[J]. Am J Pathol, 1963, 43: 13-14.

[2] Policarpio-Nicolas M L, Covell J, Bregman S, et al. Fine needle aspiration cytology of clear cell "sugar" tumor (PEComa) of the lung: report of a case[J]. Diagn Cytopathol, 2008, 36(2): 89-93.

[3] Mizobuchi T, Masahiro N, Iwai N, et al. Clear cell tumor of the lung: surgical and immunohistochemical findings[J]. Gen Thorac Cardiovasc Surg, 2010, 58(5): 243-247.

[4] Vijayabhaskar R, Mehta S S, Deodhar K K, et al. PEComa of the lung[J]. J Cancer Res Ther, 2010, 6(1): 109-111.

[5] Liebow A A, Castleman B. Benign clear cell ("sugar") tumors of the lung[J]. Yale J Biol Med, 1971, 43(4-5): 213-222.

[6] Hirata T, Otani T, Minamiguchi S. Clear cell tumor of the

lung[J]. Int J Clin Oncol, 2006, 11(6): 475-477.

[7] Chen Y B, Guo L C, Huang J A, et al. Clear cell tumor of the lung: a retrospective analysis[J]. Am J Med Sci, 2014, 347(1): 50-53.

[8] Kavunkal A M, Pandiyan M S, Philip M A, et al. Large clear cell tumor of the lung mimicking malignant behavior[J]. Ann Thorac Surg, 2007, 83(1): 310-312.

[9] Sen S, Senturk E, Kuman N K, et al. PEComa (clear cell "sugar" tumor) of the lung: a benign tumor that presented with thrombocytosis[J]. Ann Thorac Surg, 2009, 88(6): 2013-2015.

[10] Kim W J, Kim S R, Choe Y H, et al. Clear cell "sugar" tumor of the lung: a well-enhanced mass with an early washout pattern on dynamic contrast-enhanced computed tomography[J]. J Korean Med Sci, 2008, 23(6): 1121-1124.

（何文新）

第二十八节 肺原发恶性黑色素瘤

一、引言

黑色素瘤是最常见的皮肤恶性肿瘤，临床多见皮肤黑色素瘤肺转移。原发性肺恶性黑色素瘤（primary malignant melanoma of the lung，PMML）极为少见，其发病原因、临床表现、诊断和治疗方案经验较少[1]。

二、病例

患者，男性，68岁，因体检发现左下肺野异常阴影入院。入院前2个月异常阴影直径由2 cm增长为4 cm（图4-28-1），入院后胸部CT提示左上肺一4 cm×3 cm结节（图4-28-2），查血清CEA5.8 ng/mL，体格检查及其他常规实验室检查无异常。纤维支气管镜发现左肺上舌段支气管内有一肿块，尝试跨气管肺活检未成功，CT引导下肺活检结果提示大细胞性肺癌。腹部CT、头颅MRI、全身骨扫描均未发现肿瘤，故临床分期为T2N0M0，分级ⅠB。行左上肺叶切除及淋巴结清扫，术中发现肿块位于左上肺叶并黏附于心包，遂清扫纵隔淋巴结并切除心包。肉眼下肿块切面呈灰白色，并有明显坏死。组织病理检查发现大量嗜酸性细胞质及巨大细胞核的恶性上皮癌细胞，呈黑褐色，浸润支气管上皮；肿块内有明显坏死及血管淋巴浸润。组织免疫染色S-100蛋白、波形蛋白及HMB45均阳性，细胞角蛋白CAM5.2及嗜铬粒蛋白均为阴性。最终诊断为肺恶性黑色素瘤。皮肤、黏膜、眼部相关检查，胃镜、纤维结肠镜均未发现明显肿瘤转移。患者术后拒绝应用干扰素α治疗。术后2个月，患者述左下胸部不适，行头颅MRI检查时发现肿瘤多发脑转移，术后6个月死亡。

三、讨论

（一）流行病学与病因分析

恶性黑色素瘤是黑色素细胞恶性增殖所导致的一种肿瘤，多发于皮肤，也常见发生在黏膜，如口腔、鼻旁窦、食管、阴道、肛门、直肠等部位。原发于肺部的恶性黑色素瘤常极为少见，目前英文文献报道病例40例左右，中文文献报道病例不超过30例。文献显示，PMML发病率没有明显的性别差异，被诊断出该病的年龄多为45~71岁，平均51岁[2]。

PMML的发病原因目前尚有争论，其中有关黑色素细胞的组织来源有以下3种观点：①来源于胚胎发育过程中迁移而来的良性黑色素细胞；②黏膜下支气管腺的黑色素细胞化生；③起源于下呼吸道中多潜能干细胞向黑色素细胞转化。该病确切的发病机制还需进一步研究证实。

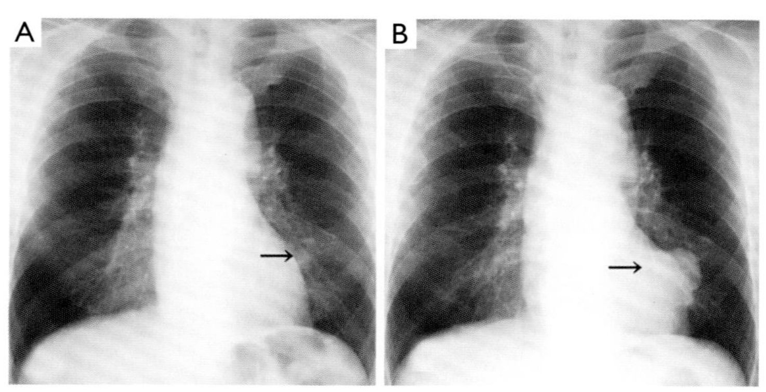

（A）左下肺异常阴影（黑色箭头）；（B）异常阴影直径在2个月内由2 cm增长到4 cm（黑色箭头）。

图4-28-1 胸部X线片

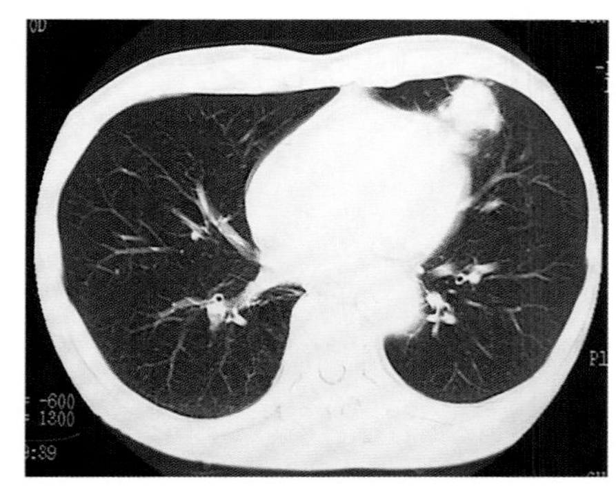

图4-28-2 胸部CT示左上肺巨大肿块

（二）临床表现与诊断

PMML患者常无特异性症状，其临床表现与影像学征象和肺癌十分相近，故其诊断必须依靠支气管镜活检或术后病理。患者多有咳嗽、咳痰、痰中带血、胸闷或胸痛、阻塞性肺炎、肺不张等呼吸系统表现，亦有肺外转移表现，如腰、背疼痛，少数因小肠转移而以急腹症为首发症状，提示本病可隐匿起病。PMML的胸部X线片表现为肺门部肿块（中央型）或伴有支气管阻塞征象，可见肺内孤立性结节或肿块（周围型），呈类圆形或不规则状，边缘锐利或模糊。胸部CT呈低密度，有或无分叶、毛刺，部分有肺不张表现。CT增强多为轻中度强化，与大部分支气管肺癌明显强化存在差别。黑色素瘤在MRI上有特征性T_1高信号、T_2低信号表现，具有诊断意义[3]。

PMML多由皮肤等处恶性黑色素瘤转移而来，故其诊断首先应排除肺外部位恶性黑色素瘤转移。肺转移性恶性黑色素瘤可表现为多结节、孤立肿块、支气管内肿块或弥散的黏膜黑变病，也可能出现原位的Paget样（湿疹样）播散，这时应重视是否有准确的皮肤色素性损害病史，进行仔细全面的体格检查以排除其他部位的转移。1997年Wilson等[4]提出PMML的诊断标准为：①孤立的肺部肿块；②免疫组化或电镜证实为恶性黑色素瘤；③无皮肤、黏膜、眼部等黑色素瘤病史；④黑色素瘤细胞侵犯支气管上皮；⑤检查未发现其他任何部位的肿瘤。其中，以瘤细胞质内和细胞间含有大量黑色素颗粒，免疫组化染色S-100及HMB45阳性为特点，尤其HMB45可被认为是恶性黑色素瘤较为特异的抗原。PMML患者在手术前常常被误诊为肺癌，CT引导下针刺细胞学检查有助于鉴别。该病还需与良性黑色素瘤、黑色素性副神经节瘤、黑色素性神经鞘瘤等疾病鉴别，详细的病史、体格检查及组织病理检查、免疫组化检查结果可以排除。

PMML恶性程度高，多数病例临床发现时已出现转移，一旦确诊需尽快治疗[5]。治疗手段包括手术、放疗、化疗、免疫治疗等。截至2010年英文文献共报道32例PMML，其中3例未行手术治疗，患者生存期均不超过4个月；8例未发生远处转移，行手术治疗患者的生存期为6个月至11年[2]。手术治疗可采取肺叶切除术或楔形切除术，也可在胸腔镜下行肿瘤切除术，术中应尽量切除肿瘤周边组织，安全切缘为5 cm及以上，即使如此术后多数患者仍有复发，但相对未能手术而单纯行放化疗，其生存率仍有明显提高。PMML对放化疗敏感性较差，建议作为术后辅助治疗，以减少患者术后复发及减轻病痛，但不能延长生存期[6]。目前可用的化疗药物有达卡巴嗪、福莫斯汀、铂类、紫杉醇等。生物治疗有不错效果，其中推荐干扰素α单药治疗，高剂量白介素可用于晚期黑色素瘤患者。靶向治疗和免疫治疗是现今治疗的热点及研究方向，其不良反应较轻，目前用于黑色素瘤的药物有索拉非尼、重组人血管内皮抑制素，其临床效果有待进一步论证。

PMML病情进展快，预后极差，术后5年生存率仅为7.7%，术后生存期多不超过1年，但也有长达10年者[5]。

四、总结

PMML恶性程度高，易复发，临床极为罕见，诊断可参考Wilson等提出的5项标准。手术治疗是未发生远处转移患者的最理想治疗方式，放化疗、免疫治疗等辅助性治疗有一定效果，但总体预后差。

参考文献

[1] Maeda R, Isowa N, Onuma H, et al. Primary malignant melanoma of the lung with rapid progression[J]. Gen Thorac Cardiovasc Surg, 2009, 57(12): 671-674.

[2] Pan X D, Zhang B, Guo L C, et al. Primary malignant melanoma of the lung in the elderly: case report and literature review[J]. Chin Med J (Engl), 2010, 123(13): 1815-1817.

[3] 王文渊，郑婷，唐光才，等. 肺原发性恶性黑色素瘤一[J]. 中华放射学杂志，2013，47(9)：858.

[4] Wilson R W, Moran C A. Primary melanoma of the lung: a clinicopathologic and immunohistochemical study of eight cases[J]. Am J Surg Pathol, 1997, 21(10): 1196-1202.

[5] 律方,冯晓莉,刘向阳,等. 肺原发性恶性黑色素瘤诊治分析[J]. 中国医刊,2012,47(1): 62-65.

[6] Zuckermann B, Papiashvilli M, Bar I. Primary pulmonary malignant melanoma of right upper lobe of lung[J]. Isr Med Assoc J, 2011, 13(7): 440-441.

（杨倍）

第二十九节　肺原发性横纹肌肉瘤

一、引言

肺原发性横纹肌肉瘤在儿童的软组织恶性肿瘤中常见，但在>45岁的成人中罕见。横纹肌肉瘤被认为来源于原始间充质细胞的恶性转化，而肺原发性横纹肌肉瘤罕见，易被误诊为小细胞肺癌。

二、病例

患者，9岁，女性，因发热、咳嗽、咯血2个月就诊。体格检查发现右腋窝下区的呼吸音减低，胸部X线片（图4-29-1）和CT（图4-29-2）检查发现患者右肺下叶尖段有一巨大实性占位，为明确诊断，行右胸切开和右下叶背段肺部分切除术。组织病理学示切除肺组织由很多簇状紧密排列的梭形细胞组成（图4-29-3~图4-29-4），细胞呈中度的异型性，偶见有丝分裂。两个纵隔淋巴结呈阳性改变；免疫组化：desmin、MyoD1阳性（图4-29-5~图4-29-6），S-100强阳性，提示该肿瘤为胚胎型横纹肌肉瘤。行其他检查排除了转移瘤可能，诊断为肺原发性横纹肌肉瘤。术后接受了化疗，随访19个月，患者情况良好。

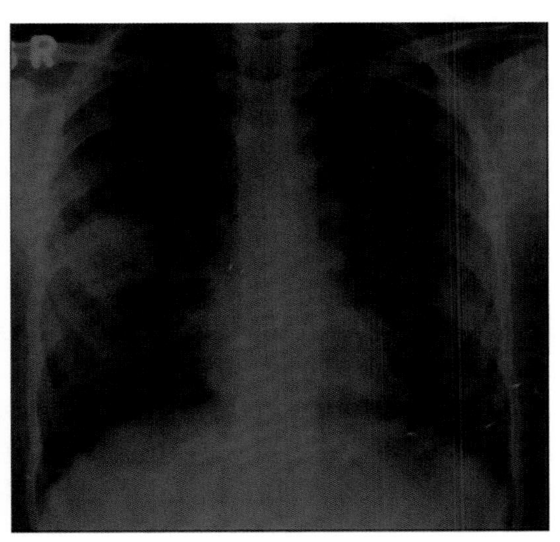

图4-29-1　胸部X线片示右肺占位

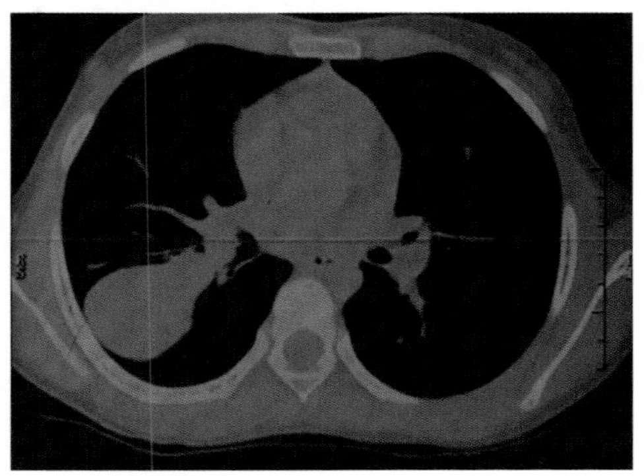

图4-29-2　CT示右肺下叶尖段一巨大实性占位

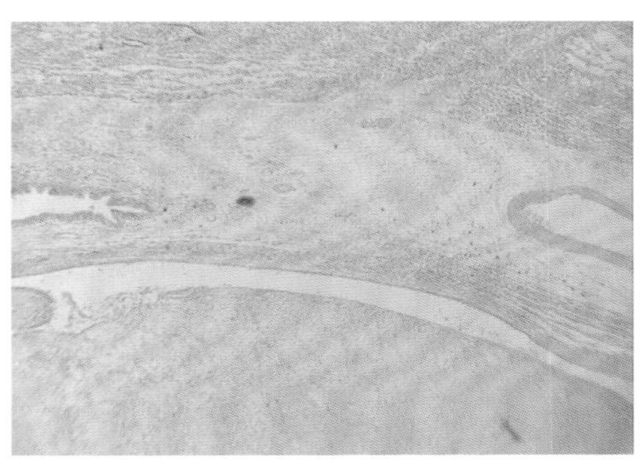

肺泡在顶端，细支气管和胚胎型横纹肌肉瘤在下面（HE染色，×100）。

图4-29-3　组织病理检查（1）

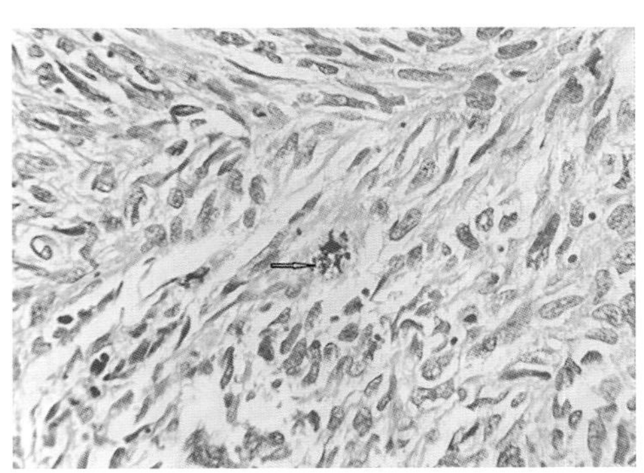

梭形细胞中间有核分裂象，胞浆为嗜酸性染色（HE染色，×400）。

图4-29-4　组织病理检查（2）

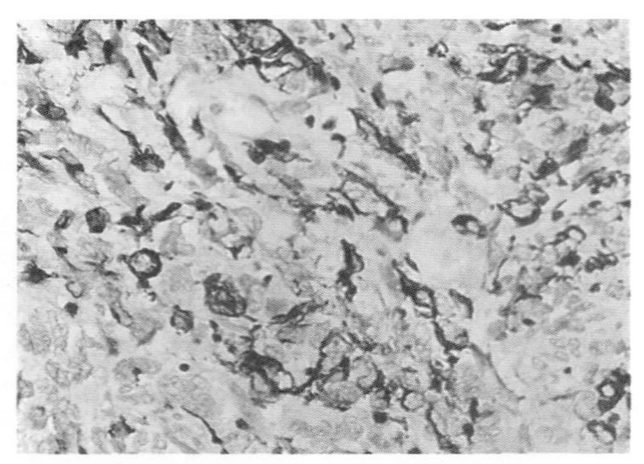

梭形细胞胞浆desmin阳性（×400）。

图4-29-5　免疫组化检查（1）

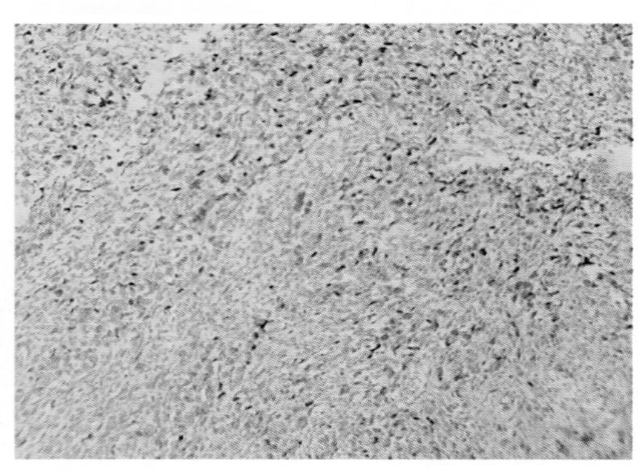

梭形细胞核中MyoD1阳性（×400）。

图4-29-6　免疫组化检查（2）

三、讨论

（一）流行病学与病因分析

1939年，McDonald及Heather对肺原发性横纹肌肉瘤进行首例报道。横纹肌肉瘤是一种少见的软组织肉瘤，被认为是由于间充质干细胞进行不同程度的骨骼肌分化而形成的。肺原发性横纹肌肉瘤罕见，目前的英文文献中仅有40例报道，其中儿童23例，成人17例。肺原发性横纹肌肉瘤分型可以分为胚胎型、腺泡型、多形型、葡萄状4型[1]。多形型肺原发性横纹肌肉瘤主要发生在成人中，现在有更多的证据支持多形型肺原发性横纹肌肉瘤作为一种独立的成人软组织肿瘤，而不是一种亚型[2]。国外的统计显示葡萄状的肺原发性横纹肌肉瘤预后较好，腺泡型预后很差，而胚胎型预后一般[3]。

肺原发性横纹肌肉瘤的来源尚不清楚，目前有2种组织来源学说。一种为化生学说：认为具有多功能分化的原始间叶细胞可化生为横纹肌母细胞，进而发生横纹肌肉瘤；另一种为胚胎异位学说：认为是在胚胎早期咽部横纹肌母细胞异位于正在发育的支气管树所致。基础研究表明，肉瘤的发生与染色体交互性的移位有关[4]。染色体研究表明t（2；13）（q35；q14）和t（1；13）（p36；q14）处的移位与腺泡型的肺原发性横纹肌肉瘤具有相关性[4-6]。

（二）临床表现与诊断

临床上患者多以咳嗽、胸痛、胸闷、发热和咯血痰为特征，少数患者可有急性气短、呼吸困难，也可无症状，体检时发现。胸部X线片和CT可见病变多在周围肺野，呈圆形或卵圆形肿块阴影，体积多较大，密度均匀，边界清晰，少数有分叶，靠近肺门者可伴阻塞性肺炎和肺不张。由于病变症状不明显，胸部X线片显示病变密度均匀，边界清晰，故易误诊为良性病变而延误治疗。

临床表现无特异性，早期诊断比较困难，易被误诊为感染性疾病，耽误治疗时间。当患者以呼吸困难来就诊，且胸部X线片或CT可见巨大占位时应考虑肺部肿瘤。因其影像学形态与支气管肺癌类似，应行纤维支气管镜或经皮肺穿刺组织学病检，明确病理类型。病理结果有时会与小细胞肺癌混淆，需做免疫组化帮助判断病理类型。肿瘤的分化度较低，特异性的标志物较少，肌间线蛋白（desmin）是在骨骼肌肌节Z线旁的一个中间丝，然而desmin也可在其他小圆细胞肿瘤中发现，尤其是增殖性小圆细胞肿瘤中[7]，故desmin并不是肺原发性横纹肌肉瘤特异性检测指标，但具有一定的诊断价值。Cessna和Dias[8-9]的研究显示转录因子成肌分化抗原（myogenic differentiation antigen，MyoD）和促肌细胞生成素（myogenin，MyoG）是该病比较敏感和特异性的指标。故肺原发性横纹肌肉瘤的诊断除了临床表现、影像学表现、病理结果外，还需要免疫组化和分子生物学的结果支持[8-10]。

目前对肺原发性横纹肌肉瘤并无有效的治疗手段。手术治疗是目前治疗的手段，所有的患者都推荐使用辅助化疗（长春新碱、放线菌素D、异环磷酰胺和多柔比星联合应用），如果有残留灶或切缘阳性需行放疗[11]。有研究认为化疗在肺原发性横纹肌肉瘤中可发挥更大的作用，据研究报道77%的横纹肌肉瘤患者在接受化疗后肿瘤体积都缩小[12]。因此，Crist认为采用VAC（长春新碱、放线菌素D和环磷酰胺）化疗方案而不论有无放疗，是横纹肌肉瘤治疗的金标准[13]，目前并无有效的临床试验证明哪种治疗方案更好。患者生存期一般不超过1年，也有患者生存期超过15年的报道[11]。

四、总结

总的来说，肺原发性横纹肌肉瘤是一种罕见的疾病，诊断依赖于病理、免疫组化和分子生物学，没有有效的治疗方法，预后差，未来需要更多的研究来了解该病的预后因子、组织学和分子生物学的特点。

参考文献

[1] Sultan I, Qaddoumi I, Yaser S, et al. Comparing adult and pediatric rhabdomyosarcoma in the surveillance, epidemiology and end results program, 1973 to 2005: an analysis of 2,600 patients[J]. J Clin Oncol, 2009, 27(20): 3391-3397.

[2] Gordon A, McManus A, Anderson J, et al. Chromosomal imbalances in pleomorphic rhabdomyosarcomas and identification of the alveolar rhabdomyosarcoma-associated PAX3-FOXO1A fusion gene in one case[J]. Cancer Genet Cytogenet, 2003, 140(1): 73-77.

[3] Parham D M, Ellison D A. Rhabdomyosarcomas in adults and children: an update[J]. Arch Pathol Lab Med, 2006, 130(10): 1454-1465.

[4] Sorensen P H, Triche T J. Gene fusions encoding chimaeric transcription factors in solid tumours[J]. Semin Cancer Biol, 1996, 7(1): 3-14.

[5] Davis R J, D'Cruz C M, Lovell M A, et al. Fusion of PAX7 to FKHR by the variant t(1; 13)(p36; q14) translocation in alveolar rhabdomyosarcoma[J]. Cancer Res, 1994, 54(11): 2869-2872.

[6] Fredericks W J, Galili N, Mukhopadhyay S, et al. The PAX3-FKHR fusion protein created by the t(2; 13) translocation in alveolar rhabdomyosarcomas is a more potent transcriptional activator than PAX3[J]. Mol Cell Biol, 1995, 15(3): 1522-1535.

[7] Ji G Y, Mao H. Primary pulmonary rhabdomyosarcoma in an adult: a case report and review of the literature[J]. J Zhejiang Univ Sci B, 2013, 14(9): 859-865.

[8] Cessna M H, Zhou H, Perkins S L, et al. Are myogenin and myoD1 expression specific for rhabdomyosarcoma? A study of 150 cases, with emphasis on spindle cell mimics[J]. Am J Surg Pathol, 2001, 25(9): 1150-1157.

[9] Dias P, Chen B, Dilday B, et al. Strong immunostaining for myogenin in rhabdomyosarcoma is significantly associated with tumors of the alveolar subclass[J]. Am J Pathol, 2000, 156(2): 399-408.

[10] Guo Y, Xie D, Yan J, et al. Primary pulmonary rhabdomyosarcoma with brain metastases in a child: a case report with medico-legal implications[J]. J Forensic Leg Med, 2013, 20(6): 720-723.

[11] Lokesh K N, Premalata C S, Aruna Kumari B S, et al. Primary pulmonary rhabdomyosarcoma in children: Report of three cases with review of literature[J]. Indian J Med Paediatr Oncol, 2013, 34(1): 38-41.

[12] Burke M, Anderson J R, Kao S C, et al. Assessment of response to induction therapy and its influence on 5-year failure-free survival in group III rhabdomyosarcoma: the Intergroup Rhabdomyosarcoma Study-IV experience--a report from the Soft Tissue Sarcoma Committee of the Children's Oncology Group[J]. J Clin Oncol, 2007, 25(31): 4909-4913.

[13] Crist W M, Anderson J R, Meza J L, et al. Intergroup rhabdomyosarcoma study-IV: results for patients with nonmetastatic disease[J]. J Clin Oncol, 2001, 19(12): 3091-3102.

（杨洋）

第三十节　肺原发性卵黄囊瘤

一、引言

生殖细胞肿瘤的恶性程度较高而且进展快，它们一般来自睾丸或者卵巢，性腺外的生殖细胞肿瘤主要位于腹膜后、纵隔、松果体和骶骨前区域，来自肺和胸膜的卵黄囊瘤较为罕见。

二、病例

患者，男性，25岁，因呼吸困难、咳嗽、体重减轻、发热就诊。体格检查发现右胸中上部呼吸音减低。胸部X线片示右肺中部可见一巨大占位，与心脏边界不清（图4-30-1）。CT可见右肺中叶一大小为5 cm×9 cm×12 cm的巨大占位（图4-30-2）。纤维支气管镜检查发现右肺中叶内侧段支气管阻塞，支气管镜检无特殊。穿刺活检的病理报告为恶性肿瘤，性质不明。行右侧开胸探查，右肺中叶内侧段可见一大小为10 cm×12 cm的大片坏死组织，挤压致右肺上叶和下叶不张。术中冰冻病理结果显示生殖细胞肿瘤，类型不清。查血清甲胎蛋白（AFP）浓度为2 116 ng/mL，人绒毛膜促性腺激素（HCG）的水平正常。行右肺中叶内侧段切除术，组织病理检查示细胞呈肿瘤样改变（图4-30-3）。病理报告为卵黄囊肿瘤。免疫组化显示AFP大范围阳性（图4-30-4）。术后睾丸和腹部B超正常，诊断为肺原

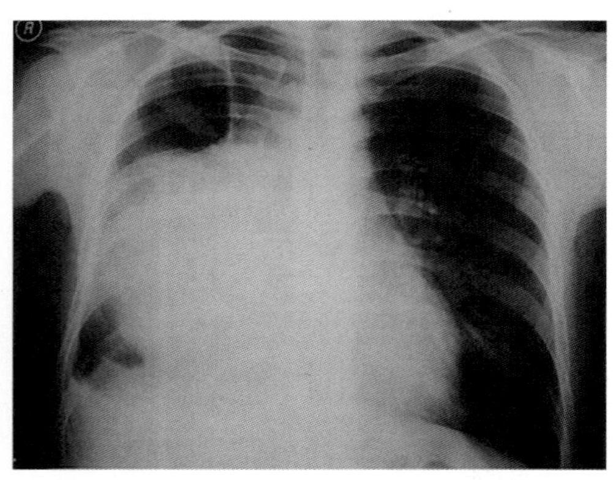

图4-30-1　胸部X线片示右肺中下区有一巨大占位，与心脏边界不清

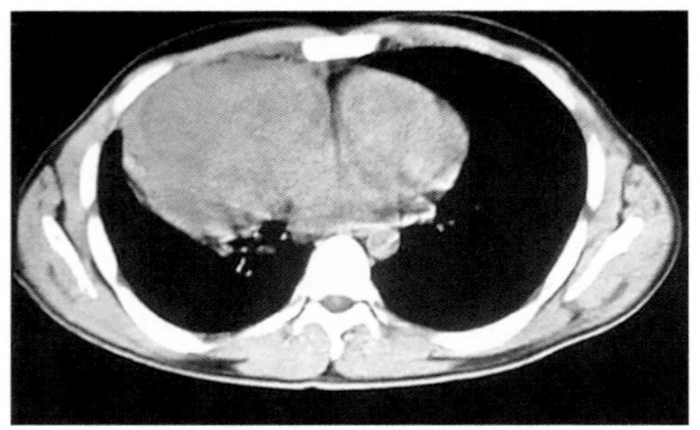

图4-30-2　CT可见右肺中叶一大小为5 cm×9 cm×12 cm的巨大占位

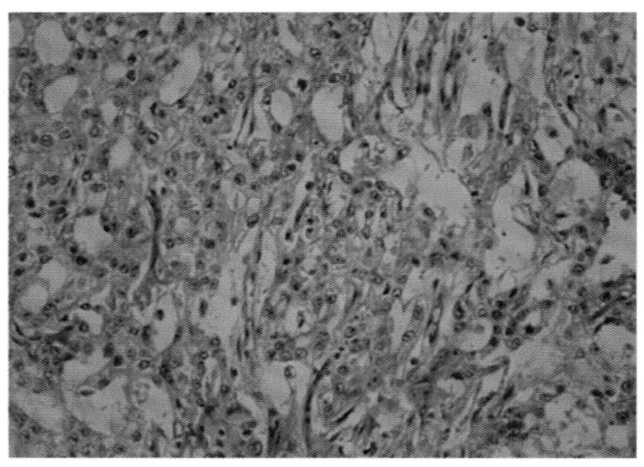

图4-30-3　病理检查可见肿瘤样结构，肿瘤细胞细胞质宽大透明（HE染色，×200）

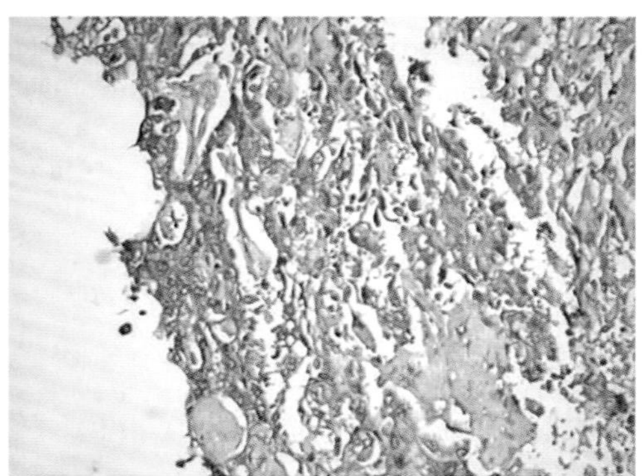

图4-30-4　免疫组化示肿瘤AFP染色阳性（ABC染色，×200）

发性卵黄囊肿瘤。术后患者接受4周的博来霉素+依托泊苷+顺铂方案的化疗，AFP浓度水平正常，存活16周。

三、讨论

（一）流行病学与病因分析

1993年，Inoue最早报道了1例肺原发性卵黄囊瘤，目前英文文献中报道的案例仅有7例[1-7]，卵黄囊瘤是一种自胚外内胚层发生的高度恶性生殖细胞肿瘤，主要发生在性腺，也可发生在生殖细胞从卵黄囊迁移生殖嵴的中线路径上，如骶尾、盆腔、腹后壁、纵隔、阔韧带、阴道、外阴、子宫颈、胃底、腹壁、脐处及松果体等，其中性腺外的最常见部位是前纵隔，而原发于肺的卵黄囊瘤极为罕见，而且多为混合性生殖细胞肿瘤，有案例报道为畸胎瘤混合胚胎型癌和卵黄囊瘤，还有胚胎性癌混合卵黄囊瘤和精原细胞瘤[8-10]。卵黄囊瘤这个概念的形成是由于在这些具有内胚窦结构肿瘤患者的血清中均检测到较高水平的AFP[11]，而卵黄囊可以产生大量AFP[12]。卵黄囊瘤好发于青少年，生长迅速，AFP水平高，而HCG水平正常，且对化疗敏感[9]。目前，性腺外生殖细胞的发病机制仍不清楚，原发于纵隔的生殖细胞肿瘤常由于胚胎发育中生殖细胞异常迁移所致；发生在远离中线者，可用生殖细胞迷走或胚胎早期原条紊乱来解释。

（二）临床表现与诊断

肺原发性卵黄囊瘤的临床表现不典型，极易误诊。该病多发生于青少年，临床症状不典型，常有咳嗽、咳痰、发热、胸痛、咯血，体重下降等。当肿瘤增大，可出现相应压迫症状如胸闷、呼吸困难。体格检查可发现相应部位的呼吸音减低。胸部X线片和胸部CT可见巨大团块影，边界不清，可侵袭心包膜、壁层胸膜等周围组织。

临床表现及胸部CT影像学检查对诊断该病均无特异性。患者血清AFP一般大于100 ng/mL[2,4]，对该疾病的诊断具有较大意义，但特异性不高，其他的肺部肿瘤如肝样腺癌、鳞状细胞癌、大细胞神经内分泌癌等肿瘤也可以分泌AFP，故需要穿刺或手术活检后病理诊断及免疫组化确诊。病理可见疏网状结构、透明小体、腺小体及腺样结构、内胚窦样结构（S-D）小体，以及其他结构，如乳头状、巢状、黏液变性等。一般前3种结构均有，透明小体虽为卵黄囊瘤的特征，但并非每例均有，免疫组化提示AFP为阳性。因生殖细胞肿瘤易转移至肺，故需对患者进行全身检查，排除转移瘤的可能。因此肺原发性卵黄囊瘤的诊断要点为：①相应的临床表现和影像学检查；②AFP特异性地升高；③病理活检和免疫组化结果；④排除转移瘤的可能。

生殖细胞肿瘤的治疗取决于其病理性质和分期，肺卵黄囊瘤以手术治疗为主，对放疗不敏感，对化疗敏感。Chen等[6]认为手术切除肿瘤后如果肿瘤很大需行辅助化疗。关于肺原发性卵黄囊瘤的7篇英文文献中[1-7]，患者无一例外地采取了手术加辅助化疗，一般患者生存期不超过1年，有患者术后13个月和16个月仍然存活的案例[1,4]。而对原发于纵隔的卵黄囊瘤报道的平均生存期为6个月至1年[13]。AFP可以作为患者术后的检测手段来判断病情变化。

四、总结

肺原发性卵黄囊瘤是一种恶性生殖细胞肿瘤，诊断除临床表现、影像学表现外，需结合AFP指标、病理和免疫组化结果，该病目前无有效的治疗手段，预后不良。

参考文献

[1] Inoue H, Iwasaki M, Ogawa J, et al. Pure yolk-sac tumor of the lung[J]. Thorac Cardiovasc Surg, 1993, 41(4): 249-251.

[2] Pelosi G, Petrella F, Sandri M T, et al. A primary pure yolk sac tumor of the lung exhibiting CDX-2 immunoreactivity and increased serum levels of alkaline phosphatase intestinal isoenzyme[J]. Int J Surg Pathol, 2006, 14(3): 247-251.

[3] Basoglu A, Sengul A T, Buyukkarabacak Y B, et al. Pure yolk-sac tumor of the lung[J]. Asian Cardiovasc Thorac Ann, 2008, 16(5): 410-411.

[4] Abdel Rahman A R, Ebied E N, Nouh M A, et al. Primary yolk sac tumor of the lung[J]. Ann Thorac Surg, 2009, 87(6): 1925-1926.

[5] Ramírez Gil ME, Martínez Vallina P, Menal Muñóz P, et al. Pulmonary pure yolk-sac tumor. A rare anatomopathological entity[J]. Arch Bronconeumol, 2011, 47(3): 157-158.

[6] Chen C H, Chen T C, Huang W C, et al. An unusual successfully treated case of pulmonary yolk sac tumor[J]. Ann Thorac Surg, 2008, 85(2): 656-658.

[7] Arora S, Patel H, Mir P, et al. A bilateral primary yolk sac tumor of the lung associated with chromosome 3 polysomy:

understanding the Oct 3/4 and Sox 2 interaction[J]. Cancer Biol Ther, 2013, 14(1): 1-4.

[8] Okur E, Halezeroglu S, Somay A, et al. Unusual intrathoracic location of a primary germ cell tumour[J]. Eur J Cardiothorac Surg, 2002, 22(4): 651-653.

[9] Vaideeswar P, Deshpande J R, Jambhekar N A. Primary pleuro-pulmonary malignant germ cell tumours[J]. J Postgrad Med, 2002, 48(1): 29-31.

[10] Pont J, Pridun N, Vesely N, et al. Extragonadal malignant germ cell tumor of the lung[J]. J Thorac Cardiovasc Surg, 1994, 107(1): 311-312.

[11] Rimbaut C, Caillaud J M, Caillou B. Alpha-1-fetoprotein(AFP) and germ cell tumors: biological and histological correlation[J]. Scand J Immunol, 1978, 8(Suppl 8): 201-206.

[12] Gitlin D, Perricelli A. Synthesis of serum albumin, prealbumin, alpha-foetoprotein, alpha-1-antitrypsin and transferrin by the human yolk sac[J]. Nature, 1970, 228(5275): 995-997.

[13] Parvathy U, Balakrishnan K R, Ranjit M S, et al. Primary intracardiac yolk sac tumor[J]. Pediatr Cardiol, 1998, 19(6): 495-497.

（杨洋）

第三十一节　肺原发性脑膜瘤

一、引言

原发于脑外或脊柱外的脑膜瘤是一种罕见的肿瘤。肺原发性脑膜瘤常表现为肺部的孤立结节。绝大多数的肺原发性脑膜瘤都是良性病变，目前为止仅有3例恶性病例的报道。作为一种不常见的肺部孤立结节类型，肺原发性脑膜瘤常被误诊，并且接受不必要的胸部手术或化疗。

二、病例

患者，男性，24岁，无诱因下出现咯血，肺部X线片发现右上肺孤立结节，增强CT发现无名静脉旁有一直径2.4 cm的肺内病变，外表疑似恶性（图4-31-1A）。以^{18}F-FDG为显像剂进行PET成像，标准摄取值（SUV）为10.5，呈典型的恶性肿瘤特征（图4-31-1B）。CT和PET没有发现其他的病灶。患者被收治入院，MRI检查发现在结节与无名静脉之间有一间隙（图4-31-1C）。考虑到结节的影像学表现及解剖位置，在胸腔镜下实施右肺上叶楔形切除，术中冰冻病理切片排除了恶性肿瘤的可能，患者两天后出院。术后检查发现一个直径为2.4 cm、包裹完好、呈部分囊性的黄红色病变。光镜下发现肿瘤组织被邻近肺实质压迫，病变之间有散在出血点（图4-31-2A）。高倍镜下可看到病变由多边形巢状或纺锤形细胞排列呈束状或轮状，肿瘤细胞有丰富的嗜酸性细胞质和圆形或椭圆形的细胞核，细胞核核仁不明显，未发现分裂象细胞（图4-31-2B）。免疫组化示EMA（图4-31-2C）、vimentin（图4-31-2D）和CD10染色阳性。形态学和免疫组化提示该结节是脑膜瘤。

术后MRI检查未发现中枢神经系统异常，故诊断为肺原发性脑膜瘤。随访42个月无异常。

三、讨论

（一）流行病学与病因分析

原发于颅外和脊髓外的脑膜瘤十分罕见，曾经在头、颈部、皮肤和周围神经组织这些部位有病例被报道。发生在肺部的原发脑膜瘤更为罕见，1981年

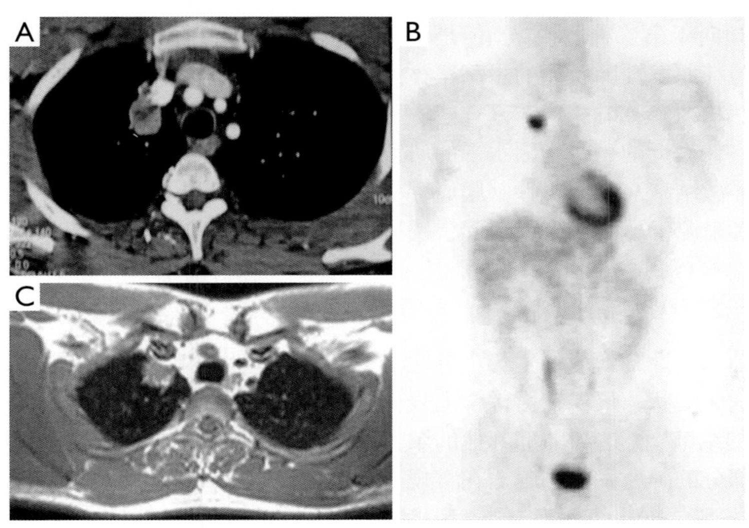

（A）胸部增强CT的可疑结节；（B）结节在FDG-PET阳性摄取，提示恶性；（C）MRI示在结节与无名静脉之间有一间隙。

图4-31-1　术前检查

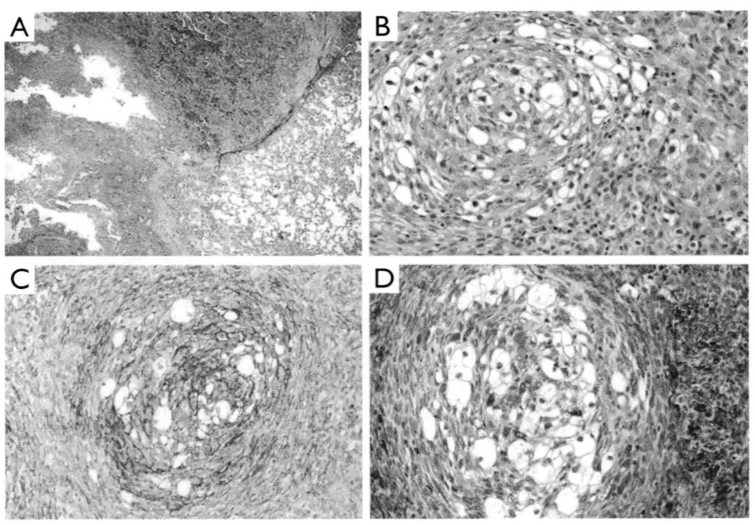

（A）肿瘤组织被邻近肺实质压迫，病变之间有散在出血点（HE染色，×4）；（B）病变由多边形巢状或纺锤形细胞排列呈束状或轮状，肿瘤细胞有丰富的嗜酸性细胞质和圆形或椭圆形的细胞核，细胞核核仁不明显，未发现分裂象细胞（HE染色，×40）；（C）肿瘤细胞免疫组化EMA阳性（×40）；（D）肿瘤细胞免疫组化vimentin阳性（×40）。

图4-31-2　病理检查

Erlandson首先报道了肺原发性脑膜瘤，目前为止共报道41例。肺原发性脑膜瘤的组织起源不清楚，目前有两种假说：第一种是胸膜下间质多功能干细胞的异常分化；第二种是向蛛网膜细胞分化的胚胎细胞异位残留，这些细胞也被称作肺的脑膜上皮样微结节。形态学、免疫组化和超微结构的证据更加倾向于第二种假说[1]。但是由于肺的脑膜上皮样微结节与肺原发性脑膜瘤的患病率存在巨大差异（尸体解剖中为0.5% *vs* 0.05%）[1-2]，一些学者并不认同这种假说。而且，最近的一些基因水平的研究并未发现肺的脑膜上皮样微结节与肺原发性脑膜瘤存在直接联系，而是支持二者来源于不同的组织。

（二）临床表现与诊断

与颅内脑膜瘤一样，肺原发性脑膜瘤的生长十分缓慢，而且通常没有任何的临床症状，仅仅在影像学上表现为肺内单发的包裹完好的结节[3]，这和肺部其他的罕见肿瘤是明显不同的。大部分的肺原发性脑膜瘤在常规的胸部影像学检查中偶然发现。据报道仅有5例表现出了临床症状，其中3例表现为咯血[4-6]，2例表现为持续性咳嗽[7-8]。

肺原发性脑膜瘤CT常表现为肺内孤立的结节，其诊断和处理可依照“不确定的肺部孤立结节”进行。根据患者的病史（是否吸烟，是否有原发恶性肿瘤）、体征、肿块的生长速度、增强CT和FDG-PET来帮助诊断。有文献报道，肺原发性脑膜瘤的肿瘤细胞可对^{18}F-FDG表现出高代谢性，但并非所有的病例均如此[9]。据报道，依赖临床表现和影像学对肺原发性脑膜瘤进行术前诊断是非常困难的，尤其是对于有原发肺外恶性肿瘤的患者更是如此（此类患者经常被误诊为肺部的继发转移性肿瘤）。对于该疾病目前并没有发现特异性的影像学表现和血液生化指标。经胸廓的穿刺活检诊断也非常困难。到目前为止，除了1例患者外，所有患者的穿刺结果都是阴性的[2]。该疾病术前诊断十分困难。诊断通常建立在手术后的病理学上，同时还要排除中枢神经系统病变。

肺原发性脑膜瘤以^{18}F-FDG为显像剂行PET成像，标准摄取值（SUV）可升高，这常是恶性肿瘤的特征，针对这种患者，外科手术是第一选择。由于胸腔镜辅助手术可以获得与传统开胸手术同样的诊断和治疗效果，所以胸腔镜手术优于开胸手术。针对此病，最恰当的处置应该包括术中冰冻切片的病理学检查，以术中冰冻切片结果来决定手术范围，良性肺原发性脑膜瘤可选择楔形切除，恶性肺原发性脑膜瘤选择肺叶切除或肺切除。有文献报道18位患者实施了传统开胸手术，其中5例楔形切除，12例肺叶切除和1例肺切除术。此外有4例楔形切除术是通过胸腔镜完成的。还有2位患者分别患有肺部恶性肿瘤和结肠腺癌，此2例患者的肺部孤立结节被认为是癌症的转移灶，故实施了化疗，化疗后CT检查显示肿块没有缩小，所以进行了外科手术切除[10-11]。

对于FDG-PET显示为阴性的肺原发性脑膜瘤，临床医生可能会选择经胸廓穿刺活检，但活检的结果通常是阴性。所以对于这类患者，可以采取密切的临床观察，定期随访。

良性的肺原发性脑膜瘤预后良好。平均随访30个月的20例良性肺原发性脑膜瘤患者均健康存活。而实施了手术的2例恶性患者，1例4个月后局部复发，于6个月后死亡；另1例2年后发生了肝转移，16个月后死亡[10-11]。

四、总结

肺原发性脑膜瘤是一种罕见的肿瘤，通常表现为无症状的肺部孤立结节。术前诊断很难实现，诊断与治疗均依赖于外科手术。大部分为良性，良性患者预后良好。

参考文献

[1] Gaffey M J, Mills S E, Askin F B. Minute pulmonary meningothelial-like nodules. A clinicopathologic study of so-called minute pulmonary chemodectoma[J]. Am J Surg Pathol, 1988, 12(3): 167-175.

[2] Gomez-Aracil V, Mayayo E, Alvira R, et al. Fine needle aspiration cytology of primary pulmonary meningioma associated with minute meningotheliallike nodules. Report of a case with histologic, immunohistochemical and ultrastructural studies[J]. Acta Cytol, 2002, 46(5): 899-903.

[3] Spinelli M, Claren R, Colombi R, et al. Primary pulmonary meningioma may arise from meningothelial-like nodules[J]. Adv Clin Path, 2000, 4(1): 35-39.

[4] Zhang F L, Cheng X R, Zhang Y S, et al. Lung ectopic meningioma. A case report[J]. Chin Med J (Engl), 1983, 96(4): 309-311.

[5] Izumi N, Nishiyama N, Iwata T, et al. Primary pulmonary meningioma presenting with hemoptysis on exertion[J]. Ann Thorac Surg, 2009, 88(2): 647-648.

[6] Incarbone M, Ceresoli G L, Di Tommaso L, et al. Primary pulmonary meningioma: report of a case and review of the literature[J]. Lung Cancer, 2008, 62(3): 401-407.

[7] Lockett L, Chiang V, Scully N. Primary pulmonary meningioma: report of a case and review of the literature[J]. Am J Surg Pathol, 1997, 21(4): 453-460.

[8] Moran C A, Hochholzer L, Rush W, et al. Primary intrapulmonary meningiomas. A clinicopathologic and immunohistochemical study of ten cases[J]. Cancer, 1996, 78(11): 2328-2333.

[9] Cura M, Smoak W, Dala R. Pulmonary meningioma: false-positive positron emission tomography for malignant pulmonary nodules[J]. Clin Nucl Med, 2002, 27(10): 701-704.

[10] van der Meij J J, Boomars K A, van den Bosch J M, et al. Primary pulmonary malignant meningioma[J]. Ann Thorac Surg, 2005, 80(4): 1523-1525.

[11] Prayson R A, Farver C F. Primary pulmonary malignant meningioma[J]. Am J Surg Pathol, 1999, 23(6): 722-726.

（姜思明）

第三十二节　肺原发性绒毛膜癌

一、引言

绒毛膜癌是一种滋养层细胞的高度恶性肿瘤，含有能分泌人绒毛膜促性腺激素β亚单位（β-HCG）的合体滋养层细胞。原发性生殖系统外绒毛膜癌最常发生于腹膜后、纵隔或颅内。虽然肺转移性绒毛膜癌多见，但肺原发性绒毛膜癌却罕见，病因不明，早期诊断困难。

二、病例

患者，男性，36岁，农民，因咳嗽半月，发热伴痰中带血3天入院。患者半月前无明显诱因出现咳嗽，为阵发性连声咳，咳少量白痰，不黏，无痰中带血，无胸闷气促，无发热寒战，无声音嘶哑，当时未予诊治。3天前患者咳嗽时咳出少量鲜红色血，无血块咳出，伴发热，体温最高38.9 ℃，无寒战。当地医院胸部X线片显示双肺多发结节病灶。为求进一步治疗入院就诊。体格检查：体温37.9 ℃，余无明显异常。

入院后胸部X线片显示两肺多发团块状密度增高影。胸部CT（图4-32-1）：两肺内见多个类圆形软组织影，大小不等，位于左上肺较大者直径约5 cm，较小者约1.5 cm，内部密度不均匀。增强后周边呈不均匀强化，纵隔淋巴结肿大。多次行痰涂片及痰找抗酸杆菌均未找到肿瘤细胞及抗酸杆菌。纤维支气管镜下见各段支气管均通畅，未见到明显新生物征象。

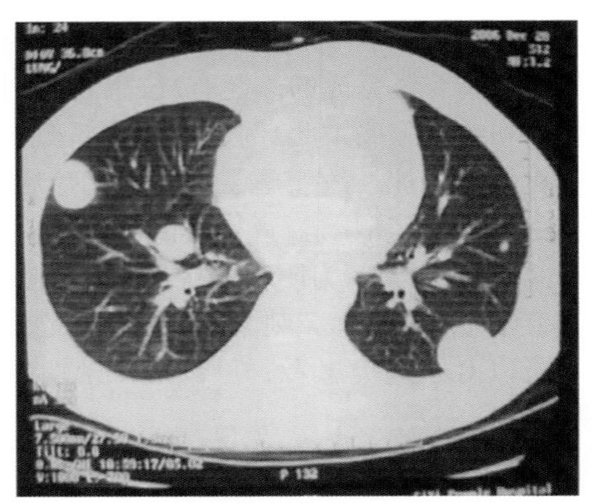

两肺内见多个类圆形软组织影，大小不等，边缘清晰，光整。

图4-32-1　胸部CT检查

为明确诊断行CT引导下右肺肿块穿刺活检。病理提示：纤维组织中见小巢异型上皮巢，恶性肿瘤，考虑癌。但因活检所取组织量少，未行免疫组化，未明确肿瘤病理类型。于入院后第10天行右侧剖胸，右肺肿块活检术。经右侧胸第5肋间进胸探查见右上、中、下肺多发结节，大小不等，质韧。取右上方直径约2 cm标本送病理常规，剖开见暗红色陈旧性血及较多坏死液。

术后病理报告（图4-32-2）：（右上肺）肿瘤细胞呈大多角形，血窦丰富，大片出血坏死，可见合体细胞。免疫组化结果：HCG（+），AFP（+），CK（+），NSE（+），CD56灶性（+）。诊断：绒毛膜上皮癌。为排除转移性肿瘤可能，术后检查患者睾丸未见肿大，睾丸B超未见明显异常。头颅、腹部和盆腔CT未

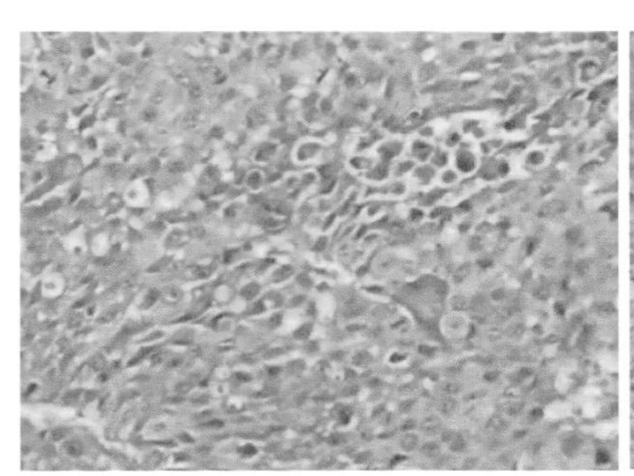

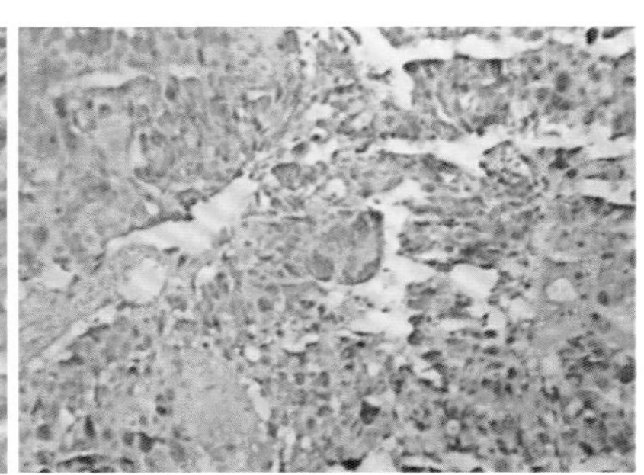

图4-32-2　病理证实绒毛膜癌，免疫组化结果β-HCG（+）

发现原发灶和转移灶。测血β-HCG 32 926.0 IU/L，排除转移可能，最后确诊为肺原发性绒毛膜癌。

术后20天转至肿瘤医院化疗，化疗方案为PEB方案，此后于术后40天、70天再行2次PEB方案化疗，但化疗效果不佳，肿瘤未见缩小。于术后90天、130天行2次PC方案，效果差。随访8个月死亡。

三、讨论

（一）流行病学与病因分析

1977年，Havakma首先报道了肺原发性绒毛膜癌。绒毛膜癌是一种起源于滋养层细胞的高度恶性肿瘤，也是产生β-HCG肿瘤的经典代表，常发生于宫内妊娠，特别是水泡状胎块，也可发生于足月妊娠或异位妊娠，以及自发流产后。性腺外非妊娠相关性绒毛膜癌少见，大部分发生于中线部位，如腹膜后、纵隔和松果体附近，在男性常发生于睾丸，其他脏器如食管、胃、小肠、前列腺及膀胱等少见，而发生于肺是罕见的，目前仅有33篇外文文献和4篇中文文献对肺原发性绒毛膜癌的相关报道。

肺原发性肺绒毛膜癌的发病机制有多种学说，分为妊娠或非妊娠两种起源。最重要的发病机制之一就是在流产，甚至正常分娩期间，滋养层细胞栓塞到肺血管系统后发生瘤性转化[1]。其他理论还包括：保留的原始生殖细胞在胚胎发生过程中异常迁移；异位的原始生殖细胞的瘤性转化；原发性性腺绒毛膜癌自发消退后的远处转移；肺癌肿瘤细胞去分化[2-4]。

（二）临床表现与诊断

肺原发性绒毛膜癌的临床症状主要以咯血、刺激性干咳、胸痛为主，多数患者因出现症状而就诊，进一步发展可出现呼吸困难。由于β-HCG的分泌，男性患者常因体内β-HCG水平升高而出现一些特征性的体征，如男性乳房发育，睾丸萎缩，性欲减退。影像学检查可发现肺部阴影，单发或多发，位于单侧肺或累及双肺，大小不等，甚至占据整个胸腔。肿瘤实质中的合体滋养细胞层细胞能分泌β-HCG，因而原发性绒毛膜癌患者血β-HCG及尿β-HCG检测可见阳性。与女性生殖道原发绒毛膜癌类似，血β-HCG水平对于患者的诊断和预后具有重要意义。Tsai等[5]认为尿β-HCG因检测方便，出结果快而对早期发现本病具有重要作用。虽然尿β-HCG阳性对诊断和预后帮助很大，但尿β-HCG阴性并不能排除本病[6]。

肺原发性绒毛膜癌的发病率极低，其初发症状影像学表现及与原发性或继发性肺恶性肿瘤很难鉴别。肺原发性绒毛膜癌因早期容易发生血行转移，预后很差，因此，早期诊断尤为重要。肺原发性绒毛膜癌是一种罕见的性腺外恶性生殖细胞瘤，其诊断标准包括以下3点：①排除性腺及其他部位原发性病变；②经过治疗后体内β-HCG水平趋于正常化；③活检或手术病理学证实[7]。生殖系统相关检查以及PET-CT等可排除生殖系统及纵隔、后腹膜、消化系统等少见部位的原发性绒毛膜癌。另外，区别于产β-HCG的巨细胞癌，肺原发性绒毛膜癌TTF-1染色通常阴性。大多数绒毛膜癌发生在妊娠事件后。此外，非妊娠期绒毛膜癌通常见于儿童和年轻成人[8]。肿瘤标志物α-AFP和β-HCG的监测在生殖细胞瘤的诊疗过程中发挥重要作用。联合乳酸脱氢酶，其特异性和敏感性有助于疾病的初步诊断和疗效评估[2,9]。因此，临床患者的肺部肿块或结节经评估倾向恶性肿瘤，且合并β-HCG水平明显升高，病理检测应该及时增加肺原发性绒毛膜癌相关分子标志物。

到目前为止，尚无肺原发性绒毛膜癌治疗的标准化方案，也没有相关指南。对于早期肺原发性绒毛膜癌，手术切除是首选。手术方式及切除范围参照肺癌诊疗指南[10-11]。由于目前对本病缺乏认识，其诊断率相对较低，多数患者诊断时已处于疾病晚期，失去手术治疗机会，或者只有姑息手术指征。因此，手术联合化放疗是提高生存率的最佳方法。化疗方案的选择参照其他部位绒毛膜癌的方案，以前曾使用PEB方案，但经使用证实该方案对本病效果不佳。目前推荐的方案为EMA-CO（依托泊苷+甲氨蝶呤+放线菌素D+环磷酰胺+长春新碱）[12-13]。本病对放疗的疗效欠佳，原因尚不清楚。免疫检查点抑制剂目前已成为多种恶性肿瘤治疗的新模式，有多项数据表明抗PD-1抗体和抗PD-L1抗体可以作为化疗耐药肺原发性绒毛膜癌患者的补救治疗。同时，PD-L1过度表达和肿瘤浸润性淋巴细胞的存在可作为预测PD-1/PD-L1阻断疗法疗效的生物标志物[14-15]。治疗过程中及治疗后可行胸部X线片、胸部CT观察肿瘤大小的变化，血β-HCG水平检测等检查来评价治疗效果。血β-HCG被认为是肿瘤活动性的指标，一般术后30天左右血β-HCG常降至正常。化疗后β-HCG持续降低提示对化疗敏感。无论是手术还是化疗还是两者相结合的综合治疗，对本病的远期疗效均不理想。文献中只有2例患者生存时间超过1年，17例患者的中位生存时间是4个月。因此，目前迫切需要对本病有效的治疗方法进行深入研究，以期改善患者的预后。

四、总结

肺原发性绒毛膜癌是一种罕见的疾病，肿瘤组织具有分泌β-HCG的功能，该病病情进展快，诊断困难，治疗以手术联合化疗为首选，预后极差。

参考文献

[1] Tanimura A, Natsuyama H, Kawano M, et al. Primary choriocarcinoma of the lung[J]. Hum Pathol, 1985, 16(12): 1281-1284.

[2] Snoj Z, Kocijancic I, Skof E. Primary pulmonary choriocarcinoma[J]. Radiol Oncol, 2017, 51(1): 1-7.

[3] Serno J, Zeppernick F, Jäkel J, et al. Primary pulmonary choriocarcinoma: case report and review of the literature[J]. Gynecol Obstet Invest, 2012, 74(2): 171-176.

[4] Maruoka Y, Abe K, Baba S, et al. A case of pulmonary choriocarcinoma metastasis with unusual FDG-PET and CT findings: correlation with pathology[J]. Ann Nucl Med, 2012, 26(10): 835-839.

[5] Tsai J R, Chong I W, Hung J Y, et al. Use of urine pregnancy test for rapid diagnosis of primary pulmonary choriocarcinoma in aman[J]. Chest, 2002, 2: 996-998.

[6] Arslanian A, Pischedda F, Filosso P L, et al. Primary choriocarcinoma of the lung[J]. J Thorac Cardiovasc Surg, 2003, 125(1): 193-196.

[7] Nguyen H T T, Hoang H H, Le A T V. A Case Report of Primary Pulmonary Choriocarcinoma in a Man: Successful Combination of Surgery and Chemotherapy[J]. Case Rep Oncol, 2020, 13(2): 923-928.

[8] Wu P S. Primary choriocarcinoma of the lung: a case report and literature review[J]. Int J Clin Exp Pathol, 2020, 13(9): 2352-2355.

[9] Pedrazzoli P, Rosti G, Soresini E, et al. Serum tumour markers in germ cell tumours: From diagnosis to cure[J]. Crit Rev Oncol Hematol, 2021, 159: 103224.

[10] Chen F, Tatsumi A, Numoto S. Combined choriocarcinoma and adenocarcinoma of the lung occurring in a man: case report and review of the literature[J]. Cancer, 2001, 91(1): 123-129.

[11] Williams SD, Birch R, Einhorn L H, et al. Treatment of Disseminated germ—cell tumors with cisplatin, bleomycin, and either vinblastine or etoposide[J]. N Engl JMed, 1987, 316: 143540.

[12] Lurain J R, Singh D K, Schink J C. Primary treatment of metastatic high-risk gestational trophoblastic neoplasia with EMA-CO chemotherapy[J]. J Reprod Med, 2006, 51(10): 767-772.

[13] Ranganath P, Kesler K A, Einhorn L H. Perioperative Morbidity and Mortality Associated With Bleomycin in Primary Mediastinal Nonseminomatous Germ Cell Tumor[J]. J Clin Oncol, 2016, 34(36): 4445-4446.

[14] Ghorani E, Kaur B, Fisher R A, et al. Pembrolizumab is effective for drug-resistant gestational trophoblastic neoplasia[J]. Lancet, 2017, 390(10110): 2343-2345.

[15] Goldfarb J A, Dinoi G, Mariani A, et al. A case of multi-agent drug resistant choriocarcinoma treated with Pembrolizumab[J]. Gynecol Oncol Rep, 2020, 32: 100574.

（杨洋）

第三十三节 化学感受器瘤

一、引言

化学感受器瘤（chemodectoma）是指来自化学感受器及其同类组织细胞的肿瘤。临床上罕见，其发病率1/10 000~1/30 000[1]。该病来源于外胚层细胞与神经管之间的神经嵴细胞。可发生于全身多个部位，主要包括颈动脉体、颈静脉体、主动脉体、腹膜后等有副神经节分布的部位，最常见的是颈动脉体瘤和颈静脉球体瘤。据统计，98%的化学感受器瘤发生于颈动脉窦，发生在肺者很少见。化学感受器瘤一般以解剖部位来命名，如颈动脉体瘤或颈静脉球瘤等。

该病的好发年龄为30~60岁，无性别差异[2]，多在成年发病，多为单发病灶，具有散发性，多发患者多有家族史。该病的主要临床表现是肿瘤生长引起的压迫症状，很少一部分肿瘤可以分泌儿茶酚胺类物质，引起血压、心律的变化。颈部化学感受器瘤因位置表浅，早期容易诊断。其他部位化学感受器瘤发病率非常低，早期多无临床症状，诊断十分困难，多数依靠术后病理。动脉造影是目前临床应用的一种比较新的诊断化学感受器瘤的手段。其敏感性和特异性很高。肿瘤的良恶性诊断主要依靠其生物学行为，如出现局部浸润或肺门、纵隔等淋巴转移则考虑恶性。单从组织学形态很难区分良恶性，免疫组织化学检查发现恶性者的抗神经元特异性烯醇化酶免疫活性明显降低。手术切除是化学感受器瘤患者首选治疗手段。无法切除者可考虑行动脉栓塞、化疗或放疗[3]。

二、病例

国内蒋书情、卜粱等[4-5]报道肺内原发化学感受器2例，男女各一例，年龄分别为35岁和51岁。CT纵隔窗见肺内一类圆形结节，软组织密度，无明显分叶，无钙化，密度均匀；CT肺窗见结节边缘光滑、无毛刺，邻近纵隔胸膜无牵拉征，其他部位未见异常。术中见肿物呈卵圆形，质韧，边界清晰，胸膜及纵隔无侵犯，肺门可见肿大淋巴结。病理肉眼观：切面呈棕红色，界限清楚。镜下：瘤细胞体积较大，呈上皮样，多边形，部分细胞边界不清；胞浆丰富，染色稍嗜酸性，圆形、大小一致，瘤细胞呈巢状分布，间质有较丰富的血窦。免疫组化：NSE（+）、Syn（灶性+）、CK和S-100均（-）。手术完全切除肿瘤，随访5年无复发、转移。

国外同行Bruno Amato等报道了10年间经外科手术切除的34例化学感受器肿瘤的单中心结果[6]，其中有2例为头颈胸多发，其余均为单发。女性发病率较男性高，所有患者均无家族史。头颈部化学感受器瘤手术可能会损伤颅脑神经、颈动脉等重要组织结构，手术切除需要特别注意术中操作（图4-33-1）。本组报道的患者中，术后8例发生了颅脑神经损伤，无围手术期死亡病例。化学感受器瘤多为良性或低度恶性，但也有出现转移的恶性化学感受器肿瘤（图4-33-2）[7]，这类患者往往有家族遗传史。

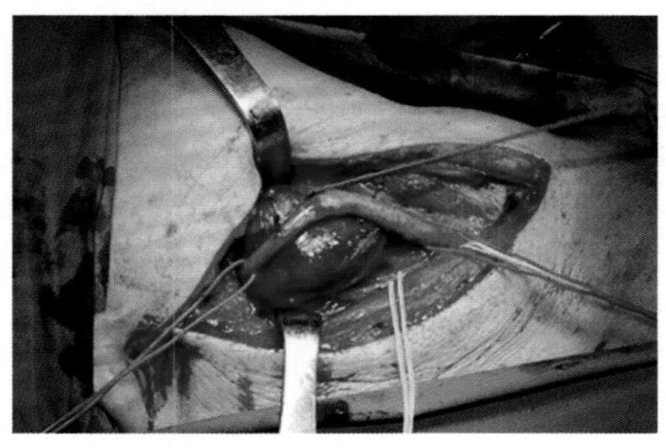

肿瘤部分与颈内、颈外动脉紧密粘连，手术时需要仔细完整分离肿瘤外膜后方能切除。

图4-33-1 术中的颈部化学感受器瘤（颈动脉体瘤）

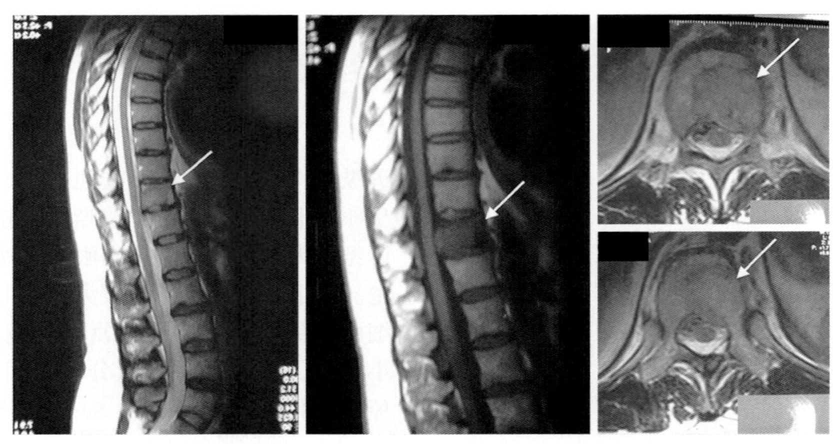

椎体新生物在T_1像中呈现低信号，而在T_2加权像中肿瘤显示出高信号值并压迫左侧椎弓根，增强后肿物呈现增强信号，提示肿物是恶性转移肿瘤。

图4-33-2 MRI检查

三、讨论

（一）流行病学与病因分析

化学感受器起源于胎儿神经外胚层细胞与神经管之间的神经嵴细胞，随着机体的生长发育，只保留于主动脉弓、颈动脉分叉等部位，如在机体其他部位退化不全或者残留后易形成肿瘤。根据遗传特性，化学感受器瘤可分为散发性与家族性，散发病例多表现为单发；多发患者一般具有家族聚集性，比较少见。近年来，关于化学感受器瘤发生的分子机制涉及多条信号通路，而最主流的理论聚焦于线粒体复合物琥珀酸脱氢酶（succinate dehydrogenase，SDH）的亚基相关编码基因的突变，突变率约25%[8]。

（二）临床表现

化学感受器瘤主要临床表现是肿瘤生长引起的压迫症状，当病灶单发且瘤体较小时，患者一般无明显症状。颈部化学感受器瘤多位于颈部上侧，多数患者无任何临床症状，少数有患侧头痛、头晕、眼痛、面部出汗、有搏动感、声嘶等。胸部化学感受器瘤位于纵隔者居多，可表现为咳嗽、气急、胸闷、胸背部疼痛等。位于气管和肺内的化学感受器瘤可出现咳嗽、咯血等，如位于心脏内，可引起心悸、吞咽困难等不适。位于腹膜后、肠系膜、肠道、膀胱的化学感受器瘤可引起腹痛、便血、急性肾功能衰竭、尿频、血尿等。很少一部分肿瘤可以分泌儿茶酚胺类物质，引起血压、心律的变化。

（三） 影像学特征

（1）X线片：颈部病变表现为软组织肿块影，边界较清晰，无明显钙化，无分隔；胸部病变表现为类圆形、密度均匀、边界清晰的肿块影，可见纵隔增宽、气管受压移位等；其他部位多见周围组织的软组织肿块影等。

（2）B超：多为低回声的软组织肿块，回声可不均匀，有包膜，与周围组织界限清晰，其内可见分隔。

（3）CT：圆形、椭圆形软组织肿块影，多呈低密度，密度均匀，CT值25~75 Hu，有包膜，边界清晰，恶性者多边界不清，并有浸润周围组织的表现[9]。CT定位准确，显示清晰，常作为术前评估首选。

（4）MRI：T_1加权、T_2加权表现为圆形、类圆形规则肿物，边界清晰，瘤体内可见点状、不规则线状的无信号影（肿瘤内血管流空），是化学感受器瘤的MRI特征性表现，称为“盐和胡椒征”，增强扫描有助于发现微小病灶，呈明显强化表现。

（5）动脉造影及SPECT是诊断颈动脉体瘤和颈静脉球瘤的金标准。颈动脉体瘤内能清楚地显示肿瘤及与供血血管的关系，特别是瘤内造影剂排空延迟，呈现典型“血湖”征。颈静脉球瘤动脉期多无异常改变，静脉期可见血流回流受阻，受阻端不规则。肿瘤内部血管分布特点可作为判断其良恶性的参考因素。SPECT利用间位碘代苄胍（MIBG）用于化学感受器瘤定位诊断，敏感性和特异性高，也用于评估肿瘤的功能状态。

（四）病理学特点

病理组织学：肉眼所见，肿瘤大小1~10 cm，圆形或类圆形。肿瘤质地软硬不一，多有包膜，肿瘤表面血管粗大迂曲扩张，肿瘤断面血供丰富、呈鱼肉状，肿瘤内部可见出血坏死或者囊变。光镜检查，肿瘤细胞体积稍大，形态几乎正常，胞质可呈淡红或粉色，核异型多见。瘤细胞多呈巢、索或片状排列。间质毛细血管丰富。细胞学诊断困难时，可以借助免疫组化。神经元特异性烯醇化酶（NSE）和嗜铬粒蛋白（chromogranin）是副神经节瘤的敏感标志物，二者联合敏感性达95%，突触素（synaptophysin）在化学感受器瘤组织中的表达比较广泛且不受肿瘤细胞分化的限制。但是仅依靠光镜检查无法判断肿瘤的良恶性。

（五）治疗

手术是本病的最主要的治疗方法。根据CT、MRI和血管造影的分布特点，先沿边缘分离出一定间隙，找到并阻断位于基底部的供血血管，使肿瘤供血减少，瘤体内血流相对缓慢，体积相应缩小，术野及肿瘤边界更为清晰，较易切除，出血也明显减少。对于怀疑恶性的化学感受器瘤应扩大切除范围。多数学者认为化疗对本病无效，但也有人认为恶性化学感受器瘤术后进行化疗有一定的疗效，可以作为恶性化学感受器瘤术后的辅助治疗[7]。有人认为化学感受器瘤对放疗不敏感，不能根除肿瘤，且放疗后增加肿瘤切除的困难，故不主张放射治疗。但也有学者认为放疗能有效缓解症状及对肿瘤有较高的控制率，适用于肿瘤较大不能手术者或部分切除，以及局部复发的患者。

四、总结

化学感受器瘤在临床上是一种罕见的肿瘤，起源于化学感受器及其同类组织细胞。全身分布广泛，以颈动脉体和颈静脉体居多，其他部位少见。临床表现与影像学所见多无特异性。诊断必须密切结合影像及临床表现，且须经术后病理才能定性。

良性化学感受器瘤术后效果良好，但如果肿瘤浸润周围组织导致手术无法完全切除者，术后复发率高，约10%病例因广泛转移而导致死亡。

参考文献

[1] Fauci A S, Braunwald E, Kasper D L, et al. Harrison's Principles of internal medicine[M]. Vol 2. 17th ed. New York: McGraw Hill Medical, 2008, 337: 2269-2275.

[2] Bryant J, Farmer J, Kessler L J, et al. Pheochromocytoma: the expanding genetic differential diagnosis[J]. J Natl Cancer Inst, 2003, 95(16): 1196-1204.

[3] da Silva R A, Gross J L, Haddad F J, et al. Primary pulmonary paraganglioma: case report and literature review[J]. Clinics (Sao Paulo), 2006, 61(1): 83-86.

[4] 蒋书情. 肺化学感受器瘤一例[J]. 临床放射学杂志, 2009, 28(6): 749-750.

[5] 卜梁, 赵晖, 戴林, 等. 原发肺化学感受器瘤一例[J]. 中华外科杂志, 2004, 42(22): 1407.

[6] Amato B, Bianco T, Compagna R, et al. Surgical resection of carotid body paragangliomas: 10 years of experience[J]. Am J Surg, 2014, 207(2): 293-298.

[7] da Silva M E, Carvalho M J, Rodrigues A P, et al. Rare vertebral metastasis in a case of Hereditary Paraganglioma[J]. Hered Cancer Clin Pract, 2012, 10(1): 12.

[8] Neumann H P, Pawlu C, Peczkowska M, et al. Distinct clinical features of paraganglioma syndromes associated with SDHB and SDHD gene mutations[J]. JAMA, 2004, 292(8): 943-951.

[9] Strauss D C, Hayes A J, Thomas J M. Retroperitoneal tumours: review of management[J]. Ann R Coll Surg Engl, 2011, 93(4): 275-280.

（郑卉）

第三十四节　间质性肺疾病急性加重

一、引言

间质性肺疾病合并肺部肿瘤患者行肺部手术，或者为明确诊断间质性肺疾病而行肺活检术后30天内出现的原有间质性肺疾病急性加重，是肺部手术比较严重的并发症之一，患者常出现呼吸困难，甚至需要气管插管，机械通气，严重者甚至引起死亡。间质性肺疾病急性加重也是术后30天内患者死亡的最主要原因，发病率为2.1%~15%[1-2]，病死率为40%~60%。发生在手术完成30天之后的称为间质性肺疾病慢性加重。

二、病例

患者，男性，60岁，因咳嗽、气急、呼吸困难2个月就诊。入院时血气分析示血氧饱和度98%，血氧分压73 mmHg，二氧化碳分压30 mmHg。胸部X线片和胸部CT如图4-34-1A和图4-34-1C所示，可见双下肺少量网状阴影。行CT引导下左肺穿刺活检，术后第5天患者气急、呼吸困难加重，胸部X线片和胸部CT如图4-34-1B和图4-34-1D所示，双肺磨玻璃样改变伴实变，以右侧为主。血气提示Ⅰ型呼吸衰竭，使用甲泼尼龙240 mg/d和环磷酰胺100 mg/d冲击治疗，术后第8天因呼吸衰竭加重死亡[1]。

三、讨论

（一）流行病学与病因分析

间质性肺疾病合并肺部肿瘤患者进行肺部手术后出现原有间质性肺疾病急性加重、急性肺损伤、严重时发生急性呼吸窘迫综合征已被大家所关注。近年来，为明确诊断间质性肺疾病从而进行肺活检术，术后间质性肺疾病急性加重也开始被大家所重视，其发病率为2.1%~15%，病死率为40%~60%。文献报道，肺切除术后发生急性肺损伤和急性呼吸窘迫综合征与间质性肺疾病的类型无关，发生频率与肺切除的程度有关，发生频率最高的是扩大切除（12.9%），其次是全肺切除（6%）、肺叶切除（3.7%）、肺活检手术（2.1%）、部分切除（1%）[1-2]。间质性肺疾病急性加重的危险因素主要有：①外科手术操作；②男性；③既往有加重病

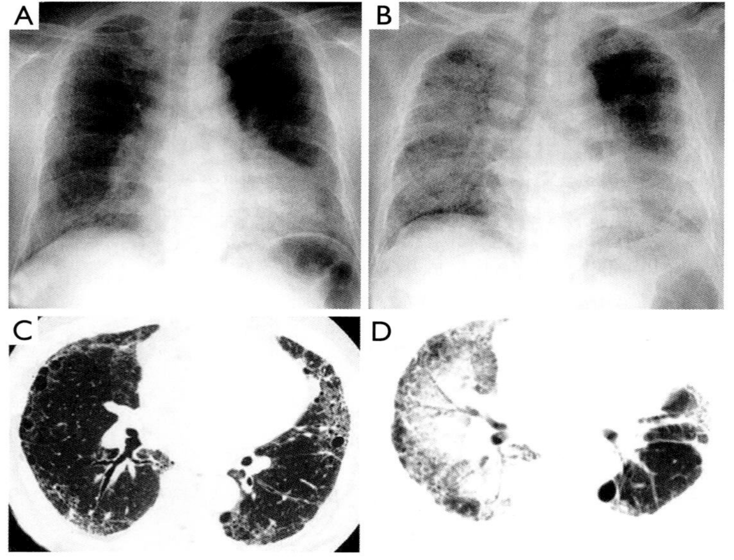

图4-34-1　术前胸部X线片（A）、胸部CT（C）和术后5天胸部X线片（B）、胸部CT（D）

史；④术前使用激素；⑤血清KL-6水平；⑥CT上普通型间质性肺炎的表现；⑦预测肺容量百分比下降等。其中外科手术操作与间质性肺疾病急性加重密切相关，以部分切除为参考，肺叶切除或肺段切除术后发生间质性肺疾病急性加重的风险增加3.83倍；双侧叶切或全肺切除术后发生间质性肺疾病急性加重的风险增加5.70倍[3]。肺活检手术术后发生间质性肺疾病急性加重的风险未与部分切比较。有文献报道肺活检后间质性肺疾病急性加重的原因与手术过程中呼吸道管理有关，因为急性加重多发生在活检手术对侧，可能与术中单肺通气、肺泡张开与塌陷交替造成剪切效应，以及长时间高浓度吸氧造成肺损伤有关[1]。

（二）临床表现、诊断与治疗

临床表现有气急、呼吸困难、发绀、胸闷，血气分析提示Ⅰ型呼吸衰竭，胸部X线片或胸部CT提示新出现的斑片影，但需与肺部感染、急性左心功能衰竭、急性肺栓塞等鉴别。2011年美国胸外科协会提出间质性肺疾病急性加重的诊断标准为：①术后30天之内起病；②呼吸困难进行性加重；③胸部X线片或胸部CT上间质阴影较前增加；④相同条件下动脉血氧分压下降10 mmHg以上；⑤没有肺部感染证据；⑥排除其他疾病，如心力衰竭、肺栓塞及其他可能引起肺损伤的原因[4]。一旦诊断成立，治疗上应立即使用激素冲击治疗，因为该病病死率很高，早期使用激素冲击可能可以挽救患者生命。

四、总结

间质性肺疾病急性加重发生在具有间质性肺疾病基础，同时合并肺部肿瘤行肺切除手术之后，或者进行肺活检术之后的患者，是术后30天内患者死亡的最主要原因。所以严格掌握手术适应证，选择合适手术时机，同时预测高危患者，及早诊断并治疗，对于减少该并发症，降低病死率能起到一定作用。

参考文献

[1] Kondoh Y, Taniguchi H, Kitaichi M, et al. Acute exacerbation of interstitial pneumonia following surgical lung biopsy[J]. Respir Med, 2006, 100(10): 1753-1759.

[2] Kutlu C A, Williams E A, Evans T W, et al. Acute lung injury and acute respiratory distress syndrome after pulmonary resection[J]. Ann Thorac Surg, 2000, 69(2): 376-380.

[3] Sato T, Teramukai S, Kondo H, et al. Impact and predictors of acute exacerbation of interstitial lung diseases after pulmonary resection for lung cancer[J]. J Thorac Cardiovasc Surg, 2014, 147(5): 1604-1611. e3.

[4] Raghu G, Collard H R, Egan J J, et al. An official ATS/ERS/JRS/ALAT statement: idiopathic pulmonary fibrosis: evidence-based guidelines for diagnosis and management[J]. Am J Respir Crit Care Med, 2011, 183(6): 788-824.

（沈蕾）

第三十五节　结节病合并肺癌

一、引言

结节病是一种病因不明的、多系统器官受累的非干酪性类上皮样肉芽肿性疾病，常累及纵隔及肺组织。结节病合并肺癌临床较为罕见，两者可先后或同时被发现。

二、病例

患者，女性，48岁，无明显诱因咳嗽、咳痰月余入院。胸部CT示两肺结核伴纵隔淋巴结肿大，给予利福平、异烟肼、吡嗪酰胺抗结核效果不佳。体格检查：体温38.6 ℃，脉搏80次/min，血压110/70 mmHg。浅表淋巴结未触及，双肺呼吸音清，未闻及干湿性啰音。肝功能、血气、血清血管紧张素转化酶（SACE）、癌胚抗原（CEA）等均在正常范围。通气功能正常。胸部CT（图4-35-1）示两肺门、纵隔多发淋巴结肿大。2010年1月行纵隔淋巴结活检术，病理检查显示右上纵隔慢性肉芽肿性炎（首先考虑结节病）（图4-35-2）。给予泼尼松口服，45 mg/d逐步减量，3个月后复查胸部CT（图4-35-3）示两肺门及纵隔淋巴结明显缩小，继续泼尼松口服。半年后出现胸闷并逐渐加重，复查胸部CT（图4-35-4）示右肺门淋巴结肿大，右侧胸腔积液。予胸腔闭式引流，胸腔积液找到间变细胞（可疑）。

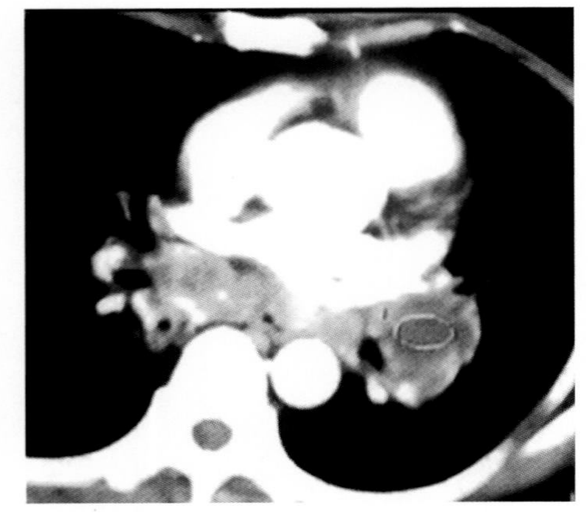

两肺门、纵隔淋巴结肿大。

图4-35-1　胸部CT

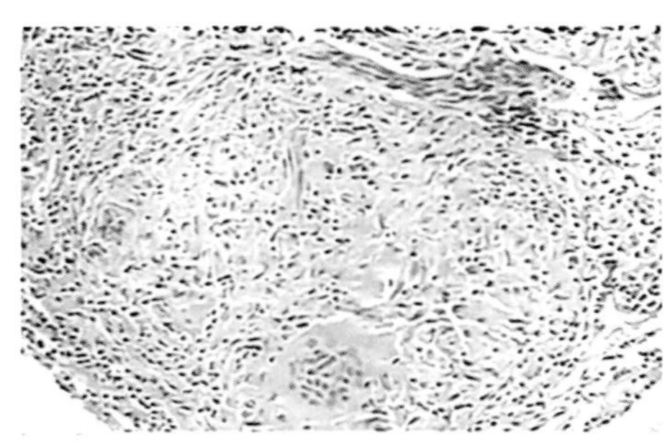

肉芽肿结节形成、可见类上皮样细胞聚集（HE染色，×100）。

图4-35-2　2010年1月纵隔淋巴结活检

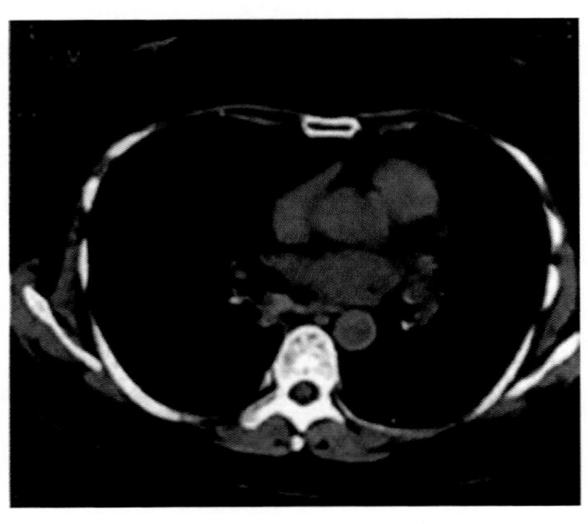

淋巴结明显缩小。

图4-35-3　2010年4月胸部CT

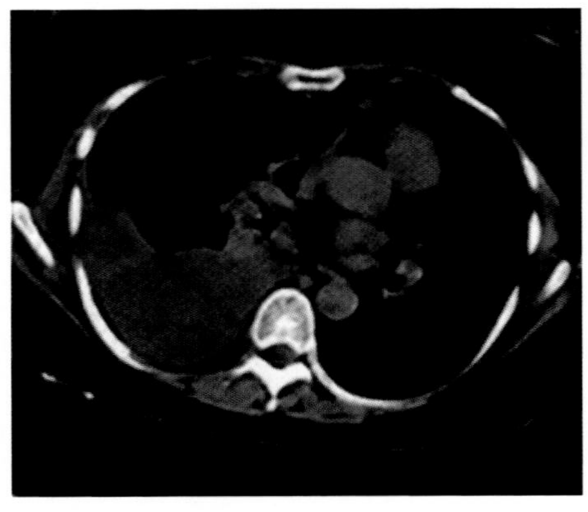

右肺门淋巴结肿大、右侧胸腔积液。

图4-35-4　2011年1月胸部CT

复查CEA升至139.93 μg/L。之后胸腔积液反复出现，于2011年1月行胸腔镜右侧胸膜活检术，病理检查显示转移性或浸润性腺癌（图4-35-5）。免疫组化：CK7（+）、CEA（+）、TTF-1（-）。给予吉非替尼250 mg口服，随访胸腔积液逐步减少（图4-35-6），CEA逐步下降[1]。

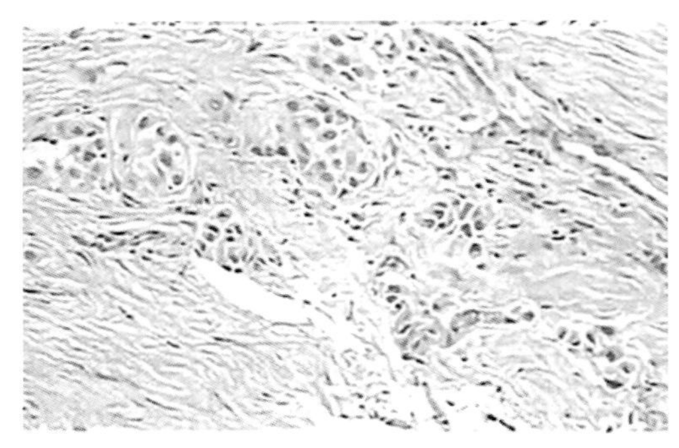

上皮细胞浸润于纤维间质中、细胞成团或散在分布，部分呈腺腔结构，细胞核大小不一，异型明显（HE染色，×100）。

图4-35-5　2011年1月胸膜活检

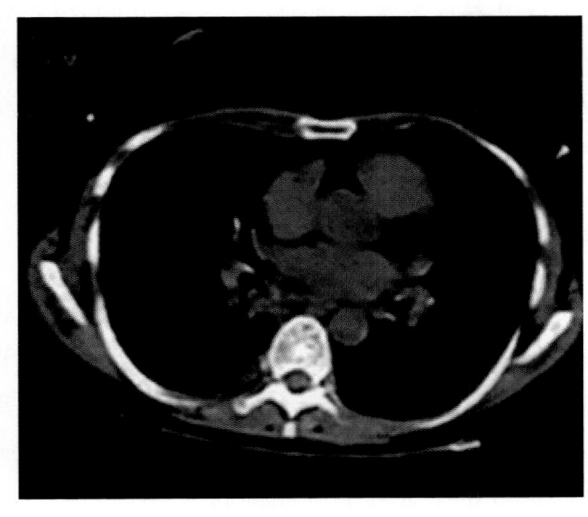

淋巴结及胸腔积液明显好转。

图4-35-6　2011年10月随访胸部CT

三、讨论

（一）流行病学与病因分析

结节病由英国Hutchinson于1869年首次描述，其发病人数的90%以上为肺结节病。该病为自限性疾病，预后良好，患者自行缓解率在75%左右，20%~25%患者出现肺永久性损害，病死率为5%~10%，肺纤维化导致的呼吸衰竭、相关神经系统及心脏损伤是主要死亡原因。本病发病年龄呈现双高峰，第一高峰为青年期（20~29岁），第二高峰为50岁以上者，女性略高于男性。不同人种发病率也有差异性，最高为黑种人，白种人次之，发病率最低的是黄种人。病因及发病机制不清，多数认为与多种相关抗原作用下机体细胞免疫及体液免疫紊乱有关。

结节病与肺癌的关系尚有争论，Brincker等[2]研究发现结节病患者肺癌发生率较一般人群高3倍，但也有研究发现结节病患者肺癌发生率并不升高[3]。Yamasawa等[4]就此提出了4种猜想：①两者同时发生具有偶然性；②肺结节病所诱导的细胞免疫异常与肺癌的发病有关联性；③肺癌发生源于肺结节病所引发的纤维组织相关病变；④肺癌引起肺组织类瘤样反应，后者引发肺结节病。当前所报道的病例中大多数在诊断肺结节病数年后发现肺癌，同时发现或先发现肺癌病例较为少见，这可能与两者发病年龄差异有关。

（二）临床表现与诊断

结节病是属于细胞肉芽炎症性的疾病，临床上除了心脏之外，会侵犯各个器官，特别是肺脏、淋巴结、皮肤。临床上会有一些症状的表现，像发热、周身不适、厌食、体重减轻、干咳、哮喘，还有呼吸困难，以及出现皮疹、关节痛等。结节病可以在医生的指导下进行相关检查和治疗，特别是肺部结节，可以通过CT发现，通过活体组织检查进行鉴别诊断。治疗上多在于改善患者的内环境，特别是适当的应用激素，同时密切观察病情，酌情处置。

结节病临床表现不典型且无特异性，乏力、周身不适、食欲减退、体重减轻、发热及多汗是常见的非特异性临床表现。肺是结节病最常累及的器官，多数患者胸部X线片、CT检查发现异常，但多无症状。如有症状，则多表现为咳嗽、咳痰、胸闷、气短等临床表现。早期往往局限于颈部或腋部淋巴结肿大，逐渐发展到全身淋巴结肿大，尤其是纵隔和肺门淋巴结肿大。结节病眼部受累占25%~30%，有虹膜炎和虹膜睫状体炎，最常见的是虹膜肉芽肿性结节，严重者可导致失明。20%患者肝脏受累，主要表现为肝结节、肝肿大、肝硬化等。肾脏受累严重者可导致肾功能衰竭。心脏受累可导致心律失常、心功能衰竭等。此外，骨关节、涎腺及神经系统均可受累表现为系统损害相关症状。结节病肺部侵害病变影像学表现多样，典型影像学特征是两侧肺门对称性增大，肺门、纵隔淋巴结增大是最常见也是最早出现的改变，几乎全部累及，以右气管旁组及主动脉-肺动脉组为主。结节病患者发生的肺癌的临床表现与一般肺癌患者无明显差异，在原有症状基础上可出现痰量增加、痰中带血甚至咯血、胸痛等表现。

结节病诊断主要依据临床表现、影像学征象、血清生化检查，尤其病理学检查。1989年我国对结节病诊断制定了诊断标准：①由于结节病属多脏器疾病，其症状随受累脏器而不同，在我国从临床角度来诊断结节病。应注意除外结节病合并结核病，也应排除淋巴系统肿瘤，或其他肉芽肿性疾病。②胸部X线片示双侧肺门及纵隔对称性淋巴结肿大，伴有或不伴有肺内网状、片状阴影。③组织活检证实或符合结节病。取材部位可为浅表淋巴结、纵隔淋巴结、气管内膜结节，前斜角肌脂肪垫淋巴结活检，肝脏穿刺或肺活检，以及皮肤损害处活检等。④Kveim-Siltzbach试验呈阳性反应。⑤血清血管紧张素转化酶活性升高。⑥5单位结核菌素皮肤试验为阴性，或弱阳性反应。⑦高钙血症、钙尿症、碱性磷酸酶升高，血浆免疫球蛋白升高，支气管灌洗液中T淋巴细胞及其亚群检查结果可作为诊断活动期结节病的参考。有条件的单位可做^{67}镓（^{67}Ga）放射性核素扫描，全面了解病变侵犯的程度和范围。第②③④条为主要依据，第①⑤⑥条为重要参考指标，应注意综合诊断，动态观察。根据肺结节病的病理特点及胸部X线片表现临床将肺结节病分为5期：①0期，胸部X线片未发现异常；②Ⅰ期，肺门淋巴结肿大而肺部无异常；③Ⅱ期，肺部弥漫性病变同时有肺门淋巴结肿大；④Ⅲ期，肺部弥漫性病变无肺门淋巴结肿大；⑤Ⅳ期，肺纤维化伴有肺囊肿、蜂窝肺等改变。结节病患者肺部出现新病灶时，既要考虑结节病肺部浸润可能，也要高度警惕是否出现肺癌，目前有学者认为PET-CT对于两者的鉴别有重要作用。由于^{18}F-FDG不仅可以为肿瘤细胞所浓聚，还可被肉芽肿内的淋巴细胞、巨噬细胞、白细胞吸收，故^{18}F-FDG PET无法鉴别肿瘤与结节病，而^{18}F-FMT、^{14}C-蛋氨酸PET为氨基酸示踪法，两种示踪剂在肿瘤细胞内吸收，浓聚水平强于炎症部位，当联合^{18}F-FDG PET时可区别肿瘤与肉芽肿性炎症反应，是有希望鉴别结节病与肿瘤的方法。另外，^{67}Ga肺扫描检查可协助判断结节病活动性，病理结果可确诊结节病。

结节病合并肺癌对治疗方案选择的影响尚不明确，Kobayashi等[5]认为目前临床可针对结节病和肺癌分别治疗，两者之间互不影响，并没有证据表明结节病对肺癌的预后有负面作用。肺结节病是一种良性疾病，患者大多不需要接受治疗。对于其中20%~25%肺功能永久性减退及10%肺纤维化的患者，可以考虑选择使用糖皮质激素控制；病灶呈明显活动性者，需要高剂量激素维持治疗。糖皮质激素可以有效改善患者症状，提高肺功能，但并不能改变该病的自然病程。对于新发现的结节病患者，长期使用激素所导致的不良反应明显高于所获得的好处，故不予推荐使用[6]。对于因为某些原因不能使用糖皮质激素者，选择使用氯喹等抗疟药和甲氨蝶呤、咪唑硫嘌呤等免疫抑制剂，可以使大部分患者获得临床改善[7]。TNF-α抑制剂如乙酮可可碱，被认为在结节病的治疗中有重要作用，这是因为在慢性结节病中，TNF-α的合成和分泌可能是最重要的一步病变，但相关治疗方案及治疗效果还在进一步研究中。肺癌的相关治疗方案在此不作赘述。

结节病的整体预后相对较好，80%的Ⅰ期结节病患者5年后可恢复正常，70%的Ⅱ期患者能达到好转，仅有20%左右患者发生永久性损害，5%~10%的患者死亡。相关随访研究表明，肺结节病在早期诊断后1年内及时治疗预后较好，初治病程超过2年，治疗效果较差，可见争取早期治疗预后良好[8]。

四、总结

临床多见诊断结节病数年后发现肺癌，目前对于两者发病的联系没有定论。治疗方面主张分别对结节病及肺癌制定方案，结节病多数不需要治疗，对有必要改善临床表现者，可联合激素、免疫抑制剂等。结节病及时治疗预后良好，不会影响肺癌预后。

参考文献

[1] 邬冬强，杜开齐，张志豪，等. 结节病合并肺癌1例[J]. 中华胸心血管外科杂志，2012，28(3)：190-191.

[2] Brincker H，Wilbek E. The incidence of malignant tumors in patients with sarcoidosis[J]. Ugeskr Laeger，1974，136(39)：2192-2195.

[3] Archontogeorgis K，Steiropoulos P，Tzouvelekis A，et al. Lung

cancer and interstitial lung diseases: a systematic review[J]. Pulm Med, 2012, 2012: 315918.

[4] Yamasawa H, Ishii Y, Kitamura S. Concurrence of sarcoidosis and lung cancer. A report of four cases[J]. Respiration, 2000, 67(1): 90-93.

[5] Kobayashi N, Nakamura R, Kurishima K, et al. Sarcoidosis and lung cancer[J]. Acta Medica (Hradec Kralove), 2010, 53(2): 115-118.

[6] 董昕,龙潭,郭天程. 结节病的诊治及研究进展[J]. 陕西医学杂志, 2004, 33(10): 932-933, 936.

[7] Tokuyasu H, Izumi H, Mukai N, et al. Small cell lung cancer complicated by pulmonary sarcoidosis[J]. Intern Med, 2010, 49(18): 1997-2001.

[8] 罗慰慈. 现代呼吸病学[M]. 北京: 人民军医出版社, 1997: 744-762.

（杨倍）

第三十六节　肺动静脉瘘

一、引言

肺动静脉瘘（pulmonary arteriovenous malformations）是一种少见的肺部疾病，常合并遗传性出血性毛细血管扩张症，由于肺内血管丛的血管间隔形成发生障碍，造成动静脉短路，形成肺内右向左分流，从而引起相应的症状。多数情况下肺动静脉瘘会逐渐增大，但无恶变潜在可能。

二、病例

患者，女性，48岁，胸闷2个月入院。胸部X线片提示右肺中下野团块影，CT增强检查表现为右肺下叶类圆形分叶状阴影，密度与血管密度一致，周围可见数根供血和引流血管（图4-36-1）。胸部MRI表现为信号流空或呈高信号，显示供血动脉及引流静脉（图4-36-2）。体格检查：肺部听诊右肺下叶可闻及微弱的收缩期血管杂音，杂音强弱随呼吸改变。实验室血常规检查提示红细胞增多、红细胞压积增高，血气分析提示低氧血症，动脉血氧分压为82 mmHg。术前诊断肺动静脉瘘，择期行胸腔镜右肺下叶切除术。恢复良好，未见明显并发症，复查动脉血氧分压为93 mmHg。术后5天顺利出院，病理证实为肺动静脉瘘。

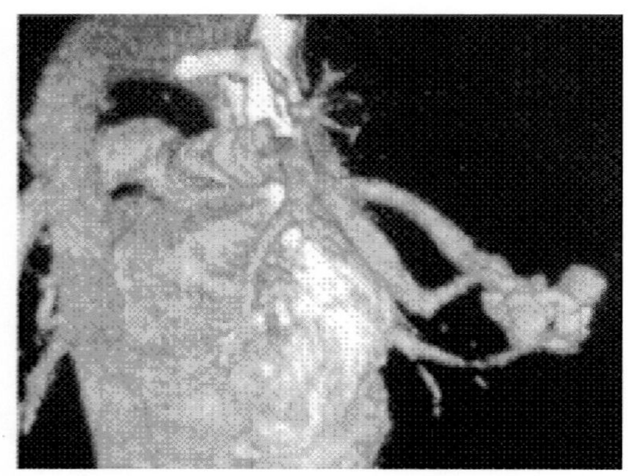

图4-36-1　胸部CT血管成像提示病变处交通的动静脉血管

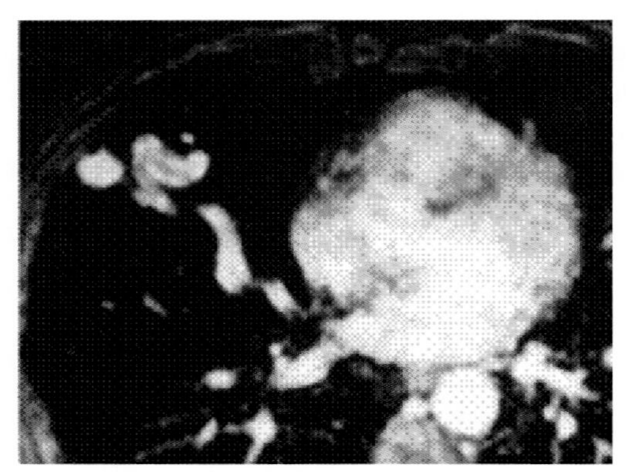

图4-36-2　胸部MRI显示供血动脉及引流静脉

三、讨论

（一）流行病学与病因分析

1897年Churton最早报道了肺动静脉瘘，它是一种少见的肺部疾病，发生率为3/10万左右，男女比例为1：1.5~1：1.8。病变多为先天发育造成，80%~95%合并遗传性出血性毛细血管扩张症，创伤、肝硬化等原因亦可导致肺动静脉瘘的发生[1-2]。肺动静脉瘘可以为单病灶或多病灶，可以为单侧病变或双侧病变。病变多见于左肺下叶，其次为右肺下叶。绝大多数的多病灶肺动静脉瘘位于下叶，8%~20%为双侧病变[3]。

肺动静脉瘘的供血血管多为肺动脉，较少来源于体循环动脉，如支气管动脉或肋间动脉，引流血管为肺静脉。随着肺动静脉瘘的增大，病变处的脆弱血管容易破裂导致咯血或血胸。由于肺内血管丛的血管间隔形成发生障碍，造成动静脉短路，血流直接从肺动脉流向肺静脉，右向左分流会导致低氧血症和血管栓塞，当分流超过20%会导致严重的低氧血症。肺毛细血管床具有过滤小血栓和细菌的功能，因此肺动静脉瘘发生后，患者容易发生短暂性的脑缺血坏死、脑卒中、脑脓肿。

（二）临床表现与诊断

肺动静脉瘘的临床表现取决于病变的大小、数目及经过病变处的血流量的多少。一般病变小于2 cm时不会导致症状出现，右向左分流明显时会导致低氧血症。患者临床表现：咳嗽或咳痰、胸闷、劳力性呼吸困难、胸痛、痰中带血或咯血、心跳快、杵状指、面色苍白、头痛、脑卒中、血胸、脑脓肿等。常见的影像学特征为肺内单发或多发性圆形或椭圆形分叶状阴影，边缘一般清楚，直径在数厘米大小不等，周围多能见到迂曲扩张的供血和引流血管。实验室检查多见红细胞增多、红细胞压积增高及低氧血症。

肺动脉介入造影是诊断肺动静脉瘘较为可靠的方法，能明确血管畸形并可进行定位，亦能同期行栓塞治疗。CT和磁共振血管成像（MRA）能发现肺动脉造影所发现不了的较小的瘘或血栓堵塞的瘘，其诊断敏感性高于血管造影。临床上薄层CT用于诊断肺动静脉瘘最为广泛，具有无创、快捷、精确等优点，亦有推荐肺动脉CT血管造影技术（CTPA），但约有20%的肺动静脉瘘CT显示正常，主要由于肺出血、肺不张导致显示不清，在观察肺动静脉瘘供血血管上MRA有一定优势。超声造影敏感性高，具有安全、操作简单、无损伤的优势，能发现细小的肺内右向左分流，并可以排除先天性心脏病，可作为筛查手段，但其特异性相对较低，其他任何原因所致的右向左分流均可出现阳性结果。另外不能明确肺动静脉瘘部位，对于需手术治疗患者，应进一步检查明确数目、大小及位置。

肺动静脉瘘是一种进行性病变，可能发生破裂、出血、脑脓肿和栓塞等并发症，因而即使无临床症状也应积极处理，解除肺动静脉分流，预防并发症的发生。肺动静脉瘘的治疗应依据病变的大小、数目、位置而定，理论上对直径大于3 mm的肺动静脉瘘可采用血管介入栓塞治疗，其创伤小、保留肺组织、可重复操作，亦可用于治疗。外科手术风险较高，血管介入栓塞治疗已被广泛使用[3-5]。需要警惕的是该方法有可能发生栓塞脱落、异位栓塞和肺纤维化，部分患者可能出现栓塞不完全、血管再通或周围血管再生导致瘘持续存在。另外对于畸形血管较粗的患者，栓塞治疗中、远期疗效不甚理想，存在治疗不彻底、易复发等缺点。自从1942年Hepburn等报道手术成功切除肺动静脉瘘以来，手术切除病变肺组织仍是根治肺动静脉瘘的最有效方法[6-7]。手术切除具有治疗彻底、疗效好和不易复发等特点[2]。手术应尽量保留正常肺组织，对单发肺动静脉瘘可切除病变部位，如肺楔形切除或肺叶切除；对多发病变累及一侧全部肺而对侧肺正常并且心肺功能耐受患者可行一侧全肺切除；当两侧肺均有广泛病变时，不适合手术切除。

以下情况的肺动静脉瘘患者应首选手术治疗：中央型较大病灶；对造影剂过敏者；急诊咯血和血胸；持续右向左分流；合并动脉栓塞术后并发症，特别是伴有脑梗死患者；直径大于2 cm的孤立性病变；栓塞难度、风险较大者。胸腔镜手术能减少传统开胸手术所致的相关并发症，缩短住院时间，尤其对孤立性病变，其优势明显，具有创伤小、术后恢复快等优点[4-5,7]。

同济大学附属上海市肺科医院胸外科报道1990年1月—2013年12月手术治疗29例肺动静脉瘘患者，男12例，女17例，年龄13~52岁，平均（32.5±3.1）岁。手术方式包括开胸手术16例，胸腔镜手术13例；切除范围包括肺楔形切除术11例，肺叶切除术18例。无围手术期死亡患者，29例患者病灶均彻底切除，术后无肺部感染、支气管胸膜瘘、胸腔内出血等严重并发症。患者术后动脉血氧分压为（92.8±2.5）mmHg，较术前明显改善[（83.2±3.8）mmHg]，随访中均无肺动静脉瘘复发。

同济大学附属上海市肺科医院胸外科手术治疗经验：①术前充分了解肺动静脉瘘的数量、大小、位置及供出血管情况，做到术中有的放矢；②在彻底切除病变组织的前提下尽量保留正常肺组织，术中有时可见病变肺组织呈暗红色、较湿润、弹性差，肺表面血管迂曲扩张，这些有助于决定手术方式和切除范围；③病变周围肺组织容易破裂出血，因此术中操作应轻柔，避免过度牵拉、挤压；④病变存在多种变异，应仔细解剖出入病变位置的血管，对于动脉血氧分压明显降低的患者，术中可通过阻断病变肺叶动脉，观察动脉血氧分压是否上升协助判断。

四、总结

肺动静脉瘘是一种少见的肺部疾病，结合临床表现及影像学特征往往能够明确诊断。对于因各种情况而不能接受栓塞治疗的患者，外科手术是治疗肺动静脉瘘的有效手段，能够彻底清除病灶。对于孤立性周围性病变胸腔镜手术应优先考虑，其具有创伤小、恢复快等特点。

参考文献

[1] Gupta S, Faughnan M E, Bayoumi A M. Embolization for pulmonary arteriovenous malformation in hereditary hemorrhagic telangiectasia: a decision analysis[J]. Chest, 2009, 136(3): 849-858.

[2] Georghiou G P, Berman M, Vidne B A, et al. Pulmonary arteriovenous malformation treated by lobectomy[J]. Eur J Cardiothorac Surg, 2003, 24(2): 328-330.

[3] Cartin-Ceba R, Swanson K L, Krowka M J. Pulmonary arteriovenous malformations[J]. Chest, 2013, 144(3): 1033-1044.

[4] 刘明,姜格宁,丁嘉安. 肺动静脉瘘的外科治疗[J]. 中国胸心血管外科临床杂志, 2012, 19(2): 197-199.

[5] Nakamura H, Miwa K, Haruki T, et al. Pulmonary arteriovenous fistula with cerebral infarction successfully treated by video-assisted thoracic surgery[J]. Ann Thorac Cardiovasc Surg, 2008, 14(1): 35-37.

[6] Thung K H, Sihoe A D, Wan I Y, et al. Hemoptysis from an unusual pulmonary arteriovenous malformation[J]. Ann Thorac Surg, 2003, 76(5): 1730-1733.

[7] Watanabe N, Munakata Y, Ogiwara M, et al. A case of pulmonary arteriovenous malformation in a patient with brain abscess successfully treated with video-assisted thoracoscopic resection[J]. Chest, 1995, 108(6): 1724-1727.

(刘明)

第三十七节　肺胎盘样变形

一、引言

肺胎盘样变形（placental transmogrification of the lung，PTL）是一种罕见的肺良性疾病，1979年由McChesney首次提出。疾病发生于20~50岁，男性略多，病理特点为镜下囊性病变包含多个绒毛状结构，类似胎盘绒毛，但无生理活性[1]。手术切除是首选诊断与治疗方法。

二、病例

病例1，患者，女性，35岁，体检发现右肺下叶结节2周。无特殊病史及家族肿瘤遗传史。上海市肺科医院CT提示：右肺下叶背段结节，长径2.7 cm，密度不均，纵隔内淋巴结未见异常肿大（图4-37-1），考虑恶性可能。2019年10月31日于全身麻醉下行电视辅助胸腔镜下右肺下叶切除术。冰冻病理检查显示：右肺下叶良性增生性病变，符合肺胎盘样变形。显微镜提示：下叶病变呈现大小不一的乳头状结构增生伴间质水肿，表面被覆肺气管上皮细胞。免疫组化结果：CK（+），vimentin（+），HVG（-），SALL4（-），OCT3/4（-），Ki-67（+1%），EMA（-），CD10（+），S-100（-），WT-1（+），D2-40（-），CK5/6（-），CR（-），BAP1（-），CD99（-），CD117（+），TIF（+）。淋巴结：慢性炎症。

病例2，患者，女性，因咳嗽胸痛3个月入院。CT示左侧多发薄壁囊状影，左肺未见正常肺组织，下叶见多发迂曲增宽血管影，纵隔右偏，纵隔内及两肺门淋巴结未见异常增大（图4-37-2）。结论：肺气肿合并左肺多发肺大疱，左肺毁损，左肺下叶多发迂曲增粗血管影，考虑血管畸形。肺功能FEV_1：0.82，占预计值的32.1%，肺通气功能极重度减退（混合型），血气氧分压66.2 mmHg，二氧化碳分压29.9 mmHg。2020年8月27日行左全肺切除术。冰冻病理检查显示：表面见肺大疱多枚，直径2~12 cm，左全肺组织结构破坏，呈广泛囊状改变，上叶呈大疱样（图4-37-3），下叶见较多乳头绒毛状结构，肺组织内见大量增生血管，间质纤维组织增生伴机化，部分区域见淋巴细胞浸润，可见小灶坏死及胆固醇结晶沉积，符合胎盘样变形。免疫组化结果：ER（-），PR（-），HMB45（-），Melan-A（-），SMA（-），CD34（+），CD10（+），HCG（-）。

2例患者随访至今无复发，影像学表现正常。

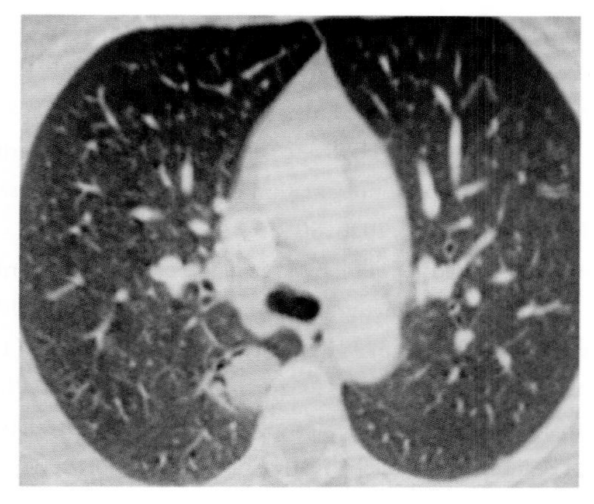

图4-37-1　胸部CT示右肺下叶背段结节，密度不均

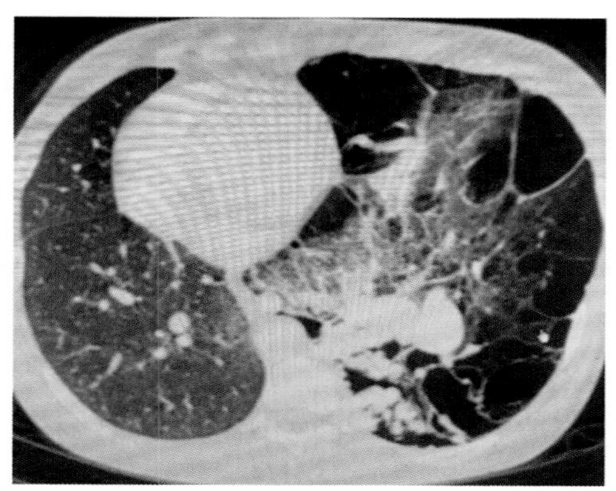

左侧多发薄壁囊状影，左肺未见正常肺组织，下叶见多发迂曲增宽血管影，纵隔右偏。

图4-37-2　胸部CT检查

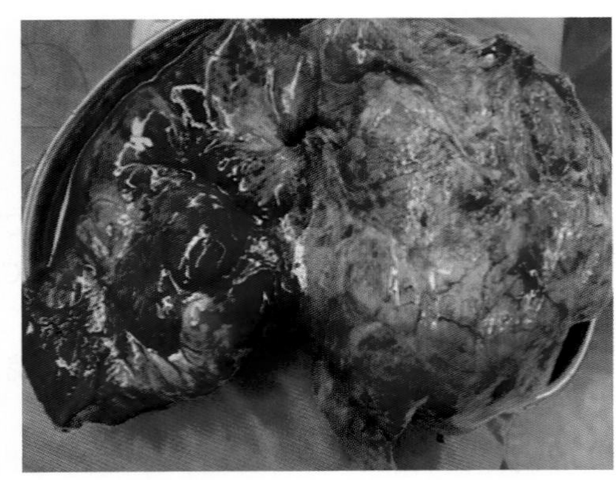

图4-37-3　冰冻病理标本

三、讨论

PTL于1979年由McChesney首次提出，是一种肺部良性疾病，多发于20~50岁，男性稍多。

PTL一般无特殊症状，或随病情进展出现呼吸急促、胸痛、咯血等症状[2]。相较于单纯肺气肿患者，PTL患者一般年龄较轻。长期吸烟史或慢性咳嗽史也较少。但是随着疾病的进展，肺大疱、肺气肿的发展速度更加急剧[3]。

PTL的CT影像学表现多见于单侧大泡性肺气肿伴或不伴实性肺结节或肿块[1]。高分辨率CT下可见结节壁薄，轮廓清晰，含气，罕见有钙化。CT下PTL一般有3种形式：①单侧气肿型肺大疱最为常见；②单侧气肿型肺大疱伴实性结节；③孤立性结节、肿块甚至肺实变则最为罕见[4]。

镜下病理学表现主要是囊性病变，包含多个绒毛样结构，类似于胎盘绒毛，但没有任何生物学特性，无HCG阳性细胞，也不同于子宫内膜异位症，滋养细胞肿瘤等[5]。囊状结构可伴有黏液、脂肪组织，HE染色显示乳头状结构是由增生的间质透明细胞嵌入纤维血管构成。病变以外均为正常肺组织，病灶不累及脏层胸膜。免疫组化检查绒毛结构示上皮细胞特性，TIF、CD34、HMB-45、vimentin、CD10均为阳性[6-9]。

PTL发病机制尚不明确，有学者认为PTL是大疱型肺气肿的一个特殊亚型，伴有淋巴管和血管增生。也有学者认为PTL作为一种特殊的错构瘤，因为错构瘤的上皮细胞异常排列导致内陷可能发展为不成熟的胎盘绒毛样结构，然而错构瘤中不会含有间质透明细胞[10]。PTL也有可能与肺脂肪瘤病相关，因为镜下显示很多PTL含有脂肪组织。也有人认为脂肪细胞可能来源于透明细胞的化生[11]。Cavazza认为，间质透明细胞增殖为成熟透明细胞，可能是这一改变的主要核心事件，而肺气肿囊性变则是继发改变[12]。

PTL较难做出准确的术前诊断，因此，手术对于此病既是诊断也是治疗，因为唯有手术病理方能明确诊断。该疾病首先需要与典型肺气肿鉴别，PTL多发生于单侧，且发生于较年轻人群，并且随着疾病进展病灶及气肿范围有扩大趋势[13]。另外，PTL还需与肺隔离症、肺曲菌球，以及肺恶性肿瘤相鉴别。

PTL首选治疗是手术，且尽早手术，因为随着疾病进展，肺气肿有增大趋势。本文病例2中的患者，因为发现较晚，最后不得已行左全肺切除术。对于手术方式较常见的为肺楔形切除或肺叶、肺段切除术，若病变范围太广则行全肺切除术，虽然这类情况较为罕见[14-15]。

PTL术后预后较好，症状及肺功能较术前均能得以改善。

四、总结

PTL是一种罕见的肺良性疾病，组织学表现为肺囊性病变，包含有多个绒毛状结构，类似胎盘绒毛，但无任何生物学特性。CT表现为单侧局限性肺气肿并伴有边界清晰的结节或肿块的患者需要考虑到此病。同时应与恶性肿瘤等相关疾病鉴别，避免淋巴结清扫等不必要的手术治疗。

参考文献

[1] Hochhegger B, Camargo S, Camargo J, et al. Placental Transmogrification of the Lung[J]. Lung, 2015, 193(5): 855-857.

[2] L. Vila, A. Reginatto, H. Rivero, et al. Placental transmogrification of the lung. Atypical presentation of the bullous emphysema[J]. Medicina (B Aires), 2020, 80（5）: 570-573.

[3] Ventura L, Gnetti L, Silini E M, et al. Placental Transmogrification of the Lung Presenting as a Giant Bulla Associated With a Pulmonary Hamartoma[J]. Ann Thorac Surg, 2016, 102(1): e61.

[4] Ferretti G R, Kocier M, Moro-Sibilot D, et al. Placental transmogrification of the lung: CT-pathologic correlation of a rare pulmonary nodule[J]. AJR Am J Roentgenol, 2004, 183(1): 99-101.

[5] Vogel-Claussen J, Kulesza P, Macura K J. Placental transmogrification of the lung[J]. J Thorac Imaging, 2005, 20(3): 233-235.

[6] Brüstle K, Lema S, Komminoth P, et al. Placental transmogrification of the lung presenting as progressive symptomatic bullous emphysema[J]. Thorax, 2017, 72(3): 284-285.

[7] Hamza A, Khawar S, Khurram M S, et al. Pulmonary placental transmogrification associated with adenocarcinoma of the lung: a case report with a comprehensive review of the literature[J]. Autops Case Rep, 2017, 7(3): 44-49.

[8] Kang M K, Kang D K, Hwang Y H, et al. Placental transmogrification of the lung presenting as a consolidative lesion with bronchiectasis[J]. Thorac Cancer, 2019, 10(7): 1644-1647.

[9] Siew R, Cheng E R Y. Case report: Giant cystic lesions with a rare pulmonary diagnosis[J]. Pediatr Pulmonol, 2018, 53(6): E15-E17.

[10] Xu R, Murray M, Jagirdar J, et al. Placental transmogrification of the lung is a histologic pattern frequently associated with pulmonary fibrochondromatous hamartoma[J]. Arch Pathol Lab Med, 2002, 126(5): 562-566.

[11] Santana A N, Canzian M, Stelmach R, et al. Placental transmogrification of the lung presenting as giant bullae with soft-fatty components[J]. Eur J Cardiothorac Surg, 2008, 33(1): 124-126.

[12] Cavazza A, Lantuejoul S, Sartori G, et al. Placental transmogrification of the lung: clinicopathologic, immunohistochemical and molecular study of two cases, with particular emphasis on the interstitial clear cells[J]. Hum Pathol, 2004, 35(4): 517-521.

[13] Horiuchi K, Asakura T, Sakaguchi S, et al. Placental transmogrification of the lung masquerading as difficult-to-treat pneumonia[J]. QJM, 2020, 113(3): 213-214.

[14] Jenkins J M, Attia R Q, Green A, et al. A case of pulmonary placental transmogrification[J]. Asian Cardiovasc Thorac Ann, 2016, 24(8): 811-813.

[15] Ma D J, Liu H S, Li S Q, et al. Placental transmogrification of the lung: Case report and systematic review of the literature[J]. Medicine (Baltimore), 2017, 96(35): e7733.

（马尘超，金宇星）

第三十八节　慢性血栓栓塞性肺动脉高压

一、引言

慢性血栓栓塞性肺动脉高压（chronic thromboembolic pulmonary hypertension，CTEPH）是急性肺栓塞或肺动脉原位血栓形成的长期后果，由于血栓未能完全溶解和（或）进展，进而机化、纤维化，造成受累肺动脉狭窄或闭塞而引起肺动脉高压[1]。2003年威尼斯会议制定的肺动脉高压（pulmonary hypertension，PH）分类标准和2008年修订的PH分类标准中，CTEPH属于PH分类中的第4大类，通常表现为进行性劳力性呼吸困难和右心衰竭，它是PH患者中唯一的一种能通过手术治愈的类型。40%~60%的主肺动脉分支被阻塞后可发展为CTEPH，如不经任何治疗，CTEPH患者多死于难治性右心衰竭，其中位生存期为2.8年，自然预后和原发性肺动脉高压一样差。慢性肺动脉栓塞多表现为胸闷气促，呼吸困难，可发展为慢性肺动脉高压，内科治疗肺动脉栓塞的主要方法为溶栓、抗凝、强心及扩张肺血管等，但对已机化的慢性肺动脉栓塞，保守治疗效果不佳，预后不良。

二、病例

患者，男性，61岁，体检发现右肺下叶结节1年，胸部CT示右肺下叶类圆形结节（图4-38-1），大小约2 cm，随访1年，发现病灶有所增大，并出现胸膜凹陷征，右肺动脉主干血栓栓塞。全身麻醉双腔气管插管，单侧肺通气。对患者行非体外循环下经右后外侧切口肺动脉血栓内膜剥脱术，入胸后充分暴露患侧肺动脉干，探查血栓范围，阻断血栓段肺动脉远端及近端至患侧肺动脉起始部。纵行切开肺动脉，由肺动脉后壁内膜与中膜间建立剥离面，将机化的血栓连同血管内膜由远及近逐渐剥离。尽量将细小的血栓碎块一并清除。血栓内膜清除完毕后，用4-0 prolene线将肺动脉切口连续缝合。依次打开肺动脉近远端，开放阻断血流，充分排出空气，观察缝合效果。确认无明确出血后，常规放置胸腔引流管后关胸，麻醉苏醒后拔除气管内插管。术后给予前列腺素E降低肺动脉压治疗，肝素、华法林抗凝治疗。术后1周左右复查肺动脉压力显著下降，患者胸闷、气促等症状均得到改善。胸部CT检查提示单侧肺动脉内无充盈缺损，再通良好。

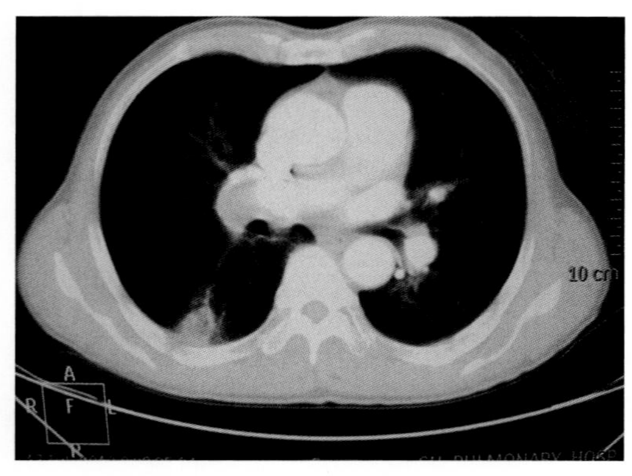

图4-38-1　胸部CT检查

三、讨论

对于CTEPH患者传统的内科治疗包括溶栓、抗凝、强心和扩张肺血管等，但效果不佳。近年来，应用肺动脉切开取栓及内膜剥脱术（pulmonary thromboendarterectomy，PTE）治疗CTEPH取得了良好的疗效[2]。随着手术经验的积累及术后护理的完善，近年来PTE的手术病死率明显下降，远期效果良好，而且不需要长期免疫抑制治疗，是目前CTEPH治疗的最恰当选择。但是并非所有的CTEPH患者都适合手术治疗。对于栓子播散到肺远端小动脉[3]、合并严重的重要器官功能不全、肺血管阻力>11 100 dyn·s/cm^{5}的患者，手术风险大，病死率高，预后不佳。

（一）高危因素与病因分析

CTEPH的危险因素有复发性或无诱因肺栓塞、大面积肺栓塞、年轻或老年肺栓塞、慢性炎症性疾病、癌症、甲状腺替代治疗、抗心磷脂抗体阳性、狼疮抗凝物阳性[1]、Ⅷ因子升高、脾切除、遗传因素等。

目前对于该病的起病因素尚有争议，存在异位血栓栓塞和原位血栓形成两种假说。此外，有学者认为本病发展的核心是栓子溶解而不是血栓形成。无论起因如何，局部的血栓可引起阻塞区域远端血管的内皮系统功能障碍及未阻塞区域的压力和流量增加，从而出现继发性肺血管病变而使病情进一步发展，肺血管阻力的持续增加最终导致右心功能失代偿或衰竭。

（二）临床表现

常见症状包括活动后呼吸困难、乏力、心悸、胸闷及晕厥。活动后呼吸困难主要与无效腔通气增加、肺血管阻塞致心排血量减少和肺动脉高压有关，平时活动较多者症状出现早。其他可出现的症状包括咳嗽、咯血、胸痛等。

患者早期体征不明显，在出现明显的右心肥大、衰竭以前，往往仅有S2增强、P2亢进，随病情进展，可能出现S2分裂、右心室S4奔马律和程度不等的三尖瓣反流杂音[4]。右心衰竭时可出现颈静脉怒张、腹水、下肢水肿、肝大、发绀等。

超声心动图（UCG）可发现三尖瓣反流速度增加[5]、室间隔矛盾运动及右心室挤压左心室腔[6]。UCG测定肺动脉收缩压与心导管检查的相关性较明显，在肺动脉栓塞明确的前提下，UCG发现肺动脉压增高可高度提示CTEPH诊断。UCG同时能除外左心功能不全、瓣膜病及房间隔缺损所致的肺动脉高压，此外肺动脉压力波形还有助于鉴别原发性肺动脉高压和CTEPH。

肺通气/灌注（V/Q）显像比常规CT肺血管造影（CT pulmonary angiography，CTPA）具有更高的灵敏度。CTPA通常用于急性肺栓塞，但与V/Q扫描相比，CTPA在检测远端疾病方面可能不太敏感。V/Q在肺动脉慢性血栓栓塞时表现为某一区域的放射活性减弱，而不像急性栓塞呈现完整的灌注缺损，这是由于放射性核素可经再通血管进入阻塞部位远端所致。V/Q显像在某种程度上不能充分反映血管阻塞程度[4]。因此，对肺动脉高压患者，即使V/Q显像呈现与肺动脉高压程度不相符的单一肺段灌注缺损，也应考虑血栓栓塞存在的可能。

（三）手术指征

美国胸科医师协会推荐的进行PTE的临床指征是：①纽约心功能分级Ⅲ~Ⅳ级；②术前肺血管阻力>300 dyn·s/cm^5；③血栓位于肺动脉干、叶动脉、段动脉或亚段动脉；④没有严重的伴随疾病。严重左心衰竭、明显的阻塞限制性肺疾病被认为是手术禁忌证，高龄、严重右心衰竭增加围手术期病死率，但非绝对禁忌证。

（四）手术方法

目前大多数医学中心的手术可处理病变范围包括肺动脉主干、叶动脉、段动脉近端血栓，段动脉末端及其远端的血栓病变的处理需要更高的技术。术中双侧肺动脉都须探查，避免进入胸腔。手术在深低温间断停循环或低流量体外循环下进行。经胸骨正中切口开胸，悬吊心包，建立体外循环，降低体温至20 ℃，阻断主动脉，开始心肌保护。以右侧为例，游离并暴露右肺动脉，将主动脉和上腔静脉间的右肺动脉作切口，切口位于右肺动脉中央并将切口延至右肺下叶动脉水平。术中寻找剥离层面时，如果视野布满经支气管动脉或其他侧支循环的回血时影响手术操作，可以开始逐渐降低流量，必要时停循环，每次停循环时间不超过20 min[6-8]。正确的剥离层面特点是呈珍珠白、柔滑，紫红色表示层面过深，微红色、略带桃红色代表层面已达外膜，须进行调整。剥离面确定后开始剥离，剥离范围顺延至每个亚段分支，并且每个分支以尾巴形式自然脱离，完成后恢复循环，缝合右肺动脉切口。动脉内膜切除术中单肺的手术通常可以在15~20 min内完成。后续通过再灌注和停循环完成对侧动脉内膜切除术，完成后恢复循环并开始复温。复温期间根据患者的临床情况可进行额外的心脏手术。

（五）术后处理

术后应严密监护，主要包括监测患者肺动脉压力、肺部情况、右心功能、肾功能及血气。治疗上通过充分的机械辅助通气、合理的血管活性药物应用、充分的利尿及早期使用抗凝药等措施控制肺动脉压力、维持心排量、预防灌注肺及肺动脉再栓塞。

（六）围手术期并发症的发生与治疗

残余肺动脉高压及肺灌注损伤是肺动脉栓塞围手术期两大并发症。术后肺动脉压力下降幅度小于50%即为残余肺动脉高压。CTEPH术前重度肺动脉高压（肺动脉收缩压>100 mmHg）对围手术期病死率没有显著影响，但术后残余肺动脉高压及残余高肺血管阻力是导致术后死亡的重要原因。CTEPH发生残余肺动脉高压的原因，可能是远端肺血管床内膜未能完全剥脱或肺动脉再充盈造成的肺动脉反射性痉挛。CTEPH患者因长期肺动脉高压，肺小动脉分支血管平滑肌发生重塑，也是肺动脉反射性痉挛形成残余肺动脉高压的原因。围手术期NO吸入、应用前列腺素E或钙通道阻滞剂，有助于控制残余肺动脉高压，减轻右心后负荷，防止出现肺高压危象和右心功能衰竭。

肺再灌注损伤通常发生于术后72 h内，复通后再灌注损伤发生的概率较非完全性堵塞的外周型CTEPH高，其原因可能是中央型CTEPH往往造成肺动脉完全性闭塞，取栓或内膜剥脱后区域的肺组织过度灌注，导致肺毛细血管漏出。肺组织再灌注损伤轻者可导致氧合功能不全，重者可导致严重低氧血症，此外，可因合并有正常肺组织缺氧性肺血管收缩而加重缺氧。精确管理肺通气及体液平衡，可减少肺泡毛细血管渗漏。对经机械辅助呼吸治疗后仍然出现动脉血氧饱和度下降的患者，可采用体外膜式氧合帮助肺组织恢复氧合功能。

（七）术后的长期预后

文献报道PTE围手术期病死率为4%~24%。PTE手术技术的掌握有明显的学习曲线，手术开展早期病死率较高，随着经验的增加，手术病死率逐渐下降。有文献报道全世界范围内已有4 000余例CTEPH患者接受过PTE手术，中长期随访数据表明其术后总生存率和生存质量均较为满意。Piovella等[9]报道了134例PTE手术病死率为4.5%，术后10年生存率为83.3%±3.5%；平均肺动脉压由术前的（47±13）mmHg降至（25±9）mmHg，94%的患者心功能分级（NYHA）为Ⅰ级或Ⅱ级，仅需口服抗凝药物治疗。

（八）肺动脉再次栓塞的预防

防止肺动脉栓塞的再发对于提高肺动脉栓塞术后远期疗效非常重要。术中或术后置入下腔静脉滤器是防止肺动脉栓塞再发的有效方法，术后进行终生、完全的抗凝治疗也非常必要[4]。患者应终身口服华法林抗凝，国际标准化比值（INR）维持在1.5~2.0。

四、总结

CTEPH是一种自然预后极差的疾病[1]，发病机制不明，PTE手术治疗是目前首选治疗方案。CTEPH临床表现缺乏特异性，要求医生对其要有充分的认识。对于劳力性呼吸困难者或右心衰竭表现者，应提高警惕，尽量明确病因，同时对急性肺栓塞患者做好随访，尽量做到早诊断、早治疗。一旦确诊CTEPH，外科医生需要和内科医生、放射科医生一起对CTEPH患者进行仔细的术前评估，决定是否手术治疗。

参考文献

[1] 张英为. 慢性血栓栓塞性肺动脉高压[J]. 国外医学内科学分册,2002,29(3):93-95.

[2] Mayer E. Surgical treatment of chronic thromboembolic pulmonary hypertension[J]. Swiss Med Wkly,2006,136(31-32):491-497.

[3] Kim N H. Assessment of operability in chronic thromboembolic pulmonary hypertension[J]. Proc Am Thorac Soc,2006,3(7):584-588.

[4] Hoeper M M, Mayer E, Simonneau G, et al. Chronic thromboembolic pulmonary hypertension[J]. Circulation,2006,113(16):2011-2020.

[5] Thistlethwaite P A, Jamieson S W. Tricuspid valvular disease in the patient with chronic pulmonary thromboembolic disease[J]. Curr Opin Cardiol,2003,18(2):111-116.

[6] Dartevelle P, Fadel E, Mussot S, et al. Chronic thromboembolic pulmonary hypertension[J]. Eur Respir J,2004,23(4):637-648.

[7] Jamieson S W, Kapelanski D P, Sakakibara N, et al. Pulmonary endarterectomy: experience and lessons learned in 1,500 cases[J]. Ann Thorac Surg,2003,76(5):1457-1462.

[8] 辛军,王厚强,周建平,等. 内膜剥脱治疗慢性栓塞性肺动脉高压的临床经验[J]. 中华胸心血管外科杂志,2006,22(1):56.

[9] Piovella F, D'Armini A M, Barone M, et al. Chronic thromboembolic pulmonary hypertension[J]. Semin Thromb Hemost,2006,32(8):848-855.

（谢冬）

第三十九节　乳糜痰液

一、引言

乳糜痰液是指富含淋巴液的乳白色痰，是一种罕见的呼吸系统疾病。

二、病例

患者，男性，39岁，咳嗽伴咳痰进行性加重8年，痰液呈淡黄色（图4-39-1），有时含气管脱落组织，否认全身症状。10个月前体检发现右肺下叶磨玻璃结节，支气管镜检查未发现异常，进一步检查排除了支气管扩张症、哮喘、免疫缺陷、曲霉菌肺病及过敏性肺炎等。入院后行高分辨薄层CT示右肺下叶磨玻璃结节，支气管镜检查及活检术均未发现异常。痰液中支气管脱落组织病理未发现异型细胞。痰液生化检查示含胆固醇37 mg/dL，甘油三酯662 mg/dL，血浆脂蛋白（乳糜微滴和极低密度脂蛋白）。淋巴管X线片示单侧胸导管中部多出纵隔淋巴交通支，中纵隔膜、气管隆凸右侧充盈淋巴液（图4-39-2）。注射对比剂后可见流入纵隔淋巴结、右气管隆凸、右中叶部分支气管管腔。结合临床表现和辅助检查，诊断为胸淋巴结扩张、乳糜痰液。右侧胸腔镜下在奇静脉与主动脉间位置结扎胸导管，为了防止发生乳糜胸，同时行胸膜固定术。术后患者病情平稳，术后复查胸部X线片正常。术后6个月内患者气管分泌物逐渐减少[1]。

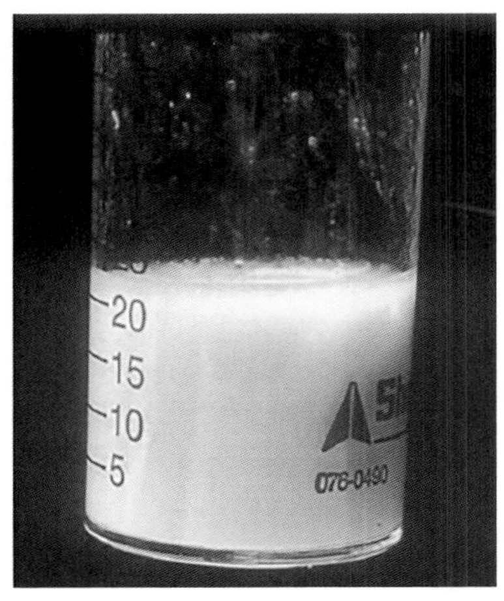

图4-39-1　收集患者咳出的乳糜痰液

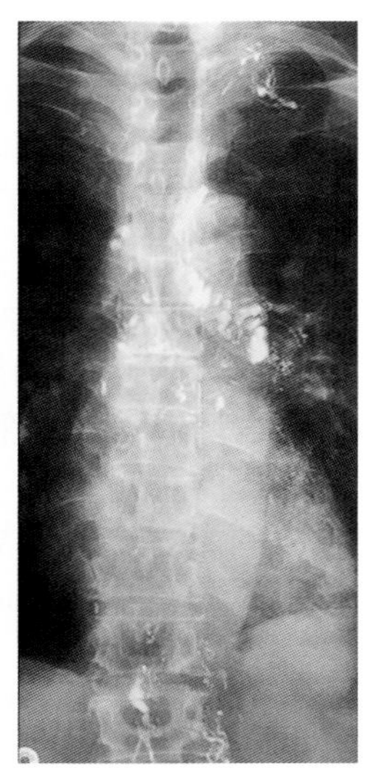

图4-39-2　淋巴管X线片

三、讨论

（一）流行病学与病因分析

咳乳糜痰液是一种罕见的现象，最早在1988年由Sanders等提出。发病机制有两种假设：第一种是支气管树和淋巴管道之间有异常的交通存在；第二种是在有乳糜胸液的前提下合并有支气管胸膜瘘[1-2]。

乳糜痰液的病因包括淋巴管扩张、淋巴管瘤[3]、胸部恶性肿瘤、白塞综合征及黄甲综合征等。

（二）临床表现与诊断

乳糜痰液是指富含淋巴液的乳白色痰。临床表现具有多样性，影像检查没有特异性。发现成人咳乳糜痰液时应迅速检查有无因创伤、放疗和恶性疾病引起的淋巴阻塞，并排除已知的与咳乳糜痰液的相关疾病，如淋巴管平滑肌瘤病、黄甲综合征或胸腔淋巴管扩张[1]。

乳糜痰液所伴随的呼吸系统症状通常是非特异性

的[2]。呼吸系统的并发症包括周期性发作的呼吸窘迫和肺炎。最重要的是识别痰的性状[1]。早期容易忽略，患者可能主诉痰有腐烂味，在无明显支气管感染证据的情况下，咳出的非细胞性痰液呈支气管管型提示乳糜痰液可能。乳糜痰液的生成更多是间歇性的，与餐后和食用脂肪等因素关系不明显。由乳糜痰液所引起的肺部感染严重程度具有多样性。外伤史与近端淋巴管阻塞病史对诊断乳糜痰液有参考意义。此外，除了胆固醇和甘油三酯，脂蛋白电泳也可辅助诊断。

淋巴管X射线作为首选的辅助影像检查能够显示病理变化与解剖部位，如显示胸导管畸形、纵隔淋巴管扩张和淋巴液反流入支气管。纵隔淋巴管扩张后运用代偿机制缓解支气管淋巴循环的高负荷。

在奇静脉与主动脉间的位置手术结扎胸导管是目前最为有效的治疗方法。在饮食控制方面，低脂饮食或中链甘油三酯饮食中可以选择一种[2,4]。诊断与治疗乳糜痰液的关键同样在于及时辨识乳糜性状痰液。

四、总结

作为罕见病，尤其是在咳乳糜痰液不伴有乳糜胸液时[1]，识别痰液中乳糜的性状对正确诊断乳糜痰液是非常重要的，咳乳糜痰液鉴别诊断的关键在于考虑到能引起乳糜液反流进入支气管树的疾病。

参考文献

[1] Lim K G, Rosenow E C 3rd, Staats B, et al. Chyloptysis in adults: presentation, recognition, and differential diagnosis[J]. Chest, 2004, 125(1): 336-340.

[2] Illamperuma C, Reid J, Kanthan R. Chyloptysis with right middle lobe syndrome complicated postoperatively by chylothorax: an unusual cause of right middle lobe syndrome[J]. Can Respir J, 2009, 16(2): e1-e2.

[3] Ferguson R, Hodges J, Harness-Brumley C, et al. Thoracic Cavernous Lymphangioma Provoking Massive Chyloptysis: A Case Report[J]. J Investig Med High Impact Case Rep, 2013, 1(3): 2324709613503315.

[4] Stoddart A, Dincer H E, Iber C, et al. Chyloptysis causing plastic bronchitis[J]. Respir Med Case Rep, 2014, 13: 4-6.

（赵晓刚）

第四十节　胸廓出口综合征

一、引言

胸廓出口综合征（thoracic outlet syndrome，TOS）是指由各种组织结构在胸廓出口处压迫神经血管束而引起的一系列症状和体征[1]。胸廓出口以脊柱、第一肋和胸骨所构成的骨性结构为界，横穿胸廓出口的神经血管结构损伤可发生在3个不同的间隙内：斜角肌三角、肋锁间隙和胸小肌间隙。根据受压迫结构的不同，可分为臂丛受压引起的神经型TOS（nTOS）、锁骨下静脉受压引起的静脉型TOS（vTOS），以及锁骨下动脉受压引起的动脉型TOS（aTOS）（图4-40-1）[2]。

二、病例

男性，24岁，右利手，无吸烟饮酒史，既往有雷诺病病史。2016年11月因感冒3天，且夜间右手疼痛，诊断为右侧动脉型胸廓出口综合征。2017年1月行主动脉上动脉群CT血管造影，发现右锁骨下动脉受压，轻度狭窄，狭窄后局部有扩张，内无血栓。主动脉上动脉群超声检查发现右肱动脉末端有局灶性闭塞。上肢肌电图未见异常。颈部CT显示了第1、2肋的前突触。由于右肱动脉的闭塞和右锁骨下动脉的狭窄后扩张，计划择期行第一肋动脉搭桥术。

2017年8月入院前1天，患者出现短暂性记忆丧失和左下肢感觉异常，持续时间约30 min就诊。神经系统检查未见异常。双上肢动脉压差异显著，右上肢为101/67 mmHg，左上肢为127/78 mmHg。头颅MRI显示右侧大脑后动脉急性局灶性脑梗，未见动脉闭塞（图4-40-2）。CT血管造影可见24.1 mm的血栓位于狭

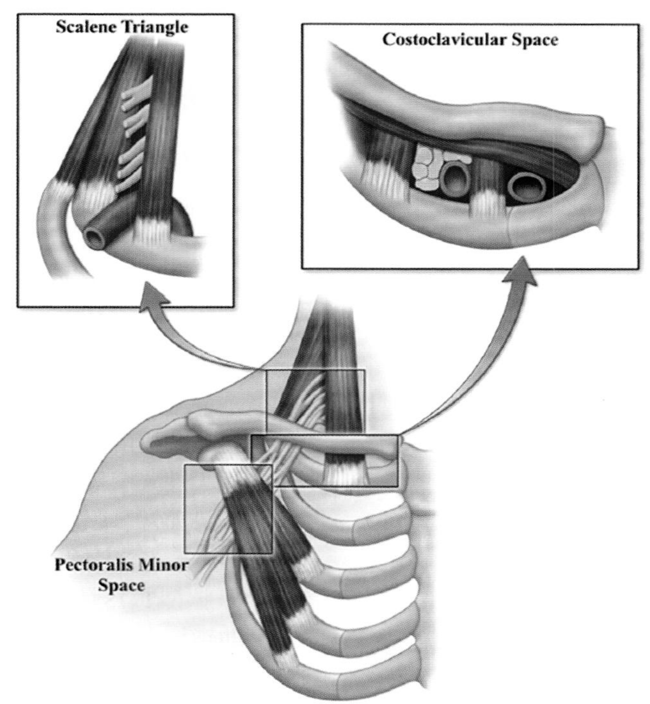

Scalene Triangle，斜角肌间隙；Costoclavicular Space，肋锁间隙；Pectoralis Minor Space，胸小肌间隙。

图4-40-1　3个可能受压迫的结构

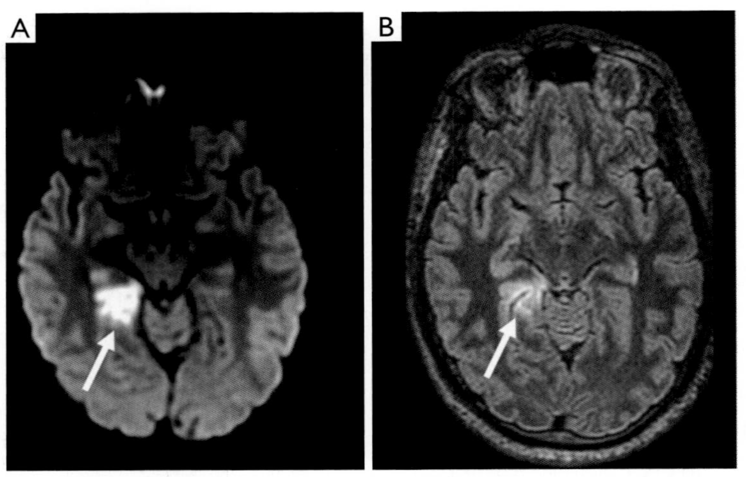

图4-40-2　轴向扩散（A）和液体衰减反转恢复序列（B）MRI显示右侧大脑后动脉急性局灶性脑梗

窄后动脉瘤囊内（图4-40-3）。

主动脉上动脉群超声检查确诊为狭窄后扩张，并显示在距右侧椎动脉5 cm处的动脉瘤壁上有一可移动的小血栓。多普勒超声显示血流逆行持续约0.45 s，血流平均最大速度为-12.8 cm/s。由此可以推测逆行血流长度为5.76 cm（12.8×0.45）。可移动血栓距离右侧椎动脉的距离为5 cm。

血细胞计数及炎性标志物未见异常。血栓病和血管炎检查为阴性。1周的远程心电图监测显示窦性心律，

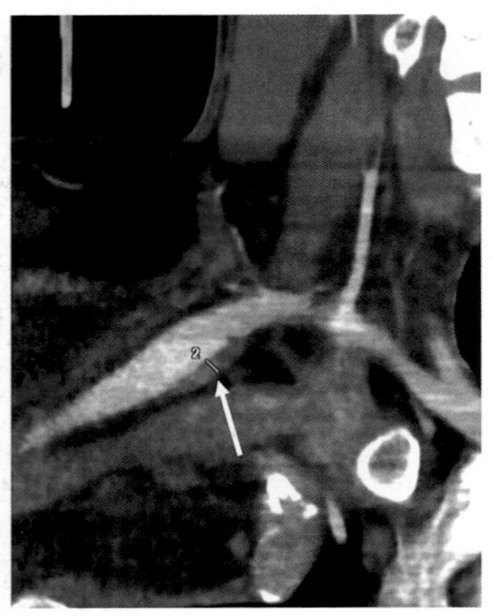

图4-40-3　CT血管造影显示锁骨下动脉内有24.1 mm血栓

无心律失常。经胸和经食管的超声心动图未见异常。

采用依诺肝素治疗，血栓于1周内消失，患者于2017年9月接受了第1肋切除术、前斜角肌切除术、经锁骨上和锁骨下入路动脉瘤桥接术。

患者预后良好，未复发[3]。

三、讨论

（一）流行病学与病因分析

在3种类型的TOS中，神经型最常见（95%以上），其次是静脉型（3%），最后是动脉型（1%）[4]。

神经型TOS的发病率约1/100万。多数患者为女性，在青中年时期出现症状，这可能与女性更容易长颈肋有关。引起神经型TOS的病因最先在1903年由Thomas和Cushing报道。常见病因包括：颈肋、第1肋骨异常、斜角肌三角（由前斜角肌后缘，中斜角肌前缘和锁骨构成）先天性狭窄等。此外，非特定症状的神经型TOS也可由姿势异常、职业或运动导致的神经血管束间歇性压迫导致[4]。

静脉型TOS是指锁骨下静脉受肋锁间隙中的第1肋、肋锁韧带或锁骨下肌腱压迫，反复的手臂活动使静脉受损，从而导致创伤后炎症，局部内膜纤维化，血管狭窄，血流淤滞，最终导致血栓形成，引发上肢深静脉血栓形成的相关症状[5]。

动脉型TOS往往与胸廓出口的骨性结构异常有关，其中85%的患者是由于颈肋的出现（图4-40-4）。颈肋

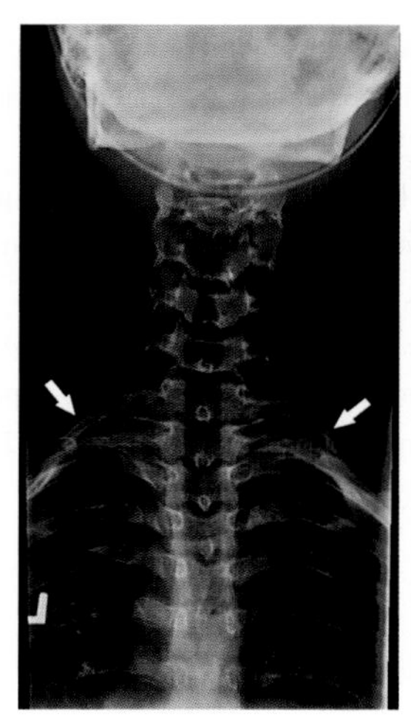

图4-40-4　颈肋

引起的症状较严重，因为颈肋会与第一肋融合，压迫锁骨下动脉，从而导致血管内膜损伤，血栓形成，远端栓塞或狭窄后扩张，以及动脉瘤的形成[6]。其他引起动脉型TOS的解剖异常包括第一肋结构异常，C7横突突出，陈旧性锁骨骨折或第一肋骨折形成骨痂及纤维软骨板异常[5]。

（二）临床表现与诊断

神经型TOS指的是臂丛神经受压引起的一系列症状。臂丛神经是一个神经汇集和分支的网络，起自颈神经根和上胸神经根，主要控制肩、手臂和手的肌肉运动和皮肤感觉。其受压的典型表现之一是Gilliatt-Sumner手（拇短展肌严重萎缩，骨间肌和小鱼际肌中度萎缩，尺侧和前臂内侧皮肤感觉减退）。非特定症状的神经型TOS患者的症状与真性神经型TOS患者相似，且反复或持续的手举过头顶活动、肩部向前或抬高会加重症状。动脉型TOS的产生往往是由于锁骨下动脉受压，表现为上肢缺血性疼痛或急性动脉血栓形成的症状；静脉型TOS则是锁骨下或腋静脉内急性静脉血栓形成的表现（疼痛、肿胀）[7-8]。

对于神经型TOS，神经电生理检查可以检测出由于神经受压引起的动作电位电导降低。而前斜角肌阻滞可用于筛选适合行减压手术的患者。对于血管型TOS，双超声成像是无创和相对廉价的一种初筛手段，结合斜角肌试验，可以将诊断的假阳性率降低至接近于0。CT能够显示血管、骨和肌肉的结构及位置关系，三维重建后可用于评估受压迫的部位。CT血管造影是常用的确诊方法，不仅可以了解血流动力学的改变，还能够在检查的同时进行治疗[2]。

需要鉴别诊断的疾病包括：上肢深静脉血栓形成、上肢动脉血栓、骨-筋膜室综合征、肌肉内出血/血肿、颈神经根病、臂丛病、肩撞击综合征、肩袖肌腱炎、白塞综合征、复杂性区域性疼痛综合征[4]。

四、总结

神经型TOS由于不可逆的神经损伤，手术治疗效果往往并不理想[9]。通常采用保守治疗、行为矫正（如改善工作环境，减少手臂的活动）、理疗（松弛斜角肌以减少压迫，增强肩部肌肉，改进身体姿势）及镇痛治疗[10]。

血管型TOS较神经型TOS更为罕见，故其诊断和治疗对于心血管外科医生充满了挑战。在过去的十年间，血管内介入技术取得了巨大的进步，如导管引导下的动静脉溶栓治疗，球囊扩张血管成形术在血管型TOS中的应用。支架在治疗血管型TOS中的作用还有待进一步研究[11]。

未来对TOS的研究将围绕改进其诊断步骤和诊断标准以及治疗手段。由于临床表现和患者主诉的多样性，诊断TOS对外科医生来说充满了挑战。只有明确了TOS的诊断，才能更好地治疗这部分患者。目前TOS的治疗主要依赖于外科干预[12]。作为保守治疗手段之一的药物治疗也不容忽视，需要我们进一步探索。

参考文献

[1] Watson L A, Pizzari T, Balster S. Thoracic outlet syndrome part 2: conservative management of thoracic outlet[J]. Man Ther, 2010, 15(4): 305-314.

[2] Klaassen Z, Sorenson E, Tubbs R S, et al. Thoracic outlet syndrome: a neurological and vascular disorder[J]. Clin Anat, 2014, 27(5): 724-732.

[3] Celier A, Chabay S, Maurizot A, et al. Posterior cerebral artery stroke by reverse flow embolism in thoracic outlet syndrome - a case report[J]. BMC Neurol, 2020, 20(1): 229.

[4] Mackel M. Thoracic Outlet Syndrome[J]. Curr Sports Med Rep, 2016, 15(2): 71-72.

[5] Hussain M A, Aljabri B, Al-Omran M. Vascular Thoracic Outlet Syndrome[J]. Semin Thorac Cardiovasc Surg, 2016, 28(1): 151-157.

[6] Chang K Z, Likes K, Davis K, et al. The significance of cervical ribs in thoracic outlet syndrome[J]. J Vasc Surg, 2013, 57(3): 771-775.

[7] Sanders R J, Hammond S L, Rao N M. Diagnosis of thoracic outlet syndrome[J]. J Vasc Surg, 2007, 46(3): 601-604.

[8] Davidović L B, Koncar I B, Pejkić S D, et al. Arterial complications of thoracic outlet syndrome[J]. Am Surg, 2009, 75(3): 235-239.

[9] Buller L T, Jose J, Baraga M, et al. Thoracic Outlet Syndrome: Current Concepts, Imaging Features, and Therapeutic Strategies[J]. Am J Orthop (Belle Mead NJ), 2015, 44(8): 376-382.

[10] Landry G J, Moneta G L, Taylor L M Jr, et al. Long-term functional outcome of neurogenic thoracic outlet syndrome in surgically and conservatively treated patients[J]. J Vasc Surg, 2001, 33(2): 312-317.

[11] Aljabri B, Al-Omran M. Surgical management of vascular thoracic outlet syndrome: a teaching hospital experience[J]. Ann Vasc Dis, 2013, 6(1): 74-79.

[12] Orlando M S, Likes K C, Mirza S, et al. A decade of excellent outcomes after surgical intervention in 538 patients with thoracic outlet syndrome[J]. J Am Coll Surg, 2015, 220(5): 934-939.

（秦琳琳）

第四十一节　特发性肺静脉血栓形成

一、引言

肺静脉血栓形成（pulmonary vein thrombosis，PVT）是肺叶切除术或肺移植术后罕见但致命的并发症，有时也可见于肺钝挫伤。临床上因肺水肿或肺梗死而出现呼吸困难。诊断依靠于肺动脉造影和胸部CT。

二、病例

患者，女性，47岁，因大咯血伴左侧胸痛、轻度呼吸困难入院。患者无相关手术史。体格检查发现杵状指，左侧呼吸音减低伴细湿啰音。胸部X线片示左下肺野密度增高影（图4-41-1），高分辨率胸部CT示左下叶实变影（图4-41-2）。实验室检查为贫血（血红蛋白8.3 g/dL），白细胞增多（30.07×10^9/L），红细胞沉降率91 mm/h，白蛋白33 g/L，尿素、电解质、凝血功能均正常。拟行左下叶切除术，术中支气管镜检查确认左下叶为出血灶。术中见左下叶实变，左下肺静脉位置及大小如常，血管内部见急性血栓形成，管壁结构正常。此外血管近端、支气管和肺动脉分支均未见病理改变（如炎性纤维化），大体切开肺实质可见红色肝变和肺静脉血栓形成。该患者术后恢复平稳。

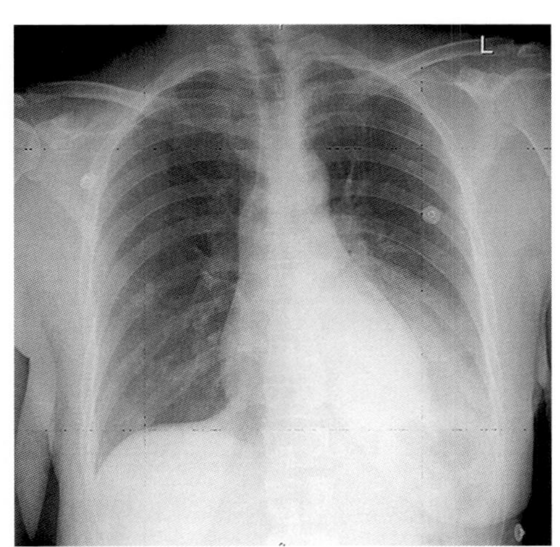

图4-41-1　术前胸部X线片示左下肺野密度增高影

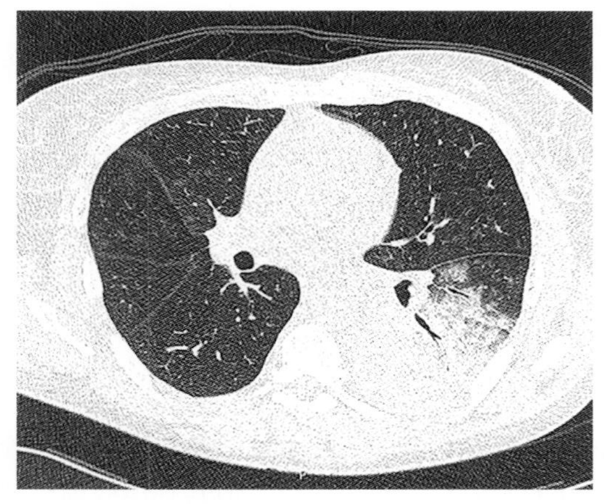

图4-41-2　术前高分辨率胸部CT示左下叶实变

术后病理：肺出血性梗死，肺静脉内未见肿瘤。进一步行超声心动图示左房未见血栓，二尖瓣轻度增厚、活动正常，左心室收缩功能良好，肺动脉收缩压31 mmHg[1]。

三、讨论

（一）流行病学与病因分析

PVT多继发于肺切除术和肺移植术后[2-3]，发生的可能机制与肺静脉的解剖特点、术中对肺血管的扭转、损伤有关，直接损伤可能是PVT发生的重要因素[4-5]。PVT的病理生理学改变类似二尖瓣狭窄。

（二）临床表现与诊断

PVT无特异的临床表现，包括呼吸困难、咳嗽、咯血、胸痛，影像学表现为肺叶或全肺的实变影，不伴肺体积的缩小[2]。PVT通常发生在肺叶切除术后早期；在肺移植术后，15%发生在术后48 h内，以肺水肿、肺部感染或肺梗死为特征，可区分急性排斥反应或再灌注损伤[3]。有时因为肺静脉血栓破裂，可阻塞外周血管，引起脑梗死、心肌梗死或肢端梗死，出现相应的临床表现。

PVT的诊断比较困难，通常是肺切除术后的回顾诊断。如果在影像学中突然出现残余肺发生完全性磨玻璃影，则应考虑到PVT的可能。胸部增强CT时应在造影剂注射后延迟显像，可清楚观察肺静脉和心腔内的改变。当血栓波及远端静脉或左心房时，经食管超声有助于发现病灶[6]。

PVT的治疗目前研究较少，主要包括保守治疗（抗凝、抗感染）和手术治疗（血栓切除术）。与肺叶切除术相关的PVT可行血栓切除术。抗凝治疗可能阻止血栓的进展和出现栓塞，但应在确定无出血的情况下使用。如果肺实质进一步恶化出现坏疽，可行肺叶或全肺切除术[2]。

四、总结

PVT多继发于肺叶切除术或肺移植术后，尽管目前对于PVT的病因有了初步认识，但其具体病理机制还不是很清楚。临床表现可表现为呼吸困难、咳嗽、咯血和胸痛，肺动脉造影的延迟显像和胸部增强CT有助于诊断。PVT的治疗包括保守治疗（抗凝、抗感染）和手术治疗（血栓切除术）。

参考文献

[1] Alexander G R, Reddi A, Reddy D. Idiopathic pulmonary vein thrombosis: a rare cause of massive hemoptysis[J]. Ann Thorac Surg, 2009, 88(1): 281-283.

[2] Hovaguimian H, Morris J F, Gately H L, et al. Pulmonary vein thrombosis following bilobectomy[J]. Chest, 1991, 99(6): 1515-1516.

[3] Sarsam M A, Yonan N A, Beton D, et al. Early pulmonary vein thrombosis after single lung transplantation[J]. J Heart Lung Transplant, 1993, 12(1 Pt 1): 17-19.

[4] Burri E, Duwe J, Kull C, et al. Pulmonary vein thrombosis after lower lobectomy of the left lung[J]. J Cardiovasc Surg (Torino), 2006, 47(5): 609-612.

[5] Mumoli N, Cei M. Idiopathic pulmonary vein thrombosis[J]. J Emerg Med, 2012, 42(2): 182-183.

[6] Selvidge S D, Gavant M L. Idiopathic pulmonary vein thrombosis: detection by CT and MR imaging[J]. AJR Am J Roentgenol, 1999, 172(6): 1639-1641.

（戴洁）

第四十二节　特发性奇静脉囊性瘤

一、引言

奇静脉囊性瘤是指发生在奇静脉血管壁的血管源性病变，奇静脉壁呈囊性扩张。在临床上极为罕见，国内外文献报道也较少。

二、病例

患者，男性，42岁，体检发现上纵隔包块入院。体格检查和实验室检查未发现异常。128层胸部增强CT显示双肺野清晰，右后纵隔旁见一椭圆形稍高密度影，大小约4.27 cm×6.73 cm×3.69 cm，边缘较光滑，增强扫描可见病变渐进性强化（图4-42-1）。三维重建显示病变与邻近上腔静脉关系密切（图4-42-2）。纤维支气管镜提示支气管黏膜充血，管腔内见较多浓痰。心电图正常。腹腔彩色超声未见明显异常。2010年4月于全身麻醉下经右第四肋间前外侧切口行右侧剖胸探查术。术中见一5.0 cm×6.5 cm×4.0 cm暗紫色囊性包块，囊壁与奇静脉弓相连。游离奇静脉弓近、远心端，分别结扎、缝扎后切断，切除肿瘤。术后剖视囊性包块，内为暗红色静脉，未见血栓。病理检查符合静脉瘤病理改变（图4-42-3）[1]。

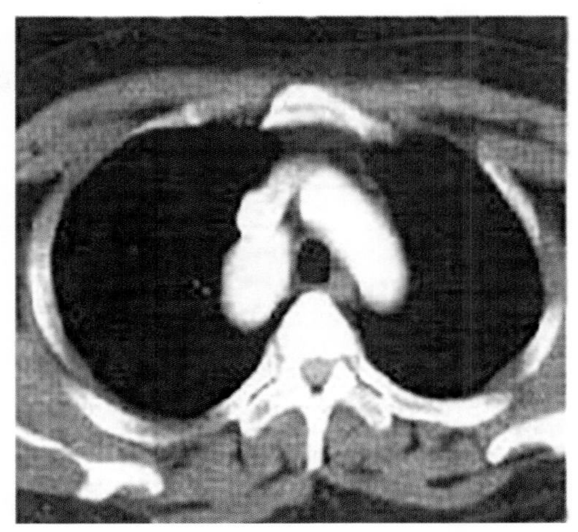

图4-42-1　胸部CT显示右后纵隔旁椭圆形稍高密度影

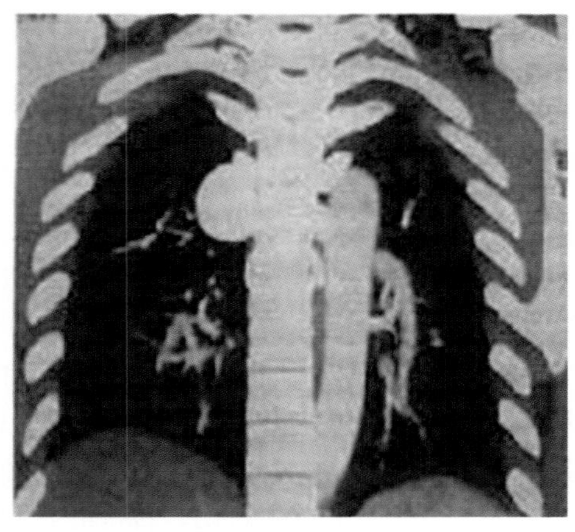

图4-42-2　三维重建显示病变与邻近上腔静脉关系密切

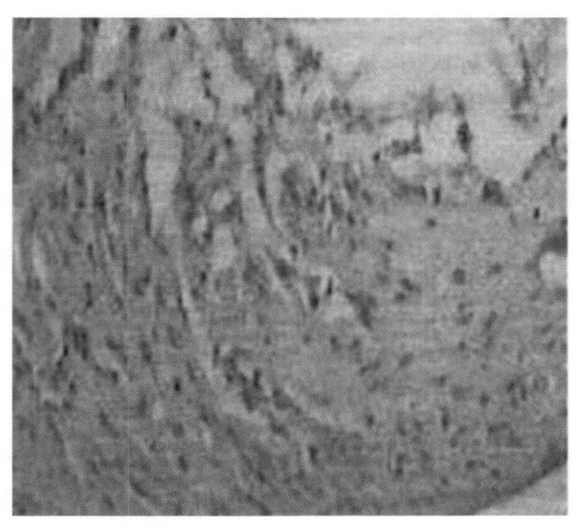

血管内皮细胞完整，中膜肌层变薄，外膜未见明显改变（HE染色，×10）。

图4-42-3　病理检查

三、讨论

（一）流行病学与病因分析

奇静脉位于右侧纵隔，通常情况下压力不高，奇静脉瘤的产生极为罕见，国内外文献报道均较少。奇静脉瘤可分为先天性和后天性两种，文献报道均为囊性扩张。先天性奇静脉瘤的发病机制不清，可能与奇静脉壁先天性发育不良，管壁薄弱有关；后天性奇静脉瘤的病因常见有创伤、感染、静脉瓣膜关闭不全。

肝硬化门静脉高压患者侧支循环开放，大量血液通过食管静脉丛进入奇静脉系统，使奇静脉压力增高，如局部血管薄弱，则同样可产生奇静脉瘤样扩张。

（二）临床表现与鉴别诊断

奇静脉囊性瘤临床症状不典型，常无明显症状，多为体检偶然发现，在常规胸部X线片上也类似纵隔肿瘤，易被误诊。增强CT和MRI有助于诊断。CT增强扫描病灶均匀强化，并可见病灶周围增强的滋养血管影，病灶内无钙化影。贾颖等[2]报道奇静脉瘤在增强CT上表现为右上纵隔奇静脉弓处为局限性瘤样扩张，静脉期呈均匀明显强化，动脉期呈轻度强化，若奇静脉瘤内有部分血栓形成并与上腔静脉相通时，动脉期血栓边缘可出现强化。MRI上T_1WI表现为低信号，T_2WI则表现为混杂信号。Yamanaka等[3]曾报道可使用超声内镜诊断奇静脉血管瘤，并经手术确诊，超声内镜检查可准确判断肿块密度、结构及有无血流，从而有效避免针吸活检或经皮穿刺活检的出血风险。

奇静脉囊性瘤单凭影像学诊断较难，确诊仍需手术病理，诊断应与血管旁淋巴结、气管囊肿、奇静脉曲张、纵隔肿瘤、淋巴瘤、卡斯尔曼病（Castleman disease）等鉴别。

（三）治疗

临床上大多数奇静脉瘤患者并无症状，但其存在增大并出现压迫症状、破裂出血或形成血栓的风险，所以一经诊断应积极治疗。手术切除是目前报道的唯一治疗手段，因此无论有无临床症状，均应手术切除以避免血管瘤进一步发展。开胸手术及腔镜切除均有报道，可根据瘤体的大小、范围及术者的情况自行选择手术方式[3-7]。如术前检查考虑奇静脉瘤内血栓，术中应注意血栓脱落，以避免严重并发症的发生。

参考文献

[1] 唐烽，谭益，唐胜军，等. 奇静脉弓静脉瘤1例[J]. 中华胸心血管外科杂志，2011，27：196.

[2] 贾颖，陈蓉，冉启胜. 奇静脉病变的影像表现及其病理解剖学基础[J]. 现代生物医学进展，2009，9：2141-2143.

[3] Yamanaka S，Sakurada A，Matsumura Y，et al. A rare case of hemangioma arising from the azygos vein：Informative procedure with endobronchial ultrasonography[J]. J Thorac Cardiovasc Surg，2004，127(1)：294-295.

[4] Gomez M A，Delhommais A，Presicci P F，et al. Partial thrombosis of an idiopathic azygos vein aneurysm[J]. Br J Radiol，2004，77(916)：342-343.

[5] Léna H，Desrues B，Heresbach D，et al. Azygos vein aneurysm：contribution of transesophageal echography[J]. Ann Thorac Surg，1996，61(4)：1253-1255.

[6] Person T D，Komanapalli C B，Chaugle H，et al. Thoracoscopic approach to the resection of an azygos vein aneurysm[J]. J Thorac Cardiovasc Surg，2005，130(1)：230-231.

[7] Ichiki Y，Hamatsu T，Suehiro T，et al. An idiopathic azygos vein aneurysm mimicking a mediastinal mass[J]. Ann Thorac Surg，2014，98(1)：338-340.

（夏琰）

第四十三节　先天性大叶性肺气肿

一、引言

先天性大叶性肺气肿（congenital lobar emphysema，CLE）是因部分支气管肺芽发育异常所致的一个或多个肺叶的过度通气。过度通气的肺叶压迫同侧或对侧肺叶导致肺不张或纵隔移位，临床表现为进行性呼吸困难、发绀和呼吸窘迫，甚至威胁生命。多于新生儿及幼儿期发病，鲜见成年后发病[1]。

二、病例

患儿，男性，3周，因咳嗽气急3天、加重1天入院。胎龄41周，因羊水过少行剖宫产，出生时无窒息抢救史，Apgar评分10分，出生体重4 130 g。体格检查：体温37.3 ℃，心率145 次/min，呼吸频率56 次/min，体重4 550 g，头围38 cm。神志清，精神萎，气促，唇周发绀。双侧胸廓对称，吸凹征（+），双肺呼吸音对称，背部可闻及少许细湿啰音。其他体格检查无特殊。实验室检查：白细胞16.4×10^9/L，中性粒细胞0.61，淋巴细胞0.39，红细胞5.48×10^{12}/L，血红蛋白176 g/L，血小板271×10^9/L。胸部X线片：双肺纹理增粗明显，左肺气肿，心影占据部分右肺野，考虑肺部感染及右位心可能（图4-43-1）。胸部CT：右肺部分不张，左肺上叶气肿，双肺感染，左侧纵隔疝（图4-43-2）。予以抗炎、对症治疗及机械辅助通气后，未见明显好转。遂行左肺上叶切除术，术中见左肺上叶无法正常萎陷且气肿明显，部分肺组织突出切口（图4-43-3）。术后10 h患者病情好转并撤机，可借助低流量吸氧维持98%~100%的氧饱和度。术后病理显示：左肺上叶均质性肺组织气肿，可见分布不规则的支气管软骨成型不良，伴有较多扩张、扭曲的血管，部分膨胀的支气管管腔内见黏液积聚（图4-43-4）。术后2周复查胸部X线片见双侧肺充气良好，心影位置正常，右偏的上纵隔回位居中（图4-43-5）。

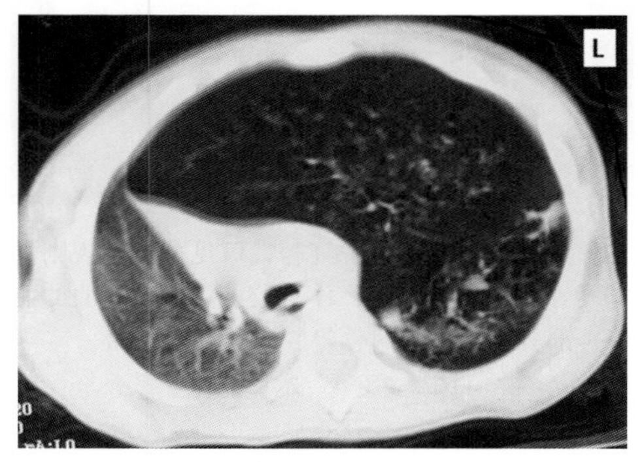

右肺部分不张，左肺上叶气肿，双肺感染，左侧纵隔疝。

图4-43-2　术前胸部CT

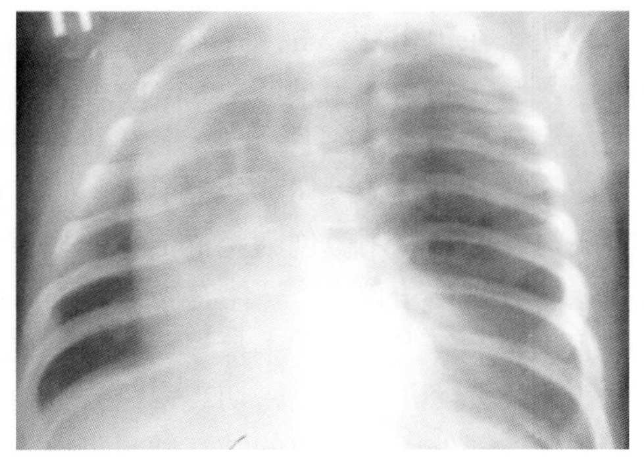

双肺纹理增粗明显，左肺气肿，心影占据部分右肺野。

图4-43-1　术前胸部X线片

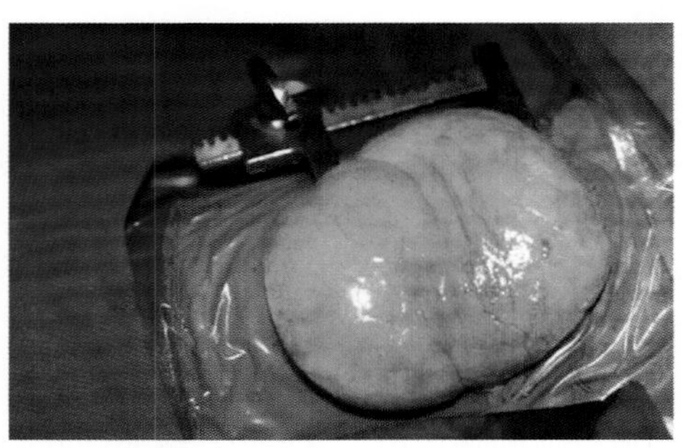

左肺上叶无法正常萎陷且气肿明显，部分肺组织突出切口。

图4-43-3　术中所见

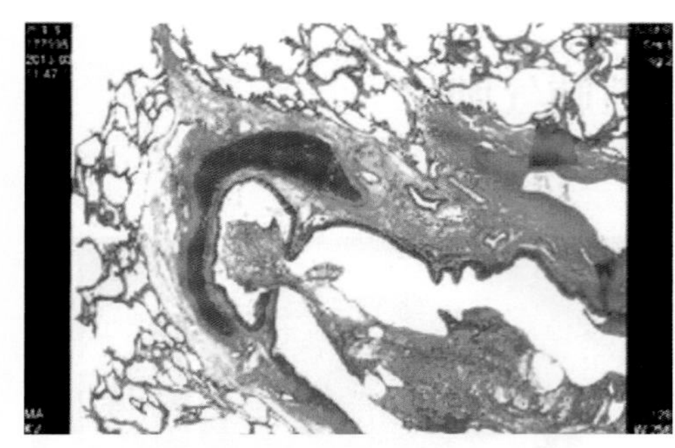

左肺上叶均质性肺组织气肿，可见分布不规则的支气管软骨成型不良，伴有较多扩张、扭曲的血管，部分膨胀的支气管管腔内见黏液积聚。

图4-43-4　术后病理

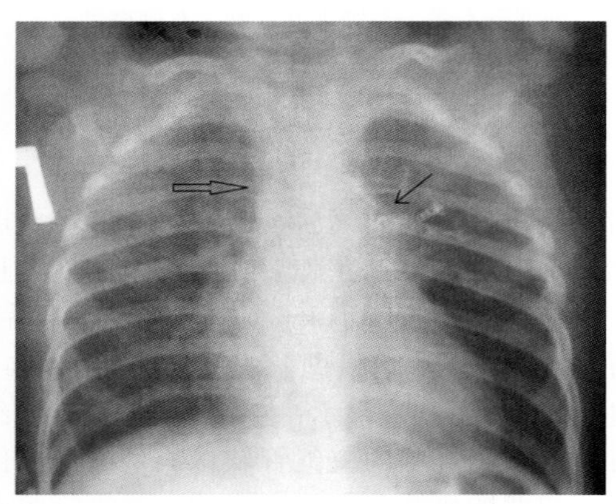

双侧肺充气良好，心影位置正常，右偏的上纵隔回位居中（粗箭头）；细箭头所指部位为切割吻合器的吻合面。

图4-43-5　术后2周胸部X线片

三、讨论

先天性大叶性肺气肿为一种肺发育异常疾病，多发病于新生儿期，仅5%的患儿在出生后5~6个月发病[2]，鲜有成年后发病的报道。男女发病比例约3∶1。多由以下病因引起：支气管软骨先天发育障碍或缺乏，病变肺叶弹力纤维缺如或发育不良以至支气管内膜下垂形成活瓣；黏稠的分泌物被吸入堵塞支气管；肺内外异常或畸形的血管或肿物压迫支气管[3]；病变肺叶的肺泡数量异常增多[4]；先天性巨细胞病毒感染[5]等。但仍有相当一部分病例查不到明确的病因。病灶多累及左上叶（43%）、右肺中叶（32%）、右肺上叶（20%）[6]。

临床表现与出现症状的时间有关。50%的患儿症状发生在新生儿期，患儿无前驱感染史，迅速出现进行性呼吸困难、喘息或喘鸣，负荷性青紫或持续性发绀，刺激性咳嗽，进而出现呼吸窘迫，甚至危及生命。稍迟发病的患儿，除上述表现外，更易出现进食及喂养困难，呼吸、心率增快。气管及心脏向健侧移位。仅5%的患儿在6个月以后发病，主要表现为肺部感染症状。而成年发病者通常表现为劳力性呼吸困难和反复固定部位的肺部感染，症状多比较缓和，有时甚至可没有任何临床症状。体格检查可见胸廓不对称，病侧胸廓稍隆起，有三凹征、气管移位，严重者可出现青紫发绀；叩诊呈鼓音，呼吸音降低，可有哮鸣音及啰音，心尖搏动移位。

影像学检查可见病变肺叶因过度充气膨胀而透亮度增高，但仍有肺纹理存在，其可压迫邻近正常肺组织致肺不张，还可使横膈下降或纵隔移位，疝入对侧。一般根据临床表现及胸部X线片结果不难诊断。严重的患儿需与张力性气胸鉴别。CT检查是鉴别张力性气胸的可靠方法，也可以和肺囊性腺瘤样畸形鉴别。另外，CT还可以发现畸形的血管及肿物造成的外部压迫。心脏B超、心血管造影有助于显示压迫支气管的异常肺动静脉及先天性心脏病的并存情况。幼儿期之后发病的先天性肺叶气肿有时要与支气管异物相鉴别，CT气管重建和纤维支气管镜检查均可排除气管异物。此外，随着胎儿超声检查的普及，先天性大叶性肺气肿也可在产前或出生时早期发现[7]。

治疗方面，婴幼儿期有症状且有加重趋势的患儿易出现呼吸窘迫，甚至出现呼吸停止，一旦确诊需首选急诊或尽快手术治疗[8]。尽管手术有一定的危险性，但切除后恢复较快（在手术后12 h，低流量吸氧状态下氧饱和度即可恢复至正常），且有接近85%的患者长期随访结果均提示完全治愈[9]。在手术选择上，通常多为患侧的肺整叶切除，但也有肺段切除的报道[10]。近年随着微创技术的成熟，也有应用微创胸腔镜治疗的报道，但在年龄选择上尚有颇多争议[11-12]。伴有先天性心脏病或严重呼吸道症状，不应当视为手术禁忌。无症状也无明显压迫的婴幼儿及大龄儿童可以密切观察，有报道部分病例可缓解[13]。气管外压迫造成的肺气肿，可以先手术解除对气管的压迫，一般不需要行肺叶切除。

总之，先天性大叶性肺气肿为一种肺发育异常疾病，多发病于新生儿期，多表现为进行性呼吸困难、发绀和呼吸窘迫，甚至威胁生命。首选手术切除过度充气的肺叶或肺段可获得较好的愈后。

参考文献

[1] Sadaqat M, Malik J A, Karim R. Congenital lobar emphysema in an adult[J]. Lung India, 2011, 28(1): 67-69.

[2] 董宗祈. 先天性肺叶气肿[J]. 中国实用儿科杂志, 1998, 13(1): 7-8.

[3] Torán N, Ruiz de Miguel C, Reig J, et al. Lobar emphysema associated with patient ductus arteriosus and pulmonary obstructive vascular disease[J]. Pediatr Pathol, 1989, 9(2): 163-170.

[4] Tapper D, Schuster S, McBride J, et al. Polyalveolar lobe: anatomic and physiologic parameters and their relationship to congenital lobar emphysema[J]. J Pediatr Surg, 1980, 15(6): 931-937.

[5] Okur H, Küçükaydin M, Oztürk A, et al. Giant bronchogenic cyst presenting as a lobar emphysema in a newborn[J]. Ann Thorac Surg, 1996, 62(1): 276-278.

[6] Cataneo D C, Rodrigues O R, Hasimoto E N, et al. Congenital lobar emphysema: 30-year case series in two university hospitals[J]. J Bras Pneumol, 2013, 39(4): 418-426.

[7] 俞钢, 洪淳, 王丽敏, 等. 胎儿先天性大叶性肺气肿的诊断与治疗[J]. 中华实用儿科临床杂志, 2014, 29(11): 818-820.

[8] Dewan R K, Kesieme E B, Sisodia A, et al. Congenital malformation of lung parenchyma: 15 years experience in a thoracic surgical unit[J]. Indian J Chest Dis Allied Sci, 2012, 54(2): 105-109.

[9] Bappal B, Ghani S A, Chaudhary R, et al. Congenital lobar emphysema: a review of 10 cases[J]. Indian J Pediatr, 1996, 63(6): 801-808.

[10] Krivchenya D U, Rudenko E O, Dubrovin A G. Congenital emphysema in children: segmental lung resection as an alternative to lobectomy[J]. J Pediatr Surg, 2013, 48(2): 309-314.

[11] Lau C T, Leung L, Chan I H, et al. Thoracoscopic resection of congenital cystic lung lesions is associated with better post-operative outcomes[J]. Pediatr Surg Int, 2013, 29(4): 341-345.

[12] Eber E. Antenatal diagnosis of congenital thoracic malformations: early surgery, late surgery, or no surgery?[J]. Semin Respir Crit Care Med, 2007, 28(3): 355-366.

[13] Truitt A K, Carr S R, Cassese J, et al. Perinatal management of congenital cystic lung lesions in the age of minimally invasive surgery[J]. J Pediatr Surg, 2006, 41(5): 893-896.

（姜超）

第四十四节　先天性肺发育不全

一、引言

先天性肺发育不全（congenital aplasia of lung）系胚胎早期肺芽发育产生障碍所致，为一种少见的先天性畸形，左侧多于右侧，并常合并其他肺外畸形。成活病例多于婴幼儿期起病，其临床表现为慢性咳嗽史，常被误诊。

二、病例

患儿，男性，8月余，因反复咳嗽入院。患儿既往有多次肺部感染病史。入院胸部X线片示左肺容积减小（图4-44-1）；心脏彩超提示左肺动脉未及，左心室略肥厚，余未见明显异常。胸部CT增强示除外左肺由膈下等异常血管供应左肺及异常血管回流的可能，纵隔左偏明显，左肺发育不全，左肺下叶动脉由右侧肺动脉发出，绕经后纵隔入左侧胸腔供应左下叶。气管3D重建提示隆凸以远仅见左肺下叶支气管（图4-44-2~图4-44-4）。左肺上叶发育不全Ⅱ型，予以对症治疗后，患儿恢复良好。

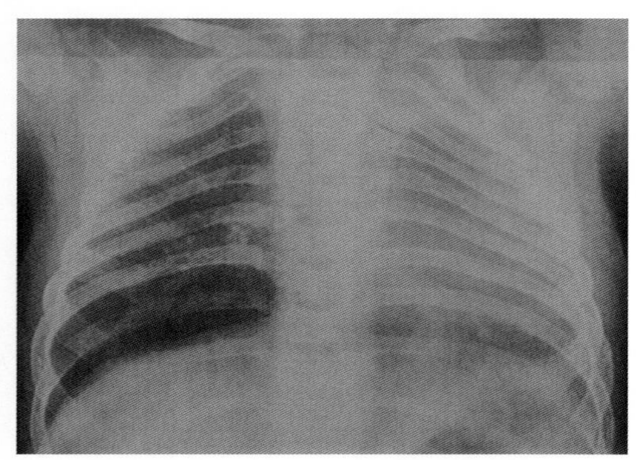

图4-44-1　胸部X线片示左肺容积减小

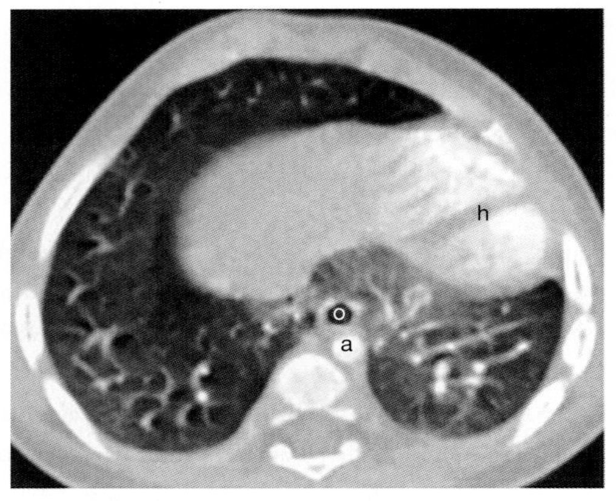

图4-44-2　胸部CT提示左肺容积减小，纵隔左移明显

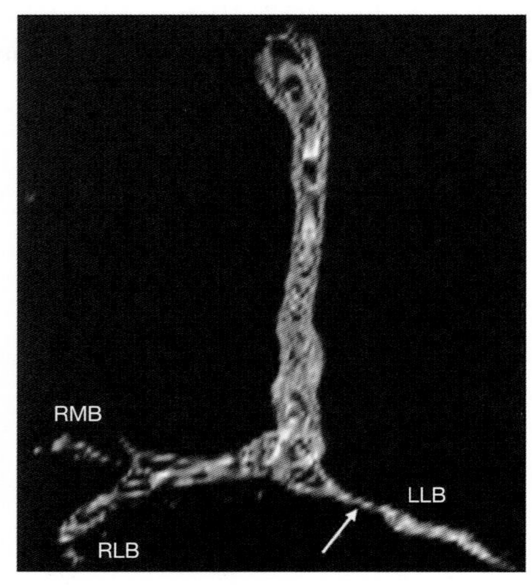

RMB，右主支气管；RLB，右下叶支气管；LLB，左下叶支气管。

图4-44-3　气管3D重建提示左侧上叶支气管缺如

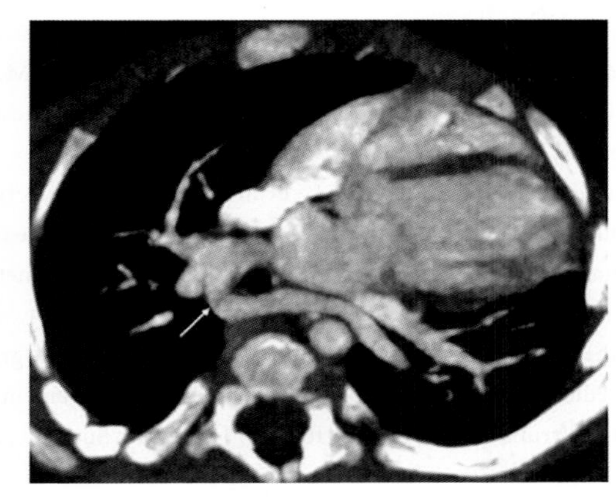

右肺动脉发出一支血管，绕经后纵隔入左侧胸腔，供应左肺下叶。

图4-44-4　胸管增强CT

三、讨论

先天性肺发育不全为不明原因引起的胚胎期肺发育障碍，是一种少见的先天性畸形。表现为部分或全部肺的血管、气管及肺泡的数目减少，可见于一侧肺或一叶肺，也可以双侧多叶肺受累，左侧多于右侧[1]，并常合并其他肺外畸形。发病率无性别差异[2]。依据Scheneider于1900年的病理分类方法将其分为3类[3]。①肺未发育（Ⅰ型）：一侧或双侧肺完全缺失，无支气管、血管和肺实质，健侧支气管是气管的直接延续，无主支气管和隆凸。②肺发育不全（Ⅱ型）：只有残留支气管形成的盲端，无供应的血管和肺实质。③肺发育不良（Ⅲ型）：支气管、血管和肺泡存在，但其变小、数量减少，病变常累及全肺，伴有同侧肺动脉畸形和异常静脉引流。由于该类患儿患侧肺较小，外形酷似马蹄，又称为马蹄肺（horseshoe lung）。50%以上的先天性肺发育不全患者可合并其他系统畸形[4]。

先天性肺发育不全多见于新生儿及儿童，成人少见，目前病因不明，据研究与遗传因素可能有关，也可与母亲在妊娠前3个月患过风疹病毒感染有关，还有人提出与母亲维生素A缺乏有关[5]。在胚胎发育过程中，胚胎发育障碍的早晚及部位与肺脏畸形有很大关系。如果问题出现在原始肺刚开始出现的胚胎期，则肺不会发育；如果问题出现在妊娠的前几周，则气管的数量会有异常，而且异常侧肺动脉不存在，血供全部来自体循环；若发育障碍发生在妊娠晚期或婴儿早期，则支气管动脉和肺动脉均会出现，气管的数目也正常，主要影响肺腺泡的发育[6]。

先天性肺发育不全的临床表现随肺部病变范围大小及有无严重合并症而有所不同，差异大且无特异性。双侧Ⅰ型及Ⅱ型患儿无法存活[6]，单侧Ⅰ型及Ⅱ型患儿出现症状早而重，出生后即可表现出呼吸急促、喘鸣、发绀、喂养困难或反复出现呼吸道感染等症状[7]，并常合并有其他发育严重畸形，50%以上在婴幼儿期死亡，存活期短[8-9]。右侧病变的存活时间短于左侧，可能与右侧病变纵隔移位更为明显有关[10]。部分未合并其他严重畸形的单侧Ⅱ型及Ⅲ型患者可在儿童期或成人后偶然发现。患者胸廓不对称，患侧肋间隙变窄、呼吸动度减弱、无呼吸音，健侧胸廓膨隆，心脏向患侧移位。同时由于支气管狭窄、肺组织供血不佳及纵隔移位等因素影响支气管正常引流，容易发生呼吸道感染[11]。

随着产前诊断技术的不断推进，该病目前可以通过产前超声检测技术进行诊断[12-13]。对存活病例的确诊多依据临床症状、体征，结合X线片、CT、气管镜等辅助检查即可确诊。病变轻微的肺发育不良患者，单靠临床表现、胸部X线片、CT等检查诊断相对困难，应行肺功能检查、支气管及肺动脉造影或重建等检查。典型CT表现为患侧肺体积缩小，密度增高，支气管开口阻断或狭窄，健侧代偿性肺气肿，纵隔及心影向患侧移位。纤维支气管镜检查可见病变侧主支气管、分叶支气管狭窄或盲端。

目前针对先天性肺发育不全的产前治疗（药物促肺部发育、外科技术治疗先天性膈疝等），技术风险及医疗费用较高，故颇具争议。对于存活患者，单侧肺发育不全无症状者无须治疗。对于病变严重者，在新生儿及婴幼儿时期，对于新生儿来说比较新的治疗方式有体外膜肺氧合、高频振荡通气、表面活性物质支持疗法和一氧化氮吸入疗法、手术修补膈疝等，但目前均无循证医学支持可改善预后。当合并感染时应积极给予抗生素治疗，一侧肺反复感染、肺不张或严重的支气管扩张者可导致难治性肺炎的发生及潜在肺部疾病癌变的风险，以及增加气胸、血胸、咯血等的发生率，多数学者主张手术切除[14-15]。

参考文献

[1] Maltz D L, Nadas A S. Agenesis of the lung. Presentation of eight new cases and review of the literature[J]. Pediatrics, 1968, 42(1): 175-188.

[2] Cay A, Sarihan H. Congenital malformation of the lung[J]. J Cardiovasc Surg (Torino), 2000, 41(3): 507-510.

[3] 蔡柏蔷，李龙云. 协和呼吸病学[M]. 北京：中国协和医科大学出版社，2005：1986-1987.

[4] Berrocal T, Madrid C, Novo S, et al. Congenital anomalies of the tracheobronchial tree, lung, and mediastinum: embryology, radiology, and pathology[J]. Radiographics, 2004, 24(1): e17.

[5] 杨晓泉. 先天性左肺发育不良并室间隔缺损一例[J]. 中华儿科杂志，2002，40(6)：375.

[6] Simsolo C, Tatoor I, Vigder F, et al. Pulmonary hypoplasia[J]. Isr Med Assoc J, 2004, 6(8): 494-495.

[7] Vettraino I M, Tawil A, Comstock C H. Bilateral pulmonary agenesis: prenatal sonographic appearance simulates diaphragmatic hernia[J]. J Ultrasound Med, 2003, 22(7): 723-726.

[8] Ootaki Y, Yamaguchi M, Yoshimura N, et al. Pulmonary agenesis with congenital heart disease[J]. Pediatr Cardiol, 2004, 25(2): 145-148.

[9] Nazir Z, Qazi S H, Ahmed N, et al. Pulmonary agenesis--vascular airway compression and gastroesophageal reflux influence outcome[J]. J Pediatr Surg, 2006, 41(6): 1165-1169.

[10] Albright EB, Crane J P, Shackelford G D. Prenatal diagnosis of a bronchogenic cyst[J]. J Ultrasound Med, 1988, 7(2): 90-95.

[11] Fácila Rubio L, Carrión Valero F, González Martínez M, et al. Lung hypoplasia in the adult: description, pathogenesis and review[J]. An Med Interna, 2002, 19(7): 357-360.

[12] Fuke S, Kanzaki T, Mu J, et al. Antenatal prediction of pulmonary hypoplasia by acceleration time/ejection time ratio of fetal pulmonary arteries by Doppler blood flow velocimetry[J]. Am J Obstet Gynecol, 2003, 188(1): 228-233.

[13] Ishikawa S, Kamata S, Usui N, et al. Ultrasonographic prediction of clinical pulmonary hypoplasia: measurement of the chest/trunk-length ratio in fetuses[J]. Pediatr Surg Int, 2003, 19(3): 172-175.

[14] Laberge J M, Bratu I, Flageole H. The management of asymptomatic congenital lung malformations[J]. Paediatr Respir Rev, 2004, 5 Suppl A: S305-S312.

[15] Shanmugam G. Adult congenital lung disease[J]. Eur J Cardiothorac Surg, 2005, 28(3): 483-489.

（姜超）

第四十五节　先天性肺囊性腺瘤样畸形

一、引言

先天性肺囊性腺瘤样畸形（congenital cystic adenomatoid malformation of lung，CCAM）是以细支气管过度增生为特征的一种罕见的支气管肺先天性发育不良，多发生于胎儿和新生儿，罕见于儿童和成人[1]。多因呼吸困难就诊，较大年龄者多以反复肺部感染就诊[2]。对于有症状者，手术切除病变是治疗该病安全有效的方法。

二、病例

患者，青年女性，因痰中带血4天伴发热入院。既往无特殊，体格检查示右肺下呼吸音增粗明显，可闻及明显湿啰音。胸部X线片提示右肺下空洞性占位，空洞内可见分隔及气液平面。胸部CT示右肺下叶可见巨大薄壁空洞，病灶内可见多个囊性分隔，其液平面明显，患者改变体位后，囊内液体可随重力作用处于最低处（图4-45-1）。肺功能示FEV_1为1.99 L，占预计值的66.3%。充分抗炎、体位排痰及完善术前准备，行右肺下叶切除术。术后病理提示病变由多个薄壁囊腔构成，囊壁间有纤维平滑肌组织分隔，囊泡内可见纤维柱状上皮包裹覆盖，伴大量炎性细胞浸润（图4-45-2）。病理诊断：右肺下叶先天性囊性腺瘤样畸形，StockerⅠ型。术后恢复良好。

三、讨论

先天性肺囊性腺瘤样畸形是以细支气管过度增生和囊性扩张、正常肺泡结构缺失为特征的一种罕见的支气管肺先天性发育不良，表现为肺部多发囊性变伴支气管增生形成肿块的畸形，瘤体内缺乏正常的肺泡，可发生于双肺各叶，尤以下肺叶多见，双肺发生率相当，多为单侧单叶，多叶及双侧累及极为罕见[3]。

先天性肺囊性腺瘤样畸形的发病率为1/11 000~1/35 000[4]，约占先天性肺部畸形的25%[5]。该病多发生于胎儿和新生儿，罕见于儿童和成人[1]，最早可发生在胚胎第5~10周[2]。目前国外先天性肺囊性腺瘤样畸形的最初诊断多在出生前[6]，我国可能由于产前诊断技术的局限在胎儿期诊断较少。

先天性肺囊性腺瘤样畸形的发病机制目前尚未明确，常认为是间充质不能正确地诱导气管形成而引起[5]。其最初根据大体形态分为囊性、中间型、实性3型。后来Stocker结合大体和镜下特征，建议重命名为Ⅰ型、Ⅱ型和Ⅲ型[7]，之后又增加0型和Ⅳ型[8]。0型：腺泡发育不良，病变是支气管样结构内衬呼吸上皮，壁内含平滑肌、腺体和软骨成分。Ⅰ型：由单个或多个大囊及周围小囊组成，大囊被覆假复层纤毛柱状上皮，壁内含平滑肌及弹力组织，有散在的孤立软骨板，小囊被覆立方或柱状上皮，可见黏液细胞。Ⅱ型：囊壁被覆立

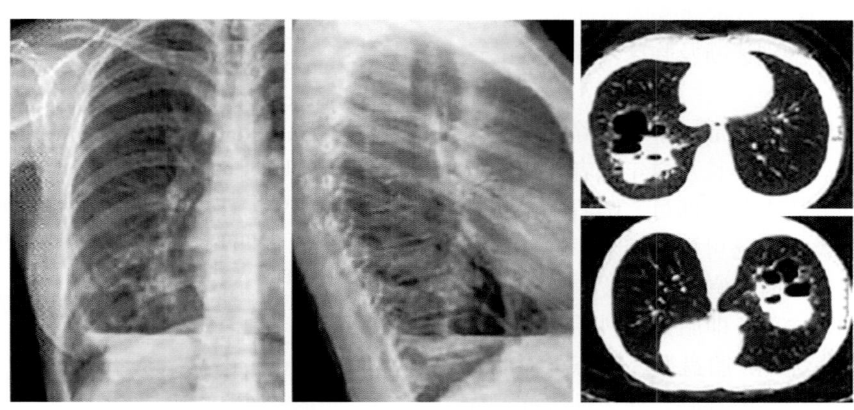

图4-45-1　胸部X线片和胸部CT影像

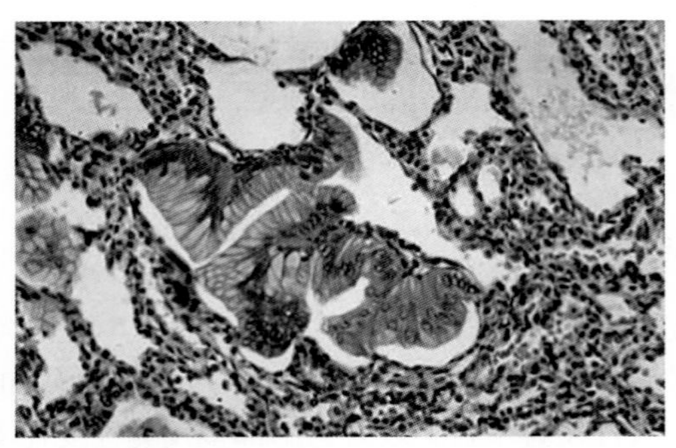

囊泡内可见纤维柱状上皮包裹覆盖，伴大量炎性细胞浸润。

图4-45-2 术后病理

方或柱状上皮，上皮下可见薄层纤维肌层。Ⅲ型：微囊或实性，囊壁为立方上皮呈腺瘤样不规则细支气管样结构，无黏液细胞、软骨。Ⅳ型：囊壁大部分被覆肺泡上皮，偶见被覆立方上皮。其中Ⅰ型并发畸形较少，预后好，多发生于大年龄患者，以反复感染就诊；Ⅱ型预后取决于伴发畸形的多少及严重程度，多因呼吸困难、反复感染就诊；Ⅲ型并发畸形较多，常侵犯整叶或患侧肺，往往死于宫内、预后差，但较为少见。

先天性肺囊性腺瘤样畸形的诊断主要依据影像学检查。产前超声能发现先天性肺囊性腺瘤样畸形[9]，孕16~22周时，超声图像表现为胸腔内实性强回声或囊实混合回声肿块，或在强回声的实性肿块内部可显示出弥漫分布的筛孔状囊性暗区，可伴有羊水过多。肺部X线片表现有3种[10-11]：①单个或多个含气大囊，周围有不规则的小囊样结构，有的可见气液平面；②数目众多、大小相近的蜂窝状小囊样结构（多近胸膜处）；③呈囊实性或实性均质团块。胸部CT在定位、诊断及鉴别诊断中优于X线片，可更清晰地显示病变的空间形态及与周围组织的关系，有利于鉴别诊断及临床治疗方案的选择，并推测其病理分型。

对于先天性肺囊性腺瘤样畸形，手术切除病变组织是安全有效的治疗方法。对于年长及成年患者如出现反复感染等症状，切除病变所在肺叶即可。随着手术及麻醉技术的提升，处理该类疾病已可提前至新生儿甚至胎儿期。目前已有报道采用产时子宫外处理技术（ex-utero intrapartum treatment，EXIT），即胎儿外科手术，在剖宫产时不切断脐带，维持胎儿-胎盘循环状态下对胎儿实施手术治疗，用以治疗包括隔离肺、先天性膈疝、先天性肺囊性腺瘤样畸形等在内的诸多胸外科病症，其优势在于治疗高风险先天性肺囊性腺瘤样畸形胎儿，能有效减少术后并发症，降低病死率[12]。此外，有学者报道孕中期开放式胎儿手术，即通过开放孕妇的腹腔、子宫腔、羊膜腔对胎儿的疾患进行手术治疗，然后依次再关闭所开放的腔隙，让孕妇继续妊娠，胎儿在宫内继续生长发育，逐步恢复并纠正原有的病理过程直至分娩的一种治疗方式，用以治疗先天性肺囊性腺瘤样畸形。由于部分先天性肺囊性腺瘤样畸形在胎儿期包块生长迅速，压迫周围健肺明显，且孕18~24周是胎肺由小支气管向肺泡期转变的关键时期，故考虑在孕中期施行该手术，以确保患儿健肺发育[13]。

参考文献

[1] Kwon Y S, Koh W J, Han J, et al. Clinical characteristics and feasibility of thoracoscopic approach for congenital cystic adenomatoid malformation in adults[J]. Eur J Cardiothorac Surg, 2007, 31(5): 797-801.

[2] Kim W S, Lee K S, Kim I O, et al. Congenital cystic adenomatoid malformation of the lung: CT-pathologic correlation[J]. AJR Am J Roentgenol, 1997, 168(1): 47-53.

[3] Nagata K, Masumoto K, Tesiba R, et al. Outcome and treatment in an antenatally diagnosed congenital cystic adenomatoid malformation of the lung[J]. Pediatr Surg Int, 2009, 25(9): 753-757.

[4] Sfakianaki A K, Copel J A. Congenital cystic lesions of the lung: congenital cystic adenomatoid malformation and bronchopulmonary sequestration[J]. Rev Obstet Gynecol, 2012, 5(2): 85-93.

[5] Crombleholme T M. Prenatal diagnosis and management of surgical pulmonary problems[J]. Neonatal Resp Dis, 1996, 6: 824-830.

[6] Chen W S, Yeh G P, Tsai H D, et al. Prenatal diagnosis of congenital cystic adenomatoid malformations: evolution and outcome[J]. Taiwan J Obstet Gynecol, 2009, 48(3): 278-281.

[7] Stocker J T, Madewell J E, Drake R M. Congenital cystic adenomatoid malformation of the lung. Classification and morphologic spectrum[J]. Hum Pathol, 1977, 8(2): 155-171.

[8] Stocker J T. Congenital and developmental diseases [M]//Dail DH, Hammer SP. Pulmonary pathology. 2nd ed. New York: Springger-Verlag, 1994: 177.

[9] 李胜利. 胎儿畸形产前超声诊断学[M]. 北京：人民军医出版社，2004：238-242.

[10] 任甄华，徐赛英，李东辉，等. 小儿先天性肺囊性腺瘤样畸形的影像学表现[J]. 中华放射学杂志，2002，36：45-47.

[11] 席艳丽,唐文伟,张新荣. 小儿先天性肺囊性腺瘤样畸形的影像与病理对照分析[J]. 中国医学影像技术,2010,26:1488-1491.
[12] Moldenhauer J S. Ex Utero Intrapartum Therapy[J]. Semin Pediatr Surg,2013,22(1):44-49.
[13] Adzick N S. Open fetal surgery for life-threatening fetal anomalies[J]. Semin Fetal Neonatal Med,2010,15:1-8.

（姜超）

第四十六节　胸内包虫病

一、引言

棘球蚴病又称包虫病（hydatid disease），棘球蚴是人感染棘球绦虫的幼虫所致的慢性寄生虫病，临床表现因包虫囊部位、大小和有无并发症而不同，是一种人畜共患寄生虫病。在世界范围，包虫病表现为少数民族或宗教部落特有的一种常见病和多发病。

二、病例

患者，女性，16岁，因胸痛并呼吸困难入院。既往无特殊病史，患者生活在农村。体格检查胸部未见明显异常。胸部X线片显示右侧胸腔两个液性阴影，提示棘球蚴病（图4-46-1）。棘球蚴血清学检查阳性。胸部CT发现右侧3处棘球蚴病灶（图4-46-2）。以第6肋间后外侧开胸，探查结果发现3个肺外包虫囊肿，分别位于前胸壁平行于胸骨、侧胸壁、膈肌与纵隔和胸壁交汇处（图4-46-3）。囊肿致密粘连压缩右侧肺。由于囊肿致密附着于纵隔，遂行囊肿切开术。其余两个胸壁囊肿与受累胸膜完全切除。仔细探查发现肺未受累及[1]。

三、讨论

（一）流行病学与发病机制

包虫病主要分布于亚洲、非洲、南美洲和北美洲阿拉斯加。截至2008年，我国已有27个省（区）报道包虫病原发病例，以西北地区的新疆维吾尔自治区、西藏自

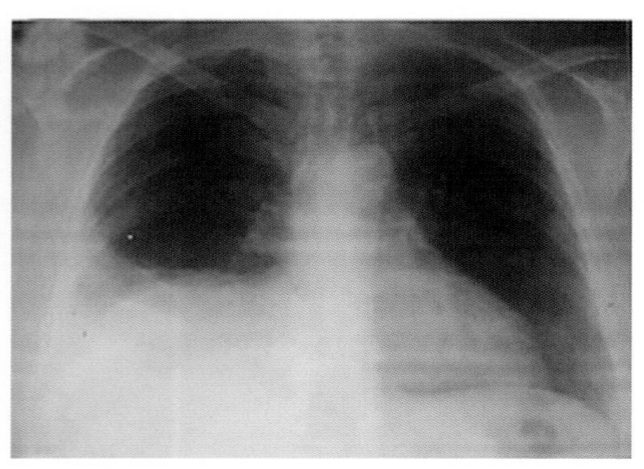

图4-46-1　胸部X线片示右下巨大不透明区域使膈肌抬高

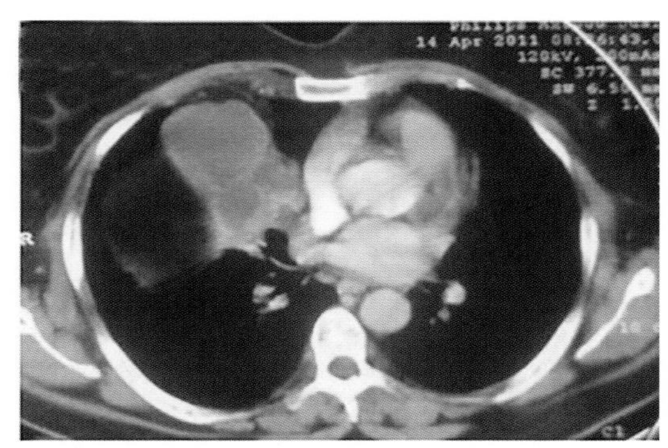

图4-46-2　胸部CT示横膈囊性病灶

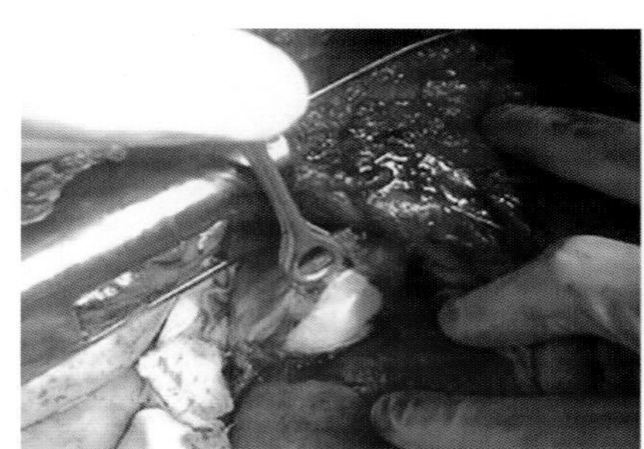

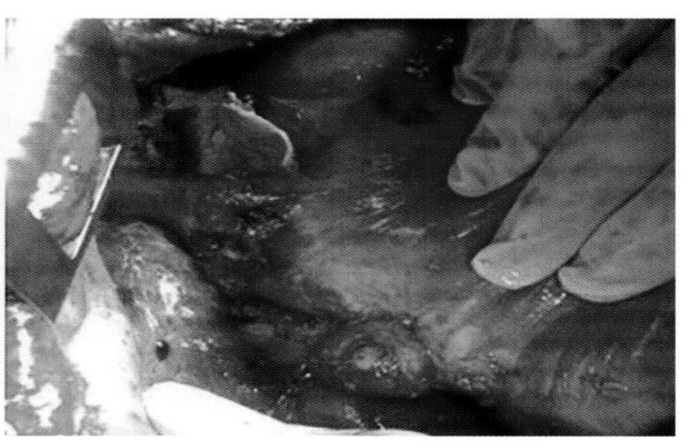

图4-46-3　术中确定包虫囊肿位于膈肌，切除前显示多个包虫囊肿

治区、内蒙古自治区、宁夏回族自治区、青海省、四川省、甘肃省7个省（区）流行最严重，流行区面积约占全国总面积的44.6%。成虫寄生在犬小肠中，卵随粪便排出后污染食物，人（或羊、猪、牛）进食后，在上消化道中卵壳经胃液消化而孵化成幼虫，即六钩蚴，后穿过消化道黏膜进入血液，至门静脉系统（肠系膜、大网膜和肝）。大多数蚴滞留在肝内（75%~80%），少数六钩蚴通过肝进入小循环至肺（8%~15%）及其他器官，如肠系膜、网膜、脾、盆腔、肌肉、皮下组织等。胸腔内肺外棘球蚴（intrathoracic but extrapulmonary hydatid cyst，IEHC）是非常罕见的（5%~7%）[2-4]，主要存在于胸壁、纵隔、心肌、心包、胸膜和叶裂。纵隔最常见占42%，胸壁27%，膈膜24%，胸膜腔内仅占6%。不典型胸膜囊肿是最常见的IEHC（72.7%）。胸内包虫囊肿已被发现经3条通路进入胸腔：①幼虫附着并穿过十二指肠和空肠黏膜，进入肠系膜小静脉，并向门静脉前进，在门静脉一些直径小于0.3 mm的幼虫穿过肝窦毛细血管，经肝静脉和下腔静脉进入心脏和肺毛细血管；②幼虫进入小肠淋巴管，后进入胸导管，经颈内静脉入心脏及肺；③可能为幼虫经肝静脉吻合和雷丘斯间隙（Retzius'space）进入胸腔。一些学者找到直接证据证明，细粒棘球蚴绦虫也可通过空气传播进入肺。

（二）临床表现与治疗

棘球蚴生长缓慢，早期患者无症状和体征，因寄生部位不同而临床表现极其复杂，早期确诊困难。病原学检查可以根据棘球蚴囊特有的结构进行明确诊断。因囊肿增大压迫周围组织神经，可伴有胸痛、呼吸困难，胸部X线片和胸部CT可以做出诊断。虽然血清学检查对诊断有帮助，但因其存在假阴性率和假阳性率，诊断价值较低。但是放射性检查发现不典型外观，会对手术方式的选择造成影响，并且可能导致不恰当的手术方式。明确诊断往往是在外科干预时做出的。IEHC的手术方法不同于肺包虫病。对于大多数肺包虫病患者，需要进行肺组织保护，避免扩大切除，尽可能保留最大部分的肺实质[5]。然而，对于IEHC，由于囊肿周围组织常受累（胸壁、胸膜、膈肌、纵隔），受累组织的切除是必须的[6]。若位置在胸壁，手术需包括胸膜切除，全部或部分肋骨切除，清创，侵袭部位软组织切除。若在膈肌，必须根治性切除囊肿，包括膈肌切除，并用网片修补。在纵隔位置，不采用广泛切除，因重要脏器结构与其致密粘连，导致广泛切除不可能完成或有危险性[7]。由于复发率高，根据世界卫生组织建议，需接受阿苯达唑治疗（10~15 mg/kg，每天4~6次，4周为1个治疗周期，间隔2周）。凡包虫病临床诊断病例和确诊病例，实行网络直报的责任报告单位应于15日内进行网络报告；未实行网络直报的责任报告单位应于24 h内寄送出传染病报告卡。

四、总结

棘球蚴病又称包虫病，是细粒棘球绦虫的幼虫感染人体所致。IEHC较罕见，同时因棘球蚴生长缓慢早期多无症状，多因囊肿增大产生相关临床症状而就诊，胸部X线片和胸部CT可做出诊断，除非累及重要脏器，治疗以根治性手术为主，术后予以阿苯达唑治疗以预防复发。

参考文献

[1] Atoini F，Ouarssani A，Hachimi M A，et al. Intrathoracic extrapulmonary hydatid cysts[J]. Pan Afr Med J，2012，13：7.

[2] Oğuzkaya F，Akçali Y，Kahraman C，et al. Unusually located hydatid cysts：intrathoracic but extrapulmonary[J]. Ann Thorac Surg，1997，64(2)：334-337.

[3] Gozubuyuk A，Savasoz B，Gurkok S，et al. Unusually located thoracic hydatid cysts[J]. Ann Saudi Med，2007，27(1)：36-39.

[4] Gursoy S，Ucvet A，Tozum H，et al. Primary intrathoracic extrapulmonary hydatid cysts：analysis of 14 patients with a rare clinical entity[J]. Tex Heart Inst J，2009，36(3)：230-233.

[5] Isitmangil T，Sebit S，Tunc H，et al. Clinical experience of surgical therapy in 207 patients with thoracic hydatidosis over a 12-year-period[J]. Swiss Med Wkly，2002，132(37-38)：548-552.

[6] Zendah I，Ben Saad S，Daghfous H，et al. Hydatid cyst of the chest wall mimicking metastatic colon cancer[J]. Rev Pneumol Clin，2009，65(6)：357-360.

[7] Traibi A，Atoini F，Zidane A，et al. Mediastinal hydatid cyst[J]. J Chin Med Assoc，2010，73(1)：3-7.

（于冬怡）

第四十七节　原发性肺淋巴瘤

一、引言

起源于支气管黏膜相关淋巴组织的原发性肺淋巴瘤（primary pulmonary lymphoma）罕见[1]，仅占全部淋巴瘤的0.4%左右[2]，以手术治疗为主[3]，术后化疗方案应依据病理类型而异[4]。

二、病例

患者，男性，68岁，因痰中带血1周就诊。胸部CT提示右肺中叶空洞型占位，病灶边界分叶毛刺征明显，考虑肺恶性肿瘤，未见纵隔及肺门明显肿大淋巴结（图4-47-1）。术前检查无明显手术反指征，支气管镜检查结果提示右肺中间支气管远端黏膜肥厚，伴管口局部狭窄（图4-47-2）。完善检查后行右肺中下叶切除术，术后恢复良好，术后病理：镜下见肺间质及气管周围血管伴有小而整齐的淋巴增生结节，部分肿瘤细胞侵犯支气管黏膜（图4-47-3A），免疫组化提示肿瘤显现B细胞标记阳性（图4-47-3B），结合病史诊断为中度恶性Ⅱ1E期非霍奇金淋巴瘤。

三、讨论

原发性肺淋巴瘤约占淋巴结外淋巴瘤的3.6%，占全部淋巴瘤的0.4%，仅占肺部原发性恶性肿瘤的0.5%[2]。其起源于支气管黏膜相关淋巴组织，包括支气管黏膜下和动静脉周围的淋巴组织。原发性肺淋巴瘤的发病年龄为60~70岁，临床症状常为咳嗽、呼吸困难、胸痛和咯血，其中38%~88%的患者无症状[5-6]。

原发性肺淋巴瘤细胞来源可为B细胞、T细胞或二者混合，多数为B细胞来源的支气管黏膜相关性B细胞淋巴瘤，其次为T细胞及混合性细胞。病理学分为霍奇金病和非霍奇金淋巴瘤两种类型，后者多见。根据细胞的恶性程度分为低度、中度和高度恶性淋巴瘤，前者多见。

原发性肺淋巴瘤X线片最常见的表现为肺内边界不清的单发或多发结节或团块影、实变影；CT检查见支气管含气征，较少的病例可有间质性肺部病变、胸腔积液、肺不张、肺门以及纵隔淋巴结增大，所以影像学表现类似于细支气管肺泡癌、慢性肺炎等[7]。^{18}F-FDG PET-CT被认为是淋巴瘤影像诊断的金标准，对肺淋巴瘤的敏感度为83%~100%[8]，可提高病理诊断的准确率。此外，全身PET-CT检查还能准确显示肺外淋巴瘤病灶。PET-CT检查对肺淋巴瘤的诊断及分期具有重要临床价值。极少部分病例纤维支气管镜检查可以发现肺叶或肺段支气管狭窄或新生物形成，大部分病例无法通过纤维支气管镜检查而明确诊断。

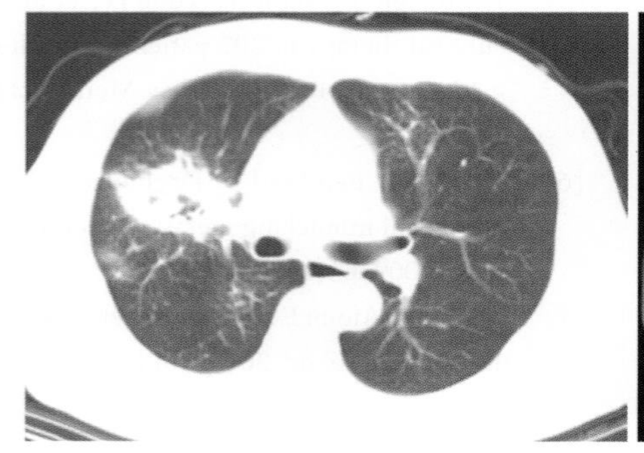
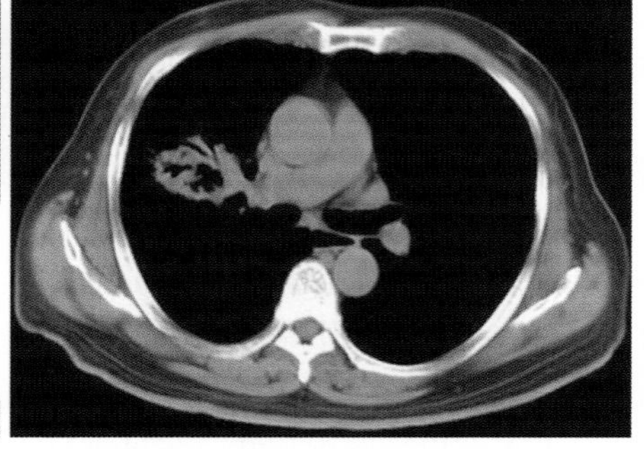

右肺中叶空洞型占位，病灶边界分叶毛刺征明显，考虑肺恶性肿瘤，未见纵隔及肺门明显肿大淋巴结。

图4-47-1　胸部CT

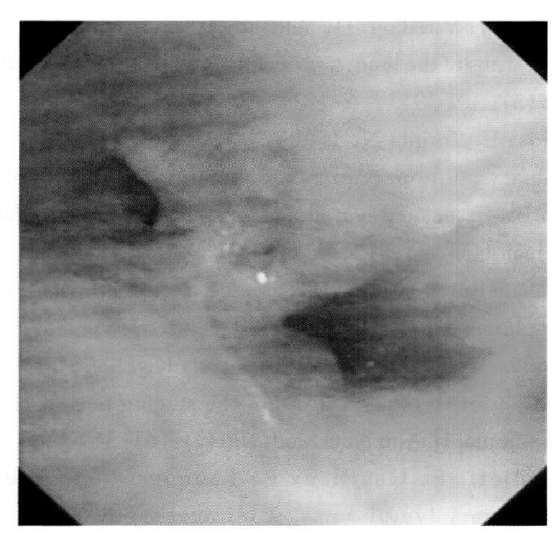

右肺中间支气管远端黏膜肥厚明显，伴管口局部狭窄。

图4-47-2　术前支气管镜检查

原发性肺淋巴瘤临床诊断以Cordier等[9]的诊断标准为依据：①明确的病理组织学诊断；②病变局限于肺，可伴有或不伴有肺门、纵隔淋巴结受累；③确诊后3个月内无肺和支气管外组织或器官淋巴瘤。根据Ferraro等[1]淋巴结外淋巴瘤的病理分期标准：①ⅠE期，仅累及肺或支气管（单侧或双侧）；②Ⅱ1E期，累及肺和肺门淋巴结；③Ⅱ2E期，累及肺和纵隔淋巴结；④Ⅱ2EW期，累及肺和邻近的胸壁或膈肌；⑤Ⅲ期，累及肺和胸廓外的淋巴结；⑥Ⅳ期，广泛累及肺和其他组织或器官。

对于原发性肺淋巴瘤，手术为其主要的治疗方法[3]，术中彻底切除肺内肿瘤，同时清扫肺门及纵隔淋巴结。手术后接受正规的全身多药联合化疗[10]。化疗方案因病理类型而异：如病理类型为霍奇金型，则可选择MOPP（氮芥+长春新碱+丙卡巴肼+泼尼松）或ABVD（多柔比星+博来霉素+长春新碱+达卡巴嗪）方案；病理类型为非霍奇金型，可选择CHOP（环磷酰胺+多柔比星+长春新碱+泼尼松）方案进行化疗[4]。由于放疗对原发性肺淋巴瘤疗效有限，对单独肿块型肺淋巴瘤一般不做放疗[11]。

原发性肺淋巴瘤患者的预后因肿瘤的病理组织学类型、分期及手术后是否进行正规的放化疗而异[5]。低度恶性B细胞淋巴瘤，病理分期较早的患者，病程进展比较缓慢，其他器官或组织的受累常在手术后较长时间才出现，所以预后稍好。中度或高度恶性淋巴瘤，病情发展较快，其病程类似于淋巴结性淋巴瘤，预后较差。但是部分低度恶性肿瘤可以向高度恶性转化，导致预后较差。早期病例（ⅠE期和Ⅱ1E期）经过手术治疗和手术后放化疗，常可以得到临床治愈。所以，及早发现、切除彻底、术后辅助以放疗和正规的全身化疗，对于病情的控制有一定的益处。

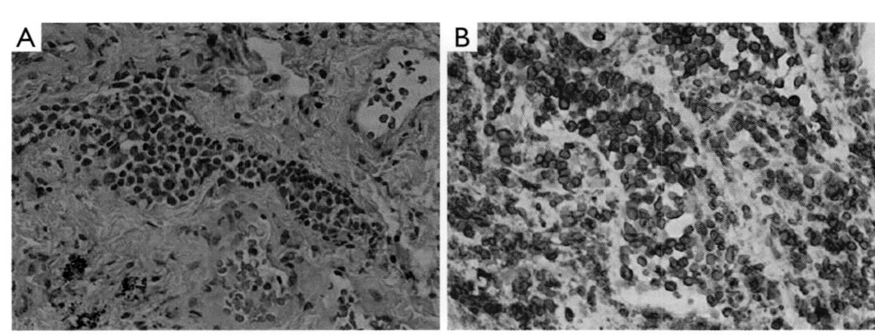

（A）HE染色示肺间质及气管周围血管伴有小而整齐的淋巴增生结节，部分肿瘤细胞侵犯支气管黏膜；（B）免疫组化提示肿瘤显现B细胞标记阳性。

图4-47-3　术后病理

四、总结

原发性肺淋巴瘤罕见，发病年龄以中老年为主，大多数患者无明显的临床症状。胸部CT可显示肺部受累情况，PET-CT对肺淋巴瘤的诊断及分期具有重要临床价值。手术切除+肺门及纵隔淋巴结清扫是主要的治疗方法，根据肿瘤病理表现，辅以化疗和放疗。

参考文献

[1] Ferraro P, Trastek V F, Adlakha H, et al. Primary non-Hodgkin's lymphoma of the lung[J]. Ann Thorac Surg, 2000, 69(4): 993-997.

[2] 黄孝迈,秦文翰. 现代胸外科学[M]. 第2版. 北京: 人民军医出版社, 1997: 362-364.

[3] Chong E A, Svoboda J, Cherian S, et al. Regression of pulmonary MALT lymphoma after treatment with rituximab[J]. Leuk Lymphoma, 2005, 46(9): 1383-1386.

[4] Czuczman M S, Weaver R, Alkuzweny B, et al. Prolonged clinical and molecular remission in patients with low-grade or follicular non-Hodgkin's lymphoma treated with rituximab plus CHOP chemotherapy: 9-year follow-up[J]. J Clin Oncol, 2004, 22(23): 4711-4716.

[5] William J, Variakojis D, Yeldandi A, et al. Lymphoproliferative neoplasms of the lung: a review[J]. Arch Pathol Lab Med, 2013, 137(3): 382-391.

[6] Ogusa E, Tomita N, Ishii Y, et al. Clinical manifestations of primary pulmonary extranodal marginal zone lymphoma of mucosa-associated lymphoid tissue in Japanese population[J]. Hematol Oncol, 2013, 31(1): 18-21.

[7] Graham B B, Mathisen D J, Mark E J, et al. Primary pulmonary lymphoma[J]. Ann Thoracic Surg, 2000, 69: 993-997.

[8] Yamamoto F, Tsukamoto E, Nakada K, et al. 18F-FDG PET is superior to 67Ga SPECT in the staging of non-Hodgkin's lymphoma[J]. Ann Nucl Med, 2004, 18(6): 519-526.

[9] Cordier J F, Chailleux E, Lauque D, et al. Primary pulmonary lymphomas. A clinical study of 70 cases in nonimmunocompromised patients[J]. Chest, 1993, 103(1): 201-208.

[10] Boshnakova T, Michailova V, Koss, et al. Primary pulmonary Hodgkin's disease--report of two cases[J]. Respir Med, 2000, 94(8): 830-831.

[11] 车国卫,任杰,钱可宝,等. 原发性肺淋巴瘤一例[J]. 中国肺癌杂志, 2006, 9(1): 59.

（姜超）

第四十八节　原发性肺纤维肉瘤

一、引言

原发性肺纤维肉瘤（primary pulmonary fibrosarcoma，PPFS）是一类少见的肺恶性肿瘤，好发于青年[1-2]。组织源于肺实质、支气管壁及血管的纤维基质[2]。临床表现多无特异性，治疗方案与其他肺恶性肿瘤相似。

二、病例

患者，男性，39岁，因咳嗽痰中带血2周余入院。外院胸部CT提示右肺上叶尖段类圆形转位，病灶密度均匀，边界清，可见少量分叶毛刺征。入院后其他辅助检查未见明显阳性征象。CT定位下肺细针穿刺（图4-48-1），穿刺病理示异型细胞，无法分清组织来源。行电视辅助胸腔镜下右肺上叶切除术，术中病理检查显示恶性肿瘤，行纵隔系统淋巴结清扫。术后病理提示肿块内见大量梭形细胞，伴核深染。免疫组化提示胞质vimentin强阳性（图4-48-2），考虑原发性肺纤维肉瘤可能。术后恢复良好，出院后于肿瘤内科继续行相应辅助治疗。

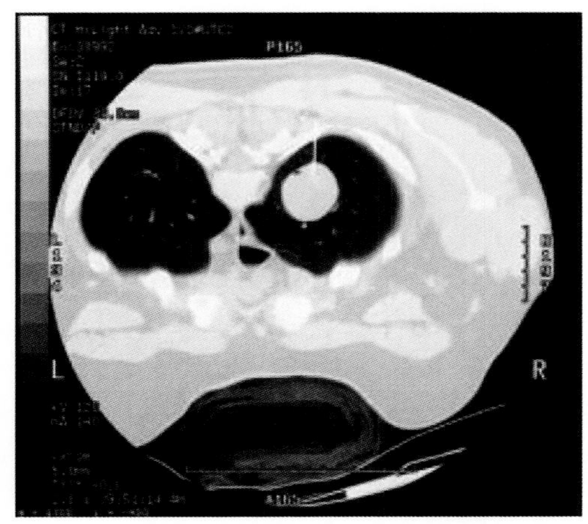

图4-48-1　胸部CT定位下肺细针穿刺影像

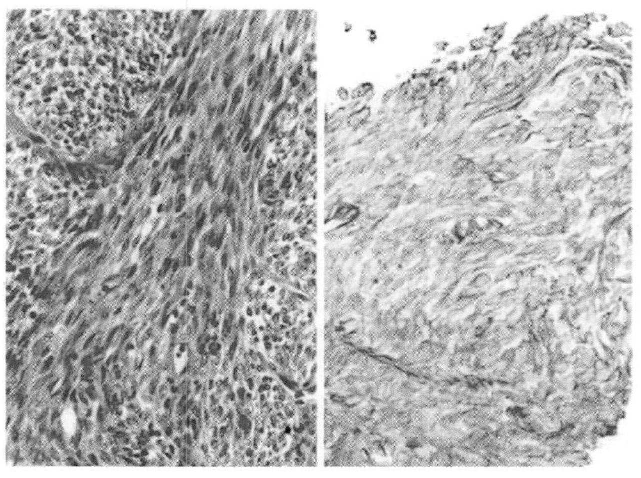

（A）肿块内见大量梭形细胞，伴核深染（HE染色，×200）；（B）免疫组化提示胞质vimentin强阳性（亲和素-生物素-过氧化物酶复合物染色法，×200）。

图4-48-2　术后病理

三、讨论

肺纤维肉瘤属于肺部少见肿瘤，仅占纤维肉瘤的12%[2]。其发病于肺实质、支气管壁及血管的纤维基质。发病年龄30~60岁，青壮年多见，男性多于女性[1-2]。

肺纤维肉瘤临床表现多无特异性，依据发病部位可分为支气管内型和肺实质型2类[1,3]，以支气管内型较为多见[4]。支气管内型肿瘤起源于气管主干或叶的支气管壁上，呈息肉状，突入气管腔内，常出现明显咳嗽、咯血、胸痛等症状，甚至有瘤组织被咯出[5]。肺实质型肺纤维肉瘤多见于肺周边部，早期多无明显症状，当肿瘤较大时出现咳嗽、痰中带血、发热及胸痛等[4]。

影像学上，气管内型表现为气管内或肺门旁的肿块影，约有50%病例突入支气管腔，伴有阻塞性肺不张或肺实质浸润。肺内型多发于两肺下叶的周边部肺实质，为类圆形肿块影，有不完整假包膜，边界较清晰，边缘可呈分叶状，但无瘤周毛刺，密度较均匀，钙化少见，直径多>5 cm。肿瘤生长较快时，病灶中央可见低密度坏死灶。增强扫描肿块呈不均匀强化或较厚的环状强化。随病程进展可侵犯胸膜及肺门纵隔淋巴结[6]。

病理方面，肿块肉眼见假包膜，肿瘤剖面呈密度均匀的“鱼肉”状，质脆，灰白色，部分呈黏液状，可伴有出血、坏死、囊性变。光镜下见瘤细胞呈梭形及长椭圆形，有异型性，细胞质丰富，可见核分裂象，细胞界限不清，其间可见胶原纤维，瘤细胞排列紧密，呈弥漫型分布。电镜见肿瘤细胞呈梭形及长椭圆形，细胞内无肌微丝及张力原纤维结构，瘤细胞之间无明显的细胞连接。免疫组化检查：vimentin、CD68均呈阳性，CK、CR、MC、CD34、CD31、S-100均呈阴性[7]。

肺纤维肉瘤对放疗、化疗不敏感，首选治疗方法为手术切除，预后与肿瘤分化程度密切相关。

四、总结

肺纤维肉瘤为肺部少见肿瘤，起源于肺实质、支气管壁及血管的纤维基质。以青壮年、男性多见。根据发病部位可分为支气管内型和肺实质型，前者可有咳嗽、咯血、胸痛等症状，后者早期多无明显症状。肿瘤生长迅速，影像学上病灶中央可见低密度坏死灶。手术切除是肺纤维肉瘤的首选治疗方式。

参考文献

[1] Cameron E W. Primary sarcoma of the lung[J]. Thorax, 1975, 30(5): 516-520.

[2] Gebauer C. The postoperative prognosis of primary pulmonary sarcomas. A review with a comparison between the histological forms and the other primary endothoracal sarcomas based on 474 cases[J]. Scand J Thorac Cardiovasc Surg, 1982, 16(1): 91-97.

[3] Miller D L, Allen M S. Rare pulmonary neoplasms[J]. Mayo Clin Proc, 1993, 68(5): 492-498.

[4] Logrono R, Filipowicz E A, Eyzaguirre E J, et al. Diagnosis of primary fibrosarcoma of the lung by fine-needle aspiration and core biopsy[J]. Arch Pathol Lab Med, 1999, 123(8): 731-735.

[5] Massey C, Laver N, Bedi H, et al. Primary fibrosarcoma of the trachea presenting with acute airway loss[J]. Am J Otolaryngol, 2015, 36(2): 287-289.

[6] 刘冬，王宏政，张贺龙. 右肺纤维肉瘤1例[J]. 实用放射学杂志，2010，26(2): 302.

[7] 郑汉朋，王旭荣，样运俊，等. 原发性肺纤维瘤CT表现与病理分析[J]. 中华放射学杂志，2014，48(8): 695-697.

（姜超）

第四十九节　原发性支气管动脉瘤

一、引言

原发性支气管动脉瘤是指原发于支气管动脉的血管呈瘤状扩张的一种疾患，并不具肿瘤性质，常伴发于肺结核、肺癌、支气管扩张症等基础疾病。

二、病例

患者，女性，42岁，间断咯血10余年加重2周伴咳嗽入院。胸部计算机体层血管成像（computed tomography angiography，CTA）示双肺支气管动脉增粗，起始段伴动脉瘤形成（图4-49-1）；心脏彩超示轻度三尖瓣关闭不全，轻中度肺动脉高压。予以抗感染、祛痰、止血及吸氧等对症支持治疗。经右侧股动脉穿刺行经导管动脉栓塞术，术中示1支右侧束支共干支气管动脉、2支左侧支气管动脉及1支起源右侧甲颈干的右侧支气管动脉异常，并见双侧支气管动脉瘤。行超选择性插管、造影和栓塞术，术后制动伤口加压，监测血压、心率等生命体征，继续抗感染、止血治疗，患者恢复良好，术后第5天出院。术后3个月复查CTA示双肺支气管动脉多发瘤样扩张，较介入术前稍有好转（图4-49-2）。随访两年半，目前情况正常。

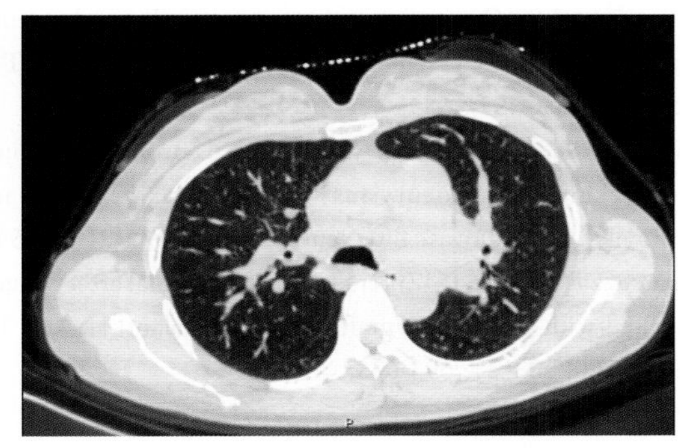

图4-49-1　介入治疗前CTA

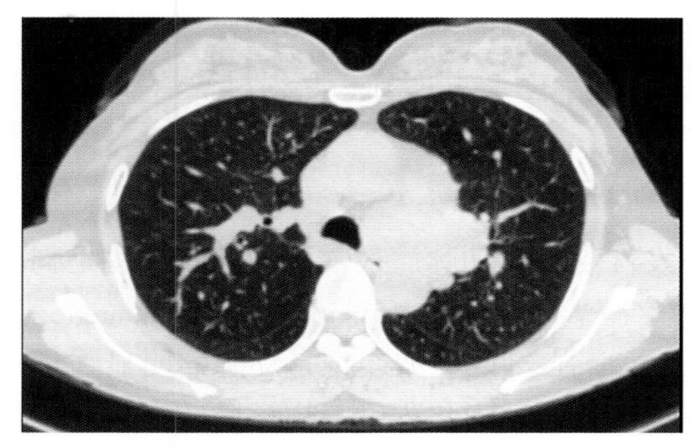

图4-49-2　介入治疗后第3天CTA

三、讨论

（一）流行病学与病因分析

原发性支气管动脉瘤1929年首先由Mendel等通过尸检描述并证明。截至1991年，日本（从1976年报告第1例）共报告21例，发病年龄29~77岁，平均年龄56.4岁，以五六十岁人群居多，约占61%。上海市肺科医院2008—2014年共收治4例，平均年龄46.7岁。

动脉瘤的成因尚无定论，多与基础疾病有关，并以肺结核、肺癌、支气管扩张症等为主。其病理变化中有血管增生和血流量增加[1]，从而对血管壁产生影响，形成血管瘤。基础疾病中还有梅毒、奥斯勒-韦伯-朗迪病（Osler-Weber-Rendu disease）[2]、血管炎、囊性纤维化或外伤等全身性或肺疾病，这些都与动脉瘤的发生有关。

（二）临床表现与诊断

原发性支气管动脉瘤的临床表现与其大小、部位有关。根据动脉瘤发病部位，可分为肺内型或纵隔型[2]。肺内型最常见的临床表现是咯血，常出现大量间断性咯血，相对容易引起重视，易于发现。纵隔型大多无症状，多因其他疾病行胸部影像学检查时偶然发现。如果瘤体较大，压迫气管、食管、上腔静脉等，亦可引起呼吸困难、吞咽困难、上腔静脉阻塞等压迫症状[1]。无论是肺内型还是纵隔型，如动脉瘤发生破裂，可出现类似主动脉夹层或破裂时严重胸痛的症状，甚至休克，危及生命[1]。因此一旦诊断明确，必须尽快治疗。

（三）诊断与鉴别诊断

原发性支气管动脉瘤最常用的诊断方法是胸部增强CT和数字减影血管造影（digital subtraction angiography，DSA）[3]。增强CT的典型表现是动脉瘤明显强化，达到强化峰值的速度和强化程度与主动脉的强化方式相同，可明确病灶为血管源性病变，但难以确定其来源和具体性质。CT血管造影（CTA）通过应用不同的后处理技术能够为病变诊断提供确切依据。血管造影不仅可以明确诊断，更重要的是可提供动脉瘤的血流动力学、引流血管等，为选择治疗方案提供参考。

纵隔型原发性支气管动脉瘤常常需要与纵隔肿瘤、淋巴瘤、结节病、肺癌等鉴别。当纵隔型支气管动脉瘤破裂伴纵隔血肿时，还应与纵隔囊肿、主动脉夹层等疾病鉴别，另外还要与其他部位的动脉瘤鉴别，如降主动脉、肺动脉及动脉导管等[4]。因此当临床怀疑肺部或邻近纵隔内占位性病变时，需进行增强CT检查，并可通过应用不同的后期处理技术为血管源性病变的诊断提供确切的依据。一旦确诊为支气管动脉破裂需要立即采取积极的治疗措施，以降低死亡风险。

（四）治疗

原发性支气管动脉瘤的治疗方法主要有开放性外科手术和经皮血管内介入治疗。外科手术主要见于早期文献报道，包括动脉瘤切除术、肺叶切除术及支气管动脉结扎术。此方法创伤大、并发症多，对于老年或体弱多病者不适合。随着介入放射学的发展，介入治疗因其微创、高效、并发症少等优点，已逐渐取代外科手术成为支气管动脉瘤首选治疗方法。介入治疗包括经导管血管栓塞术（transcatheter arterial embolization，TAE）[4]、带膜支架植入隔绝术及二者联合。完全、彻底地栓塞动脉瘤供血动脉是TAE成功治疗的关键。栓塞材料有弹簧圈、球囊、明胶海绵颗粒、生物蛋白胶和氰基丙烯酸异丁酯（NBCA）等。介入治疗早期多以单纯TAE治疗为主，近期效果良好，但中长期疗效部分欠佳，甚至有动脉瘤复发的报道。随着血管内支架技术的发展[5]，有学者选择应用TAE加胸主动脉带膜支架植入术治疗支气管动脉瘤并取得较好疗效。其原理是利用TAE栓塞支气管动脉、闭塞动脉瘤，而胸主动脉支架植入可以隔绝动脉瘤，同时又能控制起源自胸主动脉的侧支循环，是一种较为理想的治疗手段。

四、总结

本病发病率极低，病例数少，其治疗经验有限，根据初步经验及有限的文献复习，经皮血管内介入治疗原发性支气管动脉瘤被认为是一种微创、有效、安全的方法，可作为其首选，根据动脉瘤部位的不同，选择TAE，或TAE联合胸主动脉覆膜支架植入，但中长期疗效仍需进一步随访证实。

参考文献

[1] Kalva S P, Wicky S. Mediastinal bronchial artery aneurysms: endovascular therapy in two patients[J]. Catheter Cardiovasc Interv, 2006, 68(6): 858-861.

[2] Oka M, Fukuda M, Terashi K, et al. Bronchial artery aneurysm as a cause of atelectasis[J]. Intern Med, 1997, 36(12): 917-919.

[3] Restrepo C S, Carswell A P. Aneurysms and pseudoaneurysms of the pulmonary vasculature[J]. Semin Ultrasound CT MR, 2012, 33(6): 552-566.

[4] Vernhet H, Bousquet C, Jean B, et al. Bronchial aneurysms mimicking aortic aneurysms: endovascular treatment in two patients[J]. Cardiovasc Intervent Radiol, 1999, 22(3): 254-257.

[5] Sanchez E, Alados P, Zurera L, et al. Bronchial artery aneurysm treated with aortic stent graft and fibrin sealant[J]. Ann Thorac Surg, 2007, 83(2): 693-695.

（赵晓刚）

第五十节　支气管肺前肠畸形

一、引言

支气管肺前肠畸形（bronchopulmonary foregut malformation，BPFM）是一种发生于消化系统、呼吸系统和脉管系统的罕见的联合畸形。

二、病例

患者，女性，7岁。因咳嗽1个月，间断性呕血4天伴发热入院。患儿既往经常反复发生肺炎，入院前1个月患儿突发咳嗽，按肺炎给予静脉抗生素治疗后症状无缓解，后出现大呕血。体格检查：体温36.8 ℃，脉搏84次/min。血常规：白细胞7.6×10^{9}/L，红细胞2.54×10^{12}/L，血红蛋白72 g/L。两肺呼吸音粗，未闻及干湿啰音，腹平软，无压痛，肠鸣音正常。胃镜检查提示食管气管瘘。胸部螺旋CT平扫提示左主支气管下方食管左侧壁伸出一异常管道进入左下肺背段肺组织内，可见一血管自右肺动脉主干伸出跨越胸主动脉前方进入其内。上消化道造影提示T4~T5水平可见造影剂经异常通道向左下方进入左下肺背段包块影内和异常支气管树相连，呈扇形排列，管腔呈柱状扩张（图4-50-1）。入院后初步诊断为支气管肺前肠畸形，排除手术禁忌后行手术治疗。术中见左肺下叶与周围胸壁呈生长状粘连，锐性分离，其内有多条小血管与肋间血管、胸主动脉相连，分别结扎。下叶肺门处部分呈小多囊状、部分肺叶不张，呈暗紫色。下肺静脉及下肺叶与纵隔融合，游离肺叶与周围粘连，剪开融合的下肺韧带，其内未见异常动脉。肺动脉干分出三条血管通向左肺下叶，纵隔后外侧有一约1.5 cm直径的硬管状物自食管通向左肺下叶，分别结扎、缝扎动脉、静脉及与左主支气管相通的气管。并结扎、缝扎自食管通向下肺的硬管状物。术后患儿恢复平稳，3天后进食，术后第8天再次行上消化道造影未见造影剂外漏。患儿于术后10天痊愈出院。术后病理报告：（左下肺）隔离肺（叶内型）与前肠相通。送检组织中，囊肿内覆纤毛柱状上皮，囊周可见大量内覆纤毛柱状上皮的小囊腔，间质纤维血管增生及慢性炎症细胞浸润[1]。

三、讨论

（一）流行病学与病因分析

BPFM是指先天性隔离肺合并支气管和胃或食管异常通道。胚胎发育到第4周时，卵黄囊顶壁的内胚层随着圆柱形胚体的形成而被卷入胚体内，形成纵行管道被称为原始消化管，为消化系统与呼吸系统的原基。原始消化管可分为前肠、中肠和后肠3部分。其中前肠主要分化形成咽、食管、胃、十二指肠上段、肝、胆、胰及喉以下的呼吸系统。部分学者认为广义的BPFM包括由于胚胎前肠芽生缺陷、分化、分离异常导致的一系列畸形。目前普遍认同的BPMF应同时具有肺隔离症和食管支气管瘘的病理基础，也称为交通性BPFM，多数学者将其分为4个类型[2-3]。Ⅰ型：隔离肺同时合并食管气管瘘和食管闭锁。Ⅱ型：一侧肺异常起源于食管下段，同时伴同侧支气管缺如。Ⅲ型：隔离肺有瘘管，与食管或胃相通。Ⅳ型：食管与一部分正常的支气管系统相通。

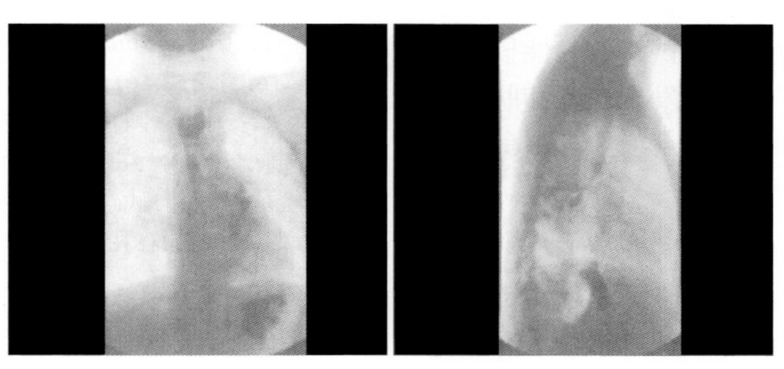

图4-50-1　X线片上消化道造影图

1968年，Gerle等学者[4]就首先提出并报道本病。该病临床少见，其发生原因迄今尚无定论。Wang等[5]认为BPFM可能来源于胚胎早期异常发育的呼吸道和消化道，或是两大系统分离的异常，或是供血血管发育的异常。BPFM可能是来源于上述一种或几种的联合畸形。Bratu等[6-7]认为BPFM系由胚胎的前原肠、额外发育的气管和支气管肺芽接受体循环的血供而形成无功能的肺组织团块，即肺隔离症；此外隔离肺与食管或胃的通道退化不全，留下开放的通道形成此病。Kocaoğlu等[8]认为该病的发生是由于部分肺芽起源于背侧的食管，而非腹侧的咽气管或者在正常的肺芽尾侧的原始食管处出现了独立的呼吸潜能细胞群，而这些细胞突入毗邻的正常的肺组织内，起初存在一个蒂将其与发生部位的脏器相连。如果血液供应不足导致此蒂退化，则形成单纯性畸形。若此蒂未能退化，异常发育的肺组织通过其与胃肠道交通，则产生BPFM，此交通多见于肺与远端食管之间。

（二）临床表现与诊断

绝大多数BPFM的患儿（60%）均在出生后8个月发病。女性是男性的两倍。常见的临床表现包括呼吸衰竭、慢性咳嗽、呼吸困难、呕吐和反复发生的肺炎、咯血、呕血。常见的影像学表现包括：①肺隔离症的征象，其典型表现为肺叶的肿块样或囊腔性阴影，血供绝大多数由体循环供血，但也可由肺动脉供血，最常见于左肺下叶后基底段；②呼吸道与消化道间存在异常开放通道。

BPFM的早期诊断较为困难，误诊病例较多[9-10]，诊断主要依靠临床表现和影像学资料，同时还要与膈疝、单纯肺隔离症、单纯食管气管瘘及弯刀综合征等疾病鉴别。最有效的诊断方法是上消化道造影及增强CT检查，其他检查对诊断有一定的帮助，例如，胸部X线片可为BPFM诊断提供线索；B超可以检查囊性肿块的性质；血管造影可明确隔离肺的异常血供；放射性核素扫描可作为一种辅助性的诊断方法，当发现椎骨和肋骨发育畸形合并有明显的单侧肺脏发育不全或发育不良时，均应怀疑为BPFM。

（三）治疗

对于BPFM绝大多数均应采用外科治疗，术前上身抬高位，禁食，留置胃管，鼻饲，抗感染；术中须关闭呼吸道与消化道之间的异常通道，寻找异常的供血血管予以结扎，对于隔离肺予以切除，没有其他系统严重畸形者预后更佳。某些患儿的死亡发生于外科治疗之前，而绝大多数术后的死亡则是由于非常严重的合并先天畸形。

四、总结

综上所述，BPFM是一种罕见的先天畸形，临床常以反复呼吸道症状及呕血等消化道症状就诊，胸部增强CT及上消化道造影是有效的诊断方法，治疗有赖于及早行外科手术。

参考文献

[1] 贺继刚,曾骐,周红. 复杂交通性支气管肺前肠畸形一例[J]. 中华小儿外科杂志,2006,27（7）: 390-391.

[2] Srikanth M S, Ford E G, Stanley P, et al. Communicating bronchopulmonary foregut malformations: classification and embryogenesis[J]. J Pediatr Surg, 1992, 27(6): 732-736.

[3] Cay A, Sarihan H. Congenital malformation of the lung[J]. J Cardiovasc Surg (Torino), 2000, 41(3): 507-510.

[4] Gerle R D, Jaretzki A 3rd, Ashley C A, et al. Congenital bronchopulmonary-foregut malformation. Pulmonary sequestration communicating with the gastrointestinal tract[J]. N Engl J Med, 1968, 278(26): 1413-1419.

[5] Wang N S, Chen M F, Chen F F. The glandular component in congenital cystic adenomatoid malformation of the lung[J]. Respirology, 1999, 4(2): 147-153.

[6] Bratu I, Flageole H, Chen MF, et al. The multiple facets of pulmonary sequestration[J]. J Pediatr Surg, 2001, 36(5): 784-790.

[7] Al-Bassam A, Al-Rabeeah A, Al-Nassar S, et al. Congenital cystic disease of the lung in infants and children (experience with 57 cases)[J]. Eur J Pediatr Surg, 1999, 9(6): 364-368.

[8] Kocaoğlu M, Frush D P, Uğurel M S, et al. Bronchopulmonary foregut malformations presenting as mass lesions in children: spectrum of imaging findings[J]. Diagn Interv Radiol, 2010, 16(2): 153-161.

[9] 郑玄中,邓国祥. 支气管肺前肠畸形一例[J]. 中华放射学杂志,2002,36(5): 475-476.

[10] 王启,汤力武. 支气管-肺前肠畸形1 例[J]. 中国误诊学杂志,2001,1(8): 1269.

（施哲）

第五十一节　支气管结石症

一、引言

支气管结石症（broncholithiasis）为支气管腔内或侵蚀到管腔内的钙化团块，引起不同程度的支气管刺激症状和相应肺组织阻塞及感染等继发病变。该病相对较为少见，无特异的临床表现，易与其他肺部疾病混淆。本文对支气管结石症的不同分型、临床表现及治疗方法进行探讨，为该病正确的临床诊治提供依据。

二、病例

患者，女性，65岁，反复咳嗽2年，间断发热伴黄痰1个月余入院。胸部CT提示左肺上叶舌端支气管腔处高密度斑块影（图4-51-1A），合并远端肺组织感染实变。支气管镜下可见舌端管腔内灰黄色质硬肉芽包裹病灶，阻塞管腔（图4-51-1B）。行开胸左肺上叶切除术，术后第5天患者开始出现发热，咳黄痰，考虑为术后咳痰乏力所致肺部感染，予以抗感染及多次支气管镜吸痰等治疗后好转。术后病理为支气管结石合并慢性肺脓疡，随访至今，一般情况良好。

三、讨论

（一）流行病学与病因分析

支气管结石症最早由Elliot于1922年报道[1]，近三十年来国内共报道200余例，绝大多数为个案报道。支气管结石为支气管腔内形成的磷酸钙与碳酸钙成分的结石，亦有铁结石和磷酸钙盐结晶的报告[2-3]，结石压迫支气管引起管腔狭窄阻塞，从而引起咳嗽、咯血及胸痛等症状。多发生在肺段及亚肺段支气管内，可见钙化状结石，或肉芽肿合并结石，使支气管腔阻塞、支气管管壁增厚、纤维化，远端可有支气管扩张及炎症浸润表现。

本病的病因机制尚不完全清楚。多数学者认为是肺部肉芽肿性感染（如结核，组织胞浆菌病等）的并发症，吸入异物、慢性炎症及软骨脱落于管腔内均可发生本病。

文献报道支气管结石的来源途径有4种[4]：①支气管软骨钙化后与支气管分离；②钙化的淋巴结或钙化灶向支气管溃破；③支气管异物逐渐发生钙盐沉着而形成结石；④支气管扩张时分泌物中含有丰富的钙盐，逐渐浓缩而成。一般认为，本病最常见的原因是肺门淋巴结结核钙化成分穿透支气管壁形成结石。

（二）临床表现与诊断

需要指出的是，并非所有肺部钙化病灶都是支气管结石症。钙化灶凭借呼吸、咳嗽等运动而对邻近的支气管结构产生渐进性压迫、侵蚀，当发展至突入支气管壁内甚至突入管腔时并产生相应肺部症状，才称其支气管结石症[3]。

根据结石所在部位、支气管狭窄程度及病程长短，

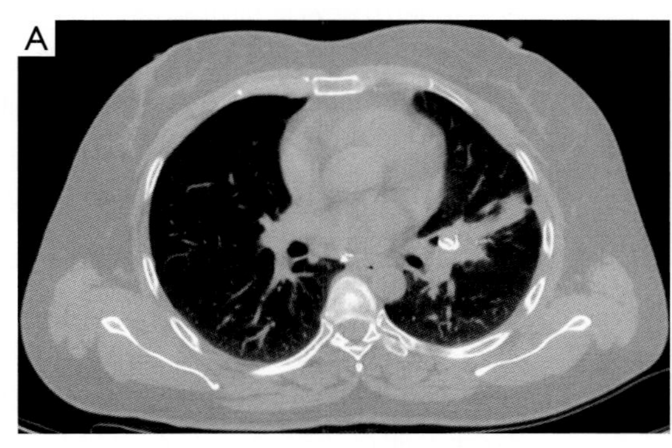

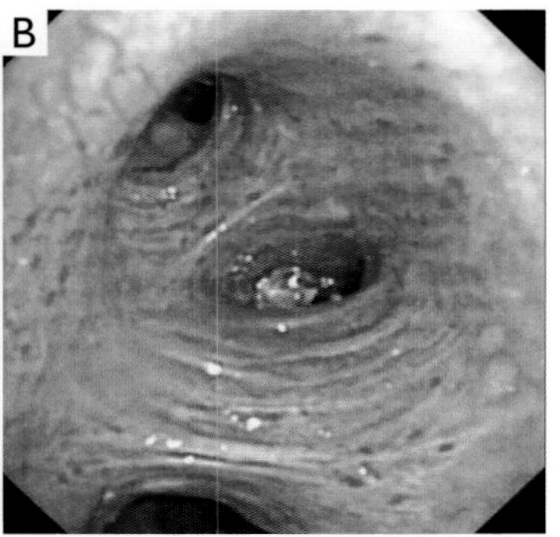

图4-51-1　术前胸部CT（A）和支气管镜表现（B）

本病可有不同的影像表现和临床症状。1985年1月—2010年12月，上海市肺科医院胸外科共收治27例支气管结石症患者，其中男性20例，女性7例[5]。依据胸部影像资料[X线片和（或）CT]、支气管镜和术后病理标本，将结石与支气管的位置关系分为腔内型结石和透壁型结石。

腔内型结石（图4-51-2~图4-51-3）因刺激或阻塞管腔，临床症状主要为反复刺激性咳嗽、咳痰；影像资料多见有肺叶、段支气管腔内高密度斑块状影阻塞管腔，伴远端支气管狭窄或扩张。支气管镜下见肉芽包裹样病灶阻塞或部分阻塞管腔，支气管黏膜增厚伴水肿。透壁型结石（图4-51-4~图4-51-5）多侵蚀管壁黏膜及支气管动脉，产生以胸痛、咯血或血痰为主的症状。影像学主要表现为钙化病灶一端嵌入支气管壁内，严重者可完全突破支气管壁部分进入管腔，相应部位支气管均有不同程度狭窄。支气管镜下可见乳头状新生物、肉芽样病灶、管腔黏膜水肿并见新鲜血迹等。

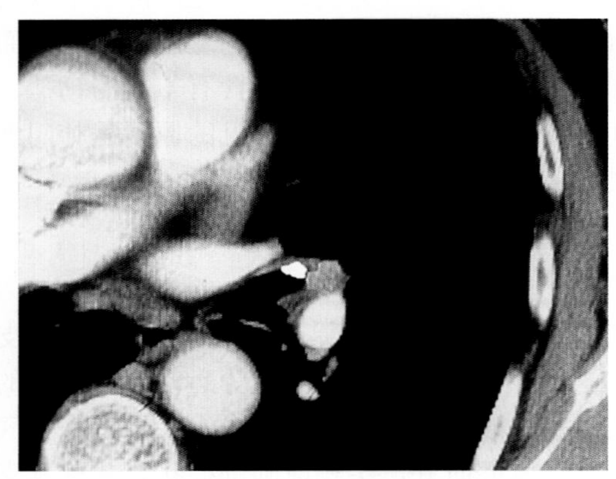

图4-51-2　腔内型结石

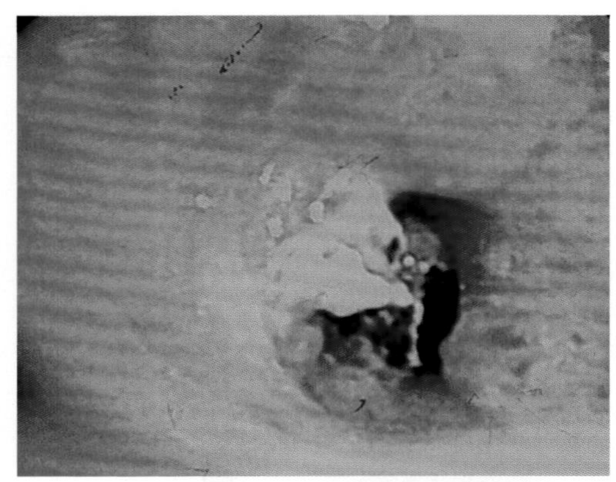

图4-51-3　支气管镜下腔内型结石

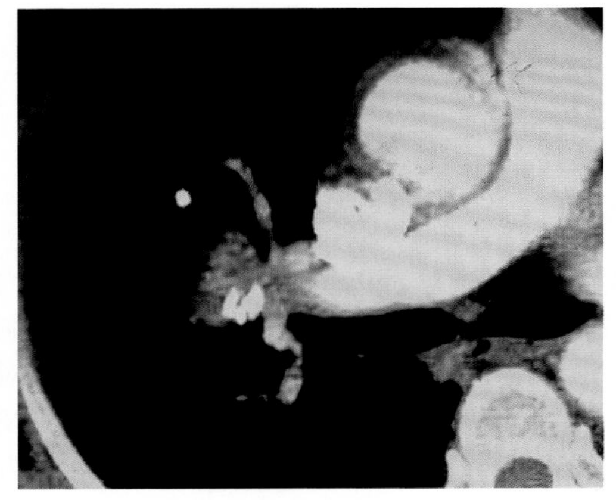

图4-51-4　透壁型结石

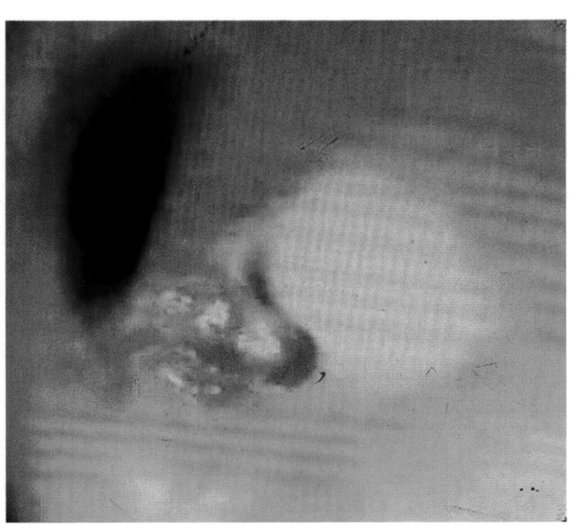

图4-51-5　支气管镜下透壁型结石

支气管镜是本病最直观的诊断手段，一般观察到支气管腔内结石后即可确诊。但也存在一定的局限性，由于多数病例病程长，结石突入管腔后多形成由肉芽所包裹的病灶，支气管镜往往只能看到包裹于结石表面的肉芽组织，真正的结石不易看到，如果活检未能找到明确病理，很难排除肿瘤的可能，需结合胸部CT进行诊断。CT影像主要表现为肺门或各级支气管高密度斑块影，病灶可嵌入支气管壁内，严重者突破管壁部分进入管腔，相应支气管受损后引起肺不张、阻塞性炎症、肺气肿或支气管扩张等改变。因此采用支气管镜联合胸部CT可明确诊断是否存在支气管结石症，并确定临床分型。

该病常见并发症多为复发性肺炎、咯血、肺脓肿及阻塞性肺气肿等，此外也有报道支气管食管瘘和主动脉气管瘘、支气管胸膜瘘及支气管炎性乳头状瘤等[6-7]。NicoIe等[8]还报道1例因右中间支气管结石完全阻塞及左主支气管结石部分阻塞所引起的急性气管阻塞病例。

（三）治疗

本病治疗应根据临床症状及分型而定。无症状者可定期随访，有临床症状者应先确定临床分型后选择治疗方案。治疗多采用支气管镜下取石和开胸手术。

上海市肺科医院收治的病例中行内镜取石术者6例，其中腔内型结石4例，2例行纤维支气管镜下取石，2例行硬质支气管镜下取石，术中清理病灶肉芽，以异物钳夹碎后取出。透壁型结石2例，患者因术前肺功能无法耐受手术要求，行硬质支气管镜下取石术，于镜下以异物钳将支气管腔内病灶粉碎后分次取出，管壁外部分暂不作处理，治疗后管腔通畅。另有4例腔内型结石者拟行内镜取石术，后转行开胸手术。其中2例因病灶被肉芽组织包裹难以分离，管腔黏膜水肿肥厚，合并支气管扩张；另2例病灶位于亚段支气管，支气管镜及异物钳无法到达，均转行开胸手术。

21例患者直接行开胸手术治疗，其中择期手术18例，急诊手术3例。肺叶切除术19例（其中双叶切除术9例，袖式切除术3例，肺叶+肺段或楔形切除7例）；全肺切除术2例，其中心包内切除1例。

无实质性肺组织损害或严重并发症的腔内型结石患者，支气管镜下取石可避免开胸手术创伤及手术相关并发症发生。Cerfolio等[9]报道，50例支气管结石症患者中29例采用内镜取石成功。内镜下取石多采用硬质支气管镜或纤维支气管镜，硬质支气管镜内腔大、活检钳（异物钳）口及力量大，适合腔内型或部分透壁型结石的症状缓解治疗，缺点是无法弯曲，不能达到部分气管，如两侧上叶及其段、亚段等支气管开口部位以下；纤维支气管镜可弯曲，能够发现及到达的气管多于硬质支气管镜，因此更适合影像诊断和手术范围评估。但支气管镜治疗对象及作用较局限，上海市肺科医院收治病例中仅6例通过内镜下取石成功，腔内型占到4例，另2例为肺功能受限无法耐受手术的透壁型结石患者。多发结石、位于远端气管内及透壁型结石、患者镜下取石术仅能解决部分症状，即解除管腔内壁结石，而对管壁外部分只能随访观察。国内董宇超等[10]报道，5例支气管结石症在第1次摘除结石后复查邻近部位再次出现结石。此外，支气管镜下以异物钳粉碎病灶时，是否会造成部分病灶坠入远端支气管产生新的症状或并发症也值得引起重视。需注意的是，镜下操作前结合CT影像判明结石与支气管壁的关系极为重要。对透壁型结石在内镜下取石应采取审慎态度，否则可能引起支气管动脉撕裂、支气管胸膜瘘等严重并发症。

大多数支气管结石外科手术是根治性的治疗方法。Potaris等[11]报道118例支气管结石症患者的临床对照治疗中，手术切除是有效的方法，并明显降低病死率和发病率。支气管结石症患者病程较长，病程中伴发或继发支气管扩张、肺脓肿、肺气肿等肺组织进行性损害，均需手术治疗。上海市肺科医院开胸手术21例，术后病理报告多有远端肺组织炎性纤维实变、支气管扩张及肺脓肿等，提示支气管结石症可能引起相应肺叶、肺段等支气管壁破坏及远端肺组织不可逆、进行性病变，必须手术治疗[8]。手术适应证包括反复痰中带血或大量咯血；支气管狭窄或扩张所致的反复肺部感染；肺癌不能排除；支气管镜取石不成功等。手术原则是尽可能保留有功能的组织[12]，避免全肺切除术。手术范围应根据术前影像资料、支气管镜检查及术中实际所见决定，常用术式为肺段或肺叶切除术。手术并发症主要取决于原有肺部基础病变及支气管结石所造成的继发损害程度。部分肺功能受限者，需通过肺功能检查结合肺灌注和通气显像评估手术耐受性，为手术适应证选择提供客观可靠的依据[8]。

四、总结

临床上对于长期不明原因的咳嗽、咯血、肺局部慢性炎症并有结核病史者，需考虑支气管结石症可能。支气管镜联合CT检查有助于提高诊断率，并对其进行临床分型。支气管镜下取石术治疗的适应证及疗效相对局限，适用于肺基础病变较轻的单发腔内型结石，部分心、肺功能欠佳的透壁型结石病例也可通过镜下取石术解除部分症状，达到近期缓解的效果。对于大多数有原发肺部疾病或产生相应并发症的各型支气管结石症患者，手术能够解除支气管或肺实质已形成或处于进展期的损害，并尽可能保护正常肺组织，是治疗支气管结石最彻底的方法。根据临床分型及适应证选择支气管镜下取石或开胸手术是提高治疗效果的关键。

参考文献

[1] Elliot A R. Broncholithiasis: report of a case[J]. JAMA, 1922: 1311-1314.

[2] 戴洪龄. 支气管含铁结石一例报告[J]. 中华结核和呼吸杂志, 1985, 8（5）: 317.

[3] 陈立辉, 裘立奋, 李光玉. 支气管结石的临床与电镜分析报告[J]. 中国内镜杂志, 1998, 4(6): 57-58.

[4] Seo J B, Song K S, Lee J S, et al. Broncholithiasis: review of the causes with radiologic-pathologic correlation[J]. Radiographics, 2002, 22 Spec No: S199-S213.

[5] 金宇星, 姜格宁, 丁嘉安, 等. 支气管结石症27例诊断及治疗评价[J]. 中华结核和呼吸杂志, 2010, 33(12): 946-947.

[6] 胡翠庭, 张世范, 葛楚根, 等. 支气管结石[J]. 中华外科杂志, 1984, 22: 37-39.

[7] Mcolena T R, Beall A C, Jones J W. MassiveHemop Hemoptysis due to broncholithias[J]. AnnThorac Surg, 1991, 51(6): 1173-1175.

[8] NicoIe C, Hodgson, Richard I. InculetI, Acute Airway Obstucion Secondar V to BiIateraI bronhoIithiasis[J]. Chest, 2000, 117: 1205-1207.

[9] Cerfolio R J, Bryant A S, Maniscalco L. Rigid bronchoscopy and surgical resection for broncholithiasis and calcified mediastinal lymph nodes[J]. J Thorac Cardiovasc Surg, 2008, 136(1): 186-190.

[10] 董宇超, 李强, 白冲, 等. 支气管结石症的临床识别及支气管镜下处理[J]. 中华结核和呼吸杂志, 2008, 31(1): 18-21.

[11] Potaris K, Miller D L, Trastek V F, et al. Role of surgical resection in broncholithiasis[J]. Ann Thorac Surg, 2000, 70(1): 248-251.

[12] 童稳圃, 曹旋生, 高文. 支气管结石的外科治疗[J]. 中华外科杂志, 1988, 26(11): 683-684.

（金宇星）

第五十二节 支气管颗粒细胞瘤

一、引言

颗粒细胞瘤（granular cell tumor，GCT）通常发生在皮肤，但也可以发生在舌和喉部，其次是乳腺和胃肠道，很少发生在支气管，高龄患者多见。支气管内病灶一般呈单发息肉状突入腔内，偶见多发病灶。原发性支气管颗粒细胞瘤是一种生长缓慢的良性肿瘤，如果肿瘤很小且无症状，可以采用支气管内治疗，但是，如果肿瘤很大并伴有症状，则需要进行手术切除。

二、病例

患者，女性，20岁，常规体检胸部X线片发现右下肺阴影入院，无不适主诉。进一步胸部CT检查显示右下叶支气管处3.6 cm肿块致阻塞性肺不张（图4-52-1）。支气管镜检查发现中间支气管新生物，完全阻塞管腔，支气管镜不可通过（图4-52-2）。细胞病理检查未找到肿瘤细胞，血清CEA、SCC、NSE、pro-GRP等指标均正常。采取常规后外侧开胸切口，行右肺中下叶切除术。术中冰冻病理检查提示未见恶性病变，切缘阴性。石蜡病理：肿瘤位于黏膜下，瘤细胞呈圆形、多角形，胞浆丰富，内含均匀嗜酸性颗粒；核小，圆形或椭圆形，多位于中央；细胞边界不清，呈巢状或带状排列。免疫组化：S-100（+），NSE（+），CD68（+），Ki-67阳性指数1%~4%。PAS染色（+）。

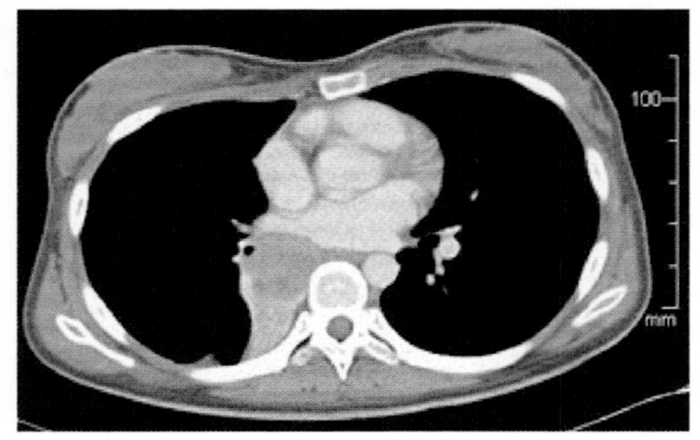

图4-52-1 CT检查见下叶支气管3.6 cm大小肿块伴阻塞性肺不张

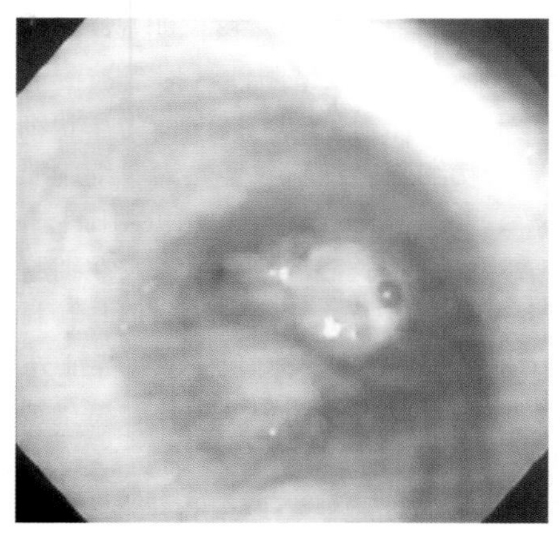
图4-52-2 支气管镜检查见中间支气管新生物阻塞管腔，中叶及下叶支气管不可见

可见细胞质颗粒状红染。术后1周出院，随访2年无症状或复发。

三、讨论

（一）流行病学与病因分析

颗粒细胞瘤多发生于皮肤、舌等部位，6%~10%发生于支气管[1]，发病原因不清楚。颗粒细胞瘤于1926年由Abrikossoff首次报道，因细胞质富含嗜酸性颗粒而得名。其组织学来源曾被认为发生自骨骼肌[2]，因此被称作颗粒细胞肌母细胞瘤或Abrikossoff瘤。近年来通过免疫组化标记和超微细胞的研究，发现更多证据支持其真正来源可能为神经鞘施万细胞[3-4]。

（二）临床表现、诊断与治疗

支气管颗粒细胞瘤患者的症状包括咳嗽、咳痰、发热、咯血、气促等[5]，影像学检查无特异性，难以与其他良性支气管肿瘤鉴别，唯一的确诊手段为病理检查，其主要依赖于组织形态学观察。免疫组化和电镜检查有助于确诊。肿瘤肉眼观为无蒂或有蒂的息肉样肿物，通常无包膜，切面呈灰白、粉红或淡黄色[5]。光镜检查可见肿瘤位于黏膜下，无包膜，表面被覆上皮常为鳞状化生[6]，甚至出现假性上皮瘤样增生。肿瘤细胞呈圆形、卵圆形或多角形，大小为中等或较大，呈巢状或条索状排列，胞质丰富，含有明显嗜酸性颗粒[3]，胞核较小，染色质无明显异型性，核仁明显[5]，核分裂象少见。PAS染色胞浆内颗粒呈阳性。但当被覆上皮鳞化明显、呈假性上皮瘤样增生时，被误诊为鳞状细胞癌的可能性较高。鳞状细胞癌细胞异型性大，细胞质浅染，可见细胞间桥，高分子量CK、P40、P63阳性。颗粒细胞瘤还需与嗜酸性细胞类癌鉴别[5]，嗜酸性细胞类癌的肿瘤细胞胞浆丰富，呈嗜酸性颗粒状，但与颗粒细胞瘤的颗粒差异在于前者除具有神经内分泌特征外，胞浆另含大量线粒体，因此可使用免疫组化、特染或电镜等进一步鉴别。此外，还需与肾颗粒细胞癌转移、印戒细胞癌相鉴别。颗粒细胞瘤免疫组化染色结果显示S-100蛋白、NSE和vimentin强阳性[4,6]，而Ki-67的增殖指数为1%~20%。电镜检查见胞浆内充满不同大小和形态的膜包被复合性溶酶体。

支气管颗粒细胞瘤的生长方式与良性肿瘤相同[5]。常单发，生长缓慢，对放疗不敏感，主要通过手术彻底切除肿瘤进行治疗，且预后良好。但也有恶性颗粒细胞瘤的报道，且良恶性在组织形态学上高度相似，目前仍无统一的组织学标准对良恶性进行鉴别诊断[5]。若肿瘤体积较大且生长较快，出现细胞异型性及核分裂象[4]，且大体标本中见肿瘤性坏死区等征象，均提示恶性可能性大；临床上伴有转移时，可以断定为恶性颗粒细胞瘤[5]。对于较小的支气管颗粒细胞瘤可采用支气管镜腔内治疗（如激光、微波切除）。但是有研究报道，大于8 mm的支气管颗粒细胞瘤通常伴有全层支气管壁及支气管周围组织侵犯，并且局部复发率较高[3-4]。因不同级别间组织学结构相似，其在治疗上不具体分级，对可切除患者均可以采取手术完全切除。对于大于8 mm的支气管颗粒细胞瘤患者，更应积极采用外科手术切除。尽管颗粒细胞瘤预后良好，但是如切除不彻底，仍会导致复发。

四、总结

支气管颗粒细胞瘤一般为良性肿瘤，偶见恶性可能，目前尚无有效方法从病理上区分良恶性，其治疗方式首选外科手术切除，预后良好。

参考文献

[1] Szczepulska-Wójcik E, Langfort R, Kupis W, et al. Granular cell tumor--a rare, benign respiratory tract neoplasm in the material of the Institute of Tuberculosis and Lung Diseases[J]. Pneumonol Alergol Pol, 2004, 72(5-6): 187-191.

[2] Ordóñez N G. Granular cell tumor: a review and update[J]. Adv Anat Pathol, 1999, 6(4): 186-203.

[3] van der Maten J, Blaauwgeers J L, Sutedja T G, et al. Granular cell tumors of the tracheobronchial tree[J]. J Thorac Cardiovasc Surg, 2003, 126(3): 740-743.

[4] Thomas de Montpréville V, Dulmet E M. Granular cell tumours of the lower respiratory tract[J]. Histopathology, 1995, 27(3): 257-262.

[5] 魏建国，袁晓露，孙爱静. 原发支气管良性颗粒细胞瘤1例[J]. 中国肿瘤临床，2014，41(5): 354.

[6] Deavers M, Guinee D, Koss M N, et al. Granular cell tumors of the lung. Clinicopathologic study of 20 cases[J]. Am J Surg Pathol, 1995, 19(6): 627-635.

（陈乾坤，姜格宁）

第五十三节　支气管内型错构瘤

一、引言

肺错构瘤是肺部最常见的良性肿瘤，起源于支气管壁间充质细胞的真性肿瘤，分肺内型错构瘤（intrapulmonary hamartoma，IH）和支气管内型错构瘤（endobronchial hamartoma，EH）。EH与IH组织来源一致，发生部位不同，EH较少见，仅占肺错构瘤的1.4%~12.6%[1-5]。

二、病例

患者，男性，59岁，因咳嗽1年，胸闷、气促2个月余入院。1年前患者开始出现咳嗽，以干咳为主。入院前2个多月，患者开始出现胸闷、气促症状，无明显胸痛、发热或声音嘶哑。胸部CT提示右肺下叶支气管腔内结节影，伴远端阻塞性肺炎（图4-53-1）。电子纤维支气管镜示右下叶开口见息肉样结节，表面黏膜光滑，与周围组织无浸润（图4-53-2）。支气管镜活检示黏膜慢性炎症，遂行右肺下叶切除术，术后恢复可。术后病理检查显示：支气管腔内型软骨性错构瘤。镜下可见软骨组织、纤维组织和脂肪组织不规则排列（图4-53-3）。

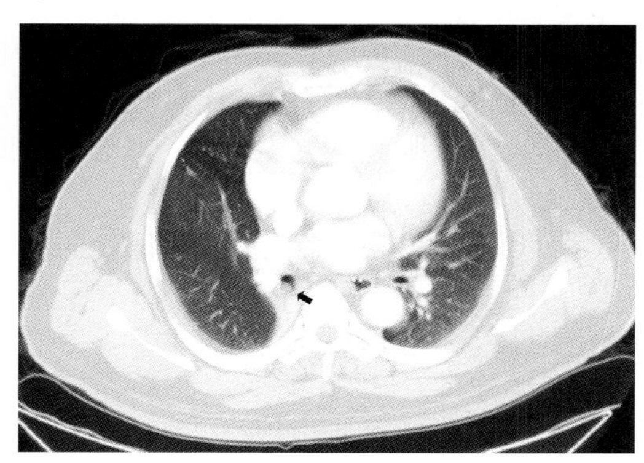

图4-53-1　胸部CT图像

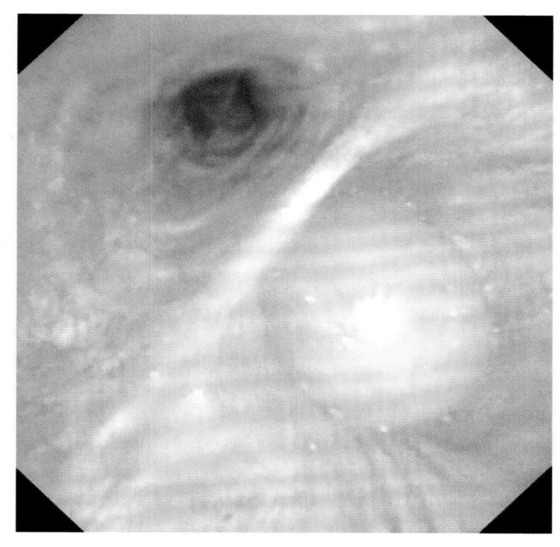

图4-53-2　电子纤维支气管镜影像

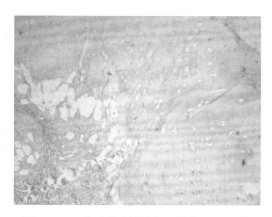

图4-53-3　术后病理结果（HE染色，×100）

三、讨论

（一）流行病学与临床表现

EH是肺错构瘤的一种特殊类型，上海市肺科医院1980年1月—2010年12月共收治错构瘤309例，其中18例

（5.83%）EH。病理确诊的EH中男14例，女4例，年龄42~65岁，平均（50.8±6.7）岁。3例在体检中发现，15例因各种症状就诊，包括咳嗽咳痰7例次、发热7例次、胸闷5例次、咯血3例次及气促3例次，病程1周至20年。

EH发病部位：左侧8例，右侧10例；段支气管开口11例，叶支气管开口3例，右中间支气管2例，主支气管2例。肿瘤最大径的平均值为（1.88±0.74）cm（0.8~3.2 cm）。远端肺组织合并支气管扩张5例，肺实变4例，干酪性肺结核2例，机化性肺炎2例。

15例术前行胸部CT检查均表现为支气管内软组织密度结节，密度欠均匀。病灶内含钙化影4例，区域性脂肪影9例，钙化影和脂肪影同时存在2例，肺不张5例，肺实变4例，阻塞性肺炎3例。

18例均行纤维支气管镜检查，为管腔内外向型生长。12例示表面光滑的息肉样病变，黏膜正常；4例表面规则黏膜稍红肿；2例肿瘤表面带白色伪膜。完全堵塞支气管13例，部分堵塞5例。肿瘤带蒂者2例。

16例患者行术前内镜下活检，2例活检示软骨组织，确诊为EH；其他14例行术前内镜活检患者中，病理活检示脂肪组织增生5例，纤维增生4例，黏膜组织3例，肉芽组织增生1例，鳞状上皮化生1例。

18例患者中术前支气管镜病理确诊2例，术后病理确诊16例。

硬支气管镜下右中间支气管肿瘤切除术1例，左主支气管节段切除重建1例，右主支气管节段切除重建1例，肺叶切除12例，右肺双叶切除2例，右全肺切除1例。4例病变术中首先探查支气管，扪及支气管内结节，沿支气管膜部纵向切开；2例病变基底部较宽，难以行支气管节段切除，遂行肺叶切除；2例行主支气管节段切除重建。10例患者因病灶位于肺段开口且病灶远端合并支气管扩张或实变，行肺叶切除，其中3例患者因误诊为肺癌，行肺叶切除或全肺切除。患者平均手术时间为（172.8±34.8）min（120~240 min），平均失血量为（291±103）mL（200~500 mL），术后平均住院天数为（8.7±3.4）d（5~21 d）。

本组中软骨性错构瘤14例，纤维肌性错构瘤1例，类脂性错构瘤3例。肿瘤大多数为实质性，呈圆形、类圆形或结节分叶状，质硬，切面白色或灰白色，或见半透明软骨结构，镜下见肿瘤由软骨、脂肪、纤维结缔组织、平滑肌及呼吸道上皮组成（图4-53-3），瘤体表面被覆假复层纤毛柱状上皮，软骨呈岛状分布伴部分钙化，间质内灶区可见小堆支气管腺体。

18例患者随访14~53个月，平均32.8个月，所有患者均无复发及恶变。

肺错构瘤是起源于支气管壁间充质细胞的真性肿瘤，在肺部是最常见的良性肿瘤。根据发生部位的不同，肺错构瘤可以分为肺内型和支气管内型，两者组织来源是一致的，只是在发生的部位上有所不同。肺内型较为罕见，仅占肺错构瘤的1.4%~12.6%[1-5]。本组占同期肺错构瘤5.83%。EH可发生于任何年龄，多见于中老年男性[2]，本组中以40~60岁居多，男女比例为3.5∶1。与文献报道一致。EH起源于肺叶、肺段或主支气管，瘤体呈息肉样突入管腔，刺激局部黏膜或阻塞管腔继发感染，产生包括咳嗽，哮喘、发热、咯血等症状，临床表现为气管梗阻，同一位置反复肺炎或肺不张，而IH多无临床症状[2,5]。本组中15例（83.3%）患者存在明显症状，12例合并阻塞性肺炎、肺不张或支气管扩张；病程长短不一，其中1例长达20年，这与错构瘤生长缓慢的生物学特征一致。

EH的CT表现为支气管腔内软组织密度结节，病灶多无明显强化或轻度强化，部分病灶内可见钙化或脂肪成分，其钙化多表现为单个或多个小点状钙化[5]，支气管壁无受累增厚或外侵征象，周围可伴阻塞性肺炎、肺不张、肺实变及支气管扩张等[6]。影像学典型表现为钙化和局灶性脂肪并存，但二者同时存在者少见。单独存在钙化者易误诊为腔内型支气管结石。CT影像错构瘤的重要诊断标准是肿瘤内见脂肪成分，其发生率大约59%[7]，与IH相比，EH中脂肪成分比例更高[8]。因此支气管腔内含脂肪密度结节可作为EH与肺癌、支气管结石及支气管低度恶性肿瘤的鉴别要点，本组中9例CT影像见脂肪征象。

支气管镜下病灶常为白色或淡红色息肉样肿物，内膜光滑平整，不伴黏膜下浸润，偶有小蒂与管壁相连，活检时有硬韧感，检后有渗血[9]。各叶段支气管均可发生EH，无明显分布差异[2]，病变位置多见于段支气管开口水平，气管、主支气管内相对少见[4]。支气管镜下EH易误诊为中央型肺癌、支气管低度恶性肿瘤或支气管息肉。中央型肺癌多为菜花样新生物，表面覆盖坏死物，黏膜粗糙糜烂呈浸润样改变[9]；支气管低度恶性肿瘤较软，易出血；息肉质地柔软，易活动。不典型EH难以与支气管低度恶性肿瘤或支气管息肉相鉴别[5,9]，确诊有赖于病理结果。常因覆盖有正常黏膜，瘤体成分多样，质硬，或取材小等原因，致内镜下活检阳性率不高，诊断价值有限[5]。Tajima等[4]统计仅有15%的EH（17/113）术前得到确诊。光镜下EH主要由原始间叶组织化生形成的软骨、脂肪、纤维组织和上皮组织等，以异常结构排列构成的，表面覆以增生的支气管黏膜成分。本组中16例行内镜下活检，活检组织中脂肪增生5例，纤维增生4例，均为瘤体组织，但未能明确诊断，仅2例活检见到软骨组织且结合内镜表现而确诊EH。病理检查组织中见到脂肪成分时，除间叶性肿瘤如脂肪瘤外，应考虑EH的可能。

（二）治疗

EH的治疗必须个体化，早期病变首选内镜下腔内肿瘤摘除，纤维支气管镜和硬质支气管镜均可操作[5]，内镜下使用电刀圈套器、激光或氩气刀切除，微创且并发症少，可作为EH的初始治疗[2,5]。病灶基底范围较广，内镜下切除有困难或随诊复发者，需开胸切除[2]。与中央型肺癌鉴别困难者应积极手术探查。手术方式取决于病灶的位置及远端肺组织的病变。早期病变理想术式是切开支气管壁，行单纯肿瘤摘除或支气管节段切除，可保留有功能的肺组织，特别适合于气管、主支气管及中间支气管病变。位于肺段开口者，单纯摘除或局部切除肿瘤较困难；病灶基底宽或远端肺组织改变不可逆转时应行肺叶切除或肺叶袖式切除[4]，尽量避免全肺切除。

本组中位于肺段开口者11例，且多合并继发性肺损害，故肺叶切除比例高；2例行主支气管节段切除，1例行硬支气管镜下切除，最大限度保留了肺功能；1例误诊为肺癌，如术前能明确诊断，可避免全肺切除，当引以为戒。

四、总结

EH是少见的良性肿瘤，内镜技术和手术切除是诊断治疗EH的有效措施。虽内镜下切除术后有复发报道[2-3]，但恶变者罕见，经再次切除可取得良好效果[2]，多数EH患者预后良好。

参考文献

[1] Gjevre J A，Myers J L，Prakash U B. Pulmonary hamartomas[J]. Mayo Clin Proc，1996，71(1)：14-20.

[2] Cosío B G，Villena V，Echave-Sustaeta J，et al. Endobronchial hamartoma[J]. Chest，2002，122(1)：202-205.

[3] van den Bosch J M，Wagenaar S S，Corrin B，et al. Mesenchymoma of the lung (so called hamartoma)：a review of 154 parenchymal and endobronchial cases[J]. Thorax，1987，42(10)：790-793.

[4] Tajima H，Hayashi Y，Maehara T，et al. Endobronchial hamartoma treated by an Nd-YAG laser：report of a case[J]. Surg Today，1998，28(10)：1078-1080.

[5] Kim S A，Um S W，Song J U，et al. Bronchoscopic features and bronchoscopic intervention for endobronchial hamartoma[J]. Respirology，2010，15(1)：150-154.

[6] 钟桂棉，张金娥，赵振军. 支气管内型错构瘤的CT诊断[J]. 中华放射学杂志，2011，45：594-596.

[7] 林吉征，李绍科，曹伯峰，等. 肺错构瘤的CT表现及其相关病理研究[J]. 实用放射学杂志，2004，19：500-502.

[8] Ahn J M，Im J G，Seo J W，et al. Endobronchial hamartoma：CT findings in three patients[J]. AJR Am J Roentgenol，1994，163(1)：49-50.

[9] 杨林，张大为，张汝刚. 支气管内型错构瘤的诊断及治疗[J]. 中华胸心血管外科杂志，1995，11：222-223.

（谢冬）

第五十四节　原发气管支气管平滑肌瘤

一、引言

气管支气管平滑肌瘤是起源于支气管平滑肌、血管壁平滑肌或胚胎迷走的平滑肌良性肿瘤，约占气管肿瘤的1%，比较罕见。气管平滑肌瘤常发生于气管下1/3，起源于气管黏膜下层，呈圆形或卵圆形，表面光滑，突入腔内，黏膜苍白。组织学上肿瘤由分化良好、排列呈交错状的梭状细胞束构成。气管平滑肌瘤生长缓慢，且因病变位置关系，在病变早期不易引起注意。由于缺乏特异性的临床症状和体征，一般临床检查也不易发现此类腔内病变，容易误诊或漏诊。

二、病例

患者，女性，28岁，干咳2年入院。胸部CT提示左肺下叶不张，肺癌可能（图4-54-1）。支气管镜检查见左肺下叶支气管内类圆形新生物完全堵塞，表面光滑，支气管镜无法通过（图4-54-2）。排除远处转移后，行剖胸探查手术。经左侧常规后外侧切口进胸，见左下叶肺组织实变不张，左下叶肺支气管开口处可触及肿物。纵行切开左下叶支气管及部分左总支气管，见肿瘤蒂由下叶背段支气管发出，肿瘤光滑无外侵。由于下叶肺感染实变，予以肺叶切除，切开的支气管处予以可吸收线间断缝合关闭。患者恢复可，术后第6天出院。术后病理示支气管平滑肌瘤。随访1年半，情况正常。

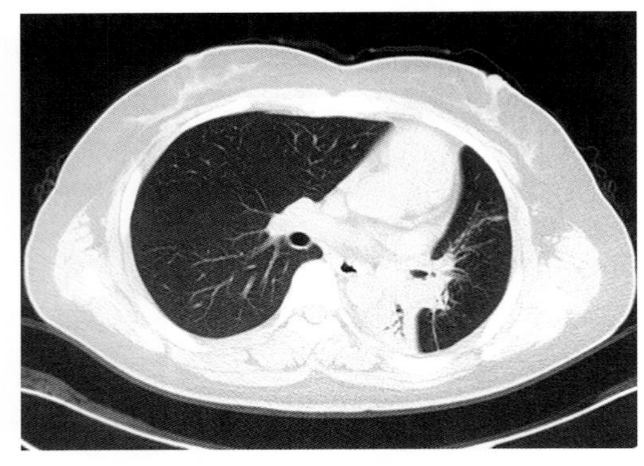

图4-54-1　胸部CT检查示肺不张

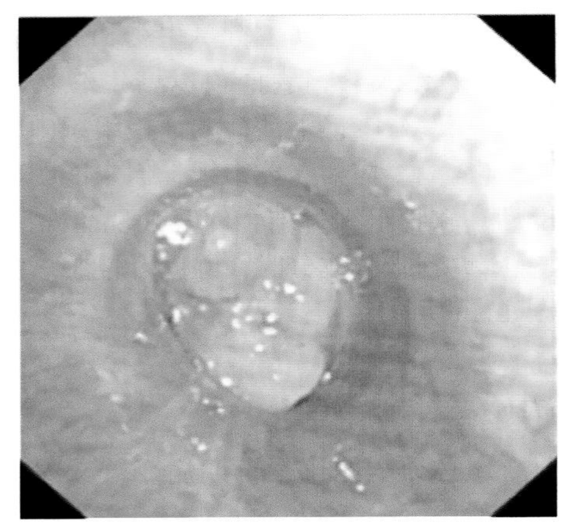

图4-54-2　支气管镜检查见左肺下叶支气管内类圆形新生物完全堵塞

三、讨论

（一）流行病学

气管支气管平滑肌瘤是起源于支气管平滑肌、血管壁平滑肌或胚胎迷走的平滑肌良性肿瘤，约占气管肿瘤的1%，比较罕见[1-2]。文献报道以病例系列回顾为主，缺乏发病率数据。该病青年人多发，发病平均年龄为35岁。男女发病比例约1：1。

（二）临床表现与诊断

该疾病缺乏特异的临床表现。常见的临床症状有干咳、气短、哮喘、喘鸣、呼吸困难、发绀等。临床症状与病变的位置、大小及病程长短有关。结合X线片、CT、MRI、气管造影可明确诊断[3]。气管支气管平滑肌瘤X线片表现部分为阴性，部分可表现为肺不张及阻塞性肺炎；CT表现为突入管腔内的软组织影（图4-54-1）。支气管镜检查对诊断气管支气管平滑肌瘤有较大意义，镜下可直接观察肿瘤情况，表面均光滑，肿瘤表面黏膜与支气管正常黏膜一致，表面黏膜可见毛细血管（图4-54-2），取活检有助于明确诊断。在上述方法均不能得到明确诊断时，可以采取开胸探查，直接切开气管、支气管观察病变的特点和侵犯范围，并取组织进行冰冻切片病理检查以明确诊断。

（三）治疗

1.硬质或纤维气管镜下切除

此方法适用于病变较小的亚蒂或带蒂气管支气管平滑肌瘤且远端肺组织无继发病变的患者，内镜下切除术属微创手术，对患者损伤极小，无须开胸，但应在有麻醉插管及开胸手术的准备下进行，以防大出血危及患者生命[4]。术后患者需要长期随访，了解有无复发及气管支气管腔狭窄。常用的方法包括Nd：YAG激光烧灼、氩气刀烧灼、汽化肿瘤或活检钳摘除[5]。

2.手术切除

外科手术应根据瘤体的大小、部位选择不同的术式进行病变气管段切除和气管重建[6]。气管支气管环形切除术适用于气管及主支气管腔内肿瘤；支气管袖式肺叶切除术适用于并发肺不张而纤维化实变及反复感染等所致不可逆性病变者；对于气管内直径小基底部小的平滑肌瘤可予以气管侧壁局限性切除并予以直接成形缝合，如气管壁缺损较大时可用心包、胸膜和筋膜等修补。而气管内体积小并带蒂的平滑肌瘤，可切开气管壁，在腔内将蒂部切断或连同蒂部黏膜一并切除。应仅做气管前壁的局部游离，尽量避免游离两侧壁而损伤侧壁血管而影响愈合。

四、总结

气管支气管平滑肌瘤为良性肿瘤，应尽可能早期诊断，彻底切除预后良好，据文献报道术后一般不会复发。但需要注意的是外科手术应尽量保存患者的肺功能，减少对其术后生活的影响。

参考文献

[1] Taylor T L, Miller D R. Leiomyoma of the bronchus[J]. J Thorac Cardiovasc Surg, 1969, 57(2): 284-288.

[2] Orlowski T M, Stasiak K, Kolodziej J. Leiomyoma of the lung[J]. J Thorac Cardiovasc Surg, 1978, 76(2): 257-261.

[3] Kim Y K, Kim H, Lee K S, et al. Airway leiomyoma: imaging findings and histopathologic comparisons in 13 patients[J]. AJR Am J Roentgenol, 2007, 189(2): 393-399.

[4] Shah H, Garbe L, Nussbaum E, et al. Benign tumors of the tracheobronchial tree. Endoscopic characteristics and role of laser resection[J]. Chest, 1995, 107(6): 1744-1751.

[5] Dmello D, Javed A, Espiritu J, et al. Endobronchial leiomyoma: case report and literature review[J]. J Bronchology Interv Pulmonol, 2009, 16(1): 49-51.

[6] Ayabe H, Tsuji H, Tagawa Y, et al. Endobronchial leiomyoma: report of a case treated by bronchoplasty and a review of the literature[J]. Surg Today, 1995, 25(12): 1057-1060.

（陈乾坤，姜格宁）

第五十五节　支气管异物

一、引言

吸入性气管和支气管异物是危及生命的急症，可发生于任何年龄段，但最常发生于儿童。如果诊断及时，绝大多数可以通过支气管镜取出，也有部分患者由于无症状或症状不典型造成延迟性诊断。

二、病例

患者，女性，64岁，因反复咳嗽、气喘3年入院。3年前患者喝鸭骨头汤后出现咳嗽、气急病史，气急逐渐加重。胸部CT示左侧支气管狭窄，伴管腔致密灶，阻塞性气肿（图4-55-1），诊断为吸入性支气管异物。收入内科行纤维支气管镜检查见左主支气管中段肉芽组织增生，黏膜肿胀，左上叶支气管口可见白色骨样异物嵌入支气管中，并致管腔狭窄（图4-55-2）。因吸入异物3年，异物深嵌入支气管管壁中，纤维支气镜下钳夹异物未成功。随后转入外科行左总支气管切开异物取出术。术中沿纵行剖开左总支气管，取出不规则状骨头，取出后可吸收缝线间断缝合左总支气管。患者术后恢复可，顺利出院。随访至今，无特殊。

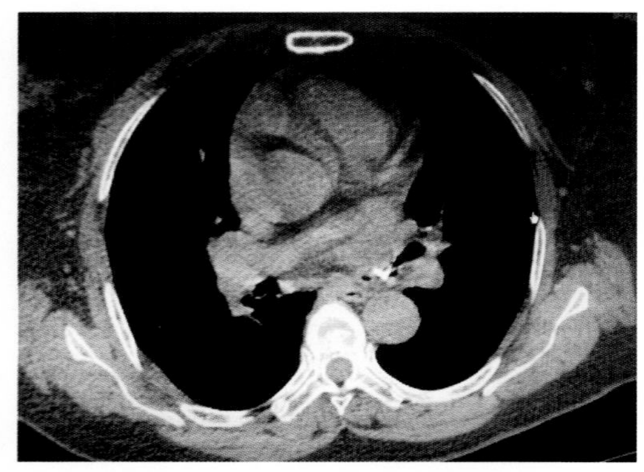

图4-55-1　术前胸部CT示左侧支气管狭窄伴上叶管口高密度结节影

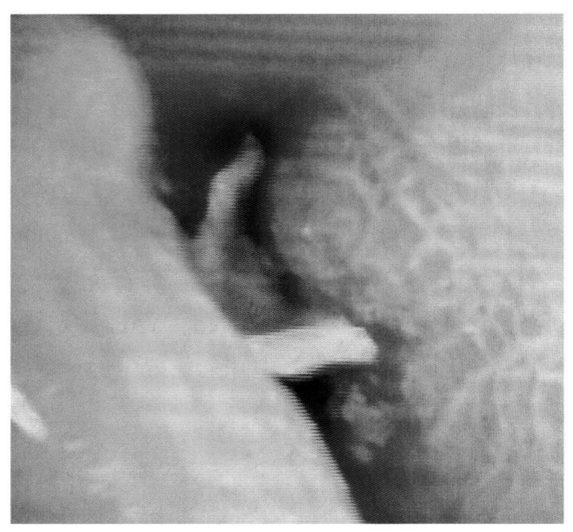

图4-55-2　术前纤维支气管镜示左上叶支气管口见白色骨样异物

三、讨论

（一）流行病学与病因分析

气管支气管异物是耳鼻咽喉科及胸外科常见的急症之一，如处理不当或不及时，可导致严重并发症，甚至危及生命。

气管支气管异物一般好发于5岁以下幼儿，最常见1~3岁。学龄期儿童是发病率的高峰，该年龄组儿童有将物品，尤其是学习用具放入嘴内吮吸的不良习惯，致使吸入的概率增大。男性患者多于女性患者，可能与男童较女童更爱跑跳、打闹，呛入异物的机会更多有关。支气管异物在成人中少见，但成人中更易因误诊或漏诊造成延迟性诊断。

支气管异物在气管内长期存在会造成支气管和肺组织发生病理改变。异物周围黏膜炎性浸润和肉芽组织增生，部分或完全阻塞管腔造成反复发作的肺炎、肺不张、支气管扩张或阻塞性肺气肿。阻塞性肺气肿在早期和延迟性吸入性支气管异物造成的肺部病变中都可以见到，肺炎和肺不张常见于延迟性支气管异物造成的肺部病变。

由于右主支气管更直，大多数成人的支气管异物都会在右侧。儿童异物多位于气管中，这是由于儿童支气管树口径更细，异物不易进入支气管中。儿童双侧支气管都有异物存在的可能，曾有报道儿童支气管内多处、多个异物的存在[1]。

最常见的吸入性支气管异物来源于食物，Baharloo报道在儿童中坚果和花生最常见[1]，Lan报道成人中常见是鱼骨和鸡骨[2]。吸入性支气管异物种类不同，造成的病理改变也不相同。食物来源的异物由于含有油性成分，因此引起的炎性反应相对金属性异物要更加严重[3]。

（二）临床表现、诊断与治疗

吸入性支气管异物可分为早期诊断和延迟性诊断。吸入性异物早期典型症状为咳嗽、呛咳、急性呼吸困难和喘鸣。但是如果不能及时诊断，虽然异物仍然存在于支气管内，但症状可能会消失，造成诊断延误。延迟诊断支气管异物会造成肺组织发生不可逆性改变，治疗较为棘手。吸入性支气管异物在成人中更容易发生延迟性诊断。延迟性吸入性支气管异物的定义尚无确切标准，Sersar把吸入异物后诊断时间超过1周归类为延迟性吸入性异物[3]。延迟性支气管异物最常见的临床表现是反复发作的肺部感染、肺不张及支气管扩张。

支气管异物在X线下可以显影对其早期准确诊断非常重要。但X光可以显影的异物在所有支气管异物中占比不高，为15.72%，而在延迟性诊断的病例中这个比例更低。胸部CT检查不是首选的诊断方法，但对评估并发症有帮助。它可以评估肺部炎性病变造成结构破坏的严重程度以决定是选择取异物术还是肺切除术，为支气管异物患者提供合适的治疗方法。与常规的诊断方法相比较，支气管CT三维成像在支气管异物的诊断中具有非常高的敏感性和特异性，它可以检测到能够穿透射线的支气管异物，并且能够准确定位支气管异物的位置。

支气管镜在吸入性支气管异物的诊断和治疗上有极其重要的意义。支气管镜可分为硬质支气管镜和纤维支气管镜，各有优缺点。由于检查中配合的原因，儿童常用硬质支气管镜，成人中应用纤维支气管镜更多。当然儿童也可以应用纤维支气管镜检查，但技术要求更高。Swanson等[4]报道了纤维支气管镜在儿童气管异物诊断和治疗中的应用，取得了不错的效果。对于怀疑支气管异物的患者，尤其是患儿，应用支气管镜全面检查支气管各个分支很有必要，以防漏诊。延迟性支气管异物由于存在时间较长，异物周围黏膜有不同程度的炎症及肉芽组织增生，甚至异物被肉芽组织包裹而呈菜花样或息肉样新生物，与肺癌新生物难以鉴别。必要时重复支气管镜检查，如果多次活检均为炎性病变要考虑有异物的可能。

典型的异物吸入史是诊断支气管异物的关键。详细询问病史，尤其是否有吸入性呛咳的病史，随后通过仔细的影像学和支气管镜检查有可能明确诊断。

气管支气管异物一旦确诊，必须及时取出异物，以免危及生命。绝大多数可以通过支气管镜取出。如出现异物阻塞气管导致窒息的情况，可紧急行气管切开术取出异物[5]。

对于支气管异物，临床常见的治疗方式为硬质支气管镜取异物。患儿常因呛咳、恐惧等造成声门、气管黏膜等组织损伤，由于体位活动造成操作很难顺利进行，因此操作时需要患儿制动、镇静，保持充分的氧供并维持生命体征稳定。成人多采用纤维支气管取异物[6-7]。对于外形不规则或边缘较尖锐异物采用钳夹方式，能减轻对气管黏膜壁的损伤。对于外形圆钝、规则的异物，采用套圈套扎，能完整地将其取出。

气管支气管异物支气管镜手术的麻醉方法有两种：黏膜表面麻醉和全身麻醉。对发病后确诊快，没有肺部或其他并发症的气管支气管异物患者，尤其是婴幼儿患者，可考虑在黏膜表面麻醉下手术，可迅速解决患儿的痛苦，但因患儿对手术耐受力差，术中一般不易合作，因此要求术者技术熟练，经验丰富；对病史长、年龄偏大、合作程度不好、异物较大或异物的形状不规则，或由于有并发症估计手术时间较长的患者，应考虑全身麻醉下手术。

大多数的延迟性支气管异物也可以通过支气管镜取出，少数通过开胸手术剖开支气管取出异物。极少数的患者由于支气管异物的长期存在导致肺部不可逆性损害而行肺切除术。Oğuzkaya等[8]总结了548例儿童气管支气管异物，只有5例延迟性支气管异物行肺切除术。

上海市肺科医院胸外科1980—2010年通过开胸手术治疗延迟性吸入性支气管异物23例，其中行开胸支气管剖开取异物术6例，因肺部不可逆性损害行肺切除术8例，9例因肺部病变误诊为其他疾病行肺切除术，术后明确支气管异物的诊断。

四、总结

吸入性气管和支气管异物是小儿外科或五官科常见急症之一，诊断和处理并无特殊，关键是及时取出异物，以免危及生命。对延迟性支气管异物的难点是明确诊断，通过详细地询问病史，仔细的影像学和支气管镜检查明确诊断，以避免行肺切除术。

参考文献

[1] Baharloo F, Veyckemans F, Francis C, et al. Tracheobronchial foreign bodies: presentation and management in children and adults[J]. Chest, 1999, 115(5): 1357-1362.

[2] Lan R S. Non-asphyxiating tracheobronchial foreign bodies in adults[J]. Eur Respir J, 1994, 7(3): 510-514.

[3] Ibrahim Sersar S, Hamza U A, AbdelHameed W A, et al. Inhaled foreign bodies: management according to early or late presentation[J]. Eur J Cardiothorac Surg, 2005, 28(3): 369-374.

[4] Swanson K L, Prakash U B, Midthun D E, et al. Flexible bronchoscopic management of airway foreign bodies in children[J]. Chest, 2002, 121(5): 1695-1700.

[5] Swanson K L, Edell E S. Tracheobronchial foreign bodies[J]. Chest Surg Clin N Am, 2001, 11(4): 861-872.

[6] Mise K, Jurcev Savicevic A, Pavlov N, et al. Removal of tracheobronchial foreign bodies in adults using flexible bronchoscopy: experience 1995-2006[J]. Surg Endosc, 2009, 23(6): 1360-1364.

[7] Debeljak A, Sorli J, Music E, et al. Bronchoscopic removal of foreign bodies in adults: experience with 62 patients from 1974-1998[J]. Eur Respir J, 1999, 14(4): 792-795.

[8] Oğuzkaya F, Akçali Y, Kahraman C, et al. Tracheobronchial foreign body aspirations in childhood: a 10-year experience[J]. Eur J Cardiothorac Surg, 1998, 14(4): 388-392.

（段亮）

第五十六节　气管支气管黏液表皮样癌

一、引言

黏液表皮样癌（mucoepidermoid carcinoma）来源于腺管上皮细胞，占涎腺肿瘤中的5%~10%。黏液表皮样癌的主要成分为黏液样细胞和表皮样细胞，大部分发生于腮腺，占70%。也可发生于泪腺、甲状腺、乳腺、胰腺及支气管中。多数原发性气管支气管黏液表皮样癌（tracheobronchial mucoepidermoid carcinoma）为低度恶性，在原发性肺部恶性肿瘤中所占的比例不到1%，其起源于支气管树的黏液腺。该病进展缓慢，手术治疗效果好，多数患者预后较佳[1-2]。

二、病例

患者，女性，33岁，因咳嗽、气促、咯血3周入院。CT检查示左主支气管内1 cm肿瘤，伴远端肺阻塞性炎症，纵隔淋巴结未见明显肿大（图4-56-1）。支气管镜检查见一类圆形新生物阻塞左主支气管管腔，黏膜表面布满大量血管（图4-56-2），活检病理见可疑腺癌细胞。排除远处转移后，行剖胸探查手术。常规左后外侧切口进胸，剪开左主支气管，见管腔内1 cm肿瘤，通过较窄的基底部与支气管软骨部相连。遂行左主支气管节段切除及淋巴结清扫术，术中冰冻病理检查显示支气管切缘阴性，剩余支气管端端吻合。术后石蜡病理结果为高分化黏液表皮样癌，未见淋巴结转移。术后恢复良好，无须进一步治疗，随访5年无复发转移。

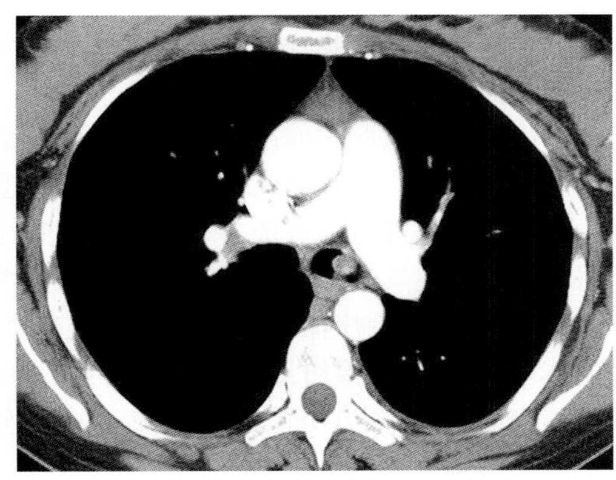

图4-56-1　CT检查见左总支气管内1 cm大小肿瘤伴边缘强化

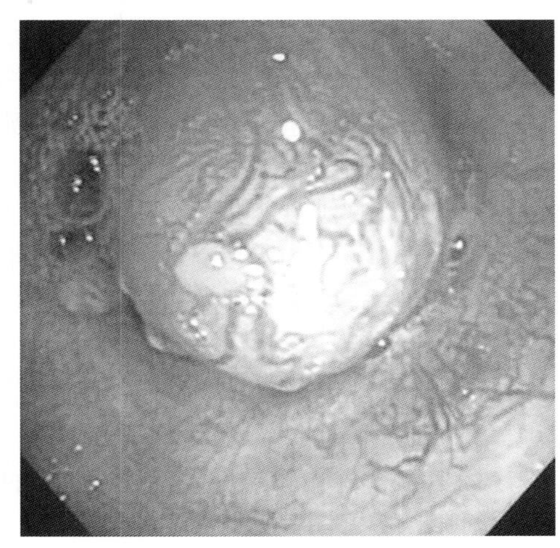

左主支气管内类圆形肿瘤堵塞管腔，表面黏膜血管增生。

图4-56-2　支气管镜检查

三、讨论

（一）流行病学与病因分析

气管支气管黏液表皮样癌是较为罕见的肺部恶性肿瘤之一，1952年由Smetana首次报道，仅占所有肺部肿瘤的0.2%。各年龄组患者均可发生支气管黏液表皮样癌，发病年龄为3~78岁，50%患者年龄小于30岁，男女发病率相当。中位发病年龄为40岁。

多数学者认为气管支气管黏液表皮样癌起源于气管和支气管黏膜下腺体的Kulchitsky细胞[1]，依据之一是多数病灶在影像学上属于中央型肺癌，符合黏膜下腺的解剖学分布。其大体表现为边界清晰的椭圆形或圆形肿瘤，通常质地柔软，时而质韧或有弹性，平均大小为3 cm。根据WHO定义，气管支气管黏液表皮样癌分为低级别和高级别两类，两者之间以细胞异型性、有丝分裂比例及细胞坏死等特征进行区分。其中，低级别气管支气管黏液表皮样癌由黏液细胞、鳞状细胞及中间细胞3种成分构成，癌巢包含囊实性结构。囊性成分由单纯柱状细胞组成，伴有黏蛋白和罕见的有丝分裂。由鳞状细胞和中间细胞构成的实性成分通常包绕囊性区域。中间细胞呈卵圆形或多角形、核圆形，胞浆呈嗜酸性或透明，鲜有坏死。黏液渗出区域周围常可见间质钙化和骨化，通常伴有肉芽肿反应。高级别黏液表皮样癌主要由非典型鳞状细胞和中间细胞组成，多伴有有丝分裂和细胞坏死以及数量不等的黏蛋白分泌细胞。高级别黏液表皮样癌与腺鳞癌鉴别困难，应排除腺鳞癌后进行确诊。高级别黏液表皮样癌的典型特征包括：外生性支气管内生长、表面上皮缺乏原位癌的变化、缺乏单细胞角化和鳞状珍珠形成、与低级别黏液表皮样癌的过渡区。细胞遗传学研究发现，支气管黏液表皮样癌的发生与t（11；19）染色体易位和*MECT1-MAML2*融合基因有关。其中，*MAML2*基因重排见于77%~100%的气管支气管黏液表皮样癌中，但在腺鳞癌中并不存在。两者的鉴别诊断可通过基因检测进一步完善。

（二）临床表现与诊断

大多数气管支气管黏液表皮样癌表现为气管、隆凸或主支气管中的肿块，偶尔呈外周肺结节。与腺样囊性病变相比，黏液表皮样肿瘤比气管更常累及肺叶和主支气管，并引起阻塞性肺炎和肺不张。其相应的临床表现为非特异性的呼吸道症状，如咳嗽、咯血、支气管炎、喘鸣、发热、胸痛及更为少见的杵状指[3]。

由于生长缓慢，临床表现无特异性及影像学不易觉察，黏液表皮样癌通常延迟1年以上确诊。如由于肿瘤生长或黏膜侵蚀引起咯血而进行支气管镜检查，则可缩短确诊时间。通常情况下胸部X线片的诊断价值较低，有时可发现远端肺不张或肺炎。胸部CT可见非球形、光滑的分叶息肉样肿块，伴有远端支气管扩张、黏液嵌塞和远端肺不张。肺门及纵隔淋巴结肿大少见，其影像学表现不具有特征性[4]。F-FDG代谢特点：Jindal等[5]发现低度恶性黏液表皮样癌的最大标准摄取值（maximal standard uptake value，SUVmax）为0~6.2，而高度恶性黏液表皮样癌SUVmax为2.86~23.4，认为SUVmax的大小与肿瘤的恶性程度有关。Yamada等[6]报道1例低度恶性黏液表皮样癌的FDG延迟扫描SUVmax升高超过30%，延迟扫描对鉴别诊断有无价值仍有待研究。

纤维支气管镜检查见肿瘤多为息肉状生长，也可呈菜花样，触之易出血，肿瘤为粉红至棕色、常伴有囊性变和有光泽的黏液样外观。肿瘤大小在几毫米至6 cm，平均为2.2 cm。支气管远端通常被大量的腔内黏液样物质填充。文献报道纤维支气管镜对支气管黏液表皮样癌的确诊率较低，仅46.23%，可能与活检标本量多少有关。

仅凭临床表现及影像学很难诊断黏液表皮样癌，因此误诊率高[7]。文献报道从症状出现至最终确诊的平均时间约11个月，其确诊仍有赖于术后病理活检。支气管镜既可以直接观察到支气管腔内肿瘤，又便于病理活检，是诊断该病比较常用的手段。测定相关的分子生物学改变也可为诊断提供依据，如荧光原位原位杂交（FISH）和逆转录-聚合酶链反应（RT-PCR）技术可敏感地检测到*MECT1-MAML2*融合基因及其表达产物。这不仅有利于判断肿瘤恶性程度，还能区分支气管黏液表皮样癌与非小细胞肺癌。

免疫组化显示肿瘤细胞对p63、p40、泛细胞角蛋白、CK7、CK5/6和MUC5AC呈阳性染色，而TTF-1、CK20、SOX10、雄激素受体、钙调蛋白、SMA、平滑肌肌球蛋白重链和NapsinA则无表达。S-100、CEA和EMA的染色结果可变。

（三）治疗与预后

支气管黏液表皮样癌的主要治疗方法是外科手术，包括区域淋巴结的清扫。手术方式包括肺叶切除、袖式切除、楔形切除、肺段切除等。支气管黏液表皮样癌与唾液腺、腮腺等腺体的黏液表皮样癌相似，对放疗均不敏感。对于低度恶性的支气管黏液表皮样癌，建议根治性切除，可以不再行放化疗。由于黏液表皮样癌多为低度恶性，即便是姑息性切除，患者也能带瘤生存多年。因此，手术在保证肿瘤学原则的基础上应尽可能保存正常的肺组织和肺功能。因此气管支气管成形术或支气管袖式切除术在合适的病例中可积极尝试[8]。

支气管镜检查是获取术前组织学诊断的重要途径。在高度选择的腔内型浅表肿瘤或不可耐受手术的患者，支气管镜下切除也是可行的备选方案。此外，支气管镜治疗可用于解决急性气管梗阻的目的，为择期手术创造条件。最常规的腔内治疗操作包括经硬质支气管镜的肿瘤切除术和采用大活检钳逐块抓取的肿瘤清除术。操作时应避免侵入过深损伤正常气管壁。通过连接其他设备，支气管镜下可实施多种模式的治疗[9]。包括二氧化碳冷冻、氩离子凝固术（argon plasma coagulation，APC）、气管腔内局部药物注射、放化疗粒子植入、光动力治疗等。对于完全腔内的局限性息肉样肿瘤，可行圈套器直接套扎切除。治疗后如局部复发，有手术条件的则仍须积极进行手术治疗。

对于无法进行手术切除或手术后患者，放化疗可作为手术的补充手段。低级别黏液表皮样癌术后可不进行辅助治疗，高级别黏液表皮样癌预后较差，应根据肿瘤分期决定术后是否放化疗。如存在区域淋巴结转移应进行辅助化疗，而未实现R0切除的患者应进行术后放疗。化疗药物的选择包括顺铂、紫杉醇、吉西他滨、多柔比星和培美曲塞。有报道显示，不可切除的肺黏液表皮样癌对表皮生长因子受体络氨酸激酶抑制剂（EGFR-TKI）的应答率较高，但该类肿瘤缺乏明确的EGFR突变。研究推测，*CRTC1-MAML2*基因可能是肿瘤对TKI治疗敏感的原因，且在体外实验中得以证实。但具体结论仍待进一步论证。

支气管黏液表皮样癌的预后与肿瘤组织分型、肿瘤大小、有无淋巴结转移、手术方式、手术切缘是否阴性、术后并发症、年龄以及患者体力状态等多种因素有关。肿瘤级别为黏液表皮样癌最重要的预后因素。完全切除的低级别黏液表皮样癌术后生存期为5~9年，一般无复发；而高级别肿瘤的术后生存期则较短。肿瘤分期也是影响患者预后的独立危险因素。研究显示，ⅠA期、ⅠB期、ⅡB期患者预后（10年生存率为87.5%）明显好于ⅢB期、Ⅳ期患者。多数研究提示pN分期为手术预后的危险因素。此外，患者的年龄也与预后相关，其中的原因之一为高龄患者更易患高级别肿瘤。从分子生物学角度看，*MECT1-MAML2*融合基因的存在与否也是影响预后的因素。Behboudi等发现，*MECT1-MAML2*融合基因阳性患者局部复发转移或者肿瘤相关的死亡风险均低于阴性患者。当仅考虑肿瘤相关死亡时，融合阳性者的中位生存期大于10年，而阴性者中位生存期仅1.6年[10-11]。

四、总结

支气管黏液表皮样癌较为少见，患者普遍发病年龄较轻，临床表现及影像学表现无特异性，临床误诊率也较高。但支气管黏液表皮样癌的恶性程度较低，总生存期长，纤维支气管镜检查阳性率较高，预后较其他肺部恶性肿瘤好。结合病灶病理特点，对此病的诊断并不难。关键在于提高对本病的认识，及时行纤维支气管镜检查，必要时手术取组织送检明确病理类型，提高诊断率，减少临床误诊。

参考文献

[1] Yousem S A, Hochholzer L. Mucoepidermoid tumors of the lung[J]. Cancer, 1987, 60(6): 1346-1352.

[2] Fauroux B, Aynie V, Larroquet M, et al. Carcinoid and mucoepidermoid bronchial tumours in children[J]. Eur J Pediatr, 2005, 164(12): 748-752.

[3] Watanabe M, Tomita K, Burioka N, et al. Mucoepidermoid carcinoma of the trachea with airway hyperresponsiveness[J]. Anticancer Res, 2000, 20(3B): 1995-1997.

[4] Kim T S, Lee K S, Han J, et al. Mucoepidermoid carcinoma of the tracheobronchial tree: radiographic and CT findings in 12 patients[J]. Radiology, 1999, 212(3): 643-648.

[5] Jindal T, Kumar A, Kumar R, et al. Role of positron emission tomography-computed tomography in bronchial mucoepidermoid carcinomas: a case series and review of the literature[J]. J Med Case Rep, 2010, 4: 277

[6] Yamada T, Chiba W, Yasuba H, et al. Successful treatment of bronchial mucoepidermoid carcinoma by bronchoplasty[J]. Kyobu Geka, 2005, 58(7): 531-536.

[7] Noda S, Sundaresan S, Mendeloff E N. Tracheal mucoepidermoid carcinoma in a 7-year-old child[J]. Ann Thorac Surg, 1998, 66(3): 928-929.

[8] Bolliger C T, Sutedja T G, Strausz J, et al. Therapeutic bronchoscopy with immediate effect: laser, electrocautery, argon plasma coagulation and stents[J]. Eur Respir J, 2006, 27(6): 1258-1271.

[9] Dieter R A Jr, Livermore J, Tu R, et al. Mucoepidermoid tracheal adenoma during pregnancy[J]. Int Surg, 1983, 68(3): 271-272.

[10] Chin C H, Huang C C, Lin M C, et al. Prognostic factors of tracheobronchial mucoepidermoid carcinoma--15 years experience[J]. Respirology, 2008, 13(2): 275-280.

[11] Minami H, Sano I, Matsuo S, et al. Mucoepidermoid carcinoma in a young man treated by bronchoplasty[J]. Kyobu Geka, 2007, 60(2): 127-130.

（陈乾坤，姜格宁）

第五十七节 支气管脂肪瘤

一、引言

支气管脂肪瘤（endobronchial lipoma）是一种罕见的良性肿瘤，占所有呼吸道肿瘤的0.1%~0.5%。由于病情进展缓慢，症状及体征不典型，支气管脂肪瘤易被误诊为其他呼吸道疾病，如哮喘、慢性阻塞性肺疾病（COPD）或恶性肿瘤。

二、病例

患者，男性，67岁，因呼吸困难伴咳嗽就诊，初步诊断为肺炎。既往有吸烟史（>100年支）。给予阿莫西林/克拉维酸抗干扰治疗3周后，症状无明显改善，胸部X线片及胸部CT提示右下叶背段肺不张（图4-57-1），怀疑支气管内恶性肿瘤。遂收住入院行进一步检查。体格检查示患者体形较胖，右下肺叩诊浊音，呼吸音减弱。血常规提示C反应蛋白升高，其余指标未见异常。于全身麻醉下行支气管镜检查显示右下肺背段支气管被黄色圆形新生物完全堵塞。气管镜下活检病理及细胞学检查均未见恶性细胞。临床考虑支气管内良性肿瘤，遂行硬质支气管镜下肿瘤烧灼治疗，去除了大部分肿瘤使支气管再通（图4-57-2）。免疫组化染色提示正常呼吸道上皮包裹性脂肪组织增生，未见恶性细

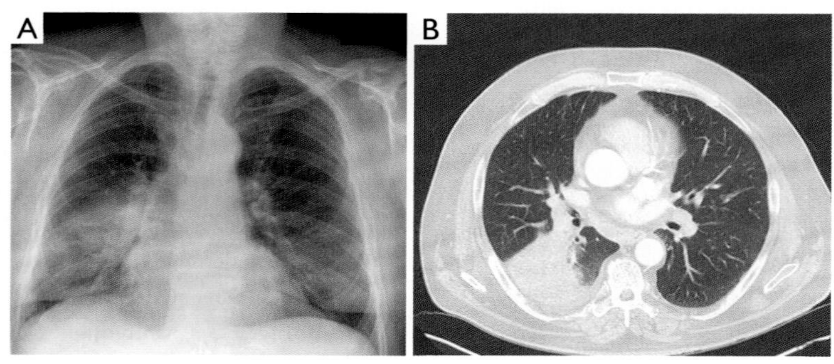

图4-57-1 胸部X线片（A）和胸部CT（B）显示右下肺背段肺不张

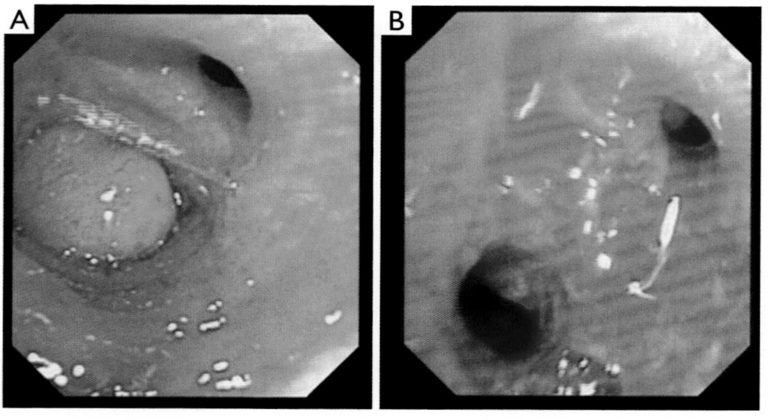

（A）右下肺背段支气管口脂肪瘤；（B）通过烧灼治疗后支气管再通。

图4-57-2 支气管镜检查

胞，最终诊断为支气管内脂肪瘤。术后给予抗感染治疗后出院。1个月后来院复查胸部X线片提示肺不张减轻（图4-57-3），7个月后患者无不适主诉，胸部X线片提示肺完全复张（图4-57-4）。

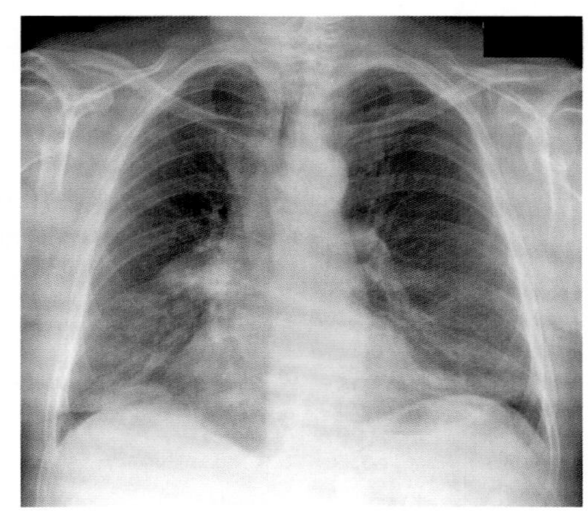

图4-57-3　术后1个月复查的胸部X线片

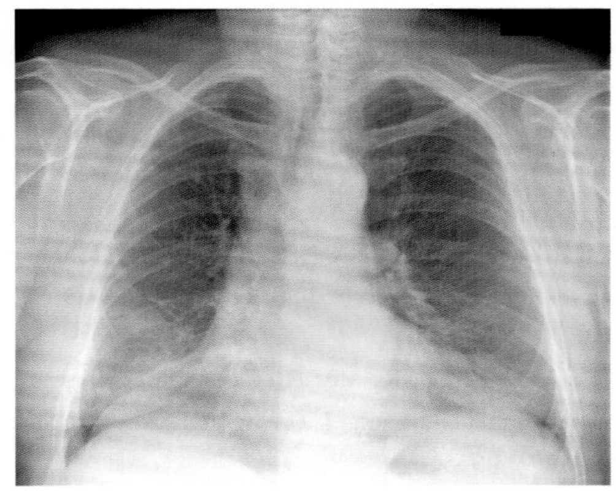

图4-57-4　术后7个月复查的胸部X线片

三、讨论

（一）流行病学与病因分析

1946年，Watts首先报道了支气管脂肪瘤。支气管脂肪瘤是由肺部脂肪组织增生形成的良性肿瘤，临床上较为罕见。其发病率占肺部肿瘤的0.1%~0.5%[1]，男性多见，发病高峰为50~60岁[2]。有报道称肥胖和吸烟是发生支气管脂肪瘤的危险因素，但仍存在争议[3]。胸内脂肪瘤可分为5类：心脏脂肪瘤、胸壁脂肪瘤、胸膜脂肪瘤、纵隔脂肪瘤和支气管脂肪瘤。文献报道支气管脂肪瘤多发生于气管支气管树的起始前三级，右侧多于左侧，分为管内型和管外型[4]。

（二）临床表现与诊断

支气管脂肪瘤临床症状与肿瘤大小、管腔阻塞程度有关。早期瘤体较小支气管不完全阻塞，患者可无明显症状。随着支气管腔阻塞程度加重，远端支气管引流不畅，导致阻塞性肺炎和肺不张。此时患者常有咳嗽、咳痰、发热和呼吸困难等症状及对应气管阻塞、肺部感染等表现。若患者出现吸气性呼吸困难、肺部闻及吸气相哮鸣音或位置相对固定干鸣音，则高度提示大气管病变可能。

由于气管支气管前后有纵隔、软组织和骨骼影重叠，普通胸部X线片不能很好显示支气管内肿瘤，仅表现为肺不张、肺炎等间接征象。气管正侧位体层摄片是发现气管支气管肿瘤的较佳方法，其阳性率高达97.0%，但清晰度欠佳。胸部CT和MRI检查可显示气管、支气管腔内肿块和阻塞征象，对诊断本病有帮助。

多排螺旋CT结合多平面重建、三维重建等图像后期处理技术，不仅能显示气管内小体积肿物和管腔狭窄程度，还能准确测量肿瘤沿管壁长轴的累及范围，对制订进一步治疗计划很有帮助。此外，CT检查不仅可以准确定位气管支气管脂肪瘤，由于脂肪瘤密度与正常脂肪组织相似，CT值介于-40~-120 Hu，边缘光滑、密度均匀，还有可能作出定性诊断。通过精确测量肿瘤薄层CT值，可与其他软组织肿物鉴别。若CT检测到气管支气管腔内软组织肿物且肿物内见少量钙化，应考虑气管支气管脂肪瘤，并行病理检查[5]。

支气管镜是气管支气管脂肪瘤主要诊断手段之一，支气管镜下可观察到支气管内新生物位置、大小、形状、性质、活动度、表面及周围状况和管腔阻塞程度，为治疗方案的选择提供参考；还可通过活检、毛刷、针吸、灌洗获得病理标本，以明确病变性质。本病在内镜下多呈球形，淡黄色，表面光滑，可活动，带蒂，部分或完全堵塞管腔。因气管支气管脂肪瘤起源于黏膜下层脂肪组织，瘤体表面常被覆纤毛柱状或炎性鳞状上皮，瘤体活动度大，因此只有1/3的病例通过支气管镜活检确诊。

支气管脂肪瘤无特异性临床表现，胸部X线片不易发现气管内肿物，易被误诊为肺炎、支气管哮喘、支气管扩张、慢性支气管炎、肺部肿瘤等疾病。胸部CT、MRI等影像学检查可发现气管内肿物，肿物CT值测定有助于气管支气管脂肪瘤的诊断。支气管镜检查易发现气管内肿物，但行支气管镜下活检时应注意取样深度，以提高阳性率。对于长期顽固性咳嗽、胸闷、喘息，间歇性发热，经抗感染治疗效果不佳者，尤其是伴吸气性呼吸困难、肺部闻及吸气相哮鸣音或位置相对固定的干啰音，胸部X线片正常或提示阻塞性肺炎、肺不张者，应尽早行胸部CT、MRI等影像学检查及支气管镜检查，既可明确是否存在恶性病变，又可减少因长期慢性的气管内炎症所致的不可逆性支气管及肺组织损伤。多排螺旋CT、支气管镜检查对于早期发现微小气管肿瘤及后续的治疗方案选择十分重要。

（三）治疗

气管支气管脂肪瘤虽为良性肿瘤，但一经发现均应尽早切除，以免瘤体增大阻塞支气管后对远端支气管和肺组织造成不可逆性损害。对生长在支气管腔内的瘤体（管内型）可在全身麻醉下经支气管镜行高频电灼、氩离子凝固术（APC）、冷冻、微波、激光、光动力、腔内局部放疗等介入治疗。对于伴有呼吸衰竭的重度气管梗阻患者，不适合应用具有延迟效应的治疗方法，如腔内局部放疗，或可引起继发组织坏死的方法，如冷冻、微波、光动力等。适宜的方法包括激光、高频电灼、APC及可以立即解除气管阻塞的热凝切。因此，支气管镜介入治疗是治疗气管支气管脂肪瘤的首选。但目前国内报道病例多采取手术治疗，术前诊断率低可能为其主要原因。对于不适合实施支气管镜介入治疗的患者，不除外合并恶性肿瘤患者、瘤体生长在支气管周围（管外型）患者及已造成远端不可逆性支气管、肺组织损害管内型患者，应采用外科手术治疗。

上海市肺科医院胸外科共收治支气管脂肪瘤12例，右侧8例，左侧4例，男性7例，女性5例，平均年龄58岁。4例行开胸肺叶切除术，2例行胸腔镜下肺叶切除术，1例行支气管切开肿瘤摘除术，2例行支气管节段切除术，3例行气管镜下肿瘤烧灼术。随访至今，除1例行支气管镜下肿瘤烧灼术患者因肿瘤烧除不彻底再次行支气管镜腔内治疗外，其余患者恢复良好。

四、总结

支气管脂肪瘤一经发现需立即治疗，其治疗方案的选择需取决于患者特点、肿瘤解剖特点和肺部感染的程度。一般治疗首选支气管镜下介入治疗。对于管外型脂肪瘤或肺部阻塞性炎症严重，远处肺功能不能恢复，或支气管镜活检不能定性者，可酌情考虑手术切除。

参考文献

[1] Muraoka M, Oka T, Akamine S, et al. Endobronchial lipoma: review of 64 cases reported in Japan[J]. Chest, 2003, 123(1): 293-296.

[2] Casanova Espinosa A, Cisneros Serrano C, Girón Moreno RM, et al. Pleural empyema associated with endobronchial lipoma[J]. Arch Bronconeumol, 2005, 41(3): 172-174.

[3] Huisman C, van Kralingen K W, Postmus P E, et al. Endobronchial lipoma: a series of three cases and the role of electrocautery[J]. Respiration, 2000, 67(6): 689-692.

[4] Irani F, Kumar B, Reddy P, et al. An endobronchial lipoma mimicking asthma and malignancy[J]. Prim Care Respir J, 2010, 19(3): 281-283.

[5] Filosso P L, Giobbe R, Mossetti C, et al. Hemoptysis caused by an endobronchial lipoma[J]. J Thorac Cardiovasc Surg, 2008, 135(4): 954-955.

（胡学飞，陈昶）

第五十八节　中叶综合征

一、引言

任何原因引起的右肺中叶慢性炎症或不张均被称为右肺中叶综合征（又称Brock综合征）。狭义的右肺中叶综合征应有下列病理改变：中叶支气管旁淋巴结肿大，支气管狭窄及中叶不张或阻塞性肺炎；广义的中叶综合征指右肺中叶不张和（或）慢性炎症，而不仅仅只表现为肺不张，同时也包括孤立的右肺中叶斑片状炎性阴影或肿瘤样块影，不论有无支气管旁肿大淋巴结或支气管腔狭窄[1-2]。

二、病例

患者，男性，65岁，咯血伴发热2周入院。胸部CT提示右肺中叶实变（图4-58-1），肺癌可能。排除远处转移后，行胸腔镜探查手术。术中病理提示右肺中叶恶性肿瘤，患者斜裂与水平裂发育完全。遂行电视辅助胸腔镜下右肺中叶切除术。术后患者恢复良好，术后第5天顺利出院。随访两年半，目前情况正常。

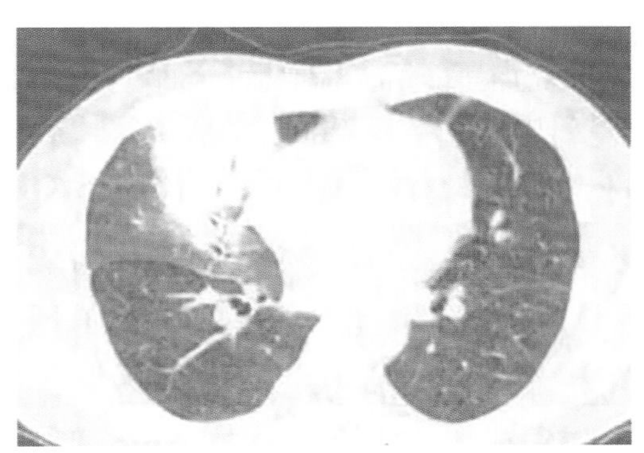

图4-58-1　术前右肺中叶实变影

三、讨论

（一）流行病学与病因分析

中叶综合征病因复杂多样，大致可归纳为：①非特异性炎症或结核性淋巴结肿大压迫中叶支气管；②支气管扩张引起远端闭塞；③黏液、脓栓或异物阻塞支气管；④支气管内膜结核或非特异性炎症致管腔狭窄或闭塞；⑤肺癌或良性肿瘤阻塞中叶支气管；⑥原发性或转移性淋巴结肿大压迫支气管。

一般炎症患者多在40岁以下，病程多在1年以上，国内报道在中叶综合征中占比较高；而恶性病变则为肺部原发及转移性肿瘤，多见于40岁以上患者、病程不到1年。国外报道的恶性肿瘤比例高于国内[3-4]。可能是不同国家和地区间基本医疗保健和生活习惯存在差异，造成了一定程度的病因学差异。

中叶综合征的发生与其特殊的解剖结构及生理学特征密切相关。右肺中叶支气管细长、壁薄、管腔狭小，并以近似直角的方向从中间支气管发出。该结构易造成引流不畅，炎性分泌物或水肿的黏膜易阻塞中肺叶支气管造成不张；三组淋巴结（气管支气管淋巴结、支气管肺淋巴结和分支部淋巴结）环绕右肺中叶支气管开口，当中下肺叶有炎症或被恶性肿瘤侵犯时，中叶支气管旁的淋巴结容易肿大，进而压迫中叶支气管，引起中叶支气管管腔狭窄、引流不畅，形成肺不张或萎缩。

（二）临床表现与诊断

中叶综合征依不同病因可有不同的临床表现。其中炎症反应引起的中叶综合征最常见的临床表现是咳嗽、咳痰或胸痛、咯血，可伴有发热、气促等症状，不具有特异性。年轻患者由于免疫力较强，肺部感染可诱发强烈的炎症反应症状[5]。如为反复感染，可出现肺脓肿或支气管扩张等临床表现。特发性中叶综合征的临床表现较为隐匿，往往于体检时偶然发现。肺门部肿瘤所致的中叶不张可合并阻塞性肺炎。此外，支气管内膜结核引起的中叶综合征其主要症状为低热、喘鸣及顽固性刺激性干咳[6-7]。此类患者中听诊右肺中野可闻及局部干湿啰音及哮鸣音[8]。

肺中叶综合征主要通过影像学诊断，最简捷的方法为摄胸部X线正侧位片。如胸部X线片发现右心缘旁尖端向外的三角形或扇形致密阴影，则支持中叶不张的诊断。右侧位片上可表现为沿斜裂走向的致密带状阴影。除肺不张外，胸部X线片上可同时伴有代偿性肺气肿、支气管扩张或胸腔积液等影像学表现[9]。胸部CT对中叶不张的诊断更为敏感，可见中叶支气管远端肺组织缩小实变，上叶、下叶代偿性增大。除此之外，CT可清晰显示中叶支气管相应的管腔病变状态，包括狭窄、闭塞、扩张等。对于纵隔淋巴结肿大，CT也较胸部X线片精确，增强CT可准确显示肺门部血管周围的淋巴结肿大情况及是否存在支气管的外压性狭窄。

纤维支气管镜检查不仅可以直视下寻找中叶综合征的致病因素，而且可以经纤维支气管镜行病理活检、刷检涂片等操作，为后续治疗提供病理依据。

应根据不同病因行针对性治疗。肿瘤引起的中叶综合征应早期手术切除。临床上，全胸腔镜手术已广泛应用于肺部良、恶性病变的手术切除[10]。如为结核或炎症，应采取抗结核或抗感染治疗，预后相对较好。通过纤维支气管镜冲洗可解除黏液、脓栓所致阻塞以取得疗效。当良性病变引起的中叶综合征保守治疗无效时，也应考虑外科手术干预[11]。

四、总结

右肺中叶综合征的形成与右肺中叶特殊的解剖结构及生理学特征密切相关。中叶综合征的治疗方案应基于病因。依据病原学检查或纤维支气管镜活检结果，根据具体病情采取综合治疗，如积极抗感染治疗或正规抗结核治疗等。对于肿瘤诊断明确或经内科治疗后症状仍反复发作或无法控制的良性病因患者则应该积极争取手术，手术方式为右肺中叶切除。

参考文献

[1] Priftis K N, Mermiri D, Papadopoulou A, et al. The role of timely intervention in middle lobe syndrome in children[J]. Chest, 2005, 128(4): 2504-2510.

[2] 邓伟吾. 实用临床呼吸病学[M]. 北京：中国协和医科大学出版社, 2004: 977-978.

[3] Yu J A, Pomerantz M, Bishop A, et al. Lady Windermere revisited: treatment with thoracoscopic lobectomy/segmentectomy for right middle lobe and lingular bronchiectasis associated with non-tuberculous mycobacterial disease[J]. Eur J Cardiothorac Surg, 2011, 40(3): 671-675.

[4] 朱乐伟, 杨劼. 叶国麟, 等, 全电视胸腔镜肺叶切除术治疗肺良性疾病58例临床分析[J]. 中国胸心血管外科临床杂志, 2011, 18(6): 580-581.

[5] 缪明, 何淑娟. 炎症性右肺中叶综合征临床分析[J]. 实用临床医药杂志, 2010, 14(21): 107-108.

[6] Kim H C, Kim H S, Lee S J, et al. Endobronchial tuberculosis presenting as right middle lobe syndrome: clinical characteristics and bronchoscopic findings in 22 cases[J]. Yonsei Med J, 2008, 49(4): 615-619.

[7] Kala J, Sahay S, Shah A. Bronchial anthracofibrosis and tuberculosis presenting as a middle lobe syndrome[J]. Prim Care Respir J, 2008, 17(1): 51-55.

[8] 方丽. 贺孝良, 赵瑞雪, 等. 肺中叶综合征34例的诊断和治疗[J]. 实用儿科临床杂志, 2008, 23(4): 285-286.

[9] Einarsson J T, Einarsson J G, Isaksson H, et al. Middle lobe syndrome: a nationwide study on clinicopathological features and surgical treatment[J]. Clin Respir J, 2009, 3(2): 77-81.

[10] Zhang P, Zhang F, Jiang S, et al. Video-assisted thoracic surgery for bronchiectasis[J]. Ann Thorac Surg, 2011, 91(1): 239-243.

[11] Sehitogullari A, Sayir F, Cobanoglu U, et al. Surgical treatment of right middle lobe syndrome in children[J]. Ann Thorac Med, 2012, 7(1): 8-11.

（包敏伟）

第五十九节　主动脉气管支气管压迫综合征

一、引言

临床上由于主动脉畸形或主动脉瘤压迫气管支气管所引起的呼吸道症状称为主动脉气管支气管压迫综合征[1]，临床上并不少见，但由于常见症状为喘鸣，经常被误诊为哮喘而耽误治疗。

二、病例

患者，女性，76岁，就诊6个月前出现呼吸困难并进行性加重。胸部CT检查发现巨大升主动脉及降主动脉瘤，并伴有严重主动脉瓣反流。升主动脉、主动脉弓及降主动脉最大直径分别为7.5 cm、5.6 cm、8.2 cm。拟行手术治疗，但由于渐进性呼吸困难及喘鸣而急诊入院。胸部影像学检查发现左肺完全实变不张（图4–59–1）。支气管镜检查示左主支气管完全阻塞，并从支气管分泌物中找到金黄色葡萄球菌。暂缓手术治疗并给予抗生素及物理治疗。胸部CT检查发现左主支气管阻塞由降主动脉瘤压迫所致（图4–59–2）。心导管检查证实主动脉瘤及主动脉瓣关闭不全，中度心功能不全并排除冠心病，肺功能检查结果与大气管阻塞相符合。给予抗生素等药物治疗2周，肺部感染症状无改善，考虑到患者状况逐渐恶化且由于支气管压迫而无法引流出左肺内分泌物，决定行急诊手术。患者取平卧位，双腔气管插管并保持右侧通气，采用L形切口，经胸骨正中及左侧第5肋间进入胸腔及纵隔，常规建立体外循环，主动脉插管位于主动脉弓，静脉引流管位于右心房内，术中发现主动脉瘤起自主动脉根部一直延续到降主动脉并伴有三叶性退化性主动脉瓣。左主支气管被增宽的降主动脉压迫而塌陷，导致左肺实变不张。分别切除主动脉瓣及动脉瘤，行同种主动脉根部置换及主动脉弓和降主动脉人工血管置换术。手术及术后恢复顺利，术后胸部X线片示左肺充气良好（图4–59–3），术后20天出院，随访1年，情况良好。

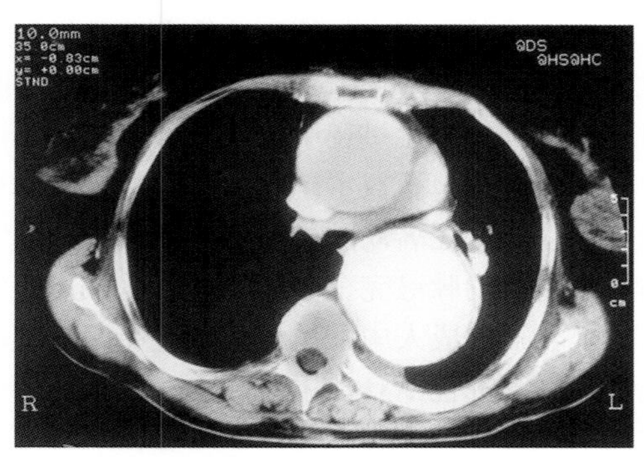

图4–59–2　术前胸部CT示升主动脉及降主动脉瘤并压迫左主支气管

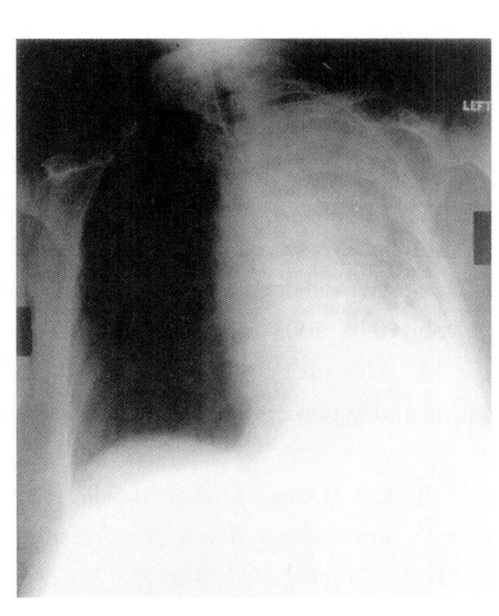

图4–59–1　术前胸部X线片示左肺不张

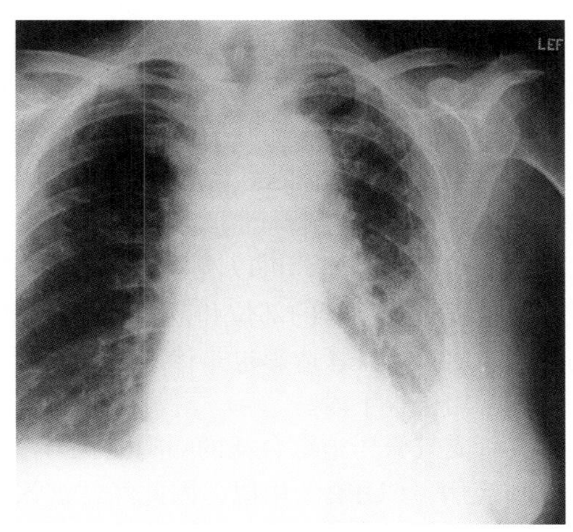

图4–59–3　术后胸部X线片示左肺膨胀好

三、讨论

（一）流行病学与病因分析

主动脉气管支气管压迫综合征可分为先天性和获得性，先天性主动脉气管支气管压迫综合征常见于小儿及婴幼儿，是由于主动脉弓畸形造成的[2-3]。主动脉弓畸形是由于鳃动脉的演化过程中发生异常，出现不同类型的环状血管畸形，包括双主动脉弓、右位主动脉弓、迷走右锁骨下动脉、无名动脉异常、左颈总动脉异常、颈部主动脉弓、主动脉弓完全中断等。获得性血管气管支气管压迫综合征在成人中常见，其主要原因是主动脉瘤压迫气管支气管，包括真性主动脉瘤、马方综合征及假性动脉瘤[4]。主动脉弓畸形属于小儿心脏外科的范畴，此处不做详细介绍，本文主要介绍由于主动脉瘤压迫气管支气管所引起的获得性血管气管支气管压迫综合征。

主动脉瘤造成大气管压迫综合征多有报道，但很少是主动脉瘤的死亡原因，主动脉瘤最常见的死亡原因是动脉瘤破裂。动脉瘤最常见于动脉粥样硬化，年轻人中马方综合征也不少见。升主动脉瘤要考虑梅毒的可能。主动脉瘤可分为真性动脉瘤和假性动脉瘤。从部位来看，升主动脉瘤（60%）多于降主动脉瘤（40%），主动脉瘤造成的气管压迫症状不多见，DeBakey报道大约8%的动脉瘤患者伴有气管压迫症状。动脉瘤对气管的压迫大多位于气管和左主支气管，右侧主支气管压迫较为少见。气管压迫主要由升主动脉或主动脉弓动脉瘤引起的，降主动脉瘤造成气管压迫症状较为少见。

（二）临床表现、诊断与治疗

主动脉气管支气管压迫综合征最常见的症状为喘鸣和呼吸困难，由于气管压迫狭窄，肺内分泌物引流不畅，容易反复发生肺炎和呼吸道感染，其他症状包括咳嗽和咯血[5]。相当多的主动脉瘤同时伴有食管压迫症状，表现为吞咽困难。胸部X线片表现为上纵隔增宽，CT检查对血管气管支气管压迫综合征的诊断很有帮助，尤其是三维成像重建，可以清楚地显示主动脉增粗的直径、压迫气管支气管的部位和范围，以及气管受压狭窄的程度。MRI及血管造影也是诊断血管气管支气管压迫综合征常用检查手段。

血管气管支气管压迫综合征的喘鸣症状与哮喘及慢性阻塞性肺疾病（COPD）相似，因此经常被误诊为哮喘及COPD多年，而不恰当地给予支气管扩张药、抗生素甚至呼吸机支持治疗。由于喘鸣也是大气管阻塞的一个常见症状，因此对于诊断为哮喘及COPD药物治疗效果不佳的患者，要考虑是否有气管受压阻塞的可能。不少患者直到出现气管和肺结构的严重破坏时才确诊，此时往往失去手术治疗的机会。

主动脉瘤最重要的治疗方法是修复主动脉，包括开放手术修复及腔内介入修复[6-7]。对于主动脉瘤造成的气管支气管压迫，随着主动脉的成功修复，气管压迫解除，肺功能可以明显改善。有时为了解除气管压迫，需要将主动脉弓缝合到胸骨上。手术效果十分显著，气管压迫症状会骤然消失。但是有少数患者虽然压迫解除，但阻塞症状仍然存在，或气管发生软化，这时可以考虑放置气管内支架来解决[8]。气管内支架还适合体质差、不耐受手术的患者。

四、总结

主动脉气管支气管压迫综合征是主动脉瘤常见伴随症状，对于伴有主动脉瘤的喘鸣患者要考虑有此综合征的可能，胸部CT三维成像重建可以确诊，大多通过手术修复主动脉可以很好地解除压迫，手术愈早，效果愈佳。

参考文献

[1] Sebening C, Jakob H, Tochtermann U, et al. Vascular tracheobronchial compression syndromes-- experience in surgical treatment and literature review[J]. Thorac Cardiovasc Surg, 2000, 48(3): 164-174.

[2] Ruzmetov M, Vijay P, Rodefeld M D, et al. Follow-up of surgical correction of aortic arch anomalies causing tracheoesophageal compression: a 38-year single institution experience[J]. J Pediatr Surg, 2009, 44(7): 1328-1332.

[3] Yusa H, Nishiya Y, Murata A, et al. Severe tracheal compression resulting from atherosclerotic aortic arch aneurysm; report of a case[J]. Kyobu Geka, 2005, 58(12): 1077-1080.

[4] Wright P M, Alexander J P. Acute airway obstruction, hypertension and kyphoscoliosis[J]. Anaesthesia, 1991, 46(2): 119-121.

[5] Chen W C, Tu C Y, Liang S J, et al. Metallic stents for rescuing a patient with severe upper airway compression due to aortic aneurysm[J]. Am J Emerg Med, 2009, 27(2): 256. e1-256. e4.

[6] Kanabuchi K, Noguchi N, Kondo T. Vascular tracheobronchial compression syndrome in adults: a review[J]. Tokai J Exp Clin Med, 2011, 36(4): 106-111.

[7] Kalkat M S, Bonser R S. Obstructive pneumonia: an indication for surgery in mega aorta syndrome[J]. Ann Thorac Surg, 2003, 75(4): 1313-1315.

[8] Reed A B, Reed M F. Endobronchial and endovascular management of bronchial compression by a thoracic aortic aneurysm[J]. Ann Thorac Surg, 2012, 94(1): 273-274.

（段亮）

第五章 膈肌

第一节 表现为膈神经麻痹的Parsonage-Turner综合征

一、引言

Parsonage-Turner综合征，又称臂丛神经炎，是一种少见的特发性的神经痛性肌萎缩病，可以导致单侧或双侧膈肌麻痹。病因尚未完全明确，在早期，易被误诊为神经根型颈椎病或胸廓出口综合征。Parsonage-Turner综合征可累及膈神经，受累后可出现膈肌麻痹，继而导致呼吸困难[1]。

二、病例

患者，男性，39岁，因左侧膈肌麻痹就诊。5个月前患者因急性发作的下腹痛就诊，诊断为憩室炎，并给予抗感染治疗。几天后，患者出现了严重的左侧颈部、肩部，以及上肢疼痛，伴有呼吸困难。其他症状逐步缓解，但左侧胸膜疼痛症状仍持续存在，并伴有肺炎引起的肺不张。后经吸气试验证实为左侧膈肌麻痹。患者基线肺功能在发病前体检时显示，FEV_1为预测值的97%~100%。发病后的FEV_1逐步降低至68%~69%，弥散功能无明显变化。发病前患者胸部X线片提示双侧膈肌水平对称。

体格检查提示左侧肺底部的胸膜摩擦音，余无明显异常。左侧肩部和上臂肌电图正常，但左膈肌肌电图显示慢性非活动性运动神经去神经改变。病毒血浆抗体检测提示巨细胞病毒IgG抗体升高，水痘-带状疱疹病毒抗体及EB病毒抗体阳性。

初步诊断为病毒感染引起的膈神经麻痹，进行了保守治疗。但患者的症状持续了6个月，并显著影响日常生活和工作。遂经左胸小切口膈肌折叠术，术后膈神经与膈肌病理检测未见特异性改变。1年后，术后肺功能检测提示FEV_1回升至78%。

三、讨论

Parsonage-Turner综合征最早由Spilane于1943年首次报道。1948年Parsonage和Turner报道为肩胛带综合征和麻痹性臂丛神经炎，并命名为神经痛性肌萎缩病，后来学者均称之为Parsonage-Turner综合征，或急性臂丛神经炎[1]。其他诊断名词有：急性臂丛神经炎，神经源性肌萎缩、术后原发性臂丛神经炎等。最初患者主要是臂丛神经受累，随着研究的深入，发现其他部位神经也可以出现同样病变，如腰骶丛神经和膈神经，因此，神经痛性肌萎缩病可能是更适合的诊断名称[2]。

（一）流行病学与病因分析

确切的致病因素尚未找到，但人们推测与病毒感染有一定的关系。有学者将其归于一种变态反应性疾病。当采用外源性血清或疫苗时，有15%的患者易患臂丛神经炎。Vuley等认为损伤可能是其主要病因，而大部分患者在疼痛发作前有较长一段时间无症状，并且以前的局部损伤是轻微的。外科手术后发病也不少见，即使手术部位远离肩部仍有发病。可单侧发病，也可双侧发病，双侧同时发病或另一侧以延缓形式发病占33%。双侧发病又增加了诊断的难度，每侧症状、体征和严重程度及临床表现又不相同，有时一侧仅为亚临床表现，需通过肌电图检查才能做出诊断。任何年龄均可发病，但发病高峰期在30岁前后与70岁前后，男性发病明显多于女性（男女比例为4：1）。

（二）临床表现与诊断

Parsonage-Turner综合征典型的临床症状是肩胛带部位突发性的剧烈疼痛，常隐匿性发作。Parsonage-Turner综合征有些临床特点具有共性，即突发性肩部剧痛，无明显损伤史，颈、肩部X线片正常。疼痛自行减弱和肌力减退出现后的诊断较明确，此时肌电图扫描检查可确诊神经病变。几乎所有患者从上肢肩部开始疼痛，当肩关节外展和肘关节伸直等导致臂丛神经伸展时疼痛加重。大部分患者可在熟睡中疼痛觉醒，因疼痛剧烈而需就诊，常需大剂量镇痛药物才可缓解。急性发作期，肩臂部运动可导致疼痛加重，被动活动无明显影响。该疼痛可与神经根性疼痛相似，但症状与体征不典型。咳嗽及颈部Valsalva动作也不会引起疼痛，颈椎叩击、侧屈、屈曲、伸展及上肢牵拉检查等均不会导致疼痛加剧。疼痛可在持续数小时或几周后逐渐减弱或消失，有时可存在数月，仅在疼痛区域存在钝痛等不适感。

患者在疼痛减退或发病的同时出现患侧上肢肩胛带肌肉功能障碍甚至受累肌肉丧失几乎全部力量，尤其是臂丛上干神经所支配的肌肉易受影响，受前骨间背神经所支配的肌肉和肱三头肌较少受累及。患者肌萎缩速度相比神经根性肌萎缩或周围神经压迫导致的肌萎缩速度更快，3/4的患者在2周内受累肌肉肌力丧失，部分在发病后2~4周发生肉眼可见明显的肌萎缩，发生运动障碍的顺序一般为：三角肌—冈上肌—冈下肌—前锯肌—肱二头肌。患者常无明显外伤病史，严重的肌力降低和肌萎缩常提示臂丛神经的近端受损，患者的正常生理反射及病理反射均消失。

文献报道受累神经差别较大。Parsonage及Turner的研究中胸长神经受累最常见，肩胛上神经及腋神经通常不单独受累。但Magee、Dejong及Tsairis却报道肩胛上神经单独受累并不少见。

患者发病后感觉症状较轻微，常觉察不到感觉丧失或在腋神经分布区仅存在局部感觉轻度减退。电生理检查也较少表现出神经传导振幅及速度的变化。

实验室检查对该病的诊断没有帮助，一般血细胞计数，红细胞沉降率等血清学化验均正常，颈椎、肩关节X线片阴性，免疫学也没有病理发现。肌电图扫描可有效发现肌萎缩，它不仅可显示单一周围神经或神经根受累，还可显示周围神经和神经根共同受累，有时显示受相同神经根支配的肌肉无异常。如冈上肌受累，冈下肌虽也受肩胛上神经支配，但可以是正常的，这有时说明病变部位位于臂丛的远端。

膈神经受累的Parsonage-Turner综合征在胸外科文献中报道较少。Cleveland诊所报道的33例特发性膈神经麻痹患者中，17例具有Parsonage-Turner综合征的临床特征。从解剖学角度来看，膈神经起源于第3颈神经根、第4颈神经根和第5颈神经根，其起源位置恰好高于臂丛神经。因此，弥漫性的臂丛神经炎有可能同期累及膈神经。Tsairis等[3]报道了99例Parsonage-Turner综合征患者，其中6例伴有单侧膈神经麻痹，1例为双侧麻痹。

（三）鉴别诊断

相关的鉴别诊断包括：肩袖损伤、胸廓出口综合征、颈椎病、急性颈椎间盘突出和周围神经卡压等[4]。Parsonage-Turner综合征没有明显的颈或肩部外伤史，突发性严重的肩部疼痛，相对轻的感觉减退，疼痛没有典型根性特征，没有病理体征，任何使椎管内压增加的临床试验均不能诱发或加重疼痛，疼痛可自然消失，很快发生受累肌肉运动功能障碍与肌肉萎缩。依据以上临床特点一般可与其他疾患相鉴别。若诊断困难，必要时行MRI或椎管造影等辅助检查。

根性受累的典型表现是肌力与感觉障碍局限于一个神经根，多伴随颈肩部疼痛，咳嗽及颈部Valsalva动作等使椎管压力增加动作引起疼痛，颈椎叩击、侧屈、屈曲、伸展及上肢牵拉检查等均会导致疼痛加剧。周围神经卡压征无颈部疼痛与根性痛，常伴有神经卡压处蒂内尔征（Tinel sign）[5]。神经远端也有疼痛与压痛，以及肌电图改变等体征有利于与其进行鉴别诊断[6]。

（四）治疗与预后

急性臂丛神经炎没有特异性治疗，部分患者可能表现为自限性疾病，其肌力强度逐渐恢复，但恢复较慢，且有恢复不全的报道[7]。该病远期预后较好，在病后1年恢复30%，2年恢复67%，3年恢复90%[8]。目前没有特异性治疗方法，即使大剂量激素治疗也无效，直接肩关节腔内激素注射也不能改变病情发展。发病早期使用有效的镇痛剂是常见的治疗办法，随着疼痛逐渐缓解可使用非类固醇类药物，后期结合物理疗法可减少肩关节挛缩。疾病确诊后，医生应耐心解释，降低患者精神压力，对其预后恢复也有较大帮助[9-10]。

四、总结

Parsonage-Turner综合征是一种少见的特发性的神经痛性肌萎缩病，可以导致单侧或双侧膈肌麻痹。该疾病没有特异性治疗，部分患者可表现为自限性疾病，其肌力强度逐渐恢复，但恢复较慢。

参考文献

[1] Parsonage M J, Turner J W. Neuralgic amyotrophy; the shoulder-girdle syndrome[J]. Lancet, 1948, 1(6513): 973-978.

[2] Burnard E D, Fox T G. Multiple neuritis of the shoulder girdle. A report of nine cases occurring in the 2nd New Zealand Expeditionary Force[J]. N Z Med J, 1942, 43: 241–247.

[3] Tsairis P, Dyck P J, Mulder D W. Natural history of brachial plexus neuropathy. Report on 99 patients[J]. Arch Neurol, 1972, 27(2): 109-117.

[4] Tsao B E, Ostrovskiy D A, Wilbourn A J, et al. Phrenic neuropathy due to neuralgic amyotrophy[J]. Neurology, 2006, 66(10): 1582-1584.

[5] Hoque R, Schwendimann R N, Liendo C, et al. Brachial neuritis with bilateral diaphragmatic paralysis following herpes zoster: a case report[J]. J Clin Neuromuscul Dis, 2008, 9(4): 402-406.

[6] Hannibal M C, Ruzzo E K, Miller L R, et al. SEPT9 gene sequencing analysis reveals recurrent mutations in hereditary neuralgic amyotrophy[J]. Neurology, 2009, 72(20): 1755-1759.

[7] Cruz-Martínez A, Barrio M, Arpa J. Neuralgic amyotrophy: variable expression in 40 patients[J]. J Peripher Nerv Syst, 2002, 7(3): 198-204.

[8] Ikegami G, Abe T, Akasaka K, et al. Bilateral phrenic nerve paralysis manifested by orthopnea for 6 months in a patient with neuralgic amyotrophy[J]. Intern Med, 2009, 48(24): 2123-2127.

[9] Hughes P D, Polkey M I, Moxham J, et al. Long-term recovery of diaphragm strength in neuralgic amyotrophy[J]. Eur Respir J, 1999, 13(2): 379-384.

[10] Odell J A, Kennelly K, Stauffer J. Phrenic nerve palsy and Parsonage-Turner syndrome[J]. Ann Thorac Surg, 2011, 92(1): 349-351.

（励逑元，赵德平）

第二节　膈肌结核

一、引言

膈肌结核（tuberculosis of diaphragm）是一种由于结核菌经膈动脉或淋巴途径感染膈肌，或位于膈肌周围的结核病灶直接侵犯而引起的膈肌结核感染性疾病。膈肌结核多以结核瘤形式存在，且好发于右侧，临床并无明显特异性表现，术前确诊困难，确诊依靠手术切除后的病理学诊断。手术切除是治疗膈肌结核的首选治疗方法。

二、病例

患者，男性，23岁，因右侧胸部疼痛3个月入院。既往体健，无结核病史。体格检查：腹软，无明显肌紧张，右上腹压痛（+），Murphy征（-），未触及明显肿块。影像学表现：B超提示右肝前上紧邻膈肌见7.5 cm×4.5 cm×6.0 cm椭圆形、中等不均匀回声肿块，边界清，厚约1 cm，其内见片状强回声，后方回声稍增强，肝脏局限性受压。胸部正位片提示右肺基底部大片密度增高影，上缘清楚，下缘与膈肌重叠，右膈面显示不清。人工气腹提示：右膈面上下区不规则软组织肿块影，大小约8.0 cm×8.0 cm，肿块1/3在膈上，2/3在膈下，周边光滑且分叶。胸部CT提示：右侧膈肌有7.2 cm×4.7 cm×7.0 cm肿块，CT值19~61 Hu。肿块后壁见一结节影，内有类圆形出血样密度区，肿块有完整包膜，内后壁有弧形钙化影。肿块与肝脏有边界清晰的压迹，增强扫描肿块无明显增强。

全身麻醉下行右侧胸腹联合切口探查，右肝与腹部前壁腹膜粘连，分离后见右膈肌囊性肿物与肝脏相连，穿刺抽出2 mL乳白色脓液及干酪样坏死物，考虑膈肌结核，即行右侧膈肌病灶清除+膈肌修补术。肿物8.0 cm×4.0 cm×6.0 cm大小，囊性，包膜完整，表面灰白色，切面见多个大小不等的囊腔，内含干酪样坏死组织及乳白色脓液。

术后当日脱离呼吸机，术后2天出ICU，第6天复查胸部X线片无明显异常，拔除引流管，第9天出院。术后继续抗结核治疗。显微镜检查提示：脓腔周围为干酪样坏死组织及上皮样细胞形成的结核结节，未见异型细胞。病理诊断：右膈肌结核伴冷脓肿形成。术后随访无复发[1]。

三、讨论

（一）流行病学与病因分析

膈肌结核是一种由于结核菌经膈动脉或淋巴途径感染膈肌，或位于膈肌周围的结核病灶直接侵犯而引起的膈肌结核感染性疾病，较为罕见。

膈肌可经膈动脉或经过淋巴途径遭受结核菌感染，位于膈肌周围的结核病灶也可直接侵犯膈肌。从传染途径来看，膈肌结核的发病机制有以下4种可能：①原发综合征早期血行播散；②原发阶段早期血行散播灶的再度活动；③后期血行散播；④局部结核灶的直接感染。Hamper认为出现全身粟粒型肺结核时肌肉很少被侵犯，因为横纹肌在活动时最易缺氧或供氧不足，此时肌肉中糖原进行无氧分解，供给能量并产生大量的乳酸，实验证明乳酸可阻碍结核菌生长，肌肉中的乳酸为一种抗结核物质，所以膈肌结核罕见。病变初始为渗出性变化，继而发生干酪样坏死，坏死灶周围有结核性肉芽组织形成，干酪样物质坏死液化形成脓肿。膈肌结核以结核瘤相对常见，且多见于右侧膈肌，可能与右侧膈肌较左侧更为固定相关。

（二）临床表现与诊断

膈肌结核的临床表现无明显特异性，有些患者有明确的结核病史，也可无相关结核病史及结核相关症状，所以术前诊断较为困难。超声及胸部X线片均无特异性表现[2]。气腹造影，特别是气胸加气腹造影可清楚显示病变和周围组织的关系[3]。胸部CT可以确定病变的部位、形态、范围和内部结构，诊断价值较大。病灶在CT下多显示为膈肌囊性为主的低密度病变区，壁较薄、完整且有弧形钙化灶，内见结节影，增强后无明显强化。但膈肌结核的确诊需要手术后的病理诊断。

本病的治疗方法以手术治疗为主，一旦明确为膈肌结核，要结合抗结核治疗，以达到理想的治疗效果。经过规范抗结核治疗的患者预后较好。

参考文献

[1] 田昭俭，王国安. 膈肌结核1例报告[J]. 实用放射学杂志，1999，15(4)：253.

[2] 李宝童，陶永忠，赵仁贵，等. 膈肌结核性脓肿一例[J]. 中国胸心血管外科临床杂志，2013，20(6)：690.

[3] 张文智，杨高怡，于天琢，等. 超声造影在结核性膈肌脓肿诊断中的应用[J]. 中华全科医师杂志，2015，14(6)：453.

（吴峻）

第三节　膈肌膨出症

一、引言

膈肌膨出症是一种因膈肌发育不全、麻痹或萎缩导致膈肌活动减弱、肌纤维拉伸而引起的膈肌位置异常升高的疾病[1]。

二、病例

患者，女性，47岁，反复胸闷4年余。体格检查：左侧呼吸音减弱。胸部CT示：左侧膈肌抬高，伴相邻左肺上叶舌段及左肺下叶肺组织受压。肺功能：FEV_1实测值为1.97 L，占预计值的76.8%，肺通气功能轻度减退（限制性）。术前胸部X线片示左侧横膈无波动。诊断为左侧膈肌膨出症。患者全身麻醉，双腔气管插管，置胃管一根，患者健侧卧位，使用三切口技术。第一切口位于肩胛下线第5肋切口，作为胸腔镜的观察孔，大小约1.2 cm，其余两个切口分别为第8肋腋前线和腋后线，作为操作孔，大小约2 cm。通过观察孔显示松弛的膈肌，创建一个从外围到内侧的缝膈肌的良好视野。游离下肺韧带，用卵圆钳钳夹起靠近前胸壁松弛的膈肌，用手指准确触诊，排除腹腔脏器的存在，从卵圆钳上方用36号polysorb可吸收线90 cm行U形缝合，见图5-3-1。术后3天拔除胸腔闭式引流管并出院，复查胸部X线片示左侧膈肌位置较前明显下降（图5-3-2~图5-3-3），左肺膨胀理想，患者自觉胸闷症状消失。

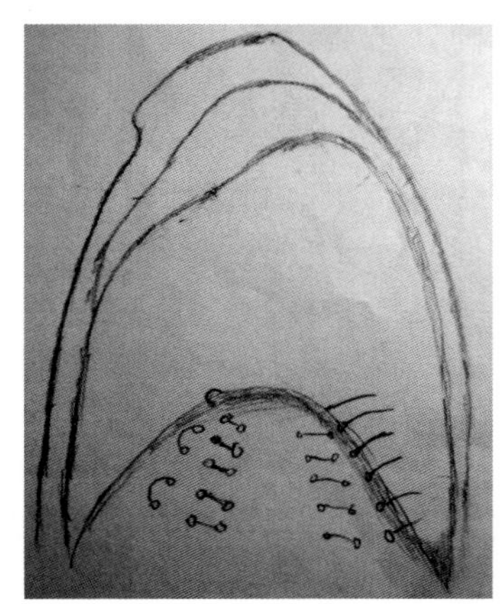

图5-3-1　U形缝合示意图

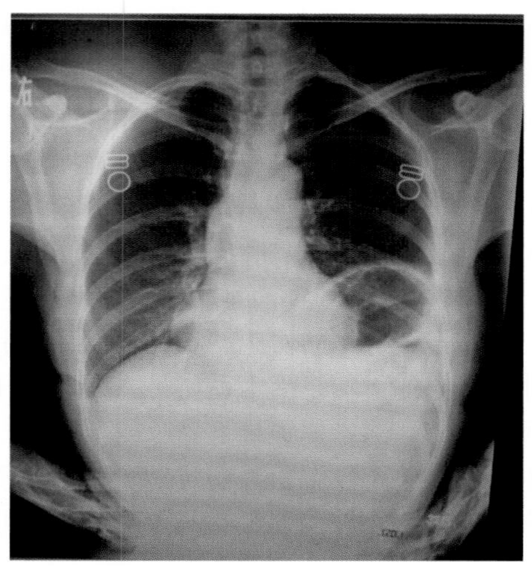

图5-3-2　患者术前胸部X线片

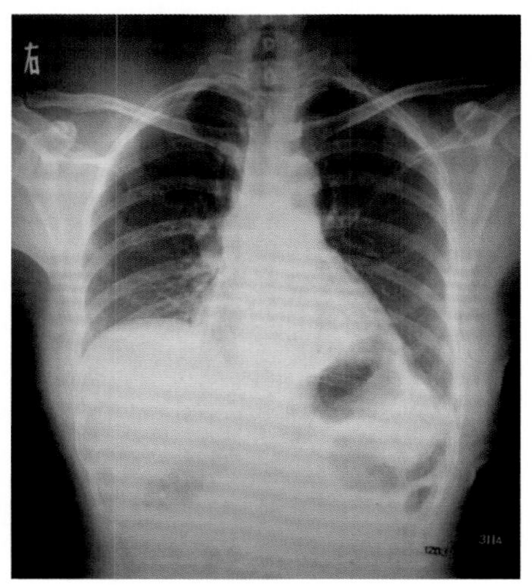

图5-3-3　患者术后胸部X线片

三、讨论

（一）流行病学与病因分析

1774年，Pettit首次描述膈肌膨出症，1829年Beclard正式命名。膈肌膨出症发病率较低，各年龄组均可发现，但成人常规胸部X线片发现率约占1/10 000，女性发病率稍低于男性，且左侧较易发生[2]。多属于先天性发育畸形，少数由于膈神经麻痹引起，且症状和体征均不典型，多以呼吸或消化道表现就诊，可为膈肌局部膨出，也可为全膈膨出，多数病例膈肌膨出仅发生在一侧。成年人多见于左叶，婴幼儿则多见于右叶。

膈肌膨出症可分为先天性或非麻痹性；后天性或麻痹性。先天性膈肌膨出还可根据程度分为完全性、部分性和双侧性3类。先天性膈肌膨出只是膈肌纤维发育不良，比较纤薄无力，严重者似半透膜，膈神经无病变。后天性膈肌膨出则是膈神经损伤或病变引起的。婴儿在产伤、先天性心脏病或纵隔肿瘤手术时的损伤是最多见的原因；成人在恶性肿瘤（如肺癌、胸腺瘤、恶性生殖细胞瘤、非霍奇金病）的侵犯、心脏直视手术中受到心脏表面冰屑降温的影响、手术损伤（如纵隔切开术、胸腔内或颈部肿物切除术，锁骨下静脉或颈静脉导管及电极置入术）及高位颈段脊髓外伤时易引起膈神经麻痹及膈肌膨出。成人特发性膈神经麻痹及膈肌膨出可能是亚临床病毒感染所致。

发病机制可能是膈肌的肌纤维先天性发育不全或出生时膈神经受损伤，造成膈肌麻痹，肌纤维萎缩，致膈肌的一叶呈薄膜状，膈顶位置显著升高。这种情况称为膈肌膨出。

（二）临床表现与诊断

1. 临床表现

膈肌膨出临床症状轻重不一。婴幼儿因膈肌位置升高，肺下叶受压萎陷和腹内脏器位置升高，可引起急性呼吸窘迫和喂食困难等症状。成人膈肌膨出多为下咽困难，上腹牵拉感或上腹胀痛，上腹烧灼感和嗳气。且在平卧或饱食后胃肠道症状加重，改侧卧位时可缓解。呼吸道症状则有活动时感呼吸困难、气短、咳嗽、喘鸣等。

2. 诊断

完全性膈肌膨出的诊断一般无困难，胸部X线片上可见患侧膈肌异常升高及连续无断裂的膈肌阴影。但部分性膈肌膨出须与膈肌疾病、肺基底部包块等鉴别。行气腹造影、消化道钡剂造影等有助于明确诊断。

3. 鉴别诊断

（1）膈疝：为先天性或后天性原因导致腹腔内脏器通过膈肌缺损处进入胸腔形成。胸透时亦可见膈肌局部隆起，但于膈上隆起部分可见胃囊或肠腔的空腔影，运用气腹技术检查则可见患者直立位时气体升入胸腔内，即在膈上的疝囊内，而膈肌膨出则见气体在膈下，胃肠道造影或钡灌肠则能清楚地看到升高的胃或结肠与膈肌的关系。

（2）肺底积液：肺底积液患者X线片常可见患侧膈肌抬高影，一般在改变体位胸透或行B超检查后即可区分。

（3）横膈肿瘤：极少见，多无特异症状。X线片可见膈肌上面显示边缘光滑的圆形或卵圆形致密阴影，可随膈肌运动而上下移动，其形态和大小不随呼吸而改变，诊断性气腹有助于诊断。

4. 手术指征与目的

成人膈肌膨出症主要手术指征为有呼吸系统症状且呼吸功能受损者以及有胃肠道症状者[3]。治疗的目的是将膈肌恢复到正常解剖位置，以稳定纵隔，得到更多的正常换气。与此同时，症状不明显的膈肌膨出症是否需要手术治疗还存在争议。Ribet[4]对没有行手术治疗的膈肌膨出症患者进行随访，结果发现膈肌膨出症没有恢复倾向。因此他认为无论是否有明显的症状，膈肌膨出症一经确诊均应尽早手术治疗。多数作者认为，无症状的膈肌膨出症不需手术[5]。

5. 手术路径：进胸*vs*经腹

膈肌膨出症手术治疗首选经胸路径，因其暴露充分、操作方便，且可看清膈神经及肺发育情况。

目前国内主要外科手术治疗方式有：膈肌叠瓦式缝合术（不切开膈肌折叠缝合术）、膈肌折叠缝合术（切开膈肌双层褥式缝合术）、三层膈肌折叠术[6]。术后患者肺功能改善较明显，但都为常规开胸手术治疗。切开膈肌重叠缝合法能看清腹内脏器，不造成损伤，缝合的紧张度容易掌握；不切开膈肌折叠缝合法必须确定膈肌与腹内脏器无粘连方可选用。不切开膈肌的折叠缝合术，只要膈下无粘连，操作认真，不致损伤腹内脏器。与切开膈肌的膈肌折叠缝合术相比，更简单易行。膈底粘连的处理：提起膈肌时发现隔下与腹内脏器粘连者，需要将膈肌矢状切开，分离粘连后按常规方法行膈肌折叠缝合。

1996年，Mouroux等[7]报道电视辅助胸腔镜下行膈肌折叠缝合术获得成功。患者在电视辅助胸腔镜下行膈肌折叠术，机体损伤相对开胸术式小，术后恢复较快，且体表相对美观，更易被患者接受。患者因住院时间短，机体损伤小，术后并发症少，使住院费用较开胸手术有所下降，且中短期效果理想[8]。针对远期效果或症状缓解不理想的患者，因电视辅助胸腔镜下行膈肌折叠术所带来的低创伤，可减轻患者对手术治疗的恐惧，从而提高患者再次接受手术治疗的概率，更好地恢复机体功能，提高生活质量。对于病症相对单一，且胸腹腔无感染性病因如结核性胸膜炎、结核性腹膜炎等，可手术前打气腹排除腹腔粘连，防止损伤腹腔脏器等并发症的出现。同时可行消化道钡剂造影，鉴别膈疝与膈肌膨出后可行此种方法。但胸腔镜操作孔与常规肺部手术的操作孔不一致，显示屏所显示的图像倒转，手术操作难度相对较大，对手术医生要求较高。

目前国内文献报道中以外科开胸或经腹手术治疗多见。上海市肺科医院胸外科成功实施国内第1例胸腔镜下膈肌折叠缝合术治疗膈肌膨出症[9]。

四、总结

成人膈肌膨出症主要手术指征为有呼吸系统症状且呼吸功能受损者以及有胃肠道症状者。治疗的目的是将膈肌恢复到正常解剖位置，以稳定纵隔和得到更多的正常换气。患者一般经手术治疗后，预后均较好。临床症状可得到部分或完全缓解或纠正。症状不明显的膈肌膨出症是否需手术治疗还存在争议。胸腔镜行膈肌折叠缝合术是微创手术在膈肌膨出症外科治疗中的新应用。微创手术将手术的创伤尽可能降低，体现了现代医疗的更高要求，也是新技术与传统术式结合的必然体现。

参考文献

[1] 顾恺时. 胸心外科手术学[M]. 第2版. 北京：人民卫生出版社，2003：505-506.

[2] Rodgers B M，Hawks P. Bilateral congenital eventration of the diaphragms：successful surgical management[J]. J Pediatr Surg，1986，21(10)：858-864.

[3] 李政立. 5例膈膨出诊治体会[J]. 中外医疗，2010，9：102.

[4] Ribet M. Diaphragmatic plication[J]. Ann Thorac Surg，1990，50(5)：855-856.

[5] Freeman R K，Wozniak T C，Fitzgerald E B. Functional and physiologic results of video-assisted thoracoscopic diaphragm plication in adult patients with unilateral diaphragm paralysis[J]. Ann Thorac Surg，2006，81(5)：1853-1857.

[6] Maxson T，Robertson R，Wagner C W. An improved method of diaphragmatic plication[J]. Surg Gynecol Obstet，1993，177(6)：620-621.

[7] Mouroux J，Padovani B，Poirier N C，et al. Technique for the repair of diaphragmatic eventration[J]. Ann Thorac Surg，1996，62(3)：905-907.

[8] Groth S S，Rueth N M，Kast T，et al. Laparoscopic diaphragmatic plication for diaphragmatic paralysis and eventration：an objective evaluation of short-term and midterm results[J]. J Thorac Cardiovasc Surg，2010，139(6)：1452-1456.

[9] 柴国祥，谢博雄，谢冬，等. 胸腔镜下膈肌折叠缝合术治疗膈肌膨出症[J]. 中华胸心血管外科杂志，2013，29(2)：114.

（谢博雄）

第四节 Bochdalek膈疝

一、引言

先天性膈疝是由于膈肌发育缺陷，导致腹腔内容物经缺陷口疝入胸腔。其中最常见的先天性膈疝是Bochdalek膈疝，约占95%。

二、病例

患者，男性，25岁，因上腹痛伴呼吸困难4天入院。体格检查发现上腹部轻微肌紧张，左侧胸部呼吸音减低。胸部X线片示左侧胸腔张力性液气胸（图5-4-1A）。遂于左侧胸腔置入引流管，但未引流出液体。入院第2天，行胸部CT示Bochdalek膈疝，可见胃、结肠和肝左叶疝入胸腔（图5-4-1B~图5-4-1C）。

遂行开腹手术，术中可见Bochdalek膈疝位于左侧膈肌后方，胃、结肠脾区和肝左叶疝入胸腔。胃可见部分缺血改变，故将胃回纳后采取热敷。胃、结肠和肝左叶复位后行疝修补术。术后患者症状改善，左肺复张（图5-4-2），于术后第7天出院[1]。

三、讨论

（一）流行病学与病因分析

Bochdalek膈疝通常是新生儿疾病，最初在1754年由McCauley描述，并于1848年由Vincent Alexander Bochdalek对该病进行普及，因此而得名。

Bochdalek膈疝的病因可以是先天性，为膈肌发育异常所致；也可能与后天性因素有关，包括手术、创伤和感染等。多数先天性Bochdalek膈疝在新生儿期即有明显症状，最严重的是呼吸窘迫。在胚胎发育期，膈肌的发育于孕期第4周开始，自横膈延伸而来的中心腱分隔躯干形成胸腔和腹腔；孕期第6周，胸膜腹膜皱襞由躯干侧壁向中心生长并与中心腱融合；在孕期第8周时，横膈与食管之间的管道发生关闭，这两组肌群融合仅发生于发育的最后阶段，因此成为解剖薄弱区。正是在这个纤维腰肋三角区（即膈肌后外侧腰部肌群和肋间肌群的交界处），Bochdalek膈疝由此处疝出[2]。由于右侧的闭合早于左侧闭合，故Bochdalek膈疝多见于左侧[3]。根据Mullins报道[4-5]，在一项包含13 138例无症状患者的CT检查中，Bochdalek膈疝的发生率为0.17%，其中右侧占68%，女性占77%。这与既往研究略有不同[6]，可能的原因是女性和右侧Bochdalek膈疝多无临床症状，而左侧Bochdalek膈疝多伴有明显的临床表现，故在无症状人群中筛查，右侧Bochdalek膈疝占多数。

（二）临床表现与诊断

大约86%的Bochdalek膈疝患者临床症状与疝局部压迫有关，主要为疼痛（66%）和梗阻（38%）[2]，其他

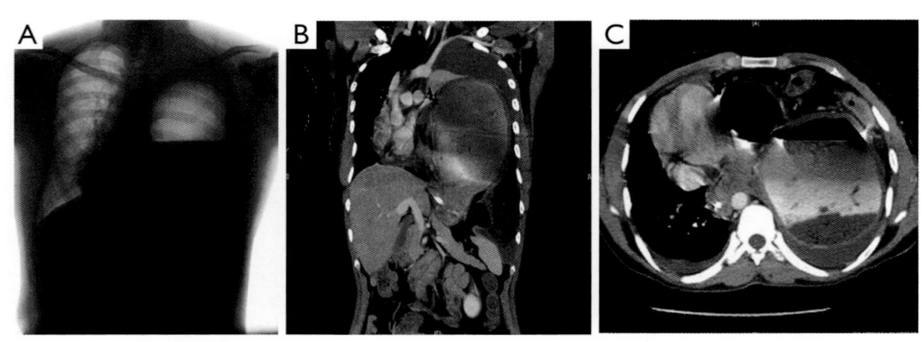

（A）胸部X线片示左侧胸腔张力性液气胸；（B~C）胸部CT结果显示Bochdalek膈疝，可见胃、结肠和肝左叶疝入胸腔。

图5-4-1 胸部X线片及CT检查

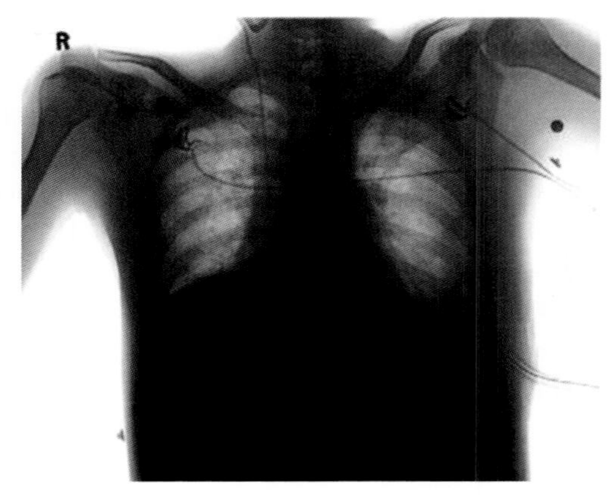

图5-4-2　术后胸部X线片患者症状改善，左肺复张

症状包括恶心、呕吐、呼吸困难等。体格检查可有患侧呼吸音减弱，有时患侧可闻及肠鸣音[1]。根据临床症状诊断Bochdalek膈疝往往较困难，Fingerhut等[7]提出了关于Bochdalek膈疝诊断的线索：①餐后出现呼吸道症状；②仰卧位时胸部或腹部症状加重；③仰卧位影像学检查有异常；④体力活动时腹部症状加重。Bochdalek膈疝内容物包括结肠（63%）、胃（40%）、大网膜（39%）、小肠（28%）等。

Caskey等[8]对120例不同年龄与膈肌缺损关系的CT研究表明，在20~30岁时无一例膈肌缺损；随着年龄的增长、膈肌的老化，缺损的数目逐渐增加；一项前瞻性研究也报道了不同年龄组的无症状患者Bochdalek膈疝发生率[1]，结果显示50~59岁、60~69岁和70~79岁年龄组Bochdalek膈疝的发病率依次为10.5%、13.7%和20.3%。研究表明，成人Bochdalek膈疝的发病与年龄和膈肌老化有关。因此凡能引起腹压升高的因素，均可导致成人Bochdalek膈疝的发生。相关的促成因素包括妊娠[9]、慢性便秘[10]及重度慢性阻塞性肺疾病[11]等。

胸部X线片中Bochdalek膈疝表现为一侧膈肌上的气泡影，但部分Bochdalek膈疝患者胸部X线片上可无阳性表现。胸部CT有助于Bochdalek膈疝的诊断[12]，表现为膈肌后缘近膈肌处的缺损，疝内容物大多数仅含肾周脂肪，小部分患者可见结肠、小肠、肾脏等。拟行手术治疗的患者需要行上消化道检查，以排除上消化道旋转不良[5]。

（三）治疗

Aue于1901年成功治疗第1例Bochdalek膈疝患者，Silen于1995年应用胸腔镜技术治疗了首例Bochdalek膈疝患者[5]。对于有症状的Bochdalek膈疝患者，多主张积极手术治疗，而对于无症状的患者，是否需手术治疗目前尚无定论[13]，部分学者认为对偶然发现的Bochdalek膈疝，仍应行疝复位+缺口修补术，以免疝内容物发生绞窄[4]。手术治疗分为经腹和经胸、开胸或微创方式。一项Meta分析研究[14]表明Bochdalek膈疝患者经微创治疗比开胸手术具有更高的复发率，尤其是应用补片修复者。因此在进行微创手术回复疝后需行补片修复，此时建议中转开胸，以减少Bochdalek膈疝的复发。

四、总结

Bochdalek膈疝可分为先天性和后天性，由于膈肌后侧的纤维腰肋三角区薄弱，腹腔内脏器可通过此解剖薄弱区进入胸腔，形成Bochdalek膈疝。部分患者可无相应临床症状，仅在体检时偶然发现。胸部CT有助于Bochdalek膈疝的诊断。对于有症状的Bochdalek膈疝多主张积极手术治疗，而对于无症状的患者是否需要手术治疗目前尚无定论。疝复位+缺口修补术是本病主要的治疗方法。

参考文献

[1] Somani S K, Gupta P, Tandon S, et al. Bochdalek diaphragmatic hernia masquerading as tension hydropneumothorax in an adult[J]. J Thorac Cardiovasc Surg, 2011, 141(1): 300-301.

[2] Brown S R, Horton J D, Trivette E, et al. Bochdalek hernia in the adult: demographics, presentation, and surgical management[J]. Hernia, 2011, 15(1): 23-30.

[3] Carrascosa M F, Carrera I A, Garcia J A, et al. Symptomatic Bochdalek hernia in an adult patient[J]. BMJ Case Rep, 2010, 2010: bcr0520102996.

[4] Mullins M E, Saini S. Imaging of incidental Bochdalek hernia[J]. Semin Ultrasound CT MR, 2005, 26(1): 28-36.

[5] Silen M L, Canvasser D A, Kurkchubasche A G, et al. Video-assisted thoracic surgical repair of a foramen of Bochdalek hernia[J]. Ann Thorac Surg, 1995, 60(2): 448-450.

[6] Kocakusak A, Arikan S, Senturk O, et al. Bochdalek's hernia in an adult with colon necrosis[J]. Hernia, 2005, 9(3): 284-287.

[7] Fingerhut A, Baillet P, Oberlin P, et al. More on congenital diaphragmatic hernia in the adult[J]. Int Surg, 1984, 69(2): 182-183.

[8] Caskey C I, Zerhouni E A, Fishman E K, et al. Aging of the diaphragm: a CT study[J]. Radiology, 1989, 171(2): 385-389.

[9] Palanivelu C, Rangarajan M, Maheshkumaar G S, et al. Laparoscopic mesh repair of a Bochdalek diaphragmatic hernia with acute gastric volvulus in a pregnant patient[J]. Singapore Med J, 2008, 49(1): e26-e28.

[10] Kanazawa A, Yoshioka Y, Inoi O, et al. Acute respiratory failure caused by an incarcerated right-sided adult bochdalek hernia: report of a case[J]. Surg Today, 2002, 32(9): 812-815.

[11] Court F G, Wemyss-Holden S A, Maddern G J. Postoperative colonic perforation in a right-sided congenital diaphragmatic hernia in an adult[J]. Int Surg, 2003, 88(1): 9-11.

[12] Shin M S, Mulligan S A, Baxley W A, et al. Bochdalek hernia of diaphragm in the adult. Diagnosis by computed tomography[J]. Chest, 1987, 92(6): 1098-1101.

[13] Mullins M E, Stein J, Saini S S, et al. Prevalence of incidental Bochdalek's hernia in a large adult population[J]. AJR Am J Roentgenol, 2001, 177(2): 363-366.

[14] Chan E, Wayne C, Nasr A. Minimally invasive versus open repair of Bochdalek hernia: a meta-analysis[J]. J Pediatr Surg, 2014, 49(5): 694-699.

（张鹏）

第五节　肝肋间疝

一、引言

肝肋间疝（intercostal herniation of the liver）是一种非常少见的疾病，肝脏经受损的膈肌和肋间肌由胸壁薄弱区膨出而形成疝。

二、病例

患者，男性，51岁。患者1年前咳嗽严重发作造成自发性肋骨骨折，6个月后出现右胸壁疼痛性突起，行开放手术治疗，2个月后仍无改善。患者有糖尿病史、冠心病史、吸烟史。体格检查提示右第7、8肋间4 cm×18 cm肿块，Valsalva动作时由腋前线和腋中线之间突起，可回纳。肿块随呼吸波动，伴有明显疼痛。患者左侧卧位时，肋间隙明显凹陷、增宽，无游离肋骨活动。胸部未闻及肠鸣音。X线片提示右侧第7肋缺失，肺组织外侧软组织肿物。MRI提示肝脏通过胸壁缺损突出；膈肌完整但松弛，覆盖胸壁缺陷的后外侧（图5-5-1），其他器官正常。实验室检查未见明显异常。

诊断考虑肝肋间疝，拟行手术治疗。经右后外侧切口。探查见第7肋骨缺失，第6、8肋间距离6 cm，覆盖较薄瘢痕组织，疝内容物可触及，未见手术残留人工缝合材料，瘢痕组织过薄，无法进行内源性修复。胸腔无粘连，缺损周围肋骨以及肋软骨连接稳定。膈肌无缺损，与腹腔无连通。肺完好，保留第6肋间血管神经束，剥离第6、8肋骨骨膜。将3个直径1 mm不锈钢线圈置入肋骨后方与骨膜间隙的间隙，将Marlex网缝合于肋骨膜，缝合时尽量远离瘢痕（图5-5-2）。使第6、8肋位于网格补片上并收紧线圈，逐层关闭皮下组织和皮肤。患者术后第4天出院，无并发症发生[1]。

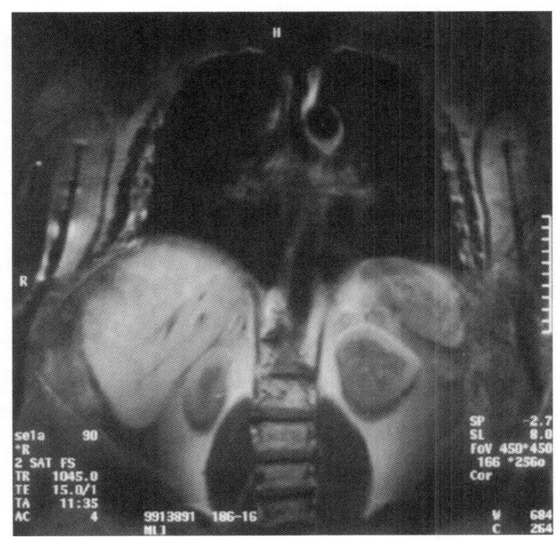

图5-5-1　冠状面MRI提示右侧肝肋间疝

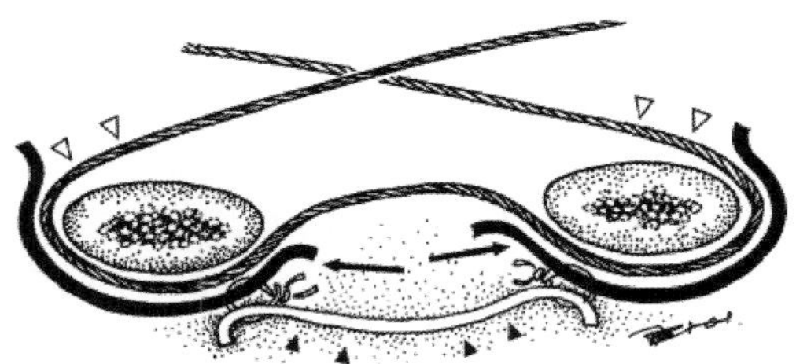

白色箭头，不锈钢线；黑色短箭头，网；黑色长箭头，后侧肋骨膜。

图5-5-2　手术示意图

三、讨论

（一）流行病学与病因分析

肋间疝是一种少见疾病，是由胸腹壁肌肉薄弱导致的相邻肋骨筋膜的疝。也有学者根据膈肌是否完整，将肋间疝分为获得性肋间疝（膈肌完整）和经膈肌肋间疝（膈肌不完整）[2-3]。根据疝内容物的不同，可分为不同种类。文献报道，疝内容物可分为单纯筋膜或包含胸腹部脏器，如肝、肺、小肠、大肠、网膜、胆囊等[4-7]。肋间疝的发病原因大部分为外伤引起[2]。极少数病例为自发性[8-10]，如COPD伴有骨质疏松患者，可由于剧烈咳嗽造成肋骨骨折，形成胸壁薄弱区。肋间疝的其他危险因素包括哮喘、糖尿病、高龄、激素用药史、体重过轻、腹内压增高等[10]。一些遗传性疾病也可造成肋间疝的发生[9,11]，如埃勒斯-当洛综合征（Ehlers-Danlos syndrome）可出现组织强度下降，波伦综合征（Poland syndrome）出现胸壁缺陷。

（二）临床表现与诊断

由于外伤后局部血肿和水肿，仅少数肋间疝患者可早期诊断，多数患者为数月甚至数年后发现。肋间疝的典型症状是胸部突起，疼痛。体格检查为较低的胸壁上出现可复性肿块，肿块随呼吸运动波动，咳嗽时可有冲击感。当疝内容物为小肠或结肠时，患者可出现不完全肠梗阻的表现，肿块表面可闻及肠鸣音。影像学检查X线片可见肋骨骨折。CT及MRI可明确是否存在膈肌破裂以及破裂的位置，疝内容物的性质，对于诊断肋间疝有重要作用，并可进行精准的术前评估。

（三）治疗与预后

肋间疝的治疗首选手术治疗。文献报道有15%的肋间疝可出现嵌顿和绞窄，包括网膜、小肠、大肠、肝等，因此早期手术干预十分必要[2]。对于高龄且合并多种合并症的手术高危患者，可考虑保守治疗。另外对于某些无症状患者，也有报道可采取保守治疗[12-13]，但是应充分评估患者的年龄、复发风险、疝的大小及类型以及严重程度、手术风险、合并症。

肋间疝的修补可分为直接和间接修补两种方式。直接修补可选择沿肋间隙的开胸切口。间接修补可采用腹腔镜手术或开腹手术[14-15]。目前修补的方式包括缝合，可吸收或不可吸收的网格补片修复，但是无论采取何种方式，根据现代疝外科手术的原则，应无张力修补，并应尽量避免肋骨牵拉，以避免患者不适和慢性疼痛[16]。当患者有肋骨骨折时，无需立即手术，可待骨愈合后手术。仅当患者出现较大肋间隙或缺陷时，才考虑软组织重建和肋骨拉近，并且注意不能增加张力和造成肋间神经损伤[17]。

直接修补适用于不复杂的肋间疝，术中可快速发现疝孔，并且不需要打开腹膜修补，补片可缝合于疝的边缘，但是有学者认为缝合会导致张力而致长期胸痛，并建议可行无缝合纤维蛋白胶补片修补[2]。

对于怀疑有并发症和膈肌以及腹部内脏损伤的患者，应考虑行非直接修补（腹腔镜或开腹），更加易于处理疝内容物和腹部病变，但是在腹腔内置入补片增加了肠损伤和固定补片导致的疼痛风险[18]。也有报道采用开胸和腹腔镜结合来治疗肋间疝[3]。

四、总结

肝肋间疝肝脏经受损的膈肌和肋间肌由胸壁薄弱区膨出而形成疝。肋间疝的典型症状是胸部突起，疼痛。肋间疝的治疗首选手术治疗，肋间疝的修补可分为直接修补和间接修补两种方式；对于高龄且有多种合并症的手术高危患者，可考虑保守治疗。

参考文献

[1] Losanoff J E, Richman B W, Jones J W. Recurrent intercostal herniation of the liver[J]. Ann Thorac Surg, 2004, 77(2): 699-701.

[2] Erdas E, Licheri S, Calò P G, et al. Acquired abdominal intercostal hernia: case report and systematic review of the literature[J]. Hernia, 2014, 18(5): 607-615.

[3] Bobbio A, Ampollini L, Prinzi G, et al. Endoscopic repair of an abdominal intercostal hernia[J]. Surg Laparosc Endosc Percutan Tech, 2008, 18(5): 523-525.

[4] Best I M. Complication of the retroperitoneal approach: intercostal abdominal hernia[J]. Am Surg, 2001, 67(7): 635-636.

[5] Serpell J W, Johnson W R. Traumatic diaphragmatic hernia presenting as an intercostal hernia: case report[J]. J Trauma, 1994, 36(3): 421-423.

[6] Guivarc'h M, Fournier F. Abdominal intercostal hernia. A case of a right-sided hernia (author's transl)[J]. Chirurgie, 1978, 104(2); 149-158.

[7] Abunnaja S, Chysna K, Shaikh I, et al. Acquired abdominal intercostal hernia: a case report and literature review[J]. Case Rep Surg, 2014, 2014: 456053.

[8] Sharma O P, Duffy B. Transdiaphragmatic intercostal hernia: review of the world literature and presentation of a case[J]. J Trauma, 2001, 50(6): 1140-1143.

[9] Seifarth F G, Cruz Pico C X, Stromberg J, et al. Poland syndrome with extracorporeal intercostal liver herniation and thoracic myelomeningocele[J]. J Pediatr Surg, 2012, 47(1): e13-e17.

[10] Unlu E, Temizoz O, Cagli B. Acquired spontaneous intercostal abdominal hernia: case report and a comprehensive review of the world literature[J]. Australas Radiol, 2007, 51(2): 163-167.

[11] de Weerd L, Kjæve J, Gurgia L, et al. A large abdominal intercostal hernia in a patient with vascular type Ehlers-Danlos syndrome: a surgical challenge[J]. Hernia, 2012, 16(1): 117-120.

[12] Connery A, Mutvalli E. Cough-induced abdominal intercostal

hernia[J]. JRSM Short Rep, 2010, 1(3): 23.

[13] Benizri E I, Delotte J, Severac M, et al. Post-traumatic transdiaphragmatic intercostal hernia: report of two cases[J]. Surg Today, 2013, 43(1): 96-99.

[14] Bendinelli C, Martin A, Nebauer S D, et al. Strangulated intercostal liver herniation subsequent to blunt trauma. First report with review of the world literature[J]. World J Emerg Surg, 2012, 7(1): 23.

[15] Gundara J S, Ip J C, Lee J C. Unusually complicated chest infection: colon containing intercostal hernia[J]. ANZ J Surg, 2012, 82(11): 851-852.

[16] Visagan R, McCormack D J, Shipolini A R, et al. Are intracostal sutures better than pericostal sutures for closing a thoracotomy?[J]. Interact Cardiovasc Thorac Surg, 2012, 14(6): 807-815.

[17] Ohlow M A, Hocke M. Incisional intercostal hernia with prolapse of the liver[J]. Ann Hepatol, 2011, 10(1): 80.

[18] Heniford B T, Park A, Ramshaw B J, et al. Laparoscopic ventral and incisional hernia repair in 407 patients[J]. J Am Coll Surg, 2000, 190(6): 645-650.

（杨洁）

第六节　膈肌多形型横纹肌肉瘤

一、引言

原发性膈肌横纹肌肉瘤（rhabdomyosarcoma）十分罕见。横纹肌肉瘤包括多形型（pleomorphic）、腺泡型（alveolar）、葡萄状（botryoid）和胚胎型（embryonal）4种类型。多形型横纹肌肉瘤既往文献报道少，占横纹肌肉瘤的10%~20%，而位于膈肌的多形型横纹肌肉瘤少于1%。患者多无临床症状，偶可因肿瘤压迫周围组织器官出现相应的临床表现，如咳嗽、气促、吞咽困难等。

二、病例

患者，女性，58岁，因呼吸困难、乏力伴咳嗽1个月入院。体格检查：血压110/70 mmHg，心率88次/min，体温36.6 ℃，呼吸20次/min。右下肺可闻及细湿啰音，其余心脏和腹部检查均阴性。实验室检查示血常规：血红蛋白13.5 mg/dL，白细胞8 100/mm^3，红细胞沉降率40 mm/h；血生化均在正常范围内；肺功能：FEV_1/FVC 87%。胸部X线片示右侧膈肌上肿块（图5-6-1）。胸部CT示膈顶处约15 cm×10 cm×13 cm大小肿块，在右肺中叶外侧段、下叶背段和外基底段，左下叶后基底段和胸膜下可见多发转移灶，其中最大直径为3 cm（图5-6-2）。腹部超声检查和头颅CT均未见异常。

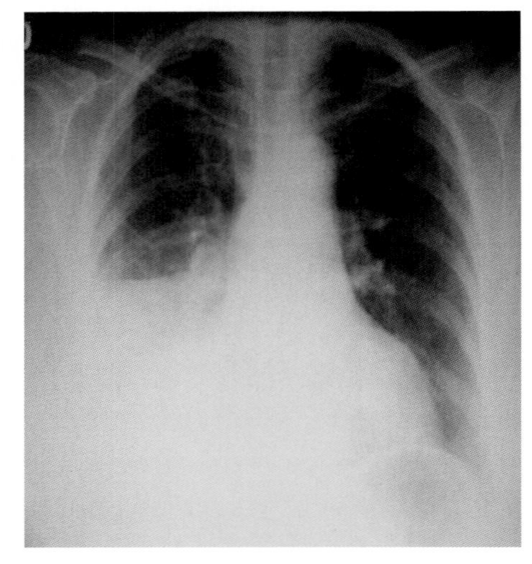

图5-6-1　胸部X线片示右侧膈肌上肿块

考虑到病灶高度血管化，遂行开胸活检，病理检查显示恶性间叶细胞肿瘤。实行根治性手术：肺外肿块切除术、右肺转移灶的楔形切除术、右侧膈肌部分切除术。最终病理结果回报为膈肌多形型横纹肌肉瘤。

大体病理上肿瘤由多个肿块组成，最大的肿块大小为11 cm×10 cm×8 cm，切面观为灰褐色实质。在组织病理上，肿瘤的主要成分为多形性瘤巨细胞，多见有丝分裂象（图5-6-3）。免疫组化示胞浆内肌间线蛋白弥漫强阳性（图5-6-4），局部区域肌动蛋白阳性，而上皮膜抗原、S-100蛋白和CD34均阴性。病理免疫组化证实为多形型横纹肌肉瘤[1]。

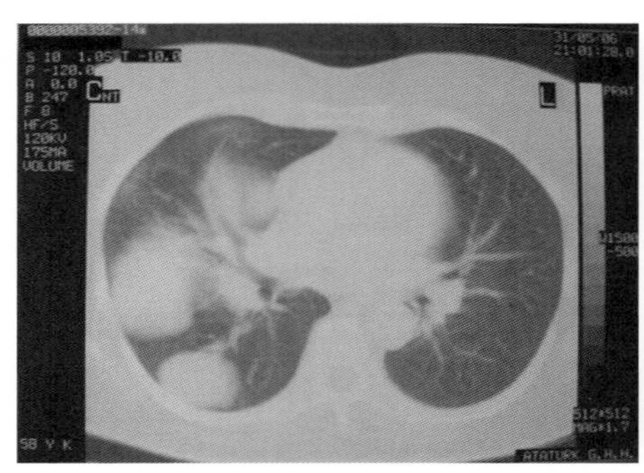

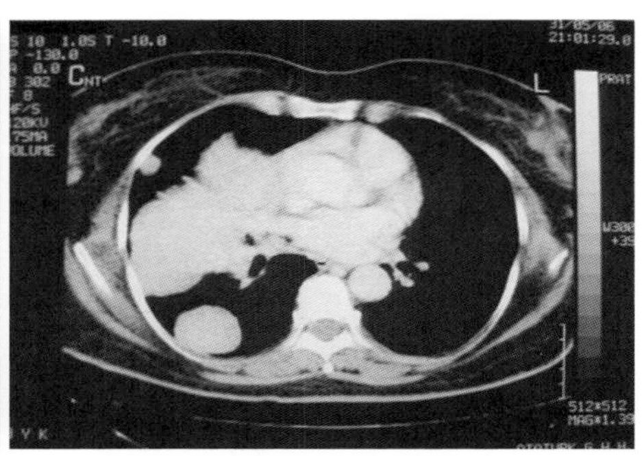

图5-6-2　胸部CT示膈顶处有肿块

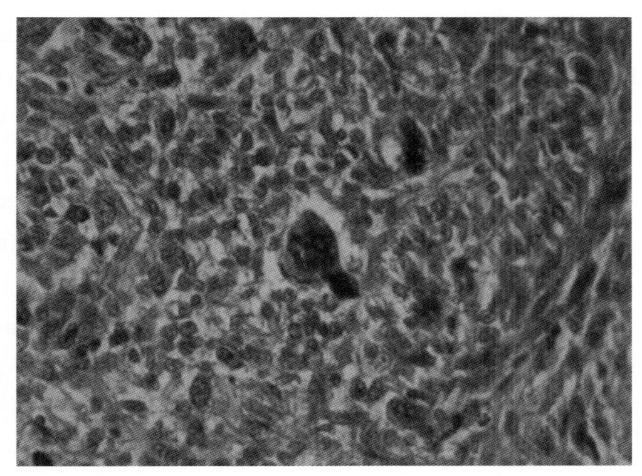

图5-6-3　病理检查显示多形性瘤巨细胞（HE染色，×400）

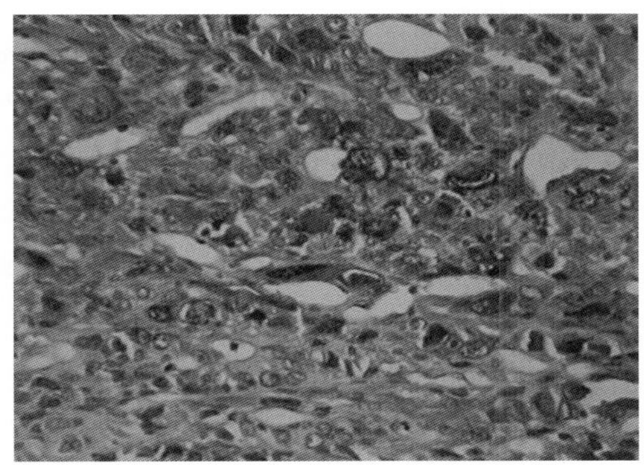

图5-6-4　免疫组化示胞浆内肌间线蛋白弥漫强阳性（×400）

三、讨论

（一）流行病学与病因分析

膈肌的良性或恶性肿瘤很少见，原发性膈肌恶性肿瘤主要是纤维组织来源或未分化的肉瘤[2]。而膈肌横纹肌肉瘤罕见，可发生于任何年龄，青少年较少见，多在40~50岁。横纹肌肉瘤是起源于骨骼肌的高度恶性肿瘤，具有分化为骨骼肌的潜能，是儿童和青少年中常见的恶性实体肿瘤，在15岁以下的儿童恶性肿瘤中占4%~8%[3]。横纹肌肉瘤可发生于任何部位，以头颈部最多见（42%），其次是泌尿生殖道（34%）和四肢（11%）。横纹肌肉瘤分为多形型、腺泡型、葡萄状和胚胎型4种类型，其中胚胎型横纹肌肉瘤最常见，约占58%[4]。腺泡型横纹肌肉瘤主要发生在躯干和四肢，而胚胎型横纹肌肉瘤发生在头颈部和泌尿生殖道[4]。成人横纹肌肉瘤罕见，其中腺泡型多发生于25岁以前，而25岁以后以多形型为主[5]。

（二）临床表现与诊断

部分膈肌横纹肌肉瘤无临床表现，相关症状可表现为咳嗽、呼吸困难或吞咽困难等，此外位于左侧膈肌横纹肌肉瘤因压迫胃可出现厌食、恶心、呕吐等不适[6]。部分病例可出现胸腔积液。根据Melis等[6]的研究，迄今为止发现膈肌横纹肌肉瘤28例，其中男性16例（57.1%），女性12例（42.9%）。多数患者年龄<18岁。肿瘤平均直径（12±7.3）cm（4~35 cm）。其中，胚胎型最常见（12例，48%），其次是多形型（7例，28%）和腺泡型（6例，24%）。过半数患者在诊断时即已发生转移。膈肌横纹肌肉瘤可经血液或淋巴管转移，最常转移的部位是肺，发生率为30%[7]。

胸部X线片表现为右侧膈肌抬高，CT显示为密度不均可强化的肿块，以及肿块侵袭的范围[8]。由于膈肌横纹肌肉瘤临床症状和影像学表现均无特异性，故明确诊断有赖于组织病理学。成人多形型膈肌横纹肌肉瘤罕见，主要发生在四肢，预后较差。因肿瘤高度血管化，其内可有坏死、出血和微小囊腔。

国际横纹肌肉瘤研究组根据疾病累及范围、手术抉择和切除范围将横纹肌肉瘤分为4种手术组织病理类型：Ⅰ类为病灶局限并完全切除；Ⅱ类为显微镜下病灶残留，伴或不伴区域淋巴结切除；Ⅲ类为不完全切除或活检，肿块残留；Ⅳ类指发生远处转移[3]。手术切除肿瘤是主要的治疗方法，成人横纹肌肉瘤的化疗疗效不如儿童[9]。因此，目前指南建议[10]成人横纹肌肉瘤治疗方法包括原发灶的手术切除，显微镜下或大体残留病灶行放射治疗以及多药联合化疗（多柔比星+异环磷酰胺+长春新碱）。当肿瘤较大具有浸润征象时，可先行新辅助治疗方案，该治疗方法分为减瘤手术和非完全切除手术[10]。为了达到病灶的完全切除，往往需要切除一侧膈肌，术后需通过自体肌瓣或外源性材料进行修复。本病2年总生存率为55%[10]。

四、总结

原发性膈肌多形型横纹肌肉瘤是起源于骨骼肌的高度恶性肿瘤，临床上罕见。患者可因肿瘤压迫周围器官出现相应的临床症状，如咳嗽、胸痛、气促和吞咽困难等，影像学表现为位于横膈的密度不均的肿块，可发生强化。确诊有赖于病理。一旦怀疑膈肌多形型横纹肌肉瘤应尽早行手术治疗，力求达到完全切除；残留病灶可行放射治疗。横纹肌肉瘤对化疗敏感性较差，多用于肿瘤较大具有浸润征象时行术前新辅助治疗。

参考文献

[1] Deniz P P, Kalac N, Ucoluk G O, et al. A rare tumor of the diaphragm: pleomorphic rhabdomyosarcoma[J]. Ann Thorac Surg, 2008, 85(5): 1802-1805.

[2] Anderson L S, Forrest J V. Tumors of the diaphragm[J]. Am J Roentgenol Radium Ther Nucl Med, 1973, 119(2): 259-265.

[3] Crist W M, Garnsey L, Beltangady M S, et al. Prognosis in children with rhabdomyosarcoma: a report of the intergroup rhabdomyosarcoma studies I and II. Intergroup Rhabdomyosarcoma Committee[J]. J Clin Oncol, 1990, 8(3): 443-452.

[4] Wijnaendts L C, van der Linden JC, van Unnik AJ, et al. Histopathological classification of childhood rhabdomyosarcomas: relationship with clinical parameters and prognosis[J]. Hum Pathol, 1994, 25(9): 900-907.

[5] Rubin B P, Hasserjian R P, Singer S, et al. Spindle cell rhabdomyosarcoma (so-called) in adults: report of two cases with emphasis on differential diagnosis[J]. Am J Surg Pathol, 1998, 22(4): 459-464.

[6] Melis M, Rosen G, Hajdu C H, et al. Primary rhabdomyosarcoma of the diaphragm: case report and review of the literature[J]. J Gastrointest Surg, 2013, 17(4): 799-804.

[7] Chatterjee J S, Powell A P, Chatterjee D. Pleomorphic rhabdomyosarcoma of the diaphragm[J]. J Natl Med Assoc, 2005, 97(1): 95-98.

[8] Midorikawa Y, Kubota K, Mori M, et al. Rhabdomyosarcoma of the diaphragm: report of an adult case[J]. Jpn J Clin Oncol, 1998, 28(3): 222-226.

[9] Hawkins W G, Hoos A, Antonescu C R, et al. Clinicopathologic analysis of patients with adult rhabdomyosarcoma[J]. Cancer, 2001, 91(4): 794-803.

[10] Ogilvie C M, Crawford E A, Slotcavage R L, et al. Treatment of adult rhabdomyosarcoma[J]. Am J Clin Oncol, 2010, 33(2): 128-131.

（戴洁）

第七节　膈肌骨外骨肉瘤

一、引言

骨外骨肉瘤较少见，约占软组织肿瘤的1%。骨外骨肉瘤是一种高度恶性的肿瘤，好发于中老年，男性多于女性，最常见于四肢。膈肌骨外骨肉瘤罕见，无特异临床表现，诊断依靠病理。手术切除是膈肌骨外骨肉瘤主要的治疗方法，5年生存率为25%~37%。

二、病例

患者，女性，47岁，因左侧胸痛及腹痛入院。疼痛偶可放射至左肩，无咳嗽、气短、声嘶，无发热、寒战及体重下降。既往无吸烟史。体格检查：颈部、锁骨上、腋窝淋巴结未触及肿大，胸部叩诊两侧对称，听诊如常。胸部X线片示左侧胸腔边界清晰的肿块影，伴钙化，左侧膈肌模糊（图5-7-1）。胸部CT示起源于右下叶或横膈的肿块，大小为14 cm×10 cm，余肺受压（图5-7-2）。初步诊断为肺骨软骨瘤或软骨肉瘤，拟行开胸探查+切除术。

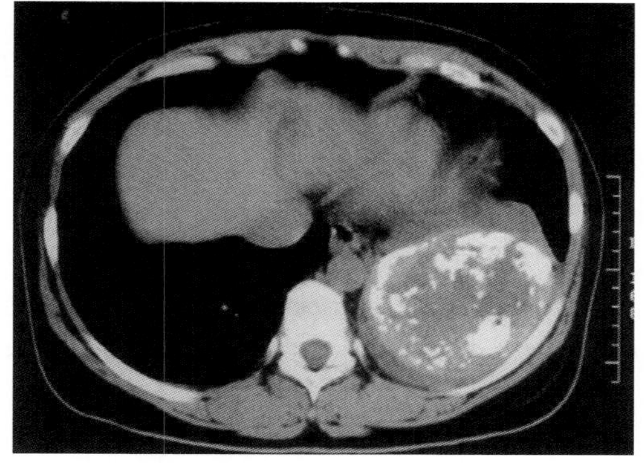

图5-7-2　胸部CT影像

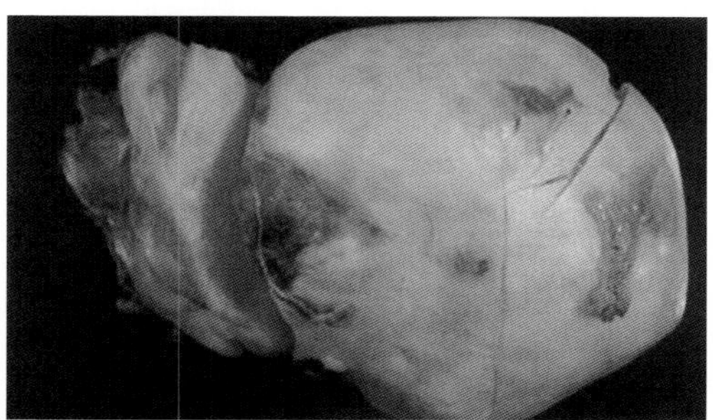

图5-7-3　术中病理组织大体观

手术从第6肋间进胸，见左侧胸腔底部膈肌中心位置一光滑白色肿块，大小约20 cm×14 cm×10 cm（图5-7-3）。肿块并未直接侵及肺；同时发现膈肌下也有部分肿块。遂再经第9肋间进胸，以增加膈肌和腹膜后的可视度，予以完整切除肿块和部分膈肌，用2 mm厚的Gore-Tex修补膈肌缺口处。术后恢复平稳，术后第6天出院。最后病理检查显示Ⅲ级骨外骨肉瘤伴软骨母细胞成分（图5-7-4）。肿块内部坏死面积约占10%，血管淋巴管受侵。随访期间未见局部复发。

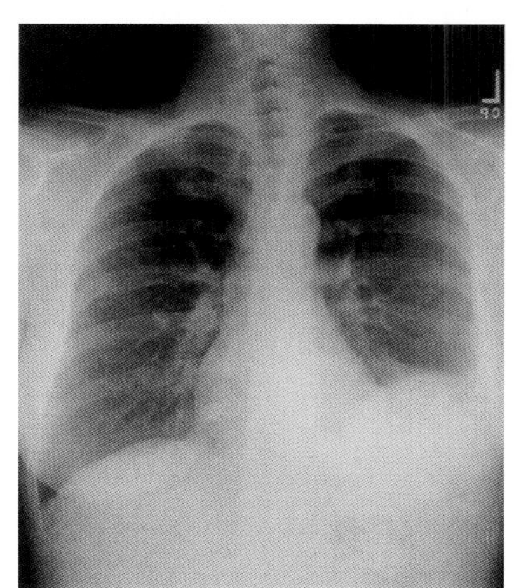

图5-7-1　胸部X线影像

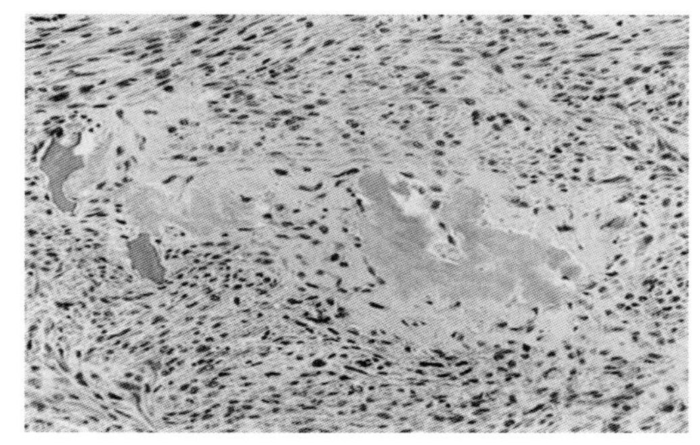

图5-7-4　术后病理（HE染色）

三、讨论

（一）流行病学与病因分析

骨外骨肉瘤临床上十分罕见，最早由Wilson于1941年描述，是一种高度恶性的肿瘤，约占软组织肿瘤的1%[1]，占全部骨肉瘤的2%~4%。典型病变发生于中年人和老年人[2]，大多数患者诊断年龄为40~70岁，男性患者多于女性，男女比例为1.9∶1。

骨外骨肉瘤起源并不在骨骼，但肿瘤细胞具有成骨细胞表型，能产生骨基质。本病的发病机制不明，少数病例有局部创伤或局部放射治疗史，曾有霍奇金淋巴瘤患者经“斗篷式”放疗后发生纵隔骨外骨肉瘤的报道[3]。

骨外骨肉瘤可发生于全身各处，最常见于四肢，其中约60%发生于下肢软组织内，尤其是大腿中部（48%），发生于上肢者为15%~23%；其次见于后腹膜[4-5]，其他部位包括肺、纵隔、乳腺、卵巢等[6]。起源于胸腔的骨外骨肉瘤很少见，主要位于纵隔。

（二）临床表现与诊断

起源于膈肌的恶性肿瘤临床表现与肿瘤邻近组织局部受侵有关，包括肺受压引起的呼吸道症状，如胸痛、咳嗽、呼吸困难等和胃贲门部受压引起的消化道症状。术前超声、X线片、CT或MRI检查对本病的诊断有一定的帮助，但均缺乏特异性，难以与腹腔恶性肿瘤及恶性间皮瘤相鉴别，故最后确诊仍需依靠病理检查。

骨外骨肉瘤的诊断标准必须符合下列条件[7]：①发生于软组织而不附着骨或骨膜；②具有一致的骨肉瘤的图像；③产生骨样和（或）软骨样基质特点的肿瘤。

膈肌骨外骨肉瘤应注意与胸膜间皮瘤鉴别，后者多数患者有胸痛、咳嗽、发热、胸腔积液、胸膜增厚粘连等临床表现。影像学表现也有助于鉴别。

膈肌骨外骨肉瘤的治疗首选手术切除。远处转移最常见于肺，同时行肺切除术亦能获得较好的远期生存率。本病5年生存率为25%~37%[7-8]。

四、总结

膈肌骨外骨肉瘤罕见，无特异临床表现，明确诊断依靠术后病理。手术切除是膈肌骨外骨肉瘤最有效的治疗方法，5年生存率为25%~37%。

参考文献

[1] Allan C J, Soule E H. Osteogenic sarcoma of the somatic soft tissues. Clinicopathologic study of 26 cases and review of literature[J]. Cancer, 1971, 27(5): 1121-1133.

[2] Maheshwari V, Farhan A S, Adreena K A. Extraskeletal osteogenic sarcoma: a rare entity[J]. Indian J Pathol Microbiol, 2008, 51(1): 56-57.

[3] Catanese J, Dutcher J P, Dorfman H D, et al. Mediastinal osteosarcoma with extension to lungs in a patient treated for Hodgkin's disease[J]. Cancer, 1988, 62(10): 2252-2257.

[4] Bane B L, Evans H L, Ro J Y, et al. Extraskeletal osteosarcoma. A clinicopathologic review of 26 cases[J]. Cancer, 1990, 65(12): 2762-2770.

[5] Chung E B, Enzinger F M. Extraskeletal osteosarcoma[J]. Cancer, 1987, 60(5): 1132-1142.

[6] Hachisuka H, Yamasaki T, Nomura Y, et al. A case of extraskeletal osteosarcoma of the mediastinum[J]. Nihon Kyobu Shikkan Gakkai Zasshi, 1987, 25(12): 1380-1385.

[7] Lee J S, Fetsch J F, Wasdhal D A, et al. A review of 40 patients with extraskeletal osteosarcoma[J]. Cancer, 1995, 76(11): 2253-2259.

[8] Lidang Jensen M, Schumacher B, Myhre Jensen O, et al. Extraskeletal osteosarcomas: a clinicopathologic study of 25 cases[J]. Am J Surg Pathol, 1998, 22(5): 588-594.

（戴洁）

第八节　膈肌尤因肉瘤

一、引言

尤因肉瘤是起源于软组织的肿瘤，属于骨与软组织小圆细胞肿瘤，后者还包括原发性神经外胚层肿瘤和神经母细胞瘤。本病好发于胸壁、下肢和椎旁区域，骨盆、臀部、腹膜后及上肢少见。患者多为儿童和青少年，年龄为10~30岁。

二、病例

患者，女性，12岁，因呼吸困难1个月入院。体格检查：右肺呼吸音减低。心率106次/min，血压100/70 mmHg，体温37.1℃。实验室检查：血红蛋白10.8 g/L，血小板360 000 /mL，胸部X线片示右侧胸腔积液（图5-8-1）。胸腔穿刺术穿出不凝血，血细胞比容28%，未发现肿瘤细胞，革兰氏细菌染色和细菌、真菌培养均阴性。经肋间隙引流，引流出1 600 mL血液。引流后胸部CT示肋膈隐窝处9 cm×6 cm×5 cm大小的实质性肿块伴大量胸腔积液（图5-8-2）。MRI检查示右侧胸腔基底内巨大肿块，最大径10 cm，压迫肝脏并侵及胸壁（图5-8-3）。经CT引导下穿刺活检，考虑尤因肉瘤。

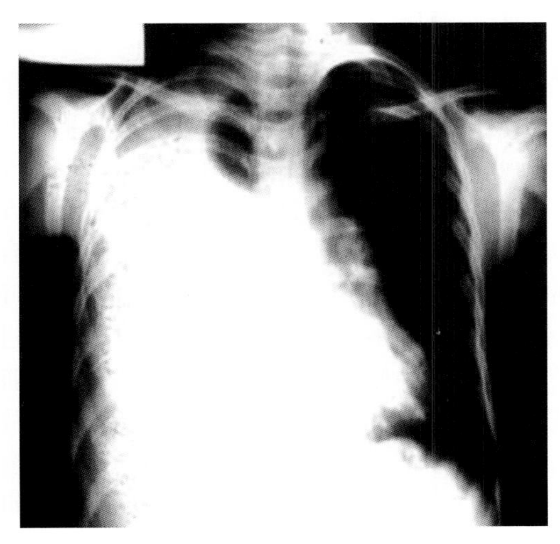

图5-8-1　胸部X线片

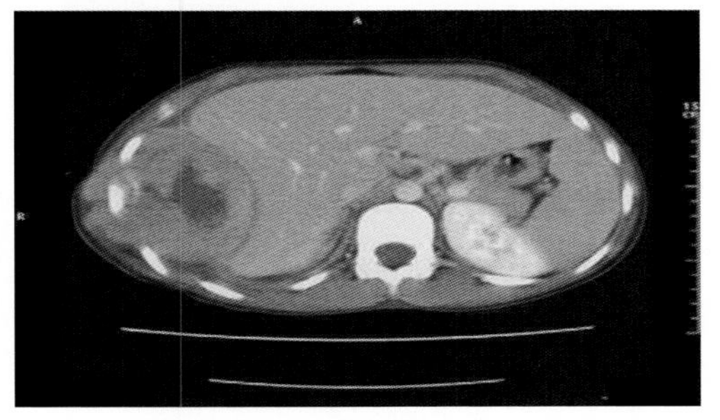

图5-8-2　胸部CT

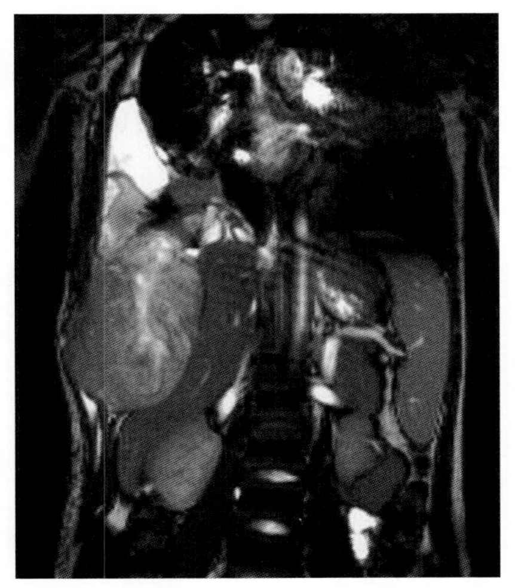

图5-8-3　胸部MRI

行胸廓切开术，术中见胸部肿块上覆胸膜，未与肝脏和肺粘连。肿块固定于膈肌上，质地较硬，大小9 cm×6 cm×5 cm，侵犯第7、8、9根肋骨和胸膜，未侵及肝脏。由于病灶较大，故将肿块连同第7、8、9根肋骨一起切除，同时切除右侧部分膈肌，并用聚丙烯缝线对缺损处进行缝合（图5-8-4）。

术后病理：显微镜下见较均一的圆形或卵圆形细胞，PAS染色阳性提示糖原浓度较高。免疫组化CD99（MIC 2）阳性。诊断为骨外尤因肉瘤。切缘阴性，全身检查未发现转移灶。

患者术后恢复平稳，于术后第9天出院。出院1个

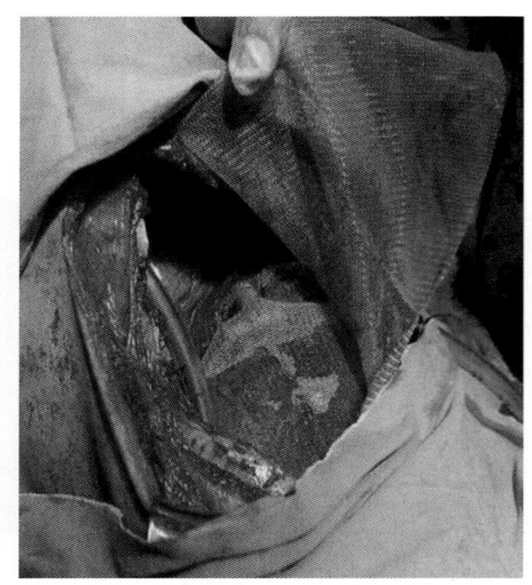

图5-8-4　行胸廓切开术

月左右，行术后化疗，采用MAID（美司钠+多柔比星+异环磷酰胺+达卡巴嗪）方案。随访10个月，未见复发（图5-8-5）[1]。

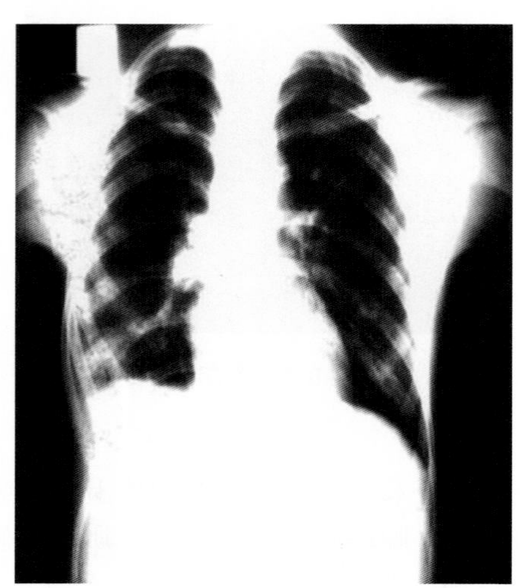

图5-8-5　随访胸部X线片

三、讨论

（一）流行病学与病因分析

骨外尤因肉瘤是一种少见的软组织恶性小细胞肿瘤。可发生于任何年龄，但多见于青年人，比骨内尤因肉瘤的发病年龄大。肿瘤多发生于躯干，尤以下肢、脊柱旁、腹膜后和胸壁多见，约1/3见于四肢，这与骨内尤因肉瘤多见于下肢骨（尤以胫骨）不同。肿瘤常位于深部软组织内，常见出血坏死[2]。

（二）临床表现与诊断

大约20%的膈肌肿瘤无临床症状，呼吸系统的症状可表现为胸痛、咳嗽或呼吸困难；左侧膈肌肿瘤因压迫胃贲门引起消化系统的症状，包括厌食、恶心、呕吐和吞咽困难。体格检查可发现腹壁或胸壁肿块，肺不张或胸腔积液。术前诊断膈肌肿瘤，并与胸腹腔其他肿瘤鉴别比较困难[3]。如果肿块边界与肝脏清晰，且与膈肌关系密切，往往考虑膈肌肿瘤，但这些征象也可见于巨大腹腔内肿块或腹膜后病灶。胸部X线片示横膈呈不规则形。

尤因肉瘤最常起源于骨骼，较少位于骨骼以外的部位。骨外尤因肉瘤易与其他小圆细胞肿瘤混淆，包括胚胎型横纹肌肉瘤、淋巴瘤和淋巴母细胞瘤[4]。典型的组织学表现为小圆形肿瘤细胞排列呈片块状或分叶状，其间由血管纤维间质分隔[2]。细胞质少，淡嗜伊红或透明状，胞界不清，胞浆内可见较多空泡。少数肿瘤细胞坏死后被周围肿瘤细胞环状包绕形成所谓假菊形结[5]。免疫组化表型为PAS糖原染色肿瘤细胞有阳性颗粒，经淀粉酶消化后消失[1]。CD99/MIC2阳性、染色体异位t（11，22）（q24；12）对于诊断骨外尤因肉瘤具有一定特异性[4]。

（三）治疗与预后

本病对放疗、化疗敏感，可同时放疗、化疗及手术治疗，但由于肿瘤高度恶性，转移率高，早期便可经血液至肺或其他脏器，预后差，故应积极治疗骨外尤因肉瘤，多数患者于2~3年内死亡。最有效的治疗方法为手术切除联合化疗和大剂量放疗。切除范围须符合肿瘤切除原则。对膈肌缺损可通过膈肌边缘缝线直接缝合或人工材料修补。当肿瘤完全切除较困难时，可通过术前新辅助化疗减少肿瘤负荷。既往文献报道3例膈肌尤因肉瘤患者经减瘤手术或不完全切除术后，行辅助放疗联合化疗，化疗方案为长春新碱+放线菌素D+环磷酰胺，1例患者生存时间超过10年，另2例患者生存时间超过2年。随着多学科综合治疗手段的进步，近年来骨外尤因肉瘤的预后明显改善，5年无复发生存率约为55%[6]。

四、总结

骨外尤因肉瘤是一种少见的软组织恶性小细胞肿瘤，发生于膈肌的尤因肉瘤多无明显临床症状，部分表现为胸痛、咳嗽或呼吸困难等。本病术前诊断较困难，诊断主要依靠术后病理学，但应与原发性神经外胚层肿瘤和神经母细胞瘤相鉴别。由于肿瘤恶性程度较高，早期手术切除联合辅助化疗和放疗有利于提高患者预后。

参考文献

[1] Eroğlu A, Kürkçüoğlu IC, Karaoğlanoğlu N, et al. Extraskeletal Ewing sarcoma of the diaphragm presenting with hemothorax[J]. Ann Thorac Surg, 2004, 78(2): 715-717.

[2] 张景英,傅文胜. 骨外尤文氏肉瘤临床与病理分析[J]. 中国现代医学杂志,2007(2): 242-243.

[3] Midorikawa Y, Kubota K, Mori M, et al. Rhabdomyosarcoma of the diaphragm: report of an adult case[J]. Jpn J Clin Oncol, 1998, 28(3): 222-226.

[4] Guiter G E, Gamboni M M, Zakowski MF. The cytology of extraskeletal Ewing sarcoma[J]. Cancer, 1999, 87(3): 141-148.

[5] Vang R, Taubenberger J K, Mannion C M, et al. Primary vulvar and vaginal extraosseous Ewing's sarcoma/peripheral neuroectodermal tumor: diagnostic confirmation with CD99 immunostaining and reverse transcriptase-polymerase chain reaction[J]. Int J Gynecol Pathol, 2000, 19(2): 103-109.

[6] Cotterill S J, Ahrens S, Paulussen M, et al. Prognostic factors in Ewing's tumor of bone: analysis of 975 patients from the European Intergroup Cooperative Ewing's Sarcoma Study Group[J]. J Clin Oncol, 2000, 18(17): 3108-3114.

（戴洁）

第九节　食管裂孔疝

一、引言

食管裂孔疝是指腹腔内的器官组织通过膈肌上的食管裂孔疝入纵隔，是最常见的膈疝类型，占90%以上。食管裂孔疝可发生于任何年龄，但症状随年龄增长而增多，通常无明显临床症状，多因其他症状体检时偶然发现。对于食管裂孔疝的诊断，可用吞钡造影和内镜检查。

二、病例

患者，女性，78岁，因腹痛伴呕吐3天入院。既往高血压病史，体格检查心率118次/min，血压100/52 mmHg，体温38.4 ℃。急性病容，上腹部轻度压痛和反跳痛。实验室检查结果均在正常范围内。胸部X线片示左半膈肌抬高。急诊行胸腹部CT示腹膜内器官，包括胃、大网膜、十二指肠和部分小肠经食管裂孔疝入胸腔（图5-9-1）。结合患者临床症状和影像学检查结果，初步诊断胃扭转。开腹手术见部分胃、大网膜、十二指肠和长约20 cm的小肠（回肠）经巨大食管裂孔疝入胸腔。胃沿其纵轴发生旋转，无缺血和坏疽表现。置入鼻胃管进行胃肠减压，使疝内容物回复，但长约20 cm的小肠（回肠）呈现坏疽和坏死表现。切除部分坏死肠管，并行一期吻合和疝修补术。术后患者恢复平稳，于入院第27天出院[1]。

三、讨论

（一）流行病学与病因分析

食管裂孔疝是指腹腔内的器官组织通过膈肌上的食管裂孔疝入纵隔。近年来食管裂孔疝的发病率逐年增加[2]，并且与年龄相关。据统计，40岁以下的成人发病率为5%，40~59岁年龄组为30%，60~79岁年龄组为65%。

膈肌上存在3个孔道（腔静脉孔、主动脉孔和食管裂孔），其中以食管裂孔最为薄弱，因此此处最容易发生内脏疝出。为了适应食管的内容物，食管和膈肌之间的不完全封闭也使食管裂孔更易发生疝出。食管裂孔疝可分为先天性和后天性。多由后天因素所致，肥胖、咳嗽等引起腹内压增高，食管瘢痕等引起的食管缩短，以及随着年龄增长引起的食管裂孔自然增大等是常见的致病原因。

（二）临床表现与诊断

食管裂孔疝通常无明显临床症状，多因其他症状体

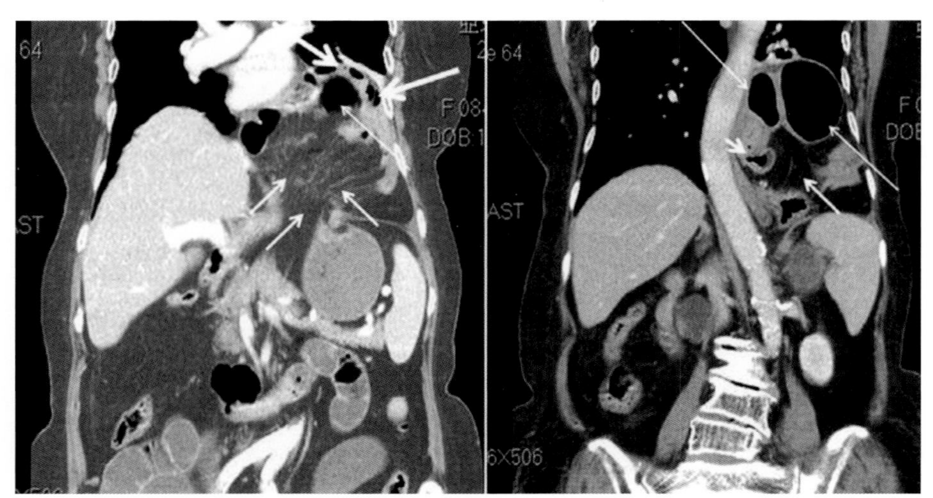

图5-9-1　急诊胸腹部CT示腹膜内器官经食管裂孔疝入胸腔

检时偶然发现。有些患者可表现为呼吸困难。儿童多表现为呕吐和反复胸部感染。

食管裂孔疝可以分为4型。Ⅰ型为滑动性食管裂孔疝，此型最多见，约占食管裂孔疝的85%，食管可自由在疝内滑动，滑动性疝容易引起贲门部肌肉和韧带松弛，容易合并后腹膜脂肪组织疝入食管裂孔，本型最常见的症状是合并胃食管反流。Ⅱ型为食管周围裂孔疝，此型占全部食管裂孔疝的3.5%~5%[3]，主要见于40岁以上成年人[4]。与滑动性疝不同的是，食管周围裂孔疝的胃食管连接部仍保持正常位置。胃前壁常进入疝囊，并沿着其纵轴发生旋转，引起胃的缺血性坏死或完全性/不完全性梗阻[4]。Ⅲ型为混合性食管裂孔疝，同时包含滑动性食管裂孔疝和食管周围裂孔疝，由于食管周围裂孔疝的进展，胃食管连接部可逐渐移向近端，形成混合疝[4]。Ⅳ型为巨大食管周围裂孔疝，本型无明确定义，如果疝内容物包含1/3或1/2的胃，就考虑为巨大食管周围裂孔疝[5]。通常疝内容物包含上腹部器官，如结肠、大网膜、小肠、肝和脾[4-5]。主要症状为餐后饱胀感或疼痛、吞咽困难、缺铁性贫血（慢性失血）、反流和误吸等[6]。部分学者认为巨大食管周围裂孔疝是由滑动性食管裂孔疝演进而来[6-7]，因为83%的巨大食管周围裂孔疝可有胃食管反流证据[6]。巨大食管周围裂孔疝另一个最常见的临床表现为缺铁性贫血。实际上，大部分患者并无出血的病史（如呕血、黑便），但他们却有面色苍白、心悸、劳力性呼吸困难等贫血表现[6]。

对于食管裂孔疝的诊断，可用吞钡造影和内镜检查[4]。钡餐造影显示为后纵隔阴影。胸部CT检查有助于明确扩大的食管裂孔、疝的大小及疝内容物、胃的方向和疝的位置[8]。滑动性食管裂孔疝可因张力减小处的食管缩短，使咽部到胃的距离减小，而在胸部X线片上被误诊为短食管[9]。同样先天性短食管有时表现为食管裂孔疝的症状，而被误诊为食管裂孔疝。

治疗滑动性食管裂孔疝能够减轻反流性食管炎的症状，减少食管表面炎症继发食管溃疡或狭窄。目前，腹腔镜下胃底折叠术被认为是一种有效的手术治疗方法[10]。但该手术后有折叠的胃底疝入胸腔的可能，从而导致治疗失败，其发生率为23%~42%[11-12]。使用人造网片修补膈脚能够减少此类术后并发症的发生[13-14]。

治疗食管周围裂孔疝的主要原则是完全切除纵隔腹膜囊，减少胃的穿出，回复大部分远端食管进入腹腔及修复食管裂孔[15]。手术时避免损伤迷走神经，同时必须完全切除疝囊，以免引起疝囊积液和疝囊感染[4]。网片的使用也能大大减少疝的复发[16]。

四、总结

食管裂孔疝是指腹腔内器官组织通过膈肌上的食管裂孔疝入纵隔，发病率与年龄密切相关。患者通常无明显临床症状。临床上将食管裂孔疝分为4型。诊断依靠钡餐造影和内镜检查。腹腔镜下胃底折叠术被认为是一种有效的手术治疗方法，使用人造网片修补能显著减少术后疝的复发。

参考文献

[1] Ho M P, Tsai K C, Cheung W K, et al. Hiatal hernia with gastric volvulus and small bowel strangulation[J]. J Am Geriatr Soc, 2014, 62(5): 994-995.

[2] Loffeld R J, Liberov B, Dekkers P E. The changing prevalence of upper gastrointestinal endoscopic diagnoses: a single-centre study[J]. Neth J Med, 2012, 70(5): 222-226.

[3] Apaydin N, Uz A, Elhan A, et al. Does an anatomical sphincter exist in the distal esophagus?[J]. Surg Radiol Anat, 2008, 30(1): 11-16.

[4] Karpelowsky J S, Wieselthaler N, Rode H. Primary paraesophageal hernia in children[J]. J Pediatr Surg, 2006, 41(9): 1588-1593.

[5] Awais O, Luketich J D. Management of giant paraesophageal hernia[J]. Minerva Chir, 2009, 64(2): 159-168.

[6] Maziak D E, Todd T R, Pearson F G. Massive hiatus hernia: evaluation and surgical management[J]. J Thorac Cardiovasc Surg, 1998, 115(1): 53-60, 61-62.

[7] Pearson F G, Cooper J D, Ilves R, et al. Massive hiatal hernia with incarceration: a report of 53 cases[J]. Ann Thorac Surg, 1983, 35(1): 45-51.

[8] Vas W, Malpani A R, Singer J, et al. Computed tomographic evaluation of paraesophageal hernia[J]. Gastrointest Radiol, 1989, 14(4): 291-294.

[9] Hayward J. The phreno-oesophageal ligament in hiatal hernia repair[J]. Thorax, 1961, 16: 41-45.

[10] Catarci M, Gentileschi P, Papi C, et al. Evidence-based appraisal of antireflux fundoplication[J]. Ann Surg, 2004, 239(3): 325-337.

[11] Altorki N K, Yankelevitz D, Skinner D B. Massive hiatal hernias: the anatomic basis of repair[J]. J Thorac Cardiovasc Surg, 1998, 115(4): 828-835.

[12] Horgan S, Pohl D, Bogetti D, et al. Failed antireflux surgery: what have we learned from reoperation?[J]. Arch Surg, 1999,

134(8): 809-815.

[13] Granderath F A, Schweiger U M, Pointner R. Laparoscopic antireflux surgery: tailoring the hiatal closure to the size of hiatal surface area[J]. Surg Endosc, 2007, 21(4): 542-548.

[14] Furnée E, Hazebroek E. Mesh in laparoscopic large hiatal hernia repair: a systematic review of the literature[J]. Surg Endosc, 2013, 27(11): 3998-4008.

[15] Patel H J, Tan B B, Yee J, et al. A 25-year experience with open primary transthoracic repair of paraesophageal hiatal hernia[J]. J Thorac Cardiovasc Surg, 2004, 127(3): 843-849.

[16] Horstmann R, Klotz A, Classen C, et al. Feasibility of surgical technique and evaluation of postoperative quality of life after laparoscopic treatment of intrathoracic stomach[J]. Langenbecks Arch Surg, 2004, 389(1): 23-31.

（张鹏）

第十节　膈肌支气管囊肿

一、引言

膈肌支气管囊肿（intradiaphragmatic bronchogenic cyst）是一种发育异常的先天性疾病，发病率低，一般无明显临床症状，主要通过体检时发现，手术切除是治疗膈肌支气管囊肿的主要方法。

二、病例

患者，男性，65岁，因体检发现左侧膈肌占位1周入院。胸部CT提示：左侧膈肌见团状不均匀软组织影（图5-10-1）；增强CT病灶呈囊实性，囊性部分呈多房表现，分隔及实性部分不均匀强化，病灶与邻近血管结构分界清晰（图5-10-2）。患者无明显不适症状，体格检查及实验室检查未见明显异常。临床诊断考虑左膈肌肿物，囊肿可能性大。

遂在全身麻醉下行左侧剖胸探查+膈肌肿物切除+膈肌修补术。患者右侧卧位，经左胸取第7肋间后外侧切口进胸。探查左侧胸腔见左侧膈肌近主动脉裂孔处一肿块，大小约8 cm×6 cm×5 cm，呈囊实性团块，包膜完整，与肋膈角粘连明显，且与膈肌紧密粘连。在肿瘤上缘切开左侧膈肌，向下沿肿物包膜钝性及锐性分离，并切除相应受累的膈肌组织，游离到左侧肋膈角处，见一瘤蒂，内含肿瘤滋养血管，予以结扎后切除，取出标本。膈肌缺损处行膈肌修补术。

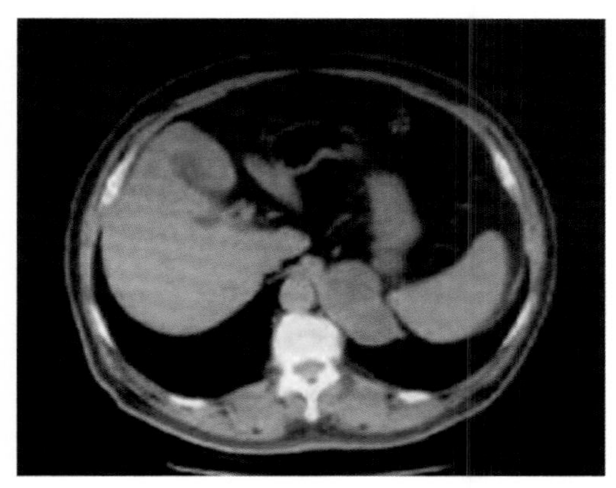

图5-10-1　术前胸部平扫CT提示左侧膈肌肿物

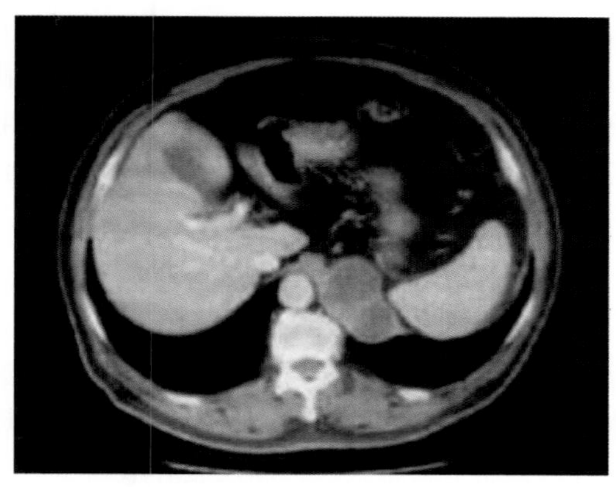

图5-10-2　术前胸部增强CT提示左侧膈肌肿物呈囊实性表现

术后患者恢复顺利。病理结果提示：左侧膈肌送检组织内可见多发性被覆分化良好的假复层纤毛柱状上皮囊肿，并可见支气管混合腺及软骨，局部呈慢性炎症，病变符合支气管源性囊肿（图5-10-3）[1]。

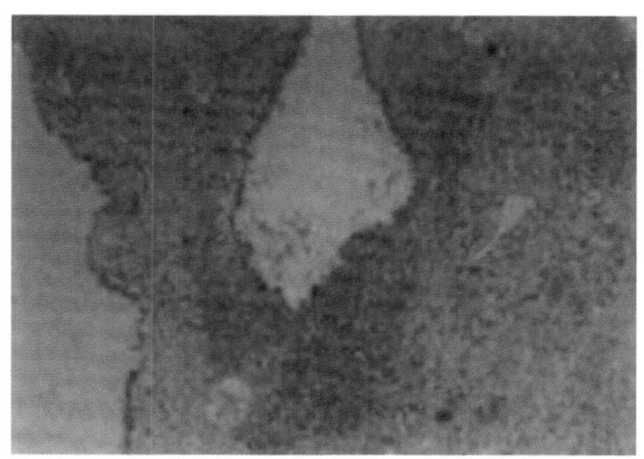

图5-10-3　病理提示组织内可见多发性被覆分化良好的假复层纤毛柱状上皮的囊肿，符合支气管源性囊肿（HE染色，4×10）

三、讨论

（一）流行病学与病因分析

膈肌支气管囊肿是一种发育异常的先天性疾病，

为胚胎时期气管支气管树异常分化而形成。在呼吸系统发育的过程中，肺芽异常分化会形成支气管囊肿。异常发育的肺芽与呼吸道失去联系会形成肺外支气管囊肿。肺芽异常发育与支气管发育相连时，就会出现肺内支气管囊肿，被肺组织包围。由于囊肿上皮细胞产生大量分泌物，会引起囊腔逐渐增大[2]。而膈肌支气管囊肿很少见。据Mubang等[3]统计，在1952—2015年的文献中，膈肌支气管囊肿合计21例。其中女性患者占57%，71.4%的患者的支气管囊肿位于左侧膈肌。

（二）临床表现与诊断

膈肌支气管囊肿一般无特异性临床症状，多数患者通过体检发现。如果囊肿有感染，患者会出现发热、咳嗽、气短、胸痛等临床表现，以及囊肿增大压迫周围组织后会引起相应的压迫症状。

影像学上可见膈肌支气管囊肿位于膈肌处，呈团状不均匀软组织影，强化后可呈囊实性表现，囊腔内可呈单房或多房表现，密度可见均匀或不均匀强化。

本病术前诊断困难，确诊有赖于术后病理，文献报道中的病例最终病理结果均为未见恶性病变。典型的病理学表现为球形、单房性囊肿，被盖单层或复层纤毛柱状上皮，黏膜下层可有慢性炎性细胞浸润[4]。

膈肌支气管囊肿的治疗以手术切除为主。有学者认为若囊肿较小，患者无明显症状，可定期随访。但多数学者认为囊肿有并发感染及恶变可能[5]，应积极手术切除，手术治疗预后良好，无不良并发症。

四、总结

膈肌支气管囊肿是一种发育异常的先天性疾病，女性多于男性，左侧起病多于右侧。临床表现与囊肿的局部压迫有关，可有咳嗽、气短、胸痛等。但多数患者早期并无临床症状。影像学上，膈肌支气管囊肿表现为密度不均匀的囊性肿物，本病术前诊断困难，确诊有赖于术后病理。膈肌支气管囊肿的治疗手段以手术切除为主，效果好，无明显不良并发症。

参考文献

[1] 田永彦，王金城，王金玲，等. 膈肌支气管源性囊肿1例[J]. 心肺血管病杂志，2018，37(2)：146.

[2] 徐乐天. 现代胸外科学[M]. 北京：科学出版社，2004：455-457.

[3] Mubang R，Brady J J，Mao M，et al. Intradiaphragmatic Bronchogenic Cysts：Case Report and Systematic Review[J]. J Cardiothorac Surg，2016，11(1)：79.

[4] St Georges R，Deslauriers J，Duranceau A，et al. Clinical spectrum of bronchogenic cysts of the mediastinum and lung in the adult[J]. Ann Thorac Surg，1991，52(1)：6-13.

[5] Sullivan S M，Okada S，Kudo M，et al. A retroperitoneal bronchogenic cyst with malignant change[J]. Pathol Int，1999，49(4)：338-341.

（吴峻）

第十一节　先天性短食管裂孔疝

一、引言

短食管是指纵隔切开术后，食管和胃的连接处不能充分延伸至食管裂孔下3 cm[1-3]。本病分为先天性或后天性。Collis胃成形术是本病的主要治疗方法。

二、病例

患者，男性，5岁，因反复发生呼吸道感染、气喘、活动后呼吸困难2年入院。入院后正位胸部X线片显示右肺下叶有一囊状透亮影，壁薄，边缘清晰，膈肌光滑整齐，肋膈角锐利（图5-11-1），右侧位胸部X线片示右肺下叶有一囊状透亮影，前后肋膈角锐利，诊断为右侧先天性肺囊肿。

于全身麻醉下行手术治疗，术中见右肺各叶均发育正常，下叶内基底部受压，膨胀受限，肺叶内未发现异常。近纵隔处有一椭圆球形囊性肿块，被覆胸膜，肿块长径约8 cm，食管直接入囊肿内，切开囊肿壁发现囊肿腔内容纳贲门及部分胃底。证实切开的囊肿壁实为部分肌纤维缺如的膈肌，食管穿入囊壁后即移行于贲门，食管胃接合部位在胸腔内，高度相当于右侧膈顶，发育较正常短。遂将胃底部还纳入腹腔，折叠缝合囊壁，使食管胃接合部靠入纵隔内。术毕膨肺见受压的肺下叶内基底部膨胀完全。术后诊断为先天性短食管，食管裂孔疝。术后5天复查胸部X线片示双肺纹理走行自然，右肺下野纹理增强，右侧肋膈角变钝，余未见异常。随访1年，患者发育正常，生活质量良好[4]。

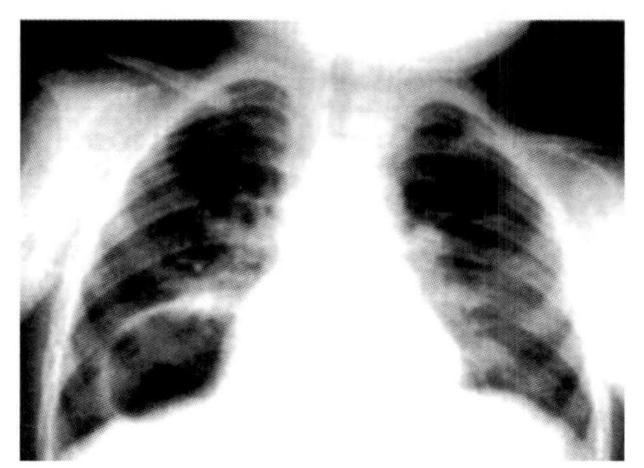

图5-11-1　正位胸部X线片

三、讨论

（一）流行病学与病因分析

短食管是指纵隔切开术后，食管和胃的连接处不能充分延伸至食管裂孔下3 cm。最近文献报道短食管的发病率为2%~4%[5-6]。

可分为先天性和后天性。前者常见于儿童，先天性短食管合并裂孔疝是由于胚胎发育时在膈下降过程中食管发育过短，而胃的一部分固定在胸腔内，使食管胃接合部位在横膈上，接合部出现黏膜溃疡和狭窄。消化道X线钡餐造影可见钡剂进入胸胃内[4]。

后天性短食管的发生率差异较大，通常Ⅱ型~Ⅳ型食管裂孔疝合并短食管的比例较高[7]。Lugaresi等[8]分析了34例Ⅱ型~Ⅳ型食管裂孔疝，发现7例为短食管，发生率与患者年龄、性别以及症状的严重程度无关。3%~14%胃食管反流病患者在接受手术治疗时，可发现合并短食管[9]。可能的原因为反流的胃酸刺激了食管壁引起食管黏膜炎症，长期炎症反应将导致食管纵行肌发生纤维化缩短，改变了食管胃连接部至膈下的距离，形成短食管[9]。

（二）临床表现与诊断

多数短食管患者具有胃食管反流的相关症状，如烧心等。既往文献报道以下症状可提示短食管，但均为非特异性：吞咽困难、混合型食管裂孔疝、滑动性疝大于5 cm、巴雷特食管（Barrett esophagus）、针对反流手术术后发生食管裂孔疝[7,10]。

短食管的术前检查包括钡餐造影和内镜检查，后者可同时发现巴雷特食管。但本病的确诊只能在手术中进行，在纵隔切开术后，出现食管胃连接处不能充分延伸至食管裂孔下3 cm的症状即可以确诊本病。但需注意的是，在应用腹腔镜时，由于气腹的作用可能使膈肌抬高，使腹段食管相应延长[8]。

对于短食管最有效的治疗方法是Collis胃成形术[11]，手术过程见图5-11-2[12]。其他的手术方式包括胸腔内胃折叠术、食管切除及内脏替换术等。多项研究证实，Collis胃成形术能大大减少术后再发生食管裂孔疝的可能[13]。

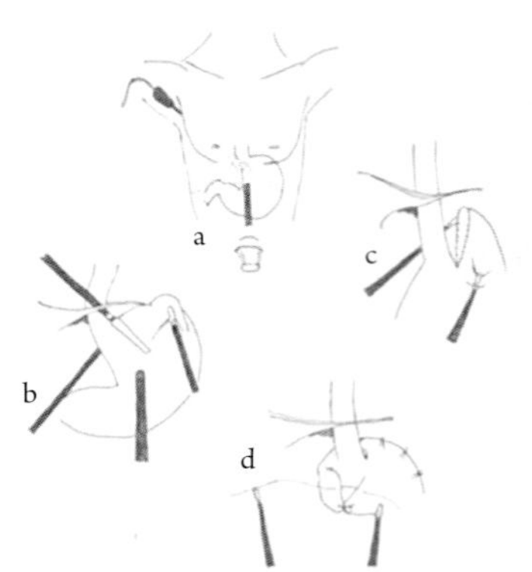

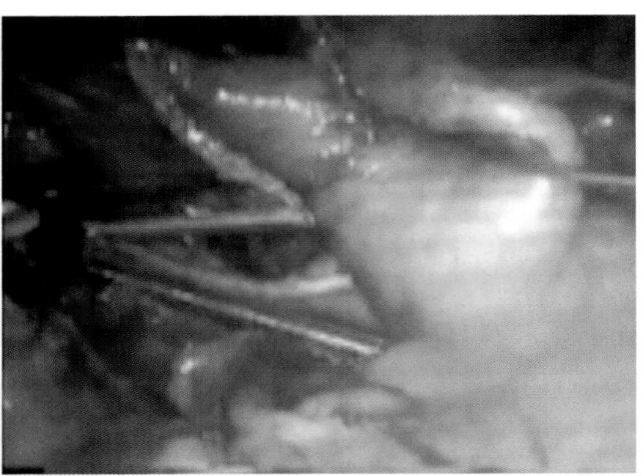

图5-11-2 Collis胃成形术

四、总结

短食管是指纵隔切开术后，食管胃连接处不能充分延伸至食管裂孔下3 cm，发病率为2%~4%。本病与胃食管反流和食管裂孔疝密切相关。Collis胃成形术是本病最有效的治疗方法，能大大减少术后发生食管裂孔疝的可能。

参考文献

[1] Volonte F, Collard J M, Goncette L, et al. Intrathoracic periesophageal fundoplication for short esophagus: a 20-year experience[J]. Ann Thorac Surg, 2007, 83(1): 265-271.

[2] Horvath K D, Swanstrom L L, Jobe B A. The short esophagus: pathophysiology, incidence, presentation, and treatment in the era of laparoscopic antireflux surgery[J]. Ann Surg, 2000, 232(5): 630-640.

[3] Hoang C D, Koh P S, Maddaus M A. Short esophagus and esophageal stricture[J]. Surg Clin North Am, 2005, 85(3): 433-451.

[4] 黄峻岭. 先天性短食管裂孔疝误诊一例[J]. 中国胸心血管外科临床杂志, 2009(2): 97.

[5] O'Rourke R W, Khajanchee Y S, Urbach D R, et al. Extended transmediastinal dissection: an alternative to gastroplasty for short esophagus[J]. Arch Surg, 2003, 138(7): 735-740.

[6] Herbella F A, Del G J, Colleoni R. Short esophagus: literature incidence[J]. Dis Esophagus, 2002, 15(2): 125-131.

[7] Urbach D R, Khajanchee Y S, Glasgow R E, et al. Preoperative determinants of an esophageal lengthening procedure in laparoscopic antireflux surgery[J]. Surg Endosc, 2001, 15(12): 1408-1412.

[8] Lugaresi M, Mattioli S, Aramini B, et al. The frequency of true short oesophagus in type II-IV hiatal hernia[J]. Eur J Cardiothorac Surg, 2013, 43(2): e30-e36.

[9] Awad Z T, Filipi C J. The short esophagus: pathogenesis, diagnosis, and current surgical options[J]. Arch Surg, 2001, 136(1): 113-114.

[10] Mittal S K, Awad Z T, Tasset M, et al. The preoperative predictability of the short esophagus in patients with stricture or paraesophageal hernia[J]. Surg Endosc, 2000, 14(5): 464-468.

[11] Moghissi K. Intrathoracic fundoplication for reflux stricture associated with short oesophagus[J]. Thorax, 1983, 38(1): 36-40.

[12] Durand L, De Anton R, Caracoche M, et al. Short esophagus: selection of patients for surgery and long-term results[J]. Surg Endosc, 2012, 26(3): 704-713.

[13] Rathore M A, Andrabi S I, Bhatti M I, et al. Metaanalysis of recurrence after laparoscopic repair of paraesophageal hernia[J]. JSLS, 2007, 11(4): 456-460.

（张鹏）

第十二节　胸内异位肝

一、引言

胸内异位肝十分罕见，它与膈疝（包括先天性和后天性）有关，但是常无症状。因与其他软组织病变非常相似，需要完善鉴别诊断。目前对于无症状的胸内异位肝没有统一的治疗方法。但对于有症状者，手术探查对于其诊断和治疗具有潜在价值。

二、病例

患者，女性，60岁，因急性吞咽不能入院。患者吞咽困难逐渐加重5年。既往有剖宫产和十二指肠穿孔修补手术史。胸部CT示食管旁肿块，累及胸腔外（图5-12-1）。内镜检查显示食管远端狭窄，无腔内或黏膜异常。根据临床症状诊断可能为食管平滑肌瘤，遂行左侧入路胸腔镜下手术切除术。肿块游离至食管根部，发现肿块通过食管裂孔（图5-12-2），且肿块有肝组织外观表现。遂决定行开放手术，完整切除肿块。病理结果为正常肝组织轻度充血表现。术后患者吞咽困难解除[1]。

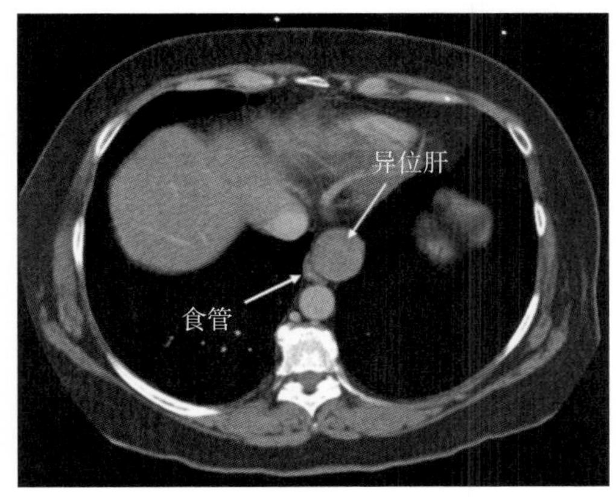

食管旁肿块压迫食管腔，肿块与肝实质密度一致。

图5-12-1　胸部CT

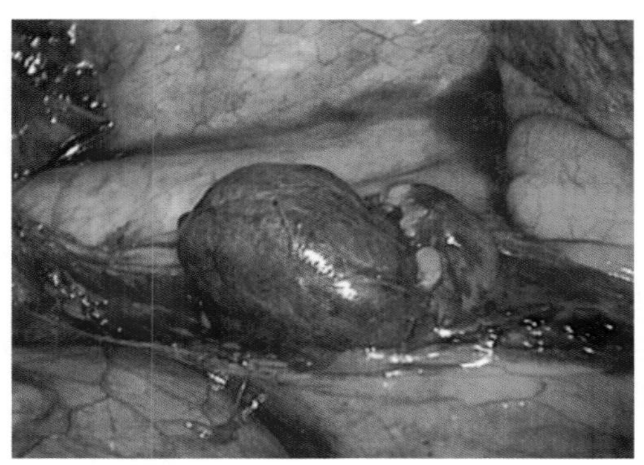

突入胸腔内的异位肝脏毗邻食管，左上角为被压缩的肺，右上角为横膈。

图5-12-2　术中所见

三、讨论

（一）流行学与发病机制

异位肝十分罕见，主要发生在腹部。以前的报道中描述了肝邻近器官（如胆囊、脾脏、胰脏）的腹腔异位肝，或作为肝脏下表面的附叶。与此相反，胸内肝是罕见的，并且被发现的患者多数为后天或先天的膈肌缺损。大多数情况下，肝组织位于胸腔的外围，与正常位置的肝脏相邻或不相邻。该病例的特殊性源于原本健康的患者在未受创伤的前提下出现的食管周围肿块，引起的胃肠道相关症状。

无膈肌缺损的胸内异位肝发病机制不清楚。膈上肝组织的发展可能与胚胎时肝脏及膈膜发育不良有关。与胆道系统伴行的肝上皮索在妊娠3~4周时，在远端前肠腹侧生长，形成肝憩室。妊娠4~10周时，膈膜由4部分组成：横膈、胸腹膜、食管系膜和体壁的肌肉。胸腹膜由体壁向内侧延伸，接近胸腹膜管。胸腹膜与食管系膜和背侧横膈融合。肝实质与横膈的间质相吻合。此过程中，横膈继续延伸，形成膈膜中央腱并完成胸腔腹腔的分隔[2-3]。鉴于横膈与肝脏在胚胎时期的复杂发育，胸内异位肝可能与胸腹膜管和横膈外侧缘融合失败有关，或因肝憩室扩大穿过横膈所致。

（二）临床诊断与治疗

仅借助无创的影像学检查想要精确地检测异位肝组织是很困难的，因为患者往往缺乏临床症状，异位组织往往很小或诊断为其他不相关疾病。大多数的病例报道中胸内异位肝多是在手术过程中被诊断。常规手术治疗也是治疗胸内异位肝的主要手段。CT（有或无造影剂）能有效地描述肿瘤的大小和血供，MRI的T_1、T_2加权像也能有效的呈现内部和外周结构[4]。放射性元素扫描已被成功运用于其诊断过程中[5]。

四、总结

胸内异位肝罕见，需要与其他胸腔内肿块鉴别。MRI是最有效的无创性检查方法，手术切除是治疗胸内异位肝的有效和主要手段。

参考文献

[1] Kutner M A, Bromberg A, Korst R J, et al. An unusual case of dysphagia from intrathoracic liver[J]. Ann Thorac Surg, 2010, 90(4): e54-e55.

[2] Dagash M, Hayek T, Gallimidi Z, et al. Transient radiological and colonoscopic features of inflammatory bowel disease in a patient with severe Salmonella gastroenteritis[J]. Am J Gastroenterol, 1997, 92(2): 349-351.

[3] L E ROUX B T. Heterotopic mediastinal thyroid[J]. Thorax, 1961, 16(2): 192-196.

[4] Liu K L, Ho M C, Chen P J. Ectopic liver with hepatocellular carcinoma in the peritoneum[J]. AJR Am J Roentgenol, 2007, 188(2): W206-W207.

[5] Rendina E A, Venuta F, Pescarmona E O, et al. Intrathoracic lobe of the liver. Case report and review of the literature[J]. Eur J Cardiothorac Surg, 1989, 3(1): 75-78.

（于冬怡）

第十三节　胸腔脾种植

一、引言

胸腔脾种植（intrathoracic splenosis）是指存在脾损伤和（或）膈肌损伤的胸腹联合伤或脾手术后，造成自身脾组织在胸腔内异位生长而形成的占位性病变，是外伤或脾手术后的罕见并发症。

二、病例

病例1，患者，男性，55岁，2004年因干咳伴左侧胸痛4个月以冠心病入院。胸部CT提示左侧肺门区心缘旁及左后外胸膜多发团块影，胸部MRI提示左侧胸膜多发肿块伴胸膜增厚（图5-13-1~图5-13-2）。肺功能第1秒用力呼气量2.57 L（61.3%），最大通气量108.4 L（91.7%）。血常规：血红蛋白143 g/L，红细胞4.39×10^{12}/L，白细胞8.8×10^{9}/L（中性粒细胞41%，淋巴细胞52%，单核细胞4%，嗜酸性细胞3%），血小板283×10^{9}/L。患者3岁时曾被卡车自左侧撞倒，左胸被车轮压伤。伤后3年常有阵发性呼吸困难及胸痛，胸部X线片示心脏左侧移位，左侧胸腔有多个串状空腔阴影。6岁时施行膈疝修补及脾切除术，术时发现左膈肌前有大块缺损，约占膈肌面积1/3，胃、脾与胸壁有紧密粘连，切除脾后将胃肠放回腹腔，用丝线缝合膈肌缺口。

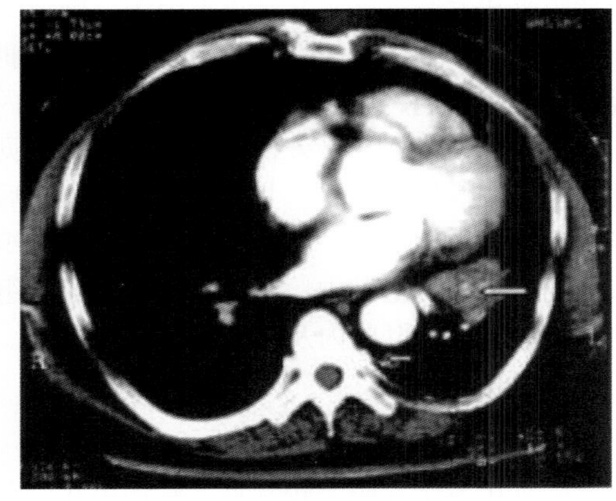

降主动脉后和心包左侧各有一胸膜来源、边界清晰肿块。

图5-13-1　胸部CT

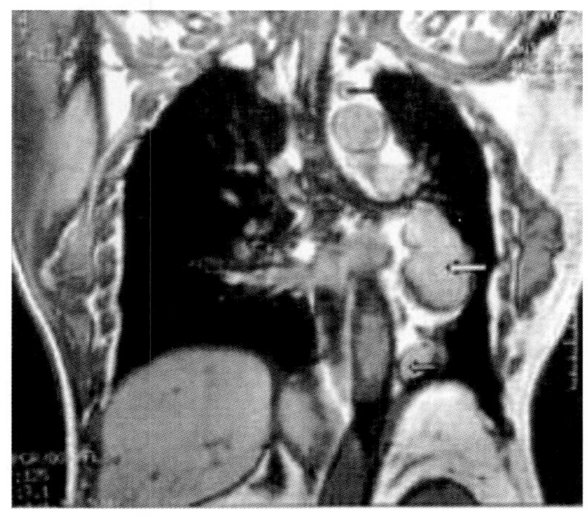

主动脉弓上方、左心房旁（可见脾切迹）、膈上降主动脉旁3个肿块。

图5-13-2　胸部MRI

2004年8月17日，患者于全身麻醉下沿原切口入胸，切除第6肋骨。术中见左侧胸腔广泛粘连，膈面尤其致密，胸膜外分离粘连，后胸腔主动脉外侧下肺静脉水平有3个肿块，红褐色，椭球形，完整包膜没有外侵，彼此独立，大小分别为3.2 cm×2.3 cm×1.4 cm、1.3 cm×1.0 cm×1.0 cm和1.2 cm×0.7 cm×0.6 cm，未见粗大的滋养血管，血供源于壁层胸膜，肿块与胸膜难以分离。另外，前纵隔上肺静脉前方紧贴心包有1个肿块，肿块大小为0.7 cm×0.6 cm×0.5 cm，升主动脉旁还有2个结节，性质同前。切除2个最大的肿块。病理结果提示：大量淋巴细胞、红细胞、嗜中性及嗜酸性粒细胞和网状细胞，符合左侧纵隔脾组织植入。术后第2天、第6天、第11天的血小板分别是201×10^{9}/L、482×10^{9}/L、734×10^{9}/L。术后干咳、胸痛症状消失，无并发症发生。术后第15天出院[1]。

病例2，患者，男性，23岁，2005年体检发现左侧胸膜肿块入院，无任何症状（图5-13-3~图5-13-4）。血常规：血红蛋白139 g/L，红细胞4.5×10^{12}/L，白细胞8.2×10^{9}/L（中性粒细胞63%、淋巴细胞30%），血小板299×10^{9}/L。患者9岁时曾有左胸、腹部车祸伤史，左膈肌破裂，左肾、脾破裂并疝入胸腔，手术行左肾、脾切

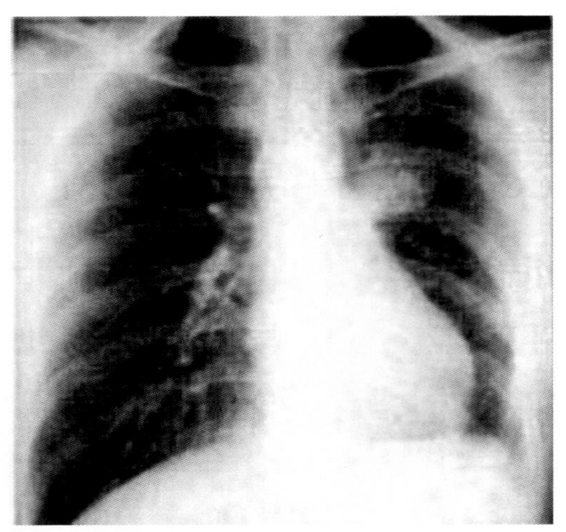

第2前肋水平、心脏左旁有一孤立圆形阴影，边缘光滑。

图5-13-3 胸部X线片

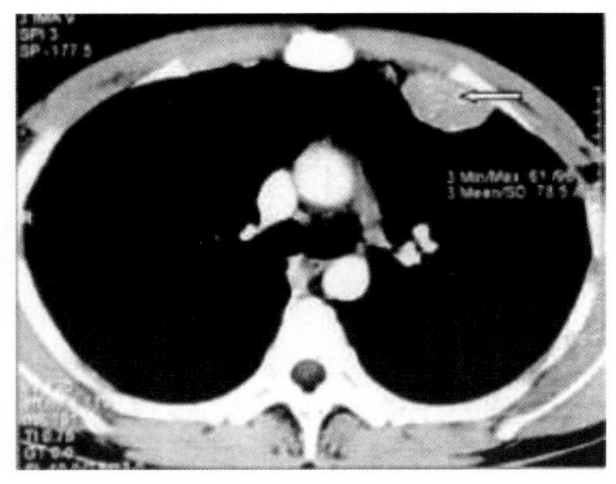

左前纵隔靠近第2肋软骨结合部有一肿块，紧贴壁层胸膜。

图5-13-4 胸部CT

除，左膈肌修补。术后恢复顺利。此次入院于全身麻醉下手术，经左前外侧切口第2肋间入胸。见左侧胸膜腔广泛粘连，左侧第2肋胸骨旁，壁层胸膜上有一扁圆形肿块，大小为4.0 cm×4.0 cm×2.0 cm，边界清晰、包膜完整、红褐色、质地中等，与壁层胸膜紧密附着，完整切除肿块。病理报告：大量淋巴细胞，嗜中性及嗜酸性粒细胞，符合脾组织植入。术后第1天、第5天、第14天血小板分别是296×10^9/L、328×10^9/L、388×10^9/L。无术后并发症。术后第6天出院[1]。

三、讨论

（一）流行病学

1910年，Von Kuttner[2]首先报道了1例尸检发现的脾切除术后腹腔脾种植。1937年，Shaw和Shafi等[3]首先报道了1例同样是尸检发现的创伤后胸腔脾种植。1957年，Skinner[4]首次报道了胸腔脾种植的临床病例。此后国内外陆续有病例报道共70余例，资料齐全的38例，其中男性32例，女性6例，年龄（44.64±11.21）岁，最大74岁，最小24岁。22例患者没有症状，占57.89%；有症状的16例，占42.11%，主要包括：胸痛8例，咯血2例，咳嗽3例，胸闷2例，心动过速1例，发热、腹胀、盗汗、肌痛、左肩背痛、进行性行走困难各1例。所有患者均有外伤史，其中枪击伤20例，交通车祸伤10例，弹片伤2例，爆炸伤1例，具体不详6例，所有患者脾破裂行脾切除术。从发生外伤到发现胸腔病灶的平均间隔时间为（23±10.11）年，最短10年，最长52年。非手术治疗15例，占39.47%，其中9例行^{99m}Tc同位素扫描阳性确诊为脾种植[5-13]，3例CT定位经皮肿物穿刺活检提示为脾组织[11,13-14]；接受手术的患者23例[4,10,14-31]，占60.53%。所有患者随访预后良好，手术行胸腔脾切除患者均未发生脾切除术后急性暴发性感染（overwhelming post-splenectomy infection，OPSI）致命并发症。

（二）病因分析

脾种植是异位脾的一种类型，可植入人体任何部位，包括腹腔、盆腔、胸腔甚至皮下组织、脑组织。其中胸腔脾种植较少见，一般在同时涉及脾脏和膈肌的胸腹联合伤或脾手术后，可造成自身脾组织在胸腔内异位生长而形成占位性病变，是外伤或脾手术后的罕见并发症。其可能的发病机制有二：其一，是脾切除术后或脾破裂导致的机械性植入，一般认为是损伤的脾组织碎片进入邻近的体腔并种植其中；其二，是损伤的脾组织碎片经血液播散，导致肝脏内及脑组织内的脾种植。

（三）临床表现

异位脾种植发生在腹腔较常见，常种植在大网膜、壁腹膜、系膜、膈肌腹侧面、盆腔器官表面、肠壁浆膜层等，因其种植部位不同，临床表现各异。发生在腹腔内的脾种植常因与肠道关系密切而引发腹痛、肠梗阻、消化道出血等症状。少数可被误诊为胃淋巴肉瘤、小肠类癌、子宫内膜异位症，甚至被误诊为急性阑尾炎。

而胸腔脾种植较少见，既往大部分患者有胸腹外伤病史，如枪击伤、车祸伤、锐器贯通伤、碾压伤、撞击伤、坠落伤等，造成包括膈肌损伤及脾破裂在内的单发或联合伤。临床多无明显症状，个别患者可有轻微胸痛、咳嗽、胸闷、发热、盗汗、肌痛、腹胀、左肩背痛、进行性行走困难等非特异性症状，罕见可有咯血表现[19]。所有的胸腔脾种植均位于左侧。种植结节常为多发，少数为孤立性，但不排除微结节种植未被探查到的可能。多种植在脏、壁层胸膜表面。少数合并有肺挫裂伤者，脾结节也可种植在肺实质内。病检大体观呈红褐或紫蓝色，切面可有散在白色小点（图5-13-5）[28]，大小数毫米至11.5 cm[29]，没有脾门，被膜和脾小梁均为纤维性，无肌纤维和弹力纤维成分。脾组织以红髓为主，缺乏发育完整的白髓，血管结构也不正常。显微镜检查可见典型的血管背景中大量淋巴细胞聚集（图5-13-6）[28]。

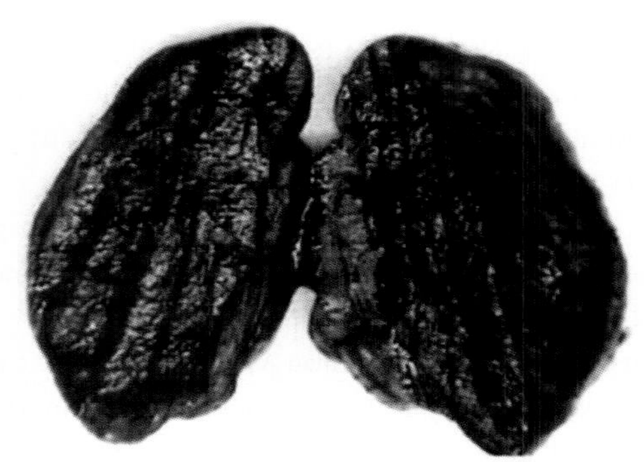

图5-13-5　大体标本

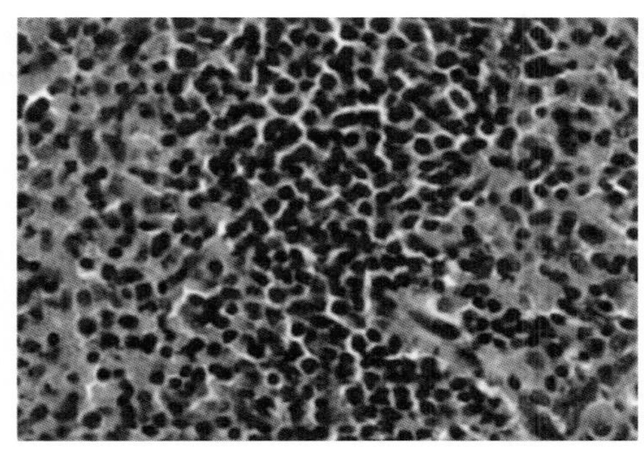

图5-13-6　病理检查

（四）诊断与鉴别诊断

胸腔脾种植病例在临床上十分罕见，常被误诊为胸部占位性病变（肺癌、转移瘤、淋巴瘤、恶性胸膜间皮瘤等）而进行手术治疗或活检。

诊断要点包括：①详细询问病史，既往手术史、外伤史常是临床上考虑胸腔脾种植的关键点；②胸部X线片、CT、MRI可在影像学上明确胸腔内占位，但无法明确性质，需进一步明确诊断；③结合病史及胸腔内占位，可选用^{99m}Tc同位素扫描、经皮胸腔内肿物穿刺细胞学和组织学病理检查；④如果同时合并腹腔或胸壁、皮肤占位性病变，证实是脾种植者，胸腔脾种植的可能性更大。

目前认为^{99m}Tc同位素扫描对脾脏组织最具特异性，在怀疑有胸腔脾可能时应首选该检查。经皮肿物穿刺细胞学和活组织检查可能因为显微镜下只见大量的淋巴细胞，无法与淋巴增生性疾病鉴别，而影响其诊断价值[21]。

（五）治疗

胸腔脾种植本质上属于正常脾脏组织在胸腔内异位生长，若临床上未表现出明显症状，未严重压迫到胸腔内的重要器官，可继续观察暂不处理。在动物实验和临床上有研究表明，种植脾在一部分功能上可以补偿患者的无脾状态。Madjar等[10]的研究表明，脾种植除了发挥一定程度代偿功能外，还具有一定的增殖能力。全脾切除后常见的致命并发症为OPSI，最常见的致病菌为肺炎链球菌，病死率达38%~69%。患者终身均有发病风险，但绝大多数均发生在全脾切除术后的前2年，最长间隔时间为40年。无脾患者终身存在发生OPSI的风险[32]，若术前或术中确诊为胸腔脾种植，应尽量避免切除。如果对胸内重要器官有严重压迫，或者出现明显临床症状，如咯血、胸腔脾梗死致胸痛等，可行病灶切除，保留其他种植脾。手术方式可选胸腔镜手术或常规开胸手术。

四、总结

胸腔脾种植是外伤或脾手术后的罕见并发症。仔细询问既往外伤、手术史对诊断有极大参考意义，^{99m}Tc同位素扫描在怀疑有胸腔脾种植可能时为首选检查。治疗上尽量避免“过激”的治疗措施。如需手术，应避免患者出现无脾状态，减少OPSI发生。

参考文献

[1] 蒋雷,朱余明,张轶,等. 胸腔脾种植2例[J]. 中华胸心血管外科杂志,2006,22(3):207.

[2] Von Kuttner H. In diskussion, milzextirpation und rontgenbehandlung bei leukamie[J]. Berl Klin Wochenschr, 1910,47:1520.

[3] Shaw A F, Shafi A. Traumatic autoplastic transplantation of splenic tissue in man with observations on the late results of splenectomy in six cases[J]. J Pathol Bacteriol, 1937, 45:215-235.

[4] Skinner E F, Hurteau W W. Autotransplantation of spleen into thorax[J]. J Thorac Surg, 1957, 33(6):807-813.

[5] Gopal K, Jones M T, Greaves S M. An unusual cause of chest pain[J]. Chest, 2004, 125(4):1536-1538.

[6] Rubio Garay M, Belda Sanchís J, Iglesias Sentís M, et al. Noninvasive diagnosis of posttraumatic thoracic splenosis[J]. Arch Bronconeumol, 2004, 40(3):139-140.

[7] Wold P B, Farrell M A. Pleural nodularity in a patient with pyrexia of unknown origin[J]. Chest, 2002, 122(2):718-720.

[8] Hagman T F, Winer-Muram H T, Meyer C A, et al. Intrathoracic splenosis: superiority of technetium Tc 99m heat-damaged RBC imaging[J]. Chest, 2001, 120(6):2097-2098.

[9] Naylor M F, Karstaedt N, Finck S J, et al. Noninvasive methods of diagnosing thoracic splenosis[J]. Ann Thorac Surg, 1999, 68(1):243-244.

[10] Madjar S, Weissberg D. Thoracic splenosis[J]. Thorax, 1994, 49(10):1020-1022.

[11] Hart C M, Clore F C, Hood C I. Intrathoracic splenosis[J]. Chest, 1990, 97(4):1024.

[12] Scales F E, Lee M E. Nonoperative diagnosis of intrathoracic splenosis[J]. AJR Am J Roentgenol, 1983, 141(6):1273-1274.

[13] Syed S, Zaharopoulos P. Thoracic splenosis diagnosed by fine-needle aspiration cytology: a case report[J]. Diagn Cytopathol, 2001, 25(5):321-324.

[14] Thourani V H, Sharma J, Duarte I G, et al. Intrathoracic splenosis[J]. Ann Thorac Surg, 2005, 80(5):1934-1936.

[15] Bizekis C S, Pua B, Glassman L R. Thoracic splenosis: mimicry of a neurogenic tumor[J]. J Thorac Cardiovasc Surg, 2003, 125(5):1155-1156.

[16] Gaedcke G, Storz K, Braun S, et al. Thoracic splenosis with symptoms of coronary heart disease[J]. Dtsch Med Wochenschr, 1999, 124(33):958-961.

[17] Renne G, Coci A, Biraghi T, et al. Fine needle aspiration of thoracic splenosis. A case report[J]. Acta Cytol, 1999, 43(3):492-494.

[18] Buchino J J, Buchino J J. Thoracic splenosis[J]. South Med J, 1998, 91(11):1054-1056.

[19] O'Connor J V, Brown C C, Thomas J K, et al. Thoracic splenosis[J]. Ann Thorac Surg, 1998, 66(2):552-553.

[20] Cordier J F, Gamondes J P, Marx P, et al. Thoracic splenosis presenting with hemoptysis[J]. Chest, 1992, 102(2):626-627.

[21] Roucos S, Tabet G, Jebara V A, et al. Thoracic splenosis. Case report and literature review[J]. J Thorac Cardiovasc Surg, 1990, 99(2):361-363.

[22] Yousem S A. Thoracic splenosis[J]. Ann Thorac Surg, 1987, 44(4):411-412.

[23] Dalton M L Jr, Strange W H, Downs E A. Intrathoracic splenosis. Case report and review of the literature[J]. Am Rev Respir Dis, 1971, 103(6):827-830.

[24] Brune J, Termet H, Maton J P, et al. Intrathoracic splenosis. Apropos of a case[J]. Rev Fr Mal Respir, 1980, 8(3):195-200.

[25] Ahmadi A, Faber L P, Milloy F, et al. Intrathoracic splenosis[J]. J Thorac Cardiovasc Surg, 1968, 55(5):677-681.

[26] 万东,李佳和,付裕,等. 胸腔脾种植1例报告[J]. 吉林医学,2004,25:72.

[27] Javadrashid R, Paak N, Salehi A. Combined subcutaneous, intrathoracic and abdominal splenosis[J]. Arch Iran Med, 2010, 13(5):436-439.

[28] Ruffini E, Asioli S, Filosso P L, et al. Intrathoracic splenosis: a case report and an update of invasive and noninvasive diagnostic techniques[J]. J Thorac Cardiovasc Surg, 2007, 134(6):1594-1595.

[29] Fukuhara S, Tyagi S, Yun J, et al. Intrathoracic splenosis presenting as persistent chest pain[J]. J Cardiothorac Surg, 2012, 7:84.

[30] Aktekin A, Gürleyik G, Arman A, et al. Intrathoracic splenosis secondary to previous penetrating thoracoabdominal trauma diagnosed during delayed diaphragmatic hernia repair[J]. Ulus Travma Acil Cerrahi Derg, 2006, 12(1):68-70.

[31] 刘尼军. 胸壁异位脾种植1例[J]. 实用放射学杂志,2010,26:12.

[32] Davidson R N, Wall R A. Prevention and management of infections in patients without a spleen[J]. Clin Microbiol Infect, 2001, 7(12):657-660.

（林磊）

第十四节　梅克松–罗森塔尔综合征导致的膈肌间断性抬高

一、引言

梅克松–罗森塔尔综合征（Melkersson–Rosenthal syndrome，MRS）是一种罕见的皮肤病，其特征为累及单唇或者双唇的慢性颜面部水肿、面神经麻痹、舌背部裂纹。仅25%的患者同时存在以上3种症状，唇肿是最主要的症状，存在于几乎半数患者中。

二、病例

患者，女性，25岁，患有肉芽肿性唇炎，皮肤科随诊中出现嗜睡、头痛、恶心、昏迷、皮肤湿冷，患者无吸烟史。检查发现患者右下肺通气减少，X线片检查发现右侧膈肌抬高（图5–14–1A）。超声提示右侧膈肌无偏移，膈下无明显异常。高分辨率CT提示胸腔内无异常。数月后进行的经皮神经传导检测证明膈肌运动潜伏期正常。患者无头部、颈部、胸部外伤史，无呼吸道症状，无其他神经紊乱症状，且无卟啉症的临床特征。血液检查提示全血细胞计数正常，尿素水平、电解质水平、肝功能、钙水平、血清血管紧张素转换酶水平均正常，抗中性粒细胞胞浆自身抗体阴性，抗核抗体弱阳性。排除结节病。患者7岁时有肉芽肿性唇炎病史，胃肠镜活检排除克罗恩病。诊断考虑MRS。给予泼尼松龙和美沙拉嗪治疗2年，后改用氯法齐明治疗2个月。随后停用美沙拉嗪并未改善凸起的膈肌，考虑膈肌麻痹可能与神经病变有关。由于患者一直无明显症状，因此采取保守方法。

18个月之后，患者出现进行性劳力性呼吸困难及端坐呼吸，肺功能FEV_1及FVC明显减退。拟行膈肌折叠术。术前常规影像学评估发现右侧膈肌位置正常（图5–14–1B），因此手术并未进行，复查影像学检查确认膈肌位置良好。患者症状逐渐缓解，肺功能逐步改善，恢复正常。

1年后，患者再次出现呼吸困难，慢性唇炎间歇加重。胸部X线片再次显示偏侧膈肌隆起（图5–14–1C），肺功能再次恶化，尽管同时进行了针对口面部炎症的医学免疫调节。此次横膈膜保持固定数月，并通过小开胸术行横膈膜折叠术[1]。

三、讨论

肉芽肿性唇炎不论是单独出现抑或作为MRS的一部分，可能是克罗恩病的特征。MRS通常症状局限，只有很少一部分患者表现为经典的三联征，即口面部肉芽肿、间歇性面神经麻痹及舌背部裂纹[2]。有报道MRS可导致颅外皮肤黏膜表现及其他颅内神经病变[3]。有1篇文献报道其可引起心脏传导的异常导致心脏传导阻滞[4]。

其他导致神经病变的原因似乎并不符合本病例。美沙拉嗪可引起神经病变，但停药后患者膈肌抬高仍有复发。且短暂使用氯法齐明似乎也并非致病原因。

本病例出现的间歇性膈肌麻痹的原因可能是MRS导

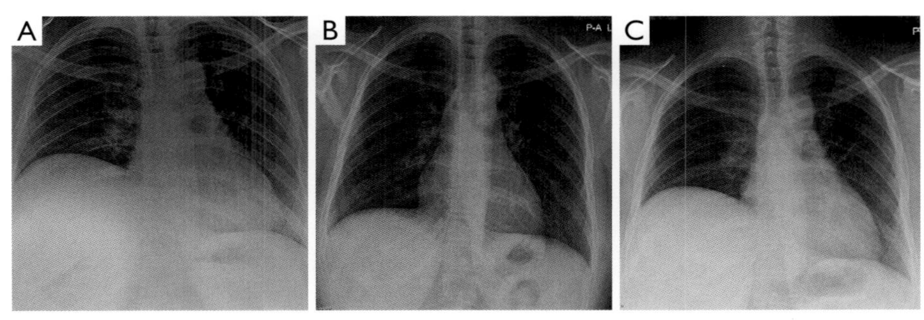

（A）初次就诊时右侧膈肌抬高；（B）18个月后改善；（C）术后1年膈肌再次抬高。

图5–14–1　X线片示间断膈肌上抬

致的颅外神经病变。对于其他周围神经病变的患者应考虑肉芽肿性唇炎的诊断。

参考文献

[1] Kirmani B H, Dobson C M, Zacharias J. Melkersson-Rosenthal syndrome: an unusual cause of intermittent raised hemidiaphragm?[J]. J Thorac Cardiovasc Surg, 2011, 141(5): e27-e28.

[2] Ang K L, Jones N S. Melkersson-Rosenthal syndrome[J]. J Laryngol Otol, 2002, 116(5): 386-388.

[3] Aluclu M U, Keklikci U, Guzel A, et al. Melkersson-Rosenthal syndrome with partial oculomotor nerve palsy[J]. Ann Saudi Med, 2008, 28(2): 135-137.

[4] Chan Y C, Lee Y S, Wong S T, et al. Melkerrson-Rosenthal syndrome with cardiac involvement[J]. J Clin Neurosci, 2004, 11(3): 309-311.

（吴亮）

第十五节　自发性膈肌破裂

一、引言

自发性膈肌破裂（spontaneous rupture of the diaphragm，SRD）是一种极为罕见的胸腹部外科急症，严重者可危及生命，临床上容易漏诊导致病情延误，外科手术是主要治疗方法。

二、病例

患者，男性，36岁，因高热、咳嗽、咽喉痛就诊。既往有高血压病史，规律服药控制。胸部X线片无异常（图5-15-1）。考虑急性病毒性上呼吸道感染，予以抗生素、抗组胺药物治疗。12 h后患者因咳嗽后突发左下胸部疼痛返回急诊。体格检查发现左下胸部轻度压痛，无明显瘀伤，听诊双肺可闻及干啰音。给予对乙酰氨基酚和可待因控制疼痛。24 h后患者由于呼吸窘迫再次就诊。胸部X线片提示胃通过左侧膈肌疝入胸腔，口服造影剂后胸部X线片提示50%胃组织疝入胸腔（图5-15-2）。诊断考虑自发性膈肌破裂。急诊行剖腹手术，术中发现10 cm长的膈肌缺损，从腋后线至紧邻心包的中心腱。胃、脾脏、结肠肝曲均位于胸腔，回纳疝组织后未发现受累器官血供改变。肉眼观膈肌破损处边缘组织正常，予以活检送病理。“8”字缝合修复膈肌，胸腔置引流管，腹部切口一期缝合。术后第4天康复出院，术后4个月复查，无任何症状，胸部X线片无异常，病理检查未发现病理性改变[1]。

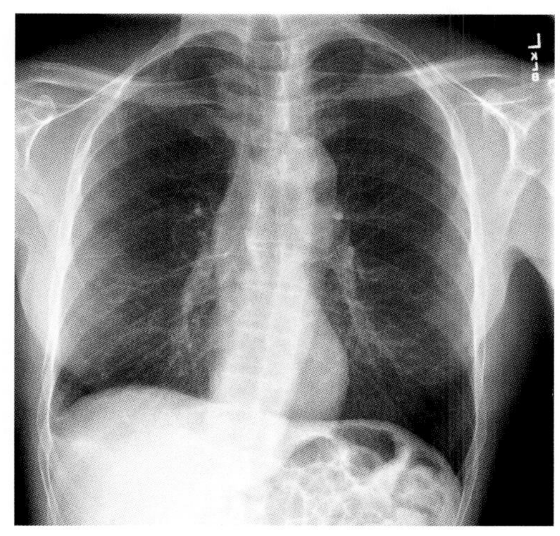

图5-15-1　初次就诊时胸部X线片

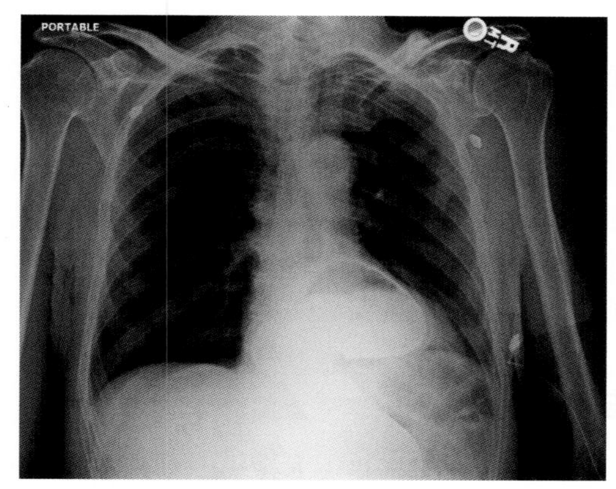

图5-15-2　口服造影剂提示胃疝入胸腔

三、讨论

（一）流行病学与病因分析

膈肌破裂最常见的原因是外伤，其中钝器伤（75%），穿透伤（25%）[2]。自发性膈肌破裂较为罕见，占所有膈肌破裂不到1%[3]，目前尚无相关流行病学报道，目前文献多为个案报道。本病可见于各个年龄段，文献中报道发病年龄为3~74岁，中位年龄为40岁[1]。自发性膈肌破裂与胸腹压力差升高有关，其诱因包括咳嗽、体育锻炼、分娩、呕吐、排便等，亦有患者发病前并无明显诱因。目前尚不明确其病因是否为患者膈肌存在薄弱部位，或者剧烈活动时肌肉协调性欠缺，抑或二者兼而有之。

（二）临床表现、诊断与治疗

SRD没有特征性的症状和体征，通常与膈疝的存在有关，如肺压迫或疝的并发症。因此，最常见的症状是呼吸困难、上腹痛、恶心和呕吐。伴有肋间肌肉破裂的患者可观察到疝或肋间的瘀斑，胸部X线片是诊断的重要手段，CT被认为是诊断的金标准，准确率为

50%~78%[4]。68%的SRD位于左侧，亦有极少患者位于双侧。缺损范围2~16 cm。79%为膈肌周围破损，中央缺损相对少见。文献中描述了两种类型的SDR：一种胸壁保持完整；另一种腹部结构穿过膈肌和胸壁疝入胸腔[1]。疝内容物包括胃（42%）、结肠（29%）、大网膜（29%）、小肠（25%）、脾脏（18%）以及肝脏（10%）。

早期诊断对于降低并发症发病率和病死率至关重要，延迟诊断的情况下很容易出现诸如嵌顿、绞窄或穿孔等并发症。文献报道病死率高达14%[1]。手术可采用微创或者开放切口经腹或经胸部修补[5]。

四、总结

自发性膈肌破裂是临床上较为罕见的胸腹部外科急症，严重者可危及生命。临床表现与疝组织有关，可出现胸痛、上腹痛、呕吐、呼吸困难等症状。影像学早期诊断有利于降低并发症发病率和病死率。自发性膈肌破裂一经确诊，应行急诊手术修补。

参考文献

[1] Losanoff J E, Edelman D A, Salwen W A, et al. Spontaneous rupture of the diaphragm: case report and comprehensive review of the world literature[J]. J Thorac Cardiovasc Surg, 2010, 139(6): e127-e128.

[2] Gupta V, Singhal R, Ansari M Z. Spontaneous rupture of the diaphragm[J]. Eur J Emerg Med, 2005, 12(1): 43-44.

[3] Cattaneo M, Mendogni P, Damarco F, et al. Spontaneous diaphragmatic rupture following neoadjuvant chemotherapy and cytoreductive surgery in malignant pleural mesothelioma: A case report and review of the literature[J]. Int J Surg Case Rep, 2020, 77S(Suppl): S85-S87.

[4] Eren S, Kantarci M, Okur A. Imaging of diaphragmatic rupture after trauma[J]. Clin Radiol, 2006, 61(6): 467-477.

[5] Fenner H, Memeti E, Taha S, et al. Spontaneous Diaphragmatic Rupture after Coughing: Report of a Case and Review of the Literature[J]. Case Rep Surg, 2019, 2019: 1270195.

（杨洁）

第六章　胸膜

第一节　BHD综合征所致家族性自发性气胸

一、引言

Birt-Hogg-Dubé（BHD）综合征是一种表征遗传综合征，有皮肤损害、肾肿瘤、反复发作性气胸等症状。气胸家族史和CT表现疑似BHD综合征，应通过基因检测和筛查确认是否为BHD综合征。若怀疑BHD综合征，患者还应进行肾肿瘤检测。

二、病例

患者，男性，28岁，进行性呼吸困难发作1天入院。胸部X线片示双侧气胸（图6-1-1）。患者无吸烟史、既往体健，但有家族气胸史，即母亲和外祖母皆有气胸发作史。胸部CT有多个大疱，考虑可能是BHD综合征（图6-1-2）。经双侧猪尾导管引流气胸，患者第2天出院。进一步生化检测显示：血清α1-抗胰蛋白酶、抗RNP、抗Ro和La抗体水平正常。而卵泡激素*FLCN*基因的异常序列与BHD综合征一致。由于BHD综合征患者有高肾肿瘤风险，患者进行了肾超声检查，无异常发现[1]。

三、讨论

BHD综合征最早是在1977年由Birt等[2]报道的，发现于一个患有特异性皮肤纤维毛囊瘤的家族中。这种综合征现已证明是*FLCN*基因突变的常染色体遗传疾病[3]。*FLCN*基因位于染色体17p11.2，有11个外显子（外显子4~14）。目前，已报道超过100种*FLCN*基因突变。不同*FLCN*突变可能与特定的表型相关联。在芬兰的一个大家族中，有24位受BHD影响的成员，经检测存在外显子4bp的缺失[4]。另一项研究也报道了外显子9和12突变导致美国一个家族的孤立性气胸[5]。在纳入198例BHD综合征和肺囊肿患者的大型研究中，*FLCN*外显子9和12突变者更容易出现气胸[6]。此外，外显子11的特定胞嘧啶缺失（约1285delC）者发生肾癌的风险低于相同的外显子胞嘧啶缺失（约1285dupC）者[7]。

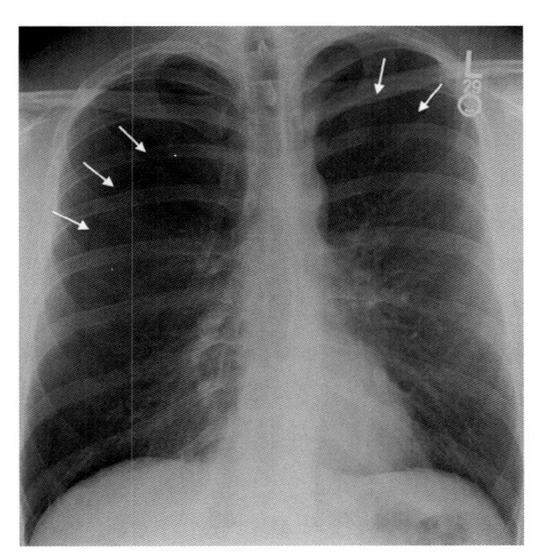

图6-1-1　胸部X线片显示双侧气胸（箭头）

家族性自发性气胸的发病率较低，男性为7.4/10万~18/10万，女性为1.2/10万~6/10万。患者可在无明显症状及体征时突发气胸，经外科处理后有13%~50%的患者

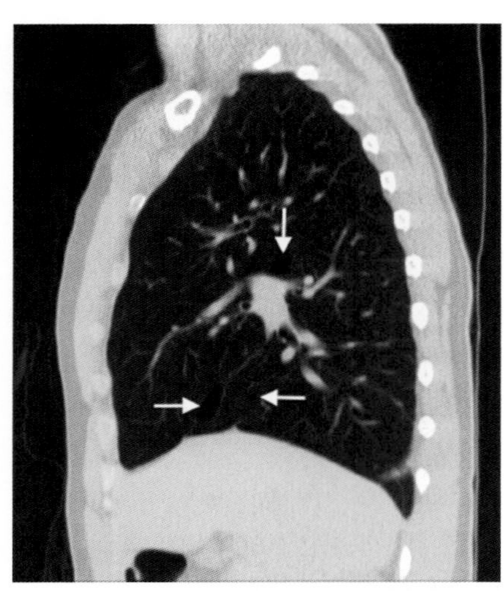

图6-1-2　矢状位胸部CT图像显示多个大疱（箭头）

复发，目前无有效手段可进行根治及预防复发。气胸发作后，根据病情需要可选择保守治疗、胸腔闭式引流及手术治疗。胸腔镜手术是最为理想的选择，术中可确定病变的部位和性质，根据肺大疱的大小及多发程度，可以选择电凝、结扎、手术切除等治疗方式，并行胸膜固定术以降低复发率。既往一项包含208例患者的临床研究结果表明，对于其中20例存在*FLCN*基因突变的多发性肺大疱患者，采用滑石粉行胸膜固定术对降低复发率更有效。因此，对于双肺多发肺大疱的气胸患者，术前筛查若符合*FLCN*基因突变阳性，则优先选择肺大疱切除联合化学胸膜固定术。

总之，胸外科医生应高度警惕BHD综合征。BHD综合征的最初表现通常为气胸，除非进一步行影像学检查，否则可能被误诊为自发性原发气胸。序列分析*FLCN*基因具有诊断价值。诊断为BHD综合征的患者应进行肾脏相关影像学检查。

参考文献

[1] Auerbach A, Roberts D H, Gangadharan S P, et al. Birt-Hogg-Dubé syndrome in a patient presenting with familial spontaneous pneumothorax[J]. Ann Thorac Surg, 2014, 98(1): 325-327.

[2] Birt A R, Hogg G R, Dubé W J. Hereditary multiple fibrofolliculomas with trichodiscomas and acrochordons[J]. Arch Dermatol, 1977, 113(12): 1674-1677.

[3] Menko F H, van Steensel M A, Giraud S, et al. Birt-Hogg-Dubé syndrome: diagnosis and management[J]. Lancet Oncol, 2009, 10(12): 1199-1206.

[4] Painter J N, Tapanainen H, Somer M, et al. A 4-bp deletion in the Birt-Hogg-Dubé gene (FLCN) causes dominantly inherited spontaneous pneumothorax[J]. Am J Hum Genet, 2005, 76(3): 522-527.

[5] Graham R B, Nolasco M, Peterlin B, et al. Nonsense mutations in folliculin presenting as isolated familial spontaneous pneumothorax in adults[J]. Am J Respir Crit Care Med, 2005, 172(1): 39-44.

[6] Toro J R, Pautler S E, Stewart L, et al. Lung cysts, spontaneous pneumothorax, and genetic associations in 89 families with Birt-Hogg-Dubé syndrome[J]. Am J Respir Crit Care Med, 2007, 175(10): 1044-1053.

[7] Schmidt L S, Nickerson M L, Warren M B, et al. Germline BHD-mutation spectrum and phenotype analysis of a large cohort of families with Birt-Hogg-Dubé syndrome[J]. Am J Hum Genet, 2005, 76(6): 1023-1033.

（杨洋）

第二节　壁层胸膜炎性肌成纤维细胞瘤

一、引言

炎性肌成纤维细胞瘤是一种低度恶性肿瘤，发病原因和机制目前仍不完全清楚，胸膜来源的炎性肌成纤维细胞瘤较为罕见，外科手术切除是主要的治疗手段，必要时需行放化疗。

二、病例

患者，女性，35岁，因咳嗽、咳痰伴低热20天，发现右侧胸腔占位9天入院。曾于外院行胸部CT检查示右侧胸腔靠近后胸壁一直径约6 cm的肿块，边缘清楚，内部密度不均，呈囊性改变，考虑右侧胸膜间皮瘤（图6-2-1）。胸部B超示右侧胸腔大量积液。右侧胸腔置管引出大量血性胸腔积液。胸腔积液脱落细胞学检查未见肿瘤细胞。纤维支气管镜检查未见异常。

于全身麻醉下行右侧剖胸探查术，术中发现右胸少量淡红色胸腔积液，肿瘤位于后胸壁，来源于壁层胸膜，大小为6 cm×5 cm×5 cm，质硬，基底较宽，包膜完整，活动度差，与右上肺后段、下肺背段致密粘连。逐步分离肿瘤与肺组织粘连，完整切除肿瘤。病理检查见肿瘤切面呈灰白色，质地较硬，其内有暗红色液体流出；镜下见大量梭形细胞疏松排列，间质内可见浆细胞、淋巴细胞。免疫组化示：vimentin、SMA阳性，S-100、CD34、desmin阴性。诊断为炎性肌成纤维细胞瘤。

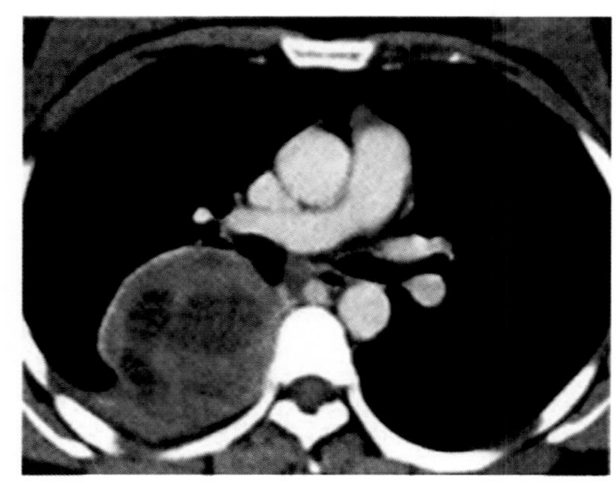

图6-2-1　胸部CT影像

三、讨论

（一）流行病学与病因分析

炎性肌成纤维细胞瘤呈低度恶性，其发病可能与炎症、创伤、手术、病毒感染或基因表达异常等有关。炎性肌成纤维细胞瘤多见于儿童或青少年[1]，好发于肺部，也可见于头颈、躯干、四肢及各种脏器。位于壁层胸膜者较少见。

（二）临床表现与诊断

炎性肌成纤维细胞瘤可发生于肺及全身各处器官，表现为局部肿块或结节。病灶可单发或同时发生于多器官、多部位组织，局部可呈浸润性生长，肿瘤发生缺血坏死后可表现为囊性肿块，影像学上类似恶性肿瘤，不易鉴别。炎性肌成纤维细胞瘤来源于壁层胸膜时常无明显典型特征，需要与肺癌、神经母细胞瘤和孤立性胸膜间皮瘤等相鉴别。

炎性肌成纤维细胞瘤多见于儿童及青少年，常发生于手术或创伤后，是人体对损伤的异常反应。炎性肌成纤维细胞瘤是由分化的肌成纤维细胞组成，常伴有浆细胞和淋巴细胞的一种间叶性肿瘤。依靠病理结合免疫组化将肌纤维母细胞异型增生与梭形细胞肉瘤/癌相鉴别。手术完整切除是目前治疗的最佳方法，若手术无法彻底切除时，术后需进行辅助化疗[2]。

四、总结

炎性肌成纤维细胞瘤是一种较为罕见的低度恶性肿瘤，发生在壁层胸膜尤为少见。手术是其主要治疗方式，对于不能彻底切除的病例，需要结合放化疗治疗。

参考文献

[1] Karnak I, Senocak M E, Ciftci A O, et al. Inflammatory myofibroblastic tumor in children: diagnosis and treatment[J]. J Pediatr Surg, 2001, 36(6): 908-912.

[2] Kovach S J, Fischer A C, Katzman P J, et al. Inflammatory myofibroblastic tumors[J]. J Surg Oncol, 2006, 94(5): 385-391.

（杨咏）

第三节　胆固醇性脓胸

一、引言

胆固醇性脓胸又称胆固醇性胸膜炎，是一种少见的慢性胸膜疾病，以胸腔积液中含有大量胆固醇为特点。

二、病例

患者，男性，33岁，因胸闷、气紧伴咳嗽4年，病情加重1周入院。外院曾诊断为结核性渗出性胸膜炎，接受正规抗结核治疗6个月症状无缓解。体格检查：慢性病容，气管右偏，右胸明显塌陷，呼吸动度减弱，肋间隙变窄，叩诊呈实音，右下肺未闻及呼吸音。胸部X线片、CT、B超提示：右胸大量包裹性积液，纤维板形成。入院后B超定位下行胸腔穿刺，抽出250 mL巧克力样黏液。胸腔积液常规生化：蛋白72.6 g/L，葡萄糖2.53 mmol/L，腺苷脱氨酶100 U/L，镜下脂肪颗粒（++++）。胸腔积液涂片未见抗酸杆菌及革兰氏菌。胸腔积液培养阴性。胸腔积液脱落细胞学检查未见恶性肿瘤细胞。胸腔积液：总胆固醇6.85 mmol/L，甘油三酯2.53 mmol/L，高密度脂蛋白胆固醇1.35 mmol/L，低密度脂蛋白胆固醇4.34 mmol/L。血清：总胆固醇3.41 mmol/L，甘油三酯1.01 mmol/L，高密度脂蛋白胆固醇1.05 mmol/L，低密度脂蛋白胆固醇1.90 mmol/L。术前诊断：右胸包裹性积液。于2005年6月28日于全身麻醉下行右胸纤维板剥脱术，术中见右胸脏、壁层纤维板均厚0.5~1.0 cm，内层附金黄色胆固醇样结晶，胸膜腔内为巧克力样液及黏稠物，约800 mL。纤维板送检，病理诊断：退变、坏死板状纤维组织，其内见大量胆固醇结晶及钙盐沉着。诊断：胆固醇性脓胸。术后合并细支气管胸膜瘘，2周后再次开胸行修补术，术后痊愈出院。随访2年无复发[1]。

三、讨论

（一）病因分析

胆固醇性脓胸亦称胆固醇性胸膜炎，是以胸腔积液中含有大量胆固醇为特点的一种少见的慢性胸膜疾病。其病因及发病过程目前尚不清楚，可能与体内或局部的脂肪代谢异常有关。患者多有慢性胸膜炎病史，因多数报道中患者常合并结核病，且少数病例报道胸腔积液中检出结核菌，故目前认为结核是诱发胆固醇性脓胸的主要原因[2]。

（二）临床表现与治疗

本病属于慢性脓胸，发展缓慢，病程较长。临床表现有的以胸腔积液为主，有的以纤维板形成为主。胸腔积液呈红褐色，内有大量胆固醇结晶是诊断本病的重要依据。本病多见于年轻男性，长时间不能治愈。常发生于右侧胸，多为包裹性积液，内为红褐色黏稠不凝固液体，无特殊气味，可见大量鳞片状发光的游离胆固醇晶体，胆固醇含量一般>3.9 mmol/L[3]。但血脂检查正常。治疗早期用胸腔穿刺抽液或行胸腔闭式引流术[3]。但多数患者隐匿发病，病史较长，发现时患侧胸膜多已明显增厚、钙化，需行胸膜纤维板剥脱术。对于被压缩肺松解后复张不佳或并发支气管胸膜瘘的患者，可行胸廓改形术以消除脓腔[3]。

由于相关认识欠缺，未重点关注胸腔积液的实验室检验结果，胆固醇性脓胸容易被误诊，因此，胸腔积液的检验结果对确诊及制订诊疗方案有重要意义。临床上对存在慢性结核性胸膜炎、脓胸伴纤维板形成的病例，需考虑胆固醇性脓胸。

四、总结

胆固醇性脓胸是以胸腔积液中含有大量胆固醇为特点的一种慢性脓胸，目前认为结核是其主要病因，本病病程较长，临床表现以胸腔积液和纤维板形成为主，胸腔积液呈红褐色，以胸腔积液内见大量胆固醇结晶为诊断依据。患者早期常常接受胸腔穿刺或胸腔闭式引流等对症治疗，确诊本病时患侧胸膜已显著增厚和钙化，需行纤维板剥脱术治疗。若患者胸膜粘连松解后肺复张不满意或继发支气管胸膜瘘，可采用胸廓改形术来消灭残腔。

参考文献

[1] 洪澜,赵长明,孙小康. 胆固醇性脓胸1例[J]. 四川医学,2008,29(8):1101.
[2] 冯欣姝,黄亮. 胆固醇性脓胸误诊1例[J]. 中国误诊学杂志,2002,2(3):471.
[3] 王勇强,周勇安. 胆固醇性脓胸二例[J]. 中国胸心血管外科临床杂志,2000,7(4):287.

(于冬怡)

第四节　迁移性胸膜间皮样囊肿

一、引言

纵隔及胸膜间皮或体腔样囊肿较为少见，患者通常无明显症状，主要在体检中发现，主要可分为胸膜心包囊肿和其他间皮（胸膜）囊肿两类[1]。

二、病例

患者，女性，45岁，因上腹痛行磁共振胰胆管造影（magnetic resonance cholangiopancreatography，MRCP）检查发现纵隔内近心包处一肿物。CT检查示近右心房一5.4 cm×2.1 cm椭圆形囊肿样结构（图6-4-1）。食管超声检查见邻近右心房处一约5 cm锥形囊肿。无法确定囊肿位于心包周围还是胸膜腔。半年后再次行CT检查，发现该囊肿样结构迁移至右肺斜裂下方（图6-4-2）。

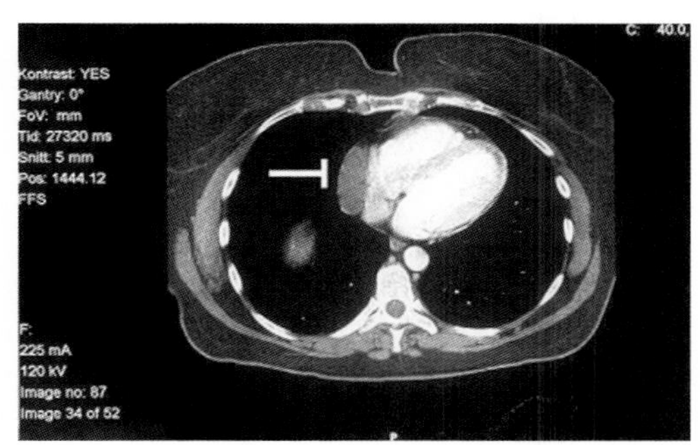

图6-4-1　CT检查示近右心房一椭圆形囊肿样结构

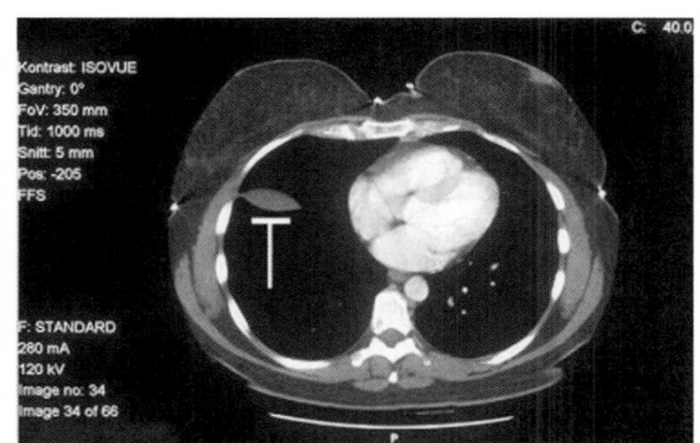

图6-4-2　半年后复查CT显示囊肿样结构迁移至右肺斜裂下方

在全身麻醉下行右侧胸腔镜检查，见右心房外一移动性囊肿样结构，尾部连于心包脂肪垫。使用腔镜切割器连同心包脂肪垫切除肿物（图6-4-3）。病理检查示薄壁囊肿，由典型的立方体样间皮细胞及薄层的致密胶原组成，符合间皮或体腔囊肿。完整切除囊肿，未见与心包相连。

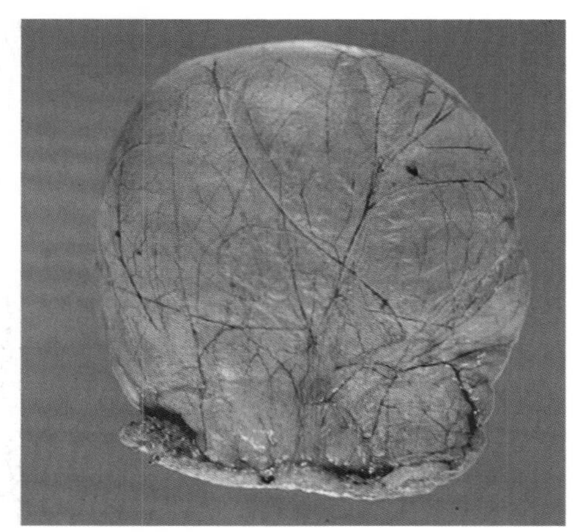

图6-4-3　患者于全麻下行右侧胸腔镜检查，见右心房外一移动性囊肿样结构并予以切除

三、讨论

（一）流行病学与病因分析

迁移性胸膜间皮样囊肿极为少见，目前文献中仅有2例报道[2-3]。一般认为心包膜起源于单独的缺损，后者在胚胎期愈合较晚[4]。有人认为间皮样囊肿与胚胎发育后腹侧心包回缩有关[5]。

（二）临床表现与诊断

间皮样囊肿通常与心包有着广泛的连接面，有时也会出现在一些不常见的位置，如前纵隔或椎旁[6]。胸膜心包囊肿主要出现在右侧肋膈角。囊肿通常由典型的间皮样细胞构成，内有透明液体。这种典型的心包旁囊肿可以通过定期影像检查来确定。大部分囊肿并无明显症状，多数在体检中发现。

间皮样囊肿的治疗有多种情况：典型的囊肿可考虑经皮穿刺引流，并对积液进行细胞学检查，但并非必要；对于有症状的病例，或一些非典型的病例，如多房性囊肿，可以采取手术切除或针刺引流。迁移性囊肿可能受到重力的影响，提示胸外科医生良性间皮样囊肿可能出现迁移。

四、总结

迁移性胸膜间皮样囊肿是一种罕见的良性疾病，多数无症状。其迁移可能主要是由于重力的影响，建议采取手术或针刺引流治疗。

参考文献

[1] Shields T W. Mesothelial and other less common cysts of the mediastinum[M]. Philadelphia: Lippincott Williams & Wilkins, 2000: 2423-2427.

[2] Walker M J, Sieber S C, Boorboor S. Migrating pleural mesothelial cyst[J]. Ann Thorac Surg, 2004, 77(2): 701-702.

[3] Shin M S, Tyndall E C, Ronderos A D. Pedunculated pericardial coelomic cyst manifesting as a rolling intrapleural mass[J]. Chest, 1973, 63(1): 123-124.

[4] Lambert A V S. Etiology of thin-walled thoracic cysts[J]. J Thorac Surg, 1940, 10: 1.

[5] Lillie W I, McDonald J R, CLAGETT O T. Pericardial celomic cysts and pericardial diverticula; a concept of etiology and report of cases[J]. J Thorac Surg, 1950, 20(3): 494-504.

[6] Klein D L. Pleural cyst of the mediastinum[J]. Br J Radiol, 1978, 51(607): 548-549.

（杨咏）

第五节　先天性支气管闭锁相关自发性气胸

一、引言

先天性支气管闭锁是一种罕见的疾病。支气管闭锁引起的支气管阻塞，可导致周围支气管扩大、黏液积聚和周围肺的肺气肿改变。本病最早由Ramsay和Byron报道[1]，但并发气胸罕见，此时可采用胸腔镜肺大疱切除术治疗。

二、病例

患者，男性，20岁，左侧自发性气胸，胸管引流后肺充分复张。4个月后，患者第二次自发性气胸发作，再次置入胸管引流直至肺重新复张。患者无相关的个人病史或家族史，无吸烟史，无系统性疾病或结缔组织病症的迹象。胸部体格检查完全正常（除了胸引管所致疤痕），双肺通气可。胸部X线片显示左肺中间区域带存在肺气肿改变（图6-5-1）。肺功能检查显示正常：FVC占预计值的82%，FEV_1占预计值的82%，FEV_1/FVC占预计值的82%，FEF占预计值的73%，活动后无变化。肺容积正常。胸部CT显示左肺门周围团块影，左下叶背段远端具有过度充气和“囊腔样”改变（图6-5-2~图6-5-3）。高分辨率CT显示肺尖无胸膜下肺大疱。通气灌注显像提示左下叶背段区域不匹配，通气进入延迟。纤维支气管镜检查和支气管造影未发现左下叶背段支气管开口。确诊为左肺下叶背段支气管闭锁[2]。

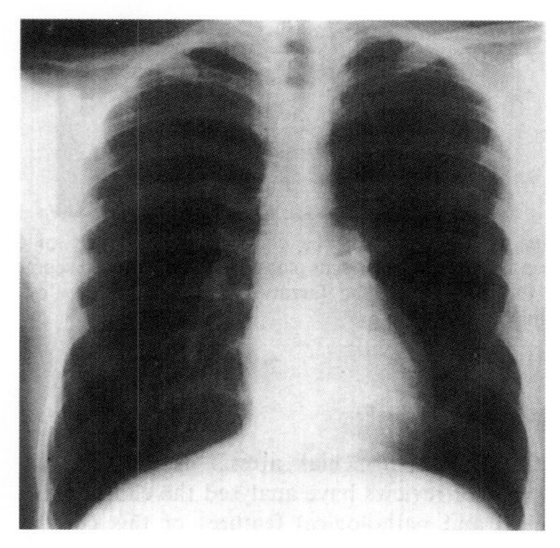

胸部X线片显示左肺中间区域带存在肺气肿改变。

图6-5-1　胸部X线片

三、讨论

（一）流行病学与病因分析

支气管闭锁是一种罕见的先天性疾病，支气管其中一个叶或段发育停止，从而导致该肺叶或肺段闭锁[3]。这种疾病在1953年由Ramsay和Byron首先报道[1]。截至1986年，已报道86例[4]，但是先天性支气管闭锁相关自发性气胸还未有相关报道。

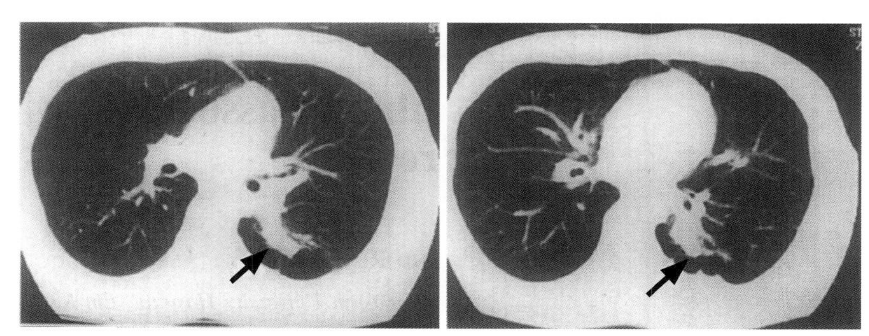

左下叶背段处见分支状黏液凝块（箭头），周围伴有“囊性肺气肿”。

图6-5-2　胸部CT（1）

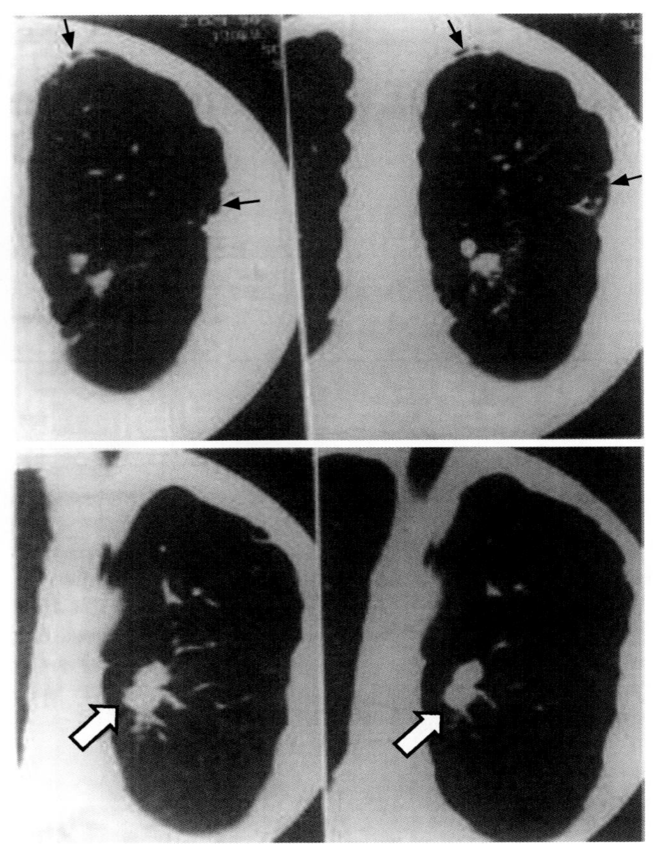

黏液团块（大箭头）周围伴肺气肿。在肺尖和侧方可见小的气胸（小箭头）。

图6-5-3　胸部CT（2）

支气管起源的阻塞导致周围支气管扩大、黏液积聚以及周围肺的肺气肿改变。气肿改变的机制被认为与传统意义上肺气肿的发生相似，经周围肺泡的Kohn孔和支气管的Lambert管通过单向阀门机制完成侧支通气[5]。肺气肿的改变导致肺大疱形成，并且推测气胸是由肺大疱破裂引起。

支气管阻塞的原因尚不清楚。一种解释是在胚胎期的第5周，支气管分支出现紊乱，而阻塞区域的周围支气管和肺泡结构仍然保留，导致在胎儿期第16周或之后支气管分支成熟时发生局部紊乱。另一个常见的理论是支气管动脉灌注紊乱。此外，一种理论认为，肺动脉或支气管的异常可导致支气管受肺动脉压迫，引起支气管狭窄和阻塞[6]。

（二）临床表现

支气管闭锁多发生于青壮年，男性比女性发病更频繁（64% *vs* 36%），约64%的支气管闭锁发生于左下叶背段[4]。58%的支气管闭锁患者在诊断时无症状。对于有症状的病例，21%的症状为反复感染，14%为呼吸困难，6%为咳嗽。

（三）治疗

手术切除病变肺叶或肺段是主要的治疗方式。目前，仅个例报道支气管闭锁并发气胸，治疗方式包括开胸肺叶切除术和胸腔闭式引流术[2,7]。由于病变处往往通气与血流比例失调，因此，手术切除后对肺功能的影响通常较小。

四、总结

支气管闭锁是一种罕见的先天性疾病。肺大疱的形成可能是由先天性支气管闭锁引起的周围肺的气肿性改变所引起，而气胸可能是由肺大疱破裂所致。手术切除病变肺是一种有效的治疗方式。

参考文献

[1] RAMSAY B H, BYRON F X. Mucocele, congenital bronchiectasis, and bronchiogenic cyst[J]. J Thorac Surg, 1953, 26(1): 21-30.

[2] Berkman N, Bar-Ziv J, Breuer R. Recurrent spontaneous pneumothorax associated with bronchial atresia[J]. Respir Med, 1996, 90(5): 307-309.

[3] Oh K S, Dorst J P, White J J, et al. The syndrome of bronchial atresia or stenosis with mucocele and focal hyperinflation of the lung[J]. Johns Hopkins Med J, 1976, 138(2): 48-53.

[4] Jederlinic P J, Sicilian L S, Baigelman W, et al. Congenital bronchial atresia. A report of 4 cases and a review of the literature[J]. Medicine (Baltimore), 1987, 66(1): 73-83.

[5] Williams A J, Schuster S R. Bronchial atresia associated with a bronchogenic cyst. Evidence of early appearance of atretic segments[J]. Chest, 1985, 87(3): 396-398.

[6] Ko S F, Lee T Y, Kao C L, et al. Bronchial atresia associated with epibronchial right pulmonary artery and aberrant right middle lobe artery[J]. Br J Radiol, 1998, 71(842): 217-220.

[7] Yoon Y H, Son K H, Kim J T, et al. Bronchial atresia associated with spontaneous pneumothorax: report of a case[J]. J Korean Med Sci, 2004, 19(1): 142-144.

（陈林松）

第六节　胸膜血管肉瘤

一、引言

血管肉瘤是一种少见的起源于小血管内皮细胞的肿瘤，可侵犯包括胸膜和胸壁在内的多种器官，需要与间皮瘤或转移性腺癌相鉴别。

二、病例

患者，男性，77岁，因呼吸困难急诊入院。患者体形肥胖，既往有吸烟史，10年前曾患心肌梗死，6年前曾行腹股沟疝修补术。患者右侧肾上腺有一无功能腺瘤，近5年未见变化。入院20天前曾从高处摔落。入院后，血常规检查显示存在贫血（红细胞压积37%），余血生化检查正常。肿瘤标志物、凝血未见异常。血压150/80 mmHg，心率115次/min，血氧饱和度87%，面罩吸氧。超声检查排除心力衰竭及运动功能减退症。肺血管造影排除肺栓塞，见双侧大量血胸，局部胸膜增厚。CT检查见双肺气肿及多个磨玻璃样影，肺门及纵隔淋巴结未见肿大（图6-6-1）。

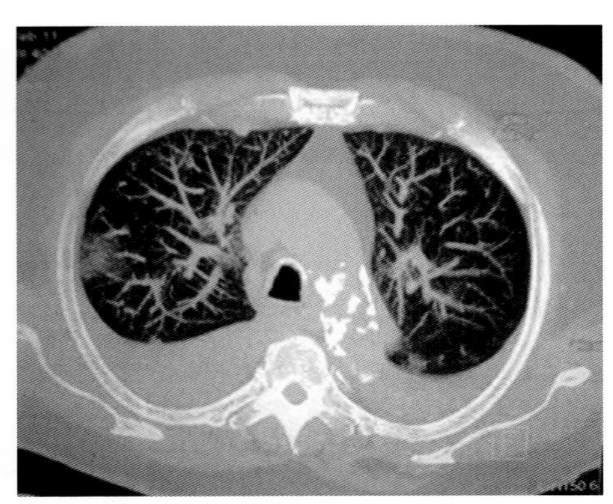

双肺气肿及多个磨玻璃样影。

图6-6-1　胸部CT检查

CT引导下行双侧胸膜腔积液引流，引出2 400 mL血性渗出液（左右各1 200 mL）。但针吸活检和细胞学检查无法排除恶性病变。结核和结缔组织病检查结果阴性。患者很快复发双侧大量血胸，并在外院行诊断性胸腔镜检查，但未能明确诊断。后行右侧剖胸探查术，术中见胸膜严重增厚，取多处胸膜及肺组织进行病理检查示上皮细胞不典型增生，新生细胞排列呈血管样结构，周围有黏液间质包绕，中间有多处坏死。免疫组化示vimentin、CD31、CD34、Ⅷ因子阳性，而keratin 7、keratin 5/6、上皮膜抗原、pan-keratin及calretinin阴性。诊断为胸膜血管肉瘤。术后患者无法脱离呼吸机，第7天因双肺大量出血死亡[1]。

三、讨论

（一）流行病学与病因分析

血管肉瘤是一种高度恶性肿瘤，占软组织肿瘤的1%~2%[2]。原发性胸膜肺血管肉瘤很少见，目前仅有约50例报道。有报道认为其与慢性结核性脓胸、放射线及石棉有关，但其病因尚不明确[3-4]。

（二）临床表现与诊断

血管肉瘤主要侵犯肝、乳腺、心脏、后腹膜腔、骨骼肌以及皮下组织。肺部是血管肉瘤常转移部位。常见的症状包括胸痛、呼吸困难、咯血和大量反复发作性血胸伴贫血。由于胸部CT检查特异性不强，仅可发现胸膜增厚及病灶弥漫性增厚，这与间皮瘤或进展性腺癌相似，故血管肉瘤的诊断较为困难。而PET-CT也只能确定病灶的范围，诊断主要依靠病理检查[4-5]。由于得到的细胞量太少，有时针吸活检也难以明确诊断。手术探查活检是仅有的有效方法。

胸膜血管肉瘤预后差，化疗仅能缓解症状[2-3]，手术主要用于清除胸壁病灶及止血。可以在手术前采用血管栓塞，后者可以缩小肿瘤体积并控制胸膜出血。

四、总结

胸膜血管肉瘤较为罕见，恶性度极高，主要症状包括胸痛、呼吸困难、咯血及血胸。手术活检病理检查是诊断的关键，尽管该病预后较差，早期发现有助于给患者提供更好的治疗时机。

参考文献

[1] Lorentziadis M, Sourlas A. Primary de novo angiosarcoma of the pleura[J]. Ann Thorac Surg, 2012, 93(3): 996-998.

[2] Maziak D E, Shamji F M, Peterson R, et al. Angiosarcoma of the chest wall[J]. Ann Thorac Surg, 1999, 67(3): 839-841.

[3] Kurtz J E, Serra S, Duclos B, et al. Diffuse primary angiosarcoma of the pleura: a case report and review of the literature[J]. Sarcoma, 2004, 8(4): 103-106.

[4] Zhang P J, Livolsi V A, Brooks J J. Malignant epithelioid vascular tumors of the pleura: report of a series and literature review[J]. Hum Pathol, 2000, 31(1): 29-34.

[5] Baisi A, Raveglia F, De Simone M, et al. Primary multifocal angiosarcoma of the pleura[J]. Interact Cardiovasc Thorac Surg, 2011, 12(6): 1069-1070.

（杨咏）

第七节　胸膜孤立性纤维瘤

一、引言

胸膜孤立性纤维瘤（solitary fibrous tumors of the pleura，SFTP）是一类罕见的梭形细胞肿瘤，约占胸膜起源肿瘤的5%。临床表现与肿瘤的大小、位置和性状有关。根治性手术切除是胸膜孤立性纤维瘤的主要治疗手段。

二、病例

患者，男性，45岁，因呼吸困难伴干咳6个月，反复发热1个月入院。既往体健，体格检查示右肺呼吸音减低、杵状指。胸部X线片示一巨大肿块位于右侧胸腔，纵隔向左侧移位（图6-7-1）。胸部增强CT显示肿块几乎占据整个右侧胸腔，呈不均匀强化，右中叶和右下叶压迫性不张，纵隔向左侧移位，未见肋骨破坏和胸腔积液。完善术前准备后，于第4肋间做后外侧切口切除肿块，术中见肿块呈多分叶状，大小约35 cm×15 cm×20 cm（图6-7-2）。肿块重约3.0 kg，无血管。

术后患者恢复平稳。显微镜下见梭形细胞，呈网状排列（图6-7-3）。细胞无核异型性，无有丝分裂，大量胶原纤维呈透明样变沉积。免疫组化结果示CD34和vimentin（+），角蛋白（-）。诊断为胸膜孤立性纤维瘤。随访4年，未见复发[1]。

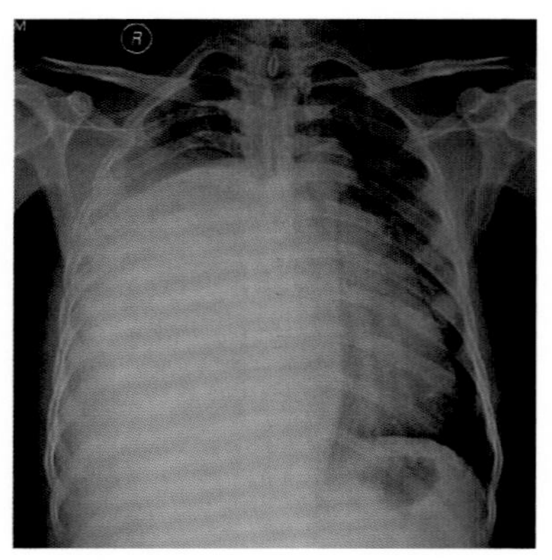

图6-7-1　胸部X线片示一巨大肿块位于右侧胸腔

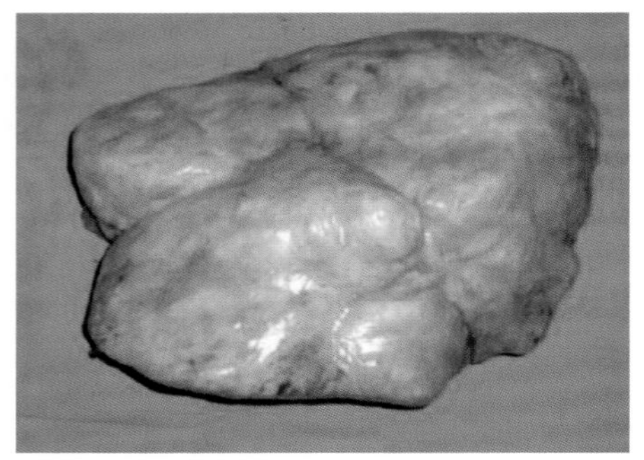

图6-7-2　术中肿块大体观

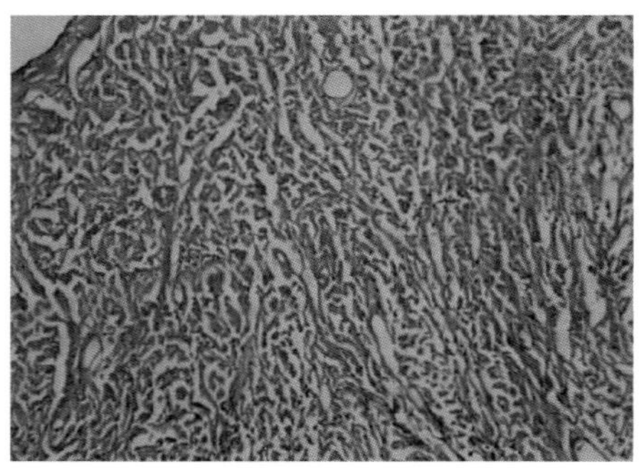

图6-7-3　术后病理显微镜检查显示细胞以梭形细胞为主（HE染色，×10）

三、讨论

（一）流行病学与病因分析

胸膜孤立性纤维瘤是一种少见的间叶源性肿瘤，患病率为2.8/10万。最初在1931年由Klemperer和Rabin报道[2]。截至2005年，经报道的SFTP病例已超过900例[3]，约占胸膜起源肿瘤的5%。发病年龄5~87岁均有报道，平均发病年龄为49.6岁。无性别差异[4]，但有家族性发病报道[5]。既往认为SFTP中的梭形细胞是由间皮细胞向纤维母细胞分化而来，然而近年来的免疫组化及电镜研究显示该肿瘤起源于表达CD34抗原的树突状间质细胞[6]。SFTP的具体发病原因目前尚不明确，但可能与石棉、烟草等环境因素无明显关系。

（二）临床表现与诊断

胸膜孤立性纤维瘤的临床表现与肿瘤的大小、位置和性状有关。约50%的患者无明显症状，为体检时偶然发现。如肿瘤较大压迫肺、胸壁等，可出现咳嗽、胸闷、胸痛和呼吸困难等压迫症状[7]。此外，SFTP还可出现伴瘤综合征[8]，肥大性肺骨关节病（hypertrophic pulmonary osteoarthropathy，HPO）是SFTP最常见的伴瘤综合征，占10%~20%[9]。患者通常表现出关节炎样症状，包括关节疼痛、肿胀、僵直以及长骨疼痛。约5%患者可出现低血糖（Doege-Potter综合征），这可能是由肿瘤产生IGF-Ⅱ所致[10]，IGF-Ⅱ能抑制生长激素的分泌，同时增加肿瘤细胞对糖的摄取[11]。体格检查主要为SFTP压迫肺组织导致的呼吸音减低，10%~20%的患者可出现杵状指。胸部CT是主要的影像学检查方法，表现为边界清晰、分叶状的不均质肿块，部分肿瘤可出现钙化[12]。

80%的SFTP起源于脏层胸膜，而20%起源于壁层胸膜[13]。Kamata等[4]回顾分析了36例SFTP，并将其分为5类：A类（19%）为SFTP与脏层和壁层胸膜均有连接，且均有血管束生成；B类（6%）为SFTP与脏层和壁层胸膜均有连接，但仅脏层胸膜有血管束生成；C类（67%）为SFTP仅与脏层胸膜有连接，且有血管束生成；D类为SFTP与脏层和壁层胸膜均有连接，但仅壁层胸膜有血管束生成，本组未发现；E类（8%）为SFTP仅与壁层胸膜有连接，且有血管束生成（图6-7-4）。Kamata等推断SFTP的病理发生过程如下：大多数SFTP起源于脏层胸膜，随着肿瘤的进展和增大，SFTP开始与壁层胸膜接触，并逐渐生成血管束，所以A类SFTP直径最大。

光镜下，良性SFTP血管较少，罕见核分裂象，由梭形细胞以及不同数量的胶原纤维和网状纤维组成。恶性SFTP细胞呈多形性，有较多的核分裂象，常伴有出血、坏死、黏液瘤样改变以及血管、间质侵犯[9]。免疫组化染色结果通常为CD34和vimentin阳性，而细胞角蛋白阴性，也是肿瘤间叶起源的证据，但CD34对于SFTP不具有特异性，在SFTP多次复发和恶变时可转为阴性，而CD34阴性提示预后不良[14]。在基因研究中，*NAB2-STAT6*融合基因几乎见于所有的SFTP，此基因融合导致细胞核STAT6再定位。因此免疫组化发现STAT6核定位是SFTP的特征，可作为诊断SFTP的标志[15]。

手术完全切除是治疗胸膜孤立性纤维瘤的主要方法[16]，多数患者预后良好。术前对SFTP滋养血管进行造影和栓塞可减少手术中的出血，提高手术安全性[4]。胸腔镜手术对于切除小的、无胸膜播散和胸壁浸润的带蒂纤维瘤是可行的[17]。术后是否需要辅助化疗目前尚无定论，但至少对于复发性肿瘤应考虑辅助化疗，尤其是恶性纤维瘤。

SFTP切除术后有复发可能，具体原因目前还不清楚，可能与手术未完全切除有关。良性SFTP复发率较低，有报道术后17年复发，因此需长期随访[7]；恶性SFTP的2年复发率约30%[7]。Tapias等[18]回顾了59例接受手术治疗的SFTP患者，其中8例患者出现复发，中位复

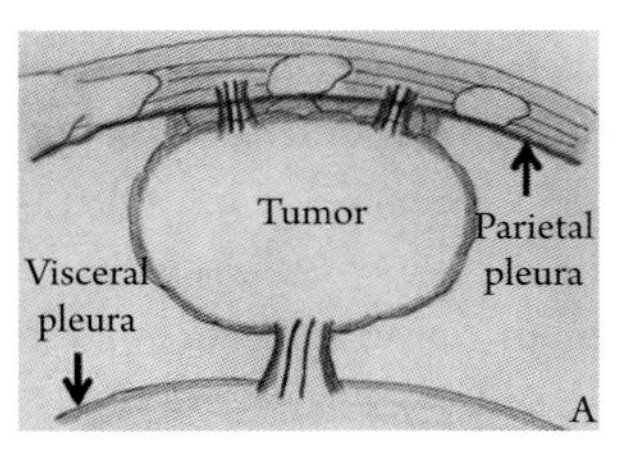

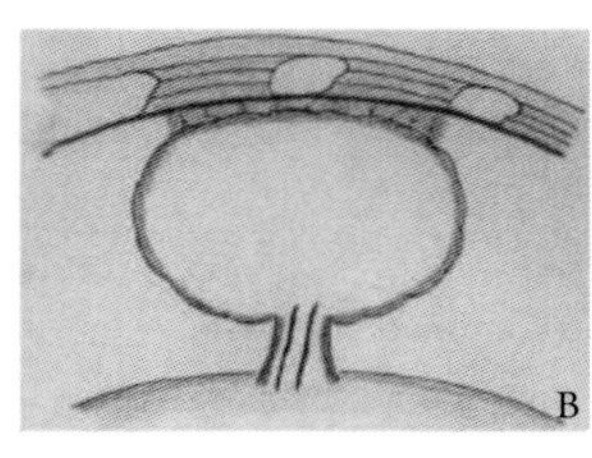

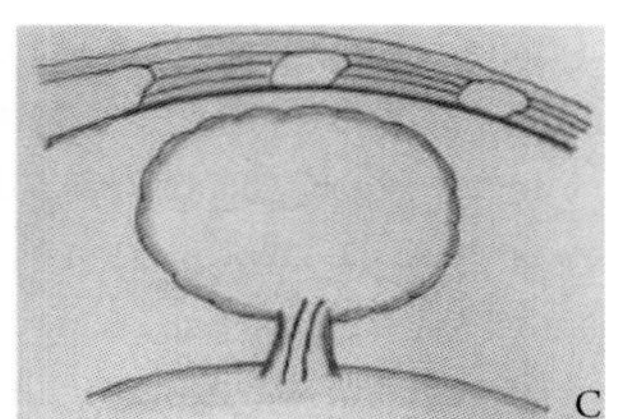

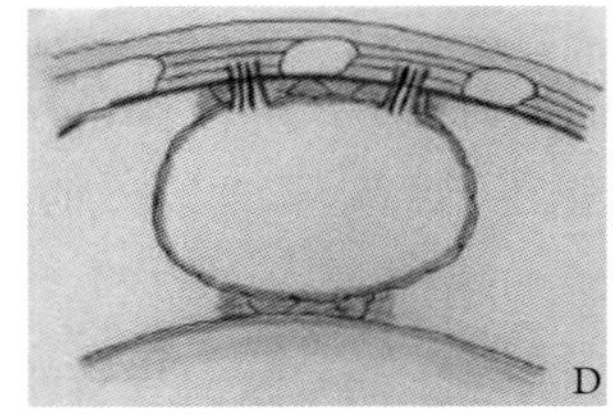

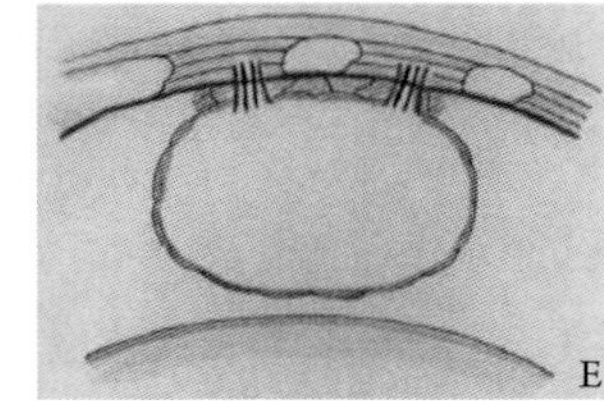

Visceral pleura，脏层胸膜；Tumor，肿瘤；Parietal pleura，壁层胸膜。

图6-7-4　SFTP分类

发时间为6年（2~16年），同时建立了复发预测评分系统，包含壁层胸膜起源、无蒂、大小>10 cm、细胞增多、坏死和有丝分裂>4个/每高倍镜视野6个因素。结果显示，评分≥3分患者的5年、10年、15年无复发生存率分别为69%、23%、23%，评分<3分患者的15年无复发生存率为100%。随后，Tapias等[19]纳入113例手术治疗的SFTP患者，对复发预测评分系统进行验证，结果显示该系统敏感性为78%，特异性为74%。而Lococo等[20]研究发现，胸壁侵犯和恶性胸腔积液也与SFTP术后复发密切相关。

四、总结

胸膜孤立性纤维瘤是一种少见的间叶源性肿瘤，约占胸膜起源肿瘤的5%。患者平均发病年龄为49.6岁，无性别差异。其临床表现与肿瘤的大小、位置和性状有关。约50%的患者无明显症状，如肿瘤较大压迫肺、胸壁等，可出现咳嗽、胸闷、胸痛和呼吸困难等压迫症状。此外SFTP还可出现伴瘤综合征，包括肥大性肺骨关节病和低血糖。体格检查可见杵状指。影像学表现为边界清晰、分叶状的不均质肿块。光镜下SFTP可见较多梭形细胞，免疫组化染色结果通常为CD34和vimentin阳性，而细胞角蛋白阴性。手术完全切除是治疗胸膜孤立性纤维瘤的主要方法，但无论良性SFTP还是恶性SFTP均有复发可能，因此，术后长期随访十分重要。

参考文献

[1] Ludhani P M, Anathakrishnan R, Muthubaskaran V, et al. Giant solitary fibrous tumor of the pleura[J]. Asian Cardiovasc Thorac Ann, 2015, 23(1): 72-74.

[2] Klemperer P, Rabin L. Primary neoplasms of the pleurapleura. A report of five cases[J]. Arch Pathol, 1931, 11: 385-412.

[3] Sung S H, Chang J W, Kim J, et al. Solitary fibrous tumors of the pleura: surgical outcome and clinical course[J]. Ann Thorac Surg, 2005, 79(1): 303-307.

[4] Kamata T, Sakurai H, Nakagawa K, et al. Solitary fibrous tumor of the pleura: morphogenesis and progression. A report of 36 cases[J]. Surg Today, 2016, 46(3): 335-340.

[5] Jha V, Gil J, Teirstein A S. Familial solitary fibrous tumor of the pleura: a case report[J]. Chest, 2005, 127(5): 1852-1854.

[6] Dervan P A, Tobin B, O'Connor M. Solitary (localized) fibrous mesothelioma: evidence against mesothelial cell origin[J]. Histopathology, 1986, 10(8): 867-875.

[7] Magdeleinat P, Alifano M, Petino A, et al. Solitary fibrous tumors of the pleura: clinical characteristics, surgical treatment and outcome[J]. Eur J Cardiothorac Surg, 2002, 21(6): 1087-1093.

[8] Robinson L A. Solitary fibrous tumor of the pleura[J]. Cancer Control, 2006, 13(4): 264-269.

[9] De Perrot M, Fischer S, Brundler M A, et al. Solitary fibrous tumors of the pleura[J]. Ann Thorac Surg, 2002, 74(1): 285-293.

[10] Jang J G, Chung J H, Hong K S, et al. A case of solitary fibrous pleura tumor associated with severe hypoglycemia: doege-potter syndrome[J]. Tuberc Respir Dis (Seoul), 2015, 78(2): 120-124.

[11] Schutt R C, Gordon T A, Bhabhra R, et al. Doege-Potter syndrome presenting with hypoinsulinemic hypoglycemia in a patient with a malignant extrapleural solitary fibrous tumor: a case report[J]. J Med Case Rep, 2013, 7: 11.

[12] Mitchell J D. Solitary fibrous tumor of the pleura[J]. Semin Thorac Cardiovasc Surg, 2003, 15(3): 305-309.

[13] Aydemir B, Celik S, Okay T, et al. Intrathoracic giant solitary fibrous tumor[J]. Am J Case Rep, 2013, 14: 91-93.

[14] Kanthan R, Torkian B. Recurrent solitary fibrous tumor of the pleura with malignant transformation[J]. Arch Pathol Lab Med, 2004, 128(4): 460-462.

[15] Koelsche C, Schweizer L, Renner M, et al. Nuclear relocation of STAT6 reliably predicts NAB2-STAT6 fusion for the diagnosis of solitary fibrous tumour[J]. Histopathology, 2014, 65(5): 613-622.

[16] Cardillo G, Facciolo F, Cavazzana A O, et al. Localized (solitary) fibrous tumors of the pleura: an analysis of 55 patients[J]. Ann Thorac Surg, 2000, 70(6): 1808-1812.

[17] Lococo F, Cesario A, Cardillo G, et al. Malignant solitary fibrous tumors of the pleura: retrospective review of a multicenter series[J]. J Thorac Oncol, 2012, 7(11): 1698-1706.

[18] Tapias L F, Mino-Kenudson M, Lee H, et al. Risk factor analysis for the recurrence of resected solitary fibrous tumours of the pleura: a 33-year experience and proposal for a scoring system[J]. Eur J Cardiothorac Surg, 2013, 44(1): 111-117.

[19] Tapias L F, Mercier O, Ghigna M R, et al. Validation of a scoring system to predict recurrence of resected solitary fibrous tumors of the pleura[J]. Chest, 2015, 147(1): 216-223.

[20] Lococo F, Cusumano G, Margaritora S, et al. Tapias score for predicting recurrences in resected solitary fibrous tumor of the pleura: controversial points and future perspectives emerging from an external validation[J]. Chest, 2015, 147(3): e115-e116.

（戴洁）

第八节　胸膜冬眠瘤

一、引言

冬眠瘤是一种罕见的良性脂肪组织肿瘤，因含有胞质颗粒状、含多个胞质空泡的棕色脂肪，类似冬眠动物背部的脂肪垫而得名。

二、病例

患者，女性，23岁，体检发现右胸膜腔肿物。胸部CT提示右外侧基底胸膜下一边界清晰的等密度、充血肿物，相邻肺组织受压，不伴肺实质或者肋骨侵犯（图6-8-1）。随访8个月后复查胸部CT提示病灶明显增大。既往病史无特殊。实验室检查：血红蛋白14 g/dL，白细胞7 400/mm^3，红细胞沉降率18 mm/h，C反应蛋白0.8 mg/dL。PET-CT提示右外基底侧胸膜下有一高代谢的肿物。颈内静脉、锁骨、腋窝及纵隔可见氟代脱氧葡萄糖（FDG）的高摄取。两次经皮穿刺均提示冬眠瘤可能。因恶性病变不能排除，予行经第6肋间前外侧切口下肿瘤切除术。术中见右胸腔一大小为7 cm×6 cm×4 cm的肿物，光滑、包膜完整，以一息肉样的蒂连接在胸壁上，外侧与肺实质紧密粘连。将肿物连同部分肺组织及肋间肌肉整块切除。术后病理：镜下见瘤细胞是较肥大的棕色脂肪细胞，呈多角形或类圆形，边界清晰，胞浆丰富、淡染，其内充满许多细小、均匀一致的细泡沫状空泡。核小、规则圆形，异型性及有丝分裂象少见（图6-8-2）。病理诊断：胸膜冬眠瘤（subpleural hibernoma）。术后恢复顺利，随访6个月无异常[1]。

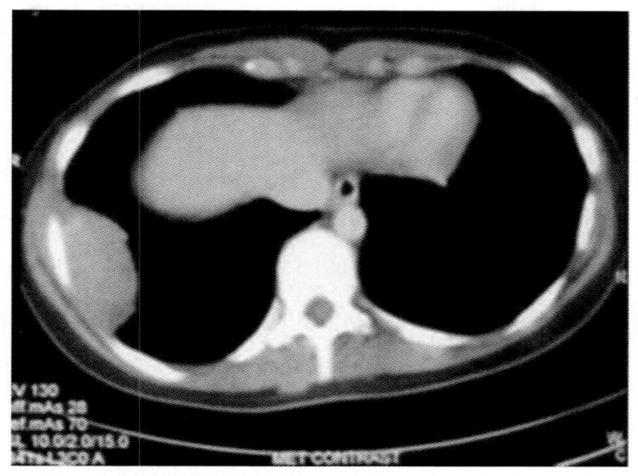

右外侧基底胸膜下一边界清晰的等密度、充血肿物。

图6-8-1　胸部CT

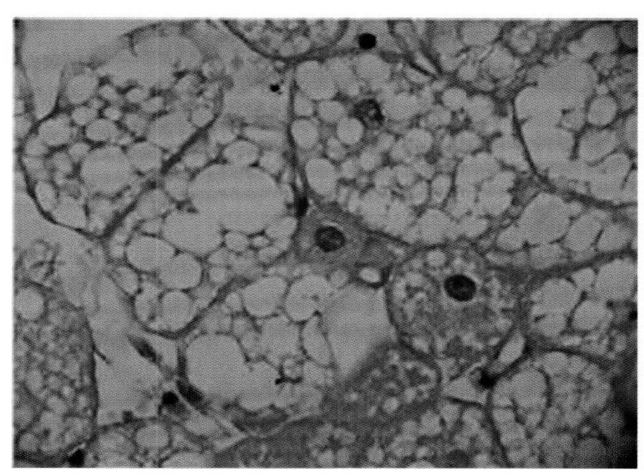

显微镜检查示瘤细胞为较肥大的棕色脂肪细胞，呈多角形或类圆形，边界清晰（HE染色）。

图6-8-2　术后病理

三、讨论

（一）流行病学与病因分析

冬眠瘤最早于1906年由Merkl报道。该病好发于40~50岁，文献报道的发病年龄为2~75岁，男女比例为1.4∶1。Furlong回顾性分析170例登记于美国军事病理研究所（Armed Forces Institute of Pathology）的冬眠瘤，发现冬眠瘤生长在大腿（29%）、肩部（20%）、背部（17%）、颈部（16%）、胸部（11%），上肢（11%）、腹部及后腹膜（10%）[2]。胸部病灶发生在纵隔及心包，发生在胸膜下的病例极少见[3]。

人体棕色脂肪见于婴幼儿体内，具有非寒战性产热作用。随着年龄增长，逐渐被白色脂肪所取代，但在颈部、腋窝、纵隔、心包、后腹膜等区域仍存在不同程度残留。因此，冬眠瘤好发于这些部位。对于生长在残留部位的冬眠瘤，一般认为其来源于间质细胞的异常分化或者棕色脂肪组织的异位生长。

（二）临床表现与鉴别诊断

冬眠瘤常表现为缓慢生长的无痛性肿块。当肿瘤压迫周围组织时可引起相应的临床症状。生长在皮肤下的冬眠瘤，由于瘤体血运丰富，可引起局部皮肤温度升高。Hertoghs报道了1例以发热、体重减轻为表现的纵隔冬眠瘤[1]。

冬眠瘤CT及MRI表现类似于其他纤维性或者脂肪性肿瘤。CT表现为低密度影，而增强后可有强化。MRI T_1及T_2加权像均表现为接近脂肪密度的低密度影，而瘤体中的棕色脂肪对含钆造影剂有明显吸收强化。

病理表现：镜下可见核小、无异型性、胞浆充满均匀一致的细泡沫状空泡的棕色脂肪细胞。根据瘤细胞形态分为典型冬眠瘤、黏液型冬眠瘤、梭形细胞冬眠瘤、脂肪瘤样冬眠瘤。镜下病变：神经纤维组织间见海绵状、不规则扩张血管，伴或者不伴有神经纤维的浸润性生长。免疫组化表现：S-100（+）。

本病较难与脂肪肉瘤、脂肪瘤相鉴别。胸膜冬眠瘤经常被误诊为胸膜间皮瘤。

（三）治疗与预后

冬眠瘤虽然无侵袭性，但可缓慢生长，引起相邻组织压迫，且术前难以同脂肪肉瘤等恶性疾病相鉴别。对于胸膜冬眠瘤，胸腔镜手术切除是一个理想选择。目前尚未有肿瘤复发或者转移的报道[4]。

参考文献

[1] Hertoghs M, Van Schil P, Rutsaert R, et al. Intrathoracic hibernoma: report of two cases[J]. Lung Cancer, 2009, 64(3): 367-370.

[2] Furlong M A, Fanburg-Smith J C, Miettinen M. The morphologic spectrum of hibernoma: a clinicopathologic study of 170 cases[J]. Am J Surg Pathol, 2001, 25(6): 809-814.

[3] Ugalde P A, Guilbault F, Vaillancourt R, et al. Subpleural hibernoma[J]. Ann Thorac Surg, 2007, 84(4): 1376-1378.

[4] 陈群清，朱平，童健，等. 右侧胸膜冬眠瘤1例[J]. 中华胸心血管外科杂志，1996，15(6): 346.

（刘志艺）

第九节 原发性髓外造血引起双侧大量乳糜胸

一、引言

髓外造血患者通常存在血液系统异常，且造血部位常位于下椎体旁。胸腔内髓外造血很少见，且常无明显症状。

二、病例

患者，男性，54岁，因进行性呼吸困难入院。患者否认吸烟、接触石棉、体重下降及盗汗。胸部CT检查示双侧大量渗出液，纵隔及腹腔淋巴结未见肿大（图6-9-1）。体格检查示血压150/90 mmHg，心率86次/min，血氧饱和度94%。血常规检查示血红蛋白15.2 g/dL，红细胞压积44.6%，平均红细胞体积（MCV）83 fL，平均红细胞血红蛋白浓度（MCHC）37.1 g/L，红细胞$5.38\times10^6/mm^3$，白细胞$7.1\times10^3/mm^3$，血小板$377\times10^3/mm^3$。乳酸脱氢酶298 IU/L，C反应蛋白小于10 mg/L。穿刺抽出血性乳糜液，pH 7.46，血糖5.6 mmol/L，甘油三酯9.2 mmol/L。细胞学检查发现孤立的巨核细胞。

于全身麻醉下行胸腔镜胸膜活检术，术中见双侧大量血性乳糜液，无胸膜或纵隔肿瘤，有来自纵隔胸膜的自发性乳糜液渗漏。切取后外侧部分胸膜及肺组织行活检。病理检查显示胸膜中存在巨核细胞、红系克隆及髓系克隆，诊断为髓外造血。给予患者肠外营养，患者术后恢复平稳，行骨髓活检未见明显血液系统异常。出院10天后患者再次出现双侧乳糜胸，给予低剂量放疗，后再未复发，目前随访11个月，一般情况良好[1]。

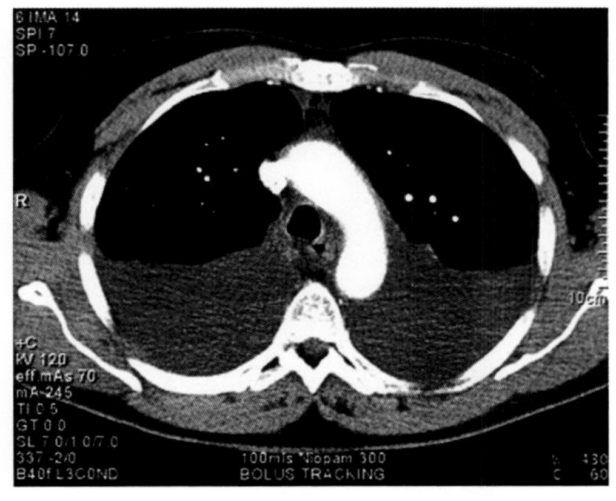

双侧大量渗出液，纵隔及腹腔淋巴结未见肿大。

图6-9-1 胸部CT

三、讨论

（一）流行病学与病因分析

髓外造血主要见于血液系统异常，主要包括位于骨盆、肠系膜、后腹膜腔、纵隔、胸膜及肺的纤维性造血肿瘤。有时髓外造血可造成神经系统症状[2]。

（二）临床表现与诊断

髓外造血通常无明显症状，目前多种方式均有助于髓外造血的诊断，包括增强CT、MRI、骨扫描、胸腔积液的细胞学检查，以及胸内肿块针吸活检。对于一些复发性病例，采用胸腔镜可以有效进行胸膜活检及胸膜固定。

髓外造血在无症状时通常可不采取治疗，目前仅有少量文献报道胸部髓外造血[1,3-7]。手术和放疗有助于控制髓外造血带来的并发症。

四、总结

胸腔髓外造血较为罕见，且多无明显症状，在无症状时可不采取治疗。多种检查均有助于髓外造血的诊断。在出现乳糜胸等并发症或复发时，可采取手术或放疗。

参考文献

[1] Ghosh A K, Pawade J, Standen G R, et al. Primary extramedullary hematopoiesis manifesting as massive bilateral chylothorax[J]. Ann Thorac Surg, 2005, 80(4): 1515-1517.

[2] Chu K A, Lai R S, Lee C H, et al. Intrathoracic extramedullary haematopoiesis complicated by massive haemothorax in alpha-thalassaemia[J]. Thorax, 1999, 54(5): 466-468.

[3] Oren I, Goldman A, Haddad N, et al. Ascites and pleural effusion secondary to extramedullary hematopoiesis[J]. Am J

Med Sci, 1999, 318(4): 286-288.

[4] Ibabao J, Kassapidis S, Demetis S, et al. Bilateral pleural effusions in a beta-thalassemia intermedia patient with posterior mediastinal extramedullary hematopoietic masses[J]. Hemoglobin, 1999, 23(3): 249-253.

[5] Bartlett R P, Greipp P R, Tefferi A, et al. Extramedullary hematopoiesis manifesting as a symptomatic pleural effusion[J]. Mayo Clin Proc, 1995, 70(12): 1161-1164.

[6] Peng M J, Kuo H T, Chang M C. A case of intrathoracic extramedullary hematopoiesis with massive pleural effusion: successful pleurodesis with intrapleural minocycline[J]. J Formos Med Assoc, 1994, 93(5): 445-447.

[7] Muthuswamy P P, Shah P, Patel R, et al. Intrathoracic extramedullary hematopoiesis simulating post-traumatic intrathoracic hemorrhage[J]. Am J Med, 1989, 86(3): 358-360.

（杨咏）

第十节　原发性胸膜–肺滑膜肉瘤

一、引言

原发性胸膜–肺滑膜肉瘤（primary pulmonary synovial sarcoma，PPSS）是一种罕见的肺部恶性肿瘤，占肺原发性恶性肿瘤的0.5%[1]。肺和胸膜的滑膜肉瘤于1995年被首次报道[2]。

二、病例

患者，女性，31岁，咳嗽伴咯血半年，近日加重，无明显其他临床症状入院。血常规、血生化检查无明显异常，结核菌素试验阴性。CT示左肺下叶大小约4.8 cm×4.5 cm的团块影，肿块密度欠均匀，增强后CT值约21 Hu，边缘见强化（图6–10–1），诊断左肺下叶占位，左侧胸腔积液。

于全身麻醉下行开胸探查术，术中见左肺下叶大小为7 cm×6 cm×5 cm的肿块，大部分位于肺脏层胸膜，向胸腔突出，仅基底部与肺实质相连。术中快速病理诊断为恶性肿瘤，遂改行肺癌根治术。左肺下叶切除标本切面肿块灰白、暗红相间，质嫩，表面覆盖脏层胸膜。镜下见部分区域细胞丰富，大小较一致，核染色较深，排列紧密，围绕不同程度扩张和受压的薄壁分支状血管，类似血管外周细胞瘤，部分区域细胞胞质丰富，核椭圆形，呈上皮样，部分区域细胞呈梭形，梭形细胞间见散在肥大细胞。病理诊断为胸膜–肺滑膜肉瘤。

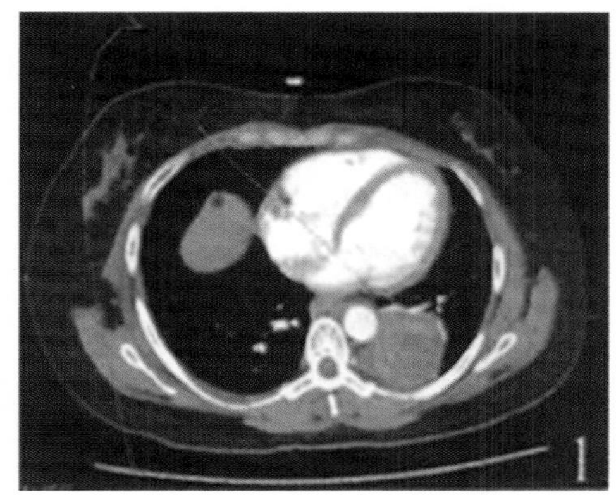

图6–10–1　术前CT示左肺下叶团块影，边缘见强化

三、讨论

（一）流行病学与病因分析

滑膜肉瘤又称恶性滑膜瘤，占所有原发性软组织恶性肿瘤的5%~10%。发病部位以四肢的大关节多见，也可以发生在无滑膜组织的部位，如头、颈、胸壁、胸膜、肺、心脏、纵隔、腹壁、肾脏等。关于滑膜肉瘤的组织起源有多种观点，目前多数学者认为滑膜肉瘤既不起源于滑膜，也不向滑膜分化，而是起源于原始间叶细胞，可向上皮和间叶组织双相分化，故滑膜肉瘤可发生于无滑膜的全身各部位，如肺。

滑膜肉瘤好发于青壮年，高发年龄为15~30岁；60岁以上患者多发于不常见部位，且多呈低分化型。男性患者多于女性，约1.2∶1[3]。

（二）临床表现与诊断

滑膜肉瘤临床症状无特异性，视发病部位而异。文献报道肺滑膜肉瘤主要临床表现为胸痛、咯血、气短和咳嗽。滑膜肉瘤的局部侵袭性较强，75%~80%的病例术后出现局部复发[4-5]。25%的病例可发生远处转移，如累及骨、肝、皮肤、对侧胸壁、腹膜、大网膜、中枢神经系统，甚至乳腺[4,6-8]。

胸膜–肺滑膜肉瘤的典型体征和症状包括胸痛（24%~80%）、呼吸困难（8%~36%）、咳嗽（8%~33%）及咯血（20%~25%）。其他较少见的症状和体征有吞咽困难、胸膜炎痛、胸部沉重、肩痛、发热、血胸及自发性气胸等。组织学上滑膜肉瘤包含2个亚型，即单相分化型及双相分化型。单相分化型较常见，由比较均匀一致的梭形细胞组成，核长形，轻度嗜碱性胞浆，细胞境界不清；交叉成束的肿瘤细胞紧密聚集，很少有间质插入，或含有黏液或致密胶原样成分。双相分化型则由梭形细胞及上皮成分组成，其比例在各病例中可有不同；上皮成分可形成腺样结构或实性片块。

滑膜肉瘤的治疗手段包括手术、放疗及化疗。手术切除范围必须足够广泛，包括肿瘤组织、假包膜以及周围部分正常组织，否则有较高的局部复发率

（70%~83%）[9]。化疗对滑膜肉瘤的作用仍有争论。

四、总结

原发性胸膜-肺滑膜肉瘤为一种较为常见的软组织恶性肿瘤，在胸部无特异性表现。手术广泛切除是主要治疗手段。化疗的作用仍有待论证。

参考文献

[1] Dennison S, Weppler E, Giacoppe G. Primary pulmonary synovial sarcoma: a case report and review of current diagnostic and therapeutic standards[J]. Oncologist, 2004, 9(3): 339-342.

[2] Zeren H, Moran C A, Suster S, et al. Primary pulmonary sarcomas with features of monophasic synovial sarcoma: a clinicopathological, immunohistochemical, and ultrastructural study of 25 cases[J]. Hum Pathol, 1995, 26(5): 474-480.

[3] Nambu A, Kurihara Y, Ichikawa T, et al. Lung involvement in angiotropic lymphoma: CT findings[J]. AJR Am J Roentgenol, 1998, 170(4): 940-942.

[4] Essary L R, Vargas S O, Fletcher C D. Primary pleuropulmonary synovial sarcoma: reappraisal of a recently described anatomic subset[J]. Cancer, 2002, 94(2): 459-469.

[5] Gaertner E, Zeren E H, Fleming M V, et al. Biphasic synovial sarcomas arising in the pleural cavity. A clinicopathologic study of five cases[J]. Am J Surg Pathol, 1996, 20(1): 36-45.

[6] Frazier A A, Franks T J, Pugatch R D, et al. From the archives of the AFIP: Pleuropulmonary synovial sarcoma[J]. Radiographics, 2006, 26(3): 923-940.

[7] Nakajo M, Ohkubo K, Nandate T, et al. Primary synovial sarcoma of the sternum: computed tomography and magnetic resonance imaging findings[J]. Radiat Med, 2005, 23(3): 208-212.

[8] Banerjee D, Gorse S J, Cotter M, et al. Sonographic and pathologic features of metastatic synovial sarcoma of the lung presenting as a breast neoplasm[J]. Breast J, 2004, 10(4): 372.

[9] de Silva M V, McMahon A D, Reid R. Prognostic factors associated with local recurrence, metastases, and tumor-related death in patients with synovial sarcoma[J]. Am J Clin Oncol, 2004, 27(2): 113-121.

（杨咏）

第七章　并发症

第一节　非小细胞肺癌术后重症Lambert–Eaton肌无力综合征

一、引言

Lambert–Eaton肌无力综合征（Lambert–Eaton myasthenic syndrome，LEMS）属于神经系统副瘤综合征，其本质为一类累及神经肌肉接头突触前膜乙酰胆碱释放部位P/Q型钙通道蛋白的罕见自体免疫性疾病。小细胞肺癌（small cell lung carcinoma，SCLC）常伴发此类症状，且发现早于肺癌，发生于非小细胞肺癌术后的亚急性重症LEMS则极为罕见。

二、病例

病例1，患者，男性，53岁，左上叶低分化鳞癌（T2aN1M0 Ⅱb期），行左肺上叶癌根治术，术后第18天起觉周身乏力。体格检查：四肢肌力进行性下降（上肢近端4级，远端5级；下肢近端3级，远端4级），下肢重于上肢，近端重于远端，四肢腱反射消失，肌张力减弱，但深浅感觉正常。发病6天后出现呼吸乏力（PaO_2 53 mmHg），吞咽困难，双睑下垂，抬头不能，予以急诊辅助机械通气，免疫抑制治疗[甲泼尼龙80 mg/d×2周，静脉注射用丙种球蛋白0.4 g/（kg·d）×5 d]，治疗3天后症状明显缓解，1周后脱机，2周后活动正常出院。随访5年至今未复发。

病例2，患者，男性，36岁，左上叶黏液腺癌（T2aN2M0 Ⅲa期）行左肺上叶癌根治术，术后第16天起站立不稳，举臂不能。体格检查：肌力进行性下降（上肢近端1~2级，远端3+级；下肢近端0~1级，远端4级），手指及脚趾运动正常，四肢感觉正常。发病8天后出现呼吸乏力（PaO_2 50 mmHg），急诊入院插管呼吸机辅助呼吸，应用大剂量甲泼尼龙（500 mg/d，5天后每3天减半）冲击及静脉注射用丙种球蛋白0.4 g/（kg·d）×5 d，3天后症状缓解，肌力上升，10天后脱机，2周后痊愈出院。随访4年至今未复发。

2例患者均于术前确诊非小细胞肺癌并行根治性切除术，术前均无任何肌无力表现，肿瘤手术治疗后约2周时亚急性起病，且因呼吸肌受累均出现Ⅰ型呼吸衰竭，确诊该疾病前均用新斯的明及溴吡斯的明治疗无效，反而使呼吸道分泌物增多，加重呼吸困难，干扰治疗。从出现四肢肌无力症状到呼吸衰竭需急诊抢救仅1周时间，病情较为凶险，与肿瘤诊断前出现症状的慢性LEMS有较大区别。我科排除了肺癌脑转移、电解质紊乱，并请神经内科医生会诊，排除其他神经系统疾病后，根据典型LEMS临床表现作出诊断。

三、讨论

（一）流行病学与病因分析

LEMS首先由Lambert及Eaton于1965年报道，故称Lambert–Eaton肌无力综合征，属于神经系统副癌综合征。这是癌或转移瘤对神经系统的远隔效应，而与直接作用无关。作为一组获得性自身免疫性疾病，LEMS常见于50~70岁男性，分为癌性和非癌性，以癌性居多（50%~60%），其中68%~86%为小细胞癌，非小细胞肺癌比例不到2%。其发病率在小细胞肺癌中为1%~4%[1]，其他类型恶性肿瘤中则更低。O'Neill等[2]发现有71%的LEMS患者在早于肺癌诊断前3个月至2年呈慢性发病，只有不到4%患者的LEMS症状出现于肿瘤诊断之后，故发现此类疾病患者建议行肿瘤全身检查，而切除肿瘤对LEMS症状有缓解作用。

关于LEMS的发病机制，目前绝大多数学者认为其是一种由肿瘤免疫应答介导的、累及神经肌肉接头突触前膜乙酰胆碱释放部位P/Q型钙通道蛋白的自体免疫性疾病。LEMS患者血浆中的电压门控钙通道（voltage-gated calcium channel，VGCC）抗体使得Ca^{2+}内流减少的同时，抑制了乙酰胆碱向突触间隙释放引起的神经肌肉传导障碍[3-4]：主要表现为在神经肌肉突触中缺乏乙酰胆碱（acetylcholine，ACh）的释放。电生理实验证实，LEMS患者并不阻碍神经冲动到达神经末梢，而且神经末梢的乙酰胆碱量也在正常水平。LEMS患者体内出现针对癌性蛋白的自身抗体却指向了神经细胞的同源蛋白（有学者认为SCLC细胞起源于肺内神经嵴细胞，与运动神经末梢有相同的VGCC抗原）。在小鼠实验中，从LEMS患者体内收集IgG型抗体，该抗体能到达神经末梢活化区域的VGCC，从而形成小鼠LEMS模型，使VGCC失活，其原因为该抗体与VGCC交联，然后调控通道密度，而补体似未介入。非肿瘤LEMS人群的抗体反应的免疫应答机制尚不明确。

（二）临床表现、诊断与治疗

LEMS典型临床表现包括：①进行性肌力下降，以四肢（尤为双下肢）近端肌肉无力为主，超过50%的病例出现在双侧大腿，大约25%的病例出现在双上臂。其发作通常较为隐匿，但也可能突然发生，常在活动后加重；②复视；③口干（50%~80%）；④勃起功能障碍；⑤吞咽困难；⑥言语含糊。较少累及呼吸肌，伴自主神经功能紊乱[5-6]。

体征包括：①与躯干和近端肌无力相关的摇摆或蹒跚步态；②在头几秒内肌肉收缩力量短暂增强；③休息时腱反射逐渐减弱或消失，但在持续（约15 s）肌肉收缩之后，腱反射再引出或活跃，这是一种突触前神经肌肉传递障碍的特征；④上睑下垂；⑤斜视（与重症肌无力相比不常见）[5-6]。

实验室检查：①LEMS患者血清中可测到抗N和P/Q型电压门控钙通道抗体，后者占绝大多数，其敏感性为82%~100%，特异性接近100%[4,7-9]。②特征性的肌电图改变。高频重复神经刺激（20~50 Hz）试验（即Waxing test）可见复合肌肉动作电位（compound muscle action potential，CMAP）波幅增加200%以上，而低频重复神经刺激（3~5 Hz）试验（即Waning test）可见CMAP波幅递减10%以上[10-11]。根据患者实验室金标准、钙离子通道抗体及肌电图表现，结合患者典型的临床表现及体征，加上使用新斯的明无效，则可以确诊LEMS。

静脉注射用丙种球蛋白（intravenous immunoglobulin，IVIG）联合糖皮质激素冲击治疗已被证实为有效的治疗方法[12]，其原理主要为中和体内致病抗体并行免疫抑制。3，4二氨基吡啶类药物是通过延长神经末梢的电压门控钙通道的活性，进而促进Ca^{2+}的内流及依赖Ca^{2+}的释放。用该药治疗LEMS不仅有效，而且安全[13-14]。血浆置换亦为取出血浆内抗体治疗方法，Newsom-Davis等[15]证实其疗效。目前多数学者认为切除肿瘤后多数患者肌无力症状可获得改善。

预后：Titulaer[16]等纳入97例病例的报告认为，癌性LEMS的症状严重程度要高于非癌性LEMS；而Maddison等[17]纳入100例肿瘤副瘤综合征病例的研究提示，有LEMS症状的肿瘤患者较无症状者生存时间明显延长。其机制可能与肿瘤的早期发现及体内较高浓度的肿瘤抗体相关。从二者的研究可以发现，机体对抗肿瘤有着强烈的免疫应答并起着一定程度的保护作用，这种防御反应已成为研究肿瘤的早期诊断和有效治疗的新方向。

上海市肺科医院胸外科对于出现LEMS这类罕见副瘤综合征的2例患者的抢救均及时而有效，但遗憾的是，本病起病凶险，抢救时无法全面检查患者血浆钙离子通道抗体及肌电图。最终典型的临床表现及新斯的明治疗无效，使我们相信LEMS的诊断。目前国内根据上述金标准的相关检查结果进行诊断仍然较困难。对于此2例非小细胞肺癌术后重症LEMS患者，术后机体免疫系统功能紊乱可能是发病原因之一，其具体机制仍需要探索研究。胸外科医生应该充分认识并警惕LEMS。LEMS无神经元细胞的破坏，有着较好的治疗反应及预后，故及时确诊并治疗很重要。

四、总结

术后累及呼吸肌的LEMS是胸外科术后少见而凶险的并发症，继发于非小细胞肺癌的则更加罕见，目前国内较难完全、及时地确诊该疾病，排除肿瘤脑转移、电解质紊乱及重症肌无力等常见病因后，根据患者典型症状，应考虑到LEMS可能。治疗有赖于丙种球蛋白及激素冲击的免疫抑制剂治疗，常较为有效，预后较好。

参考文献

[1] Elrington G. The Lambert - Eaton myasthenic syndrome[J]. Palliative Medicine, 1992, 6: 9-17.

[2] O'Neill J H, Murray N M, Newsom-Davis J. The Lambert-Eaton myasthenic syndrome. A review of 50 cases[J]. Brain, 1988, 111 (Pt 3): 577-596.

[3] Musunuru K, Darnell R B. Paraneoplastic neurologic disease antigens: RNA-binding proteins and signaling proteins in neuronal degeneration[J]. Annu Rev Neurosci, 2001, 24: 239-262.

[4] Flink M T, Atchison W D. Ca2+ channels as targets of neurological disease: Lambert-Eaton Syndrome and other Ca2+ channelopathies[J]. J Bioenerg Biomembr, 2003, 35(6): 697-718.

[5] Nakao Y K, Motomura M, Fukudome T, et al. Seronegative Lambert-Eaton myasthenic syndrome: study of 110 Japanese patients[J]. Neurology, 2002, 59(11): 1773-1775.

[6] Wirtz P W, Smallegange T M, Wintzen A R, et al. Differences in clinical features between the Lambert-Eaton myasthenic syndrome with and without cancer: an analysis of 227 published cases[J]. Clin Neurol Neurosurg, 2002, 104(4): 359-363.

[7] Motomura M, Johnston I, Lang B, et al. An improved diagnostic assay for Lambert-Eaton myasthenic syndrome[J]. J Neurol Neurosurg Psychiatry, 1995, 58(1): 85-87.

[8] Motomura M, Lang B, Johnston I, et al. Incidence of serum anti-P/O-type and anti-N-type calcium channel autoantibodies in the Lambert-Eaton myasthenic syndrome[J]. J Neurol Sci, 1997, 147(1): 35-42.

[9] Lennon V A, Kryzer T J, Griesmann G E, et al. Calcium-channel antibodies in the Lambert-Eaton syndrome and other paraneoplastic syndromes[J]. N Engl J Med, 1995, 332(22): 1467-1474.

[10] Tim R W, Sanders D B. Repetitive nerve stimulation studies in the Lambert-Eaton myasthenic syndrome[J]. Muscle Nerve, 1994, 17(9): 995-1001.

[11] Oh S J, Kurokawa K, Claussen G C, et al. Electrophysiological diagnostic criteria of Lambert-Eaton myasthenic syndrome[J]. Muscle Nerve, 2005, 32(4): 515-520.

[12] Bain P G, Motomura M, Newsom-Davis J, et al. Effects of intravenous immunoglobulin on muscle weakness and calcium-channel autoantibodies in the Lambert-Eaton myasthenic syndrome[J]. Neurology, 1996, 47(3): 678-683.

[13] McEvoy K M, Windebank A J, Daube J R, et al. 3, 4-Diaminopyridine in the treatment of Lambert-Eaton myasthenic syndrome[J]. N Engl J Med, 1989, 321(23): 1567-1571.

[14] Sanders D B, Massey J M, Sanders L L, et al. A randomized trial of 3, 4-diaminopyridine in Lambert-Eaton myasthenic syndrome[J]. Neurology, 2000, 54(3): 603-607.

[15] Newsom-Davis J, Murray N M. Plasma exchange and immunosuppressive drug treatment in the Lambert-Eaton myasthenic syndrome[J]. Neurology, 1984, 34(4): 480-485.

[16] Titulaer M J, Wirtz P W, Kuks J B, et al. The Lambert-Eaton myasthenic syndrome 1988-2008: a clinical picture in 97 patients[J]. J Neuroimmunol, 2008, 201-202: 153-158.

[17] Maddison P, Lang B. Paraneoplastic neurological autoimmunity and survival in small-cell lung cancer[J]. J Neuroimmunol, 2008, 201-202: 159-162.

（杨晨路）

第二节　肺切除术后肠系膜上动脉栓塞

一、引言

肠系膜上动脉栓塞（superior mesenteric artery embolism）是指他处脱落的各种栓子经血液循环流至肠系膜上动脉并滞留在其末端，导致该动脉供血障碍，供血肠管发生急性缺血性坏死[1]，是一种临床较少见、病情极为凶险的急腹症。

二、病例

患者，男性，47岁，因头晕、左下肢乏力1个月余入院。胸部CT提示右肺中叶阴影。于全身麻醉下行电视辅助胸腔镜下右肺中叶切除术，术后诊断为右肺中叶鳞癌，恢复良好予以出院。行第2次化疗时在无明显诱因下出现持续性脐周疼痛，并伴有恶心不适，呕出少量胃内容物，肛门有排气，无发热、腹泻、腹胀。值班医生予阿托品解痉治疗效果不佳。立位腹部平片未见气液平面等异常征象。傍晚症状加重，请外院会诊后建议行腹部增强CT检查。急诊CT检查报告：肠系膜上动脉接近中结肠动脉分支处示条状栓塞，相应肠管稍水肿、积气、扩张伴肠管供血不足，考虑肠系膜上动脉栓塞可能，建议行数字减影血管造影（DSA）检查。转院行坏死肠段切除术。术后恢复良好，后续化疗2次。

三、讨论

（一）流行病学与病因分析

1960年，Stewart[1]最早报道了肠系膜上动脉栓塞手术成功的案例。肠系膜上动脉栓塞是胸外科术后较为少见的并发症。发病原因：①栓子多来自心脏，常见于风湿性心脏病、细菌性心内膜炎或房颤患者，大多数是因左心瓣膜上的赘生物或左心房内的凝血块进入循环系统而发生栓塞；②动脉粥样硬化斑块脱落；③手术所造成的来自其他部位的栓子，如肺癌患者的癌栓[2]；④肺脓肿或脓毒血症患者的带菌栓子通过肺循环再进入体循环。

由于肠系膜上动脉自腹主动脉分出较早，且缺少侧支循环，发生栓塞及肠坏死的风险明显高于肠系膜下动脉。因此，各种来源的血栓易随血液循环流至肠系膜上动脉处发生栓塞。其病理改变过程如下：栓塞供血区的肠管出现缺血性痉挛，随之出现由黏膜层向浆膜层扩展的水肿，最后肠系膜静脉发生栓塞，肠壁毛细血管充血、破裂、出血，继发溃疡和坏死，最终形成肠壁全层坏死，即穿壁性梗死。肠壁广泛的出血和渗出可形成腹水。

（二）临床表现与诊断

肠系膜上动脉栓塞的早期诊断比较困难，临床上多表现为突发性上腹部剧痛，并有向下腹部及右下腹转移，早期腹部平软，肠鸣音增强，并有轻度消化道症状。后期出现弥漫性腹膜炎体征而行剖腹探查术，多数经手术证实。因此，对有心脏病及动脉硬化病史的患者，若突发剧烈腹痛并持续加重，一般止痛剂无效，同时伴有胃肠道出血，应视为急性肠系膜上动脉栓塞的早期征兆。临床称其为急性肠系膜血管闭塞Bergan三联征[3]，即剧烈而没有相应体征的上腹和脐周疼痛、器质性和并发房颤的心脏病、胃肠道排空表现（恶心、呕吐、腹泻和肠鸣音亢进）等。但要注意一些老年患者及脑梗死患者对疾病的反应程度和表述能力减弱，更应注重体格检查的阳性结果和病情的变化。

实验室检查及其他辅助检查如下：

（1）外周血白细胞计数升高，严重者外周白细胞>20.0×10^9/L，在一定程度上可反映病情的严重程度。

（2）急性肠管缺血的情况下血浆纤维蛋白原降解产物D-二聚体水平升高，并有一定的辅助诊断意义。

（3）部分患者血、尿淀粉酶升高，甚至可达到诊断为急性胰腺炎的水平。

（4）立位腹部平片示肠管扩张及气液平面。

（5）腹部彩色超声多普勒检查可对疑似病例进行筛选，但受胀气肠襻干扰可能会影响确诊率。因此如能探到肠系膜上动脉内血栓图像，结合临床表现可有手术探查指征。

（6）随着多层螺旋CT（multi-slice helical CT，MSCT）的普及应用，通过CT检查后重建技术可获得较为清晰的血管显影。依据影像改变和病情具有不同表现：除肠系膜上动脉内的充盈缺损影外，还可见到肠壁厚度改变、肠管扩张、肠腔内的积液积气、液平面和腹水等。

（7）选择性肠系膜上动脉造影是诊断急性肠系膜上动脉闭塞最可靠的方法。动脉造影有助于早期诊断，也有利于治疗方法的选择。CT、MRI、腹腔镜检查对早期诊断虽有一定帮助，但都不如动脉造影直观、准确。

国内报道肠系膜上动脉栓塞患者病死率为57%~66.7%，死亡原因多为感染性休克及多脏器功能衰竭[4-5]。多数患者均经手术及病理证实为肠系膜上动脉栓塞。对本病认识不足而延误治疗甚至误诊是病死率较高的主要原因之一。尤其注意将其与坏死性肠炎、重症胰腺炎、机械性肠梗阻等疾病相鉴别[6]。及早确诊、及时治疗是治愈康复的关键，对预后具有积极的临床意义。

对疑似患者探查后可确诊。手术原则是首先进行取栓恢复肠系膜上动脉血供，然后再考虑切除坏死肠段，最大限度保留肠管，减少术后短肠综合征的发生。术后注意维持水、电解质和酸碱平衡，同时予抗凝治疗，早期应用低分子肝素皮下注射、丹参静滴，预防血栓再形成。术后早期行肠外营养，肠功能恢复后逐渐过渡到肠内营养，严格按照短肠训练，均预后良好。

四、总结

既往有器质性心脏病或肢体动脉栓塞病史的肺叶切除患者，术后突发急剧腹痛，止痛药无法缓解应该警惕肠系膜上动脉栓塞可能。肠系膜上动脉造影有助于早期诊断，及时剖腹探查，先取栓，再根据情况切除坏死肠管，可避免肠坏死或缩小肠管切除的范围。肺叶切除术后患者，不建议进行动脉内溶栓治疗。

参考文献

[1] STEWART G D, SWEETMAN W R, WESTPHAL K, et al. Superior mesenteric artery embolectomy[J]. Ann Surg, 1960, 151(2): 274-278.

[2] 王长利，宫立群，姜宏景，等. 肺癌术后肠系膜上动脉栓塞临床分析[J]. 天津医学杂志，1999，27(11): 678.

[3] Bergan J J, Dean R H, Conn J Jr, et al. Revascularization in treatment of mesenteric infarction[J]. Ann Surg, 1975, 182(4): 430-438.

[4] 张宏，陈春生，丛进春，等. 急性肠系膜上动脉栓塞的诊断与治疗[J]. 中国现代医学杂志，2004，14(16): 86-88.

[5] 晋援朝，夏绍友，黄晓辉，等. 急性肠系膜上动脉栓塞的诊断和治疗[J]. 解放军医学杂志，2003，28(3): 280-282.

[6] 童依丽，张东伟. 急性肠系膜上动脉栓塞误诊1例分析[J]. 中国误诊学杂志，2009，1: 120-121.

（李玉萍）

第三节 肺扭转

一、引言

肺扭转是指肺支气管、血管蒂的旋转，可影响到呼吸、循环系统，常见于胸外科手术后，也有自发性、胸外伤后、经皮肺穿刺后以及肺移植后发生肺扭转。

二、病例

患者，女性，55岁，干咳2年入院。胸部CT提示右肺上叶结节，肺癌可能。排除远处转移后行胸腔镜探查手术。术中病理提示右肺上叶恶性肿瘤，斜裂与水平裂发育完全。遂行电视辅助胸腔镜下右肺上叶切除术，术后初期恢复可。术后第7天，患者出现发热、痰中带血，无明显胸痛，予以加强抗感染治疗。术后第10天，胸部X线片示右肺中叶斑片状渗出影（图7-3-1），考虑迟发性肺内血肿可能，肺扭转待排，予以垂体后叶素止血治疗。术后第13天，患者仍低热，复查胸部X线片示右中叶实变影增大，次日行支气管镜检查示右肺中叶开口闭塞，支气管镜无法通过。复查胸部增强CT示右肺中叶支气管鼠尾样中断（图7-3-2），考虑肺扭转。急诊行剖胸探查，术中见右肺中叶顺时针扭转180°，呈蓝黑征，予以原位切除。术后予以加强抗感染治疗，患者恢复可，术后第14天出院。术后病理检查显示肺静脉性梗死。随访两年半，目前情况正常。

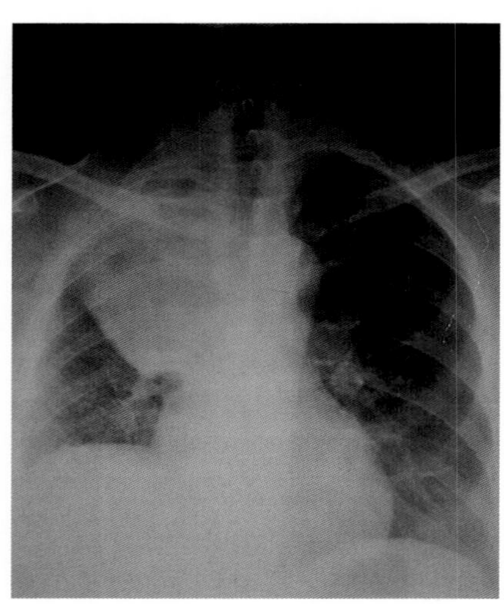

图7-3-1 术后第10天胸部X线片示右肺中叶斑片状渗出影

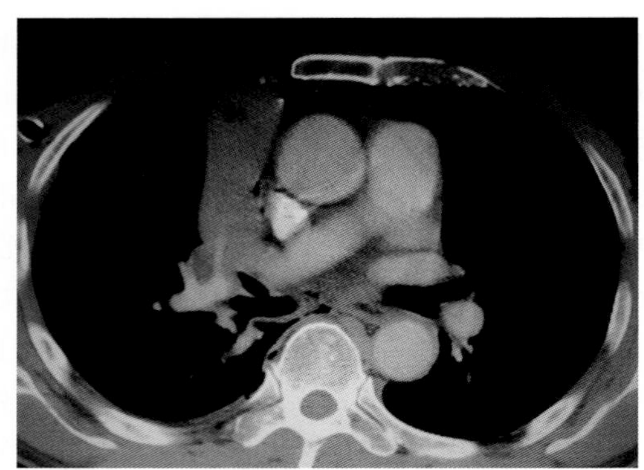

图7-3-2 术后第14天胸部CT示右中叶支气管鼠尾样中断

三、讨论

（一）流行病学与病因分析

1930年Epplen最早报道了肺扭转，其为胸外科术后少见的并发症，肺叶切除术后发病率为0.09%~0.4%[1-3]。所有的肺叶均可发生扭转，最常见的是右上叶切除术后右中叶扭转[4-5]，左右侧肺扭转发生比例基本接近，多数为顺时针扭转，扭转角度最常见的是180°。支气管血管蒂部分扭转或扭转时间较短时，肺仍存在支气管动脉供血，不容易发生坏死。如果是完全扭转（≥180°），所有血管阻塞，会引起肺血管压迫和气管堵塞，导致静脉回流受阻、肺实质淤血，支气管腔内痰液潴留致严重感染，很快进展为静脉梗死或坏疽。

肺扭转发病的原因包括：①肺、食管以及胸主动脉手术中，肺门结构被解剖，肺裂、肺下韧带游离，余肺肺蒂较长，导致肺的活动度尤其是可扭转性增加；②术后胸内空腔变大，易导致肺移位和旋转，如纵隔肿瘤切除术后并发肺扭转；③肺炎、肿瘤以及支气管开口堵塞导致的肺不张或肺实变，由于重力分布不均患肺发生扭转，多见于上肺自发性扭转或肺穿刺后扭转；④肺移植供受体容积不匹配；⑤创伤性、气胸或胸腔积液导致肺萎陷，当肺再次膨开时有可能发生扭转；⑥手术中翻转肺叶，关胸前未予以复位；⑦胸腔镜下切除肺叶，关胸鼓肺时，若视野暴露不佳，则容易发生扭转。

（二）临床表现与诊断

肺扭转的早期诊断比较困难，缺乏特异性临床表现，主要表现为剧烈胸痛，往往与术后切口疼痛难以区别，其他常见症状包括：气急、呼吸衰竭、发热、咳嗽、痰中带血，并伴有心率增快、血象升高等。影像学特征性表现为患肺进行性实变或病灶转移。进行性实变反应肺静脉淤血，病灶转移是指病灶的位置随体位或时间而发生改变。CT或MRI的三维成像以及肺动脉造影可显示扭曲、成角的肺血管或支气管，有助于诊断。支气管镜下表现为支气管闭塞、扭曲，或鱼口征时，应怀疑肺扭转，但支气管闭塞的比例不高，常表现为狭窄，因此支气管镜检阴性不能排除肺扭转，有时支气管镜可以勉强通过闭塞的支气管，但当支气管镜退出时，支气管再次闭塞。

肺扭转的诊断主要依靠仔细分析患者的临床表现和影像学资料，较难将其与凝固性血胸、肺内血肿、肺不张以及局限性胸腔积液等鉴别。因此，术后余肺实变或完全不张持续存在时，应考虑到肺扭转的可能。多数患者术前难以确诊，从出现症状到确诊肺扭转，延误时间的中位数为3天。早年诊断主要依据胸部X线片和胸部CT。近年来，肺动脉造影以及CT三维成像技术的应用提高了术前诊断率。

除少数轻微症状的患者可采取保守治疗外，绝大多数患者一旦确诊，必须尽早手术干预，其优点在于：①尽可能保留尚未梗死或坏疽的肺组织；②降低感染和败血症的风险；③预防静脉血栓播散[6]。如扭转时间较短，淤血较轻，病肺没有表现为蓝黑征时，可谨慎尝试手工复位；如复位后复张较佳，尚有可能保留肺叶并固定之。多数患者需要行肺叶或全肺切除。临床上疑诊肺扭转者再次手术要双腔管插管，避免气管内分泌物播散到对侧。

手工复位存在的问题：复位后气管内释放出大量血性分泌物，有可能导致肺部感染或窒息死亡，肺静脉血栓脱落可致重要器官梗死。对于怀疑存在静脉血栓的患者，为预防血栓播散，尽可能避免复位，一旦入胸，首先在近端夹闭肺门血管，或心包内夹闭，以免肺静脉血栓脱落，引起脑梗死[3,7]。有时扭转的肺会发生自我复位，复位后易发生血栓脱落。

肺扭转病死率为12%~16%[8]，并发症发生率为32.4%，左肺扭转、全肺扭转以及全肺或余肺切除者预后较差。死亡病例多为左肺扭转，可能是因为左肺只有2个肺叶，一旦发生扭转，余肺或全肺切除的概率高于右肺，患者创伤较大，病死率偏高。肺扭转治疗中如需全肺或余肺切除时，需要审慎考虑。

上海市肺科医院自20世纪50年代以来，共完成4万余例普胸外科手术，发生肺叶切除术后肺扭转3例，包括左肺上叶切除术后左肺下叶扭转1例，右肺上叶切除术后右肺中叶扭转1例，左肺上叶切除+左肺下叶部分切除术后余肺扭转1例，均行扭转肺叶切除术。同时，总结了肺扭转诊断的流程（图7-3-3）[9]。

上海市肺科医院胸外科常规预防肺扭转的方法包括：肺裂缝合固定、壁层胸膜固定以及生物胶固定。传

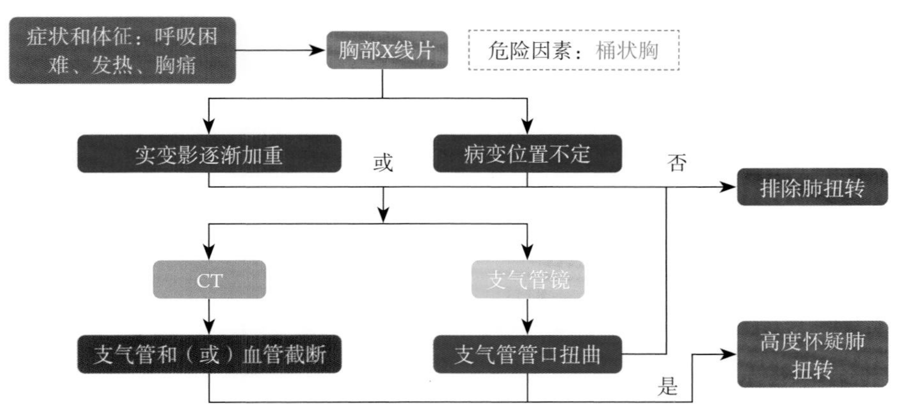

图7-3-3 肺扭转诊断流程

统预防肺叶切除术后肺扭转的方法是将肺叶切除术后剩余肺叶缝合固定。其中右肺上叶切除术后右肺中叶扭转最为多见，可在完成肺叶切除基本操作后，将右肺中叶缝合固定于右肺下叶，能有效减少右肺中叶扭转的发生。此外，可采用壁层胸膜固定术，来预防肺扭转的发生。在完成肺叶切除术后，麻醉医生鼓肺以判定残肺完全复张后是否可完全填充胸腔、残余空腔的大小以及余肺复张后的方向，借此来判断是否存在术后肺扭转的可能。对有肺扭转倾向者，可将余肺缝合于附近的壁层胸膜，能有效预防术后扭转的发生。常规肺切除术完成后，将生物胶应用于相应的肺裂间（多为右肺中叶与右肺下叶间的斜裂），使残余肺叶的位置相对固定，以减少肺扭转的发生。该方法操作简单、快捷，黏合牢固，并发症少。

四、总结

肺扭转是胸外科术后少见但凶险的并发症，术前诊断困难，治疗有赖于尽早的再次手术，手术切除效果优于单纯复位治疗。左肺扭转、全肺扭转以及全肺或余肺切除是手术患者死亡的高危因素。

参考文献

[1] Cable D G, Deschamps C, Allen M S, et al. Lobar torsion after pulmonary resection: presentation and outcome[J]. J Thorac Cardiovasc Surg, 2001, 122(6): 1091-1093.

[2] Demir A, Akin H, Olcmen A, et al. Lobar torsion after pulmonary resection; report of two cases[J]. Ann Thorac Cardiovasc Surg, 2006, 12(1): 63-65.

[3] Apostolakis E, Koletsis E N, Panagopoulos N, et al. Fatal stroke after completion pneumonectomy for torsion of left upper lobe following left lower lobectomy[J]. J Cardiothorac Surg, 2006, 1: 25.

[4] Felson B. Lung torsion: radiographic findings in nine cases[J]. Radiology, 1987, 162(3): 631-638.

[5] Wong P S, Goldstraw P. Pulmonary torsion: a questionnaire survey and a survey of the literature[J]. Ann Thorac Surg, 1992, 54(2): 286-288.

[6] Louis J R, Daffner R H. Torsion of the lung causing refractory hypoxemia[J]. J Trauma, 1987, 27(6): 687-688.

[7] Hendriks J, Van Schil P, De Backer W, et al. Massive cerebral infarction after completion pneumonectomy for pulmonary torsion[J]. Thorax, 1994, 49(12): 1274-1275.

[8] Schuler J G. Intraoperative lobar torsion producing pulmonary infarction[J]. J Thorac Cardiovasc Surg, 1973, 65(6): 951-955.

[9] Dai J, Xie D, Wang H, et al. Predictors of survival in lung torsion: A systematic review and pooled analysis[J]. J Thorac Cardiovasc Surg, 2016, 152(3): 737-745. e3.

（谢冬）

第四节　肺切除术后吉兰-巴雷综合征

一、引言

吉兰-巴雷综合征（Guillain-Barré syndrome，GBS）是一种神经系统自身免疫性疾病，以神经根、外周神经损害为主，伴有脑脊液中蛋白-细胞分离，是一种最常见的脊神经和周围神经的脱髓鞘疾病。手术是GBS的诱发因素，肺切除术后亦可发生GBS。

二、病例

患者，男性，67岁，因体检发现右肺上叶结节入院。患者有吸烟史20年，缺血性心脏病史，喉癌（T1aN0M0）放疗3年。于全身麻醉下行电视辅助胸腔镜下右肺上叶癌根治术，术后诊断：右肺上叶低分化表皮样瘤（T1aN0M0，R0切除），术中未输血，也未使用局麻药。术后出现无明确感染的发热和右侧乳糜胸，低脂饮食后好转。术后第8天拔除胸管后出院。术后第9天患者突发40 ℃高热再入院，完善相关检查后排除肺部感染可能，在术后第11日出现进行性、上升性、对称性四肢软瘫、肌力存在而腱反射消失。脑脊液（cerebrospinal fluid，CSF）检查阴性，神经传导试验（nerve conduction study，NCS）提示正常。第19日症状逐步加重，出现下肢直立不能、手足麻木、共济失调和自主神经功能异常等。行第二次神经传导试验，结果显示运动和感觉异常伴有节段性脱髓鞘表现，确诊为吉兰-巴雷综合征。患者转入ICU治疗，并接受5天的免疫球蛋白治疗[0.4 g/（kg·d），总剂量140 g]。1个月后拄拐出院，随访1年后痊愈。

三、讨论

（一）流行病学与发病机制

免疫介导的急性多发性神经病被归类为GBS，因1916年由Guillain和Barré两位学者最先报道而得名。GBS是一种异质性疾病，有几种变异型。GBS最常表现为一种由前驱感染诱发的急性单相瘫痪性疾病[1]。其主要临床特征是进行性、相对对称的肌无力，伴深腱反射减弱或消失。肌无力表现各异，轻则轻微行走困难，重则所有肢体肌、面肌、呼吸肌及延髓肌几乎完全麻痹。

GBS在全球均有发生，每年总发病率为1/10万~2/10万。虽然所有年龄段均可受累，但从10岁开始，年龄每增加10岁，发病率约增加20%。此外，男性发病率稍高于女性[2]。Gensicke等[3]在一项回顾性研究中指出，外科手术后GBS的发病率为4.1/10万，心脏手术、颅脑手术、脊柱手术和局麻手术发生术后GBS的报道较多。Plojoux等[4]报道了首例肺叶切除术后发生的吉兰-巴雷综合征。

GBS病因不十分清楚。目前普遍认为引起GBS的原因是前驱感染诱发免疫应答，而由于分子模拟，机体免疫系统与周围神经成分发生交叉反应。这种免疫应答可针对周围神经的髓鞘或轴突，导致脱髓鞘型或轴突型GBS。其常见的前驱因素有以下几种。①病毒感染：通常认为与巨细胞病毒、EB病毒、流感病毒、肝炎病毒等有很大关系。②细菌感染：研究发现GBS患者血清空肠弯曲菌IgM抗体阳性率53%，提示空肠弯曲菌可能与该病发生密切相关，空肠弯曲菌感染也是最常发现的GBS诱因。③疫苗接种：多见于流感疫苗、肝炎疫苗、麻疹疫苗接种后发病，可能与接种后患者的免疫功能活化有关。④遗传因素：研究显示GBS患者*A3*和*B8*基因频率明显增高，提示GBS发病与遗传有一定关系。⑤营养状况：GBS患者存在微量元素代谢异常，可能在GBS发病中起一定作用。⑥肿瘤：一部分肿瘤患者通常伴随GBS病症，可能与肿瘤抗原为自身抗原，活化患者自身免疫功能相关。⑦手术：研究发现术后发生GBS可能与手术诱发的短暂免疫抑制及活动性肿瘤有关[5]。

（二）临床表现与诊断

以往认为GBS是一种单独的疾病，随着研究的进展发现它是有多种变异型的异质性综合征。每种GBS都有不同的临床、病理、生理特征。

GBS的临床表现根据病理特点分为两种类型：一种是以脱髓鞘病变为表型的多发性神经根炎，称为急性炎症性脱髓鞘性多发性神经病（acute inflammatory demyelinating polyneuropathy，AIDP）；另一种是以神经轴索病变为表型的多发性神经根炎，称为急性运动轴突性神经病（acute motor axonal neuropathy，AMAN）。半数以上的AIDP患者在发病前数日到数周内有感染病史，多起病急，症状逐渐加重，通常2周内达到高峰。首先出现双下肢无力，继之瘫痪逐渐上升加重，并有主观感觉异常，严重者出现四肢瘫痪、呼吸麻痹而危及生命。AMAN病程缓慢易复发，症状以肌无力和感觉障碍为主，主要表现为肩、上臂和大腿无力，也可合并前臂、小腿、手和足的无力，肢体无力常较躯干无力更为常见，肌肉大多有萎缩，临床表现呈急进性发展恶化。

GBS的诊断标准主要包括以下方面。①必需的特征：上下肢（有时最初只在双下肢）进行性肌无力，轻则轻微双下肢无力，重则所有四肢、躯干、延髓及面肌完全瘫痪，以及眼外肌麻痹；无力肢体的反射消失或减弱。②支持性特征：症状进展数日至4周（80%的患者病情在2周达到高峰）；相对对称；轻度感觉症状或体征；脑神经受累，特别是双侧面神经麻痹；病情停止进展后2~4周开始恢复；自主神经功能障碍；疼痛；发病时无发热；脑脊液检查提示蛋白升高而细胞计数≤50/mm^3；电诊断检查结果异常符合GBS（神经传导速度明显减慢，F波反映近端神经干传导减慢）。

GBS患者发病前多有感染史和自身免疫反应，主要临床特征为进展性、对称性的肌无力，以及深腱反射减弱或消失。肌无力表现各异，轻则轻微行走困难，重则所有肢体肌、面肌、呼吸肌和延髓肌近乎完全麻痹。若CSF和电诊断检查显示典型异常，则可支持GBS的临床诊断。因此，对术后出现上述典型临床特征的患者，应高度怀疑GBS的可能。必要时行腰椎穿刺和电诊断检查以明确诊断[6]。

术后发生的GBS应注意同脊髓灰质炎、急性脊髓炎、低血钾性麻痹、周围神经炎多发性肌炎、卟啉病伴周围神经病相鉴别。脊髓灰质炎通常在发热数日后体温未完全恢复正常时出现瘫痪，无感觉障碍和脑神经受累；低血钾型周期性瘫痪者有低血钾病史，电生理检查EMG电位幅度降低，电刺激可无反应。

（三）治疗

术后发生GBS相对罕见，治疗方案目前仍参照成人GBS的治疗方法，临床上包括以下方面。

（1）一般支持治疗。由于呼吸肌麻痹是GBS的主要危险因素，25%的吉兰-巴雷综合征患者需要予以辅助通气支持治疗。必要时行气管插管呼吸机辅助呼吸，同时予以抗感染和小剂量肝素预防肺栓塞等对症治疗。一旦术后确诊GBS，应监测患者的神经、呼吸、心血管和自主神经功能的恶化情况，并给予支持治疗以缓解症状或预防症状加重。

（2）对因治疗。①血浆置换（plasma exchange，PE）：通过清除患者血浆中致病性的抗体、淋巴因子、炎症介质，促进免疫球蛋白的平衡，恢复淋巴细胞和吞噬细胞功能，减轻免疫反应对自身的损害作用[7]。②静脉注射免疫球蛋白（intravenous immunoglobulin，IVIG）：通过IgG的Fc段封闭靶细胞的Fc受体，阻断免疫反应的发生途径；通过IgG的Fab段结合抗原防止产生自身抗体与免疫复合物中的抗原结合，增加其可溶性，使其易被巨噬细胞清除；中和体液循环中的抗体，影响T细胞、B细胞的分化与成熟，抑制白细胞免疫反应及炎性细胞因子的产生。该法简单易行，安全系数高，不良反应少。越来越多的研究证实静脉注射免疫球蛋白是治疗GBS的有效方法，已成为重型GBS的标准用药[8]。③其他治疗：在急性进展期，患者免疫功能亢进，又无感染或其他禁忌证时，可应用糖皮质激素，但已出现呼吸肌麻痹且合并呼吸道感染者不宜应用。目前不推荐使用糖皮质激素治疗GBS，虽然GBS的病理生理学与周围神经的髓鞘或轴突炎症反应有关，但多项试验发现糖皮质激素治疗无效。近年来有学者采用免疫补体抑制剂治疗GBS，依库珠单抗治疗GBS的作用目前还不明确[9]。日本一项研究评估了依库珠单抗治疗GBS的作用，虽然该研究未达到主要终点，但6个月时的结局得到改善[10]。

（3）康复期治疗。急性期康复包括通过个性化方案逐渐加强肌力，包括等长练习、等张练习、等速练习、手法抗阻练习和渐进性抗阻练习[11]。康复训练应强调正确的肢体摆位、姿势和器械矫形以及营养。对于延髓肌无力的患者，可使用装置辅助沟通。

（四）预后

GBS的功能恢复需要数周，而且改善的程度取决于个体危险因素。多数成人GBS患者的远期预后良好。1年时约80%的患者能够独立行走，超过一半患者完全恢复。超过10%的患者持续存在重度运动障碍。5%~10%的患者病程迁延，数月依赖呼吸机，恢复慢且不完全。恢复期的死亡风险最高，最常见的死因是呼吸或心血管并发症。结局不良的预后危险因素包括：年龄>60岁，迅速出现肌无力（从症状发作到入院的时间<7日），存在重度肌无力，需要通气支持，有前驱腹泻，电诊断检查发现重度异常。因此，早期诊断GBS有利于明显改善其预后。

四、总结

肺切除术后并发吉兰-巴雷综合征较为罕见，但后果较为严重，可致残，甚至导致患者呼吸肌麻痹，从而危及生命。一旦发生类似症状，应高度怀疑术后GBS发生，积极完善神经传导检查，必要时对患者行腰椎穿刺以确诊，避免严重后果。

参考文献

[1] Shahrizaila N, Lehmann H C, Kuwabara S. Guillain-Barré syndrome[J]. Lancet, 2021, 397(10280): 1214-1228.

[2] Sejvar J J, Baughman A L, Wise M, et al. Population incidence of Guillain-Barré syndrome: a systematic review and meta-analysis[J]. Neuroepidemiology, 2011, 36(2): 123-133.

[3] Gensicke H, Datta A N, Dill P, et al. Increased incidence of Guillain-Barré syndrome after surgery[J]. Eur J Neurol, 2012, 19(9): 1239-1244.

[4] Plojoux J, Buffard-Morel M, Ducamp D, et al. Guillain-Barre syndrome after lung lobectomy: is there any relationship?[J]. Ann Thorac Surg, 2014, 97(5): e133-e134.

[5] Hocker S, Nagarajan E, Rubin M, et al. Clinical factors associated with Guillain-Barré syndrome following surgery[J]. Neurol Clin Pract, 2018, 8(3): 201-206.

[6] Asbury A K, Cornblath D R. Assessment of current diagnostic criteria for Guillain-Barré syndrome[J]. Ann Neurol, 1990, 27 Suppl: S21-S24.

[7] Chevret S, Hughes R A, Annane D. Plasma exchange for Guillain-Barré syndrome[J]. Cochrane Database Syst Rev, 2017, 2(2): CD001798.

[8] Hughes R A, Swan A V, van Doorn PA. Intravenous immunoglobulin for Guillain-Barré syndrome[J]. Cochrane Database Syst Rev, 2014, 2014(9): CD002063.

[9] Kuwahara M, Kusunoki S. [Complement-Mediated Mechanism and Complement Inhibitors in Guillain-Barre Syndrome][J]. Brain Nerve, 2019, 71(6): 581-587.

[10] Misawa S, Kuwabara S, Sato Y, et al. Safety and efficacy of eculizumab in Guillain-Barré syndrome: a multicentre, double-blind, randomised phase 2 trial[J]. Lancet Neurol, 2018, 17(6): 519-529.

[11] Hughes R A, Wijdicks E F, Benson E, et al. Supportive care for patients with Guillain-Barré syndrome[J]. Arch Neurol, 2005, 62(8): 1194-1198.

（李玉萍）

第五节　气管切除术后四肢瘫痪

一、引言

气管切除术主要应用于气管炎性疾病和肿瘤，术后常见的并发症包括纵隔瘘、吻合口狭窄、出血等。为了减少吻合口的张力，一些经典的方法包括颈部屈曲、喉松解、肺门松解等[1]。通常为了保证颈部屈曲位，会用缝线将下颌固定于前胸壁。

二、病例

患者，男性，27岁，因气管腺样囊性癌引起气管狭窄入院。主诉进行性呼吸困难和吸气喘鸣。无咳嗽、咳痰、疼痛、发热或咯血。吸烟史（10包年），无用药史。体格检查未发现异常。实验室结果（血常规和生化）均在正常范围。胸部X线片和气管CT显示气管远端有一肿物突出于管腔（图7-5-1）。支气管镜检查显示气管远端有一个肿瘤，位于气管膜部，阻塞管腔约75%，累及多个气管环，上缘距离隆凸3 cm。先予以激光治疗，随后行胸骨正中切口手术，并切除了5 cm长的气管。在完成喉松解和颈部前屈后，行气管端端吻合，用两条缝线将下颌缝合胸壁固定头部。术中无并发症。

术后第1天患者出现低血压，平均收缩压70 mmHg，持续数小时。通过恢复循环容量，血压恢复正常。术后第2天，拔管几个小时后，患者出现四肢瘫痪，神经系统检查提示腿部瘫痪，手部受C7和C8神经支配的肌肉轻微无力；无感觉障碍。遂立即拆除下颌与前胸壁之间的固定缝线。数天后，神经系统症状逐渐消失。第一次MR扫描没有提示急性颈椎间盘突出或其他神经系统疾病。第二次MR扫描是在颈部最大弯曲的情况下进行的，提示继发于脊椎病的髓腔狭窄，但无脊髓压迫的迹象。几周后，患者完全康复并出院。

术后病理检查显示肿瘤未完全切除，故决定术后辅助放疗。随访2年，无复发[2]。

三、讨论

（一）流行病学与病因分析

气管切除术后发生四肢瘫痪多为个案报道，因此无确切的患病率数据。气管切除后退行性四肢瘫痪很少见，但在神经外科和心脏外科手术中是较为常见的并发症，尤其是在主动脉重建术中，长时间夹闭主动脉弓或夹闭下一胸椎水平的一条或多条肋间动脉，致使髓质缺乏血供。气管切除术后多因颈部过度屈曲影响脊髓血供，从而引起四肢瘫痪[3]。

（二）临床表现与诊断

该例患者表现出C7水平以下运动能力完全丧失

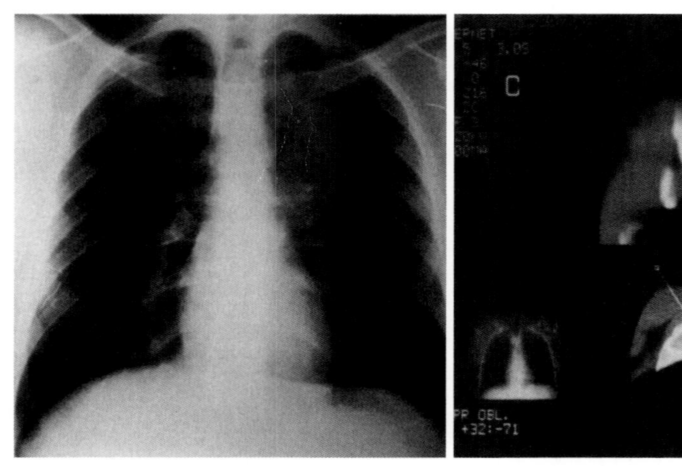

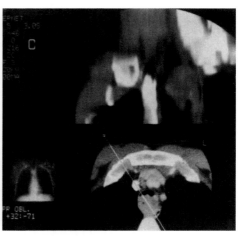

图7-5-1　气管肿瘤胸部X线片和CT

（除了骨盆肌肉活动）。这种现象的一种可能解释是颈部过度屈曲，引起颈部髓腔相对狭窄，导致脊髓前动脉的部分压迫，在低血压期间出现临床症状。MR扫描显示C7水平椎管相对狭窄，髓质无压迫。

脊髓前动脉阻塞可发生在几种状况中，如主动脉术中或术后栓塞、动脉炎、主动脉夹层、颈椎病、颈椎间盘突出症、梅毒、肿瘤压迫。一般情况下，脊髓前动脉阻塞会引起病变部位以下痛觉和温觉丧失，运动功能丧失，但本体感觉保留。预后取决于动脉阻塞时间以及侧支循环的建立。结合本例患者，由于头部屈曲合并血压降低，导致脊髓前动脉血流减少，引起受累节段以下运动神经麻痹。理论上这种单独的症状可由锥体束的定位分布所解释，此部位主要由脊髓前动脉终末支供血，也是血流减少时最易受累的血管。患者恢复情况各异。

四、总结

气管切除术后四肢瘫痪临床罕见，可能是颈部过度屈曲压迫脊髓供血动脉，引起脊髓（锥体束）缺血，造成运动神经麻痹。抑或是低血压引起脊髓血供骤降缺血。临床上应在确保气管吻合口张力的情况下，防止颈部过度屈曲；同时，术后血压控制在正常范围，保证脊髓充分血供。

参考文献

[1] Maassen W, Greschuchna D, Vogt-Moykopf I, et al. Tracheal resection--state of the art[J]. Thorac Cardiovasc Surg, 1985, 33(1): 2-7.

[2] Pitz C C, Duurkens V A, Goossens D J, et al. Tetraplegia after a tracheal resection procedure[J]. Chest, 1994, 106(4): 1264-1265.

[3] Domínguez J, Rivas J J, Lobato R D, et al. Irreversible tetraplegia after tracheal resection[J]. Ann Thorac Surg, 1996, 62(1): 278-280.

（戴洁）

第六节　食管癌术后吻合口动脉瘘

一、引言

吻合口动脉瘘是食管癌术后罕见并发症，发病凶险，临床表现多为术后大量呕血，患者可在数小时内出现休克而死亡。早期识别和及时干预对于处理吻合口动脉瘘至关重要。

二、病例

病例1，患者，男性，因食管中段肿瘤经左胸径路行食管癌根治手术、食管胃弓上器械吻合术。术后11~13天出现低热，体温37.5 ℃~37.8 ℃。术后14天突发呕吐鲜血1 000 mL，伴休克，30 min后再次呕血800 mL，2 h后急诊手术。手术证实吻合口动脉瘘出血，瘘口位于吻合口左后方，穿透与脊柱伴行之异位左锁骨下动脉。其周边胶水封堵，结扎左锁骨下动脉止血，改行食管胃颈部吻合[1]。

病例2，患者，男性，因食管中段鳞状细胞癌经右侧进胸，在颈、胸、腹部作3个切口并行食管癌根治术。术后13天出现颈部吻合口瘘，予以扩创引流，半个月后切口愈合出院。出院后8天患者突发呕血700 mL，2 h后送入院。紧急手术经原颈部切口探查未见出血，胃镜检查也未见吻合口出血。但患者再次大呕血，遂切开吻合口壁，发现吻合口右锁骨下动脉瘘口并出血，瘘口大小约1.5 cm×1.0 cm，试缝合失败。遂行胸正中切口，游离并阻断头臂干动脉和远端右颈总动脉，按压右椎动脉控制出血后缝合右锁骨下动脉瘘口。探查发现右锁骨下动脉完全封闭，右手指血氧饱和度为78%，手指刺破有滴血，考虑有同侧椎动脉逆行供血。切除吻合口，食管颈部外置，胃关闭后纳入胸腔[2]。

三、讨论

（一）流行病学与病因分析

锁骨下动脉食管吻合口瘘在临床上比较罕见，但致命。通常右锁骨下动脉异常是此并发症的主要原因，其发生率为0.5%~1.8%[3]。超过80%的病例瘘口在吻合口后方，可能原因是外源性压迫和压迫性坏死。因此，部分学者认为长期放置鼻胃管和气管插管可能是锁骨下动脉食管吻合口瘘的主要危险因素[4-5]。而食管癌术后锁骨下动脉食管吻合口瘘为食管术后的罕见并发症，目前仅为个案报道，缺少明确的发生率数据。

因此，对合并下列情况的患者应考虑到存在锁骨下动脉食管吻合口瘘的可能：①已长期放置鼻胃管和气管插管，出现呕血；②接受主动脉和（或）食管手术；③有异物摄入史[6]。

（二）临床表现与诊断

锁骨下动脉食管吻合口瘘的临床表现类似于主动脉食管瘘。Chiari等[7]率先描述了主动脉食管综合征，包括以下一系列症状：引起胸痛的事件、前哨动脉出血、无症状期、随后致命性出血。

上消化道内镜检查是一个可施行的选择，但对于诊断仍然存在一些混杂的因素，包括由于出血量大无法确定出血点和瘘口。主动脉造影可用于诊断主动脉食管瘘和锁骨下动脉食管瘘，但主动脉造影受条件限制。此外，计算机断层扫描血管造影剂从锁骨下动脉向食管内的外渗可以提供一种快速而明确的诊断方法（图7-6-1）。

同时应与应激性溃疡出血、单纯吻合口出血鉴别。吻合口动脉瘘发生时间多见于术后14~20天。多有37.5 ℃~38.0 ℃低热，致死性出血前往往存在警告性出

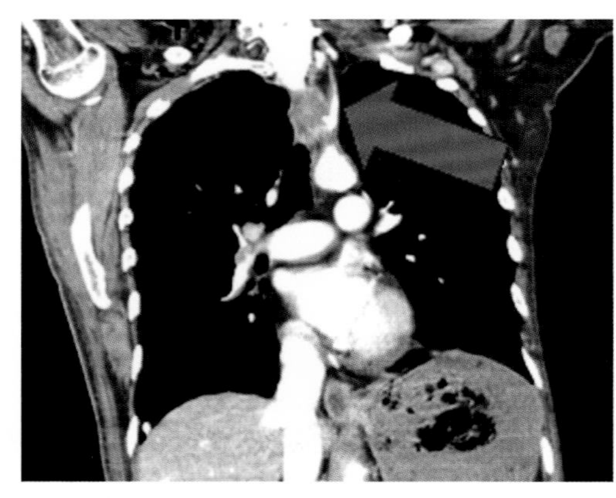

图7-6-1 动脉造影

血，来势凶猛，大量呕吐鲜血，有时伴血凝块。因出血位置在吻合口，血往上下两个方向灌注，故呕吐物一般不伴有胃液。然而，由于食管手术时迷走神经被切断，应激性溃疡的发生率和严重程度弱于其他手术，常发生在二次创伤（如肺炎、瘘、高热等）基础上，因血来源于胃，故呕吐物多呈咖啡色液体。单纯吻合口出血因食物挫伤所引起，量少，不伴发热，无加重趋势[1]。

前哨动脉出血提供了诊断和急症手术的时间。由于出血后动脉痉挛或低血压，裂口收缩，或血块堵塞瘘口等原因，出血可暂时停止，其后因血压升高、痉挛解除或血块移动，再次发生致命性大出血。Sato等[8]回顾了既往20例食管切除术后吻合口动脉瘘和消化道（食管和胃）溃疡所致大出血的病例，20例患者均因大出血而死亡，半数以上死亡发生在出血后6 h内。因此，Sato等认为立即手术干预是唯一拯救患者的方法。如果术中不能立即找到主动脉，可先切除食管和胃，以填塞止血。

病例1在警告性出血后2 h及时行手术治疗获救成功。手术干预是最有可能获得成功的抢救手段。术中发现吻合口瘘穿透的是左锁骨下动脉而不是术前估计的主动脉弓，直接结扎血管止血。该操作有10%的上肢坏死率[1]。鉴于目前对食管切除长度要求的提高，大部分手术吻合口已高于主动脉弓，使瘘口侵犯左锁骨下动脉的可能性增加。如侵犯主动脉弓，对无感染病例可直接修补瘘口。如合并炎症，采用补片或用人工血管修复，但成功率低。行带膜支架主动脉腔内隔绝可为患者进一步治疗提供时间。

许林等研究认为吻合口周围不宜封堵。一些术者使用胶水将吻合口包裹于周围组织，希望减少瘘的发生。事实上，吻合口瘘的发生由内往外，封堵外周反而无法通畅引流，导致漏出液腐蚀周围组织导致吻合口动脉瘘。Sato等[8]认为对于这种高度致命的并发症，食管胃吻合后应用充足的大网膜覆盖在吻合口和主动脉之间，使两者隔离。

四、总结

食管癌术后吻合口动脉瘘是术后罕见并发症，目前多为临床个案报道，缺乏系统性研究。该并发症多发生在食管胃吻合术后2周左右，患者可出现致命性呕血，量大，继而进展为出血性休克。诊断手段有食管镜、增强CT、动脉造影等，但关键在于及时干预，对瘘口部位进行止血。

参考文献

[1] 胡振东，张庆震，冯纯伟，等. 食管癌术后吻合口左锁骨下动脉瘘1例[J]. 中华胸心血管外科杂志，2010，26：235.

[2] 陈开林，罗经文，陶霖玉，等. 食管癌切除术后右颈部吻合口锁骨下动脉瘘1例[J]. 中华胸心血管外科杂志，2007，23：310.

[3] Miller R G，Robie D K，Davis S L，et al. Survival after aberrant right subclavian artery-esophageal fistula：case report and literature review[J]. J Vasc Surg，1996，24(2)：271-275.

[4] Merchant F J，Nichols R L，Bombeck C T. Unusual complication of nasogastric esophageal intubation-erosion into an aberrant right subclavian artery[J]. J Cardiovasc Surg (Torino)，1977，18(2)：147-150.

[5] Livesay J J，Michals A A，Dainko E C. Anomalous right subclavian arterial esophageal fistula：an unusual complication of tracheostomy[J]. Tex Heart Inst J，1982，9(1)：105-108.

[6] Lin C S，Lin C W. Left subclavian artery-esophageal fistula induced by a paper star：a case report[J]. Biomedicine (Taipei)，2016，6(3)：18.

[7] Chiari H. Ueber Fremdkorpeverletzung des oesophagus mit aortenperforation[J]. Berlin Klin Wochenschr，1914，51：7-9.

[8] Sato O，Miyata T，Matsubara T，et al. Successful surgical treatment of aortogastric fistula after an esophagectomy and subsequent endovascular graft placement：report of a case[J]. Surg Today，1999，29(5)：431-434.

（戴洁）

第七节　感染性胃底支气管瘘

一、引言

感染性胃底支气管瘘是一种临床少见但十分凶险的疾病，为食管癌手术的严重并发症之一，但也可由外伤后或者严重腹腔感染引起。

二、病例

患者，女性，71岁，因食管中段癌行三孔法胸腔镜辅助食管癌根治术。术后有一过性房颤以及肺部感染。但早期吞钡造影无消化道瘘征象。患者随后进食后咳出胆汁样液体。消化道造影及胸部CT显示巨大胃底支气管瘘（图7–7–1）。于全身麻醉下行剖胸探查，术中配合胃镜显示患者胸腔胃在切割缝合器吻合处有接近15 cm的开裂，同时右侧支气管膜部自上叶口至下叶口开裂，缺损处大小约2 cm×4 cm。患者一般情况良好，故采取一期修补，气管缺损处采用人工真皮修补，胸腔胃开裂处予以无损伤线间断缝合后再以肋间肌瓣隔开气管膜部以及胃吻合口（图7–7–2）。术后10日拔除胃管。患者接受上消化道造影显示无明显瘘后开始流质饮食，术后14天出院，随访1年恢复良好[1]。

三、讨论

（一）流行病学与病因分析

胃底食管瘘除少数偶见于外伤和严重感染引起外，一般是食管癌术后非常少见但致命的并发症[2-3]。感染性瘘常由术中隐匿性的电刀损伤或者钝性分离所致[4]。目前感染性瘘仅有散在个例报道，缺乏流行病学数据。

（二）临床表现、诊断与治疗

患者特异性的临床表现包括：进食后呛咳、咳出食物等[3]。早期及时诊断对治疗非常有意义。高分辨率CT可见明显的瘘口，支气管镜下可见明显的膜部缺损。上消化道造影可见造影剂进入气管，均可确诊胃底支气管瘘。

感染性胃底支气管瘘的诊断相对简单，但是治疗因瘘的位置、大小以及患者一般情况差异较大。对于临床症状较轻微且瘘口较小者，可采取气管内带膜支架植入以阻断消化道和气管。对于食管术后胃底支气管瘘的支架植入报道不多。气管内支架通常可以采用Dumon硅酮支架、带膜金属支架以及自膨胀非金属支架[5]。目前

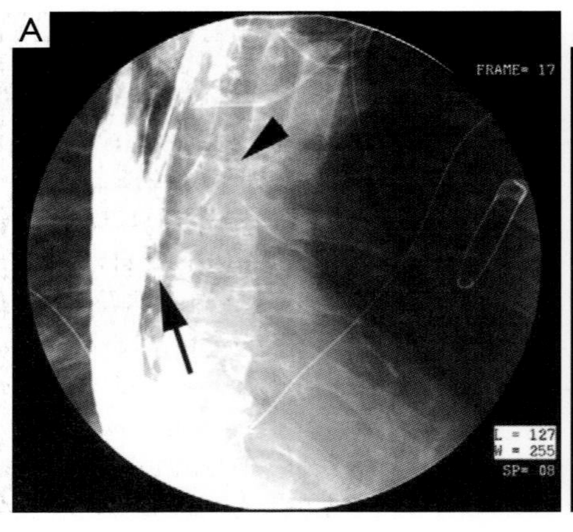

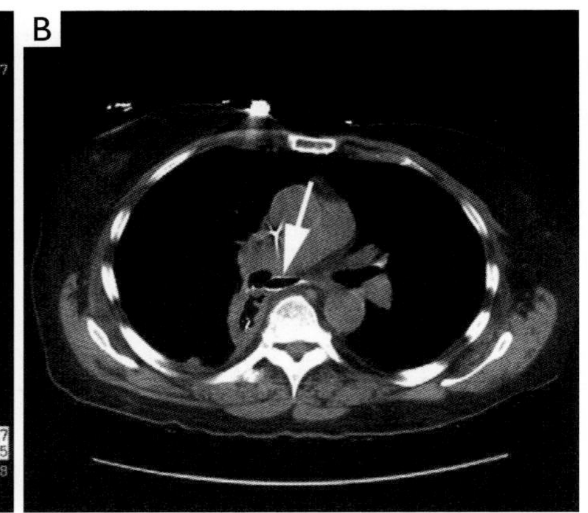

（A）上消化道造影提示胸腔胃瘘；（B）胸部CT提示支气管膜部缺损。

图7–7–1　术前检查

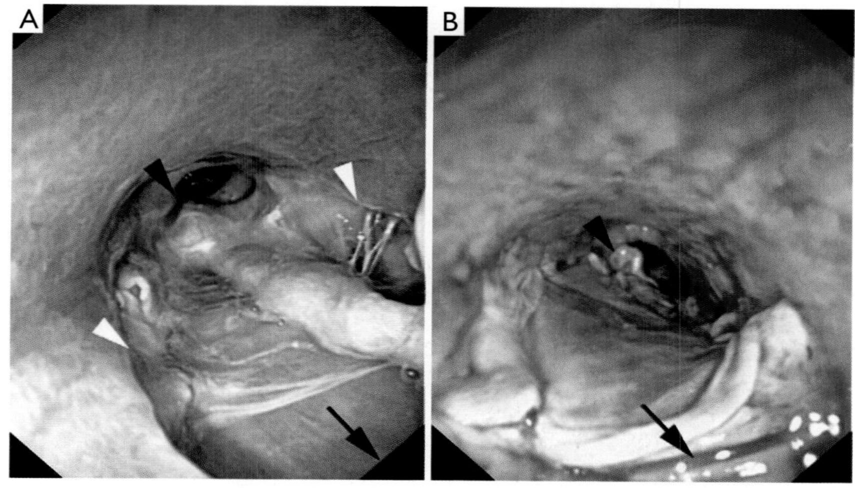

（A）支气管镜下显示右侧支气管膜部缺损，黑色箭头显示缺损上下界，左侧白色箭头显示左右界，右侧白色箭头下为胸腔胃黏膜；（B）经人工真皮修复后，支气管镜显示气管膜部为人工真皮所取代。

图7-7-2　术中所见

并没有研究指出何种支架最有优势。自膨胀支架可采用软质支气管镜植入，相对其余两种支架放置更为方便。有报道在自膨胀支架植入短期内症状缓解，但很快瘘口扩大且并发大出血导致患者死亡。自膨胀支架适应性好，能够更贴合以及压迫瘘口，起到更好的阻隔作用。但同时由于感染的存在，瘘口周围组织通常伴随水肿以及供血不足，自膨胀支架的压迫可能导致进一步的组织坏死并引起瘘口扩大。文献报道，约有70%的患者在初次支架植入后症状缓解，随后有将近1/3的患者再次发生瘘。

开胸行瘘修补术是另一种治疗方案。手术需要遵循以下原则：彻底地清创，清除所有坏死组织，一期修复胃底瘘口以及气管缺损，自体组织分隔气管以及胃底，充分引流。对于较大的气管缺损，如果一期直接缝合难以操作，可采取带蒂心包、胸膜或者人工真皮片修复[3,6]。对于分隔气管以及消化道的自体组织则可以采用大网膜、肋间肌瓣、前锯肌瓣或者背阔肌瓣[7-8]。部分胃底食管瘘的患者因长期营养不良以及肿瘤原因造成恶病质，无法承受进一步手术，对这部分患者可以采取营养支持治疗，瘘口旷置[9-10]。

参考文献

[1] Reames B N, Lin J. Repair of a complex bronchogastric fistula after esophagectomy with biologic mesh[J]. Ann Thorac Surg, 2013, 95(3): 1096-1097.

[2] Buskens C J, Hulscher J B, Fockens P, et al. Benign tracheo-neo-esophageal fistulas after subtotal esophagectomy[J]. Ann Thorac Surg, 2001, 72(1): 221-224.

[3] Kron I L, Johnson A M, Morgan R F. Gastrotracheal fistula: a late complication after transhiatal esophagectomy[J]. Ann Thorac Surg, 1989, 47(5): 767-768.

[4] Pramesh C S, Sharma S, Saklani A P, et al. Broncho-gastric fistula complicating transthoracic esophagectomy[J]. Dis Esophagus, 2001, 14(3-4): 271-273.

[5] Bakhos C, Alazemi S, Michaud G, et al. Staged repair of benign tracheo-neo-esophageal fistula 12 years after esophagectomy for esophageal cancer[J]. Ann Thorac Surg, 2010, 90(6): e83-e85.

[6] Song S W, Lee H S, Kim M S, et al. Repair of gastrotracheal fistula with a pedicled pericardial flap after Ivor Lewis esophagogastrectomy for esophageal cancer[J]. J Thorac Cardiovasc Surg, 2006, 132(3): 716-717.

[7] Marulli G, Bardini R, Bortolotti L, et al. Repair of a postesophagectomy bronchogastric tube fistula with polyglactin

mesh supported with a muscle flap[J]. Ann Thorac Surg, 2009, 88(5): 1698-1700.

[8] Marty-Ané C H, Prudhome M, Fabre J M, et al. Tracheoesophagogastric anastomosis fistula: a rare complication of esophagectomy[J]. Ann Thorac Surg, 1995, 60(3): 690-693.

[9] 王安. 感染性胃底支气管瘘1例[J]. 中华胸心血管外科杂志, 2007, 23(5): 360.

[10] 刘震, 周金生, 李强. 胸部撞伤导致胃底支气管瘘一例[J]. 中华创伤杂志, 2002, 18(3): 158.

（周逸鸣）

第八节　全肺切除术后心房右向左分流

一、引言

全肺切除术后心房右向左分流，又被称为平卧呼吸-直立性缺氧综合征，是全肺切除术后非常少见、起病隐匿、一经发现具备治疗手段的并发症，多见于右侧全肺切除术后，左全肺切除、肺叶切除和肺移植术后也有报道。

二、病例

患者，女性，56岁，因咯血就诊。既往有轻度吸烟相关的气管阻塞和心绞痛病史，吸烟史（80年支）。胸部X线片提示右肺门异常阴影，CT提示右上叶团块影，CT引导下肺穿刺确诊为肺腺癌。临床分期考虑T1N0M0。术前肺功能FEV_1为2.25 L，占预计值的88%。完善术前检查后实施右全肺切除手术，术后恢复可，术后9天出院。

术后2个月因气促再次入院，体格检查未发现心血管系统和余肺有异常，但是存在低氧血症。动脉血气分析结果显示，FiO_2 0.85，pH 7.45，$PaCO_2$ 5.1 kPa，PaO_2 8.3 kPa。胸部X线片提示右全肺切除术后改变，左肺野清晰。血液检查正常。心电图提示窦性心动过速，肺通气/灌注扫描正常，经胸心脏彩超未发现异常，支气管镜未见肿瘤复发。未发现明确病因，但患者逐渐好转，不吸氧状态下血氧饱和度可以达到99%，遂出院。出院2个月后患者因严重气促再次入院，行相关检查无异常发现。高分辨率胸部CT可见右肺切除，左肺过度充气，未见淋巴管炎、肺气肿和肺纤维化表现。患者再一次自行好转，平卧位不吸氧状态下动脉血气分析结果显示pH 7.49，$PaCO_2$ 4.46 kPa，PaO_2 7.68 kPa，再次出院。

2个月后，患者因严重气促已无法坐立，否则呼吸困难，在吸氧浓度为60%的情况下，患者平卧位的血氧饱和度为86%，直立位时血氧饱和度下降为74%，符合平卧呼吸-直立性缺氧综合征表现，考虑该患者存在心房右向左分流。经食管心脏彩超检查发现了1 cm大小的房间隔缺损，存在右向左分流（图7-8-1）。患者接受右心和左心导管检查，发现上腔静脉部分血液经过房间隔缺损直接进入左心房。于全身麻醉下施行经皮穿刺房间隔缺损封闭手术，使用17 mm的Amplatzer occluder封堵器封闭了房间隔缺损（图7-8-2），术后患者症状立即改善，几天时间后可以完全独立生活，自由活动[1]。

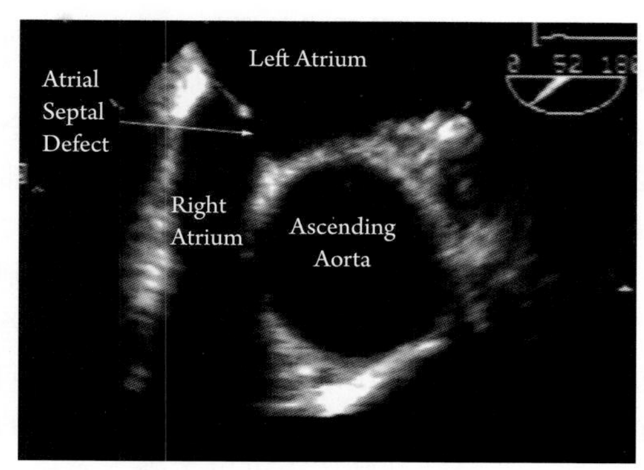

Atrial Septal Defect，房间隔缺损；Left Atrium，左心房；Right Atrium，右心房；Ascending Aorta，升主动脉。

图7-8-1　经食管心脏彩超发现房间隔缺损

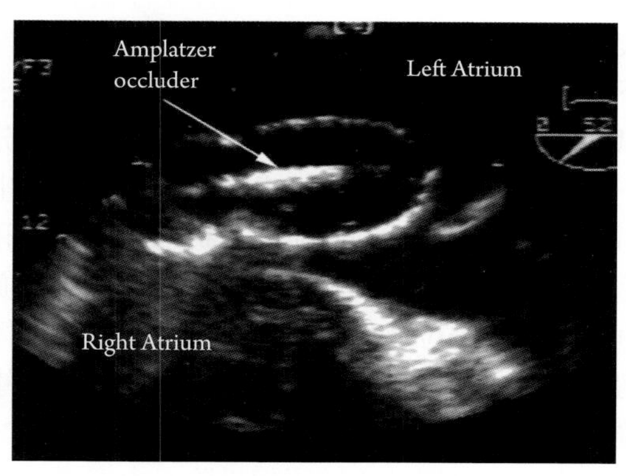

Amplatzer occluder，封堵器；Left Atrium，左心房；Right Atrium，右心房。

图7-8-2　Amplatzer occluder封闭房间隔缺损

三、讨论

（一）流行病学与病因分析

1949年，Burchell首次报道了平卧呼吸-直立性缺氧综合征[2]，1956年Schnabel报道了第1例全肺切除术后心房右向左分流病例[3]，它是肺切除术后非常少见、起病隐匿、经发现后具备治疗手段的并发症。目前为止，对于该病的发病率没有确切的统计，曾有文献报道为1.4%[4]。但卵圆孔未闭在正常人群中的患病率为25%~30%[5-6]，加上肺切除手术的增加，这一并发症的发病率很可能被低估了。

心房右向左分流通常见于下列疾病：①全肺切除；②肝硬化；③再发性肺栓塞；④慢性肺部疾病等。其中卵圆孔未闭和房间隔缺损是最常见的2个病因[7]。全肺切除术后发生心房右向左分流的机制尚不明确，可能的机制包括以下两个：①心房压力差倾向于经过未闭的卵圆孔或小的房间隔缺损发生右向左分流，全肺切除术后，右心室后负荷增加，正常的心房压力差反转，此时肺动脉压力可以正常，心房压力差在呼吸、咳嗽、Valsalva动作等时加剧，造成右向左分流；②正常解剖关系改变，全肺切除术后，上腔静脉和房间隔的解剖关系改变，房间隔被完全移位朝向横膈膜，使得上腔静脉血流可以通过未闭的卵圆孔直接流向左心房[8]。

（二）临床表现、诊断与治疗

心房右向左分流或平卧呼吸–直立性缺氧综合征的临床表现有气促、活动耐力下降、发绀、动脉血气氧饱和度下降，典型表现为直立位缺氧明显，转变为平卧位后缺氧症状改善。全肺切除术后发生心房右向左分流的时间不等，从几天到几个月，也有手术后即刻发生的病例报道。诊断方法包括动脉血气分析，在不吸氧和吸纯氧状态下，以及在平卧位和直立位分别进行动脉血气分析，直立位较平卧位血氧饱和度显著下降，即应怀疑存在心房右向左分流。鉴别诊断要行胸部X线片或胸部CT检查排除肺炎、横膈上抬、纵隔移位，肺动脉CTA检查排除肺栓塞，心电图及心脏彩超排除心力衰竭，明确诊断主要依赖经胸心脏彩超或经食管心脏彩超，以及右心导管检查，其中经食管心脏彩超是金标准。明确诊断后，可以进行心脏外科手术或创伤较小的经皮穿刺卵圆孔或房间隔缺损封闭术，预后较好[9]。

四、总结

全肺切除术后心房右向左分流是肺部大手术后少见的并发症之一，因为其发病隐匿，经常被忽视。一旦明确诊断，可以进行心脏外科手术或创伤较小的经皮穿刺卵圆孔或房间隔缺损封闭术，预后较好。

参考文献

[1] Crosbie P A, Cooper A N, Ray S, et al. A rare complication of pneumonectomy: diagnosis made by a literature search[J]. Respir Med, 2005, 99(9): 1198-1200.

[2] Burchell H B, Helmholz H F, Wood E H. Reflex orthostatic dyspnea associated with pulmonary hypotension[J]. American Journal of Physiology, 1949, 159(3): 563-564.

[3] SCHNABEL T G Jr, RATTO O, KIRBY C K, et al. Postural cyanosis and angina pectoris following pneumonectomy: relief by closure of an interatrial septal defect[J]. J Thorac Surg, 1956, 32(2): 246-250.

[4] Ng S Y, Sugarbaker D J, Frendl G. Interatrial shunting after major thoracic surgery: a rare but clinically significant event[J]. Ann Thorac Surg, 2012, 93(5): 1647-1651.

[5] Hagen P T, Scholz D G, Edwards W D. Incidence and size of patent foramen ovale during the first 10 decades of life: an autopsy study of 965 normal hearts[J]. Mayo Clin Proc, 1984, 59(1): 17-20.

[6] Fisher D C, Fisher E A, Budd J H, et al. The incidence of patent foramen ovale in 1,000 consecutive patients. A contrast transesophageal echocardiography study[J]. Chest, 1995, 107(6): 1504-1509.

[7] Kotoulas C, Patris K, Tsintiris K, et al. Platypnea-orthodeoxia syndrome after pneumonectomy relieved by mediastinal repositioning[J]. Ann Thorac Surg, 2007, 83(4): 1524-1526.

[8] Godart F, Porte H L, Rey C, et al. Postpneumonectomy interatrial right-to-left shunt: successful percutaneous treatment[J]. Ann Thorac Surg, 1997, 64(3): 834-836.

[9] Ugalde P A, Rodés-Cabau J, Deslauriers J, et al. What the cardiologist should know about the management of platypnea-orthodeoxia syndrome[J]. J Cardiovasc Med (Hagerstown), 2013, 14(4): 314-316.

（沈蕾）

第九节 全肺切除术后综合征

一、引言

全肺切除术后综合征（postpneumonectomy syndrome，PPS）是一种少见的全肺切除术后远期并发症，是指纵隔移位和健侧肺组织过度膨胀导致健侧支气管树的过伸和压迫，从而引起呼吸困难、喘鸣和反复呼吸道感染等气管阻塞症状。PPS发病率低，好发于右侧全肺切除术后。

二、病例

患者，女性，41岁，因右肺中央型不典型类癌接受右全肺切除术。术后7个月，患者出现呼吸困难、喘鸣、端坐呼吸。胸部X线片显示纵隔移位，气管明显偏离中线，左侧胸腔未见心影。肺功能检查提示阻塞性通气障碍，FEV_1为0.96 L（占预计值的36%），FEV_1/FVC为0.57（占预计值的70%），呼气相峰流速为1.35 L/s（占预计值的22%）。流量-容积环显示患者吸气和呼气明显受限，提示气管阻塞（图7-9-1A）。CT提示左主支气管以及位于前方肺动脉和后方椎体和大动脉之间的左下叶支气管严重压缩（图7-9-2A）。支气管镜证实气管受压，无气管软化证据（图7-9-3A）。诊断考虑PPS。

采用2孔法行右侧胸腔镜手术，大小分别为12 mm和5 mm。右侧胸腔置入光滑的生理盐水乳房假体，体积分别为770 mL和450 mL。术中使用支气管镜监测纵隔复位情况，确保气管压缩缓解。监测中心静脉压防止矫枉过正。术后2天出院，无并发症。随访半年症状完全消失，胸部CT提示纵隔移位明显改善（图7-9-2B）。肺功能FEV_1为1.50 L（占预计值的58%），FEV_1/FVC为0.82（占预计值的99%），呼气相峰流速为2.47 L/s（占预计值的42%），流量-容积环提示吸气相和呼气相明显改善（图7-9-1B）。CT提示纵隔位置满意，气管压缩明显缓解（图7-9-2B）。支气管镜提示气管通畅无软化（图7-9-3B）[1]。

三、讨论

（一）流行病学与病因分析

全肺切除术后综合征，是指纵隔移位和健侧肺组织过度膨胀导致健侧支气管树的过伸和压迫，从而引起呼吸困难、喘鸣和反复呼吸道感染等气管阻塞症状，是一种较少见的全肺切除术后并发症。文献报道其发病率不到1%[2]。PPS好发于右侧全肺切除术后[3-4]，亦可发生于左肺切除术后，无论患者是否有右侧主动脉弓[5-6]。

A

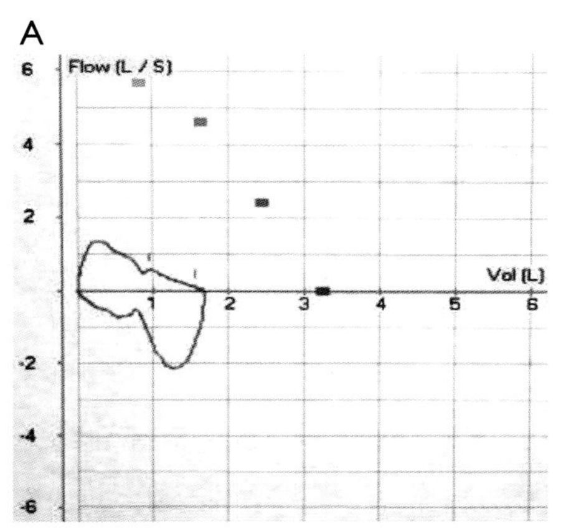

B

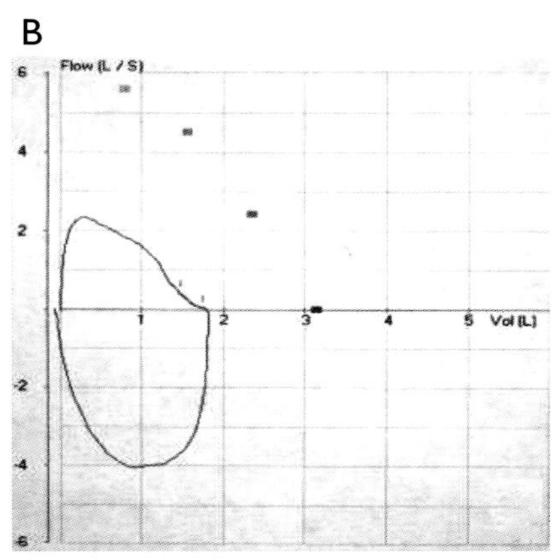

（A）术前流量-容积图；（B）术后流量-容积图。

图7-9-1 术前及术后流量-容积图

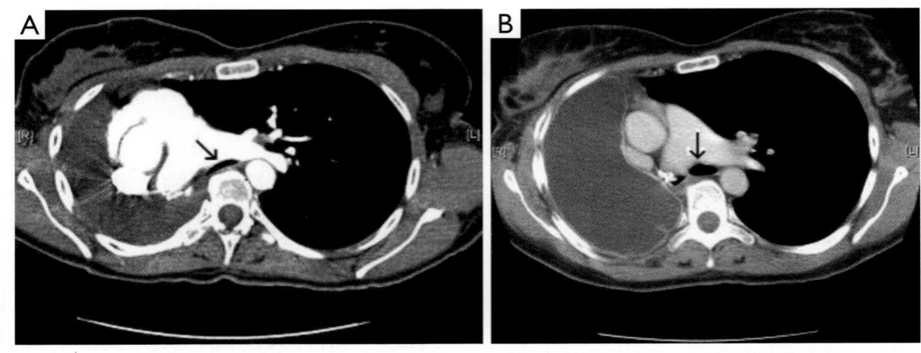

（A）术前CT表现左主支气管受压（箭头）；（B）术后CT表现气管受压缓解（箭头）。

图7-9-2　术前及术后CT

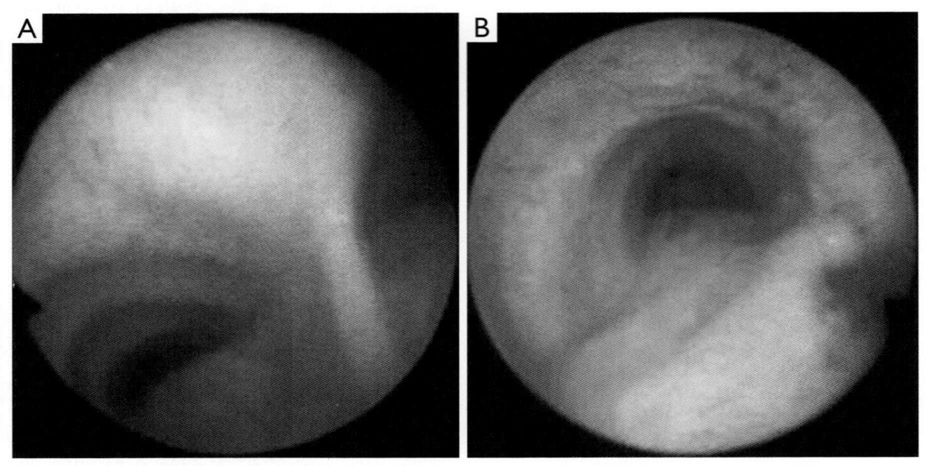

（A）术前支气管镜检查提示左主支气管受压；（B）术后支气管镜检查提示左主支气管受压明显缓解。

图7-9-3　术前及术后支气管镜检查

右全肺切除术后，右侧胸腔的负压和左肺的过度膨胀使得纵隔向右侧移位，心脏进入右侧胸腔。从头端看，心脏和支气管树沿人体长轴呈逆钟向转位。气管右移使得左主支气管拉伸，并卡压于降主动脉和左肺动脉之间。左全肺切除术后，纵隔和心脏顺钟向转位，气管左移，由于右主支气管较短，常使右主支气管或右中间支气管卡压在脊柱之上，当存在右侧主动脉弓时，其纵隔移位和转位的机制正好与右侧PPS时完全相反[7]。

PPS的危险因素包括低龄和女性[3,8-9]。因为这部分患者的纵隔组织更有弹性，所以容易发生移位，同时这些患者的气管更加柔软，因此容易塌陷。

（二）临床表现与诊断

PPS患者典型的临床症状有劳累性呼吸困难、喘鸣，以及反复的肺部感染[5]。症状常在全肺切除术后1年内出现。PPS一般进展缓慢，但在儿童患者中亦可急性起病。体格检查触诊可有气管偏移和心尖搏动位置的变化。听诊可闻及喘鸣音，严重时，即使患者平静呼吸不用听诊器仍能听到。

健侧肺的过度膨胀和纵隔向患侧移位是PPS患者的共同影像学表现。流量-容积环、支气管镜检查、CT对于发现支气管阻塞有重要意义。结合患者临床表现和影像学检查，并排除其他原因引起的呼吸困难，尤其是肺癌复发、进展期慢性阻塞性肺疾病、肺动脉高压、心力衰竭等，可作出PPS诊断。

（三）治疗与预后

全肺切除术后综合征的危害主要在于纵隔移位，因此防止全肺术后纵隔移位可有效阻止PPS的发生。Wasserman等[10]最早报道了在全肺切除术后患侧胸腔置入Lucite球防止纵隔移位，但Lucite球的移位可导致气管阻塞、感染等并发症，因此被弃用。有文献报道可定期向胸腔内注射空气以保持胸腔内压力，但此法较繁琐，目前应用较少[11]。目前较常用的是Laforet设计的外引流系统[12]。

对于已发生的PPS可采取手术治疗，目前较公认的是纵隔复位+假体置入术。临床上用于PPS治疗的假体有硅胶乳房假体、生理盐水充注式乳房假体。手术方式可选择开胸或者胸腔镜手术。另有文献报道使用组织扩张器置入假体[3]。在整形外科中，组织扩张器常被用于扩张皮肤和皮下组织。组织扩张器包括注射孔、硅胶袋及联通管3部分。联通管通过肋间联通胸腔内的硅胶袋和埋藏于胸壁后外侧皮下的注射孔。只需通过小切口置入组织扩张器，逐渐通过注射孔注入生理盐水，利用硅胶袋的张力促使纵隔复位。组织扩张器治疗PPS的优点在于：①只需取1个小切口，术中无须分离胸腔粘连，无须手法复位纵隔；②术后可通过注射生理盐水调整假体的容积。

另外，也有文献报道用气管内支架植入治疗PPS，并取得较好的短期疗效，但是由于缺乏长期随访资料，因此其安全性和有效性仍有待进一步证实。对于不能耐受开胸手术的患者可予以考虑。而对于伴有支气管软骨软化的患者，气管内支架则是一种较好的选择。Harney采用Ni-Ti记忆合金支架植入+乳房假体植入治疗术前发现支气管软骨软化的PPS患者取得成功，并建议将这种治疗模式作为合并支气管软骨软化的PPS的标准治疗[13]。

参考文献

[1] Ng T, Ryder B A, Maziak D E, et al. Thoracoscopic approach for the treatment of postpneumonectomy syndrome[J]. Ann Thorac Surg, 2009, 88(3): 1015-1018.

[2] Shen K R, Wain J C, Wright C D, et al. Postpneumonectomy syndrome: surgical management and long-term results[J]. J Thorac Cardiovasc Surg, 2008, 135(6): 1210-1216.

[3] Macaré van Maurik A F, Stubenitsky B M, van Swieten H A, et al. Use of tissue expanders in adult postpneumonectomy syndrome[J]. J Thorac Cardiovasc Surg, 2007, 134(3): 608-612.

[4] Podevin G, Larroquet M, Camby C, et al. Postpneumonectomy syndrome in children: advantages and long-term follow-up of expandable prosthesis[J]. J Pediatr Surg, 2001, 36(9): 1425-1427.

[5] Mehran R J, Deslauriers J. Late complications. Postpneumonectomy syndrome[J]. Chest Surg Clin N Am, 1999, 9(3): 655-673, x.

[6] Kelly R F, Hunter D W, Maddaus MA. Postpneumonectomy syndrome after left pneumonectomy[J]. Ann Thorac Surg, 2001, 71(2): 701-703.

[7] 刘志艺，姜格宁，王海峰，等. 全肺切除术后综合征的诊断与治疗进展[J]. 中华胸心血管外科杂志，2011，27(1): 60-62.

[8] Reed M F, Lewis J D. Thoracoscopic mediastinal repositioning for postpneumonectomy syndrome[J]. J Thorac Cardiovasc Surg, 2007, 133(1): 264-265.

[9] Regnard J F, Pouliquen E, Magdeleinat P, et al. Postpneumonectomy syndrome in adults: description and therapeutic propositions apropos of 8 cases[J]. Revue des maladies respiratoires, 1999, 16(6): 1113-1119.

[10] Wasserman K, Jamplis R W, Lash H, et al. Post-pneumonectomy syndrome. Surgical correction using Silastic implants[J]. Chest, 1979, 75(1): 78-81.

[11] Kaunitz V H, Fisher F C. Continued pneumothorax in the management of the postpneumonectomy pleural space. Late results[J]. Ann Thorac Surg, 1966, 2(4): 455-463.

[12] LAFORET E G, BOYD T F. BALANCED DRAINAGE OF THE PNEUMONECTOMY SPACE[J]. Surg Gynecol Obstet, 1964, 118: 1051-1054.

[13] Tsunezuka Y, Sato H, Watanabe S, et al. Improved expandable prosthesis in postpneumonectomy syndrome with deformed thorax[J]. J Thorac Cardiovasc Surg, 1998, 116(3): 526-528.

（杨洁）

第十节　食管癌切除术后并发胸胃主动脉瘘

一、引言

食管癌切除术后并发胸胃主动脉瘘是食管癌切除术后临床上较为少见且凶险的并发症，起病紧急，常发生致命性大出血，一旦发生，抢救成功率极低。

二、病例

患者，男性，55岁，因进行性吞咽困难1年入院。胃镜及病理提示食管下段鳞癌，病灶长约3 cm，排除远处转移。以管状吻合器行食管胃主动脉弓下吻合术，手术顺利。术后第20天反复少量（100~150 mL）呕血，虽行药物止血和输血，次日晨仍大量（300 mL）呕血。急诊剖胸探查，术中见胃肿大，切开胃壁探查见吻合口下紧邻吻合口处胃主动脉瘘，直径约0.5 cm，予以间断缝合主动脉瘘口及胃壁切口缝合修补，并用涤纶布包裹覆盖，术中出血约3 500 mL。术后第10天再次出现大出血，抢救无效后死亡。

三、讨论

（一）流行病学与病因分析

1947年，Maguire[1]首次报道了食管癌切除术后并发胸胃主动脉瘘。此类并发症可引起致死性内出血或大呕血，预后较差，极少有抢救成功者[2-3]。国内外文献报道其发生率为0.1%~2.4%[2,4]。食管癌切除术后并发胸胃主动脉瘘发生的主要原因有：①吻合口瘘导致胸腔内感染，脓液和消化液直接侵蚀相邻的主动脉，引起主动脉壁溃烂穿孔。所以，术后发生吻合口瘘者，尤应警惕；②吻合口处支撑物（腔内弹力环扎术者）[5]、外露的吻合钉、吻合口缝线、胃体悬吊线及瘢痕组织与高压搏动的主动脉长期摩擦、压迫，使得主动脉、食管和胸胃壁坏死、穿孔；③吻合口处食管或胃壁发生溃疡穿孔，消化液侵蚀主动脉致其破裂，发生原因包括大手术后胃壁应激性溃疡、游离胃时胃壁被戳伤、胃壁局部血运受损、固定胸胃缝线撕裂和新食管裂孔固定胸胃损伤；④术中操作不当，直接器械损伤或缝线切割主动脉壁未被发现，包括分离时损伤、术中缝合时损伤等；⑤大剂量的放射线治疗可以造成主动脉壁损伤[6]；⑥主动脉本身存在器质性病变。

（二）临床表现与诊断

食管癌切除术后出现胃胸主动脉瘘的最常见症状是消化道出血，出血量在数百毫升到数千毫升，可持续数小时到数天，出血可为持续性、波动性或突发致命性大出血。持续性出血主要是因为瘘口较小，虽然出血量缓慢，但在主动脉的压力下瘘口无法自行闭合，在长时间出血压力的冲刷下，瘘口有可能逐步扩大而出现致命性大出血。波动性出血是因为出血后患者血压下降或者受瘘口处血凝块的压力压迫而出现暂时性出血量减少或停止，但这并不意味着出血真正停止或者止血药物应用有效。相反，暂时性的出血减少或停止正酝酿着更致命的大出血。这是因为随着补液、扩容有效后，患者的血压上升，势必会冲开瘘口处的血凝块而导致再次出血，且反复出血时的压力释放，使得瘘口逐步扩大。对于食管癌切除术后并发胸胃主动脉瘘一定要想到此种严重并发症的可能性，当患者术后出现少量呕血时即应引起重视，并根据患者具体情况做进一步的检查，包括胸部X线片、食管造影主动脉逆行造影和纤维内镜检查。部分患者出现消化道出血，胸胃主动脉瘘的诊断并不明确，不排除吻合口出血、应激性溃疡等其他出血情况的可能，可急诊行胃镜检查。如出现胸主动脉瘘且瘘口在吻合口附近，可植入漏斗型食管带膜支架暂时控制出血，但仍需行开胸手术修补瘘口或置换胸主动脉。

（三）治疗

患者一旦确诊应立即行积极的手术治疗。手术方式可分为两大类，一类为直接修补瘘口，此类方法适用于瘘口较小、胸腔感染较轻、主动脉壁水肿范围较局限的患者。一般采用无损伤缝线带涤纶垫片缝合至主动脉瘘口周围组织，并以肋间肌、胸膜或大网膜缝合固定。但直接修补术后存在二次撕裂可能[7]，术后再出血、感染和假性动脉瘤形成是影响其成功的关键[8]。另一类为血管置换鉴于直接缝合后易再次出血、感染或假性动脉瘤形成，往往需要行二次手术。因此在条件允许的情况下，尽量争取行主动脉人工血管置换术，部分病例侵犯至升主动脉甚至瓣膜，可行Bentall手术[9]。值得强调的是，在出血速度缓慢、条件允许的情况下，可以尝试先行支架植入，支架植入应用于部分病例，可以起到彻底止血的作用。即使止血不成功，在控制住出血的前提下行手术治疗也可以明显降低手术的风险及术后并发症，从而提高抢救的成功率。如患者血压暂时稳定，在显露瘘口修补之前，充分做好大出血的准备。备好体外循环机或者血液回输装置，同时预先游离出瘘口上下处胸主动脉以备临时阻断。如修补仍困难或修补不满意，果断改行胸主动脉人工血管置换术。

（四）预防

食管癌切除术后并发胸胃主动脉瘘是临床上较凶险的并发症，即使在确诊后及时行手术治疗，抢救成功率仍然极低，因此临床上应重视预防此类并发症的发生。具体预防措施可以包括：①尽量避免吻合口区积液；②食管癌切除术后要足量、全程使用抗生素持续2周以上，以防止局部炎性反应导致消化道穿孔；③发生吻合口瘘时要充分引流，避免脓液积聚侵蚀主动脉；④术前有多发胃溃疡病史者，术后由于迷走神经切断、胃去血管化、胃液潴留等因素易发生残胃溃疡，围手术期应较长时间应用质子泵抑制剂；⑤改进手术操作，制作“管状胃”，最大限度切除胃的泌酸面积，减少胃泌素的分泌和胃排空障碍的发生，以降低消化性溃疡的发生率；⑥吻合口、主动脉间垫衬以避免吻合钉与主动脉直接接触；⑦对已经损伤了主动脉外膜，术前长时间放疗和主动脉本身病变的患者，吻合口应在远离主动脉弓的上方，争取采用食管胃颈部吻合术，避免主动脉弓前吻合；⑧仔细操作使缝针、缝线不伤及主动脉等。

四、总结

食管癌切除术后并发胸胃主动脉瘘是胸外科少见而又极其凶险的并发症，保守治疗无效，一旦确诊应立即开胸止血，尽管二次开胸能挽救一些患者的生命，但成功率甚低，所以采取措施预防其发生至关重要。

参考文献

[1] MAGUIRE W C, MITCHELL N. Perforation of the aorta by acid gastric contents at site of gastroesophagostomy[J]. Surgery, 1947, 22(5): 842-844.

[2] LE ROUX B T. Aortic erosion complicating oesophagogastrectomy[J]. Br J Surg, 1961, 49: 271-277.

[3] BROOKES V S, STAFFORD J L. Peptic ulceration and perforation of the stomach after oesophagectomy[J]. Thorax, 1952, 7(2): 167-169.

[4] 邵令方，王其彰. 新编食管外科学[M]. 石家庄：河北科学技术出版社，2002：688-689.

[5] 杨国涛，王善政，丛旭滋，等. 食管癌切除术后并发食管胃主动脉瘘5例[J]. 中华胸心血管外科杂志，1998，14(6)：364.

[6] 王其彰. 食管外科[M]. 北京：人民卫生出版社，2005：702-703.

[7] Molina-Navarro C, Hosking S W, Hayward S J, et al. Gastroaortic fistula as an early complication of esophagectomy[J]. Ann Thorac Surg, 2001, 72(5): 1783-1788.

[8] Okita R, Mukaida H, Takiyama W, et al. Successful surgical treatment of aortoesophageal fistula after esophagectomy[J]. Ann Thorac Surg, 2005, 79(3): 1059-1061.

[9] Kawamoto S, Saiki Y, Oda K, et al. Successful management of esophagoparaprosthetic fistula after aortic surgery[J]. Ann Thorac Surg, 2008, 85(4): 1449-1451.

（施哲）

第十一节 术后肺栓塞

一、引言

肺栓塞（pulmonary embolism，PE）是以各种栓子阻塞肺动脉系统为发病原因的一组疾病或临床综合征的总称，是胸外科术后最严重的并发症之一。胸外科疾病的特点是患者年龄较大、手术创伤大、肿瘤患者居多、术后较晚下床活动等，这些均为肺栓塞的高危因素。肺栓塞发病隐匿、误诊率高、病死率高。因此，加强对胸外科术后患者肺栓塞发病的警惕意识，有助于降低胸外科术后肺栓塞的发病率和病死率。

二、病例

（一）病例1：肺栓塞分层中危组（低分子肝素抗凝治疗，后续口服抗凝治疗）

患者，女性，74岁，因体检发现右肺下叶磨玻璃影1个月入院。完善相关检查后于全身麻醉下行单孔胸腔镜下右肺下叶切除术+肺癌根治术，患者术后第4天晨上厕所时突发胸闷、呼吸困难，并晕厥1次，指末血氧饱和度85%，心率112次/min，血压110/70 mmHg。予吸氧、心电监护，急查动脉血气（arterial blood gas，ABG）示：氧分压55 mmHg、血氧饱和度93%；氨基末端脑钠肽前体（NT-proBNP）为1 990 pg/mL、肌钙蛋白I为0.4100 μg/L、D-二聚体为22 460.00 ng/mL、纤维蛋白（原）降解产物70.8 μg/mL。急诊行肺动脉CT血管成像（computed tomographic pulmonary angiography，CTPA）示左侧肺动脉、两侧肺动脉分支内栓塞。考虑为急性肺栓塞。肺循环科会诊后建议给予皮下注射低分子肝素，3 h后患者主诉胸闷症状缓解。转入肺循环科进一步重叠华法林口服抗凝治疗。术后22天顺利出院，随访期间情况正常。

（二）病例2：肺栓塞分层高危组（溶栓治疗，后续口服抗凝治疗）

患者，女性，62岁，因体检发现左肺上叶结节20天入院。完善相关检查后全身麻醉下行电视辅助胸腔镜下左肺上叶舌段切除术，术后病理提示左上叶浸润性腺癌。术后第4天患者自行下床后胸闷、气急伴有胸痛。床边心电监护显示血氧饱和度77%，血压70/50 mmHg。体格检查：患者口唇发绀，双肺呼吸音粗，未闻及明显干湿啰音。结合患者病史考虑下床活动后肺栓塞可能大，紧急气管插管转入ICU，5 min左右患者出现意识消失，心率、血压、血氧饱和度进一步下降，立即予以心肺复苏，复查床旁心脏彩超示右心功能不全，同时请肺循环科急会诊，结合患者持续性低血压，生命体征难以维持，属高危肺栓塞，立即予以溶栓治疗：rt-PA（阿替普酶）50 mg，2 h泵入，血管活性药物多巴酚丁胺、多巴胺等维持血压后，患者生命体征基本恢复正常。考虑患者心肺复苏后胸廓出现反常呼吸，短期内无法恢复，予以气管切开、加强吸痰护理及呼吸道管理，同时积极抗炎平喘护胃、静脉营养支持治疗。患者恢复可，术后1个月顺利出院，本院肺循环科长期随访，患者目前情况正常。

三、讨论

（一）术后肺栓塞的高危因素

急性肺栓塞发病凶险，病死率极高。慢性肺栓塞由于临床表现不典型，经过数月至数年的病程可引起重度肺动脉高压。目前，关于肺栓塞的发病率国内无确切统计，据国外尸检资料统计其发生率为3.8%~13.2%，发病率仅次于冠心病及高血压病。早期评估其发生风险并采取积极预防性治疗措施，对降低肺栓塞的病死率和提高患者的生存质量均具有重要意义。

1. 下肢深静脉血栓形成

临床上深静脉血栓形成（deep venous thrombosis，DVT）主要发生在下肢深静脉近端，血栓脱落即可引起PE，急性PE危及患者生命。中国急性肺血栓栓塞症诊断治疗专家组发现，PE患者合并下肢深静脉血栓的发生率为46%，而下肢深静脉血栓患者合并PE的发生率为67%[1]。

2. 创伤与外科手术

创伤、手术均可增加发生DVT及PE的风险，其发生的主要机制如下：①创伤及手术破坏了凝血平衡机制，导致血液呈高凝状态；②在创伤及手术患者围手术期，固定或麻醉致使静脉血液流速减低，血液淤滞，回心血量减少，以致血管内皮细胞的含氧量和营养缺乏，导致血管内皮损伤，手术前应用驱血带会造成血栓移动，手术时的挤压刺激也是血栓脱落的重要原因；③创伤及手术患者的蛋白C和蛋白S均减少，而蛋白C和蛋白S的遗传缺陷已证实与静脉血栓的形成密切相关。通过对4 000例有手术史和4 000例无手术史但首次发作深静脉血栓的对照研究，发现有手术史患者发生深静脉血栓的概率是无手术史者的4倍[2]。

3. 心房颤动

研究证实房颤患者外周血中纤维蛋白原、D–二聚体等凝血因子水平显著升高，而抗凝血酶原、蛋白C和蛋白S等抗凝系统因子水平显著下降，导致血液处于高凝状态，并且右心房同左心房一样具备血栓形成的血流动力学变化，这两个条件致使房颤成为又一高危因素[3]。

4. 恶性肿瘤

恶性肿瘤与PE之间存在着生物学关系，肿瘤患者PE发生率比非肿瘤患者高6倍，肿瘤术后患者比一般术后患者PE发生率高2~3倍。文献报道临床最易导致发生PE的肿瘤，男性为结肠癌、肺癌、前列腺癌，女性为乳腺癌、肺癌、卵巢癌[4]。Khorana等[5]对1 015 598例肿瘤患者的资料进行回顾性分析，发现发生DVT者占肿瘤患者总人数的3.4%，而发生PE者占总人数的1.1%，即33.5%的DVT患者发生了PE。

5. 慢性阻塞性肺疾病

慢性阻塞性肺疾病（COPD）患者本身存在毛细血管内皮细胞损伤、血栓形成、管腔纤维化及闭塞。而且COPD患者一般年龄较大，不便运动，致使长期低氧血症，继发红细胞增多、血液处于高凝状态等，均会促使继发PE的风险增加。

6. 高脂血症、高血压、糖尿病、妊娠及肺心病

高脂血症、高血压、糖尿病均可导致动脉硬化，尤其糖尿病更容易导致下肢深静脉血栓形成。围产期的静脉血栓形成与凝血因子和纤维蛋白溶解改变有关。高龄产妇、妊娠糖尿病或妊娠高血压患者、多产妇、剖宫产手术及不活动者的危险性更高。PE是孕产妇的重要死亡原因之一，若不能及时诊断和治疗，有20%~30%的患者可立即死亡。此外，高龄、肥胖、长期卧床、留置的静脉导管、血栓性静脉炎、静脉曲张、心力衰竭、血液病及代谢性疾病等也应引起足够的重视。

（二）PE的临床表现与检查

PE的临床表现缺乏特异性。小的PE（栓塞面积<20%）可无明显症状，或仅有发热、短暂气急、胸背疼痛、咳嗽、咯血、心悸、多汗和血压下降等。大块或多发性肺栓塞（栓塞面积>50%）可出现典型的栓塞四联征：①突发性呼吸困难，占80%~90%；②胸背疼痛，吸气时加重，常呈胸膜炎样疼痛，少数类似心绞痛发作，占88%~100%；③咯血，占30%~70%，多在栓塞后24 h内发生；④剧烈咳嗽，占30%~55%。

鉴于PE的各种临床表现，甚至部分患者无症状及PE的症状和体征（如心动过速、呼吸困难、胸痛、低氧血症和休克）也可以是其他常见疾病（如冠状动脉疾病、心力衰竭、心包炎、肺炎和慢性阻塞性肺疾病加重期患者）的临床表现，详细询问病史以发现PE危险因素至关重要，尤其是既往有静脉血栓栓塞性疾病（venous thromboembolism，VTE）史、并发症、旅行史和近期用药史。近期制动、心肌梗死、脑血管意外、外科手术和创伤均是PE的主要危险因素。Wells评分系统和经修订的Genava评分系统（表7–11–1~表7–11–2）是广泛应用的临床预测评估系统，可用来评估术后患者发生PE的概率。

对具有以下表现的术后患者，胸外科医生都应首先怀疑为PE：新发呼吸困难或呼吸困难加重、胸痛，或持续性低血压而没有其他明显的原因。然而，这仅在

表7-11-1　Wells评分系统

Wells评分	原始版本	简化版本
易感因素		
既往PE或DVT病史	1.5分	1分
过去4周内有手术史或制动史	1.5分	1分
癌症活动期	1分	1分
临床表现		
咯血	1分	1分
临床症状		
心率≥100次/min	1.5分	1分
DVT临床表现	3分	1分
其他鉴别诊断的可能性低于PE	3分	1分
临床概率		
分为3个水平（确诊PE的比例）		
低（6%）	0~1分	N/A
中（23%）	2~6分	N/A
高（49%）	≥7分	N/A
分为2个水平		
PE不太可能（8%）	0~4分	0~1分
PE可能（34%）	≥5分	≥2分

表7-11-2　经修订的Genava评分系统

改良Geneva评分	原始版本	简化版本
易感因素		
年龄>65	1分	1分
临床PE或DVT史	3分	1分
过去1个月内全身麻醉手术史或下肢骨折史	2分	1分
癌症活动期	2分	1分
临床表现		
单侧下肢痛	3分	1分
咯血	2分	1分
临床症状		
心率		
75~94次/min	3分	1分
≥95次/min	5分	2分
下肢深静脉触痛和单侧肿胀	4分	1分
临床概率		
分为3个水平（确诊PE的比例）		
低（9%）	0~3分	0~1分
中（26%）	4~10分	2~4分
高（76%）	≥11分	≥5分
分为2个水平		
PE不太可能	0~5分	0~2分
PE可能	≥6分	≥3分

20%的患者中通过客观检测得到证实。临床医生应根据患者的情况是处于血流动力学稳定状态还是处于不稳定状态，按临床表现的严重程度来制定诊断性检查程序（图7-11-1）[6]。

1. 实验室检查

能够在呼吸困难或胸痛患者初始评估中起到有助于诊断PE或判断预后作用的实验室检查指标包括：D-二聚体、动脉血气、脑钠肽（brain natriuretic peptide，BNP）和肌钙蛋白。D-二聚体含量正常时具有很高的阴性预测值，对临床评估为低度或中度PE可能的患者可起到排除PE的作用。升高的肌钙蛋白或BNP均可作为不良预后指标。

（1）动脉血气。升高的肺泡-动脉血氧分压差对诊断PE有所帮助，但肺泡-动脉血氧分压差正常时缺乏足够排除PE的阴性价值。急性PE患者常有低碳酸血症和呼吸性碱中毒，动脉血氧分压呈现降低、正常或升高改变。上述动脉血气改变也可由其他原因（低氧血症或高碳酸血症）所致。因此，动脉血气分析用于诊断PE的价值意义不大，但可用于评估患者目前的氧合状态，指导进一步治疗。

（2）D-二聚体。D-二聚体是血浆源性纤维蛋白降解产物，常用于呼吸困难或胸痛患者的初始评估。虽然D-二聚体对诊断PE非常敏感，但缺乏特异性（30%~75%）。其他临床情况（例如创伤、炎症、外科手术）也可见有血浆D-二聚体含量升高。鉴于D-二聚体极高的敏感性，所以在临床评估为低度或中度PE可能性的患者中，如果D-二聚体检测结果正常则可基本排除PE。D-二聚体测定方法的敏感性和特异性均存在较大差异，这些方法包括乳胶凝集法、Latest法、酶联免疫吸附测定（enzyme-linked immunosorbent assay，

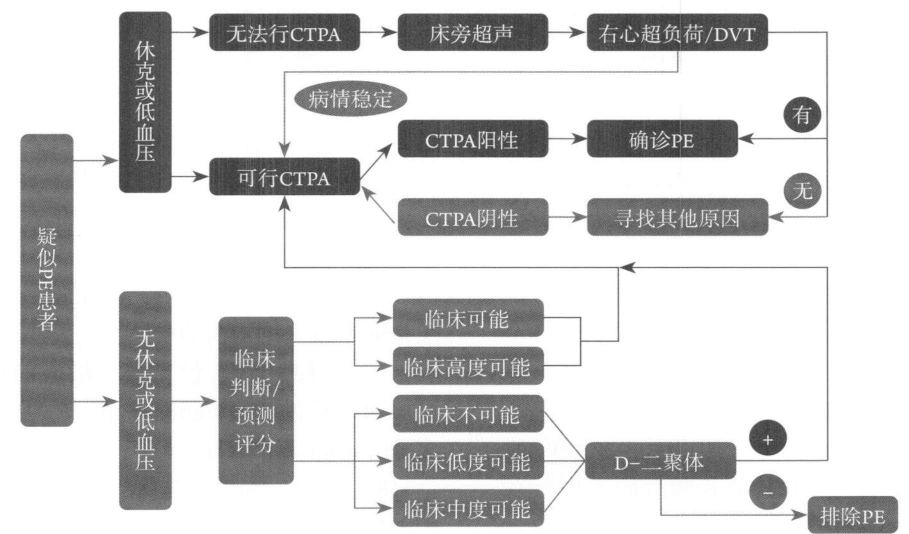

PE，肺栓塞；CTPA，肺动脉CT血管成像；DVT，深静脉血栓形成。

图7-11-1　按临床表现的严重程度制定诊断性检查程序

ELISA）法。现已明确定量ELISA法具有良好的敏感性和阴性预测值，该方法是目前国内外临床研究中使用最多的方法[7]。1999年，欧洲心脏病学会推荐使用定量ELISA法检测D-二聚体作为急诊肺栓塞诊断的筛选指标。D-二聚体含量超过500 ng/mL时被认为异常。正常D-二聚体含量（<500 ng/mL）联合低度PE临床可能性对PE的阴性预测准确率为99%。Christopher研究中D-二聚体含量<500 ng/mL且临床评估为低度PE可能性的患者3个月时的PE发生率为0.5%。但在临床高度怀疑PE的患者中，正常D-二聚体含量不能起到排除PE诊断的作用，需要给予影像学检查。

（3）脑钠肽。脑钠肽是心室肌细胞对存在室壁牵张和容量超负荷时释放的仅对PE预后有判断作用（但无诊断价值）的生物学标志物。根据三项Meta分析，可以认为NT-proBNP和脑钠肽可预测右心室功能障碍和病死率。其中一项包括16项研究的Meta分析发现BNP>100 pg/mL的患者短期病死率增加6倍，而NT-proBNP>600 ng/L时患者短期病死率增加16倍。BNP和NT-proBNP也可预测其他不良事件。对73例急性PE患者的观察结果表明，血清BNP>90 pg/mL的患者多有过心肺复苏、机械通气、升压药物治疗、溶栓和取栓史。而95%的血清BNP<50 pg/mL的患者的临床表现呈良性过程[8]。

（4）肌钙蛋白。由心肌细胞损伤释放的心脏肌钙蛋白是判断有无心肌损伤和坏死的非常敏感和特异的生物学标志物。急性PE时肌钙蛋白含量升高被认为是由急性右心室损伤导致的心肌缺血和微梗死所致。有30%~50%的大块PE患者肌钙蛋白T或肌钙蛋白I升高，与急性冠脉综合征相比，其升高的幅度较低并且持续时间较短。类同于BNP，升高的肌钙蛋白水平和恶化的右心室功能与高并发症发生率相关，而正常肌钙蛋白水平对院内死亡的阴性预测值为97%~100%。肌钙蛋白联合NT-pro BNP可产生更为准确的判断预后的作用。

2. 影像学检查

（1）心电图和胸部X线片。胸痛和呼吸困难的患者常采用心电图和胸部X线片检查给予初始评估，但此两种检查对诊断或排除PE均缺乏敏感性和特异性。但当心电图表现为右心室劳损时应想到PE的可能性。右心室劳损心电图表现包括胸前导联T波倒置、新发生的右束支传导阻滞或$S_{Ⅰ}Q_{Ⅲ}T_{Ⅲ}$（Ⅰ导联深S波、Ⅲ导联Q波并有T波倒置）。同心电图一样，胸部X线片对诊断PE缺乏敏感性和特异性，但可排除其他疾病如肺炎或气胸。提示PE的胸部X线片表现包括楔形浸润影（Hampton驼峰征）、局部血量减少（Westermark征）以及右下肺动脉扩张（Palla征）[9]。

（2）静脉压迫超声。深静脉压迫超声检查对于PE

诊断和治疗是非常有用的辅助检查。由于在临床实践中DVT和非大块PE的治疗（抗凝）是一致的，故一旦有阳性超声检查结果应即刻给予抗凝治疗。需注意的是，仅有50%急性PE患者可通过静脉压迫超声检查检测出DVT，所以阴性超声检查结果不能排除PE的诊断。

（3）超声心动图。由于经胸和经食管超声心动图在诊断PE的低敏感性和特异性，故超声心动图诊断PE的价值较为有限。对不适合搬动的不稳定危重患者，通过超声心动图检测出的右心室扩大和运动减弱可提示PE的诊断。很少见的情况是超声心动图可发现肺动脉和右心室存在血栓。在没有其他诊断可能性时，急性右心室压力、大小和功能的改变强烈提示为急性PE所致。虽然超声心动图诊断PE的价值较为有限，但其在急性PE患者危险分层和判断预后方面有极大的作用，因为急性PE右心室功能障碍或扩张时具有非常不良的预后，包括增加病死率。

（4）肺通气和肺灌注显像（V/Q肺扫描）。将V/Q肺扫描结果（正常、低度、中度或高度可能性）与临床评估结果（低度、中度或高度可能性）相结合，结果相一致时可作出PE的诊断或排除PE。需注意的是正常V/Q肺扫描检查结果基本上可以排除PE的诊断。如果V/Q肺扫描和临床评估结果不一致或者是中度可能性时，则需要行进一步检查，常用的确诊检查方法为肺动脉造影或CTPA。虽然近年CTPA已逐渐取代了V/Q肺扫描，但对于妊娠、造影剂过敏或肾衰竭患者，V/Q肺扫描仍然是重要的检查方法。V/Q肺扫描也是诊断慢性血栓栓塞性肺动脉高压的有效方法。

（5）肺动脉CT血管成像（CTPA）。CTPA的优势包括：①广泛使用性；②快速诊断性；③血栓的直接可视性；④可同时对胸部其他或并存疾病进行诊断；⑤当肺动脉、下肢深静脉及盆腔静脉均成像时，可同时评估DVT和PE。75%初始被怀疑为PE的患者实际上是患有其他疾病，通过CTPA检查可迅速给予诊断，如主动脉夹层等。早期使用单排扫描进行的CTPA虽然有较高的特异性，但敏感性相对较低，因此不能可靠地排除PE。多排扫描已明显改善了CTPA的敏感性和特异性以及阳性和阴性预测值。最近的研究结果表明，CTPA的敏感性和特异性均超过95%，CTPA为阴性结果时3个月PE的风险为1%~2%，与肺动脉造影的阴性预测值基本相同。

（6）肺动脉造影。肺动脉造影是长期以来公认的诊断PE的金标准，但现在已很少行肺动脉造影，其原因包括：①肺动脉造影的费用明显高于CTPA并且小型中心尚无相应的设备；②研究结果已表明肺动脉造影和CTPA的敏感性和特异性基本相同，两者检查为阴性结果时，患者6个月PE的发生率约1%。另外，由于肺动脉造影属于侵入性检查，故不可避免有较高的并发症发生率，其病死率约0.5%，而主要并发症（心律失常、低血压、出血和肾毒性）的发生率约1%。上述这些因素使肺动脉造影在诊断急性PE时已成为较少使用的方法，但在诊断慢性血栓栓塞性肺动脉高压时，肺动脉造影仍然是非常重要的检查方法。

（7）磁共振血管成像。最近的PIOPED研究对磁共振血管成像（MR angiography，MRA）、磁共振静脉成像（magnetic resonance venography，MRV）和MRA联合MRV诊断急性PE的有效性进行了评估[10]。该研究使用的PE诊断标准为由CTPA、CTPA联合CT静脉成像、V/Q肺扫描、下肢静脉压迫超声、D-二聚体和临床评估联合组成的复合终点。结果发现MRA和MRA联合MRV并不是理想的诊断急性PE的方法。入选的371例患者中，25%患者的MRA成像质量不佳，48%患者的MRV成像质量不佳。单用MRA仅可诊断57%的PE，敏感性为78%，MRA联合MRV的诊断敏感性为92%。基于该研究结果，目前MRA联合MRV仅推荐用于对其他影像学检查均有禁忌证的患者。

（三）PE的危险分层和治疗指南

1. PE的危险分层

PE的严重程度并不一定与肺动脉内血栓的形状、分布及血栓量的多少成正比。由于致死性肺栓塞通常发生于早期，临床医生应依据临床特征及心肌功能障碍或损伤的标志物（表7-11-3）迅速对患者进行危险分层。休克和持续性低血压有助于医生辨别不良转归危险高的患者。按2014年欧洲心脏病学会颁布的急性肺栓塞诊断和治疗指南中PE早期死亡风险分层，将PE分为低危、中低危、中高危和高危组（表7-11-4）。

2. PE的治疗指南

目前国际上常用的PE治疗指南如表7-11-5所示。

依据急性PE的危险分层，各大指南均提出了相应的推荐治疗方式，这些治疗包括抗凝治疗、溶栓治疗、介入治疗和外科手术等，本文借鉴了美国胸科医师协会（American College of Chest Physicians，ACCP）在*Chest*杂志上发布的第9版《抗栓治疗及血栓预防指南》（后

表7-11-3　右心功能不全和心肌损伤的判定

右心功能不全	
右心扩大	超声心动图/CTPA示：四腔心切面直径 RV/LV>0.9
右心收缩功能受损	TAPSE<1.5 cm
生化标志物	BNP>90 pg/mL NT-proBNP>500 pg/mL
心电图	新出现的右束支传导阻滞 前壁导联ST段抬高或压低或T波倒置
心肌损伤	
生化标志物	TnI>0.1 ng/mL TnT>0.4 ng/mL

注：CTPA，肺动脉CT血管成像；RV，左心室；LV，右心室；TAPSE，三尖瓣环收缩期位移；BNP，脑钠肽；NT-proBNP，氨基末端脑钠肽前体；TnI，肌钙蛋白I；TnT，肌钙蛋白T。

表7-11-4　2014年欧洲心脏病学会（ESC）指南对PE的早期死亡风险分层

早期死亡风险分层	指标和评分			
	休克或低血压	PESI分级Ⅲ~Ⅳ级或sPESI>1[a]	影像学示右心室功能不全	心脏实验室生物学指标
高危	+	（+）[a]	+	（+）[b]
中危				
中高危	-	+	双阳性[c,d]	
中低危	-	+	一个（或没有）阳性	
低危	-	-	选择性检查：若检查，双阴性	

注：PE，肺栓塞；PESI，肺栓塞严重指标；sPESI，简化版肺栓塞严重指数。[a]PESI分级Ⅲ~Ⅳ级提示30天死亡风险为中到极高；sPESI>1分提示30天死亡风险高。[b]对于伴有休克或低血压的PE患者无须评估PESI、sPESI或实验室检查。[c]右心功能不全超声心动图指标包括右心室扩大和（或）升高的心室直径比（右心室/左心室为0.9~1）；右心室游离壁运动减退；三尖瓣环收缩期位移（TAPSE）降低；或联合以上指标。CTPA（四腔心切面观察心脏），右心室功能不全被定义为右心室-左心室舒张末期直径比值增高（阈值为0.9~1）。[d]心肌受损指标：升高的血浆肌钙蛋白I或肌钙蛋白T浓度，或升高的血浆脑钠肽浓度。

表7-11-5　国际PE治疗指南

机构简称	机构中文名称	指南名称	指南发布年份
ACP/AAFP	美国医师协会/美国家庭医师委员会	《静脉血栓栓塞性疾病的诊断和治疗指南》	2007
AAOS	美国骨科医师学会	《AAOS人工全髋或膝关节置换术后患者症状性肺动脉栓塞预防指南》	2007
ASCO	美国临床肿瘤学会	《ASCO VTE防治指南》	2007
ESC	欧洲心脏病学会	《急性肺血栓栓塞症诊断治疗指南》（2008版）	2008
		《急性肺血栓栓塞症诊断治疗指南》（2014版）	2014
ACCP	美国胸科医师学会	《静脉血栓栓塞症抗栓治疗指南》	2008
NCCN	美国国立综合癌症网络	《NCCN VTE临床治疗指南》	2009
AHA	美国心脏学会	《重度静脉血栓栓塞治疗指南》	2011
ACCP	美国胸科医师协会	《抗栓治疗及血栓预防指南》（第9版）	2012
		《抗栓治疗及血栓预防指南》（第10版）	2016

文简称ACCP-9）[11-14]。指南规定高质量的临床证据为A级，中等质量的临床证据为B级，低质量的临床证据为C级。根据临床证据等级的不同，将推荐等级分为强烈推荐（1级）和建议（2级），强烈推荐适用于大多数患者，建议则根据患者具体情况而定，包括患者的个人选择。

3. PE的治疗

（1）PE的抗凝时机。对于高度怀疑PE患者抗凝时机的把握，ACCP-9给出了更加积极的抗凝建议：①对于临床高度怀疑急性PE的患者，先行胃肠外抗凝治疗，而不是等相关的检查结果报告后再治疗（2C级）；②对于临床中度怀疑急性PE的患者，如果预计将超过4 h才能拿到诊断检查结果，建议先行胃肠外抗凝治疗（2C级）；③对于临床低度怀疑急性PE患者，如果诊断检查结果预计会在24 h内汇报，建议先不给予胃肠外抗凝剂治疗（2C级）。

（2）PE的抗凝治疗。ACCP-9中普通肝素（UFH）在急性PE抗凝治疗中的地位显著下降，而磺达肝癸钠的作用被提升。口服维生素K拮抗剂（VKA）的时机提升至与肠外抗凝药物同步使用，并积极鼓励低危PE患者早期出院治疗。胃肠外抗凝药物比较见表7-11-6。

①建议早期使用口服维生素K拮抗剂（如在胃肠外抗凝治疗的当天开始）。

②建议胃肠外连续抗凝治疗至少5 d，直到国际标准化比值（INR）达到2.0或2.0以上至少24 h（1B级）。

③建议采用低分子肝素（low molecular weight heparin，LMWH）或磺达肝癸钠治疗，优于静脉注射普通肝素（LMWH 2C级，磺达肝癸钠2B级）或皮下注射普通肝素治疗（LMWH 2B级，磺达肝癸钠2C级）。

④低危组PE患者，如果条件允许建议早期出院治疗，优于标准出院治疗方案（2B级）。

（3）PE的溶栓治疗。ACCP-9建议在给出急性PE溶栓建议时，需充分权衡PE所致致命性血流动力学不稳定和溶栓所致出血风险，以及出血的危险因素和使用溶栓治疗（全身和局部用药）的禁忌。临床各类溶栓药物的用法见表7-11-7。

绝对禁忌证包括结构性颅内疾病，既往颅内出血史，3个月内缺血性脑卒中；活动性出血，近期颅脑或脊髓手术史，近期头部骨折创伤或颅脑损伤，出血体质；相对禁忌证包括收缩压>180 mmHg，舒张压>110 mmHg，近期出血史（非颅内出血），近期手术史，近期有创检查，既往3个月以上的缺血性脑卒中，抗凝（VKA治疗），创伤性心肺复苏，心包炎或心包积液，糖尿病视网膜病变，妊娠，年龄>75岁，低体质量（如<60 kg），女性，黑色人种。

表7-11-6　胃肠外抗凝药物比较

药物	普通肝素	低分子肝素	磺达肝癸钠
来源	动物	动物	人工合成
分子量（道尔顿）	15 000	4 000~5 000	1 728
作用靶点	多靶点	多靶点	单靶点（Ⅹa因子）
给药方式	静脉或皮下	皮下	皮下
剂量	普通肝素3 000~5 000 IU或按80 IU/kg静注，继之以18 IU/（kg·h）持续静滴。在开始治疗后的最初24 h内每4~6 h测定APTT，根据APTT调整剂量	依据说明书给予相应剂量	依据体重调整为5~10 mg不等
间隔	无	每12小时1次	1天1次
HIT反应	常见	少见	无
半衰期	静注：1~1.5 h	约4 h	约17 h
不良反应	HIT 骨质疏松	HIT少见 骨质疏松少见	极个别HIT报道 无骨质疏松 肾功能不全患者慎用
抗凝监测	APTT	抗Ⅹa因子活性	抗Ⅹa因子活性
拮抗剂	鱼精蛋白	鱼精蛋白	没有针对的解毒剂

表7-11-7　临床各类溶栓药物的用法

溶栓药物	FDA批准	直接激活血浆纤维	用法	纤维蛋白特异性	血浆纤溶酶原激活物抑制物抵抗
链激酶	是	否	25万U，静注，10万U/h，静点维持12~24 h	–	–
尿激酶	是	否	4 400 U/kg，静注，4 400 U/（kg·h）静点维持12~24 h	–	–
阿替普酶	是	是	首剂10 mg，90 mg 2 h，静脉泵入（说明书剂量）	++	++
瑞替普酶	否	是	两次10 U，静注，间隔30 min	+	+
替奈普酶	否	是	静注，<60 kg者，30~50 mg，体重每增加10 kg，剂量增加5 mg	+++	+++

以下为溶栓治疗建议：

①急性PE合并低血压（收缩压<90 mmHg）的患者，如果出血风险低，建议行全身性的溶栓治疗，优于非全身性的溶栓治疗（2C级）。

②对于大多数急性PE不合并低血压的患者，不推荐全身性的溶栓治疗（1C级）。

③部分急性PE患者，未合并低血压且出血风险低，经过初始的抗凝治疗后，临床表现和临床经过提示有发展为低血压的可能，建议行溶栓治疗（2C级）。

④急性PE患者使用溶栓药物时，建议短时间输注（2 h输注）优于长时间输注（24 h输注）（2C级）。

⑤急性PE患者使用溶栓药物时，建议通过外周静脉给药优于肺动脉导管给药（2C级）。

（4）PE的介入和手术治疗。ACCP-9对于PE的介入和手术治疗提出了严格的限制，并要求有丰富经验的专业团队才能进行手术操作。

①指南建议，对于存在溶栓禁忌证、溶栓治疗失败、在全身溶栓起效前很可能发生致死性休克（如在数小时内）的急性PE合并低血压的患者，如果具备相当的专业经验和人员，建议行导管辅助血栓去除术，优于未行该介入治疗（2C级）。

②对于有溶栓禁忌证，如溶栓治疗或导管辅助血栓去除术失败、在全身溶栓起效前很可能发生致死性休克（如在数小时内）的急性PE合并低血压的患者，如果具备相当的专业经验和人员，建议行外科肺动脉血栓清除术，优于未行该介入治疗（2C级）。

③对于抗凝治疗的急性PE患者，反对植入下腔静脉滤器（1B级）。

④急性PE合并抗凝禁忌证的患者，推荐植入下腔静脉滤器（1B级）。

⑤对于急性PE和下腔静脉滤器植入以替代抗凝治疗的患者，如果出血风险去除，建议常规抗凝治疗（2B级）。

（5）PE的抗凝疗程。ACCP-9建议，在给出急性PE抗凝疗程建议时，需充分权衡PE的危险因素和抗凝所致出血风险和停止抗凝带来的PE复发风险3方面因素，目的是将PE复发和出血风险降至最低。

①指南建议对于由手术引起的急性PE患者，抗凝治疗3个月；对于由非手术暂时危险因素引起的急性PE患者，推荐抗凝治疗3个月；对于无明确诱因的PE患者，推荐抗凝治疗至少3个月，优于短期治疗（1B级）。

②治疗3个月后应评估长期治疗的获益风险比。首次发生PE的无诱因VTE患者，出血风险为低度或中度，建议长期抗凝治疗，优于3个月的抗凝治疗（2B级）；出血风险较高，推荐3个月的抗凝治疗，优于长期抗凝治疗（1B级）。

③再次发生无诱因VTE的患者，如果出血风险低，推荐长期抗凝治疗优于3个月的抗凝治疗（1B级）；如果出血风险为中度，建议长期抗凝治疗（2B级）；如果出血风险高，建议3个月的抗凝治疗优于长期抗凝治疗（2B级）。

④PE合并肿瘤的患者，有低度和中度出血风险，推荐长期抗凝治疗优于3个月的抗凝治疗（1B级）；有较高出血风险，建议长期抗凝治疗（2B级）。

（6）PE长期抗凝的药物选择。指南认为使用达比加群或利伐沙班治疗PE，除了能够减轻患者负担，还可能会比使用维生素K拮抗剂（VKA）和LMWH具有更好的临床效果，但由于尚缺乏上市后的安全性研究，指南建议VKA和LMWH治疗优于达比加群或利伐沙班，对于新药物之间的优势比较尚无任何建议。各口服抗凝药物比较见表7-11-8。

表7-11-8　口服抗凝药物比较

药物	Warfarin	Dabigatran	Rivaroxaban	Apixaban	Edoxaban
中文名	华法林	达比加群酯	利伐沙班	阿哌沙班	依度沙班
作用靶点	Ⅱ，Ⅶ，Ⅸ，Ⅹ	凝血酶	Ⅹa	Ⅹa	Ⅹa
前体药物	否	是	否	否	否
生物利用度	>95%	6.5%	80%	约66%	50%
Tmax	72~96 h	1~2 h	2.5~4 h	3 h	1~3 h
Half-life	40 h	9~13 h	7~11 h	8~15 h	9~11 h
凝血监测	是	否	否	否	否
清除	肝脏代谢	80%肾脏	67%肾脏 33%粪便	25%肾脏 75%粪便	35%肾脏 65%粪便

①指南推荐使用VKA治疗的PE患者，治疗期间INR的范围维持在2.0~3.0（目标INR为2.5），优于较低的INR范围（INR<2.0）或较高的INR范围（INR为3.0~5.0）（1B级）。

②不合并肿瘤的PE患者，建议长期治疗使用VKA，优于LMWH（2C级）。

③不合并肿瘤的PE患者，如果没有接受VKA治疗，建议长期治疗使用LMWH，优于达比加群或利伐沙班（2C级）。

④合并肿瘤的PE患者，建议长期治疗使用LMWH，优于VKA（2B级）。

⑤合并肿瘤的PE患者，如果长期治疗没有使用LMWH，建议使用VKA，优于比加群或利伐沙班（2C级）。

⑥对于偶然发现的无症状PE患者，建议采用和相对应的与有症状PE患者相同的初始治疗和长期治疗（2B级）。

四、总结

综上所述，PE病因复杂，病情危急，缺乏典型临床表现，易误诊、漏诊，危及患者生命，目前其诊断和治疗已被临床广泛关注。PE相关高危因素风险评估，以及早期采取有效的预防措施，成为降低胸外科术后PE病死率的关键，更应引起临床重视。

参考文献

[1] 中华医学会心血管病学分会肺血管病学组. 中国急性肺血栓栓塞症诊断治疗专家共识[J]. 中华内科杂志，2011，49：74-81.

[2] Bannink L，Doggen C J M，Nelissen R G H H，et al. Increased risk of venous thrombosis after orthopedic and general surgery：results of the MEGA study[J]. J Thromb H aemost，2005，3：1653-1658.

[3] 吴东，张抒扬. 心房颤动是肺栓塞的危险因素吗?[J]. 中华内科杂志，2006，45：248-249.

[4] 张国庆，张红云. 恶性肿瘤合并肺栓塞35 例[J]. 实用医学杂志，2010，26：1205-1206.

[5] Khorana A A，Francis C W，Culakova E，et al. Frequency，risk factors，and trends for venous thromboembolism among hospitalized cancer patients[J]. Cancer，2007，110(10)：2339-2346.

[6] Agnelli G，Becattini C. Acute pulmonary embolism[J]. N Engl J Med，2010，363(3)：266-274.

[7] van Belle A，Büller H R，Huisman M V，et al. Effectiveness of managing suspected pulmonary embolism using an algorithm combining clinical probability，D-dimer testing，and computed tomography[J]. JAMA，2006，295(2)：172-179.

[8] Hunt J M，Bull T M. Clinical review of pulmonary embolism：diagnosis，prognosis，and treatment[J]. Med Clin North Am，2011，95(6)：1203-1222.

[9] Elliott C G，Lovelace T D，Brown L M，et al. Diagnosis：imaging techniques[J]. Clin Chest Med，2010，31(4)：641-657.

[10] Stein P D，Chenevert T L，Fowler S E，et al. Gadolinium-enhanced magnetic resonance angiography for pulmonary embolism：a multicenter prospective study (PIOPED III)[J]. Ann Intern Med，2010，152(7)：434-443.

[11] Kearon C，Akl E A，Comerota A J，et al. Antithrombotic therapy for VTE disease：Antithrombotic Therapy and Prevention of Thrombosis，9th ed：American College of Chest Physicians Evidence-Based Clinical Practice Guidelines[J]. Chest，2012，141(2 Suppl)：e419S-e496S.

[12] Bates S M, Jaeschke R, Stevens S M, et al. Diagnosis of DVT: Antithrombotic Therapy and Prevention of Thrombosis, 9th ed: American College of Chest Physicians Evidence-Based Clinical Practice Guidelines[J]. Chest, 2012, 141(2 Suppl): e351S-e418S.

[13] Falck-Ytter Y, Francis C W, Johanson N A, et al. Prevention of VTE in orthopedic surgery patients: Antithrombotic Therapy and Prevention of Thrombosis, 9th ed: American College of Chest Physicians Evidence-Based Clinical Practice Guidelines[J]. Chest, 2012, 141(2 Suppl): e278S-e325S.

[14] Gould M K, Garcia D A, Wren S M, et al. Prevention of VTE in nonorthopedic surgical patients: Antithrombotic Therapy and Prevention of Thrombosis, 9th ed: American College of Chest Physicians Evidence-Based Clinical Practice Guidelines[J]. Chest, 2012, 141(2 Suppl): e227S-e277S.

(李玉萍)

第十二节　双腔管插管后气管撕裂

一、引言

应用双腔支气管插管行单肺通气可隔离患侧肺与健侧肺，是目前胸外科手术麻醉中的常规操作。双腔管插管后发生气管撕裂是一种罕见但是潜在的灾难性并发症，如不能及时发现并采取有效措施，后果较为严重。

二、病例

患者，女性，64岁，体重71 kg，身高165 cm。既往患有高血压病。入院拟行胸腔镜下右肺下叶切除术。给予麻醉诱导药物，待肌肉完全松弛置入Robert-Shaw 35号左侧双腔管。喉镜下见声门暴露良好，置入双腔管通过声门后阻力增大，左右旋转4次未能置入，后将双腔管退至声门调整角度反复旋转3次后置管成功。开胸探查肺门时发现左支气管膜部近软骨部有一2.5 cm纵行裂口，在手控呼吸下修补撕裂口，行右肺下叶切除术。术毕换单腔气管导管送ICU观察。术后第1天患者生命体征平稳，血气分析正常，拔除气管导管。术后第14天痊愈出院[1]。

三、讨论

（一）流行病学与病因分析

双腔气管插管是目前胸外科行单肺通气最常用的麻醉方式。双腔气管插管引起的气管撕裂可发生在插管、复位和拔管过程中。Ceylan等[2]报道双腔气管插管导致气管撕裂的发生率约0.26%。气管导管套囊压力过高是造成气管撕裂的主要因素之一。双腔气管插管所致的气管撕裂常发生在气管的膜部，且多累及隆凸，这可能与该部位缺乏软骨支持有关。女性发病比例明显高于男性（8：1），主要与女性气管壁薄弱且气管管径较小相关。由于气管与左支气管成角比右支气管大，双腔管插管远端不易进入左侧，易至气管膜部引起撕裂，因此临床左侧气管撕裂多见于右侧。

双腔气管插管后气管撕裂的危险因素主要包括患者本身的易感性及插管操作相关因素[3]。其中患者易感性因素包括：女性、高龄、术前行气管支气管周围组织放疗、长期激素使用及患有COPD，气管膜部的弹性差，发生气管撕裂比例较高。操作相关因素主要包括：双腔管导管型号选择不当、反复置管、插管动作粗暴、困难气管；气管导管套囊压力过高、术中体位变动或者患者呛咳、手术操作导致的气管膜部损伤等。

（二）临床表现与预防

气管撕裂常见的临床表现包括皮下气肿、气胸、咯血和呼吸衰竭等[4]。通常这些症状和体征出现在手术中或者手术刚结束时，少数病例在术后数小时才出现。胸部X线片和胸部CT可辅助诊断（图7-12-1）[5]。纤维支气管镜检查可明确撕裂部位及大小，为治疗方案选择提供依据。若术中突然出现气管压增高、皮下气肿、顽固性低氧等，应高度怀疑气管支气管撕裂伤，需立即行纤维支气管镜检查，同时嘱术者仔细检查手术野；若在支气管腔内看到明显的撕裂以及随着通气动作突入及缩回的肺泡组织，或术者观察到明显的纵隔气肿、气管或支气管裂口，即可明确诊断。

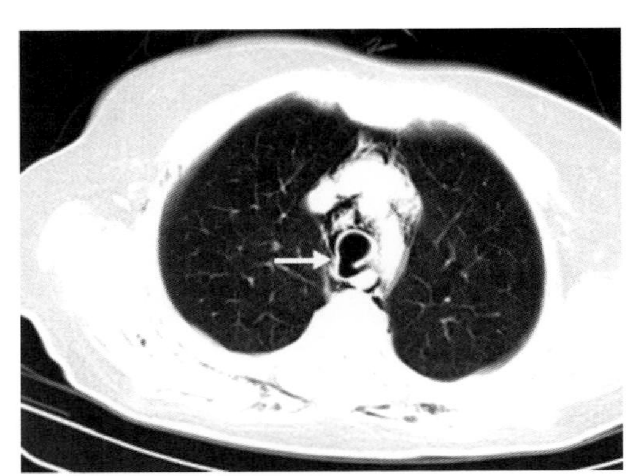

图7-12-1　双腔气管插管后气管撕裂的CT影像

目前治疗气管撕裂有两种方案，一是手术治疗，一是保守治疗。目前暂无统一的标准。治疗方案的选择应当根据气管撕裂的大小、部位和患者的病情决定[6]。对于大且不规则的破口，如果患者症状明显，优先选择手术治疗。有文献报道对于小的规则的纵向破口，如果患者生命体征稳定，可选择保守治疗[7]。气管撕裂的预后主要取决于治疗的及时性及患者自身状况。文献报道急诊行气管插管后气管撕裂的患者的病死率约22%[8]；择期手术双腔气管插管导致的气管撕裂的病死率约8.8%[9]。因此，如何避免气管撕裂，确保患者的安全，是值得关注的问题。预防措施包括：①做好术前准备，根据胸部CT估计气管直径，选择合适管径的双腔管导管[10]；②插管时动作轻柔，忌粗暴；③尽量避免反复插管；④导管气囊内压要适当，可使用测压装置监测囊内压；⑤手术体位调整时注意避免导管移位，同时要维持一定的麻醉深度，避免突然扭动及呛咳。当高度怀疑气管撕裂时，应立即在完全松弛状态下行纤维支气管镜检查。总之麻醉过程中应当仔细操作，严密观察，预防和及时发现可疑的气管撕裂。

四、总结

双腔管插管后气管撕裂是较为罕见但后果严重的胸外科麻醉插管并发症。在麻醉过程中应当仔细操作，严密观察，尽量预防此类并发症的发生，避免造成严重后果。

参考文献

[1] 张卫华，刘芳君. 双腔管插管致气管破裂临床分析[J]. 临床误诊误治，2008，21(10)：34.

[2] Ceylan K C, Kaya S O, Samancilar O, et al. Intraoperative management of tracheobronchial rupture after double-lumen tube intubation[J]. Surg Today, 2013, 43(7): 757-762.

[3] Fitzmaurice B G, Brodsky J B. Airway rupture from double-lumen tubes[J]. J Cardiothorac Vasc Anesth, 1999, 13(3): 322-329.

[4] den Os M M, Vermeulen M, Naafs D, et al. Tension pneumothorax and pneumoperitoneum after double-lumen endotracheal intubation[J]. BMJ Case Rep, 2017, 2017: bcr2017223275.

[5] Rollins R J, Tocino I. Early radiographic signs of tracheal rupture[J]. AJR Am J Roentgenol, 1987, 148(4): 695-698.

[6] Miñambres E, González-Castro A, Burón J, et al. Management of postintubation tracheobronchial rupture: our experience and a review of the literature[J]. Eur J Emerg Med, 2007, 14(3): 177-179.

[7] Conti M, Porte H, Wurtz A. Conservative management of postintubation tracheobronchial ruptures[J]. J Thorac Cardiovasc Surg, 2007, 134(3): 821-822.

[8] Miñambres E, Burón J, Ballesteros MA, et al. Tracheal rupture after endotracheal intubation: a literature systematic review[J]. Eur J Cardiothorac Surg, 2009, 35(6): 1056-1062.

[9] Liu S, Mao Y, Qiu P, et al. Airway Rupture Caused by Double-Lumen Tubes: A Review of 187 Cases[J]. Anesth Analg, 2020, 131(5): 1485-1490.

[10] Pedoto A. How to choose the double-lumen tube size and side: the eternal debate[J]. Anesthesiol Clin, 2012, 30(4): 671-681.

（李玉萍）

第十三节　胸结肠综合征

一、引言

胸结肠综合征（thoracic colon syndrome，TCS）是指在食管癌手术行结肠代食管术后发生的胃排空障碍，以及餐后或胃饱胀时出现的心悸、胸闷、嗳气、呕吐等系列征象。

二、病例

患者，女性，52岁，因进行性吞咽困难2个月入院。胃镜及病理提示食管上段鳞癌，病灶长约3 cm，排除远处转移，行病变食管切除后作结肠间置重建食管，手术顺利。术后1年餐后平卧时出现胸闷、心悸、咳嗽等症状，患者自述嗳气后症状稍有缓解。吞钡X线造影显示新食管（结肠）腔内直径为9.7 cm，结肠袋扩大，测结肠段腔内压为6.8 mmHg，同时胃内压为7.5 mmHg，内镜下见黏膜呈慢性炎症，予以再次行隧道式植入缩小吻合口，症状缓解。

三、讨论

（一）流行病学与病因分析

1914年，Kelling第一次完成了结肠代食管的食管癌切除术[1]，这一术式的优点包括：①结肠及其肠系膜易于游离，能保证有足够长度，可在任何部位与食管吻合；②其血管弓发育稳定，血运充足；③耐酸性强，可抗胃液反流；④不需要游离胃，适用于胃切除术后等复杂条件。而相对于胃代食管手术，其缺点包括：①结肠本身疾病和肠道菌群容易污染，术前须做必要的检查和准备；②术后并发症发生率及病死率高，主要因为需要做3个吻合口，特别是结肠间置后因静脉梗阻而造成血运障碍；③手术繁杂，操作多，时间长[2-4]。

TCS为结肠代食管术后一种较为少见的并发症，其含义为长结肠段替代食管术后发生排空障碍，若为经胸骨前皮下隧道上提的结肠段扩张，以手掌自颈端向腹端顺序按压，可将肠内气、液驱入腹腔胃内，但松手后肠段仍复扩张。若为经胸骨后前纵隔上提结肠段，当饱食或餐后平卧时，可出现胸闷、心悸、气短或刺激性咳嗽，待大量嗳气或呕吐后症状可缓解。

TCS的发生原因包括以下几点：①结肠胃吻合口过大，这是导致TCS的常见原因。在结肠代食管术中，若将结肠按全口径大小与胃作端侧吻合（3~4 cm），则必然会造成胃与结肠段之间畅通无阻，形成所谓“第二胃”，胃内压力高时可直接作用至结肠段；②术中游离结肠血管蒂时，为求结肠系膜得到充分延伸[5]，难免切断若干肠神经纤维支，致使术后出现肠功能紊乱，结肠腔长期承受胃内传导来的高压和反流物，于是逐渐扩大；③术中患者肝脏巨大，妨碍带血管蒂的结肠段上行或造成腹段结肠冗长成角，从而出现TCS；④结肠段下端机械性梗阻[6]，多为通过腹直肌鞘切开处发生狭窄嵌顿，或并发结肠胃吻合口狭窄、闭锁或腹腔粘连带绞窄等。

（二）临床表现与诊断

TCS患者临床表现包括：当饱食或餐后平卧时出现胸闷、心悸、气短或刺激性咳嗽，待大量嗳气、呕吐后，或于站立位做深大呼吸运动，或用促胃肠动力药后，上述症状可缓解。

胸结肠综合征的诊断主要依靠仔细分析患者的临床表现和影像学资料。其主要临床表现为饱食或餐后平卧时出现胸闷、心悸、气短或刺激性咳嗽，待大量嗳气或呕吐后，或于站立位作深大呼吸运动，或用促胃肠动力药后可使上述症状缓解。X线钡餐造影显示，结肠段高度扩张，甚至可超过原肠腔2倍以上；结肠袋皱襞消失，肠壁边缘不清，黏膜呈指纹状或斑点状。同时胃内压高于新食管（结肠）腔内压。内镜见黏膜呈慢性炎症，或有小溃疡。

TCS的防治措施包括以下几点。①缩小结肠胃吻合口径，相当于结肠腔的1/2~2/3；缝缩结肠系膜对侧缘的结肠口1.5~2.0 cm。②结肠胃行隧道式半套入式吻合术或端侧吻合术时，加行胃半折叠抗反流术，允许通过1个拇指（2.0 cm）即可[7]。③若手术中迷走神经干被切断，则加行幽门成形术。可采用幽门括约肌捏断术[8]，此术式不必切开胃或十二指肠，也不会因切开后再缝合而缩短了胃的长度。④术中若遇巨大肝脏，妨碍带血管蒂的结肠段上行或造成腹段结肠冗长成角时，可采取切断或切除肝圆韧带、切断肝三角韧带、松解或缩短肝镰状韧带，使肝左叶松解上提，减轻其对结肠段的压迫，将结肠段置于扩大的肝左纵沟内。⑤术中以电刀切除胸骨剑突，并切除2.5 cm宽的腹直肌鞘，使结肠段通畅无阻，不致引起嵌顿。⑥术中尽可能减少腹腔污染，防止胃肠浆膜或腹膜损伤、缺血，避免术中粘连带的形成。

四、总结

TCS是食管癌手术行结肠代食管术后较为少见的并发症，但对患者术后的生活质量有较大的影响，因此在选择食管癌手术方式时，须严格把握结肠代食管手术的适应证。TCS的病因为结肠胃吻合口过大，结肠腹段冗长成角或发生器质性狭窄。防治方法为术中保持结肠胃吻合口直径为肠腔内径的1/2~2/3，并加施抗反流术；对于已行迷走神经干切断者，宜加行幽门括约肌成形术。

参考文献

[1] Kelling G. Oesophagoplastik mit hilfe des querkolon[J]. Zentralblatt Chir, 1911, 38: 1209-1212.

[2] Wain J C, Wright C D, Kuo E Y, et al. Long-segment colon interposition for acquired esophageal disease[J]. Ann Thorac Surg, 1999, 67(2): 313-317.

[3] Wilkins E W Jr. Long-segment colon substitution for the esophagus[J]. Ann Surg, 1980, 192(6): 722-725.

[4] Kao C H, Wang S J, Chen C Y, et al. The motility of interposition in patients with esophageal carcinoma after reconstructive esophageal surgery[J]. Clin Nucl Med, 1993, 18(9): 782-785.

[5] 王道喜，刘锟，程庆书，等. 食管癌切除结肠代食管44 例[J]. 中华胸心血管外科杂志，1995，11：96-97.

[6] Ott K, Lordick F, Molls M, et al. Limited resection and free jejunal graft interposition for squamous cell carcinoma of the cervical oesophagus[J]. Br J Surg, 2009, 96(3): 258-266.

[7] 毛志福，程邦昌，高尚志，等. 胸结肠综合征的病因及治疗[J]. 中华胸心血管外科杂志，2003，19：82-83.

[8] 王其彰，王超民，马文海，等. 食管癌切除术后双相胃排空[J]. 中华胸心血管外科杂志，1999，15：335-336.

（施哲）

第十四节　右肺上叶切除术后咳嗽晕厥综合征

一、引言

咳嗽晕厥综合征（cough syncope syndrome）是指连续性咳嗽后立即发生的一过性意识丧失，能自行迅速恢复而不留任何后遗症的一种良性综合征。咳嗽晕厥综合征在临床上并不多见，常见于40~60岁男性患者，多伴有慢性支气管炎、支气管哮喘等器质性疾病，意识丧失时间为10~30 s，醒后不能回忆当时情况，除非晕厥时倒地导致外伤等，否则不留任何后遗症。

二、病例

患者，男性，70岁，因干咳1个月，体检发现右上肺阴影入院。既往无烟酒嗜好，无慢性支气管炎、哮喘、癫痫、晕厥发作史。体格检查未见明显阳性体征。辅助检查：血、尿、便常规及各项生化检查均正常；心电图正常；胸部CT示右肺上叶尖后段可见不规则团块影，分叶状，大小为3.15 cm×3.25 cm，CT值为45.8 Hu，纵隔未见明显肿大淋巴结。入院诊断：右肺上叶阴影待查，疑为右肺上叶癌或右肺上叶结核。完善检查后行右肺上叶切除术，术后病理检查显示干酪性结核。术后第4天上午，胸部X线片示右余肺膨胀良好，拔除胸腔引流管后，患者下床活动，未诉不适。下午患者坐在床上休息时出现干咳，较剧烈，随后出现两眼球上翻，倒在床上，伴有四肢抽搐，持续时间为5~6 s，自行好转，清醒后，无任何不适。对剧烈咳嗽引起的晕厥、抽搐无记忆。术后10天内共发生6次，查脑电图未见癫痫样脑电图改变。为预防咳嗽时引起晕厥，给患者口服可待因以抑制咳嗽，咳嗽症状消失后，患者再无晕厥发作，出院后随诊1年，再无类似症状出现[1]。

三、讨论

（一）流行病学与病因分析

咳嗽晕厥综合征于1876年由charcot首先报道。该病较少见，无发病率报道。发病机制不明，目前有3种学说。一是脑循环障碍学说，认为剧咳导致脑循环障碍、脑缺血而引起晕厥，机制有以下两方面。①剧烈咳嗽的间接作用：剧烈咳嗽时，胸腹腔内压剧烈升高，使静脉血回流发生障碍，右心排血量降低，左心排血量下降，从而导致脑供血不足；②剧烈咳嗽的直接作用：Mcintosh认为，剧烈咳嗽使胸、腹腔内压迅速升高，并将升高的压力通过硬脊膜下腔传递到颅内，使得脑脊液压力升高，压迫颅内血管，造成脑缺血[2]。二是脑震荡学说，认为是咳嗽时脑脊液压力骤升，对大脑产生冲击振荡所致。三是反射学说，认为是咳嗽引起的喉部血管迷走神经介导反射，导致内脏和肌肉小血管扩张及心动过缓，周边血管突然扩张，静脉血液回流心脏减少，使心脏有加快和加强收缩的反射动作，某些人会因过度激发迷走神经和副交感神经，进而引起心跳忽然减慢、周边血管扩张，造成血压降低、脑部缺氧，脑血管痉挛，出现一过性脑缺血[3]。

（二）临床表现、诊断与治疗

咳嗽晕厥综合征的临床表现主要是连续性咳嗽后立即发生的一过性意识丧失，能自行迅速恢复而不留任何后遗症。恢复后不能回忆当时情况，若晕厥时正在工作或处于站立体位，则有可能会造成皮肤软组织擦伤或颅脑外伤等，故咳嗽时患者最好马上坐下，避免晕厥后跌倒。诊断主要依赖病史，体格检查可能没有阳性发现，需将此病与心源性晕厥、脑源性晕厥、血管迷走性晕厥、体位性晕厥及癫痫等相鉴别。

治疗上以治疗原发疾病为主，例如原发性支气管炎、支气管哮喘等，以及对症治疗，如止咳等。

四、总结

咳嗽晕厥综合征是一种良性综合征，在临床上并不多见，肺癌合并咳嗽晕厥综合征的病例更加少见。本文介绍1例肺叶切除术后咳嗽晕厥综合征，另外也有以咳嗽晕厥起病的肺癌病例报道。总之，遇到类似症状的患者要想到该病的可能，同时积极排查引起该病的原发疾病，并将其与心源性晕厥、脑源性晕厥、血管迷走性晕厥、体位性晕厥及癫痫等相鉴别。

参考文献

[1] 毕建立,王桂洪,臧德安. 右肺上叶切除术后咳嗽晕厥综合征一例报道[J]. 空军总医院学报,2002,18(3):150.

[2] 杨红燕,汪镜儒. 以咳嗽性晕厥为首发症状的肺癌1例报告[J]. 中国现代药物应用,2012,6(14):100.

[3] 许德兵,吴凌云,孔庆军. 咳嗽性晕厥1例临床分析并文献复习[J]. 临床肺科杂志,2014,19(6):1152-1153.

（沈蕾，杨健）

第十五节　支气管胆管瘘

一、引言

支气管胆管瘘（bronchobiliary fistula，BBF）为继发于手术、外伤、胆道梗阻或肿瘤以及先天疾病等引起的胆管与支气管之间的病理性交通，并由此引发一系列临床症状。BBF临床少见，极易漏诊、误诊。现对BBF的病因、临床表现及治疗方法进行总结，为该病的诊治提供依据。

二、病例

患者，男性，58岁，主诉右胸腹部胀痛5个月余，间断发热伴黄痰1个月入院。既往有胆结石、慢性胆囊炎及肝硬化史，完善各项检查后，胸部X线片及胸部CT提示右下肺脓肿样病灶，并可见肝区脓肿（图7-15-1），行经内镜逆行胰胆管造影（endoscopic retrograde cholangiopancreatography，ERCP）后发现存在胆管支气管瘘。术前经积极抗炎、营养支持治疗后接受手术治疗，术中发现肝右叶与膈肌严重粘连，胆囊底靠近右侧膈肌形成瘘管，考虑为由胆囊炎合并严重肝硬化导致的支气管胆管瘘。术中行右半肝切除加左肝管空肠Roux-en-Y吻合术、膈肌修补术及开胸右下肺叶切除术。术后第7天患者出现发热、咳黄痰等症状，考虑为腹部及胸部切口所致术后咳痰乏力引起肺部感染，予以加强抗感染及多次支气管镜吸痰等治疗后好转。术后随访至今，一般情况良好。

三、讨论

（一）流行病学与病因分析

BBF是胆道系统疾病的少见并发症，最早由Peacock在1850年首先报道。BBF可分为先天性和后天性两类。先天性BBF是一种极其罕见的畸形，多见于儿童，成人罕见，女童较男童常见，多因呼吸道症状和反复的肺部感染被发现[1]。后天性BBF多发生于右侧，且单发多见[2]。后天性BBF常为各种原因所致急慢性梗阻性化脓性胆管炎、胆道脓肿，穿破胆管壁致胆源性肝脓肿，其周围炎症粘连向膈下穿孔，进一步穿破膈肌和肺，从而形成胆管支气管瘘。后天性BBF常见病因包括：①肝或肺寄生虫病、肝脓肿、肝内外恶性肿瘤、肝结核等病变穿透膈肌，累及肺及支气管；②胆道系统的结石、感染及恶性肿瘤引起的胆道梗阻及慢性感染；③十二指肠溃疡穿孔、憩室等；④胸腹联合伤[3]；⑤医源性损伤，近年来随着肝脏外科手术及介入治疗的增多，BBF的发生率亦随之增加[4]。

（二）临床表现与诊断

多数BBF患者会出现发热、咳嗽、胸痛等呼吸道感染的症状及体征，典型表现为患者咳胆汁样黄绿色痰，且日排痰量多、味苦[5]。痰中检测出胆红素即可确诊。形成原因为病理性通道开放，胆汁及脓液进入支气管，患者出现刺激性咳嗽，排出胆色素痰。痰量较多时，静

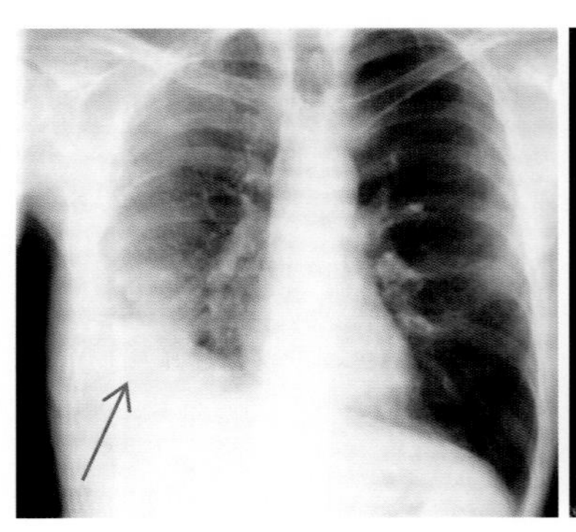

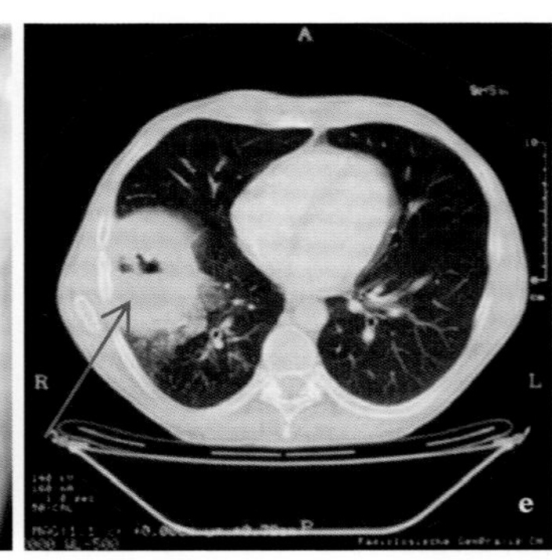

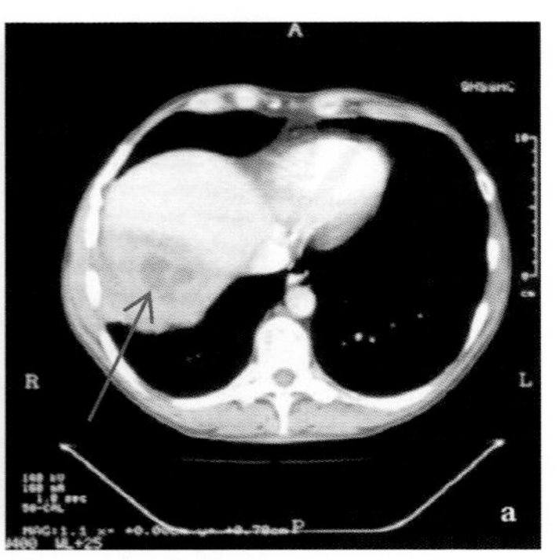

图7-15-1　胸部X线片及胸部CT提示右下肺脓肿样病灶，并可见肝区脓肿

置后呈分层状，下层为胆汁，上层为泡沫。

BBF诊断主要依靠患者咳胆汁样痰及肺部感染病史，对于经常咳胆汁痰或没有肠梗阻却呕胆汁的小儿，需怀疑先天性胆管支气管瘘存在可能。辅助检查包括胸腹平片、胸腹部CT、ERCP或磁共振胰胆管造影（MRCP）、支气管镜检查、胆汁样痰化验等。胸部X线片常提示右膈上抬，胸腔积液，局限于某一肺叶、肺段的支气管肺炎，肺不张或肺脓肿。腹部平片见右上腹区有气液平面提示膈下脓肿。胸腹腔CT检查是肺、肝脏病变评价及指导治疗的主要方法。CT及B超对膈下脓肿或肝脓肿、胆道结石、脓胸等的发现有重要价值，但一般不能发现瘘。ERCP/MRCP是胆管支气管瘘准确定位的理想方法，通常可显示造影剂穿过横膈进入胸腔、支气管，对包括原发肝病或者胆管结石的部位、性质，大小、范围及其与周围组织关系、胆管有无狭窄、瘘管的走向及有无分支等均有重要作用[6]。多数BBF患者支气管镜检查难以明确瘘口，但如在气管、支气管中见到胆汁样分泌物亦可协助诊断本病[7]。

（三）治疗

早期及时有效的诊断对于BBF的治疗极为关键，延迟诊断可导致严重的并发症。对于部分症状较轻的BBF患者，可以考虑保守治疗，可使临床症状完全缓解[8]。然而文献报道，在不经介入治疗或手术干预的情况下保守治疗BBF瘘管的失败率高达38%。目前BBF的治疗方法主要包括手术治疗或介入治疗，如鼻胆管引流、括约肌切开术、胆道支架植入术、经皮胆管引流和胆瘘栓塞术等[9]。治疗的目的在于充分引流胆汁以降低胆管压力、减少胆汁进入呼吸道，从而使瘘管闭合。

对于较大或持续性瘘管、引流不足、需要清创的病变组织、呼吸系统损害以及保守或其他微创方法失败时，手术是首选治疗方案。手术目的是去除病灶，解除梗阻，通畅引流，使瘘管闭合。手术治疗的原则要求减轻胆道梗阻和充分引流所有脓肿，再行确切瘘管切除[10]。多数学者建议早期开胸，充分进行膈下及胆道引流，确切关闭膈肌，切除瘘管以及受累肺叶[11]。而部分学者主张开腹术，以便于发现和处理腹腔内脓肿和胆道梗阻，同时认为只要处理好腹部病变，肺部病变一般都可自然消除。关于手术入路，目前多提倡胸腹入路[12]，其可提供良好的暴露，同时减少二次手术的风险。对急诊手术，应优先以脓液引流为主，病灶的清除和胆道梗阻的处理视病情行介入治疗，或4~6周后待全身和局部炎症稳定再行择期手术。手术方式包括肝包虫囊肿切除、肝叶或肝段切除、肝胆管狭窄疏通、胆肠吻合术。对于先天性支气管胆管瘘无胆道畸形者，可行右胸后外侧入路，暴露右肺和瘘管，尽量靠近支气管结扎瘘管或用支气管闭合器闭合，以防止残存组织分泌液体刺激呼吸道产生症状。如先天性支气管胆管瘘伴胆道畸形，应行胸腹联合手术，开胸结扎上端瘘管同时行胆道成形术[13]。多数后天性BBF患者均伴有各类慢性疾病及腹部手术史，部分有介入治疗史，胆瘘可导致严重并发症，引起脏器功能衰竭，因此所有确定采取手术治疗的患者都应积极接受围手术期监护及支持治疗[14]。

四、总结

BBF在胸外科少见，极易漏诊、误诊。对于长期存有刺激性咳嗽及咳胆汁样痰的患者，应警惕该病的存在，误诊或治疗不及时可导致多种严重并发症。详细的肺部感染病史及既往手术史询问对诊断本病非常重要，支气管镜检查、ERCP或MRCP检查则是重要的临床依据。BBF的治疗需兼顾病因治疗及对症治疗。对于部分症状较轻的患者可以考虑保守治疗，若出现并发症或经积极保守治疗无效时，应积极考虑介入治疗或外科手术干预。

参考文献

[1] Sachdev A, Chugh K, Krishana A, et al. Congenital tracheobiliary fistula: a case report with review of literature[J]. Pediatr Surg Int, 2011, 27(8): 899-905.

[2] Yamaguchi M, Kanamori K, Fujimura M, et al. Congenital bronchobiliary fistula in adults[J]. South Med J, 1990, 83(7): 851-852.

[3] Banerjee N, Rattan A, Priyadarshini P, et al. Post-traumatic bronchobiliary fistula[J]. BMJ Case Rep, 2019, 12(4): e228294.

[4] Eryigit H, Oztas S, Urek S, et al. Management of acquired bronchobiliary fistula: 3 case reports and a literature review[J]. J Cardiothorac Surg, 2007, 2: 52.

[5] Matsumoto T, Otsuka K, Kaihara S, et al. Biliary Pneumonia due to the Presence of a Bronchobiliary Fistula[J]. Intern Med, 2017, 56(11): 1451-1452.

[6] Hourigan J S, Carr M G, Burton E M, et al. Congenital bronchobiliary fistula: MRI appearance[J]. Pediatr Radiol, 2004, 34(4): 348-350.

[7] Zhang N, Chen Y, Tang L, et al. Diagnosis of bronchobiliary

fistula by bilirubin crystallization in the alveolar lavage fluid: case reports and literature review[J]. Ann Palliat Med, 2021, 10(6): 7121-7125.

[8] Aydin U, Yazici P, Tekin F, et al. Minimally invasive treatment of patients with bronchobiliary fistula: a case series[J]. J Med Case Rep, 2009, 3: 23.

[9] Lee S, Lee J H, Kim H B, et al. Percutaneous Bronchial Embolization to Treat Intractable Bronchobiliary Fistula[J]. Cardiovasc Intervent Radiol, 2019, 42(5): 784-786.

[10] Chua H K, Allen M S, Deschamps C, et al. Bronchobiliary fistula: principles of management[J]. Ann Thorac Surg, 2000, 70(4): 1392-1394.

[11] Kuo Y S, Lee S C, Chang H, et al. Thoracoscopic surgery for bronchobiliary fistula: a case report[J]. J Cardiothorac Surg, 2014, 9: 139.

[12] Mauduit M, Rouze S, Turner K, et al. Combined thoracic and hepatobiliary surgery for iatrogenic bronchobiliary fistula[J]. Asian Cardiovasc Thorac Ann, 2018, 26(1): 63-66.

[13] Tocchi A, Mazzoni G, Miccini M, et al. Treatment of hydatid bronchobiliary fistulas: 30 years of experience[J]. Liver Int, 2007, 27(2): 209-214.

[14] Liao G Q, Wang H, Zhu G Y, et al. Management of acquired bronchobiliary fistula: A systematic literature review of 68 cases published in 30 years[J]. World J Gastroenterol, 2011, 17(33): 3842-3849.

（金宇星）

第十六节　阻塞性气管纤维假膜

一、引言

阻塞性气管纤维假膜（obstructive fibrinous tracheal pseudomembrane，OFTP）是由气管插管引起的罕见并发症之一[1]，其特征是气管壁上形成厚管状假膜，气管插管拔除后形成不同程度的气管阻塞，进而产生呼吸困难、喘鸣、急性呼吸衰竭，甚至因窒息导致死亡[2]。

二、病例

Trisolini等[3]报道了一例22岁男性患者，因复合性创伤伴昏迷接受气管插管和呼吸机支持治疗。22 h后停机并拔除气管插管，6天后出现间歇性、体位性呼吸困难。胸部CT检查示声门下气管内有一长约25 mm的阻塞病灶。进行气管镜检查时，发现一条橡皮状纤维假膜几乎完全阻塞了气管，紧急取出假膜并清除感染。治疗后15~30天进行纤维支气管镜检查，炎症已消退，无远期后遗症。

三、讨论

（一）流行病学与病因分析

气管阻塞是气管插管拔除后发生急性呼吸功能不全的最常见的原因，导致气管阻塞的常见因素有气管狭窄、肉芽肿、环状气管炎、气管软化等，而阻塞性气管纤维假膜是导致气管插管拔除后呼吸困难的少见原因，临床上极易忽视，Sigrist等[1]于1981年首次发现，Deslée等[4]将其命名为OFTP。国外大多为个案报道，而国内鲜有报道。

OFTP无确切定义，发生率也未知，这也是其报道很少、很难进行统计的原因。有报道称再次气管插管后，纤维-假膜可在气管内被吸引分离及清除，因此OFTP的发生率可能比文献报道的要多。OFTP发生后病程凶险，病死率可达10%。

OFTP的发生机制尚未阐明，目前认为最常见的原因为气管插管球囊压迫气管管壁导致黏膜局部缺血损伤，随之出现黏膜上皮细胞的坏死脱落，最终导致气管黏膜下出血、坏死，并发严重的炎症反应[5]，大量纤维素蛋白渗出及多核白细胞浸润在气管内形成膜状新生物[6]。临床上发现假膜经常发生在球囊部位，这一发现支持上述观点。此外，插管的型号和气管不匹配以及插管时间过长也是OFTP形成的重要诱因。

还有观点认为OFTP的形成并不一定与气囊相关，也可能与呕吐误吸有关，胃酸对气管黏膜造成的化学性损伤诱发的炎症反应可能是原因之一，其他高危因素还有吸入性灼伤及气管腐蚀性灼伤[7]。某些病例虽然球囊压力并不高，但仍然发生了OFTP，这说明球囊压力只是OFTP的诱因之一，还有其他更重要原因导致OFTP的发生。

感染也是OFTP形成的重要和常见因素。白喉是呼吸道假膜形成最常见的感染因素。此外，真菌、细菌和病毒感染也能够形成假膜[8]。近年来，有报道称曲霉菌、假炭疽杆菌、耐甲氧西林金黄色葡萄球菌、克雷伯氏菌可引起假膜性气管炎。

病理检查可见假膜由纤维蛋白组织、中性粒细胞以及坏死的上皮细胞组成。气管黏膜有表浅损伤，但没有深部损伤。

（二）临床表现与诊断

OFTP最重要的临床症状是气管插管拔出短时间内出现吸气性呼吸困难，并伴有明显的喘鸣。由于患者出现呼吸困难和喘鸣，经常被误诊为支气管哮喘、声带功能障碍或喉头水肿，予以激素、气管扩张等治疗效果欠佳，再插管后症状迅速缓解，拔管后再次出现症状，行支气管镜检查发现气管内有环状白色类橡胶样膜状物，开口端可形成活瓣导致吸气性呼吸困难。插管后发生OFTP的时间长短不一，文献报道1例13岁男孩气管插管80 min行扁桃体切除术，6 h后出现症状，后来确诊为OFTP[6]。Lins等[9]对24例OFTP进行回顾分析，发现气管导管停留时间从1 h至16天，拔管后出现症状的时间从3 h至14天，年龄最小者为10周新生儿。

患者拔除气管插管后数分钟至数天出现吸气性呼吸困难、喘鸣等症状，需要考虑OFTP，确诊主要依赖于纤维支气管镜检查[10]，常可见气囊压迫处有白色环状类橡胶膜状物，近端可有部分分离，随呼吸运动形成活瓣妨碍通气。除了纤维支气管镜，影像学检查尤其是胸部CT对OFTP的诊断也有帮助。

OFTP如不能及时处理，会导致急性气管阻塞且危及生命，因此OFTP一旦确诊，应马上通过支气管镜清除。硬质支气管镜分离取出假膜是目前OFTP的主要治疗手段，其最大的优点是可以保持呼吸道充分通气且可以整块清除假膜，文献报道多数OFTP病例使用硬质气管镜均容易剥离。

对于难以剥离者，可考虑植入气管支架缓解症状，也有使用机械消融治疗的报道，尚未见有复发病例的报道。可以全身或局部应用抗感染药物，但没有证据支持其对OFTP有效。

四、总结

OFTP为罕见气管插管并发症，一旦出现如未能及时治疗将危及生命。对于有气管插管史或拔管后数小时至数天出现吸气性呼吸困难、喘鸣等症状者，应警惕OFTP的可能。及时的诊断和治疗有赖于纤维支气管镜和硬质支气管镜。

参考文献

[1] Sigrist T, Dirnhofer R, Patscheider H. Rare complications following tracheotomy and intubation (author's transl)[J]. Anaesthesist, 1981, 30(10): 523-527.

[2] Rice B L, Culver D A, Santacruz J F, et al. Obstructive Fibrinous Tracheal Pseudomembrane[J]. Ann Thorac Surg, 2011, 92(6): e115-e117.

[3] Trisolini R, Coniglio C, Patelli M. Life-threatening postextubation obstructive fibrinous tracheal pseudomembrane[J]. Ann Thorac Surg, 2013, 95(4): e103.

[4] Deslée G, Brichet A, Lebuffe G, et al. Obstructive fibrinous tracheal pseudomembrane. A potentially fatal complication of tracheal intubation[J]. Am J Respir Crit Care Med, 2000, 162(3 Pt 1): 1169-1171.

[5] Patolia S, Enriquez D, Schmidt F, et al. Obstructive fibrinous tracheal pseudomembrane[J]. J Bronchology Interv Pulmonol, 2013, 20(1): 63-65.

[6] Bameshki A R, Bakhshaee M, Farzadnia M, et al. Partial tracheal obstruction due to fibrinous pseudomembrane after short-term intubation[J]. Otolaryngol Head Neck Surg, 2009, 140(6): 950-951.

[7] Yildirim B B, Karalezli A, Hasanoglu H C, et al. Obstructive fibrinous tracheal pseudomembrane[J]. J Bronchology Interv Pulmonol, 2012, 19(2): 129-131.

[8] Kang H H, Kim J W, Kang J Y, et al. Obstructive fibrinous tracheal pseudomembrane after tracheal intubation: a case report[J]. J Korean Med Sci, 2010, 25(9): 1384-1386.

[9] Lins M, Dobbeleir I, Germonpré P, et al. Postextubation obstructive pseudomembranes: a case series and review of a rare complication after endotracheal intubation[J]. Lung, 2011, 189(1): 81-86.

[10] Nakwan N. Obstructive fibrinous tracheal pseudomembrane: a rare condition in postextubation stridor[J]. Respir Care, 2014, 59(7): e91-e93.

（段亮）

第十七节　肺移植术后噬血细胞综合征

一、引言

肺移植术后噬血细胞综合征（hemophagocytic syndrome，HPS）是一种少见但致命的并发症，是一种单核巨噬系统反应性增生的组织细胞病，主要是由细胞毒性T淋巴细胞（cytotoxic T lymphocyte，CTL）及NK细胞功能缺陷导致抗原清除障碍，单核巨噬系统接受持续抗原刺激而过度活化增殖，产生大量炎症细胞因子而引起的一组临床综合征。

二、病例

患者，男性，60岁，因特发性肺纤维化加重入院。肺功能检查提示FVC占预计值的32%，FEV_1占预计值的35%，总肺容量占42%，肺一氧化碳弥散量占30%。患者经治疗后无好转，予以气管插管，2周后行双肺移植。术后25天，患者出现白细胞及血小板减少并持续加重。术后33天，患者出现发热，CT提示双肺多灶性磨玻璃以及实性结节，考虑患者出现急性排异反应，并给予激素冲击治疗，患者症状逐步缓解，胸部X线片改善，转回普通病房。

术后57天，患者出现低热、胸部不适、呼吸困难。心脏彩超提示应激性心肌病，患者因感染性休克以及心源性休克再次转入ICU治疗。不久后，患者感染多耐药鲍曼不动杆菌，给予抗生素治疗（碳青霉烯类、万古霉素和黏菌素），病情仍持续加重，予加用抗真菌药。术后50天患者总胆红素开始逐渐上升（2.1 mg/dL），至80天总胆红素为39.6 mg/dL，直接胆红素为30.7 mg/dL。腹部超声提示脾肿大，腹水，肝内胆管及胆总管扩张。患者开始出现肾功能衰竭，术后68天开始肾脏替代治疗。全血细胞减少加重（白细胞1 700/μL，中性粒细胞1 326/μL，血红蛋白9 g/dL，血小板46×10^3/μL）（图7-17-1）。纤维蛋白原（421 mg/dL；正常范围：200~400 mg/dL）、铁（4 518 ng/mL；正常范围：23.9~3 36.2 ng/mL）、可溶性白细胞介素-2受体（8 730 U/mL；正常范围：124~466 U/mL）也升高。甘油三酯的水平正常（127 mg/dL；正常范围：48~200 mg/dL）。无神经系统异常，无皮疹。由于患者全血细胞减少原因不明，故术后82天予以骨髓穿刺活检（图7-17-2），组织学发现噬血吞噬细胞，根据患者临床表现、实验室检查以及骨髓穿刺结果，考虑患者为噬血细胞综合征。立即采用依托泊苷（75 mg/m^2，1 d），地塞米松10 mg/m^2（3 d），4天后患者病情恶化，术后87天患者死于耐万古霉素肠球菌败血症[1]。

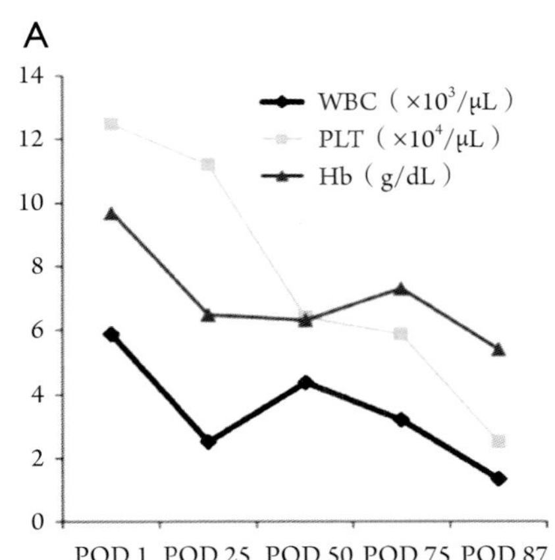

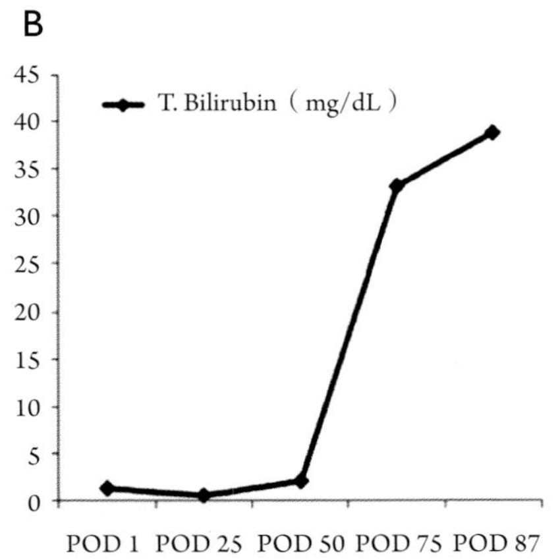

WBC：白细胞；PLT：血小板；Hb：血红蛋白；POD：术后天数；T. bilirubin：总胆红素。

图7-17-1　全血细胞计数（A）和总胆红素（B）

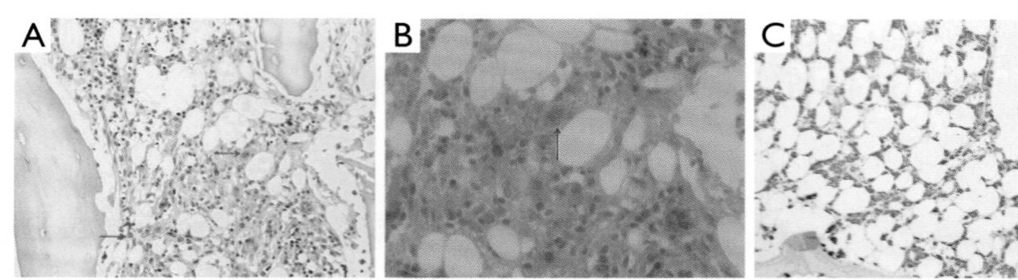

镜下表现提示大量含铁血黄素沉积，多灶性脂肪坏死伴有泡沫状巨噬细胞浸润（A，×100；B，×400）。免疫组化提示间质巨噬细胞明显增多。

图7-17-2 骨髓活检标本镜下表现（A和B）和CD68免疫组化染色（C）

三、讨论

（一）流行病学与病因分析

噬血细胞综合征，又称嗜血淋巴组织细胞瘤病，是一种可发生于实体器官移植后的少见但是可危及生命的并发症。HPS的特点是骨髓和其他组织中存在噬血细胞、吞噬细胞，临床表现为全身性炎症反应[2]。

HPS最早可能由Scott等[3]于1939年报道，当时并未将其命名，仅描述为症状包括发热、周围淋巴结肿大、全血细胞减低、组织细胞增生的一组综合征。1979年，Risdall等[4]最早报道了移植后发生HPS，在研究中，共19例患者因为病毒感染导致HPS（其中13例患者为肾移植）。文献[5]报道肾移植术后供体HPS的发生率为0.4%，病死率为47%。

2010年，Oto等[6]首次报道了肺移植术后发生HPS的病例，至今为止，该病仍仅有为数不多的报道。HPS可由外源性因素（感染、微生物、毒素）以及内源性产物（组织损伤、代谢产物）引起，与全血细胞减少、凝血障碍、肝功能衰竭有关[7]。

（二）临床表现与诊断

患者的临床症状特征包括持续发热（持续7天以上），肝脾肿大。文献报道发热是一种普遍的症状，30%的患者出现疲劳、厌食、体重减轻[8]。体格检查可发现淋巴结增大、肝肿大、脾肿大，以及皮疹。50%以上的患者可有中枢神经症状，有时患者可出现癫痫发作、易怒、颅神经麻痹、意识改变、共济失调[9]。近期一项研究指出MRI检查发现HPS患者的炎症病灶，可见多发结节，T_2加权像可见环状增强实质损害或融合性实质损害、轻度脑室扩张，以及脑水肿[10]。

根据国际组织细胞协会2004年颁布的《噬血细胞综合征诊断标准》，对于HPS的诊断需至少满足以下8项中的5项：①发热；②脾肿大；③两系或三系血细胞下降（血红蛋白、血小板、中性粒细胞）；④高甘油三酯血症或低纤维蛋白原血症；⑤铁蛋白升高；⑥白介素-2受体升高；⑦自然杀伤细胞（NK细胞）活性降低；⑧骨髓中出现噬血细胞吞噬细胞[11]。

（三）治疗与预后

HPS的预后较差，文献报道病死率为22%~59%[12]。其中血液系统恶性肿瘤或EB病毒感染患者预后相对较差，而细菌和真菌感染患者预后相对较好。继发性HPS的治疗主要是支持和针对病因的治疗，对于未发现原发疾病的患者，文献报道有依托泊苷结合糖皮质激素治疗成功的病例[13]。HPS的炎症反应可采用激素以及钙调磷酸酶抑制剂阻断T淋巴细胞反应。减少免疫抑制剂的应用，给予免疫球蛋白有助于控制感染和阻断B淋巴细胞反应。

四、总结

HPS是一种少见但致命的并发症，是一种单核巨噬系统反应性增生的组织细胞病，主要是由细胞毒杀伤细胞及NK细胞功能缺陷导致抗原清除障碍，单核巨噬系统接受持续抗原刺激而过度活化增殖，产生大量炎症细胞因子而引起的一组临床综合征，预后较差。

参考文献

[1] Leem A Y, Moon S W, Kim S Y, et al. Hemophagocytic Lymphohistiocytosis after Lung Transplantation[J]. Korean J Crit Care Med, 2015, 30(1): 38-41.

[2] Diaz-Guzman E, Dong B, Hobbs S B, et al. Hemophagocytic

lymphohistiocytosis after lung transplant: report of 2 cases and a literature review[J]. Exp Clin Transplant, 2011, 9(3): 217-222.

[3] Scott R B, RobbSmith A H T. Histiocytic medullary reticulosis[J]. Lancet. 1939, 234(6047): 194-198.

[4] Risdall R J, McKenna R W, Nesbit M E, et al. Virus-associated hemophagocytic syndrome: a benign histiocytic proliferation distinct from malignant histiocytosis[J]. Cancer, 1979, 44(3): 993-1002.

[5] Karras A, Thervet E, Legendre C, et al. Hemophagocytic syndrome in renal transplant recipients: report of 17 cases and review of literature[J]. Transplantation, 2004, 77(2): 238-243.

[6] Oto T, Snell G I, Goto K, et al. Hemophagocytic syndrome: a rare but specific complication of lung transplantation[J]. J Thorac Cardiovasc Surg, 2010, 140(3): e58-e59.

[7] Janka G E. Hemophagocytic syndromes[J]. Blood Rev, 2007, 21(5): 245-253.

[8] Reiner A P, Spivak J L. Hematophagic histiocytosis. A report of 23 new patients and a review of the literature[J]. Medicine (Baltimore), 1988, 67(6): 369-388.

[9] Filipovich A H. Hemophagocytic lymphohistiocytosis and other hemophagocytic disorders[J]. Immunol Allergy Clin North Am, 2008, 28(2): 293-313, viii.

[10] Goo H W, Weon Y C. A spectrum of neuroradiological findings in children with haemophagocytic lymphohistiocytosis[J]. Pediatr Radiol, 2007, 37(11): 1110-1117.

[11] Janka G E, Lehmberg K. Hemophagocytic syndromes--an update[J]. Blood Rev, 2014, 28(4): 135-142.

[12] Créput C, Galicier L, Buyse S, et al. Understanding organ dysfunction in hemophagocytic lymphohistiocytosis[J]. Intensive Care Med, 2008, 34(7): 1177-1187.

[13] Imashuku S. Advances in the management of hemophagocytic lymphohistiocytosis[J]. Int J Hematol, 2000, 72(1): 1-11.

（杨洁）

第十八节　肺移植术后肺癌

一、引言

肺移植术后发生恶性肿瘤是受者常见的现象[1]。相对于普通人群，肺移植或心肺移植术后患者发生支气管肺癌的概率增加9.9倍。术后5年和10年发生1处或以上恶性肿瘤的概率分别为13%和28%[2]。实体肿瘤是术后存活超过1年的受者死亡的第3大原因。随着肺移植技术的进步，长期存活的受者将逐年增多，因此肺移植受者术后出现恶性肿瘤的发生率也将逐年增加。肺移植术后肺癌包括移植肺肺癌和单肺移植术后的自体肺肺癌。

二、病例

患者，男性，81岁，4年前因慢性阻塞性肺疾病接受左肺移植术。近期体检发现右上肺阴影1个月。体格检查：气管居中，浅表淋巴结未扪及肿大，右肺呼吸音明显减低，未闻及干湿性啰音。术前胸部X线片及CT示：右上肺一5 cm×5 cm类不规则块影，密度不均，内部可见钙化点，有明显分叶和毛刺，胸膜凹陷征明显，纵隔及肺门未见肿大淋巴结（图7-18-1~图7-18-2）。纤维支气管镜检示：右上肺支气管无狭窄，刷检阴性。术前检查未见明显远处转移征象。术前诊断：右上肺癌。遂行剖胸探查术，术中见右上肺肿块，大小约5 cm×4 cm×5 cm，质硬，肿块表面胸膜凹陷明显，胸腔内未见转移结节，行右上肺叶切除术。术后病理报告示浸润性腺癌（T2N0M0，Ⅰb期）。考虑患者高龄，术后未给予辅助性放、化疗。适当减少免疫抑制剂剂量。随访1.5年出现腰部疼痛，行骨ECT和MRI检查提示腰2椎弓根转移（图7-18-3~图7-18-4），给予40 Gy局部放射治疗。

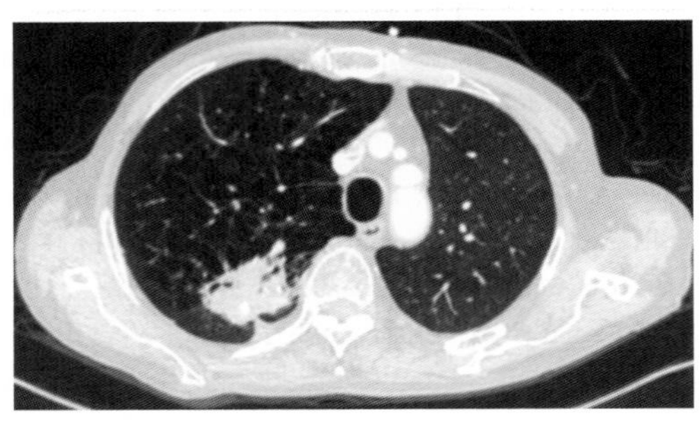

图7-18-1　术前胸部CT（1）

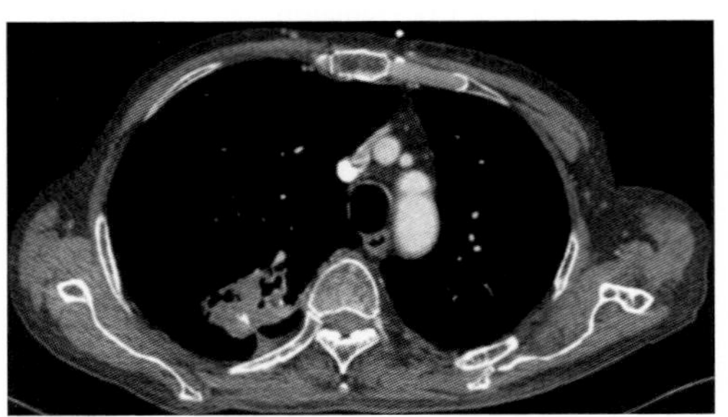

图7-18-2　术前胸部CT（2）

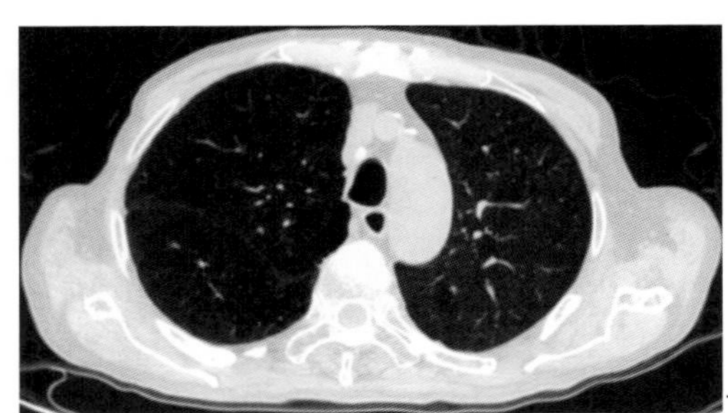

图7-18-3　术后胸部CT

三、讨论

（一）单肺移植术后自体肺肺癌

自体肺肺癌出现在术后4~119个月。综合文献报道结果，自体肺肺癌的发生率为1.5%~8.9%，呈逐年上升趋势[3]。有研究认为吸烟史、老年患者是单肺移植术后自体肺肺癌发生的高危因素，风险比分别为1.38和1.03[4]。

（1）治疗。治疗措施的选择根据受者的一般情况、肺功能、免疫抑制剂的毒性作用和不良反应而定[5-6]。如情况允许，对于早期患者，根治手术是标准治疗手段，但由于慢性排斥使得移植肺肺功能明显不符合手术的要求。由于受免疫抑制剂的毒性作用和不良反

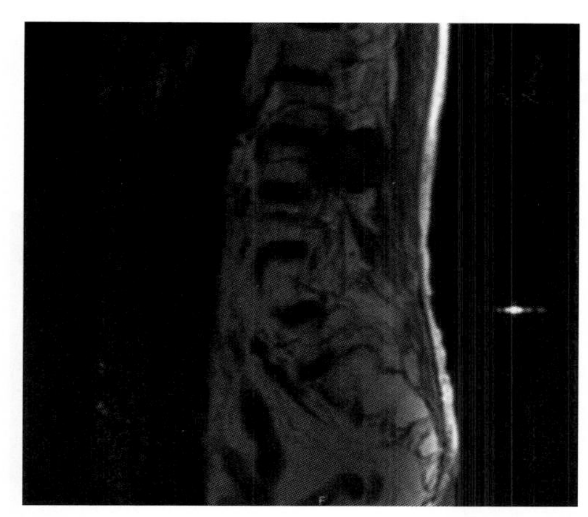

图7-18-4　腰椎MRI

应，如肝肾功能障碍、血液系统和神经系统毒性的影响，标准的放化疗或术后辅助治疗也常不得不减量或放弃。免疫抑制治疗是导致肺癌发生发展的重要危险因素。有文献报道可将免疫抑制治疗方案进行适当的调整：硫唑嘌呤（AZA）和钙调磷酸酶抑制剂（CNIs）的减量或停药。雷帕霉素靶蛋白（mTOR）抑制剂具有抗癌活性，但尚未见有文献报道相关药物的应用。也未见有关于表皮生长因子受体（EGFR）突变的检测和靶向药物治疗的报道。

（2）预后。受者术后诊断为肺癌后，1年生存率和2年生存率分别为25%~33%和17%，而无肺癌的受者1年生存率和2年生存率分别为70%和65%[4]。

（二）移植肺肺癌

移植肺肺癌通常发生于双肺移植受者，发生率为0.3%~0.4%。有研究认为部分肺癌细胞来源于受体细胞。

（1）治疗。对于早期肺癌，根治手术是最佳治疗方法[4]。对于淋巴结受侵的肿物可考虑新辅助化疗和术后辅助化疗。如R1或R2切除者，需加用放疗。但是术前评价手术的可能性至关重要，慢性排异所致的移植肺功能障碍、免疫抑制治疗的毒性作用和不良反应、糖尿病、高血压等均增加手术的风险，同时使得术后放化疗的应用受限[6]。对于不能手术的肿物，采用放化疗。如有EGFR突变者，可考虑采用靶向治疗。免疫抑制治疗的调整同单肺移植术后自体肺肺癌。

（2）预后。文献少有长期存活的报道。

四、总结

大多数受者均存在患肺癌的两大危险因素：吸烟史和免疫抑制治疗。有吸烟史的单肺移植受者，术后自体肺发生肺癌的风险最高。早期诊断是提高生存率的最重要手段。术后应定期行影像学筛查自体肺和移植肺[5]。根治手术是最佳治疗手段，免疫抑制治疗的调整尚无文献支持[6]。

参考文献

[1] Christie J D, Edwards L B, Kucheryavaya A Y, et al. The Registry of the International Society for Heart and Lung Transplantation: Twenty-eighth Adult Lung and Heart-Lung Transplant Report--2011[J]. J Heart Lung Transplant, 2011, 30(10): 1104-1122.

[2] Roithmaier S, Haydon A M, Loi S, et al. Incidence of malignancies in heart and/or lung transplant recipients: a single-institution experience[J]. J Heart Lung Transplant, 2007, 26(8): 845-849.

[3] Dickson R P, Davis R D, Rea J B, et al. High frequency of bronchogenic carcinoma after single-lung transplantation[J]. J Heart Lung Transplant, 2006, 25(11): 1297-1301.

[4] Stagner L D, Allenspach L L, Hogan K K, et al. Bronchogenic carcinoma in lung transplant recipients[J]. J Heart Lung Transplant, 2001, 20(8): 908-911.

[5] Raviv Y, Shitrit D, Amital A, et al. Lung cancer in lung transplant recipients: experience of a tertiary hospital and literature review[J]. Lung Cancer, 2011, 74(2): 280-283.

[6] Olland A B, Falcoz P E, Santelmo N, et al. Primary lung cancer in lung transplant recipients[J]. Ann Thorac Surg, 2014, 98(1): 362-371.

（何文新）

第十九节　肺移植术后膈疝

一、引言

膈疝包括食管裂孔疝、先天性膈疝及创伤性膈疝3种类型[1]。Gómez-Arnau（1999年）[2]报道了1例双肺移植术后第4天出现右侧膈肌破裂、腹腔脏器疝入胸腔的病例。Wigfield（2008年）[3]报道了1例双肺移植患者，术后7个月肠管经Morgagni疝孔疝入胸腔，引起肠梗阻症状。Fisichella[4]在一项探索肺移植与胃食管反流病（gastroesophageal reflux disease，GERD）关系的研究中（总数61例），经上消化道钡餐造影发现7例食管裂孔疝，其中仅有1例为Ⅱ型食管裂孔疝，其他6例均为Ⅰ型。

肺移植术后膈疝发病率极低，但3种类型的膈疝均可见于文献报道，而且治疗策略不尽相同。先天性膈疝及创伤性膈疝往往以腹腔脏器疝入、肺的受压不张甚至肠梗阻为临床表现，一旦确诊，应即行手术治疗。而因食管裂孔疝引起的胃食管反流症状与肺移植术后闭塞性细支气管炎（bronchiolitis obliterans，BO）发生间的相关性被证实[5-6]，其处理的必要性也受到越来越多的重视。

二、病例

患者，男性，46岁，反复咳痰、气促6年。29年前有胸腹部钝性伤病史，未治疗，恢复后活动良好。肺功能提示FVC占预计值的38%，FEV_1占预计值的13%；心脏彩超提示右心室增大，EF值0.36；胸部X线片及CT提示肺气肿，均未见膈肌及腹部脏器异常表现，考虑慢性阻塞性肺疾病（终末期）。予蚌壳状切口下行双肺移植术。手术顺利，术中耗时6 h。术后7 h顺利拔除气管插管。术后3天病情平稳。胸部X线片提示轻度肺水肿。术后第4天，患者在呼吸功能锻炼时出现右胸不适感。血氧饱和度97%，血气分析未见明显异常（吸氧浓度为40%）。体格检查：右下肺呼吸音较低，叩诊呈浊音。胸部X线片及CT提示右下胸腔密度增高影，结肠肝曲异常抬高，考虑右侧膈肌破裂，肝脏及结肠疝入胸腔（图7-19-1~图7-19-2）。于是经原蚌壳状切口行右侧剖胸探查术。术中探查见：肝脏、胆囊、结肠疝入胸腔至第6肋间水平，中心腱断裂、回缩，膈肌后、外侧部及纵隔面尚留存，但极其菲薄。将腹腔脏器还纳、复位后，用软组织补片无张力修补膈肌。术后患者顺利拔管。术后第17天出现肺部感染，经抗感染治疗后好转。移植术后26天出院[2]。

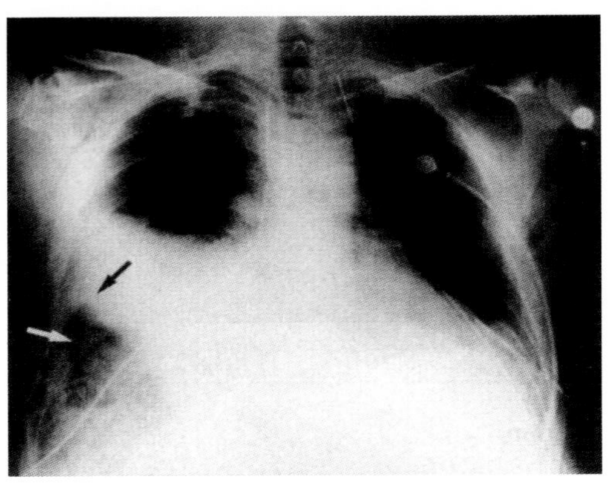

右下胸腔密度增高影，胆囊（黑色箭头）位于肝脏右下方，结肠肝曲（白色箭头）上抬。

图7-19-1　胸部X线片

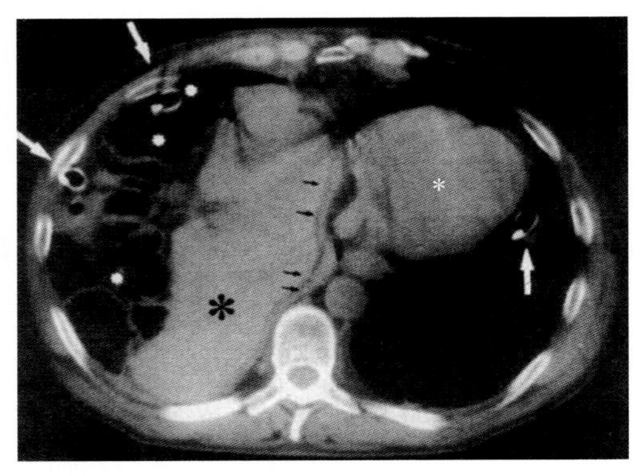

右膈肌破裂（黑色箭头），心脏（小星号）左偏，肝脏（大星号）上抬，结肠疝入胸腔至引流管（白色箭头）水平。

图7-19-2　胸部CT

三、讨论

（一）流行病学

根据文献检索，目前肺移植术后膈疝的报道极少，仅先天性膈疝1例，膈肌破裂1例（即上述引用的病例，尚不能确定为创伤性还是自发性破裂）。而食管裂孔疝多见于肺移植术后胃食管反流病的研究中，Fisichella等[4]报道的发病率为11.5%（7/61）；而在Burton等[5]报道的21例肺移植术后因存在不同程度GERD而接受胃底折叠术的患者中，仅2例发现食管裂孔疝。

（二）临床表现与诊断

（1）临床表现。小型创伤性或先天性膈疝早期可无症状；较大膈疝常见症状包括胸闷、咳嗽、呼吸困难，伴下胸部或上腹部疼痛。合并肠梗阻时，可出现恶心、呕吐、局部肌紧张等表现。体格检查可见气管及心脏患侧偏曲；胸部叩诊可呈鼓音或浊音；在胸部听诊到肠鸣音则是膈疝特征性表现。影像学表现可有类似膈肌上抬的弓状曲线影，膈上空泡影或者其他腹腔脏器阴影，纵隔向健侧移位，下肺的受压不张等表现。本例患者没有呼吸困难及血流动力学异常，仅是通过胸部X线片及CT表现，考虑肝脏及结肠经破裂膈肌疝入胸腔。

食管裂孔疝的典型症状为反流、胸骨后烧心感。但大部分病例，因疝较小而无反流症状。上消化道钡餐造影可见膈上囊影及囊内可见胃黏膜影。内镜可用于了解食管黏膜损伤情况，如炎症、溃疡、Barrett食管。D'Ovidio等[7]报道经动态PH监测发现高达75%的肺移植术后患者存在GERD，且1/3以上为近端反流；作者同时认为继发于反流症状（特别是近端反流）的误吸，最终导致闭塞性支气管炎的发生。因此，一些学者建议肺移植术后患者，应常规进行动态PH监测。同时应监测支气管肺泡灌洗液（bronchoalveolar lavage fluid，BALF）胃蛋白酶及胆汁酸的水平来判断有无误吸的存在[8-9]。

（2）诊断。创伤性或先天性膈疝极其少见，临床表现无特异性，往往是胸部X线片或CT的一些影像特征，如膈上空泡影或者其他腹腔脏器阴影等，为诊断提供了线索。目前文献报道的2例，均从影像学上的特征疑诊，经胸腔镜或者剖胸探查确诊。食管裂孔疝的诊断主要依据上消化道钡餐造影检查。小型滑疝需要头低位及上腹部加压才能显示。同时建议行动态PH监测，明确GERD的存在及其严重程度。

（三）治疗与预后

创伤性或先天性膈疝往往需行手术治疗。Gómez-Arnau等[2]建议，对于早期出现的病例，右侧膈疝经胸手术，左侧经腹手术。对于晚期出现或延迟诊断的病例，腹腔脏器可能因长期疝入胸腔，粘连严重，建议经胸手术。处理好疝入的腹腔脏器后，用不可吸收性缝线间断缝合修补膈缺口。如果直接缝合张力较大，建议使用补片行无张力修补。

肺移植术后食管裂孔疝的治疗策略，主要取决于合并GERD的严重程度，及有无误吸的存在。因此，其手术要点除了缩小食管裂孔外，往往需要加行抗反流术[10]。其手术治疗指征及时机目前尚无统一标准。早期研究将抗反流手术作为存在可疑误吸的肺移植术后BO患者的挽救性治疗策略。近年来的研究表明，肺移植术后一旦发现误吸存在，早期（90天内）行抗反流手术，能减少患者发生BO的概率；而晚期干预仅能稳定肺功能及减缓BO的进程[11]。目前大部分外科医生采用腹腔镜修补肺移植术后食管裂孔疝；多采用Nissen术抗胃食管反流[10-11]。

创伤性或先天性膈疝如果能及时诊断，手术治疗后效果良好；食管裂孔疝如果存在严重反流症状，甚至误吸，可导致慢性移植物丧失功能；早期干预可降低BO的发生概率。

参考文献

[1] 顾凯时. 胸心外科学[M]. 北京：人民卫生出版社，2003：1001-1009.

[2] Gómez-Arnau J，Novoa N，Isidro M G，et al. Ruptured hemidiaphragm after bilateral lung transplantation[J]. Eur J Anaesthesiol，1999，16(4)：259-262.

[3] Wigfield C H，Birla R，Butt T，et al. Morgagni hernia presenting with bowel obstruction in a lung transplant recipient：case report[J]. Transplant Proc，2008，40(10)：3826-3828.

[4] Fisichella P M，Davis C S，Shankaran V，et al. The prevalence and extent of gastroesophageal reflux disease correlates to the type of lung transplantation[J]. Surg Laparosc Endosc Percutan Tech，2012，22(1)：46-51.

[5] Burton P R，Button B，Brown W，et al. Medium-term outcome of fundoplication after lung transplantation[J]. Dis Esophagus，2009，22(8)：642-648.

[6] Robertson A G，Ward C，Pearson J P，et al. Lung transplantation，gastroesophageal reflux，and fundoplication[J]. Ann Thorac Surg，2010，89(2)：653-660.

[7] D'Ovidio F，Keshavjee S. Gastroesophageal reflux and lung transplantation[J]. Dis Esophagus，2006，19(5)：315-320.

[8] Ward C，Forrest I A，Brownlee I A，et al. Pepsin like activity in bronchoalveolar lavage fluid is suggestive of gastric aspiration in

lung allografts[J]. Thorax, 2005, 60(10): 872-874.

[9] D'Ovidio F, Mura M, Tsang M, et al. Bile acid aspiration and the development of bronchiolitis obliterans after lung transplantation[J]. J Thorac Cardiovasc Surg, 2005, 129(5): 1144-1152.

[10] Balsara K R, Cantu E, Bush E L, et al. Early fundoplication reduces the incidence of chronic allograft dysfunction in patients with gastroesophageal reflux disease[J]. J Heart Lung Transpl, 2008, 27: S125.

[11] Fisichella P M, Davis C S, Gagermeier J, et al. Laparoscopic antireflux surgery for gastroesophageal reflux disease after lung transplantation[J]. J Surg Res, 2011, 170(2): e279-e286.

（何文新）

第二十节　肺移植术后急性肾功能衰竭

一、引言

急性肾功能不全（acute kidney dysfunction）是肺移植术后一种较常见的并发症，对患者预后有不良影响，严重者甚至导致患者死亡。

二、病例

Zedtwitz-Liebenstein等[1]报道了1例41岁女性患者肺移植术后急性肾功能衰竭病例。患者因肺纤维化急性呼吸衰竭行双肺移植，术后给予他克莫司2 mg，bid，泼尼松20 mg，gd。术后4个月，患者出现腹泻，经检查确诊为巨细胞病毒结肠炎，遂更换更昔洛韦为西多福韦。更换药物前患者出现肌酐水平增高（1.7 mg/dL），4天后患者出现急性肾衰竭，给予血液透析治疗但效果不佳，肾功能无明显改善且出现真菌感染。

三、讨论

（一）流行病学与病因分析

肾功能不全是肺移植术后比较常见的并发症，可分为急性和慢性两种。美国器官共享网络（United network for organ sharing，UNOS）数据表明肺移植术后患者5年内发生肾功能不全的概率为47.4%[2]。

对于心脏手术患者以及器官移植术后患者，急性肾功能不全的发生往往提示预后不良[3-5]。对于肺移植患者，相对于普胸外科其他手术患者，其急性肾功能不全发生率明显升高。文献报道，肺移植术后急性肾功能不全的发病率为25%~62%，其中有5%~16%的患者需要接受肾脏替代治疗[6]。

肺移植术后发生肾功能衰竭的原因较复杂。首先，有学者认为肺损伤通过肺生物损伤损害肾脏，肺损伤引起炎症介质的大量释放，导致肾上皮细胞凋亡，进而导致急性肾功能不全[7-9]。其次，肺损伤及其导致的液体潴留以及血氧不足，可能导致肾脏灌流减少[9]。对于围手术期患者，其血流动力学不稳定，更加重了肾脏的低灌注。再次，术后肾脏毒性药物的应用，包括神经钙蛋白抑制剂、肾毒性抗生素等，也可能导致术后肾功能衰竭[10-11]。另外，为保护移植物功能，避免原发性移植物功能障碍，肺移植受体往往需要维持体液负平衡[12-13]，尽管这种做法可以改善移植物功能，但是可能导致医源性急性肾功能不全。最后，急性肾功能不全还可继发于脓毒血症、休克、放射性造影剂等。

（二）临床表现与诊断

肺移植术后急性肾功能衰竭的临床表现主要为尿量减少甚至无尿，实验室检查可发现血清尿素氮和肌酐水平升高，肾小球滤过率降低。肺移植术后急性肾功能不全的诊断目前没有统一标准，根据定义的不同，文献报道其发病率差异巨大。如果按照肾小球滤过率<29 mL/（min·1.73m^2）的诊断标准，肺移植术后5年内发生肾功能不全的概率为15.8%，根据美国肾脏基金会颁布的针对普通人群的《肾脏病预后质量倡议》（*Kidney Disease Outcome Quality Initiative*，KDOQI），这种程度的肾损伤为4~5级[14]，而轻度肾功能不全在肺移植后患者中的发生率远高于15%。

（三）治疗与预后

1. 围手术期急性肾功能衰竭的预防

肺移植术后患者为防止液体潴留导致肺水肿，体液水平往往维持在负平衡，此时肾脏灌流可能减少，应给予血管活性药物维持肾脏等重要脏器的血液灌注，同时检测肾功能，及时发现肾功能损害情况的发生，及早纠正。另外，应尽量减少其他可引起肾损伤的因素。尽管神经钙蛋白抑制剂具有肾毒性，但目前其仍是肺移植术后患者最主要的免疫抑制剂，迄今为止没有大规模研究证实避免或停止使用神经钙蛋白抑制剂能减轻甚至不发生肾脏功能损伤。已经发生急性肾功能衰竭的患者，对于能够明确病因的，应尽快去除诱因。

2. 血管紧张素转化酶抑制剂和血管紧张素受体阻滞剂

血管紧张素转化酶抑制剂（angiotensin converting enzyme inhibitor，ACEI）和血管紧张素受体阻滞剂（angiotensin receptor blockers，ARB）具有肾脏保护作

用。在肾移植患者中，ACEI和ARB可延缓移植肾慢性肾病的进展，可能与减少转化生长因子β（TGF-β）导致的肾纤维化有关[15]。有研究者发现，在心肺移植患者后发生环孢素（CsA）相关肾功能不全的患者中，肾穿刺病理活检发现未使用ACEI治疗的患者肾组织中的TGF-β水平明显高于使用ACEI者。还有学者认为在神经钙蛋白抑制剂导致的肾病中，ACEI和ARB可通过减少代偿性肥大的肾单位的超滤来保存肾功能，延缓肾病进展。

3. 肾脏替代治疗

对于肾功能损害不能缓解的患者，应及早给予肾脏替代治疗。在一项大样本临床研究中，回顾性分析了12 108例肺移植术后患者，其中5.51%的患者由于肾功能障碍需行肾脏替代治疗。文献表明，需要肾脏替代治疗是影响患者术后30天、1年、5年生存的独立危险因素[7,16-17]。需要肾功能替代治疗会导致死亡率增加的确切原因目前仍不清楚，比较合理的解释是可能需要肾脏替代治疗反映出这部分患者病情更严重[3]。另外，急性肾功能衰竭的患者亦有转变为慢性肾功能衰竭的风险，从而影响患者的长期生存[17]。

肾脏替代治疗可选择血液透析和腹膜透析。血液透析应作为首选，有文献报道，肺移植术后腹膜透析患者的生存率低于血液透析患者。腹膜透析患者有发生腹膜炎的风险，对于移植术后患者，由于免疫抑制剂等的应用，相比于非移植术后患者，其感染风险大大增加。腹膜透析适合于大多数心血管系统不稳定的患者。

另外，肾移植也可作为一种可选择的方案。对于没有接受过透析治疗的原发性肾脏疾病患者，肾移植的预后优于透析治疗。但是对于肺移植后患者出现急性肾功能衰竭是否可行肾移植，目前仍很少有报道，其可行性与有效性有待进一步研究。

参考文献

[1] Zedtwitz-Liebenstein K, Presterl E, Deviatko E, et al. Acute renal failure in a lung transplant patient after therapy with cidofovir[J]. Transpl Int, 2001, 14(6): 445-446.

[2] Scientific Registry of Transplant Recipients. 2011 Annual Report of the U. S. Organ Procurement and Transplantation Network[R/OL]. http://srtr.transplant.hrsa.gov/annual_reports/2011/pdf/06_lung_12.pdf.

[3] Chertow G M, Levy E M, Hammermeister K E, et al. Independent association between acute renal failure and mortality following cardiac surgery[J]. Am J Med, 1998, 104(4): 343-348.

[4] Kuitunen A, Vento A, Suojaranta-Ylinen R, et al. Acute renal failure after cardiac surgery: evaluation of the RIFLE classification[J]. Ann Thorac Surg, 2006, 81(2): 542-546.

[5] Ojo A O, Held P J, Port F K, et al. Chronic renal failure after transplantation of a nonrenal organ[J]. N Engl J Med, 2003, 349(10): 931-940.

[6] George T J, Arnaoutakis G J, Beaty C A, et al. Acute kidney injury increases mortality after lung transplantation[J]. Ann Thorac Surg, 2012, 94(1): 185-192.

[7] Arnaoutakis G J, George T J, Robinson C W, et al. Severe acute kidney injury according to the RIFLE (risk, injury, failure, loss, end stage) criteria affects mortality in lung transplantation[J]. J Heart Lung Transplant, 2011, 30(10): 1161-1168.

[8] Imai Y, Parodo J, Kajikawa O, et al. Injurious mechanical ventilation and end-organ epithelial cell apoptosis and organ dysfunction in an experimental model of acute respiratory distress syndrome[J]. JAMA, 2003, 289(16): 2104-2112.

[9] Gurkan O U, O'Donnell C, Brower R, et al. Differential effects of mechanical ventilatory strategy on lung injury and systemic organ inflammation in mice[J]. Am J Physiol Lung Cell Mol Physiol, 2003, 285(3): L710-L718.

[10] Al-Naamani N, Maarouf O H, Wilt J S, et al. The modification of diet in renal disease (MDRD) and the prediction of kidney outcomes after lung transplantation[J]. J Heart Lung Transplant, 2008, 27(11): 1191-1197.

[11] Bloom R D, Reese P P. Chronic kidney disease after nonrenal solid-organ transplantation[J]. J Am Soc Nephrol, 2007, 18(12): 3031-3041.

[12] Christie J D, Kotloff R M, Pochettino A, et al. Clinical risk factors for primary graft failure following lung transplantation[J]. Chest, 2003, 124(4): 1232-1241.

[13] Currey J, Pilcher D V, Davies A, et al. Implementation of a management guideline aimed at minimizing the severity of primary graft dysfunction after lung transplant[J]. J Thorac Cardiovasc Surg, 2010, 139(1): 154-161.

[14] Memoli B, Minutolo R, Bisesti V, et al. Changes of serum albumin and C-reactive protein are related to changes of interleukin-6 release by peripheral blood mononuclear cells in hemodialysis patients treated with different membranes[J]. Am J Kidney Dis, 2002, 39(2): 266-273.

[15] Duffau H, Denvil D, Lopes M, et al. Intraoperative mapping of the cortical areas involved in multiplication and subtraction: an electrostimulation study in a patient with a left parietal glioma[J]. J Neurol Neurosurg Psychiatry, 2002, 73(6): 733-738.

[16] Rocha P N, Rocha A T, Palmer S M, et al. Acute renal failure after lung transplantation: incidence, predictors and impact

on perioperative morbidity and mortality[J]. Am J Transplant, 2005, 5(6): 1469-1476.

[17] Mason D P, Solovera-Rozas M, Feng J, et al. Dialysis after lung transplantation: prevalence, risk factors and outcome[J]. J Heart Lung Transplant, 2007, 26(11): 1155-1162.

（杨洁）

第二十一节　肺移植术后结肠穿孔

一、引言

结肠穿孔（colonic perforation）可发生在多种实性器官移植术后，如肺移植、心脏移植、肾移植等术后，其中以肺移植术后发生率较高。该并发症一旦发生病死率高，早期诊断及有针对性的治疗有利于预后。

二、病例

患者，女性，26岁，因下腹部隐痛24 h入院。患者14年前因Eisenmenger综合征接受心-肺联合移植术，术后以咪唑硫嘌呤、环孢霉素治疗，恢复良好。此次入院血常规：白细胞数19×10^9/L，其余正常；胸部X线片正常，腹部X线片示气液平面（图7-21-1）。查血急性巨细胞病毒（-），腹部CT证实为乙状结肠穿孔导致的腹膜炎（图7-21-2）。剖腹探查术发现乙状结肠穿孔导致腹腔弥漫性排泄物污染，行腹膜腔灌洗、乙状结肠切除术及结肠造口术（Hartmann术式），切除组织的病理检查结果为乙状结肠憩室炎，无细菌、真菌、病毒感染迹象。患者术后恢复良好，术后8天出院。6个月后封闭结肠造口，随后6个月没有结肠相关疾病发生。

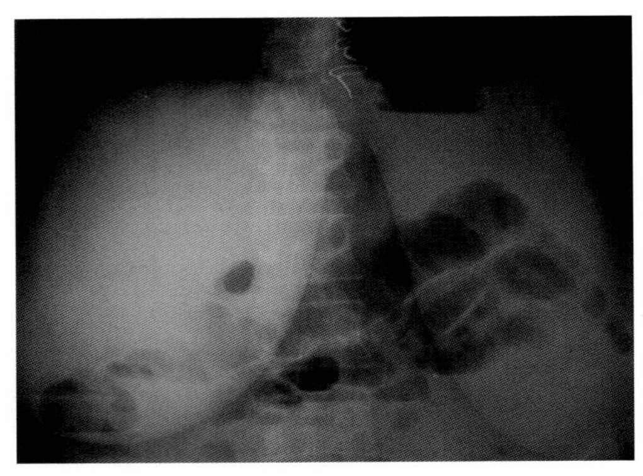

图7-21-1　腹部X线片示气液平面

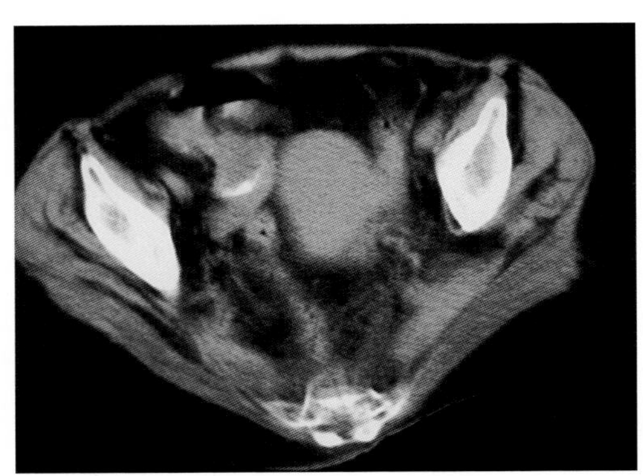

图7-21-2　腹部CT示扩张的乙状结肠、腹腔气体及腹膜炎征象

三、讨论

（一）流行病学与病因分析

实性器官移植术后患者出现腹部尤其是胃肠道并发症并不少见，相关报道指出其发生率为6.3%~51%，病死率为7.7%~63%，是患者术后死亡的重要原因之一[1]。其中结肠穿孔在肝脏、肾脏、心脏、肺等器官移植术后的发生率为1%~2%，肺移植术后发生率高于平均水平，Smith等[2]报道为5.3%，Beaver等[3]报道为6.7%，后者报道病死率达50%。目前文献报道该并发症多发生于乙状结肠，也有部分发生于升降结肠、横结肠[1-3]。

根据发病时间，肺移植术后结肠穿孔可分为早发型、晚发型两种。Beaver等[3]报道的4例肺移植术后结肠穿孔病例分别在术后18天、5个月、14个月、2年发生。早发型多在术后1个月发生，与围手术期高血流灌注，麻醉剂导致肠道麻痹、肠腔内压增加，使用肠道刺激药物及免疫抑制药物有关。免疫抑制药、类固醇类药物可引起肠道萎缩，抑制正常的炎症反应，为细菌侵入创造有利条件，也可以直接造成肠道损伤，加之腹压增高等原因，从而导致肠道穿孔的发生。这一结论可被非器官移植而使用免疫抑制药物的患者结肠穿孔发生率远高于不使用相关药物者证明[4]。晚发型结肠穿孔常常与结肠憩室炎、肠道真菌或病毒感染有关。其中结肠憩室炎与结肠穿孔发生的关系尤为密切，Goldberg等[5]统计了1 012例心脏、肺或心肺联合移植患者术后结直肠并发症的发病情况，结果发现严重并发症中憩室炎的发生率最高（14例，1.4%），其中2例发生结肠穿孔。

（二）临床表现与诊断

结肠穿孔早期多数无明显症状，少数有腹胀、腹泻等症状，穿孔发生后可有腹痛，多在穿孔结肠所在位置附近，呈突发性、持续性，后疼痛波及全腹，但仍以穿孔处为重。患者因难忍腹痛出现面色苍白、冷汗、四肢冰凉、脉搏加快、呼吸浅快；如未得到及时诊断及治疗，可进一步发展为弥漫性腹膜炎，出现发热、心跳加快、血压下降等全身中毒表现，随之出现腹胀、肠麻痹、腹水，并逐渐严重，甚至腹部脓肿。体格检查发现患者仰卧拒动，全腹有压痛、反跳痛，腹肌紧张甚至强直。腹部X线片发现结肠膨胀，腹部游离气体；腹部CT更加清楚地显示腹部扩张部分和结肠腔内气体，部分患者有盆腔积液，腹腔穿刺液呈浑浊甚至为粪水样。

根据患者突发腹部疼痛并呈持续性，后期出现全腹疼痛、发热，体格检查有压痛、反跳痛等腹膜炎体征，实验室检查白细胞明显升高，腹部X线片及CT示腹部游离气体、结肠扩张等表现，诊断结肠穿孔并不困难。对于部分临床表现不明显、不典型，结合影像学特征尚不能明确诊断的老年患者，腹腔镜及剖腹探查是重要的诊断手段。结肠镜对判断穿孔部位有重要帮助，但可能加重腹膜炎，所以并不推荐。根据患者肺移植手术史，以及类固醇或免疫抑制药物应用史，应考虑肺移植术后并发结肠穿孔的可能。

一旦诊断结肠穿孔，在患者一般情况允许的情况下，应立即进行手术治疗，首选穿孔结肠切除术及造瘘术，切除穿孔及扩张的结肠并造瘘，清除腹腔内污染物，后期另行造瘘口关闭术。对于合并休克、身体状况差、不能耐受长时间手术者，以清除病灶、清洗腹腔、抢救生命为主。同时使用广谱抗生素治疗，防止感染进一步恶化，甚至发展为脓毒血症。对于长期应用免疫抑制药物的患者，减少剂量或改用非类固醇类药物，可能会降低患者病死率。

考虑到器官移植术后结肠穿孔具有较高的病死率，Beaver等[3]主张对于年龄>50岁，或有腹部疾病史的患者，在移植术前进行肠道钡剂造影术或结肠镜检查以评估其肠道情况，权衡利弊后谨慎施行肺移植手术。对于有结肠憩室炎病史的患者，甚至可在移植术前将病变结肠切除，以降低结肠穿孔的发生风险。

四、总结

肺移植术后结肠穿孔可发生于术后1个月至十几年，甚至几十年间，预后较差。早期诊断，并在确诊后及时采取手术切除穿孔结肠，同时应用广谱抗生素、减少免疫抑制剂使用量，有助于改善预后。

参考文献

[1] Markogiannakis H, Konstadoulakis M, Tzertzemelis D, et al. Subclinical peritonitis due to perforated sigmoid diverticulitis 14 years after heart-lung transplantation[J]. World J Gastroenterol, 2008, 14(22): 3583-3586.

[2] Smith P C, Slaughter M S, Petty M G, et al. Abdominal complications after lung transplantation[J]. J Heart Lung Transplant, 1995, 14(1 Pt 1): 44-51.

[3] Beaver T M, Fullerton D A, Zamora M R, et al. Colon perforation after lung transplantation[J]. Ann Thorac Surg, 1996, 62(3): 839-843.

[4] Canter J W, Shorb P E Jr. Acute perforation of colonic diverticula associated with prolonged adrenocorticosteroid therapy[J]. Am J Surg, 1971, 121(1): 46-51.

[5] Goldberg H J, Hertz M I, Ricciardi R, et al. Colon and rectal complications after heart and lung transplantation[J]. J Am Coll Surg, 2006, 202(1): 55-61.

（何文新）

第二十二节　肺移植术后曲霉菌感染

一、引言

肺移植术后发生真菌感染的概率为15%~35%。致病的高危因素有免疫抑制剂使用、气管缺血损伤、上皮细胞纤毛清除功能减弱、肺泡巨噬细胞吞噬功能降低及移植物直接与外界环境相通等。另外，终末期肺病患者移植术前的长期治疗易导致真菌的定植[1-2]。在单肺移植患者中，自体肺较移植肺更容易发生侵袭性真菌感染。曲霉菌广泛存在于环境中，是导致肺移植术后机会性感染的重要病原体。肺移植术后曲霉菌感染难以早期诊断，治疗效果有限，总体死亡率高。

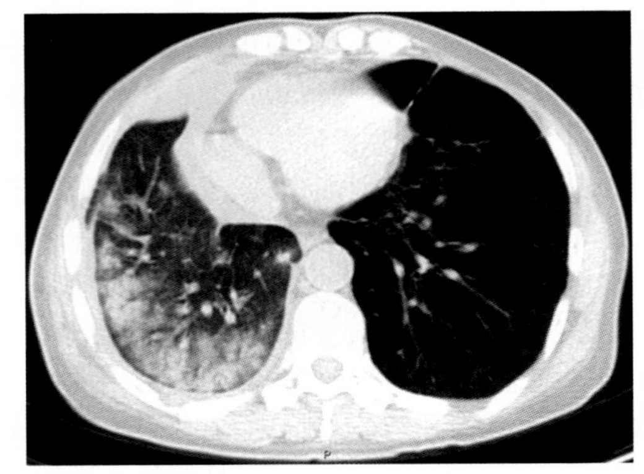

图7-22-1　治疗前胸部CT影像

二、病例

患者，女性，40岁，因淋巴管平滑肌瘤病（lymphangio-leiomyomatosis，LAM）行右单肺移植术。手术顺利，术后1个月患者出现胸闷气促，复查胸部CT提示右下肺斑片影（图7-22-1）。痰中发现曲霉菌，给予伊曲康唑抗真菌治疗1个月后，复查胸部CT提示明显吸收（图7-22-2）。

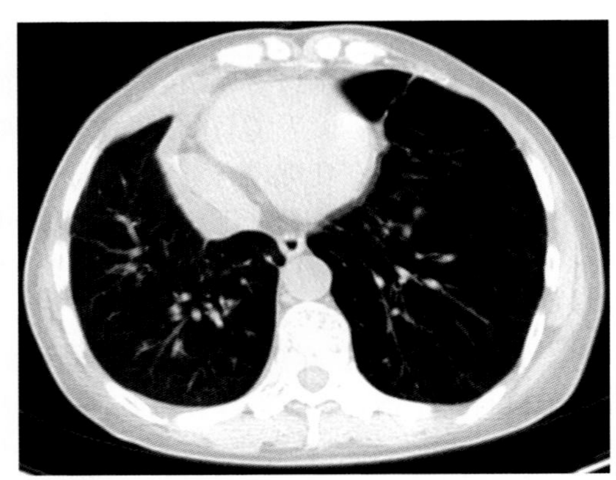

图7-22-2　抗真菌治疗1个月后胸部CT影像

三、讨论

（一）流行病学与病理学表现

相较于其他实体器官移植，肺移植术后发生曲霉菌感染的概率更高。Minari等[3]报道了1990—1999年的188例肺移植患者，其发生侵袭性肺曲霉病（invasive pulmonary aspergillosis，IPA）的概率为40.5/1 000，其中术后第1年发病率为125.6/1 000，1年后则为15.3/1 000。2013年，Neofytos等[4]报道的肺移植术后IPA的总体发病率为49/1 000。在早期报道中，大部分曲霉菌感染发生在术后3个月内，而术后1年发生感染的概率仅为12%[2]。近年来，随着预防性抗真菌药物的使用及治疗策略的改善，近半数的曲霉菌感染为晚发型。Solé等[5]还观察到曲霉菌感染的类型与感染时间相关。在他的报道中，所有曲霉菌性气管支气管炎/吻合口感染均发生在术后3个月内；而侵袭性/播散性曲霉病的发病时间则为（33.7±19.6）个月。

曲霉菌感染在肺内的组织病理学表现无特异性，只有在病变的肺组织内找到曲霉菌才有诊断意义。曲霉菌菌丝宽2~4 mm，分隔和分叉呈45°，常规的苏木精-伊红染色不易看到，但借助银染可以观察得到。菌丝在进展性感染中可径直生长，而在大部分慢性感染中呈球茎状。在组织中，孢子形成过程罕见，故难以与其他致病真菌相鉴别。

（二）临床表现与诊断

肺移植术后曲霉菌感染有3种不同的临床类型[5]。

①曲霉菌定植：术后呼吸道分泌物中培养出曲霉菌，但临床上没有侵袭性曲霉菌及气管支气管炎的表现。

②曲霉菌性气管支气管炎或者吻合口感染：分泌物培养可分离出曲霉菌，组织学上有组织侵犯、坏死、溃疡的证据；或者支气管镜可见假膜形成。

③侵袭性曲霉菌病：包括侵袭性肺曲霉病及播散性曲霉病；IPA由曲霉菌感染引起，临床、影像学、组织上可见曲霉菌侵犯肺组织的表现，呼吸道分泌物可分离出曲霉菌；当曲霉菌感染蔓延至2个或者2个以上的器官时，则认为疾病播散。

肺移植术后曲霉菌感染在诊断上面临巨大挑战。其临床表现无特异性，可为咳嗽、咳痰、咯血、胸痛等。即便是IPA，也有约30%的患者无症状。呼吸道分泌物培养分离出曲霉菌的敏感度不高；在IPA中，痰真菌培养的阳性率为8%~34%，支气管肺泡灌洗液（BALF）培养阳性率为62%。故肺移植术后密切的临床监测非常重要，特别是CT可在IPA的早期诊断中提供线索。IPA在影像学上可表现为单发或者多发结节样影、空洞影或者实变影，并在其病程早期，常可出现“晕环征”[6]。为了排除中枢神经系统病灶的存在，头颅CT或MRI检查是必要的。目前PET在IPA诊断上的应用仍较少。Hot等[7]的研究显示PET在已被明确的感染病灶中有高摄取，甚至还可发现CT上不明显的小病灶。

近年来，曲霉菌病的血清学诊断取得重大进展，如酶联免疫吸附测定（ELISA）法检测半乳甘露聚糖抗原（GM试验）[8]、量化分光光度测定系统检测β-1，3-葡聚糖及真菌DNA的聚合酶链反应（PCR）等技术，为IPA的快速诊断带来可能[6]。各种技术方法在诊断实体器官移植术后IPA方面的敏感性及特异性如表7-22-1所示。

曲霉菌性气管支气管炎的诊断建立在典型的支气管镜表现、通过肺活检组织或者支气管肺泡灌洗液培养检出曲霉菌的基础上。IPA的确诊除了病原学诊断有曲霉菌的证据，尚需肺活检证实存在肺组织的侵袭性感染；但当有曲霉菌的证据，且有相应的临床影像学表现时则可考虑疑似诊断。

（三）治疗

鉴于预防性策略在降低肺移植术后曲霉菌感染的发生率及病死率方面的作用，目前世界上大多数移植中心采用预防性抗真菌治疗；而30%的中心采用基于密切监测、早期发现的抢先治疗。曲霉菌病的治疗性用药主要有3大类：两性霉素B及其脂溶性制剂、广谱的三唑类（伊曲康唑、伏立康唑、泊沙康唑）及棘球白素类（卡泊芬净）[1]。IPA的高病死率促使抗真菌药的使用方式由单一用药向联合用药转变。一项前瞻性多中心临床研究比较了卡泊芬净和伏立康唑联合用药及脂溶性两性霉素B单药在治疗实体器官移植术后IPA方面的疗效。研究显示：相较于单药组，联合用药组病死率较低（26% *vs* 43%），且其死亡患者存活时间较长（36.7 d *vs* 49.5 d），但差异均不显著。目前，37%~47%的移植中心采用联合用药作为首选的抗真菌治疗方案，而58%~80%的中心将联合用药作为挽救性治疗方案。外科切除和清创术仍然是曲霉菌感染治疗的一部分。肺移植术后如出现进展、难治、血管侵犯性的肺曲菌病，需行肺切除术。

（四）预后

虽然近年来抗真菌药物的研究取得进展，但肺移植术后曲霉菌病，特别是侵袭性曲霉病的预后仍不容乐观。肺移植术后IPA死亡风险增加2~3倍，其病死率为40%~58%；累及中枢神经系统的播散性感染，其病死率为98%~100%。

表7-22-1　IPA的各种快速诊断方法比较

方法	检测成分	标本	敏感性	特异性
酶联免疫吸附测定（ELISA）	半乳甘露聚糖抗原	血清	21%~64%	80%~89%
		BALF	60%	98%
量化分光光度测定系统（QSAS）	β-1，3-葡聚糖*	血清	71%	-
聚合酶链反应（PCR）	真菌DNA	血清	100%	65%

*β-1，3-葡聚糖是酵母菌等真菌的细胞壁成分，虽然在IPA血清中也可检测出该物质，但不能被单独用于诊断IPA。

参考文献

[1] Kubak B M. Fungal infection in lung transplantation[J]. Transpl Infect Dis, 2002, 4 Suppl 3: 24-31.

[2] Iversen M, Burton C M, Vand S, et al. Aspergillus infection in lung transplant patients: incidence and prognosis[J]. Eur J Clin Microbiol Infect Dis, 2007, 26(12): 879-886.

[3] Minari A, Husni R, Avery R K, et al. The incidence of invasive aspergillosis among solid organ transplant recipients and implications for prophylaxis in lung transplants[J]. Transpl Infect Dis, 2002, 4(4): 195-200.

[4] Neofytos D, Treadway S, Ostrander D, et al. Epidemiology, outcomes, and mortality predictors of invasive mold infections among transplant recipients: a 10-year, single-center experience[J]. Transpl Infect Dis, 2013, 15(3): 233-242.

[5] Solé A, Salavert M. Fungal infections after lung transplantation[J]. Transplant Rev (Orlando), 2008, 22(2): 89-104.

[6] Segal B H, Walsh T J. Current approaches to diagnosis and treatment of invasive aspergillosis[J]. Am J Respir Crit Care Med, 2006, 173(7): 707-717.

[7] Hot A, Maunoury C, Poiree S, et al. Diagnostic contribution of positron emission tomography with [18F]fluorodeoxyglucose for invasive fungal infections[J]. Clin Microbiol Infect, 2011, 3: 409-417.

[8] Husain S, Paterson D L, Studer S M, et al. Aspergillus galactomannan antigen in the bronchoalveolar lavage fluid for the diagnosis of invasive aspergillosis in lung transplant recipients[J]. Transplantation, 2007, 83(10): 1330-1336.

（何文新）

第二十三节　肺移植术后吻合口狭窄

一、引言

气管吻合口狭窄（bronchial anastomotic stenosis）是肺移植术后较常见的并发症。

二、病例

患者，男性，56岁，因特发性肺纤维化接受右侧单肺移植。患者术后早期接受常规免疫抑制治疗，如他克莫司、霉酚酸酯和类固醇，无并发症发生。术后第8天拔管，恢复良好。

术后2个月出现进行性呼吸困难、喘息、咳嗽。胸部X线片提示右肺下叶压缩，CT提示右主支气管严重狭窄（图7-23-1A）。在喉罩麻醉下，支气管镜检查发现支气管吻合口周围溃疡和肉芽肿形成，并造成呼吸道梗阻，支气管软化（图7-23-1B），咳嗽时支气管壁塌陷。支气管溃疡延伸到中间支气管，包括上叶支气管。肉芽肿组织活检提示非特异性炎症反应，无细菌或真菌感染。采用球囊扩张（10 mm）治疗无效，故采用硬质支气管镜植入Dumon支架。由于支气管溃疡和狭窄延伸到中间支气管，因此采用Dumon Y型支架，在上叶支气管处开口，支架右侧壁根据支气管镜以及CT信息设计（图7-23-2）。

支架植入后患者症状立即缓解。支架植入2个月后，采用硬质支气管镜成功取出支架，复查CT、支气管镜检查提示支气管溃疡和狭窄治愈（图7-23-3）。随访8个月，患者无气管狭窄症状[1]。

三、讨论

（一）流行病学与病因分析

气管吻合口并发症是早期肺移植术后最主要的并发症[2]，也是导致手术失败的最主要原因。随着手术技术、器官保存、免疫抑制治疗以及术后护理的发展，近年来气管吻合口并发症的发病率大大降低[3-4]，可是气管并发症仍时有发生，文献报道其发生率为15%~33%[5]。其中气管狭窄的发生率为1.6%~32%[6-8]。

目前认为，支气管缺血是引起肺移植术后气管并发症的主要原因。肺是移植中唯一没有直接血供的实体器官。肺移植后支气管吻合口处的血供主要靠其远端的支气管动脉与肺动脉的吻合支，但由于其含氧量低且血运有限，因此吻合口处可能无法获得满足愈合需要的足够的氧，并导致吻合口并发症的发生，包括裂开、坏死、狭窄、气管塌陷[3-4]。吻合口狭窄可以认为是组织缺血状态下的修复和过度增生造成的结果。其次，近年来

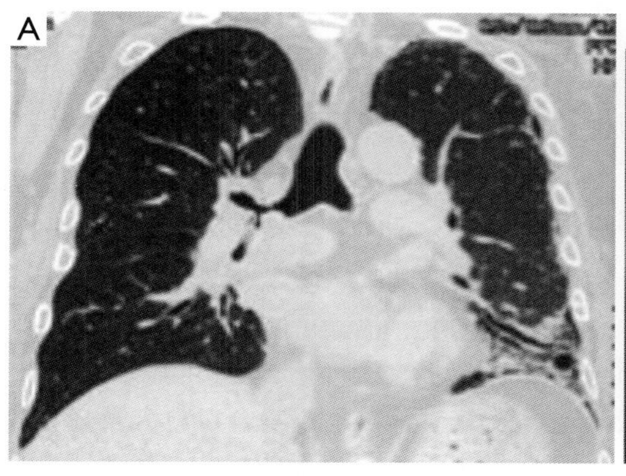

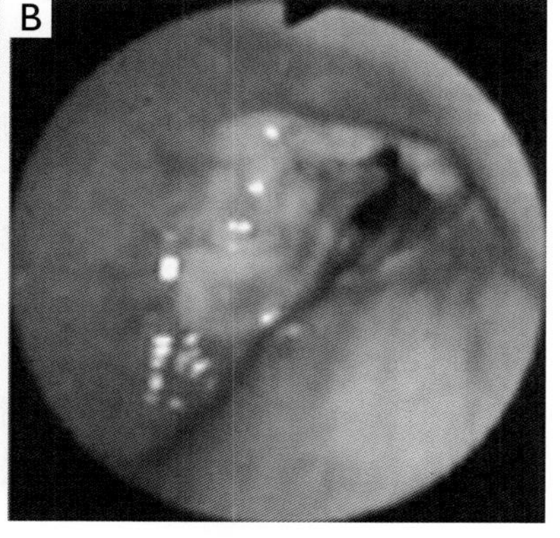

（A）CT冠状面提示支气管吻合口狭窄，肺移植后右主支气管严重狭窄；（B）支气管镜提示支气管吻合口处气管严重阻塞。

图7-23-1　胸部CT及支气管镜检查

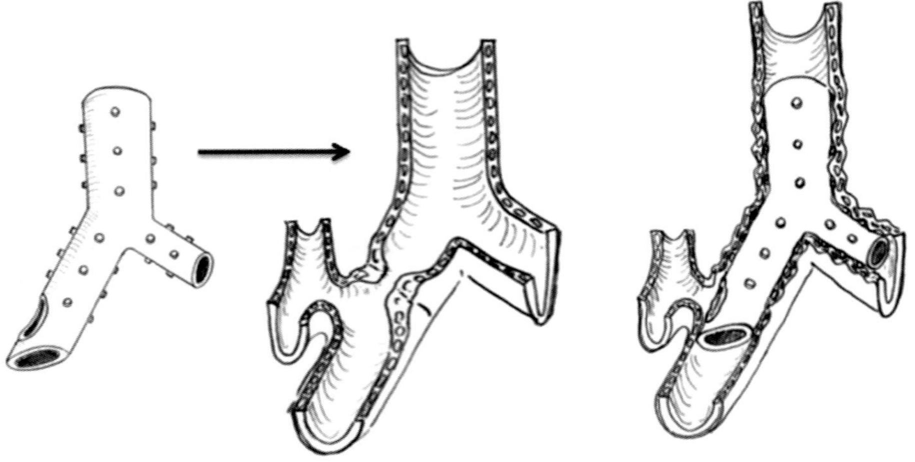

图7-23-2　Dumon Y型支架带有右上叶支气管开口

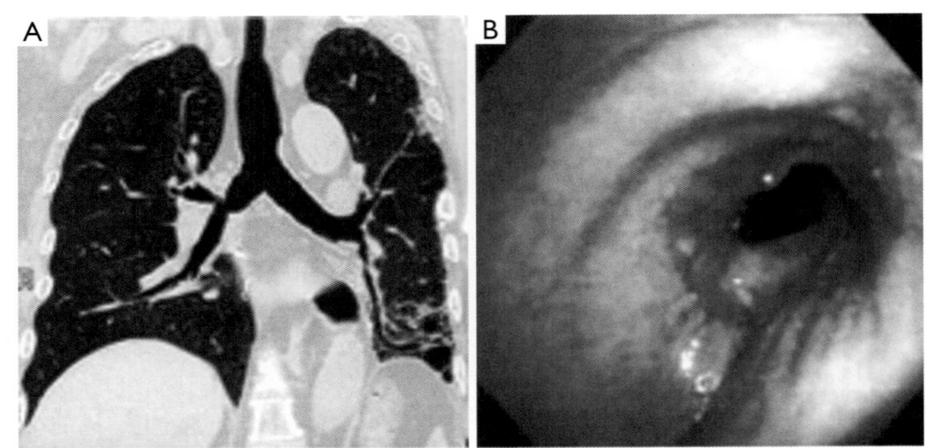

（A）冠状面CT显示支架取出后支气管吻合口狭窄明显好转；（B）支气管镜检查提示支架取出后支气管吻合口周围溃疡愈合良好。

图7-23-3　复查CT及支气管镜检查

研究发现，支气管吻合口狭窄与真菌和结核感染密切相关。另外，气管吻合方式对术后气管狭窄的形成亦有不同的影响。有学者认为，套入式缝合支气管、软骨部间断缝合、膜部连续缝合不但能缓解气管吻合的缺血，也能减少气管吻合口并发症的发生[9]。也有学者认为嵌入式吻合导致较高的吻合口狭窄发生率。也有报道称端端吻合膜部连续软骨间断缝合或全层单纯连续和改良嵌入缝合法取得了良好效果[10]。

（二）临床表现与诊断

肺移植术后气管吻合口狭窄起病比较缓慢，通常于术后2~9个月发生[11-13]。患者可出现气急、呼吸困难，可伴有喘鸣、咳嗽、咳痰症状。体格检查见患侧胸廓呼吸动度、语颤可减弱或消失，听诊呼吸音减低或消失，可有干、湿啰音。CT可显示狭窄部位、长度、形态。支气管镜可检查吻合口愈合及气管狭窄情况。通常将口径小于正常口径的50%作为狭窄的诊断标准，外观表现为纤维素性、肉芽肿性、骨软化和硬性瘢痕组织增生性狭窄。

根据狭窄部位，Thistlethwaite等[14]将气管狭窄分为4种类型：1型，狭窄局限于吻合口；2型，狭窄位于吻合口并延伸>1 cm；3型，吻合口远端狭窄，但不包含吻合口；4型，广泛气管狭窄（吻合口及远端）。4种气管狭窄的比例为：1型54.5%，2型22.7%，3型13.6%，4型9.1%。

（三）治疗与预后

当前对肺移植术后气管吻合口狭窄的治疗手段主要有激光烧灼、冷冻、球囊扩张、硬质支气管镜及硬管扩张、植入气管支架和腔内放射治疗等。对于严重或广泛狭窄造成移植肺反复感染者，可进行肺叶切除、全肺切除及肺再移植。

球囊扩张是气管狭窄的早期治疗手段，支气管周围无硬瘢痕组织时才易于成功，可迅速缓解症状，但是有时疗效短暂。有学者报道26%的狭窄患者仅需球囊扩张，球囊扩张可作为狭窄的首选治疗方案[15]。激光治疗可用于清除肉芽肿组织，但往往也仅短暂有效。

气管支架可用于治疗难治性气管狭窄。支架材料分为金属和硅树脂两种，且各有优缺点。硅树脂炎症反应相对较少，而金属材料容易导致肉芽肿形成。金属支架易植入，采用纤维支气管镜即可完成，而硅树脂支架的植入需要使用硬质支气管镜。对于支架取出时间，目前没有统一标准。有学者认为如果1年内没有取出，则无须再取出[16]。

参考文献

[1] Higuchi T, Shiraishi T, Hiratsuka M, et al. Successful treatment of bronchial anastomotic stenosis with modified Dumon Y-stent insertion in lung transplantation: report of a case[J]. Surg Today, 2011, 41(9): 1302-1305.

[2] Wildevuur C R, Benfield J R. A review of 23 human lung transplantations by 20 surgeons[J]. Ann Thorac Surg, 1970, 9(6): 489-515.

[3] Shennib H, Massard G. Airway complications in lung transplantation[J]. Ann Thorac Surg, 1994, 57(2): 506-511.

[4] Date H, Trulock E P, Arcidi J M, et al. Improved airway healing after lung transplantation. An analysis of 348 bronchial anastomoses[J]. J Thorac Cardiovasc Surg, 1995, 110(5): 1424-1432.

[5] de Hoyos A L, Patterson G A, Maurer J R, et al. Pulmonary transplantation. Early and late results. The Toronto Lung Transplant Group[J]. J Thorac Cardiovasc Surg, 1992, 103(2): 295-306.

[6] Garfein E S, McGregor C C, Galantowicz M E, et al. Deleterious effects of telescoped bronchial anastomosis in single and bilateral lung transplantation[J]. Ann Transplant, 2000, 5(1): 5-11.

[7] Marulli G, Loy M, Rizzardi G, et al. Surgical treatment of posttransplant bronchial stenoses: case reports[J]. Transplant Proc, 2007, 39(6): 1973-1975.

[8] De Gracia J, Culebras M, Alvarez A, et al. Bronchoscopic balloon dilatation in the management of bronchial stenosis following lung transplantation[J]. Respir Med, 2007, 101(1): 27-33.

[9] Garfein E S, Ginsberg M E, Gorenstein L, et al. Superiority of end-to-end versus telescoped bronchial anastomosis in single lung transplantation for pulmonary emphysema[J]. J Thorac Cardiovasc Surg, 2001, 121(1): 149-154.

[10] 贾向波，姜格宁，丁嘉安，等. 肺移植术后气道吻合口狭窄的原因和治疗[J]. 中华器官移植杂志，2006，27(2)：84-85.

[11] van Berkel V, Guthrie T J, Puri V, et al. Impact of anastomotic techniques on airway complications after lung transplant[J]. Ann Thorac Surg, 2011, 92(1): 316-320.

[12] Schmid R A, Boehler A, Speich R, et al. Bronchial anastomotic complications following lung transplantation: still a major cause of morbidity?[J]. Eur Respir J, 1997, 10(12): 2872-2875.

[13] Krishnam M S, Suh R D, Tomasian A, et al. Postoperative complications of lung transplantation: radiologic findings along a time continuum[J]. Radiographics, 2007, 27(4): 957-974.

[14] Thistlethwaite P A, Yung G, Kemp A, et al. Airway stenoses after lung transplantation: incidence, management, and outcome[J]. J Thorac Cardiovasc Surg, 2008, 136(6): 1569-1575.

[15] Chhajed P N, Malouf M A, Glanville A R. Bronchoscopic dilatation in the management of benign (non-transplant) tracheobronchial stenosis[J]. Intern Med J, 2001, 31(9): 512-516.

[16] Fonseca H V, Iuamoto L R, Minamoto H, et al. Stents for bronchial stenosis after lung transplantation: should they be removed?[J]. Transplant Proc, 2015, 47(4): 1029-1032.

（杨洁）

第二十四节　肺移植术后移植物抗宿主病

一、引言

移植物抗宿主病（graft-versus-host disease，GVHD）是肺移植术后一种罕见的并发症。

二、病例

患者，男性，31岁，白种人，因原发性纤毛运动障碍和支气管扩张行双侧肺移植手术。患者围手术期未接受输血。供体为26岁白种人男性，死于脑出血，有输血史。无巨细胞病毒（D+/R+）不匹配。供体和受体均发现EB病毒（Epstein-Barr virus，EBV）。HLA配型提示5个HLA抗原匹配。供肺采用4 L celsior液灌洗，所有部位灌注良好，无肺实质浸润及肺不张。免疫抑制治疗包括环孢菌素、硫唑嘌呤和类固醇激素。术后第9天，患者出现急性排斥反应，并导致呼吸衰竭，予以再插管及甲泼尼龙600 mg静脉注射冲击治疗，免疫抑制剂改为他克莫司和吗替麦考酚酯。术后20天患者出院。

出院后6天患者因发热（37.8 ℃）、寒战以及胸部瘙痒斑丘疹再次入院。斑丘疹4天内蔓延到四肢。肝功能升高（谷丙转氨酶335 IU/L，谷草转氨酶638 IU/L）。考虑患者出现药物反应，所以停用复方磺胺甲恶唑和吗替麦考酚酯。皮肤活检提示皮肤炎症，皮肤基底层不完整，出现空泡变性，细胞凋亡及坏死，提示GVHD。数天之后，患者出现绿色水样腹泻（每天10~20次），痉挛性腹痛，麻痹性肠梗阻。结肠镜检查提示黏膜溃疡，肠隐窝破坏，符合GVHD诊断。血液检查提示白细胞减低（1.2×10^9/L），严重贫血（血红蛋白6.5 g/dL），肝功能恶化，碱性磷酸酶1620 IU/L，谷丙转氨酶341 IU/L，高胆红素血症，凝血酶原活动度（35%）。嵌合体检测受体/供体淋巴细胞比例为50：50。患者再次入院后第4天、第8天、第12天予以巴利昔单抗（20 mg Ⅳ），泼尼松增加到25 mg，bid（1 mg/kg）。患者无好转，予以体外光分离置换疗法，每次持续2天，间隔2周，至第10周仍无明显缓解。肝功能指标持续升高，血红细胞和白细胞持续下降，在最后一次光疗后1周激素增加至125 mg/d Ⅳ（甲泼尼龙2.5 mg/kg）。6天后患者肝功能改善，血白细胞升高至正常水平，皮疹消失，15天后患者腹泻消失，结肠镜检查结果正常。全血嵌合体检测未发现供体细胞[1]。

三、讨论

（一）流行病学与病因分析

GVHD由多种因素导致，可分为急性和慢性。慢性GVHD最常发生于骨髓移植后，发生率高达50%[2]。在实体器官移植中，GVHD是一种不常见的并发症。在含有大量周围淋巴细胞实体器官中更常见，如肠和肝脏[3-4]。发生于肺移植术后的急性GVHD罕见。放化疗后接受免疫抑制治疗的患者以及遗传性免疫功能缺陷患者、输注非照射血制品的患者也有可能发生GVHD[5]。

GVHD的发生有以下3个前提[6]：①移植物中必须含有免疫活性的淋巴细胞；②宿主中必须含有移植物中没有的组织相容性抗原；③宿主无法对移植物进行有效的免疫应答。当移植物种T细胞识别宿主不同的主要组织相容性复合体（major histocompatibility complex，MHC）之后，T细胞增殖分化，分泌大量细胞因子，作用于靶器官，并最终导致GVHD。因此供体与受体之间MHC的差异是发生GVHD的最重要危险因素[7]。另外，供受体间的性别差异、受体高龄也是GVHD发生的高危因素。

（二）临床表现与诊断

GVHD患者的临床主要症状包括发热、皮疹、腹泻，通常移植后6周内发生。之后患者可出现肝功能障碍，以及严重的全血细胞减少，患者多死于骨髓衰竭相关的败血症或出血。皮肤和结肠活检可为GVHD的诊断提供依据，但是可能无法排除其他疾病，包括药物反应或病毒感染。可进一步行供体淋巴细胞嵌合体检测以明确GVHD诊断[8]。

在供体淋巴细胞嵌合体检测实验中，首先通过在受体血液中检测供体HLA的等位基因，如果实验结果为阳性，则进一步利用流式细胞仪检测供体T细胞，如果供体T细胞占总T细胞的比例>1%则为阳性。GVHD根据严重程度可分为4级[9]：①轻度，自限性，不需要治疗；②中度，累及1个器官；③重度，多器官受累；④危及生命。

（三）治疗与预后

由于肺移植后急性GVHD发生率很低，缺乏临床随机对照试验，目前仍没有有效统一的治疗方案与指南。对GVHD的预防显得尤为重要，尽量减少GVHD发生的危险因素是重要措施。甲氨蝶呤、类固醇、环孢素A、抗胸腺细胞球蛋白（antithymocyte globulin，ATG）和他克莫司的应用可能有助于GVHD的预防[10]。有文献报道去除移植物中的T细胞有利于预防GVHD[11]，但也可能增加移植后淋巴组织增生和移植物失功能的风险[12]。

目前，针对急性GVHD可应用免疫抑制药物治疗，包括吗替麦考酚酯、钙调磷酸酶抑制剂（calcineurin inhibitor）、ATG、单克隆抗体等。激素的应用在GVHD的治疗中很重要，有文献报道大剂量激素使肺移植后GVHD完全缓解，并认为激素是GVHD的基础治疗选择[1]。骨髓是GVHD的重要靶器官，几乎所有GVHD患者均有骨髓衰竭，因此可使用造血细胞因子增加骨髓动员，保护骨髓功能。有学者试图通过同种异体骨髓移植来治疗GVHD，但是当找到合适的供体时，通常为时已晚[8]。

肺移植术后的急性GVHD预后一般较差，文献报道仅少数患者被治愈。能够早期诊断的尚处于低级别的GVHD患者预后相对较好，但是肺移植术后的急性期排异反应又给GVHD的早期诊断带来很大难度。

参考文献

[1] Fossi A，Voltolini L，Filippi R，et al. Severe acute graft versus host disease after lung transplant：report of a case successfully treated with high dose corticosteroids[J]. J Heart Lung Transplant，2009，28(5)：508-510.

[2] BILLINGHAM R E，BRENT L. A simple method for inducing tolerance of skin homografts in mice[J]. Transplant Bull，1957，4(2)：67-71.

[3] Frezza E E，Tzakis A，Fung J J，et al. Small bowel transplantation：current progress and clinical application[J]. Hepatogastroenterology，1996，43(8)：363-376.

[4] Mazariegos G V，Abu-Elmagd K，Jaffe R，et al. Graft versus host disease in intestinal transplantation[J]. Am J Transplant，2004，4(9)：1459-1465.

[5] Luckraz H，Zagolin M，McNeil K，et al. Graft-versus-host disease in lung transplantation：4 case reports and literature review[J]. J Heart Lung Transplant，2003，22(6)：691-697.

[6] Billingham R E. The biology of graft-versus-host reactions[J]. Harvey Lect，1966-1967，62：21-78.

[7] Goulmy E，Schipper R，Pool J，et al. Mismatches of minor histocompatibility antigens between HLA-identical donors and recipients and the development of graft-versus-host disease after bone marrow transplantation[J]. N Engl J Med，1996，334(5)：281-285.

[8] Smith D M，Agura E D，Ausloos K，et al. Graft-vs-host disease as a complication of lung transplantation[J]. J Heart Lung Transplant，2006，25(9)：1175-1177.

[9] Przepiorka D，Weisdorf D，Martin P，et al. 1994 Consensus Conference on Acute GVHD Grading[J]. Bone Marrow Transplant，1995，15(6)：825-828.

[10] Nash R A，Antin J H，Karanes C，et al. Phase 3 study comparing methotrexate and tacrolimus with methotrexate and cyclosporine for prophylaxis of acute graft-versus-host disease after marrow transplantation from unrelated donors[J]. Blood，2000，96(6)：2062-2068.

[11] Wagner J E，Santos G W，Noga S J，et al. Bone marrow graft engineering by counterflow centrifugal elutriation：results of a phase I-II clinical trial[J]. Blood，1990，75(6)：1370-1377.

[12] Antin J H，Bierer B E，Smith B R，et al. Selective depletion of bone marrow T lymphocytes with anti-CD5 monoclonal antibodies：effective prophylaxis for graft-versus-host disease in patients with hematologic malignancies[J]. Blood，1991，78(8)：2139-2149.

（杨洁）

第八章　胸壁

第一节　肋骨包虫病

一、引言

肋骨包虫病是一种罕见的人畜共患寄生虫病，病程缓慢，实验室检查结果常为阴性。诊断常通过临床表现、影像学和实验室检查结果的综合分析得出。生活在农村、牧区是重要的发病危险因素。治疗的最佳方法是彻底清除所有受累的肋骨和胸壁。

二、病例

患者，男性，63岁，因反复咳嗽12年，伴左侧胸壁瘘口3年入院。既往常住土耳其安纳托利亚东部乡村地区，牧民，羊、牧羊犬接触史40年。吸烟史20年，20支/d。体格检查示脉搏98次/min，血压120/70 mmHg，体温37.5°C，呼吸频率24次/min。左侧下胸部可见一明显皮肤瘘口，胸廓扩张度减弱，听诊呼吸音减低，叩诊呈浊音。胸部CT示左侧后肋上部边界清晰的囊性病变（图8-1-1）。血液生化检查示白细胞14 100/μL，中性粒细胞78%，余无明显异常。细粒棘球绦虫血清学试验阴性。瘘口取样，标本培养，未见微生物繁殖，细胞病理检查示标本以中性粒细胞为主，未见特征性恶性肿瘤细胞。

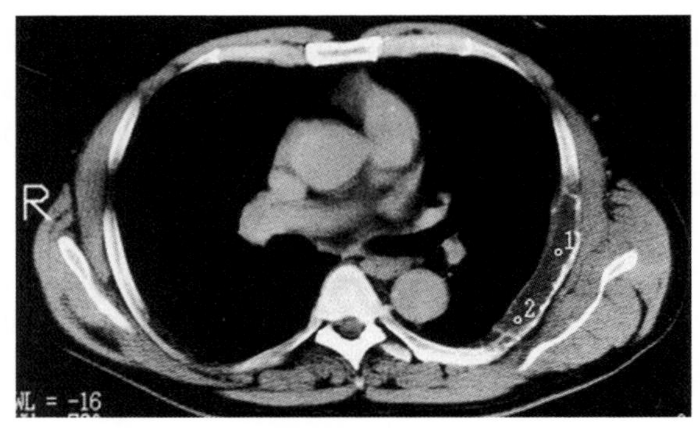

图8-1-1　胸部CT示左侧后肋上部边界清晰的囊性病变

予以完善术前检查后，行左侧胸部第5肋骨完全切除及第6肋骨部分切除术，以前锯肌、背阔肌作为肌皮瓣填充肋骨切除后的缺损。切除的第5肋骨标本经组织病理检查示骨小梁和发芽膜（germinative membrane）（图8-1-2），证实为包虫囊肿。术后未出现并发症，予以阿苯达唑（800 mg/d）继续治疗。患者明显好转后出院，随访6个月，未见复发。

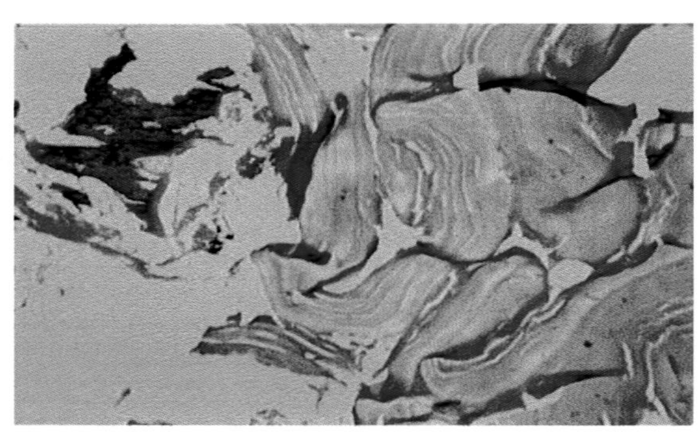
图8-1-2　组织病理检查显示切除的第5肋骨标本的骨小梁和发芽膜（HE染色，×40）

三、讨论

（一）流行病学与病因分析

包虫病是人感染棘球绦虫的幼虫（棘球蚴）所致的慢性寄生虫病。寄生虫需要中间宿主，最常见的宿主是羊、牛、猪，同样，狗、狐狸、狼也是主要的宿主。宿主通过粪便传播寄生虫卵。人类通过摄取含有寄生虫卵的食物或水，成为中间宿主。寄生虫卵被摄入人体后，在肠道内孵化，释放六钩蚴，穿过肠壁，抵达肝脏，使肝脏成为最常见的受累器官[1]。通过肝脏，六钩蚴进入全身血流，几乎可以停留在任何器官，引起相应器官的受累，尤其是肺（10%~40%），脑、肾、骨偶尔受累[2]。肝和肺（4%）同时受累较单独受累少见[3]。肺部受累多见于儿童，在一项涉及40名年龄为1~15岁儿童的回顾性研究中，肝（43%）与肺（41%）单独受累的发生率在此年龄组相近[2]。此外，相比于成年人，肝与肺同时受累更常见于儿童（16%）。发生于骨的包虫病占总数的0.5%~2%，其中近50%发生于椎体，肋骨受累是罕见的，文献报道不到100例[4]。肋骨包虫病可以是原发或继发，继发性肋骨包虫病是由原发性肺或纵隔包虫囊肿自发性破裂或术中破裂引起。

（二）临床表现与诊断

肋骨包虫病临床表现根据发生部位不同而有所不同，但多以肿块占位、压迫和肋骨侵犯为主要表现。肿块一般呈缓慢、渐进性生长，轻者可无症状，有时出现轻微的间歇性胸部疼痛。长病程患者可出现逐渐增大的肿块，合并持续性胸部疼痛，甚至引起肋间神经痛。包虫囊肿侵犯长骨通常从骨端开始，疏松海绵骨首先受累，但骨皮质坚硬、骨髓腔狭小呈管状限制了包虫的生长，故病程进展缓慢，晚期可出现病理性骨折或脱位、脊髓压迫等。部分患者可有反复感染的症状，出现皮肤瘘口、骨髓炎等。囊肿破裂可致寄生虫播散到邻近器官或引起过敏性反应[5-8]。

诊断基于临床表现、影像学和实验室检查结果，进行综合评估。

胸部X线片表现为非特异性，可见囊性或不规则的骨溶解。少数病例出现囊肿壁的弧形钙化或多囊性骨溶解[6]。虽然胸部CT能够提供关于受侵犯骨的位置、严重程度以及周围软组织的破坏程度等信息，但其仍是一种非特异性的检查[9]。最常见的胸部CT表现为多个大小不同（流体密度为10~20 Hu）的囊性病灶，合并不同程度的骨溶解所导致的骨皮质变薄和密质骨破裂[10]。胸部MRI是目前最有助于诊断的影像学检查技术。一般情况下，不需要注射造影剂行MRI增强扫描，T_1和T_2加权图像已能够提供足够的诊断依据。囊肿在T_1和T_2加权图像上通常同时表现为高信号[9-10]。在T_1加权图像上，母囊信号强度与肌肉相近，而子囊信号强度与水相近。在囊肿破裂或继发感染的病例，由于蛋白质内容物增加而使信号增强[6]。一旦怀疑肋骨包虫囊肿的存在，应对肝、脾、脑等器官进行超声、CT或MRI检查，以排除其他组织或器官的合并感染。同样，也应考虑影像学鉴别诊断：①恶性骨肿瘤，特别是浆细胞瘤和转移性肿瘤；②良性肿瘤，如动脉瘤性囊肿、神经纤维瘤、巨细胞瘤；③由结核分枝杆菌或普通细菌引起的骨髓炎[4,9,11-12]。

实验室检查方法包括嗜酸性粒细胞计数、免疫球蛋白E（IgE）测定、酶联免疫吸附试验测定（ELISA）、免疫印迹试验（Western Blot）、免疫沉淀反应、红细胞凝集试验（erythrocyte agglutination test）等[13]。阴性结果不能排除诊断[14]。敏感性最高的检查是ELISA，为82.7%；特异性最高的检查是免疫沉淀反应，为94.7%[15]。无并发症的骨包虫病实验室检查结果通常为阴性，而包虫囊肿破裂后，血清学检出率较高[3-4]。

确诊依赖于手术切除后的组织病理检查。彻底切除受累的肋骨和胸壁是最佳治疗方法[16]。术前及术后使用甲苯咪唑或阿苯达唑，尤其是长时程、大剂量使用，能达到良好的治疗效果，同时降低复发率[17]。

四、总结

包虫病是一种流行于农村、牧区的人畜共患寄生虫病。包虫病通常发生在肝、肺，肋骨包虫病较为罕见。影像学检查有助于诊断，但有时仍无特异性。确诊依赖于手术切除后的组织病理检查。治疗方法是手术完全切除受累肋骨和胸壁，并长期使用阿苯达唑辅助治疗。

参考文献

[1] Popa C，Ionescu S，Cretu C M，et al. A primary hydatid cyst in the abdominal wall -- case report[J]. Chirurgia (Bucur)，2012，107(5)：655-658.

[2] Sayek I，Tirnaksiz M B，Dogan R. Cystic hydatid disease：current trends in diagnosis and management[J]. Surg Today，

2004,34(12):987-996.
[3] Demir H A, Demir S, Emir S, et al. Primary hydatid cyst of the rib mimicking chest wall tumor: a case report[J]. J Pediatr Surg, 2010,45(11):2247-2249.
[4] El Oueriachi F, Traibi A, El Hammoumi M, et al. Costal hydatidosis: management and outcome of five cases[J]. Updates Surg, 2012,64(1):49-52.
[5] Levy Faber D, Best L A, Militianu D, et al. Thoracic outlet syndrome caused by hydatid cyst of the first rib-rare but important[J]. Indian J Surg, 2010,72(6):485-487.
[6] Song X H, Ding L W, Wen H. Bone hydatid disease[J]. Postgrad Med J, 2007,83(982):536-542.
[7] Zeybek A, Erdoğan A, Akdeniz S, et al. Atypical giant hydatid cyst at the thoracic wall causing bone and soft tissue destruction: report of a case[J]. Iran Red Crescent Med J, 2013,15(6):529-531.
[8] Thomopoulos T, Naiken S, Rubbia-Brandt L, et al. Management of a ruptured hydatid cyst involving the ribs: Dealing with a challenging case and review of the literature[J]. Int J Surg Case Rep, 2012,3(7):253-256.
[9] Tsitouridis I, Dimitriadis A S. CT and MRI in vertebral hydatid disease[J]. Eur Radiol, 1997,7(8):1207-1210.
[10] Ouadnouni Y, Bouchikh M, Achir A, et al.Hydatid disease of the ribs[J]. REV MAL RESPIR, 2011,28(3):306-311.
[11] Burgos R, Varela A, Castedo E, et al. Pulmonary hydatidosis: surgical treatment and follow-up of 240 cases[J]. Eur J Cardiothorac Surg, 1999,16(6):628-634.
[12] Bonakdarpour A, Zadeh Y F, Maghssoudi H, et al. Costal echinococcosis. Report of six cases and review of the literature[J]. Am J Roentgenol Radium Ther Nucl Med, 1973,118(2):371-377.
[13] Roman A, Georgiu C, Nicolau D, et al. Cystic Hydatidosis of the Rib-Case Report and Review of the Literature[J]. Ann Thorac Cardiovasc Surg, 2015,21(5):492-495.
[14] Wuestenberg J, Gruener B, Oeztuerk S, et al. Diagnostics in cystic echinococcosis: serology versus ultrasonography[J]. Turk J Gastroenterol, 2014,25(4):398-404.
[15] Manterola C, Cuadra A, Muñoz S, et al. In a diagnostic test study the validity of three serodiagnostic test was compared in patients with liver echinococcosis[J]. J Clin Epidemiol, 2005, 58(4):401-406.
[16] Stamatis G, Greschuchna D. Echinococcus cysticus costalis: report of 2 cases and review of the literature[J]. Pneumologie, 1989,43(4):213-216.
[17] Karaoğlanoğlu N, Gorguner M, Eroglu A. Hydatid disease of rib[J]. Ann Thorac Surg, 2001,71(1):372-373.

（戴洁）

第二节　肋骨胆固醇肉芽肿

一、引言

胆固醇肉芽肿是一种罕见的良性肿瘤，可发生于各处身体组织和器官，然而，侵犯肋骨的胆固醇肉芽肿极为少见。根治性手术切除是肋骨胆固醇肉芽肿的主要治疗手段。

二、病例

患者，女性，38岁，因右侧胸壁疼痛伴渐进性肿胀1年入院，自发病以来，胸壁肿块逐渐增大。既往患有甲状腺功能减退（桥本甲状腺炎），并接受甲状腺药物治疗。13年前有跌倒外伤史，无近期胸部创伤史。体格检查触诊发现右侧胸壁质硬肿块，不易推动。实验室检查未见脂质异常（血清胆固醇170 mg/dL，血清甘油三酯81 mg/dL）。胸部X线片示右侧胸部第2肋骨膨胀性骨病变伴轻度硬化改变（图8-2-1）。胸部CT示右侧胸部第2肋骨前部一3.3 cm×1.3 cm囊性肿块，伴病灶内结节性钙化（图8-2-2），骨扫描可见病灶摄取增加（图8-2-3）。^{18}F-FDG PET-CT示右侧第2肋骨病变区FDG摄取异常增高，SUV平均值为2.7，提示为良性肿瘤或低度恶性肿瘤，决定手术切除，以明确诊断并行后续治疗。

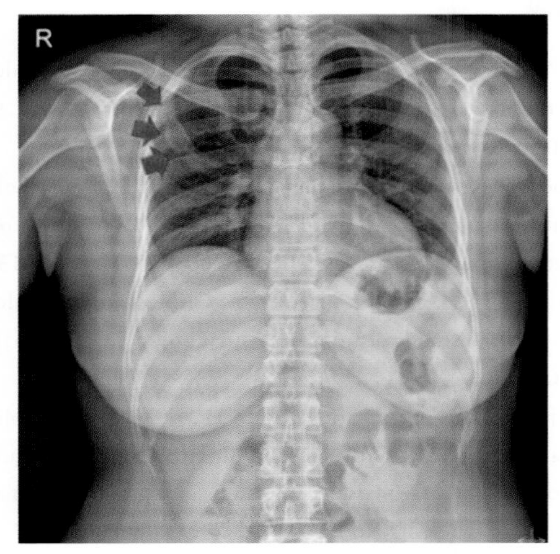

图8-2-1　胸部X线片示右侧胸部第2肋骨相关病变

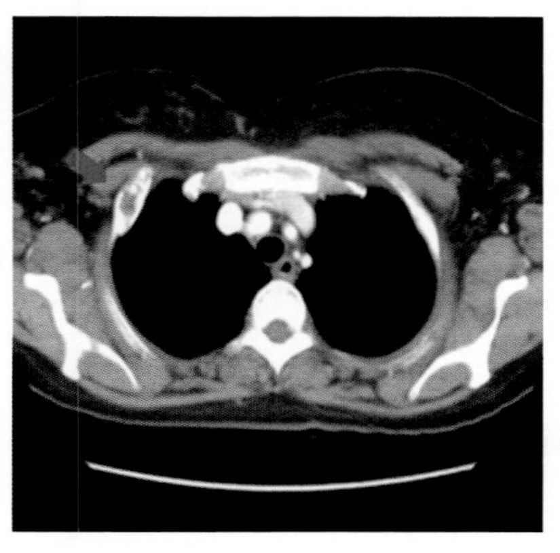
图8-2-2　胸部CT示右侧胸部第2肋骨前部囊性肿块

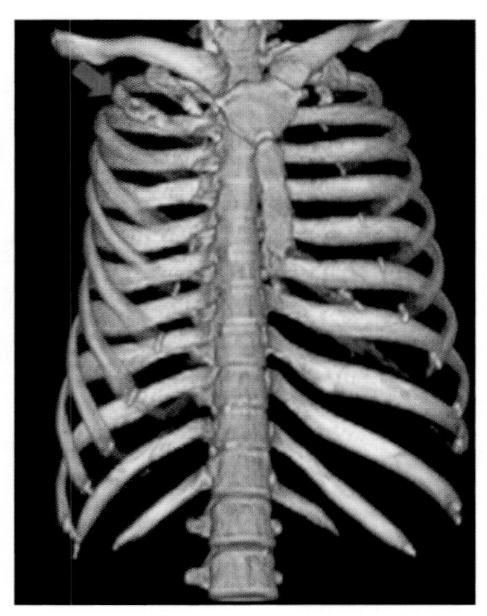
图8-2-3　骨扫描可见病灶摄取增加

术中见囊性肿块，表面不规则，合并动脉瘤。节段性切除右侧胸部第2肋骨。病理检查示大量胆固醇结晶，周围包绕异物巨细胞和少量淋巴细胞，与胆固醇肉芽肿病理表现一致（图8-2-4）。术后患者恢复平稳，于术后第7天出院。随访18个月，患者病情平稳，未见复发。

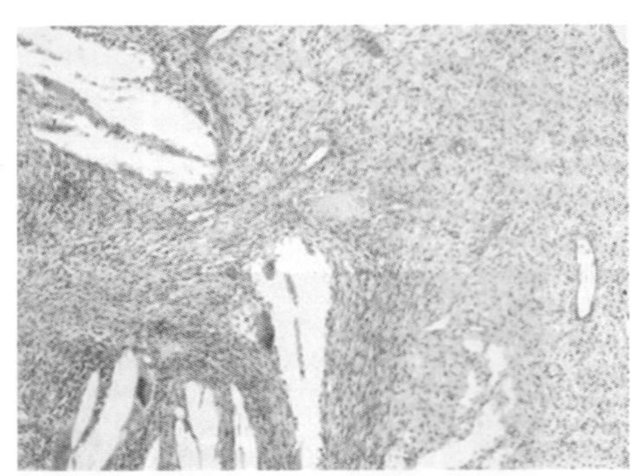

图8-2-4　病理检查与胆固醇肉芽肿病理表现一致（HE染色）

三、讨论

（一）流行病学与病因分析

胆固醇肉芽肿是一种罕见的具有侵袭性生长的良性病变，是组织对胆固醇结晶产生的异物反应，发生于肋骨者少见，至今仅有2例报道[1]。胆固醇肉芽肿通常发生于含气腔的颅骨，包括中耳腔、颞骨、颧骨、鼻窦等，但也有发生于腹膜、腮腺、下颌骨、淋巴结、甲状舌管、乳腺、纵隔、肺、肾、肝、脾的罕见报道[2-6]。通常认为胆固醇肉芽肿的病因是外伤或感染[6-8]。胆固醇肉芽肿的发病机制尚不清楚，可能有：①与慢性炎症有关，炎症发生时，嗜中性粒细胞数量减少，巨噬细胞和淋巴细胞数量增加；②胆固醇晶体的积聚和退行性细胞的脂肪堆积引起异物反应，导致肉芽肿形成；③淋巴引流障碍和损伤后通气促进了胆固醇肉芽肿的发展[4-6]。

（二）临床表现与诊断

肋骨胆固醇肉芽肿可累及一根或多根肋骨[9]，临床表现主要以肋骨侵犯和局部压迫症状为主。可表现为间歇性轻度疼痛，也可表现为长病程后出现的持续性疼痛。肿块一般质硬、不易推动，占位明显后出现渐进性、持续性肿胀感、压迫感。由于胆固醇肉芽肿具有类似于恶性肿瘤的侵袭性改变[8]，可使骨质流失，故存在发生病理性骨折的可能性。

目前尚未发现肋骨胆固醇肉芽肿的特征性影像学表现。胸部CT表现为非特异性骨侵蚀。MRI相对于CT可能具有更高的价值，胆固醇肉芽肿的T_1和T_2加权图像表现为高信号强度，此高强度信号在静脉注射钆后可以被放大，病灶中央信号无明显改变而周边信号增强有助于胆固醇肉芽肿的诊断[4]。

PET-CT越来越多地被应用于临床肿瘤学，葡萄糖代谢增加引起^{18}F-FDG在肿瘤细胞的积聚。但^{18}F-FDG并无肿瘤细胞特异性，淋巴细胞、中性粒细胞、成纤维细胞、巨噬细胞、多核巨细胞也能使FDG大量积聚，尤其在其活化条件下[9]。因此，PET-CT在肋骨胆固醇肉芽肿的诊断上只能起到有限的作用。

确诊依赖于组织学检查，胆固醇肉芽肿的组织学特点为肉芽组织的形成，包括巨噬细胞、异物巨细胞以及位于多核巨细胞外侧或内部的胆固醇结晶。

手术完全切除是治疗肋骨胆固醇肉芽肿的主要方法，经完全性切除手术的患者预后良好，未见复发。

四、总结

肋骨胆固醇肉芽肿是由胆固醇晶体沉积所致的炎性异物肉芽肿性疾病，属良性病变。肋骨胆固醇肉芽肿可因占位压迫而出现相应症状。胸部MRI是常用的影像学检查方法，表现为T_1和T_2加权图像的高信号，增强MRI可见病灶中央信号无明显改变而周边信号增强。确诊依赖于组织学检查。手术切除是治疗肋骨胆固醇肉芽肿的首选方法。

参考文献

[1] Sa Y J, Hwang S J, Sim S B, et al. Cholesterol granuloma: a rare benign rib tumor[J]. Ann Thorac Surg, 2013, 95(5): 1801-1803.

[2] Noda K, Kodama S, Uemura N, et al. A rare case of cholesterol granuloma in the thyroid without an abnormality of lipid metabolism[J]. Auris Nasus Larynx, 2010, 37(1): 134-136.

[3] Luckraz H, Coulston J, Azzu A. Cholesterol granuloma of the superior mediastinum[J]. Ann Thorac Surg, 2006, 81(4): 1509-1510.

[4] Fujimoto K, Takamori S, Yano H, et al. Focal cholesterol granuloma in the anterior mediastinum: [18F]-fluoro-2-deoxy-D-glucose-positron emission tomography and magnetic resonance imaging findings[J]. J Thorac Oncol, 2007, 2(11):

1054-1056.

[5] Reynolds H E, Cramer H M. Cholesterol granuloma of the breast: a mimic of carcinoma[J]. Radiology, 1994, 191(1): 249-250.

[6] Nager G T, Vanderveen T S. Cholesterol granuloma involving the temporal bone[J]. Ann Otol Rhinol Laryngol, 1976, 85(2 pt. 1): 204-209.

[7] Martin T P, Tzifa K T, Chavda S, et al. A large and uncharacteristically aggressive cholesterol granuloma of the middle ear[J]. J Laryngol Otol, 2005, 119(12): 1001-1003.

[8] Shykhon M E, Trotter M I, Morgan D W, et al. Cholesterol granuloma of the frontal sinus[J]. J Laryngol Otol, 2002, 116(12): 1041-1043.

[9] Sohn M H, Jeong Y J, Jeong H J, et al. F-18 FDG PET/CT findings of huge cholesterol granuloma in multiple ribs[J]. Clin Nucl Med, 2011, 36(10): 942-944.

（戴洁）

第三节　肋骨非骨化性纤维瘤

一、引言

非骨化性纤维瘤（non-ossifying fibroma of bone，NOF）是一种常见的骨良性肿瘤，病变主要发生于骨骺，股骨远端、胫骨近端、胫骨远端、肱骨近端、腓骨和桡骨是最常见的部位，肋骨较为罕见。非骨化性纤维瘤通常无症状，病变可使骨皮质膨胀，从而可在触诊时触及，膨胀的骨皮质还可压迫邻近的肌肉或神经血管，或导致邻近骨的损伤。对于肋骨的非骨化性纤维瘤，可行肋骨切除术，一般无须放疗。

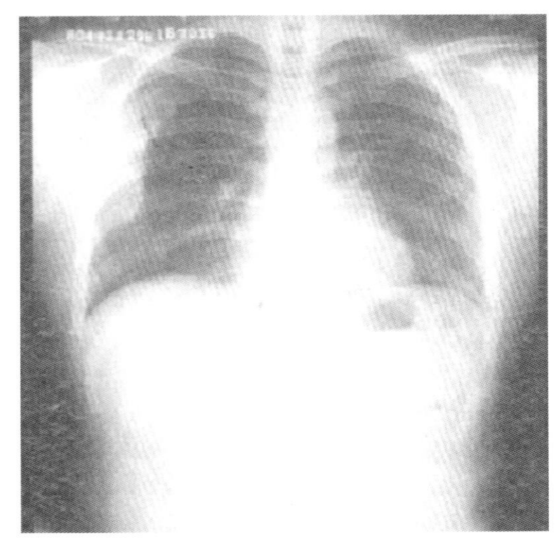

右侧第5肋骨增粗变形，呈膨胀性改变。

图8-3-1　胸部正位X线片

二、病例

患者，男性，19岁，体检胸透发现右侧第5肋骨肿大，呈串珠状改变，无外伤史，平时无胸痛、胸闷，无咳嗽、咳痰及其他不适。胸部X线片示右侧第5肋骨增粗变形，呈膨胀性改变，其内可见分隔，未见骨膜反应及死骨，边缘可见条索状高密度影（图8-3-1）；MRI平扫及增强扫描示右侧第5肋骨膨胀性改变，大小约9.5 cm×3 cm，呈混杂等T_1信号，混杂长T_2信号，外围细线状长T_1、短T_2信号，边缘尚光整，增强后病灶呈明显不均匀强化（图8-3-2~图8-3-3）。考虑右侧第5肋骨膨胀性良性肿瘤，以骨巨细胞瘤或动脉瘤样骨囊肿可能性大。故行手术治疗，术中见：右侧第5肋骨后外侧呈串珠状肿大，病变长18 cm，向胸廓内塌陷，右侧胸腔无积液、无粘连。病理镜下见：瘤组织由梭形的纤维细胞构成，分化好，排列呈编织状、束状或漩涡状，部分区域有灶性的多核巨细胞和含铁血黄素细胞，边缘部分有少数新生不成熟的骨小梁（图8-3-4）。病理诊断：右第5肋骨非骨化性纤维瘤[1]。

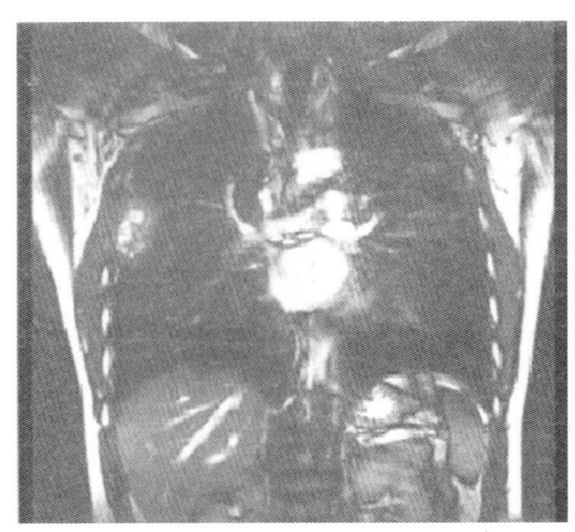

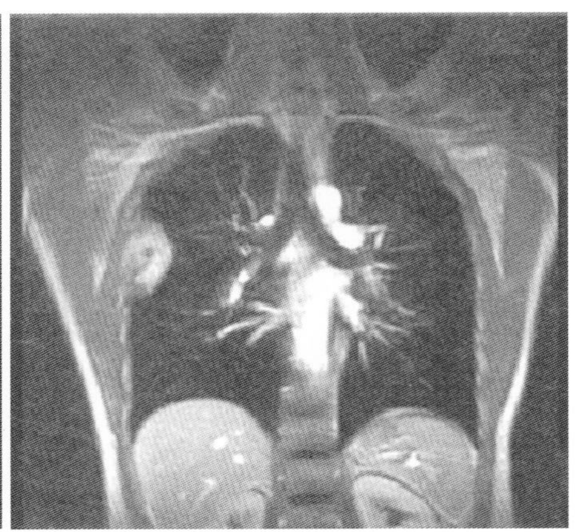

右侧第5肋骨呈膨胀混杂等T_1、长T_2信号改变。

图8-3-2　胸部冠状位MRI SE T_1WI及T_2WI

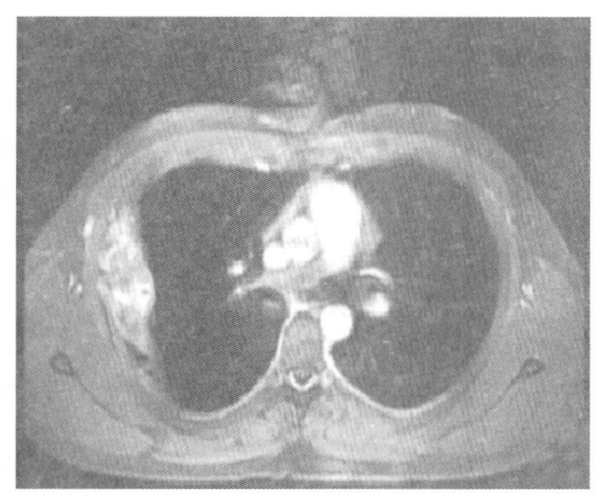

增强后病灶呈明显不均匀变化。

图8-3-3　胸部横轴位MRI SE T_1WI

瘤组织由梭形纤维细胞组成，分化好，呈编织状或涡旋状，部分区域有灶性的多核巨细胞和含铁血黄素细胞。

图8-3-4　术后病理

三、讨论

1929年，Phemister报告了1例慢性纤维性骨髓炎患者，这可能是第1例被报告的非骨化性纤维瘤的病例。Sontag和Pyle报道了儿童股骨远端囊性病变的影像学表现。1942年，Jaffe和Lichtenstein更清楚地描述了这一疾病，并将其归结为干骺端的异常，可能与骨骺紊乱有关。1945年，Hatcher描述了这一疾病的发病机制及其纤维化的组织学结构。Ponseti和Friedman在1949年发表的一篇开创性文章中进一步定义了这些疾病的演变。John Caffey描述了该疾病特征性的放射学表现，并将其与其他疾病如纤维性发育不良等区分开来。1949年，Devlin和同事报道了6例。1956年，Cunningham和Ackerman试图进一步定义病变的可能起源。Purcell和Mulcahy在1960年对其进行了影像学研究，Selby在1961年进一步定义了这一疾病的影像学模式。Morton试图阐明骨纤维化病变的命名，1974年，Bosch和同事报道了病变部位的免疫组化特征，Steiner描述了病变部位的超微结构。1979年，Laus和Vicenzi[2]报道了大量多部位累及的非骨化性纤维瘤患者。

（一）流行病学与病因分析

非骨化性纤维瘤组织学上由梭形细胞构成，其中散在分布破骨巨细胞，多见于儿童和青少年，4~10岁儿童的发病率为20%~30%[3]。男性略多于女性（男：女=1.9：1）[4]。目前还没有关于种族患病率的描述。

最近一项研究发现，81.4%的NOF患者存在*KRAS*、*FGFR1*和*NF1*热点突变，等位基因频率为0.04~0.61。研究者认为NOF可被定义为一种基因驱动的肿瘤，在大多数情况下由激活的MAP激酶信号通路引起[5]。

（二）临床表现与诊断

临床上，NOF通常无症状，往往是因偶然摄X线片发现。X线片上未能发现的微小骨折可能会造成患者轻微疼痛，最终导致X线片上明显可见的病理性骨折。NOF为处于生长期的骨骼最常见的良性自限性病变，在青春期后可自发消退。自发消退的机制尚不清楚，可能与青春期的激素水平相关，特别是雌激素水平的增加会影响突变细胞和野生型细胞之间的平衡[6]。

从影像上看，非骨化性纤维瘤的病变范围较大，可占据大段骨骺。肋骨非骨化性纤维瘤几乎都发生于肋骨髓腔，髓腔内骨质破坏，伴不规则的骨质增生，皮质层膨胀变薄[7]，无骨膜反应。一些病变可能出现“肥皂泡”样改变，尤其在MRI上看。MRI通常显示病变在T_1WI低信号，T_2WI不均匀高信号。CT表现为髓腔内大面积不规则膨胀性生长的低密度区，病灶内无分隔，病灶周围可见厚薄不一的硬化边缘。一般情况下，平片即可明确诊断，仅在诊断困难时才考虑使用MRI，CT由于辐射较强，对儿童患者慎用。

Ritschl分期是根据NOF在不同时期的X线片上的表现提出的分期方法。Ritschl分期共分4期：A期病变，透明，边缘清楚；B期病变，透明，有薄薄的硬化边界；

C期病变，硬化边界增多；D期病变，完全硬化[8]。据报道，Ritschl B期病变发生骨折的风险较高，建议每隔6~12个月进行一次随访，直至病变进展为C期[9]。

影像学上，需要与NOF相鉴别的疾病主要包括纤维性骨皮质缺损、动脉瘤性骨囊肿和软骨样纤维瘤。根据患者的病史和进一步检查来鉴别诊断。NOF常常表现为无症状，而恶性骨病变则更常表现为疼痛、肿胀和压痛[10]。在Jaffe–Campanacci综合征（多发性NOF、咖啡色斑点、智力低下、性腺功能低下或隐睾症、眼部异常或心血管畸形）和Ⅰ型神经纤维瘤病患者中都有多发性NOF的报道[2]。

（三）治疗

对于本病的治疗，因多为体检偶然发现，进展较慢，且具有自限性，故建议采取保守治疗。但需避免外伤或剧烈活动，以免造成病理性骨折。一般处于B期病变的NOF患者发生骨折的风险增加，考虑到B阶段的持续时间差异很大，建议在B阶段以6~12个月的间隔进行随访，包括体格检查和影像学检查[9]。对于病理性骨折发生风险较高者，或存在临床症状者，可行手术治疗。由NOF引起的骨折通常愈合能力较强，对于一些小病灶，刮除或切除后可不植骨。植骨适用于病灶范围较大者，因为此时无法完全填补肿瘤腔，且骨质变得脆弱，需要在切除肿瘤的同时进行骨移植[11]。对于肋骨的非骨化性纤维瘤，可行肋骨切除术。本病预后良好，不需要放疗，病灶切除后可完全治愈而不复发[12]。

参考文献

[1] 黄艳丽，许孟君，周水添. 肋骨非骨化性纤维瘤1例[J]. 中国临床医学影像杂志，2005，16(2)：120.

[2] Laus M, Vicenzi G. Histiocytic fibroma of bone (a study of 170 cases)[J]. Ital J Orthop Traumatol, 1979, 5(3): 343-348.

[3] Rammanohar J, Zhang C, Thahir A, et al. Imaging of Non-ossifying Fibromas: A Case Series[J]. Cureus, 2021, 13(3): e14102.

[4] Ritschl P, Lintner F, Pechmann U, et al. Fibrous metaphyseal defect[J]. Int Orthop, 1990, 14(2): 205-211.

[5] Baumhoer D, Kovac M, Sperveslage J, et al. Activating mutations in the MAP-kinase pathway define non-ossifying fibroma of bone[J]. J Pathol, 2019, 248(1): 116-122.

[6] Bovée J V, Hogendoorn P C. Non-ossifying fibroma: A RAS-MAPK driven benign bone neoplasm[J]. J Pathol, 2019, 248(2): 127-130.

[7] Dumitriu D I, Menten R, Clapuyt P. Pitfalls in the diagnosis of common benign bone tumours in children[J]. Insights Imaging, 2014, 5(6): 645-655.

[8] Ritschl P, Karnel F, Hajek P. Fibrous metaphyseal defects—determination of their origin and natural history using a radiomorphological study[J]. Skeletal Radiol, 1988, 17(1): 8-15.

[9] Herget G W, Mauer D, Krauß T, et al. Non-ossifying fibroma: natural history with an emphasis on a stage-related growth, fracture risk and the need for follow-up[J]. BMC Musculoskelet Disord, 2016, 17: 147.

[10] Eyesan S U, Katchy A U, Idowu O O, et al. Non-ossifying fibroma of the right clavicle[J]. Niger Postgrad Med J, 2018, 25(2): 126-129.

[11] Mallet J F, Rigault P, Padovani J P, et al. Non-ossifying fibroma in children: a surgical condition?[J]. Chir Pediatr, 1980, 21(3): 179-189.

[12] 刘敬寿，石麒麟. 肋骨非骨化性纤维瘤2例[J]. 浙江医学，1991(5)：62-63.

（杨洋）

第四节　肋骨骨旁脂肪瘤

一、引言

骨旁脂肪瘤（parosteal lipoma，PL）是一种罕见的良性肿瘤，由成熟脂肪组织构成，并与骨膜紧密结合[1]。常累及部位包括股骨近端、桡骨、肱骨、胫骨、锁骨和骨旁。骨旁脂肪瘤发生于肋骨罕见。发生于肋骨的脂肪瘤，包括肋骨骨旁脂肪瘤和肋骨内脂肪瘤。

二、病例

患者，男性，50岁，因右侧胸痛2个月入院。5天前因出现急性呼吸道症状就诊。5年前有右侧胸壁钝伤病史。体格检查示右中下肺呼吸音减弱，CT平扫和胸部X线片发现右侧胸壁有一个边界清晰的肿块，位于右侧第7肋间胸壁。受累肋骨明显骨化突起进入肿瘤（图8-4-1）。CT示右肺下叶后基底段肺炎并右侧胸腔积液。影像学诊断考虑软骨肉瘤或骨肉瘤合并肺炎和肺炎旁胸腔积液。肿块局限，可以轻松从邻近软组织中分离，但肿瘤基底部附着于第7肋骨，难以分离。肿块大小为8 cm×6 cm×2.5 cm，被薄层纤维囊包裹。一段肋骨紧密附着于宽大的肿瘤底部。肿瘤呈圆形小叶状并具有典型的脂肪瘤外观。肿块切口表面显露明亮的微黄色，均匀的柔软脂肪组织与骨小梁混合（图8-4-2）。镜下病变由薄层纤维囊包绕，主要成分为成熟的脂肪组织。肋骨骨膜呈细长的突起进入连接的肿瘤内侧。肿瘤内可见多处化生骨。脂肪细胞无不典型或多形性。没有证据表明为恶性肿瘤，无有丝分裂、坏死或非典型的基质成分（图8-4-3）。最终诊断为肋骨骨旁脂肪瘤。术后随访4个月，患者无明显术后并发症[2]。

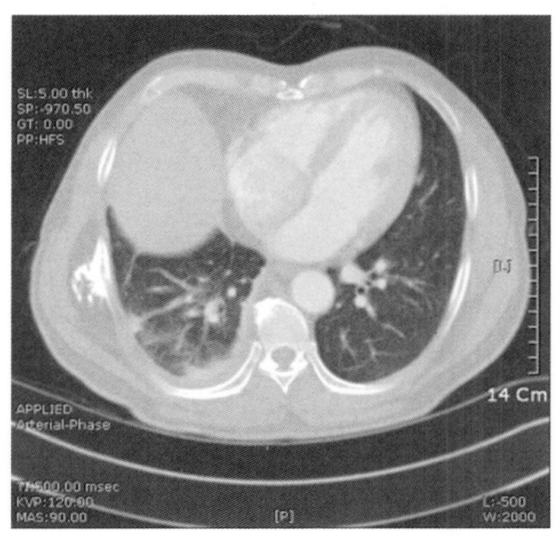

边界清晰的脂肪肿块附着于第7肋骨，肋骨皮质增厚并骨化突起。

图8-4-1　胸部CT

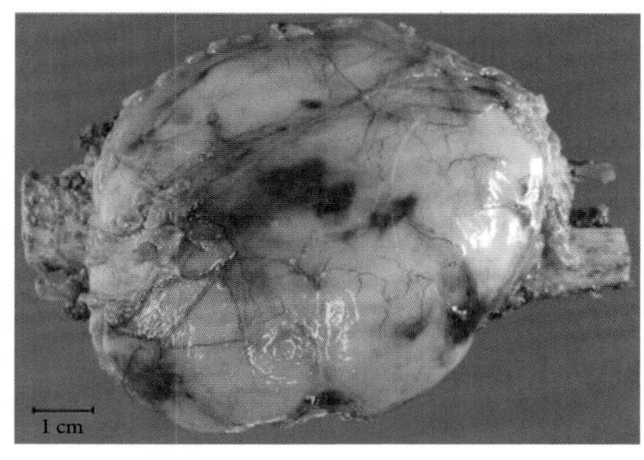

圆形淡黄色肿块被薄层纤维膜包裹，紧贴肋骨。

图8-4-2　大体标本

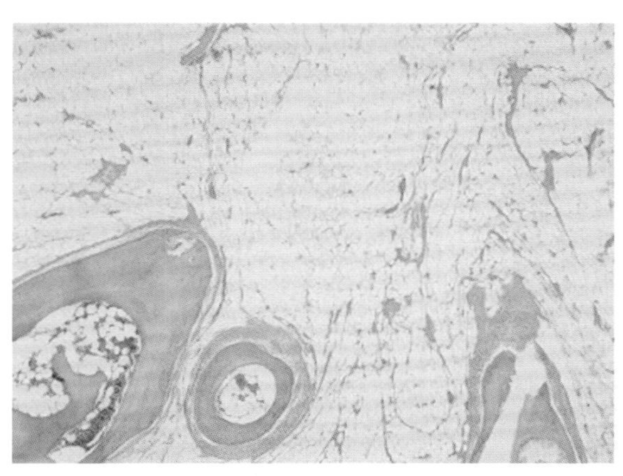

肿瘤由成熟脂肪细胞构成，肿块内见化生的骨赘生物（HE染色，×100）。

图8-4-3　术后病理

三、讨论

（一）流行病学与发病机制

骨旁脂肪瘤占所有脂肪瘤的0.3%[3]，由脂肪组织和相邻的骨皮质构成，引起骨活性变化。肋骨骨旁脂肪瘤通常为肋骨处生长缓慢的无痛性病变。骨旁脂肪瘤虽是一种良性疾病，但影像学检查可将其误诊为恶性疾病。PL常发生于股骨、肱骨干骺端、胫骨、锁骨、骨盆等。此疾病最早于1836年由Seering描述，称为“骨膜脂肪瘤”，但骨膜不存在脂肪细胞，故实质上此肿瘤是一种与骨紧密相连的软组织脂肪瘤，引起邻近骨的骨质改变，故Power在1888年将其命名为“骨旁脂肪瘤”[3]。肋骨脂肪瘤男女均可发病。肋骨骨旁脂肪瘤发病年龄与骨内脂肪瘤大致相同，为46~60岁[4]。

（二）临床表现、治疗与预后

多数患者主诉为胸部缓慢生长的巨大的无痛性包块，有时因肿瘤侵犯肋间神经而引起肋间神经疼痛或感觉障碍。病程往往较长，多无临床症状。肋骨内脂肪瘤在X线和CT上表现为骨内脂肪性透亮影或骨质缺损区，骨旁脂肪瘤则表现为骨旁边界清晰的透亮区，并可见伸向骨旁脂肪性肿块内的骨性突起、针样或树枝状骨性结构[5]。因CT典型表现，术前可作出影像学诊断。MRI表现为特异的脂肪组织信号。治疗首选手术完整切除，因其为良性肿瘤，可不考虑扩大切除。肋骨脂肪瘤大体标本所见肿瘤界限清楚，肿块切口表面显露明亮的微黄色、均匀的柔软脂肪组织与骨赘生物混合。镜下可见病变由薄层纤维囊包绕，主要成分为成熟的脂肪组织。本病术后效果佳，随访均无复发。

四、总结

根据肋骨脂肪瘤的无痛性肿块和CT典型表现，术前可作出特异性诊断，确诊依赖病理检查。临床上需与骨巨细胞瘤、骨软骨瘤、骨囊肿等相鉴别。肋骨脂肪瘤首选手术完整切除，术后效果佳，随访无复发。

参考文献

[1] Murphey M D, Johnson D L, Bhatia P S, et al. Parosteal lipoma: MR imaging characteristics[J]. AJR Am J Roentgenol, 1994, 162(1): 105-110.

[2] Jang S M, Na W, Jun Y J, et al. Parosteal lipoma of the rib[J]. Ann Thorac Surg, 2009, 87(1): 316-318.

[3] Previgliano C H, Sangster G P, Simoncini A A, et al. Parosteal lipoma of the rib: a benign condition that mimics malignancy[J]. J La State Med Soc, 2010, 162(1): 40-43.

[4] 郭亚鹏，曾新艳，邝世晏，等. 肋骨脂肪瘤1例报告[J]. 现代肿瘤医学，2012，20(12): 2650-2651.

[5] Imbriaco M, Ignarra R, De Rosa N, et al. Parosteal lipoma of the rib. CT findings and pathologic correlation[J]. Clin Imaging, 2003, 27(6): 435-437.

（于冬怡）

第五节 肋骨骨髓浆细胞瘤

一、引言

骨髓浆细胞瘤是B-淋巴浆细胞系统恶性增殖所致的一种肿瘤。其特点是骨髓中有异常浆细胞（或称骨髓瘤细胞）恶性增殖，并分泌某种体液因子，使破骨细胞异常激活，造成溶骨性病变，引起骨痛和骨质破坏、贫血、肾功能损害、免疫功能异常。肋骨骨髓浆细胞瘤罕见，患者常见的症状是疼痛，但有些患者并无任何症状。治疗手段为手术治疗。

二、病例

Tajima等[1]报道了一例浆细胞瘤病例。患者为女性，年龄71岁，主要症状为右胸部疼痛和呼吸困难。经过胸部X线片、CT、PET-CT等检查，发现右侧第3肋骨有一孤立性溶骨胸壁肿瘤，经细胞学检测未发现恶性肿瘤细胞。手术切除肋部病变肿瘤，组织学检查显示为浆细胞瘤。术后恢复良好，在1年半的随访期中无复发。

三、讨论

骨髓浆细胞瘤病因不明确。现仅知一些易患因素，如高剂量的电离辐射、慢性抗原性物质刺激和病毒感染，家族因素也有报道。本病也可发生在慢性骨髓炎、肾盂肾炎、结核病、慢性肝胆系统炎症、自身免疫性疾病等的基础上。骨髓浆细胞瘤发病机制目前尚不明确，老年多发性骨髓瘤患者显著增多，提示其基本过程与免疫功能及衰老有关。免疫衰老以T细胞系的变化最明显，与胸腺退化一致。多步骤致肿瘤模式为：首先是胸腺退化（可能法氏囊亦退化），并失去对早期B细胞发育的控制，包括异常细胞因子产生；其次是因失去正常调控而致多克隆异常增生；最后是异常增生增加了随机基因突变的机会而引起恶变。对骨髓浆细胞瘤的诊断推荐参考以下标准[2]：①克隆浆细胞导致骨区破坏；②骨髓正常而无克隆性疾病；③正常骨骼调查；④无贫血、无高钙血症或无由于肾功能不全导致的骨髓瘤；⑤血清或尿单克隆蛋白质缺失。骨髓浆细胞瘤罕见，约占浆细胞瘤的5%[3]。2/3的患者是男性，并且平均年龄约55岁，比多发性骨髓瘤约小10岁[2]。由于骨质破坏或肿瘤导致的心悸，患者常见症状为疼痛，但有些患者并无任何症状[4]。

手术是骨髓浆细胞瘤的首选治疗方式，完全切除有望治愈。Bataille等[3]报道了114例孤立性骨髓瘤，结果表明，手术联合足量的放射治疗疾病进展率最低。Aviles等的研究证明了这一点，研究结果显示只接受适当放射治疗的患者会在3年内发展为多发性骨髓。Mendenhall等[5]报道，对于孤立性骨髓浆细胞瘤患者，接受40 Gy或更大剂量放疗的局部失败率为6%和31%。辅助化疗是否能够使患者获益，避免进展为多发性骨髓瘤，目前仍不明确。总体来说，骨髓浆细胞瘤患者的平均生存期为10.7年，5年、10年、20年存活率分别为75%、52%和37%[6]。Soutar等[7]报道75%以上的骨髓浆细胞瘤会发展为多发性骨髓瘤，转化时间为2~4年。Sabanathan等[8]报道了17例骨髓浆细胞瘤患者，在根治性切除手术后2年内，有7例发展为多发性骨髓瘤。在通常情况下，患者拒绝接受化疗或放疗，并且在1年半的随访期间无复发迹象，因此需要进一步的调查来证明化疗或放疗对骨髓浆细胞瘤的有效性。

参考文献

[1] Tajima K, Uchida N, Azuma Y, et al. Surgical resection of a solitary plasmacytoma originating in a rib[J]. Ann Thorac Cardiovasc Surg, 2014, 20 Suppl: 609-612.

[2] Dimopoulos M A, Moulopoulos L A, Maniatis A, et al. Solitary plasmacytoma of bone and asymptomatic multiple myeloma[J]. Blood, 2000, 96(6): 2037-2044.

[3] Bataille R, Sany J. Solitary myeloma: clinical and prognostic features of a review of 114 cases[J]. Cancer, 1981, 48(3): 845-851.

[4] Burt M, Karpeh M, Ukoha O, et al. Medical tumors of the chest wall. Solitary plasmacytoma and Ewing's sarcoma[J]. J Thorac Cardiovasc Surg, 1993, 105(1): 89-96.

[5] Mendenhall C M, Thar T L, Million R R. Solitary plasmacytoma of bone and soft tissue[J]. Int J Radiat Oncol Biol Phys, 1980, 6(11): 1497-1501.

[6] Chak L Y, Cox R S, Bostwick D G, et al. Solitary plasmacytoma of bone: treatment, progression, and survival[J]. J Clin Oncol, 1987, 5(11): 1811-1815.

[7] Soutar R, Lucraft H, Jackson G, et al. Guidelines on the diagnosis and management of solitary plasmacytoma of bone and solitary extramedullary plasmacytoma[J]. Br J Haematol, 2004, 124(6): 717-726.

[8] Sabanathan S, Shah R, Mearns A J. Surgical treatment of primary malignant chest wall tumours[J]. Eur J Cardiothorac Surg, 1997, 11(6): 1011-1016.

（范江）

第六节　肋骨毛细血管瘤

一、引言

肋骨血管瘤是一种少见的血管良性肿瘤。在原发性骨肿瘤中，发生于肋骨的仅占6%~10%，大约一半为恶性。肋骨良性肿瘤中，软骨瘤和纤维组织发育不良最常见，血管瘤罕见。

二、病例

患者，女性，64岁，体检发现左侧第5肋骨有肿瘤。无相关既往病史。患者无相关临床表现，无疼痛及明显肿块，无肿胀感。肋骨X线片显示患处肋骨扁平状，触诊宽大。肿块膨胀性生长，并不规则皮质破坏和骨小梁。肿瘤骨外部分呈现旭日状外观（图8-6-1）。考虑骨血管瘤或骨纤维结构不良或低分化软骨肉瘤。由于缺乏临床症状及实验检查结果，予以随访。随访3年肿瘤无明显增长。4年后出现少量胸腔积液，肿瘤轻度增大。患者出现劳力性呼吸困难，无胸痛。3个月后入院。胸部X线片示左侧大量胸腔积液。实验室检查包括肿瘤标志物未见异常，C反应蛋白0.39 mg/dL。胸部CT示局部骨皮质破坏，并向骨外扩张，大量胸腔积液（图8-6-2），未发现肺或胸膜肿瘤。胸腔积液为清晰淡黄色漏出液，考虑恶性胸膜炎可能性。行肋骨+壁层胸膜切除术。肿瘤大小为8 cm×4 cm×2.5 cm，自肋骨底部向胸腔内膨胀性生长。肿瘤表面覆盖光滑胸膜，无膜外肿瘤。镜下见肿瘤由成团的毛细血管构成，血管很少扩张，内皮细胞未见明显异常细胞或有丝分裂（图8-6-3）。诊断为毛细血管瘤。邻

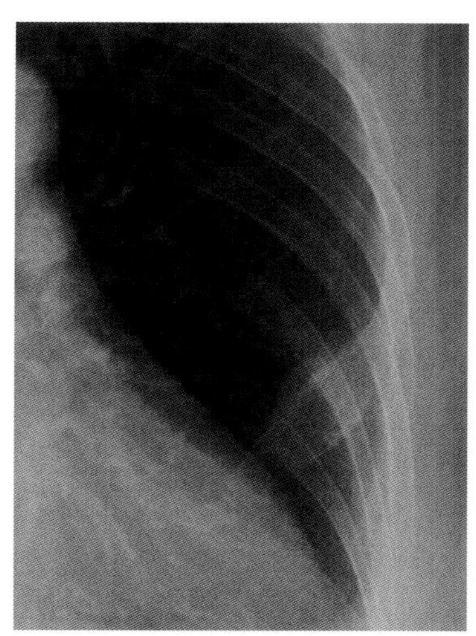

左侧第5肋骨膨胀性病变，肿瘤骨外部分呈现旭日状外观。

图8-6-1　胸部X线片

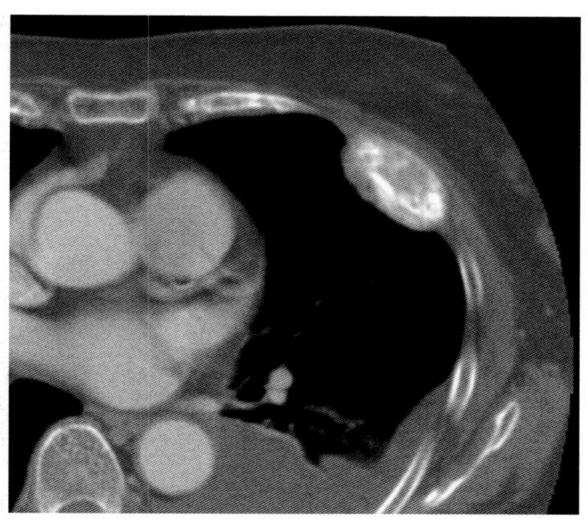

骨皮质破坏，蜂窝状骨小梁出现，左侧大量胸腔积液。

图8-6-2　胸部CT

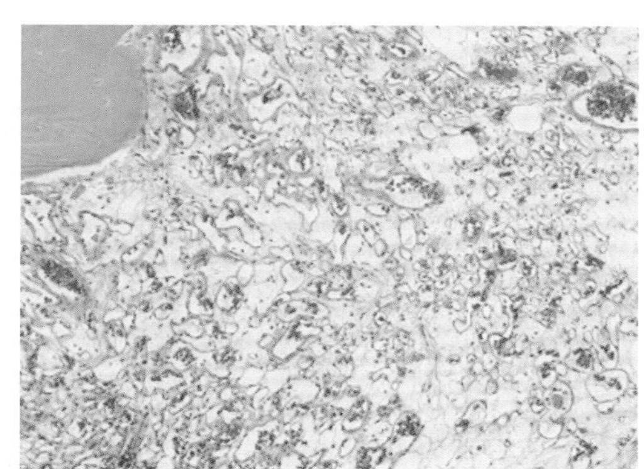

镜下见肿瘤由毛细血管构成，内皮细胞无明显异型性（HE染色，×100）。

图8-6-3　病理检查

近肿瘤胸膜组织显著增厚，含散在血细胞。提示肿瘤内血管入侵胸膜，无炎性细胞浸润。康复出院，没有再次出现胸腔积液[1]。

三、讨论

（一）流行病学与病理学表现

在肋骨原发性肿瘤中，骨和软组织的肿瘤约占2%。在肋骨原发性良性肿瘤中，软骨肿瘤、肌源性及纤维组织源性肿瘤最常见。恶性纤维组织细胞瘤、软骨肉瘤和横纹肌肉瘤是发生于肋骨最常见的恶性肿瘤，占肋骨原发性肿瘤的半数以上[2]。在所有骨肿瘤中，发生于骨的血管瘤不足1%，且好发于脊椎骨和颅骨，发生于肋骨的血管瘤十分罕见。肋骨血管瘤多为单发，年龄16~76岁，平均40岁，女性多发，双侧肋骨发病率几乎均等。骨的血管瘤在组织学上主要分为海绵状血管瘤和毛细血管瘤两种，以海绵状血管瘤为主。毛细血管瘤主要由成熟的、呈分叶状排列、内衬扁平内皮细胞的毛细血管构成。肋骨血管瘤的组织学表现常较典型，故病理诊断不难，但有时也需借助CD31、CD34、FⅧRAg等血管标志物进行免疫组化染色以证实。

（二）临床表现与治疗

肋骨毛细血管瘤临床表现不一，大多数缺乏症状，多在摄胸部X线片时偶然发现。重症患者可因肿瘤诱发胸腔积液、呼吸困难、胸痛等相关临床表现。当病变具有以下特点时可考虑该诊断：①无临床症状表现；②病灶内见到明显增生的骨小梁；③病灶周围软组织无肿胀。胸部CT及MRI检查通常能够较清楚地显示肿瘤的大小及周边骨质破坏程度，影像学检查常误诊为恶性肿瘤，如尤文肉瘤、软骨肉瘤及其他肋骨肿瘤（骨巨细胞瘤、动脉瘤性骨囊肿）等。手术切除是治疗肋骨血管瘤最好的方法。大多数肋骨肿瘤均是恶性，而且细针穿刺活检容易导致出血及引起肿瘤播散，应该尽量避免。但如考虑肋骨血管瘤诊断，术前CT引导下穿刺活检可以进行有效诊断。肋骨血管瘤是一种良性病变，尽管部分病例可以呈侵袭性生长并破坏周围骨质，但是手术完整切除大多可治愈。

四、总结

血管瘤发生在肋骨非常少见，毛细血管瘤相比海绵状血管瘤更加少见。当临床发现胸部肿块、无临床症状或者病史较长时，应该考虑血管瘤的可能。手术为首选治疗方法，预后较好。

参考文献

[1] Hashimoto N, Takenaka S, Akimoto Y, et al. Capillary hemangioma in a rib presenting as large pleural effusion[J]. Ann Thorac Surg, 2011, 91(4): e59-e61.

[2] 肖桂香,欧阳焱黎,镇鸿燕,等. 肋骨血管瘤2例并文献复习[J]. 临床与实验病理学杂志, 2012, 28(3): 339-340.

（于冬怡）

第七节　肋骨骨膜软骨瘤

一、引言

软骨瘤是常见的良性骨肿瘤，发生部位以手、足的短管骨最多，偶尔发生于肋骨。根据Marcove等的分类法，依据X线片表现将软骨瘤分为3种类型：骨软骨瘤、骨膜软骨瘤和内生软骨瘤。本病例为肋骨骨膜软骨瘤。

二、病例

患者，男性，17岁，无任何症状，因健康体检发现左肺块状影半个月余入院。体格检查：胸廓无畸形，第5、6肋间隙增宽，第7肋间隙变窄，无压痛，未触及明显的肿块，余无异常。实验室和B超检查未见异常。胸部X线片显示左第6肋骨一大小约6.0 cm×4.0 cm的卵圆形块影，边界清晰，密度不均匀，边缘光整略呈分叶状。其内散在较多大小不等的斑片状钙化灶，挤压第5、7肋骨并使其移位。与右侧对比，左侧第4肋骨有轻度的变形（图8-7-1）。侧位胸部X线片示肿块位于后方与脊柱相重。术前诊断：左侧肋骨包块，性质待查。术中见病灶位于左侧第6肋骨，向上与第5肋骨融合，向下与第7肋骨融合，无间隙，并轻度凸向胸腔。第5、6肋间隙明显增宽，主要是由于肿块（约6.0 cm×4.0 cm×3.5 cm）的推挤。膨大肿块固定，质硬如石，表面粗糙，内面被壁层胸膜覆盖。病灶与肺组织无关系。探查发现病变源于左第6肋骨后肋中部。遂分离与第5、7肋骨的融合。距肿瘤2 cm处切断第6肋骨。手术顺利，术后第4天拔胸管。复查胸部X线片见第6肋骨后肋切除术后改变。切除的肿瘤标本病理诊断：第6肋骨软骨瘤。患者住院25天后治愈出院[1]。

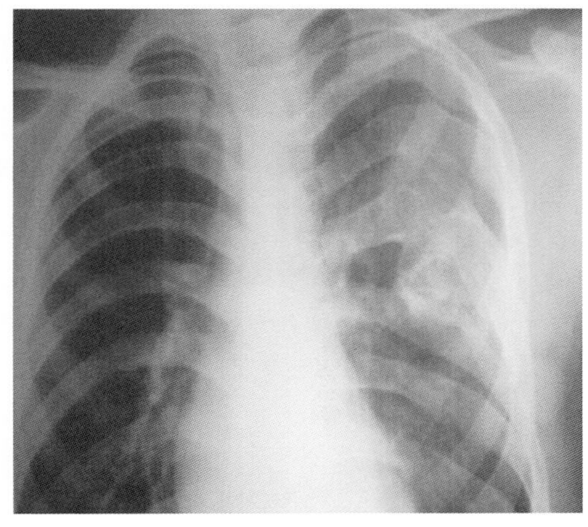

图8-7-1　胸部X线正位片

三、讨论

骨膜软骨瘤是一种生长缓慢的良性软骨肿瘤，一般体积较小，发生在骨膜区域，侵蚀皮质，诱发下层骨的硬化，通常不延伸到髓腔内。主要发生在儿童或年轻人，男性居多[2]。组织学上，骨膜软骨瘤由分叶状的透明软骨组成。软骨细胞经常表现出轻度的核不典型性，伴有核深染和双核形成，与软骨肉瘤相仿。手术切除是首选治疗[3]。

（一）流行病学与病因分析

软骨瘤是胸壁最常见的良性肿瘤，骨膜软骨瘤罕见，尤其是发生在肋骨[4]。在梅奥诊所的一项研究中，7 000多例原发性骨肿瘤中只有46例骨膜软骨瘤（0.7%），且只有2例起源于肋骨。在另一项调查中，骨膜软骨瘤占所有原发性骨肿瘤的2%以下[5-6]。男性骨膜软骨瘤的发病率高于女性，其比例为2：1。各年龄组均有报道，多数在30岁以下[2]。骨膜软骨瘤好发于长管状骨，特别是肱骨及股骨，约占病例总数的70%。手及足部骨骼发病率为25%。主要侵及干骺端，典型部位是肱骨、胫骨的近端及股骨的远近端，常位于肌腱、韧带的附着点处[3]。

（二）临床表现与诊断

软骨瘤临床表现多为长时间存在的肢体局部肿块，伴有轻度至中度的间歇性疼痛，或在肢体上发现生长缓慢的不规则硬块。在评估软骨肿瘤时，疼痛通常是一个非常重要的临床特征。骨膜软骨瘤比其他大多数软骨肿瘤的位置更浅，因此更容易导致创伤，从而引起疼痛[4]。

骨膜软骨瘤分界清楚，没有渗透到下层松质骨中。底层皮质出现增厚，并有压痕。肿瘤的最大径通常小于6 cm。CT和MRI是诊断骨膜软骨瘤的最佳手段，它们能准确区分软组织[7]。骨膜软骨瘤表现为边缘锐利的骨表面肿瘤，50%的病例可见软骨基质的钙化、矿化，以及骨化[6]。MRI显示病灶边缘一周为低信号，对应病理上看到的纤维组织和完整的骨膜[8]。组织学上，骨膜软骨瘤为由骨膜覆盖的分叶状透明软骨[8]，细胞减少，但偶尔也会有局部细胞增多，并伴有核多形性、双核性和多核性[9]。由于细胞增多和核不典型性的特点，骨膜软骨瘤有时会被误诊为软骨肉瘤[3]。

须与骨膜软骨瘤相鉴别诊断的疾病包括骨膜软骨肉瘤和骨膜骨肉瘤。影像学检查是评估的关键。骨膜软骨肉瘤在X线片上显示出爆米花状的钙化，而骨膜骨肉瘤在影像学上表现为纺锤形肿大，有垂直的钙化骨针[4]。低级别的软骨肉瘤可能很难从组织学上与软骨瘤区分开来。然而，软骨肉瘤在儿童中特别罕见。须与儿童肋骨病变相鉴别诊断的疾病包括先天性病变、感染、血管瘤、嗜酸性肉芽肿、骨软骨瘤、动脉瘤性骨囊肿、纤维发育不良、软骨细胞瘤、良性神经病变、髓外造血、骨折愈合，以及原发性和转移性恶性肿瘤，包括尤文肉瘤、原始神经外胚层肿瘤、骨肉瘤、软骨肉瘤（儿童罕见）和转移性神经母细胞瘤或白血病[10]。

（三）治疗

肋骨皮质旁型软骨瘤常在体检时发现，最有效的治疗方法是手术整块切除，包括肿瘤、包膜及其靠近的骨皮质和部分正常骨质。彻底切除后预后良好，复发率低[9,11]。但也有部分患者可出现切除后的早期复发。建议在对肿瘤进行边缘切除时，同时对皮质骨进行刮除，以降低复发的可能性[7]。

参考文献

[1] 张震，杨邵军，杨立民. 皮质旁型肋骨软骨瘤1例[J]. 实用医学杂志，2007，23(24)：3846.

[2] Kirchner S G, Pavlov H, Heller R M, et al. Periosteal chondromas of the anterior tibial tubercle: two cases[J]. AJR Am J Roentgenol, 1978, 131(6): 1088-1089.

[3] Nojima T, Unni K K, McLeod R A, et al. Periosteal chondroma and periosteal chondrosarcoma[J]. Am J Surg Pathol, 1985, 9(9): 666-677.

[4] Inoue S, Fujino S, Kontani K, et al. Periosteal chondroma of the rib: report of two cases[J]. Surg Today, 2001, 31(12): 1074-1078.

[5] Miller S F. Imaging features of juxtacortical chondroma in children[J]. Pediatr Radiol, 2014, 44(1): 56-63.

[6] Karabakhtsian R, Heller D, Hameed M, et al. Periosteal chondroma of the rib--report of a case and literature review[J]. J Pediatr Surg, 2005, 40(9): 1505-1507.

[7] Lorente Moltó F, Bonete Lluch D J, Martí Perales V. Childhood periosteal chondroma[J]. Arch Orthop Trauma Surg, 2000, 120(10): 605-608.

[8] Woertler K, Blasius S, Brinkschmidt C, et al. Periosteal chondroma: MR characteristics[J]. J Comput Assist Tomogr, 2001, 25(3): 425-430.

[9] Bauer T W, Dorfman H D, Latham J T Jr. Periosteal chondroma. A clinicopathologic study of 23 cases[J]. Am J Surg Pathol, 1982, 6(7): 631-637.

[10] Faro S H, Mahboubi S, Ortega W. CT diagnosis of rib anomalies, tumors, and infection in children[J]. Clin Imaging, 1993, 17(1): 1-7.

[11] Lewis M M, Kenan S, Yabut S M, et al. Periosteal chondroma. A report of ten cases and review of the literature[J]. Clin Orthop Relat Res, 1990(256): 185-192.

（范江）

第八节　肋骨疣

一、引言

肋骨疣是外生骨疣的一种，临床较罕见。多为单个生长，也可表现为遗传性多发性骨软骨瘤，后者为一种常染色体显性遗传病。

二、病例

患者，女性，6岁，因左侧胸部和腰部疼痛伴轻度呼吸困难入院。家族史：父亲和叔叔年幼时诊断为多发性外生骨疣。其父亲10岁时切除了多根异常肋骨。患者既往史无特殊，否认外伤史。

胸部X线片显示左胸腔积液，穿刺抽出不凝血。胸部CT显示左侧肋骨多发外生骨疣，其中一个外生骨疣直指患者心脏（图8-8-1），可见胸腔积液和心包积液。体格检查可见漏斗胸。血球容积比为32%，电解质、转氨酶和血凝参数正常。超声心动图证实为轻度心包积液。

完善相关检查，行左侧胸腔镜检查。术中见胸腔内少许不凝血，胸膜及心包亦呈慢性炎症表现，但无渗出，因此未行引流。左侧胸腔见3个显著的外生骨疣（图8-8-2），使用10 mm咬骨钳咬除病灶（图8-8-3）。术毕予以胸腔引流，术后第2天随访超声心动图证实无心包积液。患者术后第7天拔管，第8天出院。病理显示软骨、骨和纤维结缔组织，符合肋骨疣的诊断。

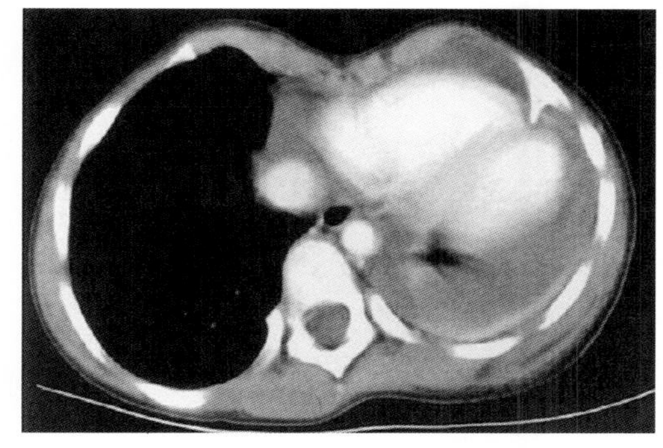

图8-8-1　胸部CT显示左侧肋骨多发外生骨疣

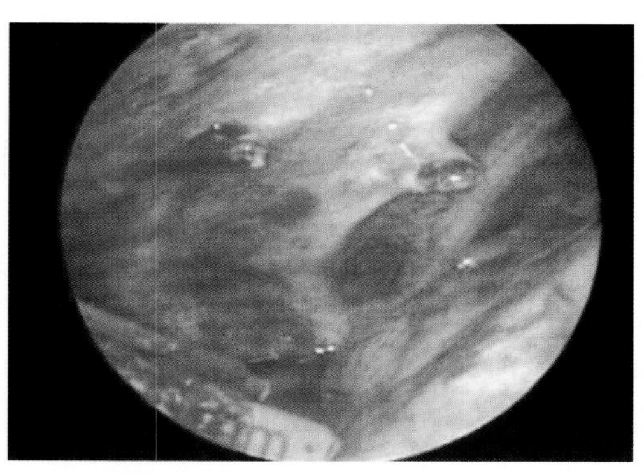

图8-8-2　行左侧胸腔镜检查见3个显著的外生骨疣

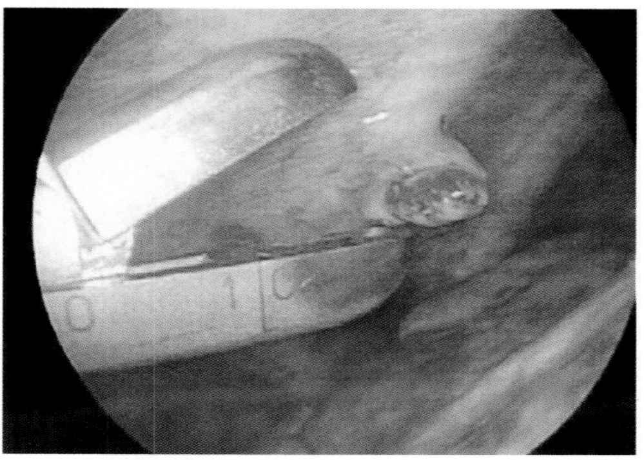

图8-8-3　患者行左侧胸腔镜检查并使用10 mm咬骨钳咬除病灶

三、讨论

（一）流行病学与病因分析

1786年，John Hunter首次报道了外生骨疣。外生骨疣也被称为骨软骨瘤，是最常见的骨肿瘤，占所有良性骨肿瘤的20%~50%和所有骨肿瘤的15%~50%。外生骨疣可出现在几乎所有的体内骨中，且通常发生在长骨干骺端区域。外生骨疣大体分为单个或多个，大多数病变是非遗传性的，10%~15%的外生骨疣以遗传性多发性外生骨疣（hereditary multiple exostoses，HME）的形式存在。它是一种常染色体显性遗传疾病，患病率估计为1/50 000，男女发病比例相当，突变基因在8号、11号和19号染色体上[1]。肋外生骨疣可能起源于肋软骨或附近的脊椎，严重的肋骨疣可能导致胸壁畸形。

（二）临床表现与诊断

肋骨疣患者通常无症状。如有症状，一般是因压迫或损伤周围的解剖结构引起。由于外生骨疣的尖锐边缘可以刺破胸膜肺，其最常见的并发症是自发性血气胸[2-3]，症状主要包括急慢性胸痛、胸闷气急、痰中带血、打嗝等[4-5]。

由于遗传性多发性外生骨疣的临床表现很明显，患者通常因为疼痛和（或）骨骼畸形引起的骨骼生长异常就医而在10岁前确诊[6]。但孤立病灶发生时诊断困难，诊断通常基于严重的并发症。临床医生不仅须关注并发症本身，还要关注引起并发症的原因。谨慎和细致的放射检查至关重要。骨软骨瘤的影像学表现为光滑和分层的小叶，矿化均匀。肋骨病变时，在大多数情况下，胸部X线片无法确定其确切位置。CT是检测定位最敏感的方法，可研究其形态及其与邻近解剖结构的关系。虽然气胸的患者胸部X线片易诊断，胸部CT仍必要，CT不仅可以清楚地识别损伤并建立诊断，还可以帮助规划手术切除，更好地预测可能的、额外的并发症，也有助于区分骨软骨瘤和软骨肉瘤。虽然单个软骨肉瘤病变转变为恶性很罕见，但青春期后病变持续增长或发病后局部疼痛应怀疑。MRI也是一种有效的诊断方法。如果患者年幼，需要进行多次CT检查，为避免高剂量的辐射，MRI是必要的。更倾向将MRI用于骨软骨瘤导致脊髓受压的诊断，因为它能够评估病变的大小及其与神经结构的关系。

（三）治疗

手术切除的适应证包括不规则的骨软骨瘤病变形态、恶性转化，或存在肋膜炎的胸痛、气短、脊髓受压症状，或胸内损伤的证据。传统上，有肋骨外生骨疣症状的患者需行胸廓切开术进一步去除病灶，防止并发症的发生。然而，随着外科技术的进步，电视辅助胸腔镜手术被越来越多地用于这些病变的切除。而相比开胸手术，电视辅助胸腔镜手术切除方法微创，且并发症少。可以最小的手术风险明确诊断并进一步治疗，防止未来可能致命性的并发症。

四、总结

肋骨软骨瘤罕见，若没有及时诊断和治疗，可能会导致严重的胸内并发症。对于有并发症的患者，应该彻底检查以确定病因。如果胸部X线片的结果模棱两可，胸部CT检查是简单和精确的诊断方法。胸腔镜手术能够实现微创切除病灶，已越来越多地被用于治疗肋外生骨疣。

参考文献

[1] Ahn J, Lüdecke H J, Lindow S, et al. Cloning of the putative tumour suppressor gene for hereditary multiple exostoses (EXT1)[J]. Nat Genet, 1995, 11(2): 137-143.

[2] Harrison N K, Wilkinson J, O'Donohue J, et al. Osteochondroma of the rib: an unusual cause of haemothorax[J]. Thorax, 1994, 49(6): 618-619.

[3] Uchida K, Kurihara Y, Sekiguchi S, et al. Spontaneous haemothorax caused by costal exostosis[J]. Eur Respir J, 1997, 10(3): 735-736.

[4] Cowles R A, Rowe D H, Arkovitz M S. Hereditary multiple exostoses of the ribs: an unusual cause of hemothorax and pericardial effusion[J]. J Pediatr Surg, 2005, 40(7): 1197-1200.

[5] Simansky D A, Paley M, Werczberger A, et al. Exostosis of a rib causing laceration of the diaphragm: diagnosis and management[J]. Ann Thorac Surg, 1997, 63(3): 856-857.

[6] Tomares S M, Jabra A A, Conrad C K, et al. Hemothorax in a child as a result of costal exostosis[J]. Pediatrics, 1994, 93(3): 523-525.

（吴亮）

第九节　肋间神经血管瘤

一、引言

神经血管瘤（intraneural hemangioma）是一种罕见的良性肿瘤，是指发生于神经外，可直接浸润神经生长，引起相应的神经压迫症状的一类血管瘤。

二、病例

患者，男性，36岁，因发现左胸壁肿物就诊，无明显临床症状。体格检查：左胸壁腋后线第7肋触及一卵圆形肿物，大小约10 cm×8 cm，质硬，无压痛。胸部CT示左侧第8、9肋间软组织肿物影，大小为4.4 cm×3.8 cm×3.7 cm，肿物向内压迫胸膜，局部肋骨未见明显破坏（图8-9-1~图8-9-2）。予行左胸壁肿瘤切除术。术中见肿瘤胞膜完整，表面光滑，深入肋间。完整游离并切除肿瘤，壁层胸膜完整，肋骨无破坏。术后切除标本病理：大小为4.8 cm×3.5 cm×2.5 cm，呈灰白、灰红色，表面光滑，胞膜完整；切面呈多囊性，最大直径为1 cm，内含暗红色血块样物（图8-9-3）。镜下见：神经纤维组织间血管扩张充血、出血，呈海绵状（图8-9-4）。免疫组化示：神经标志物NF和S-100（+），血管标志物CD34（+）。病理诊断：肋间神经血管瘤[1]。

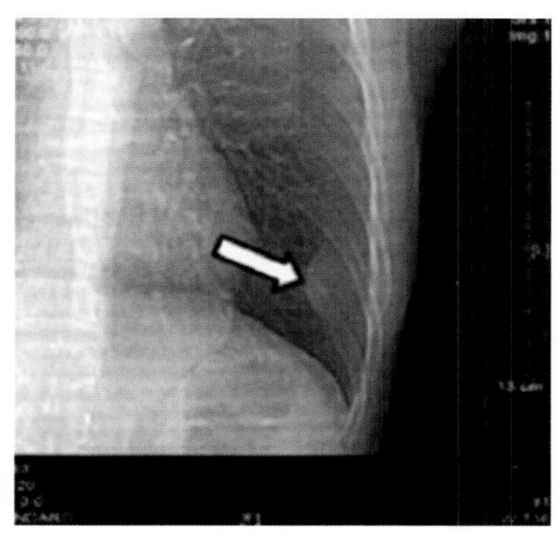

左侧第8、9肋间软组织肿物影。

图8-9-1　胸部CT（1）

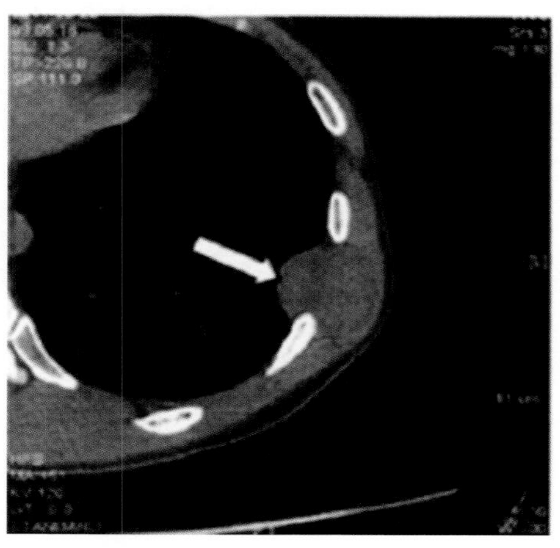

左侧第8、9肋间软组织肿物影，肿物向内压迫胸膜。

图8-9-2　胸部CT（2）

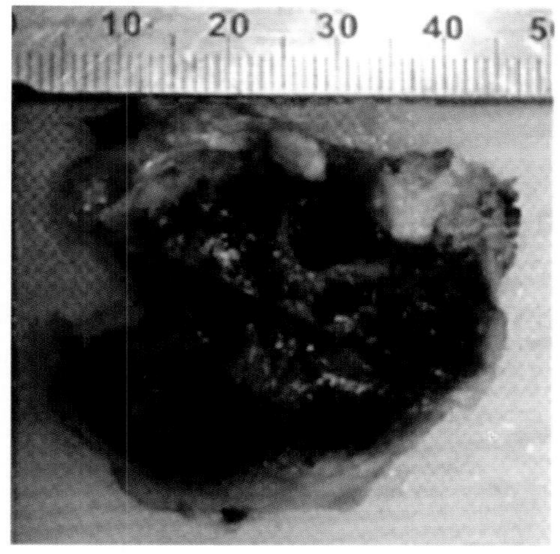

标本呈灰白、灰红色，表面光滑，胞膜完整。

图8-9-3　大体标本

三、讨论

（一）流行病学与病因分析

神经血管瘤最早见于1901年Politzer对一个压迫面神经肿瘤的描述。该病好发年龄为30~60岁，发病比例相

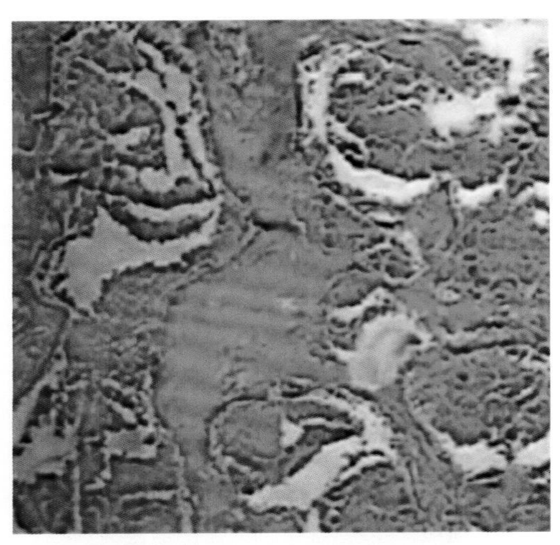

镜下显示神经纤维组织间血管扩张充血、出血，呈海绵状（HE染色，×40）。

图8-9-4　术后病理

当。相较于周围神经，脑神经更易受累。文献报道最多的为面神经血管瘤，占颞骨肿瘤的0.7%；此外，三叉神经、视神经、外展神经、胸段脊神经、指神经等处均有该类肿瘤生长的报道。目前国内文献报道的肋间神经血管瘤仅1例[2-8]。

血管瘤被认为是血管内皮细胞的错构瘤样生长，根据起源血管不同可分为多种类型。目前文献报道的神经血管瘤多被认为来源于神经周围的静脉丛，也有来源于硬膜外毛细血管、指动脉的报道。Benoit在研究面神经血管瘤时指出，该类病灶缺乏内弹力层并且血管瘤特异性蛋白染色为阴性，认为将其归类为血管发育畸形更为恰当。该类疾病的发病机制尚不明确，还有待进一步的研究[9]。

（二）临床表现与鉴别诊断

本病为良性肿瘤，进展缓慢，可无症状，主要通过压迫神经引起相应临床症状，并且在肿瘤较小时即可引起严重的神经压迫症状。Hempelmann[6]报道了1例视神经血管瘤急性出血进入大脑基底池及额叶引起相应临床症状的病例。CT及MRI对于该类疾病的早期发现具有重要意义。影像学表现可无特异性。MRI显示T_1加权时为中等密度影，增强后强化明显；T_2加权时为高密度影。镜下病变：神经纤维组织间见海绵状、不规则扩张血管，伴或者不伴有神经纤维的浸润性生长。免疫组化：神经标志物NF和S-100（+），血管标志物CD34（+）。

本病需与其他好发于神经或者神经周围的肿瘤如神经鞘瘤、神经纤维瘤、血管畸形等相鉴别。

（三）治疗与预后

手术切除是治疗本病的首选方法。当肿瘤未浸润神经时，可通过彻底切除肿瘤除保护神经功能。肿瘤直接浸润神经者，需将肿瘤同侵犯的神经整块切除。手术切除预后良好，只是当不得不切除受累的神经时，会引起神经功能缺损。

参考文献

[1] 张清泉，姜立杰，侯素平，等. 肋间神经血管瘤1例[J]. 中华胸心血管外科杂志，2013，29(1)：59.

[2] McRackan T R，Wilkinson E P，Rivas A. Primary tumors of the facial nerve[J]. Otolaryngol Clin North Am，2015，48(3)：491-500.

[3] Ross L，Drazin D，Eboli P，et al. Atypical tumors of the facial nerve：case series and review of the literature[J]. Neurosurg Focus，2013，34(3)：E2.

[4] Miyashita T，Hoshikawa H，Kagawa M，et al. A case report of facial nerve hemangioma[J]. Auris Nasus Larynx，2007，34(4)：519-522.

[5] McMonagle B，Connor S，Gleeson M. Venous haemangioma of the mandibular division of the trigeminal nerve[J]. J Laryngol Otol，2011，125(6)：649-650.

[6] Hempelmann R G，Mater E，Schröder F，et al. Complete resection of a cavernous haemangioma of the optic nerve，the chiasm，and the optic tract[J]. Acta Neurochir (Wien)，2007，149(7)：699-703.

[7] Vassal F，Péoc'h M，Nuti C. Epidural capillary hemangioma of the thoracic spine with proximal nerve root involvement and extraforaminal extension[J]. Acta Neurochir (Wien)，2011，153(11)：2279-2281.

[8] Düzgün S，Ozdemir A，Unlü E，et al. The intraneural hemangioma of the digital nerve：case report[J]. J Hand Microsurg，2013，5(1)：27-29.

[9] Benoit M M，North P E，McKenna M J，et al. Facial nerve hemangiomas：vascular tumors or malformations?[J]. Otolaryngol Head Neck Surg，2010，142(1)：108-114.

（刘志艺）

第十节　软骨样汗管瘤

一、引言

软骨样汗管瘤（chondroid syringoma，CS）是一种罕见的良性肿瘤，主要发生于皮肤附器，由上皮细胞和间叶细胞组成，因其软骨样基质中含有汗腺成分，所以被命名为软骨样汗管瘤[1]。

二、病例

患者，女性，66岁，自诉15年前发现右侧锁骨下胸壁皮肤一无痛性坚硬肿块，生长缓慢。体格检查：肿块被覆于皮下，皮表测量大小约9 cm×5 cm，质实，无明显触痛，稍向外凸出，呈粉紫色。肿块可轻度移动，其根部固定于浅筋膜，局部淋巴结无明显肿大（锁骨上淋巴结和腋窝淋巴结）。血液生化检查和胸部X线片无明显异常，行穿刺活检未能确诊，遂至外科手术治疗，同时切除肿块及其周围正常皮肤（切缘距肿瘤边缘1 cm）和纤维脂肪组织，因肿瘤根部位于下层的胸筋膜和三角肌筋膜鞘，遂将其一并切除。肿瘤切除后缺损及间隙较大（长约7.5 cm、宽约5.0 cm、深约1.5 cm），用周围胸部肌肉和三角肌进行填充，胸部皮肤游离形成皮瓣进行覆盖。肉眼观：肿块位于表皮下，界限清楚，呈浅灰色、白色结节，质地坚硬，大小约5.2 cm×2.4 cm×2.8 cm，周围被出血的纤维脂肪组织所包绕，其切面呈囊状和点状出血样表现。组织病理检查：组织内含管腔结构，管腔周围为两排细胞，同时可见上皮细胞呈巢状聚集，周围被软骨样和黏液样基质所包绕（图8-10-1）。细胞呈圆形或多边形，未见明显多形性细胞核，无有丝分裂象。诊断为良性软骨样汗管瘤[2]。

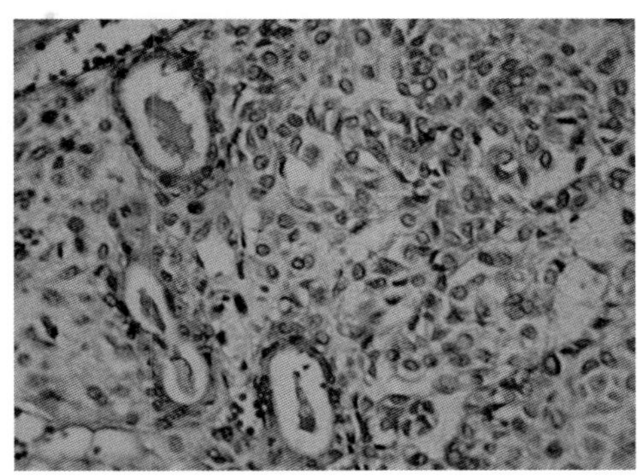

图8-10-1　组织病理检查（HE染色，×40）

三、讨论

（一）流行病学与病理学表现

1985年，Billorth首次对该肿瘤进行了描述，认为其是唾液腺肿瘤的一种，内含黏蛋白样和软管样物质。也有学者[3]认为，该肿瘤是上皮和间叶细胞来源的混合性肿瘤，或者起源于内分泌腺或者汗腺的导管部。发病率0.01%~0.098%，主要位于头颈部，以中老年为主（平均年龄为46岁，年龄跨度11~80岁），男性多于女性（2∶1）。主要为良性病变，亦有少数恶性病例报道。恶性病例主要发生于较为年轻的女性，发生部位以躯干和四肢为主，肿瘤直径通常>3 cm，伴有局部浸润，极少数可发生骨转移和内脏转移[4-5]。目前，发生于胸壁的软骨样汗管瘤仅有1例英文文献报道。

组织结构上，软骨样汗管瘤主要由上皮细胞和间叶细胞成分混合组成。上皮细胞呈条索状排列，并形成含有肌上皮层的管腔样结构，细胞周围充满黏液样或软骨样基质。相关文献曾报道此肿瘤的两种组织学变异类型：①肿瘤内管腔结构较正常更细，有单层柱状上皮覆盖；②顶浆分泌的变体，伴有管状和囊状结构，腔内被覆双层上皮细胞。当发现细胞异型性、边缘浸润、卫星肿瘤结节、肿瘤坏死和深部组织结构的侵袭特征时需警惕恶性转变可能[6]。

（二）临床表现与诊断

（1）临床表现。软骨样汗管瘤通常表现为无症状的无痛性结节，主要位于皮内或皮下，生长缓慢。病灶直径通常为0.5~3 cm，但是更大直径的也有报道[7]，如上述病例中的胸部软骨样汗管瘤（5.2 cm×2.8 cm）。因该肿瘤极为罕见，临床上易被忽略。

（2）诊断。需要将软骨样汗管瘤与其他的皮肤附器肿瘤进行鉴别，如皮肤囊肿、神经纤维瘤、真皮纤维瘤、钙化上皮瘤和组织细胞瘤。软骨样汗管瘤临床特征无特异性，诊断主要依靠切除后活组织检查和显微镜检查[1,3]。免疫组化阳性指标：角蛋白（87%），波形蛋白（100%），S-100蛋白（100%），CEA-M（53%）和P53（80%）[8-9]。

（3）治疗。对于良性软骨样汗管瘤，首选治疗方法是手术切除。手术切除时切缘须距离瘤体1 cm以上，以减少局部复发的可能性。恶性软骨样汗管瘤的治疗仍是以手术切除为主，术后局部放疗和化疗效果不明显，可发生骨转移。

（4）预后。该肿瘤多为良性肿瘤，亦有少数恶性病例报道，多为病变位于四肢的女性患者。以下情况建议密切随访：患者为女性、肿瘤位于四肢、肿瘤含有大量黏液基质、肿瘤的切缘非常接近瘤体。

四、总结

软骨样汗管瘤是发生在皮肤附器的一种肿瘤，多为良性病变，主要发生在头颈部，位于胸壁的软骨样汗管瘤极为罕见。诊断主要依靠切除后的病理检查，治疗以手术为主，术后需密切随访。

参考文献

[1] Sungur N, Uysal A, Gümüş M, et al. An unusual chondroid syringoma[J]. Dermatol Surg, 2003, 29(9): 977-979.

[2] Sirivella S, Gielchinsky I. Chondroid syringoma: a rare tumor of the chest wall[J]. Ann Thorac Surg, 2010, 89(3): 983-985.

[3] Yavuzer R, Başterzi Y, Sari A, et al. Chondroid syringoma: a diagnosis more frequent than expected[J]. Dermatol Surg, 2003, 29(2): 179-181.

[4] Kiely J L, Dunne B, McCabe M, et al. Malignant chondroid syringoma presenting as multiple pulmonary nodules[J]. Thorax, 1997, 52(4): 395-396.

[5] Watson J A, Walker M M, Smith N P, et al. Malignant chondroid syringoma--a rare cause of secondary bone tumour[J]. Clin Exp Dermatol, 1991, 16(4): 306-307.

[6] Borman H, Özcan G. Chondroid syringoma at the fingertip: an unusual localization[J]. Eur J Plast Surg, 1998, 21: 311–313.

[7] Bekerecioglu M, Tercan M, Karakok M, et al. Benign chondroid syringoma: a confusing clinical diagnosis[J]. Eur J Plast Surg, 2002, 25: 316–318.

[8] Metzler G, Schaumburg-Lever G, Hornstein O, et al. Malignant chondroid syringoma: immunohistopathology[J]. Am J Dermatopathol, 1996, 18(1): 83-89.

[9] Bedir R, İbrahim Ş, Yurdakul C, et al. Chondroid syringomas: an immunohistopatological analysis[J]. G Ital Dermatol Venereol, 2016, 151(4): 358-364.

（陈林松）

第十一节 胸壁Askin瘤

一、引言

Askin瘤是发生于胸壁的罕见的恶性原始神经外胚层肿瘤，常发生于儿童和青少年。该病发生率低，病死率高，需要提高临床医生及病理科医生对该病的认识。

二、病例

患者，女性，17岁，咳嗽、体重减轻、右侧胸痛2个月。体格检查发现右肺呼吸音减弱。实验室检查无异常。胸部X线片提示右胸占位，第6肋部分损伤。CT提示右下胸腔巨大分叶状肿块，侵犯第6肋（图8-11-1）。经皮穿刺活检提示恶性病变，分叶肿瘤，有特征性的霍-赖玫瑰花结（Homer-Wright rosettes）。诊断考虑Askin瘤。骨扫描未见远处转移（图8-11-2）。肿瘤分期为T1N0M0。患者接受4个周期的化疗，化疗药物包括异环磷酰胺、长春新碱、多柔比星。患者胸部疼痛明显改善。复查CT提示胸部肿瘤消失，但是第6肋仍有侵犯。考虑手术切除病灶，但患者拒绝手术，随访10个月无进展[1]。

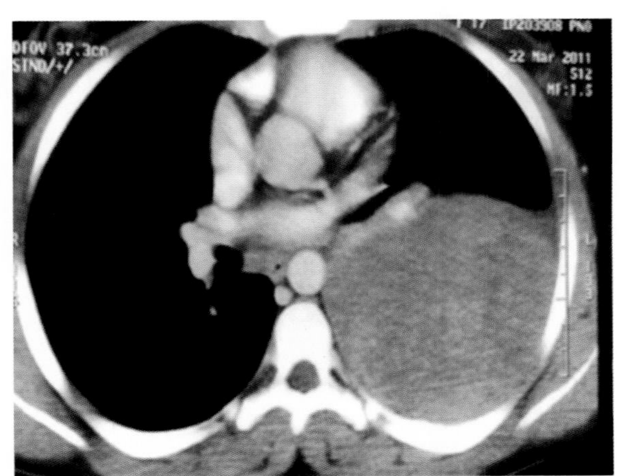

图8-11-1 CT提示右下胸腔巨大占位

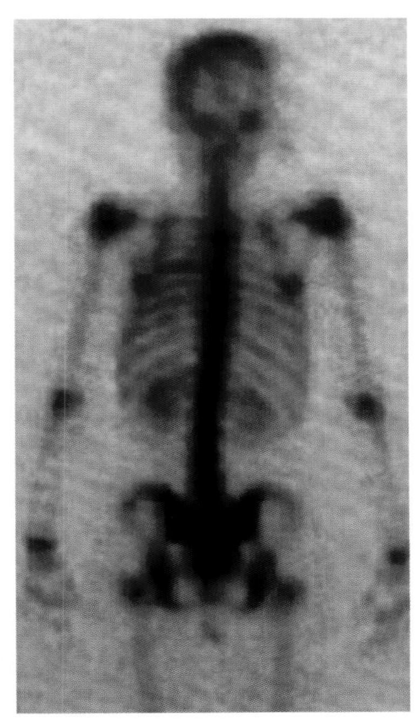

图8-11-2 核素骨扫描显像

三、讨论

（一）流行病学与病因分析

1979，Askin等[2]首先报道了一类发生于胸部的恶性小细胞肿瘤，因此被命名为Askin瘤。临床上Askin瘤罕见，误诊率高，发病者以儿童和青少年居多，其次为成人[3]。国内外尚无大宗报道。目前认为Askin瘤与原始神经外胚叶瘤（PNET）、尤文肉瘤有共同的起源，同属于尤文氏瘤家庭。而据分子生物学技术证实其具有共同的染色体易位t（11；22）（q24；q12）、t（21；22）（q22；q12）和t（7；22）（q22：q12），被认为是该类肿瘤特异性的基因标志物[3-4]。

（二）临床表现与诊断

Askin瘤可发生于胸壁软组织、肋骨骨膜与肺。发病早期，患者可无任何不适，随着病情进展可表现为胸壁或肺部增大的肿块伴疼痛、呼吸困难、发热和胸腔积液等。

Askin瘤的影像表现无特异性，主要表现为起源于胸壁软组织的不均匀密度肿物（图8-11-1），多伴有肋骨的侵蚀、破坏及胸腔积液[5]。肿瘤内部可出现灶性出血、囊变、坏死等，钙化较少见。Askin瘤的生长可引起相邻肺组织的塌陷或直接侵犯肺组织。

病理检查肿瘤呈结节和分叶状，无包膜，质韧，切面灰白色或鱼肉状，常伴出血、坏死，可有钙化。组织学上由弥漫一致的小圆形或短梭形细胞构成，核大，细胞质少。瘤细胞多呈密集巢状或细束带状结构排列，其间有纤维血管间隔或致密纤维间隔。电镜下可见含膜神经内分泌颗粒[6]。免疫组化标志物NSE、CD99、S-100多为阳性。细胞遗传学检查常有染色体易位。

Askin瘤诊断较为困难，误诊率高。对于发生于胸肺部的小圆细胞肿瘤，要考虑Askin瘤的可能。病理学诊断主要依靠HE染色结合免疫组化，CD99、vimentin、NSE、S-100均呈阳性有助于明确诊断；CD45、actin、MG等均呈阴性有助于排除淋巴瘤、胚胎型横纹肌肉瘤等。有学者认为免疫组化染色见2种以上不同神经内分泌颗粒时可以诊断。Askin瘤与PNET、尤文肉瘤虽同属外胚层来源的神经瘤，但仍需互相鉴别。鉴别主要基于病变发生部位，Askin瘤的发生部位是胸壁软组织、肋骨骨膜及肺，尤因肉瘤则主要发生于骨的骨干和干骺端，PNET发生部位则以四肢及躯干软组织为主。

（三）治疗与预后

Askin瘤恶性程度高，预后差。临床上采取以手术为主，局部放疗、全身化疗为辅的综合治疗方式。化疗多采用CAV（环磷酰胺+多柔比星+长春新碱）、CiE（顺铂+足叶乙苷）、VIP（足叶乙苷+异环磷酰胺+顺铂）等方案。

四、总结

Askin瘤是发生于胸壁的恶性小圆细胞肿瘤，临床上较罕见，诊断困难，预后极差。治疗方式为手术切除加放化疗的综合治疗方式。对于发生于胸壁的肿块，临床医生需提高警惕。

参考文献

[1] Benbrahim Z, Arifi S, Daoudi K, et al. Askin's tumor: a case report and literature review[J]. World J Surg Oncol, 2013, 11: 10.

[2] Askin F B, Rosai J, Sibley R K, et al. Malignant small cell tumor of the thoracopulmonary region in childhood: a distinctive clinicopathologic entity of uncertain histogenesis[J]. Cancer, 1979, 43(6): 2438-2451.

[3] Sirivella S, Gielchinsky I. Treatment outcomes in 23 thoracic primitive neuroectodermal tumours: a retrospective study[J]. Interact Cardiovasc Thorac Surg, 2013, 17(2): 273-279.

[4] McManus A P, Gusterson B A, Pinkerton C R, et al. The molecular pathology of small round-cell tumours--relevance to diagnosis, prognosis, and classification[J]. J Pathol, 1996, 178(2): 116-121.

[5] Xia T, Guan Y, Chen Y, et al. Askin tumor: CT and FDG-PET/CT imaging findings and follow-up[J]. Medicine (Baltimore), 2014, 93(6): e42.

[6] 李兰芳，王华庆，刘贤明，等. 13例Askin瘤诊断与治疗[J]. 中国肿瘤临床，2011，38(12): 741-743.

（应鹏清）

第十二节　胸壁放射性坏死

一、引言

胸壁放射性坏死是放疗并发症之一。近年来，随着放疗技术的进步，胸壁放射性坏死病例有所减少，但其仍可发生于部分乳腺癌、胸壁肿瘤放疗患者。

二、病例

患者，女性，58岁，1991年行左侧乳房肿块切除术并行腋窝淋巴清扫，术后放疗。术后5年伤口出现损伤，逐步进展为慢性溃疡。组织局部活检无肿瘤复发，遂以保守治疗为主，但是溃疡长期不愈合。局部检查发现左侧乳房萎缩、变硬，外上象限溃疡性化脓性病变（图8-12-1）。CT检查发现脓肿形成、肋骨异常，遂决定将左侧乳房与异常肋骨一并切除。术中采用取自对侧腹直肌的横行腹直肌皮瓣重建胸壁。术后3周出现肌瓣缺血、坏死。清创后封闭负压辅助闭合治疗（vaccum assisted closure，VAC），伤口逐步愈合（图8-12-2）。组织检查再次发现脓肿形成，并存在局部肋骨坏死，遂决定以大网膜修补重建胸壁。术中将胃大弯处大网膜翻转，覆盖伤口，外层覆以真皮再生模板（dermal regeneration template，DRT）（图8-12-3）。术后每天清洁检查大网膜，7天后每3天清洁、检查1次，直到肉眼可见新生真皮组织。术后21天，移除外层，移植皮肤到新生的真皮组织（图8-12-4）[1]。

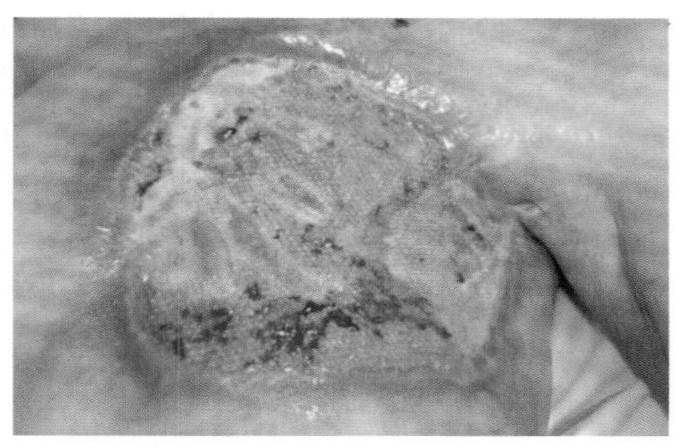

图8-12-2　VAC治疗后数周

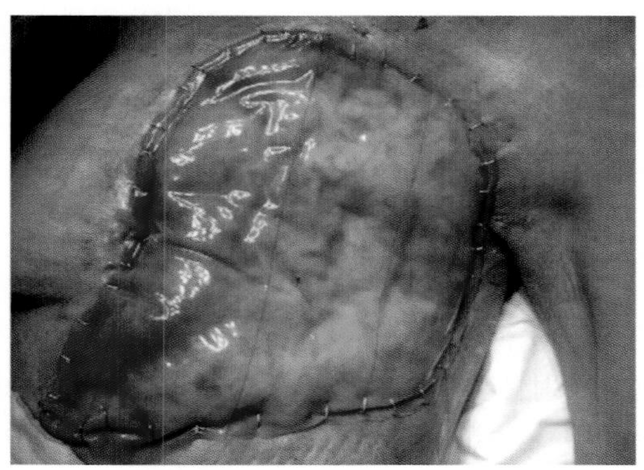

使用大网膜与真皮再生模板覆盖伤口，外层模板下可见大网膜。

图8-12-3　大网膜修补重建胸壁

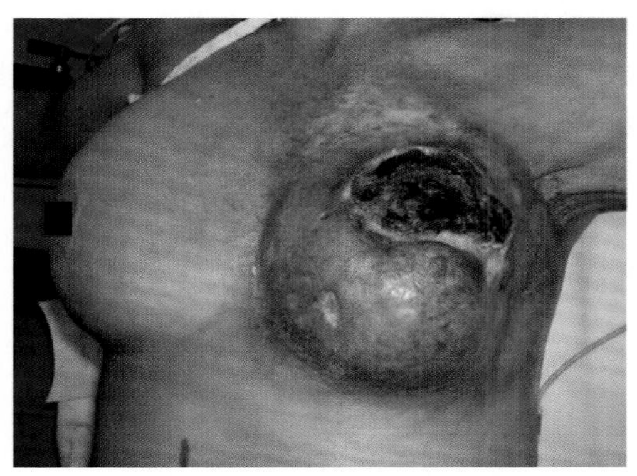

图8-12-1　左侧乳房外上象限放射性溃疡

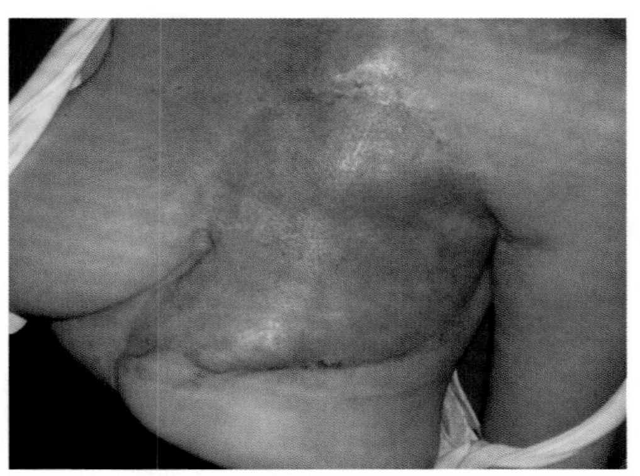

图8-12-4　皮肤移植后最终效果

三、讨论

（一）流行病学与病因分析

1895年，德国物理学家伦琴发现X线并因此获得诺贝尔物理学奖，之后，X线很快被用于医学诊断与治疗。由于放疗是利用电离辐射对生物细胞的杀伤作用进行治疗，所以在杀灭肿瘤细胞的同时，不可避免地会损伤部分正常的组织和器官。

皮肤的放射性反应可分为急性反应与慢性反应。当常规千伏级X射线照射剂量超过40 Gy和高能X射线照射剂量超过80 Gy时，可出现Ⅲ度放射性皮肤反应，或继续进行放射治疗，则可发生急性放射性皮肤溃疡。由于射野局部的皮肤慢性损伤，局部血液循环变差，皮肤再生修复和抗感染能力明显下降，所以在破损后易感染并继发形成久治不愈的溃疡。另外，也有部分急性放射性皮肤溃疡，久治不愈而转为慢性，统称为慢性放射性皮肤溃疡[2]。

（二）临床表现与诊断

（1）临床表现与诊断。急性或慢性的放射性皮肤损害，开始会出现皮炎、局部组织纤维硬化，然后出现明显的皮肤损害，愈合不良，局部脓肿并形成较大溃疡。胸壁放射性溃疡症状较为明显，诊断并无困难，但出现时间不一。刘达恩等[3]治疗胸壁放射性溃疡22例，患者从放疗到出现溃疡的时间最长为18年，最短2个月，平均为（2.86±2.32）年。胸壁放射性溃疡的早期诊断主要依赖于仔细分析患者的临床表现和放疗记录。诊断中应注意是否出现放射性骨髓炎、放射性肺炎、臂丛神经损伤等并发症。

（2）治疗原则。放射性坏死治疗应强调彻底清除感染、坏死和失活的组织，任何姑息的切除都会导致感染复发、迁延等，以致需要多次手术。放射性溃疡具有继发性、进行性、不可逆性等特点，往往同时合并放射性骨髓炎、臂丛神经损伤及放射性肺炎等并发症，治疗较为困难。马骁等[4]报道了58例慢性放射性溃疡患者的治疗，认为除少数面积较小、基底尚有肉芽组织、可以通过换药与保守治疗治愈的溃疡外，大部分溃疡的基底和周围均呈纤维化、血运极差的放射性瘢痕组织，须用血运良好的皮瓣转移覆盖，方能修复创面。

（3）清创原则。与外科脓肿清创原则一致，切除范围应超过损害皮肤的边缘。手术切除时不仅要切除溃疡，还要切除溃疡周围明显呈放射性改变的皮肤组织，否则容易导致血运贫乏，造成重建的肌瓣与之缝合后难以愈合。切口应设计在放射损伤区周围相对健康的皮肤组织内，同时切除呈放射性骨髓炎改变的胸骨、锁骨与肋骨等。骨质发生改变时表现为灰黑色，质地松软等。

（4）胸壁重建。胸壁重建后可以达到两个目的：①有足够的皮肤和软组织覆盖胸壁缺损，保护胸内器官不暴露于外；②保持胸腔密闭，维持胸壁稳定。胸壁缺损范围较小可直接缝合周围组织，大面积缺损需要皮瓣转移覆盖。若软组织不足以保持胸壁稳定性，则需应用假体材料进行重建。胸壁放射性坏死后的切除重建要求材料具有良好的抗感染能力和生长能力，自体组织是最符合人体生理的修复材料。最常应用的自体组织包括背阔肌、胸大肌、腹直肌及其肌皮瓣以及大网膜等。胸大肌瓣、背阔肌瓣（或皮瓣）是胸壁重建中用途最广泛的组织，可应用于前、后、侧胸壁的广阔区域。大网膜血供好，体积大，可携带血管内皮生长因子，加速邻近组织生长，且控制感染能力强，常用于加强高风险的吻合口、覆盖假体、充填残腔以及胸内转位控制感染等，几乎可以到达前胸壁的任意位置。人工材料，尤其是可降解材料的发展使胸壁重建取得重要进步。用可降解材料重建胸壁，可在早期有效固定胸壁，避免发生呼吸相关并发症；后期材料逐步降解吸收，由自身组织取代材料，保持胸壁稳定，避免感染等长期并发症的发生。

四、总结

胸壁放射性坏死是胸部放疗后的罕见并发症，随着放疗技术的进步，其发生率已有所降低，但治疗较为困难。放疗后胸壁发生溃疡的时间可长可短，临床上需提高警惕，以预防为主。治疗主要以手术重建胸壁为主，少数可经保守治疗治愈。

参考文献

[1] Aquilina D, Darmanin F X, Briffa J, et al. Chest wall reconstruction using an omental flap and Integra[J]. J Plast Reconstr Aesthet Surg, 2009, 62(7): e200-e202.

[2] 徐燮渊. 现代肿瘤放射治疗学[M]. 北京：人民军医出版

社，2000.

[3] 刘达恩，覃光灵，农庆文，等. 扩大切除胸壁放射性溃疡后带蒂皮瓣的修复与重建[J]. 中国综合临床，2007，22(12)：1141-1142.

[4] 马骁，金增强，杨文峰，等. 胸壁慢性放射性溃疡的分型及手术治疗[J]. 中国美容医学，2013，21(12)：2160-2162.

（应鹏清）

第十三节　胸壁软组织多发性神经纤维瘤

一、引言

胸壁软组织多发性神经纤维瘤（multiple neurofibroma）指全身性疾病Ⅰ型神经纤维瘤病（NF1）累及胸壁神经、肌肉、骨骼和血管等，少有报道，可引起严重的自发性出血，数字减影血管造影（DSA）下行血管栓塞合并手术切除肿瘤可以有效地控制出血症状。

二、病例

患者，男性，20岁，既往NF1病史16年，因左侧胸壁巨大神经纤维瘤导致严重的自发性出血急诊入院。体格检查见患者身材矮小，皮肤散在多发牛奶咖啡色斑、左侧胸壁巨大肿块、脊柱侧凸、腋窝及腹股沟雀斑。左侧后胸壁内有大小为20 cm×20 cm×15 cm的肿块，伴有大小为25 cm×25 cm×20 cm的血肿形成，范围从左侧肩胛骨向下至第12肋骨。入院时伴有窦性心动过速及低血压。DSA检查发现3支滋养动脉（2支发自第11、12肋间动脉，1支发自椎动脉）供应肿块，出血形成血肿（图8-13-1）。血常规显示红细胞及血红蛋白分别从3.96×10^{12}/L、119 g/L急速下降至2.65×10^{12}/L、78 g/L。急诊行血管造影经皮血管栓塞治疗控制出血后，患者循环很快恢复稳定。栓塞后第7天接受胸壁肿瘤切除及血肿清除手术，术中失血150 mL。病理诊断为NF1。患者术后第12天出院。随访12个月无胸壁肿瘤和出血复发[1]。

三、讨论

（一）流行病学与病因分析

1847年，Virchow首次报道了多发性神经纤维瘤；1849年，Smith对多发性神经纤维瘤的临床症状作了较为全面的描述；1882年，德国内科医生Von Resldighausen通过病理学研究对其组织学特点及其与神经系统的关系作了详细的阐述，故该病也称为von Recklinghausen病。1987年，美国国立卫生研究院（National Institutes of Health，NIH）建议将神经纤维瘤分为NF1和NF2 两型，即周围型和中枢型神经纤维瘤病[2]。*NF1*基因定位在17q11.2，*NF2*基因定位在22q12.2，均属抑癌基因，染色体易位及断裂时可出现异常。人类17号染色体上的*NF1*基因突变可致NF1的发生，这种常见的常染色体显性遗传病属于神经皮肤综合征，在自然人群中的发病率约1/3 500，20%~60%的患者有家族史，发病无明显的性别差异[3]。NF2的发病率为1/5 000，约有50%的NF2来自父母遗传，另外50%由新发突变引起[4]。

（二）临床表现与诊治

NF是一种常见的神经皮肤综合征，是因神经细胞发育分化异常导致的多系统损害的常染色体显性遗传病，常可累及神经、肌肉、骨、内脏、皮肤等部位，因其发病部位不同，故临床症状差异较大，有时诊断

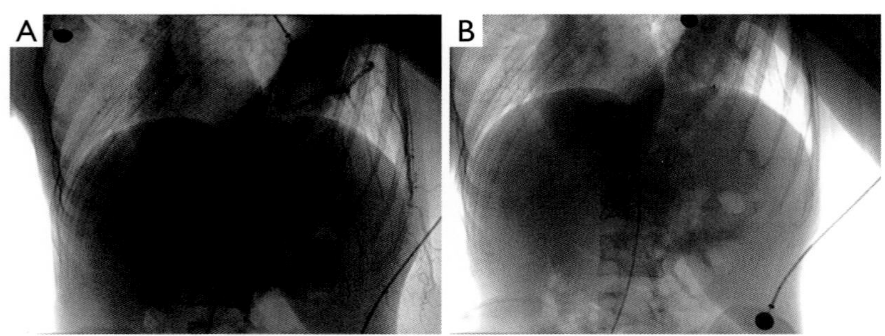

（A）DSA显示肿瘤滋养血管发自第12肋间动脉，在肿块中迂曲行走；（B）DSA显示栓塞治疗后，滋养动脉近端栓塞部位的3处线圈显影。

图8-13-1　DSA检查

困难。NF1即为典型的von Recklinghausen病，占NF的90%，是一种临床症状表现复杂的单基因遗传病，即由*NF1*基因突变导致该基因的蛋白产物——神经纤维瘤蛋白的功能改变。该病主要临床表现为累及全身皮肤的多发性神经纤维瘤，呈咖啡色小斑、虹膜Lisch结节，同时还可累及多个器官，发生肾动脉狭窄、视神经胶质瘤、脊柱侧凸、椎管内或颅内肿瘤、脑血管狭窄等[2]，亦可合并中枢神经系统肿瘤及其他恶性肿瘤。NF2以双侧前庭神经鞘瘤为特征，但是也可发展为其他颅内和外周神经鞘瘤、脑膜瘤及罕见的室管膜瘤及星形细胞瘤。因此，“神经纤维瘤病”这个术语用于NF2其实是一种误称。

NIH于1988年提出了统一的NF1诊断标准[2]，出现以下症状或体征中的2项以上即可诊断为NF1：①≥6个牛奶咖啡色斑，色斑的最大直径为青春期前的患者≥5 mm，青春期后的患者≥15 mm；②≥2个任何类型的神经纤维瘤，或≥1个的丛状神经纤维瘤；③腋窝或腹股沟雀斑；④视神经胶质瘤；⑤≥2个的虹膜黑色素错构瘤；⑥有特征性骨损害，如蝶鞍发育不良、长骨皮质变薄伴有或不伴假性关节炎；⑦一级亲属（父母、子女和兄弟姐妹）患有NF1。

血管受累是NF1的多种并发症之一，报道发生率仅为3.6%[5]。从颅内大血管到软组织的微小血管均可受累，导致血管硬化、闭塞、动脉瘤、假性动脉瘤、血管破裂或动静脉瘘。由于可以引起严重的自发性出血，血管病变被认为是NF1患者早期死亡的最重要因素[6]。

NF1导致血管病变有多种原因，其中之一是动脉中层发育不良，另外有研究者认为病变侵犯血管，破坏其完整性，引起破裂出血。已有研究证明，大血管动脉瘤的形成继发于神经纤维瘤侵犯血管。小血管病变过程则有不同，其本身发育不良，同时合并血管内膜与肌层的透明纤维组织增厚，导致管腔狭窄，血管脆化[7-8]。

胸壁软组织多发性神经纤维瘤的严重自发性出血有3例报道[1,9-10]。2例经血管造影明确出血点后先行栓塞治疗再行手术切除，另1例则未行血管造影，直接手术，术中未发现明确出血部位以及血管异常，术后患者接受了多次的清创及止血手术。

对于胸壁软组织多发性神经纤维瘤引起的自发性出血，栓塞治疗可以暂时控制出血，却无法完全取代手术。DSA下血管栓塞治疗是有效、微创地诊治出血的方法，并能够为随后的手术治疗创造条件。选择手术的原因有3点：①手术是根除持续性或隐匿性出血的最佳选择；②早期手术切除巨大肿瘤可以降低恶变以及皮肤坏死破溃的可能；③手术对于美观及肺功能也有积极影响，虽然手术更具创伤性，疾病本身导致的血管脆性增加也将进一步提升手术难度。

胸壁软组织多发性神经纤维瘤临床少见，无特异性症状，手术前大多难以确诊，需与胸膜间皮瘤、恶性神经鞘瘤相鉴别。胸膜间皮瘤多有恶病质，病情发展快，一侧多见，常有大量胸腔积液和肋骨破坏。恶性神经鞘瘤可由神经纤维瘤恶变形成，好发于颅内、椎管内、脊神经根和周围神经，在胸部多发生在后纵隔，发生于胸壁者少见，且肿瘤多为单发，常呈侵犯性生长，切除后易复发，放疗可局部控制肿瘤，但治愈极少见。胸壁软组织多发性神经纤维瘤伴有全身性表现，多发生于肋间神经，亦可见于胸壁其他神经，沿神经走行分布，可侵犯肋骨，有一定的恶变率，可考虑手术治疗。但由于神经纤维瘤的多发特性，手术不可能消除所有的病变。

此外，Fedoruk等[11]回顾总结了25例由NF1引起的自发性血胸病例，报道病死率为36%，手术病死率为33%。出血分布于锁骨下动脉、肋间动脉、甲状颈干、胸廓内动脉。15例经手术治疗，5例死亡；3例在突发死亡后活检明确诊断。剩余7例保守治疗，其中2例胸腔置管引流，支持治疗，持续出血得到控制；1例保守治疗期间再发大出血死亡；4例在胸管引流后接受血管内栓塞治疗。

NF1导致的严重的自发性血胸，往往危及生命。以往的选择多是手术治疗，开胸切除动脉瘤，术中或使用血管替代物。然而手术创伤大，并且NF1导致的血管脆性增加将提升手术风险，手术逐渐被血管腔内治疗方法包括线圈等材料栓塞治疗以及血管支架植入治疗取代。根据是否需要保留动脉血流在两者间进行选择[12]。

四、总结

NF1引起的自发性出血初发时常无明显诱因，较为隐匿，因此诊断往往有延误，患者送达医院时多已出现循环不稳的症状。紧急处理时，除了维持生命体征，并排除凝血功能障碍的原因外，明确出血部位最为重要。DSA下血管栓塞治疗是早期诊治、控制出血的有效方法。对于栓塞治疗无效的患者，创伤更大的手术治疗可作为选择。

参考文献

[1] Zhang K, Song J, Xiong W, et al. Massive spontaneous hemorrhage in giant type 1 neurofibromatosis in soft tissue of chest wall[J]. J Thorac Cardiovasc Surg, 2012, 144(3): e92-e93.

[2] Neurofibromatosis. Conference statement. National Institutes of Health Consensus Development Conference[J]. Arch Neurol, 1988, 45(5): 575-578.

[3] Ferner R E, Huson S M, Thomas N, et al. Guidelines for the diagnosis and management of individuals with neurofibromatosis 1[J]. J Med Genet, 2007, 44(2): 81-88.

[4] 陈广理,陈沛. 神经瘤病Ⅱ型的研究[J]. 国际耳鼻咽头颈外科学杂志, 2006, 930(5): 321-324.

[5] Conlon N P, Redmond KC, Celi L A. Spontaneous hemothorax in a patient with neurofibromatosis type 1 and undiagnosed pheochromocytoma[J]. Ann Thorac Surg, 2007, 84(3): 1021-1023.

[6] Jett K, Friedman J M. Clinical and genetic aspects of neurofibromatosis 1[J]. Genet Med, 2010, 12(1): 1-11.

[7] Nopajaroonsri C, Lurie A A. Venous aneurysm, arterial dysplasia, and near-fatal hemorrhages in neurofibromatosis type 1[J]. Hum Pathol, 1996, 27(9): 982-985.

[8] Saitoh S, Matsuda S. Aneurysm of the major vessels in neurofibromatosis[J]. Arch Orthop Trauma Surg, 1998, 117(1-2): 110-113.

[9] Lessard L, Izadpanah A, Williams H B. Giant thoracic neurofibromatosis type 1 with massive intratumoral haemorrhage: a case report[J]. J Plast Reconstr Aesthet Surg, 2009, 62(9): e325-e329.

[10] Rao V, Affifi R A, Ghazarian D. Massive subcutaneous hemorrhage in a chest-wall neurofibroma[J]. Can J Surg, 2000, 43(6): 459-460.

[11] Fedoruk L M, English J, Fradet G J. Spontaneous hemothorax and neurofibromatosis: a review of a lethal combination[J]. Asian Cardiovasc Thorac Ann, 2007, 15(4): 342-344.

[12] Hongsakul K, Rookkapan S, Tanutit P, et al. Spontaneous massive hemothorax in a patient with neurofibromatosis type 1 with successful transarterial embolization[J]. Korean J Radiol, 2013, 14(1): 86-90.

（鲍熠）

第十四节　原发性胸壁淀粉样瘤

一、引言

淀粉样瘤是由各种原因导致的淀粉样纤维蛋白在组织中局限、沉积所形成的一类疾病，常表现为局部孤立性的包块，边界清晰，无外周侵犯及远处累及。

二、病例

患者，女性，65岁，4年前曾行左下胸壁肿块切除术，现肿块复发，无其他外伤手术史，无发热、体重减轻、呼吸困难、咯血，无泌尿系统及消化道症状。体格检查见左下胸壁一11 cm×9 cm×6 cm肿块，质软、表面光滑、边界清晰。肿块底部与肋骨相连，无区域淋巴结肿大。胸部X线片显示左下胸壁肿块，CT可见左下胸壁一椭圆形肿块，大小为12 cm×8 cm×5 cm，覆盖第5~8肋外侧角。细针穿刺活检见少量无特异性坏死碎片、血液及组织细胞。结核菌素试验显示72 h后呈Ⅱ型反应。取后外侧切口，从原手术切口进入，行外科手术切除。肿瘤无实质侵犯，完整切除（图8-14-1）。由于肋间肌肉覆盖，胸部切口直接关闭无需重建，亦可使用prolene网片加固胸壁。术后病理检查证实为淀粉样蛋白沉积，刚果红染色结果呈阳性，无明显证据显示肋骨侵犯（图8-14-2）。直肠黏膜活检排除系统性淀粉样变性可能。患者术后病情稳定，无特殊，术后10天出院，随访至今未见复发[1]。

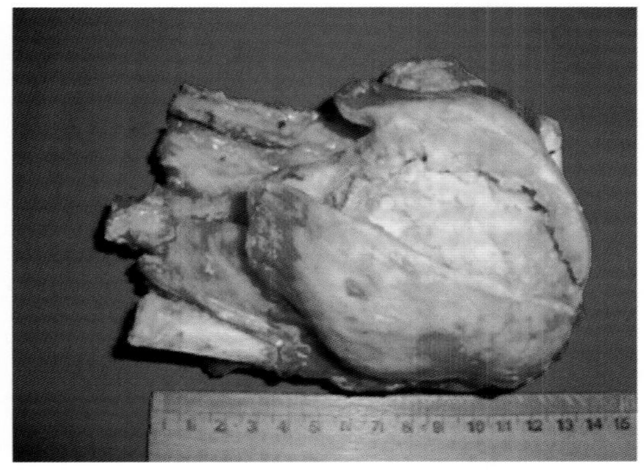

图8-14-1　肿块切除标本切开后见大量淀粉样物质

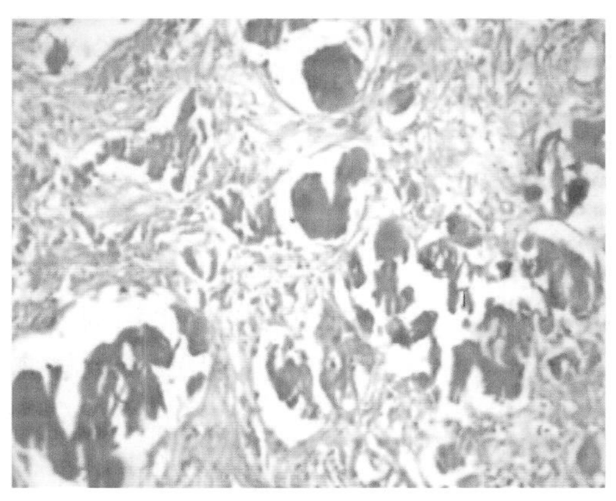

图8-14-2　刚果红染色结果显示淀粉样蛋白沉积

三、讨论

淀粉样变性类疾病是由于蛋白代谢障碍而出现的一种疾病。淀粉样纤维蛋白的产生常伴有多发性骨髓瘤、慢性感染、结核、骨髓炎、类风湿性关节炎等，为继发性淀粉样变性疾病，可继发于长期的血液透析、骨髓瘤、慢性炎症状态如骨髓炎、风湿性关节炎和肺结核等。若患者未合并与淀粉样变性相关的全身性疾病，仅表现为局部组织、器官的淀粉样变性，则称为原发性淀粉样变性。若病变局限，形成肿瘤样或结节样包块，可称为原发性淀粉样瘤，其发病率明显低于系统性淀粉样变性。系统性淀粉样变性常见免疫球蛋白轻链型淀粉样变性（immunoglobulin light-chain amyloidosis，AL）、淀粉样蛋白A型淀粉样变性（serum amyloid a protein amyloidosis，AA），前者为原发性，与免疫细胞疾病有关，主要由浆细胞和其他免疫细胞分泌的免疫球蛋白轻链或轻链片段构成；后者为继发性，与慢性感染或炎症（肺结核、干燥综合征、风湿性关节炎、寄生虫感染和梅毒）等有关，主要由肝细胞产生的非免疫球蛋白样的淀粉物质前体蛋白裂解而来的氨基酸残基所构成[2]。

淀粉样变性可发生于任何部位，鼻咽部、气管、胃肠、乳腺、心脏、骨、纵隔等均有报道[3-7]。临床症状多种多样，无特异性症状。主要取决于受累部位，表现为局部压迫和功能障碍。CT及MRI可见相应原发部位的实质性肿块，呈膨胀性生长，边界清晰。本病的确诊依靠病理活检（手术切除或穿刺活检），见淀粉样蛋白沉积即可确诊。因其含有淀粉样物质，刚果红染色呈现为橘红色，在偏光镜下观察刚果红染色后的切片可见草绿色双折光物质。免疫组化：AL型淀粉样物质免疫球蛋白轻链λ标记阳性，κ标记常呈阴性[8]。

原发性淀粉样瘤病灶局限，无全身淀粉样物质沉着，多以外科手术切除为主，且预后良好。而继发性淀粉样变性多为全身性疾病，需针对原发病进行治疗，预后较差。对于继发性淀粉样变性，除手术切除外，亦可采用放化疗，化疗药物的选择取决于淀粉样物质的类型，AL型病例用苯丙氨酸氮芥，AA型病例用秋水仙碱和二甲基亚砜[9]。也有学者认为局限性淀粉样变性可以是全身性淀粉样变性的早期表现，故所有的局限性淀粉样变性病例都应该随访，以及时发现全身性淀粉样变性的证据，预测局限性淀粉样变性的复发，以便采取有效的治疗措施并正确评估预后[7]。

参考文献

[1] Kumar S, Kumar S, Ahmad A, et al. Primary amyloidoma of chest wall--a rare condition[J]. BMJ Case Rep, 2012.

[2] Sahoo S, Reeves W, DeMay R M. Amyloid tumor: a clinical and cytomorphologic study[J]. Diagn Cytopathol, 2003, 28(6): 325-328.

[3] 冯勇，奚玲，余晓旭，等. 鼻、咽及喉部淀粉样变12例临床分析[J]. 临床耳鼻咽喉头颈外科杂志，2011，25(24)：1115-1117.

[4] 宋滨海，马克军，祁震. 支气管肺淀粉样变1例[J]. 临床军医杂志，2001，29(2)：80.

[5] 魏玉磊，石文君，崔玉环，等. 孤立性纵隔淀粉样瘤1例[J]. 实用医学杂志，2010，26(2)：346-347.

[6] 林云钗. 10例淀粉样变病患者的临床特点分析[J]. 中国医药指南，2014，(33)：110-111.

[7] Panda N K, Sharma S C, Mann S B, et al. Localized amyloidosis of the nasopharynx[J]. Ear Nose Throat J, 1994, 73(5): 335-336.

[8] Iannettoni M D, Wiechmann R J, Kirsh M M. Primary amyloidoma of the chest wall[J]. Ann Thorac Surg, 1995, 59(6): 1583-1586.

[9] Kyle R A, Gertz M A, Greipp P R, et al. A trial of three regimens for primary amyloidosis: colchicine alone, melphalan and prednisone, and melphalan, prednisone, and colchicine[J]. N Engl J Med, 1997, 336(17): 1202-1207.

（夏琰）

第十五节　胸壁皮脂腺癌

一、引言

皮脂腺癌是一种罕见的皮肤癌，可分为眼眶型和眶外型。一般发生于眼睑，发生在胸壁的罕见，只有7例文献报道[1-2]。胸壁皮脂腺癌恶性程度高，具有不同的临床表现和组织学形式，对放射线治疗不敏感，基本治疗手段即为手术切除，在皮脂腺癌发病早期，手术切除预后较好，但晚期由于已经侵及邻近组织，术后易复发[3-4]。

二、病例

患者，男性，48岁，左侧胸壁皮脂腺癌经过2年生长，由一个小型皮肤下结节（大小为0.5 cm×0.5 cm）逐渐发展为一个表面溃烂的腺癌肿块（8 cm×6 cm）。无疼痛、发热以及肿胀。在身体其他部位无肿瘤生长。无手术史，也没有明显的胸壁皮脂腺癌家族史。无营养摄入不足，无淋巴结病。患者第3肋间左侧距离中线约7 cm的地方增生性生长10 cm×6 cm×6 cm的已溃烂的肿瘤。上缘距左侧锁骨约7 cm，粉红色，表面不规则，且出血。生长边缘明显，与正常皮肤间有凹槽（图8-15-1~图8-15-3），连接处大小为3 cm×2 cm。瘤块生长迅速、一致并且具有触摸流血症状。随着胸大肌的收缩，其向四周增长。瘤块周围皮肤正常，患者左上肢能够正常活动。组织病理学：HE染色显示皮脂腺癌，而免疫组化症状不明显。复层鳞状上皮与底层组织显示多形性，多空泡性、高度非典型上皮细胞排列呈圆形巢穴。核和核仁优质多形性，着色过深，呈现典型的有丝分裂，集中位于细胞核与泡沫，多空泡性细胞质，见于胞浆内脂质（图8-15-4）。亦见急性、慢性炎症、坏死以及出血等现象。进一步的指标筛查发现患者血液学指标都在正常范围内，并且血清肿瘤标志物癌胚抗原（CEA）不高。而胸部X线片、腹部超声、上消化道内镜检查和结肠镜检查均正常。术后第7天出院，1周后复查，以后每3个月复查，随访结束止未发生局部复发或远处转移（图8-15-5）。病理诊断：眼外胸壁皮脂腺癌[5]。

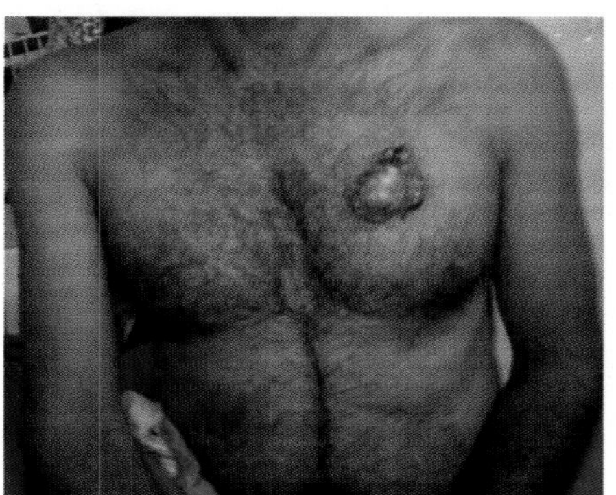

图8-15-1　锁骨中线左侧7 cm第3肋间大小为10 cm × 6 cm × 6 cm瘤块

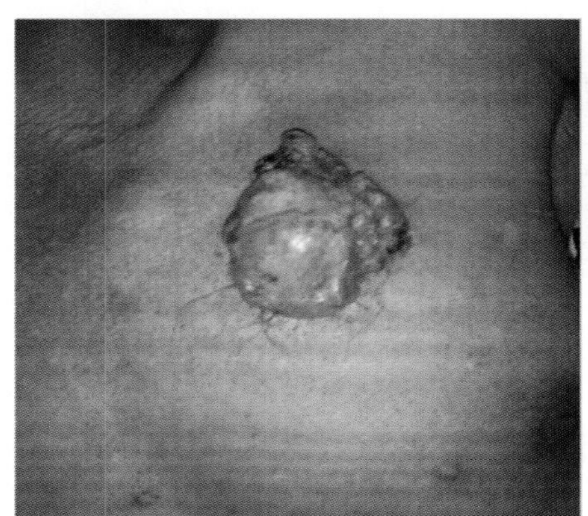

图8-15-2　患处表面粉红色且不规则，边界无一致性

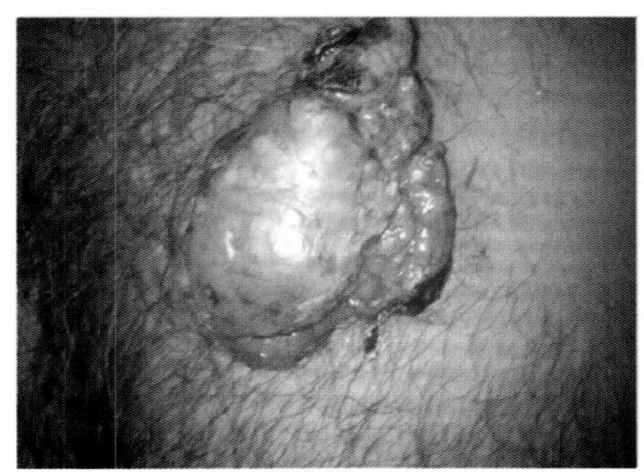

图8-15-3　患处表面局部区域出血，并在周围看到一个凹槽

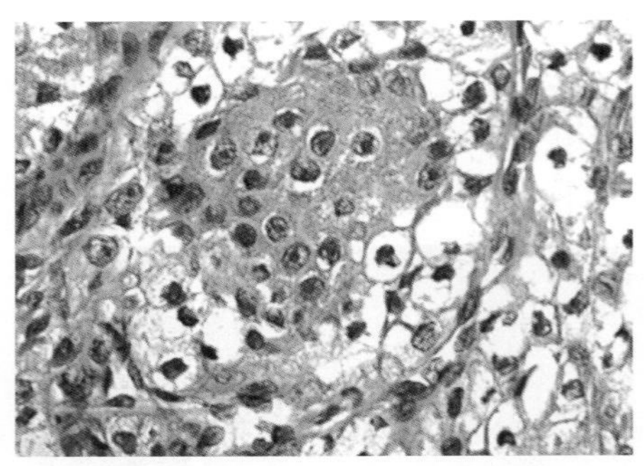

患处具有多形性、多泡性。具有中心齿痕核与泡沫，胞浆内脂质与细胞质呈多泡性（HE染色）。

图8-15-4 病理检查

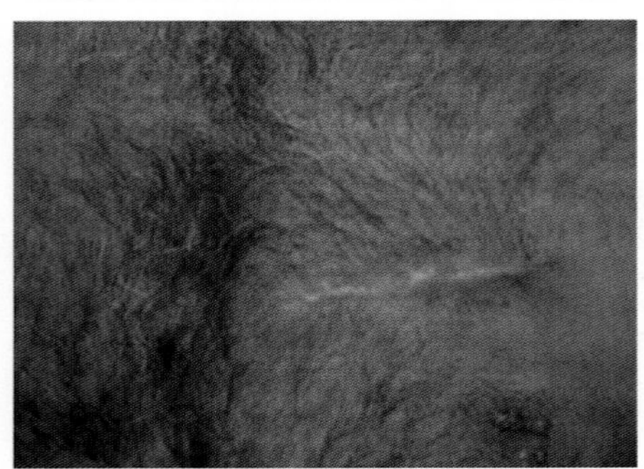

图8-15-5 术后瘢痕组织，无复发迹象

三、讨论

（一）流行病学与病因分析

胸壁肿瘤是指发生在胸廓深层组织的肿瘤，分原发性和继发性两大类，原发性的胸壁肿瘤相对较少，治疗主要是外科手术，术前需要明确肿瘤的生物学特性以及肿瘤的发病部位。同时，胸壁的缺损需要进行重建。

（二）临床表现与诊断

胸壁皮脂腺癌皮损无明显临床体征，典型皮损表现为红色结节或斑块，可出现溃疡，偶尔呈淡黄色，皮损表面为红斑或珍珠状外观，皮脂腺癌可发生在Muir-Torre综合征患者中。

皮损组织病理检查显示肿瘤为非对称性、界限不清，浸润生长，呈不规则小叶状模式。肿瘤小叶由两类细胞组成，一类是嗜碱性的皮脂腺生发细胞，另一类是皮脂腺细胞，胞浆呈嗜酸性泡沫状。肿瘤坏死明显，常见异常核分裂象。组织化学染色显示肿瘤细胞EMA呈强阳性，CEA呈阴性。本病恶性程度高，对放射线治疗不敏感。基本治疗手段是手术切除，早期手术切除预后较好，晚期时因已侵及邻近组织，手术后易复发。

眼外皮脂腺癌最常发生在头部和颈部区域，因包含在体内，皮脂腺密度高。

四、总结

皮脂腺细胞癌是一种罕见的恶性攻击性肿瘤，建议检测隐匿性内脏恶性肿瘤。术后复发率以及转移可能性高，应延长随访时间。

参考文献

[1] King R M, Pairolero PC, Trastek V F, et al. Primary chest wall tumors: factors affecting survival[J]. Ann Thorac Surg, 1986, 41(6): 597-601.

[2] Sabanathan S, Shah R, Mearns A J. Surgical treatment of primary malignant chest wall tumours[J]. Eur J Cardiothorac Surg, 1997, 11(6): 1011-1016.

[3] Wold L E, McLeod R A, Sim F H, et al. Atlas of Orthopedic Pathology[M]. Philadelphia: WB Saunders, 1990: 86-91.

[4] McAfee M K, Pairolero P C, Bergstralh E J, et al. Chondrosarcoma of the chest wall: factors affecting survival[J]. Ann Thorac Surg, 1985, 40(6): 535-541.

[5] Mn R, Sr D, Thulasi V, et al. Extraocular sebaceous carcinoma on the chest wall - a case report[J]. J Clin Diagn Res, 2014, 8(6): ND05-ND07.

（范江）

第十六节　胸壁韧带样瘤

一、引言

韧带样瘤（desmoid tumor，DT）是一种来源于腱膜、肌肉及其筋膜的肿瘤，组织学上将其归为良性肿瘤，因其具有局部的浸润性，也有报道认为该肿瘤为低度恶性肿瘤。韧带样瘤主要发生在腹壁，发生在胸壁的韧带样瘤较为少见。

二、病例

患者，男性，50岁，因左侧胸部疼痛3年入院。患者3年前无明显诱因出现左侧胸部疼痛，疼痛呈缓慢加重，和呼吸运动无明显关系。患者吸烟（具体吸烟病史不详），近6个月来体重减轻约5 kg，既往无胸部外伤病史。体格检查可见左侧前胸及腋下区域叩诊呈浊音，呼吸音减弱，其余无明显异常。血常规及肝功能检查均在正常范围内。多次痰培养检测抗酸杆菌和细胞学检查均无异常。胸部X线正位片检查示左侧胸部中上区域可见一清晰的占位影，紧邻胸壁（图8-16-1）。胸部CT检查示左侧胸部可见一质地均匀的软组织肿块，伴有相邻肋骨的侵犯，肿块的基底部较宽，向胸腔内突出（图8-16-2）。肿瘤细针穿刺活检术示胸膜来源的梭形细胞肿瘤，术后同侧发生气胸，间接证实该肿瘤为胸壁起源。拟行手术治疗，作左前外侧切口，胸壁下组织进行逐层切开，分离至肿瘤，可见2个瘤体，侵及第4~6肋骨。对肿瘤行扩大局部切除，并切除受累的肋骨，切除后可见肿块大小分别为10 cm×12 cm、4 cm×6 cm（图8-16-3）。组织学检查显示：界限清晰的肿瘤主要由梭形细胞组成，核小，基质中可见大量细胞外胶原成分，具有典型的纤维瘤病（韧带样瘤）特征（图8-16-4）。术后胸部X线

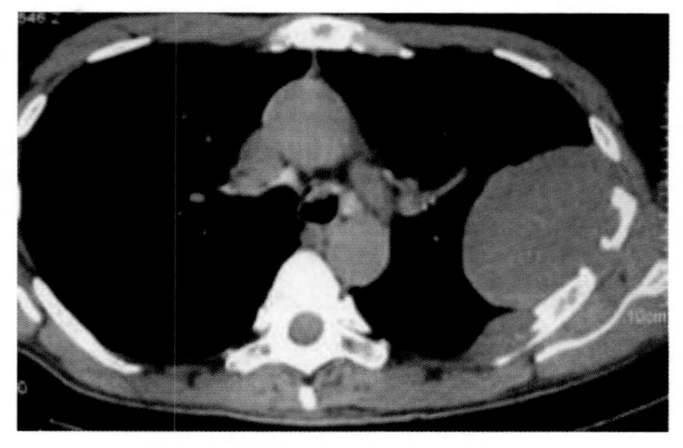

肿块向胸腔内凸出，累及肋骨。

图8-16-2　胸部CT图像（隆凸水平）

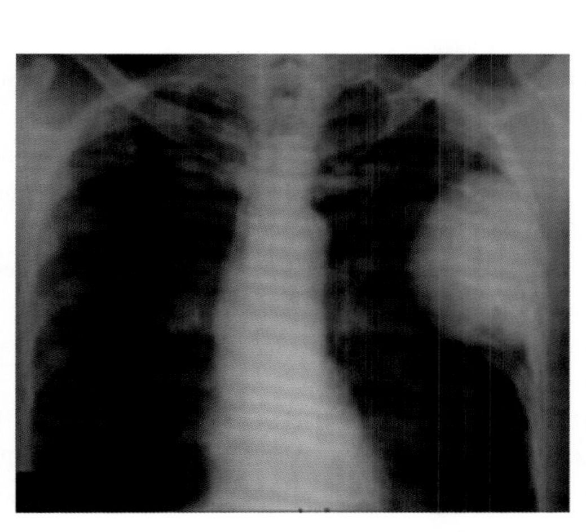

左侧中上胸部区域一边界清晰的占位影。

图8-16-1　胸部X线正位片

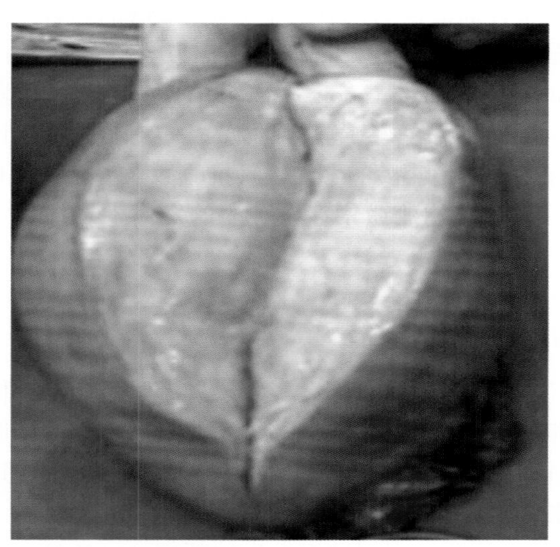

图8-16-3　肿瘤切除后肉眼观

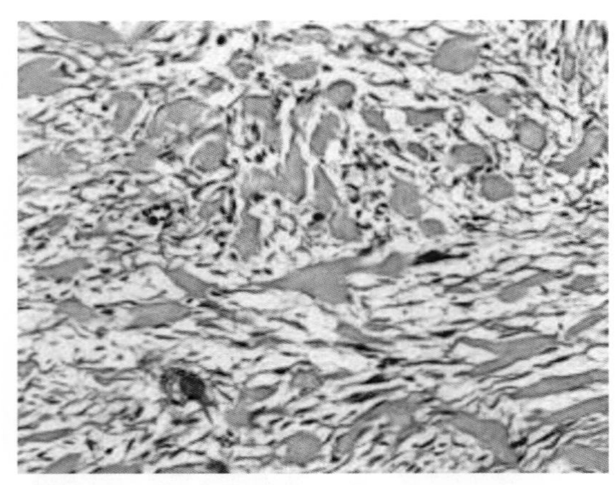

镜下观：大量梭形细胞，细胞核小，细胞外大量胶原样基质成分（HE染色，×200）。

图8-16-4 术后病理

片示原肿瘤部位阴影完全消失，术后第13天出院[1]。

三、讨论

（一）流行病学与病因分析

韧带样瘤起源于筋膜、肌腱膜，是纤维瘤的一种浸润性形式，组织学上为良性肿瘤，生长缓慢[2]。发病率为0.03%[3]。按其发生部位可分为腹外和腹内两大类，发生于腹部者约占50%，发生于胸部者占10%~15%，另可发生在肩部、足部、大腿及小腿部[4]。发病年龄为15~60岁，男女无明显差异。

韧带样瘤的发病机制还不清楚。25%的患者伴有外伤性病史[4]；同时还发现该病和家族性腺瘤样息肉病（familial adenomatous polyposis，FAP）有一定的关联，FAP是发生韧带样瘤的危险因素[5-6]。也有报道显示该肿瘤易发生于生殖年龄的女性，且抗雌激素治疗对其有一定的疗效，表明雌激素在该肿瘤的发病中发挥一定的作用[7]。

（二）临床表现与诊断

（1）临床表现。绝大多数患者无明显症状，体表的韧带样瘤多表现为易发现的无痛性肿块；体内的肿瘤主要通过影像学检查发现，部分患者表现为疼痛，这主要由肿瘤侵犯神经或压迫周围脏器引起。

（2）诊断。根据肿瘤发生的部位，可选择合适的检查手段进行诊断。胸壁的韧带样瘤主要通过影像学检查发现，如X线片、胸部CT或MRI等，但其难以和其他的肿瘤进行鉴别。影像学检查主要为诊断提供可靠的影像学信息，如肿瘤大小、形态和部位，以及肿瘤与周围组织的关系。韧带样瘤的明确诊断主要依靠组织病理学检查，而细针穿刺活检在该病的诊断中作用不大，主要原因为该肿瘤缺乏细胞构成。显微镜下观主要为：形态较为一致的梭形细胞，胞外充斥着大量增生的胶原纤维，梭形的纤维母细胞和肌纤维母细胞常排列呈束状，胞质界限不清，细胞异型性不明显[8]。

（3）治疗。手术切除是韧带样瘤的主要治疗方法，要求对该肿瘤行扩大切除，切缘达到肿瘤细胞阴性，以此来减少肿瘤的复发。当肿瘤累及重要结构时是无法完全达到切缘阴性的，术后该肿瘤的复发率仍很高。在近期发表的一项胸壁韧带样瘤研究中，患者5年生存率为93%，5年局部复发率为29%[9]。因此行扩大切除术后仍需要持续警惕肿瘤复发，再次手术切除对于复发的肿瘤仍是一种有效的治疗方法。此外，化疗、放疗、激素治疗以及非甾体抗炎药和抗过敏药也有应用。

（4）预后。韧带样瘤为良性肿瘤，手术治疗后易出现复发，未见肿瘤转移的相关报道。

四、总结

胸壁韧带样瘤是一种良性肿瘤，浸润性生长，治疗方法以手术为主，术后可出现局部复发，但不具备转移能力，术后需长期随访。

参考文献

[1] Aggarwal D, Dalal U, Mohapatra P R, et al. Intra-thoracic desmoid tumor[J]. Lung India, 2012, 29(2): 160-162.

[2] Abrão F C, Waisberg D R, Fernandez A, et al. Desmoid tumors of the chest wall: surgical challenges and possible risk factors[J]. Clinics (Sao Paulo), 2011, 66(4): 705-708.

[3] Lewis J J, Boland P J, Leung D H, et al. The enigma of desmoid tumors[J]. Ann Surg, 1999, 229(6): 866-872.

[4] Shields C J, Winter D C, Kirwan W O, et al. Desmoid tumours[J]. Eur J Surg Oncol, 2001, 27(8): 701-706.

[5] SIMPSON R D, HARRISON E G Jr, MAYO C W. MESENTERIC FIBROMATOSIS IN FAMILIAL POLYPOSIS. A VARIANT OF GARDNER'S SYNDROME[J]. Cancer, 1964, 17: 526-534.

[6] Varghese T K Jr, Gupta R, Yeldandi A V, et al. Desmoid tumor

of the chest wall with pleural involvement[J]. Ann Thorac Surg, 2003, 76(3): 937-939.

[7] Wilcken N, Tattersall M H. Endocrine therapy for desmoid tumors[J]. Cancer, 1991, 68(6): 1384-1388.

[8] Wilson R W, Gallateau-Salle F, Moran C A. Desmoid tumors of the pleura: a clinicopathologic mimic of localized fibrous tumor[J]. Mod Pathol, 1999, 12(1): 9-14.

[9] Brodsky J T, Gordon M S, Hajdu S I, et al. Desmoid tumors of the chest wall. A locally recurrent problem[J]. J Thorac Cardiovasc Surg, 1992, 104(4): 900-903.

（陈林松）

第十七节　胸壁髓样脂肪瘤

一、引言

髓样脂肪瘤（myelolipoma，ML）是一种非常少见的良性肿瘤，主要发生在肾上腺，成年患者较常见，通常无明显症状。发生于肾上腺以外的髓样脂肪瘤被称为肾上腺外髓样脂肪瘤（extra-adrenal myelolipoma，EAML），其中ML可发生于胸部的纵隔、肺、胸膜以及胸壁等部位。胸壁髓样脂肪瘤目前仅有1例报道。

二、病例

患者，男性，63岁，白种人。常规摄胸部X线片时发现右侧胸部一圆形阴影。进一步行胸部CT检查提示肿块位于右侧胸部的后外侧第4肋间部位，大小约15 mm×18 mm，呈圆形，表面光滑，与周围组织界限清晰（图8-17-1~图8-17-2）。患者无明显症状，所有的实验室检查结果均正常。遂在胸腔镜辅助下行肿瘤的切除，术中可见一单发性的、卵圆形、棕黄色、界限清楚的肿瘤位于胸壁内侧壁层胸膜下，从肋间肌下层将肿瘤分离出来，并完全切除。病理学检查：肿瘤大小约20 mm×15 mm×12 mm，外覆一层薄壁囊性组织，切面呈黄棕色，局部组织呈点状密度增高表现。显微镜下可见有包括髓样细胞系、红细胞系和巨核细胞成分的造血组织散在分布于脂肪组织中，周围有清晰可见的骨板结构（图8-17-3~图8-17-4）。肾上腺外髓样脂肪瘤诊断明确。术后无并发症，随访82个月，无复发[1]。

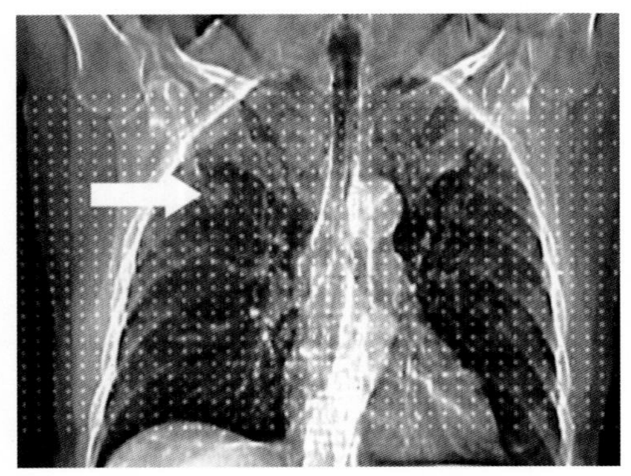

图8-17-1　胸部CT影像（白色箭头为肿块）（1）

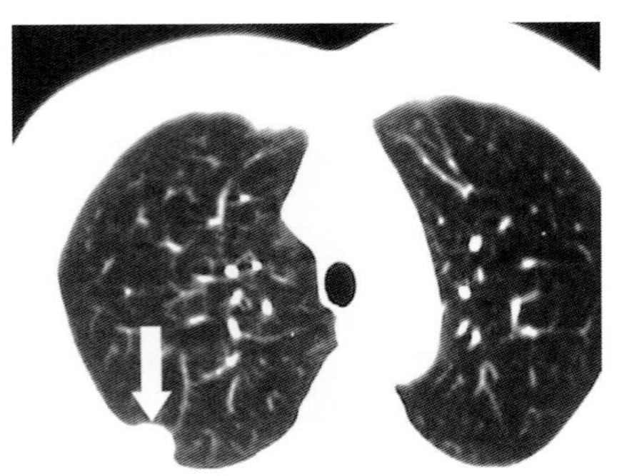

图8-17-2　胸部CT影像（白色箭头为肿块）（2）

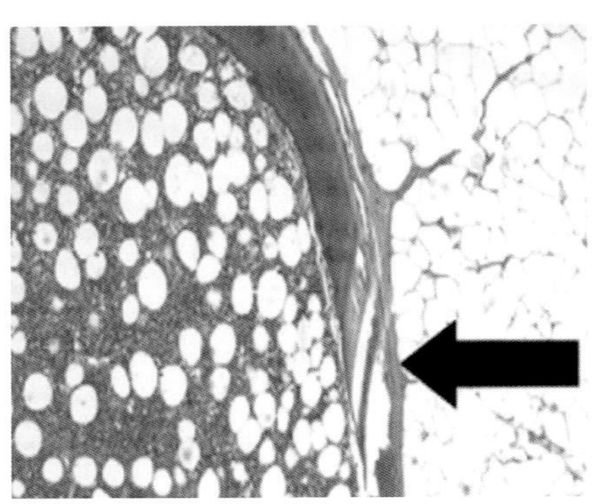

镜下脂肪组织中散在造血细胞，其周围可见骨板结构（箭头处）（HE染色，×100）。

图8-17-3　术后病理

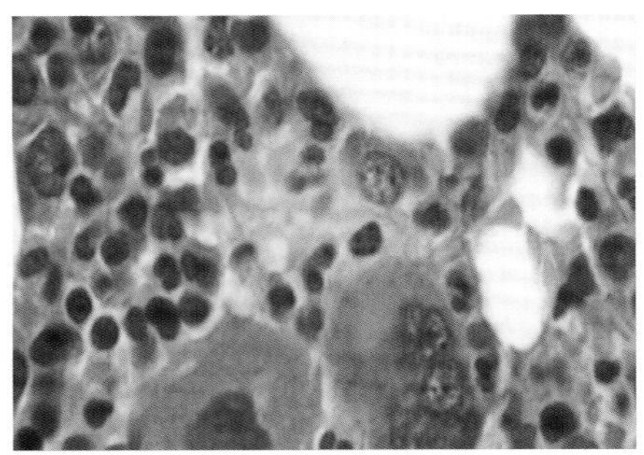

高倍镜下可见各系造血细胞，如髓系、红系、巨核细胞系等（×600）。

图8-17-4　术后病理

三、讨论

（一）流行病学与病因分析

1905年，Gierke首次对该肿瘤进行了描述，1929年，Oberling对其进行了命名[2]。髓样脂肪瘤多数发生在肾上腺，呈孤立性表现，肾上腺外髓样脂肪瘤发生在腹膜后腔、肠系膜、胃、脾脏和肝脏等部位偶有报道。发生在胸部，如发生在纵隔、肺内和胸膜的髓样脂肪瘤较为罕见，目前约有20篇英文文献进行了相关的报道；而胸壁来源的髓样脂肪瘤仅由波兰的一位病理医生报道过1例。髓样脂肪瘤可以发生于任何年龄（12~93岁），而肾上腺外髓样脂肪瘤多发生于老年人（平均年龄为64岁）。男女发病比例约2∶1[3]。

目前有关髓样脂肪瘤的确切发病机制尚不清楚。在组织学上，有3种发病机制假说：第1种是胚胎形成时已分化骨髓样细胞的移位，第2种是肾上腺皮质间叶来源干细胞的化生，第3种是肾上腺的腺瘤或增生性肿瘤细胞的退行性变。有学者认为，长期贫血刺激对肾上腺外髓样脂肪瘤的发展具有重要作用。少数病例中可见髓样脂肪瘤患者伴有内分泌紊乱（如Cushing综合征、Addison综合征、Cohen综合征）、嗜铬细胞瘤、糖尿病、肥胖病和高血压病等。

肉眼观：肿瘤呈单发、圆形或类圆形，有包膜和呈棕黄色。镜下观：成熟脂肪组织中混合有造血成分，包括髓样细胞系、红细胞系和巨核细胞系等来源[4]，极少数可见骨板样结构。

（二）临床表现与诊断

（1）临床表现。绝大多数患者无明显症状，常于行胸部X线片、超声、活检等检查时发现。少数发生于纵隔胸膜的髓样脂肪瘤患者可伴有咳嗽、颈部强直、背部的钝性疼痛等。发生于肺部的髓样脂肪瘤患者可伴有发热、排痰性咳嗽、难治性腰痛等。巨大的髓样脂肪瘤亦可对相邻的器官造成压迫，进而出现相应的症状，如疼痛、出血等。

（2）诊断。根据肿瘤发生的部位，可选择合适的检查手段。胸壁的髓样脂肪瘤可选择胸部X线片，但其难以和其他肿瘤进行鉴别。胸部CT[5]或MRI可以为诊断提供可靠的影像学信息，如肿瘤大小、形态和部位，以及肿瘤与周围组织的关系。

胸壁来源的髓样脂肪瘤需要与外形相似的其他胸壁肿块进行鉴别，如脂肪瘤、淋巴结转移瘤、神经源性肿瘤等，特别是髓样外造血肿瘤。尽管在显微镜下，髓样外造血肿瘤和髓样脂肪瘤相似，但是髓样外造血肿瘤表现为多病灶，且涉及不同的实质器官和软组织[6]，这些病灶多伴有肝脾的肿大。同时，髓样外造血肿瘤亦可作为慢性贫血的并发症并引起出血，包括地中海贫血、遗传性球形红细胞增多症、急性髓样性白血病等[4,6]。

（3）治疗。肾上腺外髓样脂肪瘤的最佳处理还没有统一的标准。对于此类肿瘤，如考虑其具有潜在进行性变大的可能或术前不能明确诊断，主要的处理方式为外科切除[6]。因还没有关于此类肿瘤发生复发和转移的报道，所以推荐行保守性切除。其次，在进行CT引导下穿刺活检明确肿瘤病理后，随访也可作为手术治疗的替代方案[6]，定期行胸部影像学检查检测适合有手术禁忌证的患者。

（4）预后。髓样脂肪瘤为良性肿瘤，手术治疗后未见复发和转移报道。

四、总结

胸壁髓样脂肪瘤属于肾上腺外髓样脂肪瘤的一种，目前仅有1篇英文文献进行了相关报道。其基本特征和肾上腺髓样脂肪瘤相似，属于良性肿瘤。手术治疗效果好，未见复发和转移。

参考文献

[1] Sagan D, Zdunek M, Korobowicz E. Primary myelolipoma of the chest wall[J]. Ann Thorac Surg, 2009, 88(4): e39-e41.

[2] PLAUT A. Myelolipoma in the adrenal cortex; myeloadipose structures[J]. Am J Pathol, 1958, 34(3): 487-515.

[3] Shen C, Han Z, Che G. A bilateral neoplasm in chest: a case report and literature review[J]. BMC Surg, 2014, 14: 42.

[4] Vaziri M, Sadeghipour A, Pazooki A, et al. Primary mediastinal myelolipoma[J]. Ann Thorac Surg, 2008, 85(5): 1805-1806.

[5] Kenney P J, Wagner B J, Rao P, et al. Myelolipoma: CT and pathologic features[J]. Radiology, 1998, 208(1): 87-95.

[6] Franiel T, Fleischer B, Raab B W, et al. Bilateral thoracic extraadrenal myelolipoma[J]. Eur J Cardiothorac Surg, 2004, 26(6): 1220-1222.

（陈林松）

第十八节 胸壁血管脂肪瘤

一、引言

胸膜脂肪瘤十分罕见，国内少有报道，CT有良好的密度分辨率，以及脂肪组织CT值有特异性，该病的确诊并不困难。血管脂肪瘤体积较小，无症状者可不予治疗，较大者手术切除效果较好。

二、病例

男婴，8个月，3个月前无明显诱因发现左胸壁肿物，约杏仁大小，随时间明显增大，无触痛及其他不适感，未经治疗。近期明显增大，略突出于皮肤表面，边界清，肿物较硬，部分与皮肤粘连。超声检查：左侧胸壁皮下探及一实质性略强回声光团，大小约26 mm×18 mm，边界清，内可见血流信号。提示：左侧胸壁实性肿物。手术所见：皮下和深筋膜间见一包块，为脂肪组织，有完整包膜。病理诊断：血管脂肪瘤[1]。

三、讨论

（一）流行病学与病因分析

血管脂肪瘤是脂肪瘤的一种亚型，当脂肪瘤组织内毛细血管丰富且占瘤组织面积的33%~50%时，称之为血管脂肪瘤[2]。血管脂肪瘤是一种良性病变，最多发生于体表皮下脂肪组织，多位于肌肉层中，无明显界限，多发生于躯干和上肢，部分可不规则地延伸到肋间及胸内等深部组织，近年来有学者报道其可发生于结肠、椎管内、颅内、子宫内及骶骨内等[3]。发病原因不清楚，约10%的患者有家族史[4]。部分青年患者可能出现胸部隐痛[5]。

（二）病理

血管脂肪瘤具有明显的形态学特征，包括成熟的脂肪组织和毛细血管。

血管脂肪瘤的病理特征为：①大部分肿瘤均存在完整包膜；②镜下至少有50%的血管脂肪瘤存在较成熟的脂肪细胞；③镜下同时显示肿瘤内部存在血管瘤性增殖[6]。血管脂肪瘤体积较小，无症状者可不予治疗，较大者手术切除效果较好。有报道称血管脂肪瘤切除数年后未见复发[7]。

（三）诊断

血管脂肪瘤的术前诊断具有挑战性。文献中描述了从简单的超声扫描到血管造影的各种方式。这主要是为了区分单纯脂肪瘤和血管脂肪瘤。MRI脂肪抑制序列对肿瘤成分鉴别有很大帮助，能清楚地显示肿瘤与周围组织关系和边缘。血管造影用于研究血管受累的程度。本病需与胸壁恶性肿瘤相鉴别，MRI和PET扫描用以排除潜在恶性肿瘤的可能性[5]。

血管脂肪瘤的确诊有赖于组织病理。组织病理上的诊断依据主要有：①肿瘤呈分叶状，有薄层的纤维组织包膜；②肿瘤的成分为成熟的脂肪组织和不同程度的毛细血管增生，血管腔一般不大；③增生的毛细血管腔内有透明变性或纤维蛋白性血栓。但是，血管成分的多少不构成诊断条件[4]。

手术切除是血管脂肪瘤的主要治疗方式。但有文献报道，本病术中出血多，病灶不易被切除干净[6,8]。

四、总结

血管脂肪瘤是年轻人胸壁疼痛的一种罕见但潜在的原因。放射学检查有助于评估周围组织的浸润和病变血管。手术切除和组织学检查是必要的，有助于确认诊断。

参考文献

[1] 卢西梅，肖雪品，林荣，等. 超声诊断婴儿胸壁血管脂肪瘤1例[J]. 中外健康文摘，2009，11(6)：32.

[2] 雷继刚，雷晟东. 横结肠腔内血管脂肪瘤1例[J]. 中国普通外科杂志，2009，5：467.

[3] 孙鹏飞，贾玉华. 骶骨血管脂肪瘤一例[J]. 中华外科杂志，2006，44(24)：1682.

[4] 黄长征，杨小英，杨井，等. 血管脂肪瘤28例临床病理观察

[J]. 中华皮肤科杂志，2006，39(11)：660-661.

[5] Mayooran N，Tarazi M，O'Brien O，et al. Infiltrating angiolipoma of the chest wall：a rare clinical entity[J]. J Surg Case Rep，2016，2016(1)：rjv165.

[6] 杨辉. 胸壁血管瘤伴巨大脂肪瘤一例报告[J]. 青海医药杂志，2014，44：3.

[7] 许贵存，牛广明. 体表血管脂肪瘤[J]. 内蒙古医学杂志，2006，38(9)：832-833.

[8] 黄孝迈. 现代胸外科学[M]. 第3版. 北京：人民军医出版社，1997：247.

（杨洋）

第十九节 胸壁异位胸腺瘤

一、引言

胸腺上皮来源的肿瘤是前纵隔最常见的肿瘤，而纵隔外异位胸腺瘤则较为罕见。既往文献中异位胸腺瘤病例仅有零星报道。胸腺瘤可发生于颈部、甲状腺、气管、肺组织内和胸膜，发生于胸壁的异位胸腺瘤十分罕见。

二、病例

病例1，在20世纪90年代，国内有1例女性婴儿报道。患儿5个月，出生后即发现右侧胸壁有一肿物，有轻度增大趋势。体格检查：右侧胸壁见局限性隆起，表面皮肤正常无充血及破溃，触及边界清晰，大小约6 cm×6 cm×3 cm，质软、无结节，活动度好。胸部X线片示右胸壁局限性软组织阴影。患儿行胸壁肿物切除术。术中见肿物位于皮下与肌层之间，血供丰富、质软、被膜完整、无粘连。切除物剖面呈灰白色，质不均，中心有少量黏液。病检报告提示：胸壁异位胸腺组织[1]。

病例2，Pai等报道了英国一例42岁男性病例，左前胸壁无痛性肿块进行性增大4年入院。体格检查发现肿块大小为6 cm × 5 cm，质硬，与肋骨活动度差。胸部CT检查示左侧第3肋前端骨质破坏，有硬化中心，边缘凹凸不平。支气管镜检查正常。活检结果提示为血管内皮瘤，但手术后切除标本的镜下观察确认为胸腺瘤。根据肿瘤细胞核的多形性和破坏肋骨的侵袭性表现，胸腺瘤可能具有恶性特征。患者于术后接受了6个周期的化疗，近期因左侧腋窝淋巴结转移行淋巴结清扫术[2]。

病例3，安徽一56岁女性患者，2017年因无明显诱因下咳嗽、咳痰、胸闷、气喘、胸痛6个月入院。胸部CT示右肺下叶一致密软组织影，考虑肺癌。PET-CT示右肺下叶肿块氟代脱氧葡萄糖（FDG）代谢增高，右肺胸腔积液，右侧胸膜增厚，FDG代谢增高。行右侧胸廓切开，切除右肺中下叶。探查发现肿块侵及右肺上叶、膈肌、心包和壁层胸膜，心包膈神经被肿瘤包绕。故行右肺切除，清扫肺门纵隔淋巴结。切除的肿块大小为10 cm×10 cm×6 cm，切面呈灰白色鱼肉样，伴有血性液体分泌。

免疫组化：P53（2+），CK19（2+）（图8-19-1A），CD20（-）（图8-19-1B），CD3（+），CD43（+），CD5（+），TDT（+），CD99（+），CD1a（+），CD7（+），CD21（-），CD35（-），CD10（弱+），pax-5（-），CD117（-），CD34（-），NapsinA（-），Ki-67（3+，约70%）。病理诊断为异位胸腺瘤，B2型，侵犯胸壁。术后未复发[3]。

病例4，兰州一32岁女性患者，发现一持续增长的腋下肿块7个月，无临床症状。6个月前，患者初诊于乳腺外科，见腋下一鸡蛋大小肿块，诊断为副乳。药物治疗半年，肿块仍持续增大，遂至胸外科就诊。体格检查：右侧腋下有一可活动的肿块，质韧。胸部CT示腋窝胸壁侧有一软组织肿物（图8-19-2A，63 mm×85 mm），超声示右胸壁皮下一低回声肿物（78 mm×48 mm），边界清晰（图8-19-2B）。血常规及血肿瘤

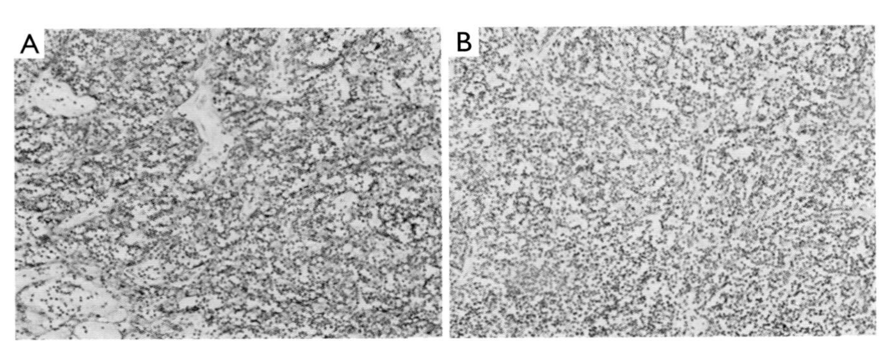

图8-19-1 免疫组化显示CK19阳性（A），CD20 阴性（B）(×400)

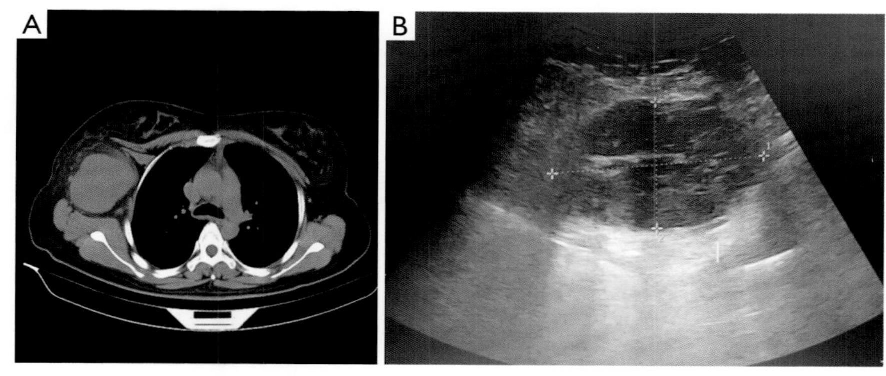

图8-19-2　胸部CT（A）和超声（B）检查发现右侧腋窝肿物

标志物均未见异常。

采取手术治疗，顺利地将肿瘤与邻近结构分离并完整切除。术后病理发现瘤内有生发中心，其内有大量未成熟的淋巴细胞，伴钙化。免疫组化示滤泡间隙CD3、CD20、CD5表达阳性。根据形态和免疫组化结果，确诊为B1型胸腺瘤（根据2018年WHO胸腺肿瘤分型系统）（图8-19-3）。肿瘤细胞未侵及包膜周围的脂肪组织，为Masaoka Ⅰ期。

术后1周出院。随访6个月，无复发[4]。

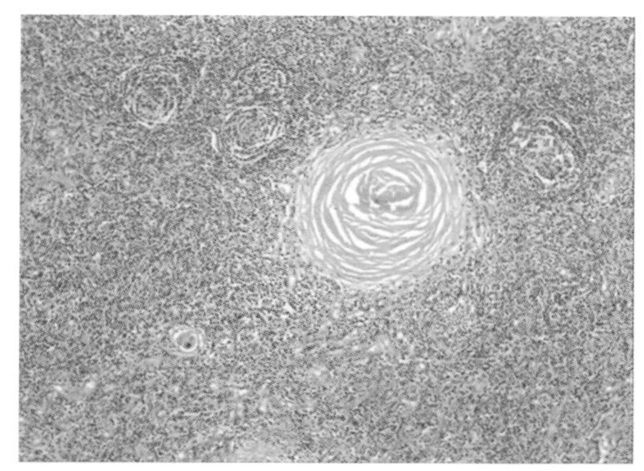

瘤内生发中心大量未成熟淋巴细胞，伴钙化（HE染色，×20）。

图8-19-3　术后病理

三、讨论

关于异位胸腺瘤，目前尚未解决的两大难题，一是肿瘤的起源，二是肿瘤的生物学行为。关于起源一般有两种学说，一种学说认为其是由胚胎发育6周时第三或第四咽囊的异常迁移导致[2-3]；另一种学说则认为异位胸腺瘤实际上是原发于纵隔的微小胸腺瘤的远处转移灶。因为缺乏足够的病例，无法得出确凿的结论[2]。

异位胸腺瘤是一种罕见的肿瘤，疾病发生率仅占胸腺肿瘤的4%，过去的文献报道有5种异位胸腺瘤，分别为典型胸腺瘤、癌胸腺瘤、错构瘤性胸腺瘤、血管内皮瘤和梭形肉瘤胸腺瘤，但是胸壁异位胸腺瘤的分型依然需要进一步研究，现有的一些研究如从位置分类，存在前胸壁定位、侧胸壁定位和后胸壁定位；从大小分类，有块状型、结节型和微细型。尽管如此，这些分类只存在于理论上，后续的研究可能会有更合理的分类。以往的报道大多表明异位胸腺瘤位于颈部、甲状腺和锁骨上区，少数报道认为异位胸腺瘤起源于肺、纵隔或胸膜，发生于胸壁的异位胸腺瘤的报道也很少见[3-4]。

异位胸腺瘤大多数没有典型的临床表现，重症肌无力等症状可能有助于提示胸腺肿瘤，但并不具备很高的特异性。此外，无论是影像检查还是实验室检测都没有很高的特异性，因此，术前诊断困难，必要时可进行早期活检，术后病理和免疫组化结果可帮助诊断，且诊断必须排除前纵隔原发胸腺瘤，并应与其他相关疾病相鉴别，如淋巴组织增生症、肺癌、淋巴母细胞性淋巴瘤等。大多数异位胸腺瘤有完整的囊壁包绕，呈局限性生长，生长缓慢，手术能够完整切除，预后较好。但也有少数病例出现局部浸润或远处转移，对于这部分患者，手术切除后还需辅助化疗/放疗。总体来说，手术是针对异位胸腺瘤的主要治疗方式，应根据不同的病理类型选择性地进行术后的放化疗[2-4]。

参考文献

[1] 路楷. 胸壁异位胸腺1例[J]. 中华胸心血管外科杂志，1998，14(4)：204.

[2] Pai K R，Thonse V R，Azadeh B，et al. Ectopic thymoma of the chest wall[J]. Interact Cardiovasc Thorac Surg，2005，4(1)：9-11.

[3] Wu X，Guo J，Zhou X，et al. Ectopic thymoma：report of 2 cases and review of the literature[J]. Int J Clin Exp Pathol，2019，12(12)：4297-4302.

[4] Cao X，Lin R，Han B，et al. A rare case of ectopic chest-wall thymoma：a case report[J]. AME Case Rep，2019，3：18.

（周逸鸣）

第二十节 胸部脉管瘤病

一、引言

脉管系统包括血管和淋巴管，脉管性疾病（vascular anomalies）特指脉管瘤（vascular tumor）和脉管畸形（vascular malformations）两大类病损[1]。脉管瘤是起源于血管、淋巴管的肿瘤，是血管、淋巴管增生性疾病，多为良性。1996年，国际脉管病研究学会（International Society for the Study of Vascular Anomalies，ISSVA）根据组织病理学和血流特征以及临床表现和病程，建立了一个分类系统（表8-20-1）[2]。根据这个分类系统，血管异常分为两大类：增生性血管肿瘤（脉管瘤）和脉管畸形。脉管畸形又被进一步细分为低血流量组和高血流量组以及复杂的联合组。这个分类系统有助于区分不同的脉管畸形，从而为患者提供更好的治疗方案。

表8-20-1 脉管瘤和脉管畸形的分类

类别	细分类别
脉管瘤	婴幼儿血管瘤
	先天性血管瘤
	• 迅速消退型先天性血管瘤
	• 不消退型先天性血管瘤
	簇状血管瘤（Kasabach-Merritt 现象）
	卡波西型血管内皮瘤
	纺锤形细胞血管内皮瘤
	化脓性肉芽肿
	血管外皮细胞瘤
脉管畸形	低流量脉管畸形
	• 毛细血管畸形
	• 静脉畸形
	• 淋巴管畸形
	高流量脉管畸形
	• 动脉畸形
	• 动静脉畸形
	• 综合性血管畸形
	混合型脉管畸形（上述任何2种或3种的混合体）

二、病例

患者，男性，56岁，因发现左腋窝及左胸壁包块3个月入院。入院体格检查：浅表淋巴结未扪及明显肿大，左侧前胸部及腋窝见局部隆起，突出皮肤2 cm，扪及大小约12 cm×11 cm的包块，质软，波动感明显，边界清，活动度佳，无明显压痛、触痛，未扪及血管波动感。入院后完善相关检查。输血全套：乙肝表面抗原阳性，乙肝e抗体阳性，乙肝核心抗体阳性。其他生化检查未见明显异常。CT示左上前胸壁胸大肌深面囊性占位性病变，性质未明（图8-20-1）。彩超示左侧前胸壁至左侧腋窝皮下液性占位，双侧腋窝查见淋巴结，左侧腋窝弱回声结节，淋巴结肿大可能（图8-20-2）。于全身麻醉下行左前胸部及腋窝包块切除术。术中见左腋窝、左前胸壁局部隆起，扪及大小为10 cm×10 cm×5 cm的囊性包块，内侧达左胸骨缘，上方达肱骨头，外侧达斜方肌前缘，下方平第4肋骨，活动度佳，包膜完整，质韧，边界清，其内有棕黄色液体400 mL（图8-20-3）。表面皮肤无明显红肿，局部皮温不高。病理检查结果：（腋窝、胸大肌深部）脉管瘤（图8-20-4）[3]。

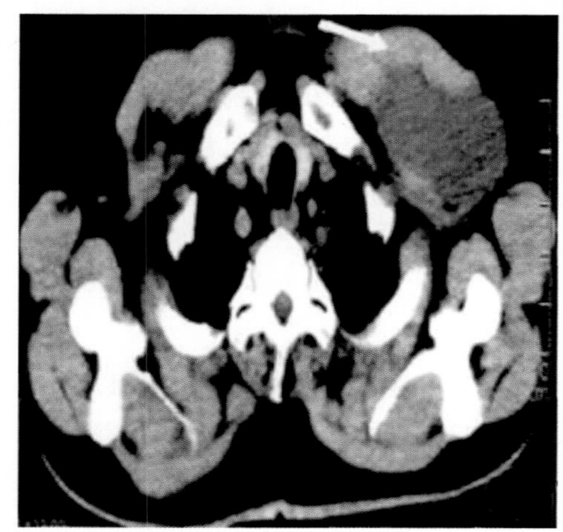

图8-20-1 CT 示病变呈囊性（箭头）

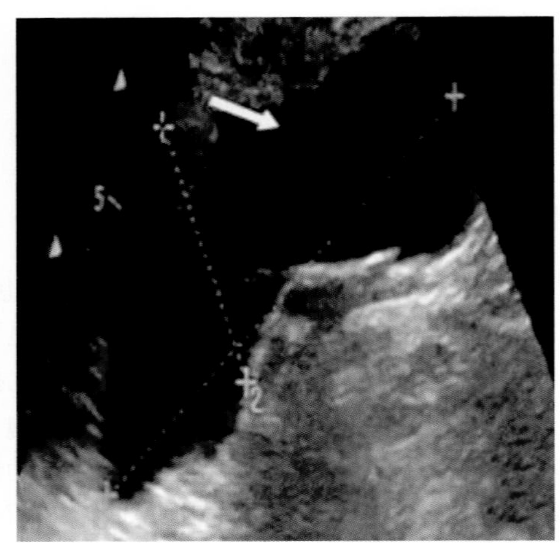

图8-20-2　彩超示病变呈囊性（箭头）

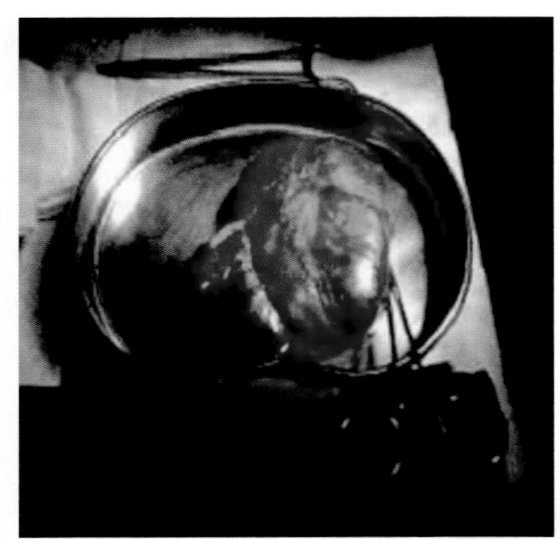

图8-20-3　术后标本大小约10 cm × 8 cm × 6 cm，呈囊性

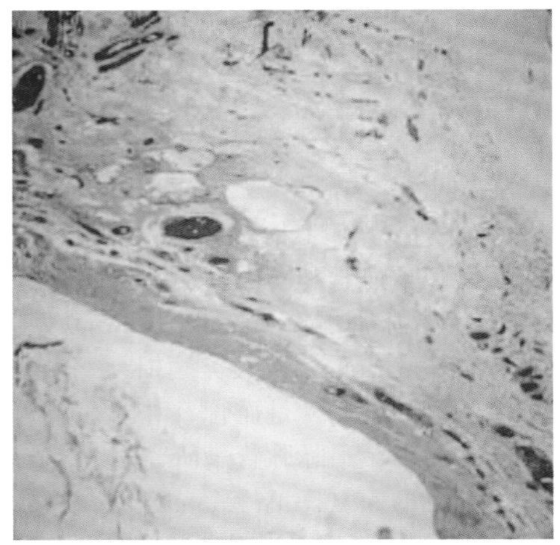

镜下可见大小不等的血管和淋巴管，管腔扩张，并见部分管腔扩张成囊，有的可见淋巴细胞（HE染色，×20）。

图8-20-4　病理检查

三、讨论

（一）流行病学

一般认为，儿童时期的脉管性疾病以血管瘤较多见[4]，发病率为2%~3%，其中60%以上的血管瘤见于头颈部，5%出现在躯干，15%出现在四肢。根据ISSVA分类系统，血管瘤分为婴幼儿型（70%）和先天型（30%），先天性血管瘤进一步细分为迅速消退型先天性血管瘤（rapidly involuting congenital hemangioma，RICH）和不消退型先天性血管瘤（noninvoluting congenital hemangioma，NICH）。与婴幼儿血管瘤不同，先天性血管瘤在出生时就存在。RICH和NICH的主要区别是RICH在出生时达到最大病变范围，并在12~18个月内消退，而NICH则继续随患儿的生长而等比例增长，并不消退[5]。由于血管瘤在儿童时期有自然消退趋势，故成年人所患脉管性疾病中已几乎没有真正的血管瘤，成人的脉管性疾病绝大多数是脉管畸形。

（二）临床表现与诊断

大多数血管瘤是根据病变的外观进行临床诊断。婴幼儿血管瘤开始时皮肤发白，随后出现毛细血管扩张和红斑，成为一个凸起的鲜红色/草莓色的病变，呈斑块状，有时中央有溃疡。与婴幼儿血管瘤不同，NICH通常是粉红色至紫色的凸起病变，周边或中央有突出的毛细血管扩张和蓝色苍白[6]。RICH通常表现为凸起的灰蓝色病变，有突出的毛细血管扩张和中央凹陷、溃疡或瘢痕[7]。

当血管瘤不能通过临床表现进行诊断时，可以利用MRI和超声成像将其与恶性病变进行鉴别。超声检查在增殖期很有用，可以显示出一个轮廓清晰的肿块，并伴有不同的回声。多普勒超声通常显示肿块内和邻近区域的高流速血管。MRI也可以帮助确认血管瘤，对头颈部病例的手术方案制定特别有价值。肿块的T_2加权成像通常相对于周围的肌肉出现轻度高强化。

（三）治疗

当确诊为血管瘤时，首先采取随访观察，因为无论最初的大小如何，90%的血管瘤最终都会消退。当出现以下几种情况时，需要对血管瘤进行治疗：①溃疡或其他因素引起的瘢痕；②血管瘤侵入重要组织结构；③不能排除恶性肿瘤时；④出现Kasabach-Merritt现象。Kasabach-Merritt现象指患儿出现血管瘤样病变扩大、严重的血小板减少、消耗性凝血功能障碍和微血管病性溶血性贫血。这种表现指向簇状血管瘤和更具侵袭性的卡波西型血管内皮瘤[5]。

普萘洛尔是一线治疗药物，因为其能减少血管内皮生长因子和其他促血管生成因子的表达[8]，同时还能诱导血管内皮细胞凋亡[9]。在普萘洛尔禁忌使用的情况下，如心动过缓或低血压，可口服泼尼松龙治疗，可使大约30%的病例病变完全消退，40%的病例病变停止进展。

仅在病变邻近重要结构（如眼眶）或有大面积瘢痕风险时采用手术治疗。当血管瘤出现溃疡或出血时，会导致瘢痕的产生。在这种情况下，应在增殖期进行手术切除，从而使切除后产生的瘢痕比不接受手术治疗所产生的瘢痕小。此外，靠近眼睛尤其是上眼睑的血管瘤，应尽快切除，以防止其侵入眼眶损害视力[5]。

参考文献

[1] Fisher D, Hiller N. Case report: giant tuberculous cystic lymphangioma of posterior mediastinum, retroperitoneum and groin[J]. Clin Radiol, 1994, 49(3): 215-216.

[2] Enjolras O. Classification and management of the various superficial vascular anomalies: hemangiomas and vascular malformations[J]. J Dermatol, 1997, 24(11): 701-710.

[3] 罗彪，黄韬，朱红，等. 左腋胸部脉管瘤1例报道[J]. 中国普外基础与临床杂志，2014，21(5): 1.

[4] Mentzel H J, Schramm D, Vogt S, et al. Intra-abdominal lymphangioma in a newborn[J]. J Clin Ultrasound, 1998, 26(6): 320-322.

[5] Mulligan P R, Prajapati H J, Martin L G, et al. Vascular anomalies: classification, imaging characteristics and implications for interventional radiology treatment approaches[J]. Br J Radiol, 2014, 87(1035): 20130392.

[6] Enjolras O, Mulliken J B, Boon L M, et al. Noninvoluting congenital hemangioma: a rare cutaneous vascular anomaly[J]. Plast Reconstr Surg, 2001, 107(7): 1647-1654.

[7] Berenguer B, Mulliken J B, Enjolras O, et al. Rapidly involuting congenital hemangioma: clinical and histopathologic features[J]. Pediatr Dev Pathol, 2003, 6(6): 495-510.

[8] Storch C H, Hoeger P H. Propranolol for infantile haemangiomas: insights into the molecular mechanisms of action[J]. Br J Dermatol, 2010, 163(2): 269-274.

[9] Sommers Smith S K, Smith D M. Beta blockade induces apoptosis in cultured capillary endothelial cells[J]. In Vitro Cell Dev Biol Anim, 2002, 38(5): 298-304.

（杨洋）

第二十一节 胸骨、肋骨嗜酸性肉芽肿

一、引言

骨嗜酸性肉芽肿（eosinophilic granuloma，EG）是一种不明原因的网状内皮系统增生性疾病，是朗格汉斯细胞组织细胞增生症的3种临床类型之一，病因不明。骨嗜酸性肉芽肿好发于青少年男性胸骨、肋骨，成年患者报道少见。骨嗜酸性肉芽肿表现有多样性和易变性，其诊断有一定的难度，易误诊。

二、病例

病例1，患者，男性，31岁，因右胸痛3周且夜间加重入院。入院后体格检查右胸壁第8肋有压痛。胸部X线片显示右侧第8肋有2 cm的溶骨性改变合并病理性骨折。患者没有任何既往病史，需要排除恶性肿瘤骨转移、骨嗜酸性肉芽肿、骨髓瘤、软骨瘤、骨髓炎、骨纤维异常增殖症等。实验室检查除红细胞沉降率略高外其余无异常发现。进一步CT检查示第8肋溶骨性病变合并病理性骨折，局部软组织增厚（图8-21-1）。全身骨扫描显示第8肋异常浓聚。对患者进行CT引导下穿刺活检，亦无法明确诊断。遂于局麻下行局部活检术，病灶质脆易碎。病理显示病灶内为淋巴细胞、巨噬细胞、嗜酸性粒细胞、典型的朗格汉斯细胞浸润以及肉芽肿形成，诊断为骨嗜酸性肉芽肿。肿瘤细胞CD1a、S-100强阳性，而Ki-67表达率为30%（图8-21-2）。患者在接

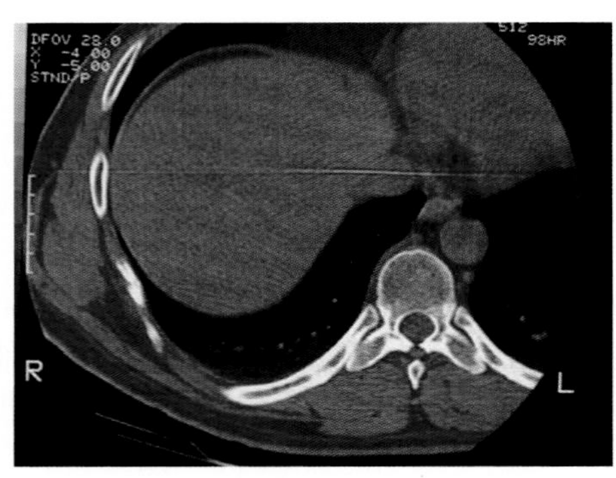

第8肋溶骨性病变合并病理性骨折，局部软组织增厚。

图8-21-1 胸部CT

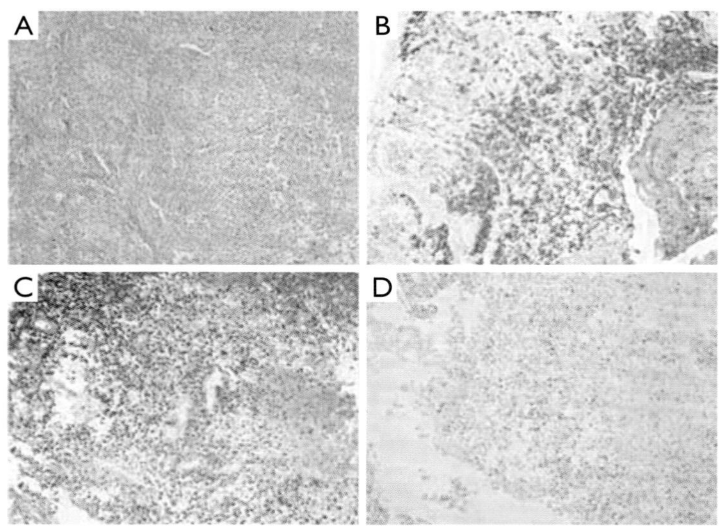

（A）HE染色显示病灶内浸润淋巴细胞、巨噬细胞、嗜酸性粒细胞、典型的朗格汉斯细胞以及肉芽肿形成；（B）CD1a免疫组化强阳性；（C）S-100免疫组化强阳性；（D）Ki-67表达率为30%。

图8-21-2 病变组织镜下表现（×100）

受泼尼松以及长春新碱治疗6个月后，接受了第8肋切除术，术后恢复良好，长期随访无复发[1]。

病例2，患者，女性，30岁，因胸痛伴胸部肿胀1年余入院。入院后实验室检查除白细胞略高外无其他阳性发现。CT示右侧胸骨体骨皮质局部呈溶骨性破坏（图8-21-3）。骨扫描显示胸骨体部位异常浓聚（图8-21-4）。入院后患者接受手术治疗。采用胸部正中劈开切口，切除右侧胸骨病灶部位以及相邻第3、第4肋软骨，相邻受累肌肉也一并切除。术后病理切片显示为淋巴细胞、巨噬细胞、嗜酸性粒细胞以及朗格汉斯细胞浸润以及肉芽肿形成，免疫组化染色CD1a、S-100强阳性，确诊为骨嗜酸性肉芽肿。随访1年，无复发[2]。

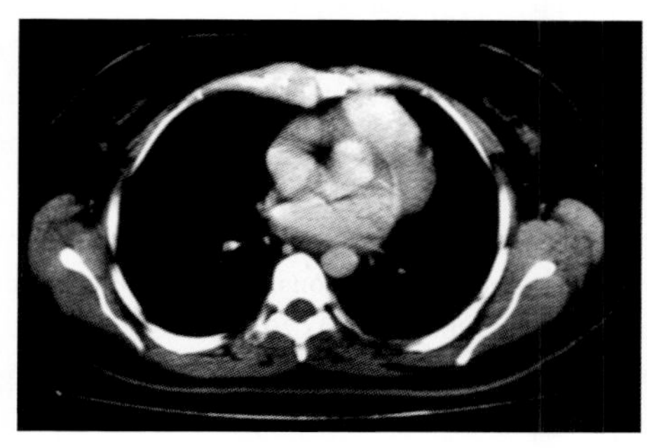

图8-21-3　CT示右侧胸骨体骨皮质呈溶骨性破坏

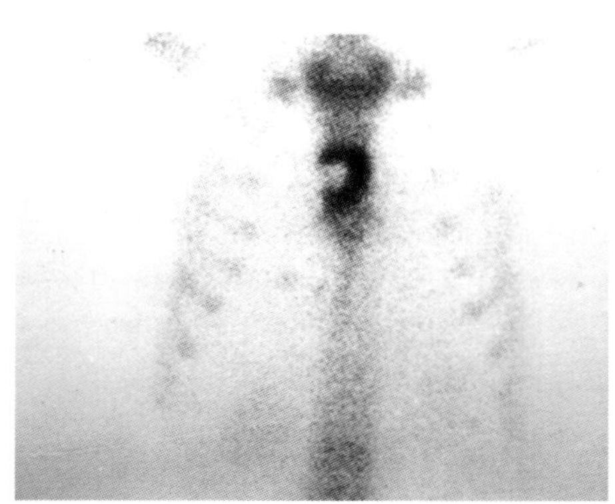

图8-21-4　全身骨扫描显示胸骨体异常浓聚

三、讨论

（一）流行病学与病因分析

朗格汉斯细胞组织细胞增生症病因学、流行病学不明确，其发病目前存在很多假说，例如病毒感染诱发、免疫失调、外伤、代谢异常以及遗传因素等。朗格汉斯细胞组织细胞增生症成年人发病率远低于青少年。男女比例大约2：1。骨嗜酸性肉芽肿在所有类似骨肿瘤病变中所占比例不超过1%。成年人中，骨嗜酸性肉芽肿常累及颅骨（51%），其次为管状骨（17%），椎体（13%），骨盆（13%）以及肋骨（6%）[3-5]。而成年人胸骨嗜酸性肉芽肿更为罕见，目前仅有个例报道。

（二）临床表现与诊断

朗格汉斯细胞组织细胞增生症可分为3种临床类型。

（1）勒-雪综合征。勒-雪综合征以内脏病变为主，临床表现最严重，也最多见，多于1岁以内发病，起病急而重，以内脏和皮肤受侵害为主[6]。表现为发热、皮疹、咳嗽、苍白、耳流脓，肝、脾增大，肺部广泛浸润，淋巴结轻度肿大。热型不规则，多见周期性或持续性高热，偶见稽留热。皮疹较特殊，主要分布于躯干、颈部、头皮和发际，四肢少见。常有轻咳，伴有呼吸道感染时，症状急剧加重，极易发生肺炎，喘憋和发绀，但肺部体征多不明显，因系肺间质性病变，可并发气胸和皮下气肿。呼吸衰竭是致死的主要原因。此外常见耳流脓、营养不良、腹泻和贫血。也可同时有溶骨性骨骼病变，但与其他两种类型相比较少。若不治疗，常于6个月内死亡[7-8]。

（2）韩-薛-柯综合征。病变以骨损害伴中度其他器官侵犯，又称慢性黄色瘤病，多发生于3~4岁小儿[9-10]。颅骨缺损、突眼、尿崩症是其三大特征，可先后出现，或只见一二个。肺部受累重者可见气喘和发绀。本型病程迁延、病变新旧交替，最终多数患者恢复健康[9]。

（3）骨嗜酸性肉芽肿。骨嗜酸性肉芽肿为单纯骨损害型，于1953年报道[11]，是朗格汉斯细胞组织细胞增生症中预后最好的一型，多发于5~15岁小儿，少见于成人，任何骨骼均可受累，在胸骨和肋骨的嗜酸性肉芽肿中，疼痛和局部肿胀是主要临床表现[12]。

本节主要讨论的是第3种类型。无论何种类型病变，其最终确诊仍然依靠病理，常规HE染色可见灶内浸润淋巴细胞、巨噬细胞、嗜酸性粒细胞、典型的朗格汉斯细胞以及肉芽肿形成。免疫组化具有CDla的免疫表型，以抗CDla单抗做免疫组化染色，可呈特异性阳性反应。此外S-100神经蛋白、α-D-甘露糖酶、ATP酶和花生凝集素4种酶也可呈阳性反应。由于其发病率低且散在，目前尚无统一的治疗规范，对于病变局限的骨嗜酸性肉芽肿，应采取手术刮除或切除；对于比较小的病灶，应用局部氢化可的松注射，亦可取得与手术刮除同样的效果。放射治疗适用于孤立的骨骼病变，尤其是手术刮除有困难的部位，如眼眶周围、颌骨、乳突或负重后易发生骨折和神经损伤的脊椎等部位。一般照射量为4~6 Gy（400~600 cGy）[13-15]。照射后3~4个月，骨骼缺损即可恢复。药物治疗中，首选肾上腺皮质激素，常用药物有硫酸长春碱或长春新碱，但多药联合治疗并不比采用单一药物效果好[16-17]。

四、总结

骨嗜酸性肉芽肿作为朗格汉斯细胞组织细胞增生症的局部表现型，其本身是良性疾病，临床难点主要在于诊断和鉴别诊断。治疗手段包括手术、激素治疗以及放化疗，都可以取得良好效果。据部分文献报道，该疾病有自限性趋向，但由于其总体发病率较低，对于临床医生而言仍有许多未知因素。

参考文献

[1] Ioannidis O, Sekouli A, Paraskevas G, et al. Long term follow up of eosinophilic granuloma of the rib[J]. Klin Onkol, 2011, 24(6): 460-464.

[2] Eroglu A, Kürkçüoglu I C, Karaoglanoglu N. Solitary eosinophilic granuloma of sternum[J]. Ann Thorac Surg, 2004, 77(1): 329-331.

[3] Bayram A S, Köprücüoglu M, Filiz G, et al. Case of solitary eosinophilic granuloma of the sternum[J]. Thorac Cardiovasc Surg, 2008, 56(2): 117-118.

[4] Sai S, Fujii K, Masui F, et al. Solitary eosinophilic granuloma of the sternum[J]. J Orthop Sci, 2005, 10(1): 108-111.

[5] Sidler A K, Huston B M, Livasy C, et al. Pathological case of the month. Eosinophilic granuloma (Langerhans cell histiocytosis)[J]. Arch Pediatr Adolesc Med, 2000, 154(10): 1057-1058.

[6] Hoover K B, Rosenthal D I, Mankin H. Langerhans cell histiocytosis[J]. Skeletal Radiol, 2007, 36(2): 95-104.

[7] Azouz E M, Saigal G, Rodriguez M M, et al. Langerhans' cell histiocytosis: pathology, imaging and treatment of skeletal involvement[J]. Pediatr Radiol, 2005, 35(2): 103-115.

[8] Zhang K R, Ji S J, Zhang L J, et al. Thoracic rib solitary eosinophilic granuloma in a child[J]. J Pediatr Orthop B, 2009, 18(3): 148-150.

[9] Stockschlaeder M, Sucker C. Adult Langerhans cell histiocytosis[J]. Eur J Haematol, 2006, 76(5): 363-368.

[10] Stull M A, Kransdorf M J, Devaney K O. Langerhans cell histiocytosis of bone[J]. Radiographics, 1992, 12(4): 801-823.

[11] Weitzman S, Egeler RM. Langerhans cell histiocytosis: update for the pediatrician[J]. Curr Opin Pediatr, 2008, 20(1): 23-29.

[12] Boutsen Y, Esselinckx W, Delos M, et al. Adult onset of multifocal eosinophilic granuloma of bone: a long-term follow-up with evaluation of various treatment options and spontaneous healing[J]. Clin Rheumatol, 1999, 18(1): 69-73.

[13] Satter E K, High W A. Langerhans cell histiocytosis: a review of the current recommendations of the Histiocyte Society[J]. Pediatr Dermatol, 2008, 25(3): 291-295.

[14] Shabb N, Fanning C V, Carrasco C H, et al. Diagnosis of eosinophilic granuloma of bone by fine-needle aspiration with concurrent institution of therapy: a cytologic, histologic, clinical, and radiologic study of 27 cases[J]. Diagn Cytopathol, 1993, 9(1): 3-12.

[15] Plasschaert F, Craig C, Bell R, et al. Eosinophilic granuloma. A different behaviour in children than in adults[J]. J Bone Joint Surg Br, 2002, 84(6): 870-872.

[16] Sartoris D J, Parker B R. Histiocytosis X: rate and pattern of resolution of osseous lesions[J]. Radiology, 1984, 152(3): 679-684.

[17] Aricò M. Langerhans cell histiocytosis in adults: more questions than answers?[J]. Eur J Cancer, 2004, 40(10): 1467-1473.

（周逸鸣）

第二十二节　胸骨Rosai-Dorfman病

一、引言

Rosai-Dorfman病（Rosai-Dorfman disease，RDD）又称窦性组织细胞增生伴巨大淋巴结病（sinus hisliocytosis with massive lymphadenopathy），是一种良性淋巴组织细胞增生性疾病。

二、病例

患者，男性，29岁，因前胸壁隐痛4个月，扪及胸骨中段隆起1个月入院。查体：第3前肋平胸骨处扪及略高出胸骨的肿块，大小约3.0 cm×3.0 cm，质地硬，轻度压痛。胸骨X线侧位片（图8-22-1）及胸部CT（图8-22-2）检查示胸骨体中部左前方1.5 cm×1.0 cm大小的骨质破坏，边缘欠光滑、完整，前缘骨皮质破坏中断。骨扫描检查未见明确异常放射性浓聚影。胸骨病灶穿刺活检涂片病理检查见较多淋巴细胞、浆细胞、中性粒细胞、嗜酸性粒细胞及散在的组织细胞浸润，考虑炎性病变，不排除嗜酸性肉芽肿可能。

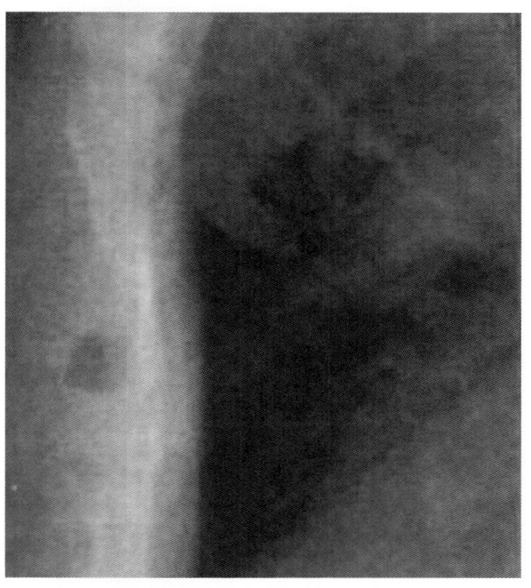

图8-22-1　胸骨X线侧位片示胸骨前板骨皮质连续性中断及局限性缺损

患者于全身麻醉下手术，取胸部正中切口，术中见胸骨肿瘤大小约4.0 cm×3.5 cm，质地硬，累及左第3肋软骨，胸骨前板破坏。术中部分切除肿块送快速病检，报告为骨样及纤维肉芽组织慢性炎症及局部组织细胞反应，考虑慢性肉芽肿性炎。以咬骨钳咬去病变组织及其边缘骨组织，刮匙反复刮除可疑浸润髓腔，未穿透胸骨后板，切除左第3肋软骨头，游离带蒂胸肌瓣，填压胸骨缺损后，间断缝合切口。

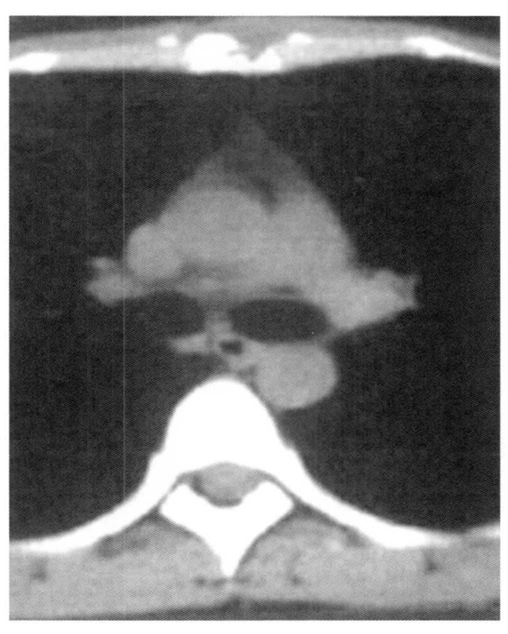

图8-22-2　胸部CT示胸骨中段骨破坏

病理检查示灰红、灰白碎骨组织，大小为4.5 cm×3.0 cm×2.1 cm。低倍镜下病变区域呈淡染区与深染区相间，形成不规则片状分布；高倍镜下深染区见大量成熟的浆细胞、淋巴细胞聚集；淡染区为成片的组织细胞，细胞大，胞质丰富，呈卵圆形或不规则多边形，吞噬淋巴细胞现象明显（图8-22-3）。免疫组织化学染色（S-P法）：组织细胞表达S-100（++），CD68（+），CD138（-），lyso（+~++），LEA（-），AACT（+）（图8-22-4~图8-22-5）。病理诊断：胸骨Rosai-Dorfman病，累及周围软组织[1]。

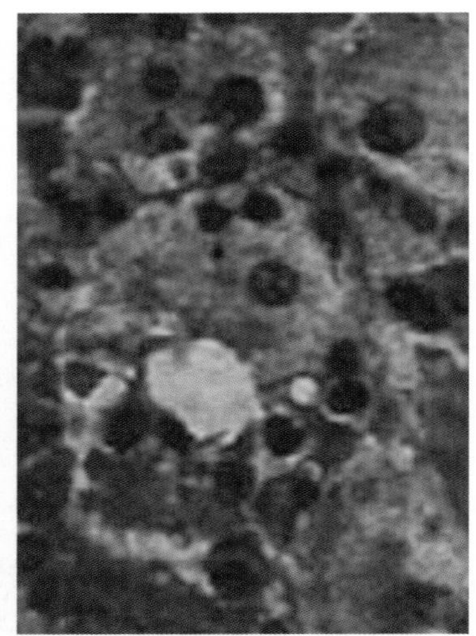

图8-22-3　组织细胞质内有多个淋巴细胞（HE染色，×400）

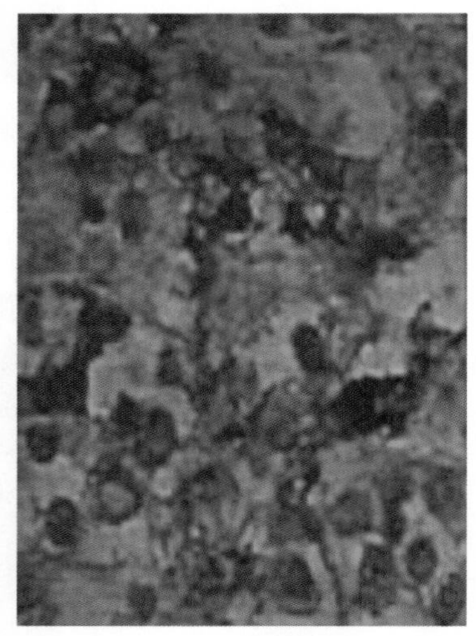

图8-22-4　增生的组织细胞表达S-100蛋白（免疫组化，×200）

三、讨论

（一）流行病学与病因分析

RDD最早发现于1965年[2]，当时对该病缺乏认识，1969年将其正式命名为Rosai-Dorfman病[3]。RDD是一种少见的疾病，好发于儿童及青年男性，其病理特点为淋巴结组织细胞的增生，最常见于颈部，患者常表现为无痛性双侧颈部淋巴结肿大。28%的患者病变可累及淋巴外区域[4]，可作为原发病变亦可由淋巴结病变引起。常累及眼眶、眼睑、上呼吸道、唾液腺、皮肤、骨、睾丸等[4]。少于10%的患者出现骨病变，其中累及胸骨的RDD尤为罕见。

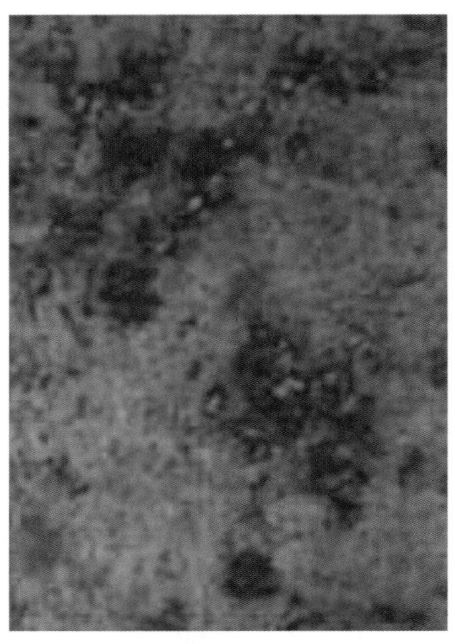

图8-22-5　增生的组织细胞表达CD68（免疫组化，×200）

目前发病原因不明，有研究报道EB病毒感染和人类疱疹病毒6型（human herpes virus type 6）可能是致病因素[5-7]。免疫系统功能紊乱可能与发病有关，但是其确切机制仍有待研究。

（二）临床表现与诊断

RDD典型症状为双侧颈部淋巴结无痛性肿大，伴发热症状，由于骨质破坏，骨RDD患者可有局部肿胀、疼痛表现。少部分患者可无临床症状。实验室检查可见中性粒细胞升高、红细胞沉降率加快及高球蛋白血症。

骨RDD影像学可表现为以骨髓腔为中心的骨溶解性改变，局灶可有硬化，可伴有软组织肿胀及病理性骨折。骨RDD影像学表现无特异性，需要与多种疾病相鉴别，包括转移性疾病、骨嗜酸性肉芽肿、巨细胞瘤、淋巴瘤、软骨黏液样纤维瘤、软骨瘤、结核、尤文肉瘤等[8]。

骨RDD的诊断需病理检查明确。镜下可见骨髓腔被混合性炎性细胞浸润，包括淋巴细胞、浆细胞、嗜酸性粒细胞、嗜中性粒细胞，可见较大组织细胞，苍白，细胞质嗜酸性，可有空泡。部分病灶大组织细胞存在局限，也有病灶以大组织细胞为主，由于大组织细胞的含量变化，在低倍镜下可见明暗交替的病灶；常可见反应性骨形成。大组织细胞免疫组化可见S-100蛋白阳性，微生物染色多为阴性。骨RDD临床上罕见，加之其病理下可见密集的炎症成分，导致诊断较困难，经常被误诊为淋巴瘤、朗格汉斯细胞组织细胞增生症、骨髓炎、贮积病和肉瘤等疾病。

（三）治疗与预后

RDD具有一定自限性，文献报道部分患者不需要特殊治疗即可自愈[9-10]。对于无症状患者，可予随访。对于不能自愈的患者，可采取手术切除、放疗，化疗可采用大剂量甲氨蝶呤和6-巯基嘌呤、干扰素α、类固醇和抗病毒药物。手术切除也是治疗致命性RDD和有症状RDD的最有效的措施。对于原发性骨RDD，由于术前诊断困难，也需手术治疗确诊。原发性骨RDD预后较好，大部分患者在手术切除后即可痊愈。

参考文献

[1] 周源,汪栋,乐美兆,等. 胸骨Rosai-Dorfman病1例[J]. 中华胸心血管外科杂志,2008,24(6):431.

[2] Destombes P. Adenitis with lipid excess, in children or young adults, seen in the Antilles and in Mali. (4 cases)[J]. Bull Soc Pathol Exot Filiales, 1965, 58(6): 1169-1175.

[3] Rosai J, Dorfman R F. Sinus histiocytosis with massive lymphadenopathy. A newly recognized benign clinicopathological entity[J]. Arch Pathol, 1969, 87(1): 63-70.

[4] Foucar E, Rosai J, Dorfman R. Sinus histiocytosis with massive lymphadenopathy (Rosai-Dorfman disease): review of the entity[J]. Semin Diagn Pathol, 1990, 7(1): 19-73.

[5] Luppi M, Barozzi P, Garber R, et al. Expression of human herpesvirus-6 antigens in benign and malignant lymphoproliferative diseases[J]. Am J Pathol, 1998, 153(3): 815-823.

[6] Middel P, Hemmerlein B, Fayyazi A, et al. Sinus histiocytosis with massive lymphadenopathy: evidence for its relationship to macrophages and for a cytokine-related disorder[J]. Histopathology, 1999, 35(6): 525-533.

[7] McPherson C M, Brown J, Kim A W, et al. Regression of intracranial rosai-dorfman disease following corticosteroid therapy. Case report[J]. J Neurosurg, 2006, 104(5): 840-844.

[8] Demicco E G, Rosenberg A E, Björnsson J, et al. Primary Rosai-Dorfman disease of bone: a clinicopathologic study of 15 cases[J]. Am J Surg Pathol, 2010, 34(9): 1324-1333.

[9] Komp D M. The treatment of sinus histiocytosis with massive lymphadenopathy (Rosai-Dorfman disease)[J]. Semin Diagn Pathol, 1990, 7(1): 83-86.

[10] Pulsoni A, Anghel G, Falcucci P, et al. Treatment of sinus histiocytosis with massive lymphadenopathy (Rosai-Dorfman disease): report of a case and literature review[J]. Am J Hematol, 2002, 69(1): 67-71.

（沈莹冉，赵德平）

第二十三节　胸骨正中切口感染

一、引言

胸骨正中切口感染是心脏手术后常见并发症，发生率为0.4%~5.0%[1]，也可见于经胸骨正中切口胸腺切除及食管癌手术。胸骨正中切口感染患者住院时间延长，住院费用增加，并且换药、引流等操作给患者带来恐惧和痛苦，严重影响患者的生活质量。

二、病例

患者，男性，44岁，因心脏瓣膜病及冠状动脉供血不足，于外院行瓣膜置换及冠状动脉搭桥手术。术后1个月胸骨手术切口感染裂开，形成大小为22 cm×8 cm的创面，内有钢丝4根。可见心包外露并有裂口及缝线，每日有大量清亮渗液漏出。患者合并糖尿病、高血压、贫血及低蛋白血症。入院后经胰岛素注射降低血糖及输血等支持疗法后，全身情况改善。手术时将感染坏死的胸骨肋软骨和钢丝去除，用右侧带蒂长14 cm的腹直肌肌瓣逆时针旋转移位填塞胸骨区伤口，肌瓣切取面积为14 cm×6 cm。并用部分肌瓣修补心包破损，胸部伤口两侧皮肤在胸大肌浅层游离形成筋膜皮瓣直接缝合，放置负压引流管引流，6天后拔除引流管，术后创面一期愈合，随访3个月无感染复发（图8–23–1）[2]。

三、讨论

（一）流行病学与病因分析

胸骨正中劈开切口由Milton于1897年首先采用，目前已成为心内直视手术的常规术式，同时也是前纵隔肿瘤及上段食管癌手术的常规术式，并被广泛应用。术后切口感染是常见并发症，发生率为0.4%~5.0%，术后5~10天是感染的高发期，10天以后感染发生率则逐渐降低[3]。胸骨正中切口感染的病死率为25%~30%。

胸骨正中切口感染可以分为浅表感染和深部感染。浅表感染指切口感染仅累及皮肤和皮下组织，不累及胸骨，浅表感染比较局限，有时可能仅仅是伤口脂肪组织液化坏死，如果能及时发现并处理，浅表感染比较容易愈合。深部感染是指切口感染累及胸骨及胸骨后组织，严重时引起胸骨骨髓炎、纵隔炎，甚至全身感染。浅表感染和深部感染的发生率分别为0.5%和0.22%[4]。El Oakley最早意识到切口感染的严重危害，并首先将其分型，为以后的临床诊疗提供了参考，但目前深部感染的防治对于心胸外科医生来说仍然是一项艰巨的挑战。

胸骨正中切口感染发生的原因是多方面的，包括术前因素、术中因素和术后因素。术前因素包括高血压、糖尿病、慢性阻塞性肺疾病、营养不良、心力衰竭

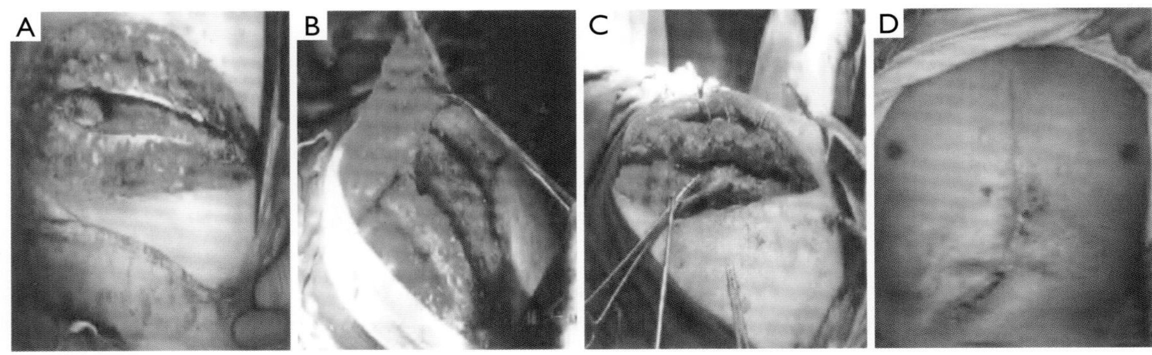

（A）胸骨切口感染裂开清创后形成大小为22 cm×8 cm的创面，可见心包外露；（B）右侧带蒂腹直肌肌瓣逆时针旋转移位填塞胸骨区伤口；（C）用部分肌瓣修补心包破损；（D）术后3个月伤口一期愈合。

图8–23–1　手术治疗胸骨切口感染

等慢性疾病。术中因素包括：①术中污染，手术暴露时间过长；②术中操作不仔细，胸外按压或患者自身骨质疏松等因素致胸肋骨折；③电灼过多、脂肪液化、取胸廓内动脉致该部位血供受影响；④止血不完善或引流不畅致积血、血肿形成或二次开胸；⑤过多骨蜡残留；⑥胸骨固定不紧或钢丝断裂。术后因素包括：①术后机械通气时间较长或气管切开；②术后合并肺部感染，患者剧烈咳嗽；③术后短期内多次输血等。针对这些病因，可以采取相应的预防措施以降低该并发症的发生率，具体措施包括：①严格无菌操作；②减少因出血导致的二次开胸及骨折发生率，尽可能少使用骨蜡等；③避免损伤胸廓内动脉，如搭桥需取用时，应尽量避免同时双侧取用；④钢丝固定确切有效，并谨防切割；⑤术后长时间使用呼吸机或气管切开者须加强护理，预防感染；⑥防止肺部感染，对症处理咳嗽、咳痰，用胸带外固定胸廓；⑦合并糖尿病等易感因素时需积极防治等[5]。

（二）临床表现、诊断与治疗

浅表感染的临床表现为伤口红肿、触痛、皮温升高、体温升高、食欲减退、伤口有渗液流出等；深部感染的临床表现为高热不退或体温正常后再次升高、胸骨后疼痛、胸闷，可伴有恶心、呕吐等，体格检查可有胸骨摩擦感、胸骨旁触痛、胸骨旁或纵隔皮下积气，血常规提示白细胞和中性粒细胞计数明显升高，胸部X线片可提示纵隔后有阴影或积气，胸部CT可提供较明确诊断。

胸骨切口感染诊断并不困难，一旦发现伤口愈合不良，就要积极处理，避免浅表感染发展为深部感染。立即扩开伤口，清理坏死组织，剪除线头等异物，但不要去除固定胸骨的钢丝，进行渗液、创面及血液细菌学培养，碘伏或过氧化氢冲洗伤口，每天换药，伤口肉芽组织生长良好时可行伤口缝合，同时去除钢丝，重新固定。同时经验性静脉使用抗阳性球菌的抗生素，待细菌培养结果和药敏结果出来后再做调整。因为细菌学研究显示，感染病原菌以耐甲氧西林金黄色葡萄球菌和表皮葡萄球菌最常见。另外，可选择封闭负压引流技术代替常规换药，封闭负压引流技术是使用生物半透性贴膜覆盖整个创面，将引流管接通负压，持续负压吸引，其主要原理为伤口在持续适合的封闭负压吸引状态下可保持创面清洁，快速启动修复过程，减少修复细胞凋亡和细胞外基质的损耗，启动或激活组织修复细胞增殖活动，促使创面由被动愈合向主动修复过程转化，从而加快伤口愈合。

如感染已累及胸骨和胸骨后组织，应在常规治疗的基础上，清除胸骨间死骨和胸骨后坏死组织及骨蜡等异物，清除创面皮下表浅的不新鲜组织，彻底冲洗创面，留置胸骨后灌洗管和引流管，术后用生理盐水500 mL加入敏感抗生素或2%碘伏5~10 mL，每日冲洗1~2次，注意保持引流管通畅，每日换药。引流管一般保留7~10天，直至引流液清澈，无坏死絮状物，且伤口表面无渗液，患者体温和血象接近正常，可尝试夹闭引流管观察24 h，若体温无反复，可拔除灌洗管和引流管[5]。如果胸骨后创面巨大，可能留有无效腔，则考虑使用带蒂肌瓣或带蒂大网膜组织填充凹陷缺损。根据创面情况，创面较小且位于手术切口上端者，适合用胸大肌内侧头肌瓣修复；创面较大且位于切口上端者，适合用全胸大肌瓣修复；创面较小且位于切口下端者，适合用上蒂腹直肌瓣修复；创面较长可联合应用胸大肌瓣、带蒂腹直肌瓣修复创面；创面巨大合并重要脏器外露时，可用大网膜移位修复创面[2,6]。残余创面可经植皮及换药愈合。

四、总结

胸骨正中劈开切口是心内直视手术、前纵隔肿瘤手术及上段食管癌手术的常规途径，术后切口感染是其常见并发症，根据病因采取相应的措施预防感染十分必要。感染一旦发生，应及时处理伤口，避免感染蔓延扩散。对于严重的深部感染，清理创面、消除无效腔、应用带蒂肌瓣和带蒂大网膜组织修复及静脉联合使用抗生素都是重要的治疗措施。

参考文献

[1] El Oakley R M, Wright J E. Postoperative mediastinitis: classification and management[J]. Ann Thorac Surg, 1996, 61(3): 1030-1036.

[2] 朱敬民,郝天智,贺立新,等.经胸骨正中手术切口感染创面的修复[J].中国修复重建外科杂志,2007,21(12): 1323-1325.

[3] 梁伟涛,刘强,周健,等.心脏术后胸骨正中切口感染44例病例总结[J].中华临床医师杂志(电子版),2012,6(12): 197-198.

[4] Salehi Omran A, Karimi A, Ahmadi S H, et al. Superficial and deep sternal wound infection after more than 9000 coronary

artery bypass graft (CABG): incidence, risk factors and mortality[J]. BMC Infect Dis, 2007, 7: 112.
[5] 张文斌,阎兴治,向道康,等. 川岛氏引流治疗心脏手术后胸骨正中切口感染26例疗效观察[J]. 贵州医药, 2008, 32(5): 443-444.
[6] 钱晓哲,徐根新,曹子昂,等。带蒂大网膜移植术治疗顽固性深部胸骨切口感染的临床研究[J]. 中国现代手术学杂志, 2013, 17(4): 270-274.

(沈蕾)

第二十四节　胸骨软骨黏液样纤维瘤

一、引言

胸骨软骨黏液样纤维瘤是罕见的胸骨良性肿瘤，临床症状轻微，发病群体以10~30岁常见，无明显的性别差异。

二、病例

患者，男性，17岁，主诉为胸前区疼痛。患者2000年8月曾因偶发胸痛于当地医院就诊。2002年6月胸痛加剧，胸部X线片显示胸骨肿块入院。体格检查发现胸骨下端中部质韧肿块，胸部X线片显示胸骨下段轻度钙化。CT示胸骨溶骨性病变，骨髓不连续钙化（图8-24-1A）。胸部MRI显示T_1加权像呈等信号，T_2加权像呈高信号小叶状病灶（图8-24-1B），提示恶性胸骨肿瘤，予以活检。活检标本病理检查发现肿瘤呈假分叶状，肿瘤基质黏液状，内见星状细胞和梭形细胞伴嗜酸性粒细胞浸润。黏液样区域含有扩张性窦状曲线血管及灶性出血。未发现核分裂象和异型细胞（图8-24-2），考虑黏液样纤维瘤，故手术治疗。切除胸骨前表面部分，骨髓病灶完全切除，其余病灶采用空气钻磨掉，刮骨后残腔采用同种异体骨填充。病理考虑胸骨黏液样纤维瘤。术后患者恢复良好，随访3年6个月无复发[1]。

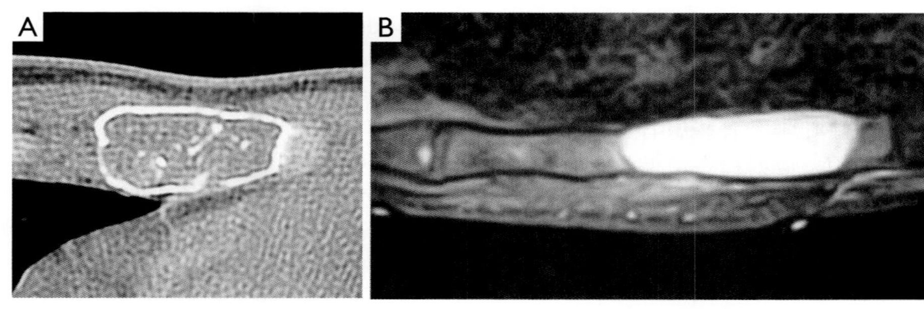

（A）CT示胸骨溶骨性病变，骨髓不连续钙化；（B）MRI示T_1加权像呈等信号，T_2加权像呈高信号小叶状病灶。

图8-24-1　胸部CT及MRI检查

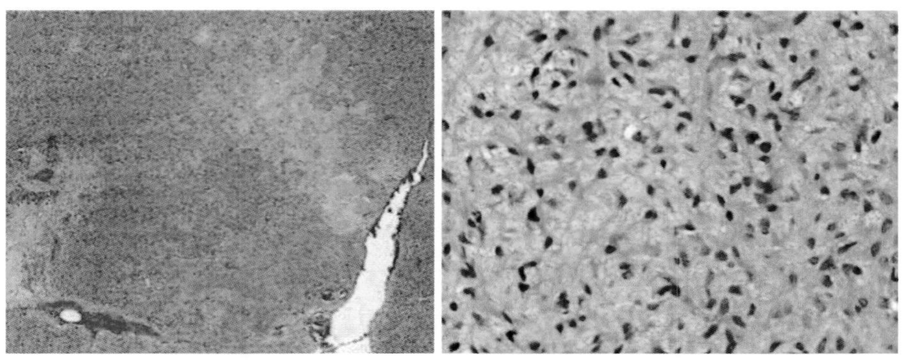

肿瘤呈假分叶状，肿瘤基质黏液状，内见星状细胞和梭形细胞伴嗜酸性粒细胞浸润。黏液样区域含有扩张性窦状血管及灶性出血。几乎未发现核分裂象和异型细胞。

图8-24-2　病理检查

三、讨论

（一）流行病学与病理学表现

目前，原发于胸骨的软骨黏液样纤维瘤仅见8例报道[1-8]。软骨黏液样纤维瘤是一种少见的、以分叶状生长的黏液样和软骨样分化的良性骨肿瘤，占原发性骨肿瘤的1.04%，占良性骨肿瘤的2.31%。1948年首先由JAFFE和LICHTENSTEIN叙述并命名的[9]。软骨黏液样纤维瘤好发于青少年，无性别差异，最常见于10~30岁人群。多见于下肢，尤以胫骨上端、股骨和腓骨下端常见，也有一些发生于趾骨、跟骨、肋骨和髋骨，个别病例累及胸骨。镜下肿瘤呈分叶状，具有软骨、纤维和黏液样组织3种成分 。主要为梭形或星状细胞疏松地分布在黏液样细胞间质内，肿瘤的中心部分细胞较小，周边则密集，形成假分叶状，肿瘤基质可以胶质化，肿瘤愈成熟，胶原纤维愈多。

（二）诊断与治疗

此型肿瘤病程缓慢，发病数月或数年才得以诊断。主要症状为轻微疼痛、肿胀、运动受限。疼痛可以因运动诱发，亦有局部无疼痛性肿胀。有些患者原无不适，可在外伤后经摄片发现肿瘤。放射检查呈偏心生长的圆形或卵圆形溶骨病变，为局灶性不连续病变，病骨可有轻度或中度膨大，邻近的骨组织均有硬化现象，组织中亦可有斑点状钙化影。局部皮质变薄，大多无骨膜反应，附近软组织内亦无肿块阴影。可位于髓腔中，侵犯部分或全部骨骼。有被误诊为恶性肿瘤的可能。

对软骨黏液样纤维瘤的治疗，有学者主张肿块完整切除以减少复发[6]。也有学者认为可行病变刮除植骨[1,10]，此方式有复发的可能，患者年龄愈小，复发可能性愈大，且复发性肿瘤易恶变。植骨可降低复发率，微波灭活植骨效果更佳。

四、总结

胸骨软骨黏液性纤维瘤，为罕见的胸骨良性肿瘤，临床症状轻微，病程缓慢，据其影像学表现可被误诊为恶性肿瘤，治疗常规可采用完整切除，亦可采用病变刮除植骨术，植骨能有效降低复发率。

参考文献

[1] Takao E, Morioka H, Yabe H, et al. Chondromyxoid fibroma of the sternum[J]. J Thorac Cardiovasc Surg, 2006, 132(2): 430-431.

[2] Teitelbaum S L, Bessone L. Resection of a large chondromyxoid fibroma of the sternum: report of the first case and review of the literature[J]. J Thorac Cardiovasc Surg, 1969, 57(3): 333-340.

[3] Alonso-Lej F, De Linera F A. Resection of the entire sternum and replacement with acrylic resin. Report of a case of giant chondromyxoid fibroma[J]. J Thorac Cardiovasc Surg, 1971, 62(2): 271-280.

[4] Wuisman P, Scheld H, Tjan T, et al. Chondromyxoid fibroma of the sternum. Case report[J]. Arch Orthop Trauma Surg, 1993, 112(5): 255-256.

[5] Lyzak J S, Gurley J, Boyle C, et al. Chondromyxoid fibroma of the sternum[J]. Skeletal Radiol, 1996, 25(5): 489-492.

[6] Song D E, Khang S K, Cho K J, et al. Chondromyxoid fibroma of the sternum[J]. Ann Thorac Surg, 2003, 75(6): 1948-1950.

[7] Kilic D, Findikcioglu A, Tepeoglu M, et al. Chondromyxoid Fibroma of the Sternum in a 63-Year-Old Woman[J]. Tex Heart Inst J, 2015, 42(4): 400-402.

[8] Chen C, Huang X, Chen M, et al. Surgical management of a giant sternal chondromyxoid fibroma: a case report[J]. J Cardiothorac Surg, 2015, 10: 178.

[9] JAFFE H L, LICHTENSTEIN L. Chondromyxoid fibroma of bone; a distinctive benign tumor likely to be mistaken especially for chondrosarcoma[J]. Arch Pathol (Chic), 1948, 45(4): 541-551.

[10] Lersundi A, Mankin H J, Mourikis A, et al. Chondromyxoid fibroma: a rarely encountered and puzzling tumor[J]. Clin Orthop Relat Res, 2005, 439: 171-175.

（于冬怡）

第二十五节　胸骨神经鞘瘤

一、引言

原发性骨肿瘤中，骨内神经鞘瘤所占比例小于0.2%。这些肿瘤通常发生在下颌骨、骶骨、上颌骨、腓骨、尺骨、腰椎等处。胸骨神经鞘瘤（Schwannoma of the sternum）十分罕见，目前仅有3例报道[1-3]。

二、病例

患者，女性，38岁，因卵巢囊肿接受全身检查，胸部CT发现左侧胸骨旁哑铃形、定位明确的低密度结节，大小为2.6 cm×1.6 cm，向左侧胸腔膨出，并进入骨髓腔。增强CT示肿瘤未见强化。MRI示T_1加权像呈等信号，T_2加权像呈高信号（图8-25-1）。考虑为良性胸骨肿瘤，行手术活检，并明确诊断。术中见分叶状肿瘤位于胸骨与左侧第2肋软骨后方，并紧密附着其上。遂行肿瘤根治术，完整切除肿瘤、部分上胸骨和第2肋软骨。术中冰冻示神经鞘瘤。病理示肿瘤包膜完整，未浸润周围组织。镜下见肿瘤主要由梭形细胞呈栅栏样排列，诊断为安东尼A型神经鞘瘤（图8-25-2）。胸骨肿瘤破坏骨皮质，并进入骨髓和骨外。未见肋间神经受累。随访3年，未见复发[1]。

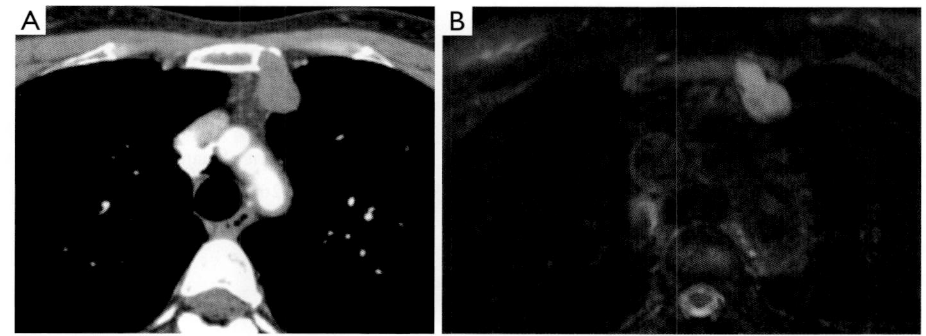

（A）胸部CT左侧胸骨旁哑铃形结节，边缘清晰。（B）MRI T_2加权像显示高密度结节。

图8-25-1　胸部CT及MRI检查

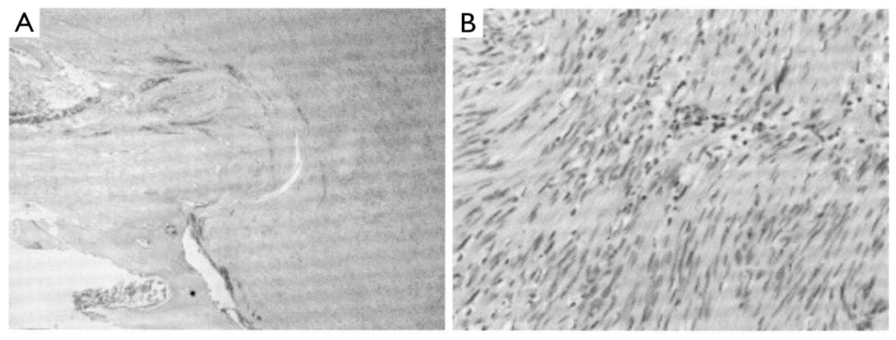

（A）肿瘤破坏骨皮质并向胸骨内和胸骨外发展（HE染色，×40）。（B）典型的梭形细胞栅栏样排列，诊断为良性安东尼A型神经鞘瘤（HE染色，×200）。

图8-25-2　病理检查

三、讨论

（一）流行病学与病理学表现

神经鞘瘤又名施万细胞瘤，是由周围神经的Schwann鞘（即神经鞘）形成的良性肿瘤。患者年龄多为30~40岁，无明显性别差异。神经鞘瘤多生长于脊神经后根，通常为单发，大小不等。Turk等[4]统计了3 987例原发性骨肿瘤，其中骨内神经鞘瘤仅占0.2%。常发生于下颌骨、骶骨、上颌骨、腓骨、尺骨、腰椎和其他骨骼。目前胸骨神经鞘瘤仅3例英文文献报道。其病理学通常表现为栅栏样排列的梭形细胞肿瘤，肿瘤通常破坏骨皮质并向骨髓和骨外发展。免疫组化S-100蛋白染色结果呈强阳性。

（二）临床表现与治疗

胸骨骨内神经鞘瘤罕见，临床诊断极其困难，患者多无临床表现，体检时发现为主。根据已知的病例，胸部CT主要表现为低密度结节，呈圆形或哑铃形，大小为3 cm左右。存在骨溶解或骨皮质破坏。以其PET-CT表现易被误诊为恶性肿瘤，尤其是对于既往曾患有恶性肿瘤的患者。MRI T_1加权像呈等信号，T_2加权像呈高信号。需要将此病与纤维瘤、神经纤维瘤、脂肪瘤、囊肿相鉴别，本病甚至类似于血管瘤或机化的血肿，通过病理检查即可加以区别。

治疗首选根治性手术，包括手术切除肿瘤及被紧密附着的胸骨及肋软骨，但不必切除邻近的正常组织。随后以网片重建胸骨。术后大体标本骨膜完整，但骨皮质多被破坏。术后患者多无复发，预后好。

四、总结

胸骨骨内神经鞘瘤十分罕见，患者多无临床症状，术前诊断较困难，主要依赖病理确诊。治疗以根治性手术为主，需切除肿瘤及附着胸骨，不必切除邻近正常组织。本病预后较好，无复发病例。

参考文献

[1] Mizuno T, Usami N, Taniguchi T, et al. Schwannoma of the sternum[J]. Ann Thorac Surg, 2010, 89(4): 1280-1281.

[2] Igai H, Kamiyoshihara M, Kawatani N, et al. Sternal intraosseous schwannoma mimicking breast cancer metastasis[J]. J Cardiothorac Surg, 2014, 9: 116.

[3] Takata K, Okuda K, Ochi M. Intraosseous neurilemoma of the sternum[J]. Ann Thorac Surg, 1999, 67(5): 1474-1476.

[4] Turk P S, Peters N, Libbey N P, et al. Diagnosis and management of giant intrasacral schwannoma[J]. Cancer, 1992, 70(11): 2650-2657.

（于冬怡）

第二十六节　胸骨血管瘤

一、引言

胸骨原发肿瘤十分罕见，其中大多数是恶性的。良性病变通常是软骨瘤、骨囊肿或血管瘤。胸骨血管瘤存在骨质破坏，或表现为扩张性生长，因此需要仔细鉴别这种良性肿瘤与各种恶性肿瘤。胸骨血管瘤目前仅有零星个案报道[1-4]。

二、病例

患者，女性，32岁，患者诉胸前区疼痛，胸骨上部有逐渐增大的肿块。体格检查发现胸骨柄扩张。实验室检查均无异常。胸部X线片发现胸骨上部肿块。胸部CT显示胸骨肿块、骨皮质中断，可看到局灶性骨皮质破坏，肿瘤无胸腔内侵犯迹象（图8–26–1）。骨扫描显示胸骨上部成骨细胞活性。行穿刺活检，针头有刺破薄膜的穿透感，进入病灶，抽出血性液体。细胞学检查仅发现血液成分，未见恶性细胞。术前考虑行胸骨切除术。切开皮肤，探查胸骨柄。切除两侧第1~4肋软骨，离断两侧胸锁关节第4肋间水平横断胸骨。切除胸骨后纵隔分离，肿块大小为11 cm×5 cm×5 cm（图8–26–2）。采用聚丙烯网片作为假体材料，不可吸收性缝合线缝合胸骨缺损边缘，使胸壁稳定。手术过程顺利。患者术后8天出院。病理显示囊性病变，内见充满血液成分，大小为8 cm×5 cm×3 cm。诊断为海绵状血管瘤（图8–26–3）[1]。

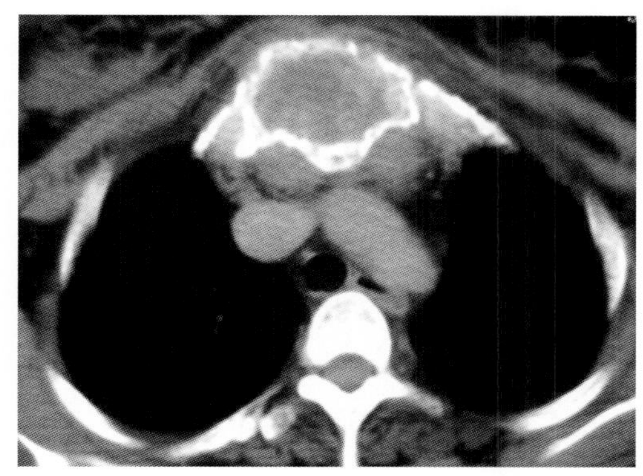

图8–26–1　胸部CT示明显扩张性肿瘤，胸骨皮质中断

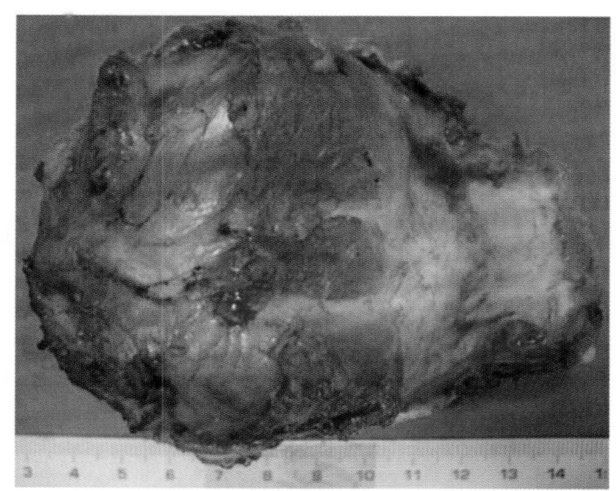

图8–26–2　切除的胸骨和肿块

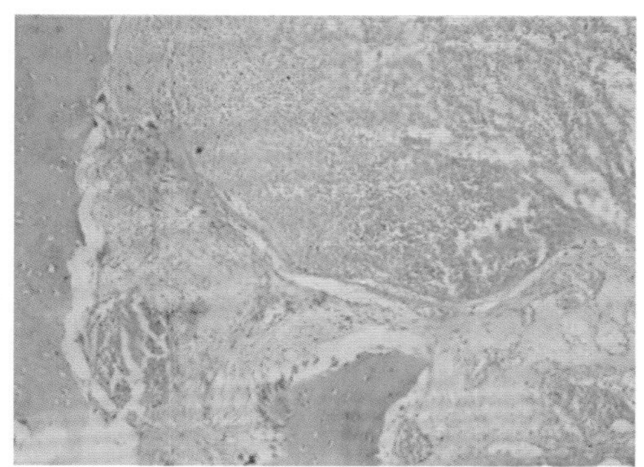

图8–26–3　镜下显示海绵状血管瘤

三、讨论

（一）流行病学与临床表现

胸骨原发肿瘤十分罕见，其中大多数是恶性的。良性病变通常是软骨瘤、骨囊肿或血管瘤。胸骨血管瘤存在骨质破坏或表现为扩张性生长，因此需要仔细鉴别这种良性肿瘤与各种恶性肿瘤。胸骨血管瘤只有零星病例报道[1-4]。良性胸骨肿瘤极为罕见，因此所有胸骨肿瘤均首先考虑恶性，除非已经明确诊断。大多数血管瘤发生在颅骨和脊柱，占所有骨肿瘤的1%。血管瘤按临床表现及组织结构特征，一般可分为毛细血管瘤、海绵状血管瘤及蔓状血管瘤3种，另外还有毛细血管瘤和海

绵状血管瘤的混合型。血管瘤大小不一，可呈细蒂或广基，毛细血管瘤较小而多有蒂，海绵状血管瘤较大而基底广。色红、紫或黑红，呈圆形、卵圆形或为桑椹形。质较软而有弹性，易出血。海绵状血管瘤质软，可压缩，多发生于上颌窦的自然开口附近和下鼻甲处。肿瘤大者可压迫窦壁，破坏骨质，侵入邻近器官。

（二）临床表现与治疗

患者往往仅有局部轻度不适或轻度疼痛，X线片偶然发现。术前不能排除恶性骨肿瘤，因此往往进行扩大切除术。在考虑手术之前，首先可进行经皮活检，并发症包括大量出血或皮下血肿。因为有广泛出血的风险，应避免切开活检。广泛胸骨切除术后可应用不同的假体材料及肌肉或皮瓣稳定胸壁。因为良性血管瘤和低分化恶性血管内皮瘤无明显区别，并且血管瘤具有高复发特性，应一并切除肿瘤和相邻胸骨组织。

四、总结

胸骨血管瘤为良性胸骨肿瘤，但因胸骨肿瘤绝大多数为恶性，加之其影像学表现，故胸骨血管瘤常被考虑为恶性肿瘤。本病临床表现较轻微，以局部不适和肿块增大为主。因良恶性难以鉴别且术后具有高复发率，常规采用胸骨广泛切除术。

参考文献

[1] Onat S, Ulku R, Avci A, et al. Hemangioma of the sternum[J]. Ann Thorac Surg, 2008, 86(6): 1974-1976.

[2] Medalion B, Bar I, Neuman R, et al. Sternal hemangioma: a rare tumor[J]. J Thorac Cardiovasc Surg, 1996, 112(5): 1402-1403.

[3] Boker S M, Cullen G M, Swank M, et al. Case report 593: Hemangioma of sternum[J]. Skeletal Radiol, 1990, 19(1): 77-78.

[4] Huang T W, Lee S C, Chen J C, et al. Cavernous hemangioma of the sternum[J]. Thorac Cardiovasc Surg, 2008, 56(8): 500-501.

（于冬怡）

第二十七节 胸廓畸形罕见病例

一、Poland综合征联合Moebius综合征

Poland综合征（波兰综合征）是一种罕见的先天性畸形，与不同程度的胸部和同侧上肢异常相关。许多病例报告描述了Poland综合征的变异，其中胸肌缺乏经常被用作唯一的定义标准。2020年，Sugiyama等报道了1例罕见病例，患者为24岁女性，因阻塞性睡眠呼吸暂停（obstructive sleep apnea，OSA）就诊。5岁时，麻醉医生发现她在静脉全身麻醉下暂时停止呼吸，但没有进行进一步的详细检查。在曾就诊的诊所，她被诊断为重度OSA，并接受持续气道正压（CPAP）治疗。体格检查：BMI指数为45 kg/m^2，斜视，因为右侧舌肌神经麻痹舌头向右侧歪斜（图8-27-1A），左手手指缺失，左侧胸廓发育不良（图8-27-1B）。胸部CT纵隔窗显示肺、肋骨和胸部肌肉有明显的偏侧性（图8-27-1C）。动脉血气分析、肺活量测定和呼吸肌力试验等检查分别显示仰卧位和右侧卧位高碳酸血症、限制性呼吸功能障碍和呼吸肌力下降。有趣的是，这例患者还显示了OSA严重的偏侧性。行系统性的无创正压通气（non-invasive positive ventilation，NIPV）治疗，患者对此耐受良好，白天的失眠消失，清醒时的二氧化碳分压（$PaCO_2$）也恢复正常[1]。

这一病例最终诊断为睡眠呼吸障碍（sleep-related breathing disorder，SBD，严重的阻塞性睡眠呼吸暂停和睡眠相关的低通气），患有先天性难治性罕见的Moebius综合征和Poland综合征。Moebius综合征是一种导致小脑神经核发育不良或缺失的疾病，与产前脑干缺血有关。25%的Moebius综合征病例会出现面神经麻痹和肢体形态异常，而且有舌下神经麻痹。Poland综合征是根据疾病的特征包括单侧胸肌缺损、手指缺损、肋骨畸形和膈肌缺损进行诊断的。该病例中所有这些表现都被观察到了。日本15%的Moebius综合征病例伴有Poland综合征。Poland综合征引起的胸肌发育不良导致肺功能测定时的限制性呼吸功能障碍及通气不足。呼吸肌力的偏侧性差异可能与单侧胸部发育不全和畸形有关。各种生理检查使得评估患者的潜在疾病成为可能，如先天性难治性疾病和SBD。此外，适当的治疗可能有助于改善其他先天性难治性和罕见疾病患者的SBD。

二、青少年胸廓出口综合征

胸廓出口综合征（thoracic outlet syndrome，TOS）是指锁骨下血管和颈腋区臂丛神经受压，在儿科人群中比较少见。症状可能具有相对非特异性，并且病情

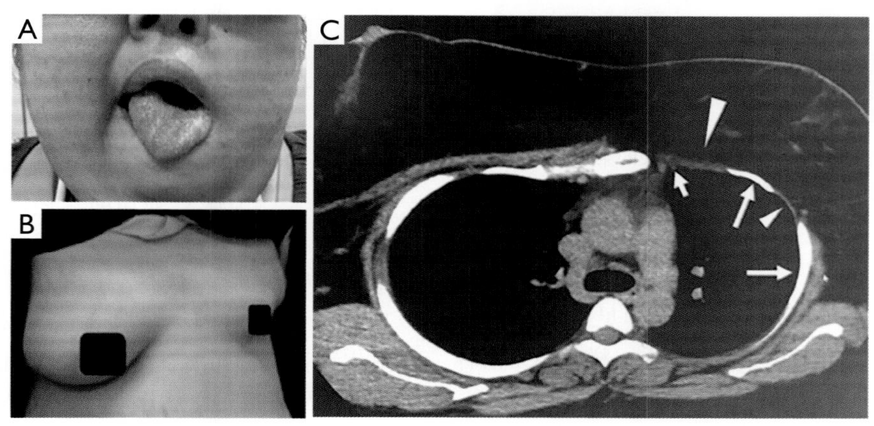

（A）体格检查发现患者因为右侧舌肌神经麻痹舌头向右侧歪斜；（B）患者左侧胸廓发育不良；（C）胸部CT纵隔窗示肺、肋骨和胸部肌肉有明显的偏侧性。

图8-27-1 体格检查及胸部CT

容易被忽视。Kerim等于2006年报道了1例TOS的青少年患者。患者为13岁女孩，右下颈部和肩部疼痛进行性加重，持续2~3年。疼痛与任何特定的日常活动无关。患者手臂举过头顶时，右臂无力。无外伤史。体格检查显示右侧锁骨上区域有一个可触及的硬块。对上肢进行运动、感觉和反射测试未见异常。TOS的刺激试验（即Adson试验、肋锁试验、过度外展试验）和上臂缺血试验（即Roos试验）在右侧均呈阳性，动脉搏动减少和疼痛增加，而左侧只有后两者呈阳性。胸部X线片显示双侧颈肋与第1肋相连，远端形成分叉的第1肋（图8-27-2）。多普勒超声显示右锁骨下动脉外展时血流减少。由于这种暴露很容易接近畸形，所以采用了右侧锁骨上入路手术。术中切除从右斜角肌延伸至变异颈肋的纤维束。锁骨下动脉在肋骨和纤维束之间受压。臂丛神经主要位于下躯干，在颈肋前方扭曲，为了给神经解压切除变异肋骨。术中肱、桡动脉搏动增加。术后诊断为TOS。术后随访1个月，发现患者症状有显著改善，患者疼痛和右臂无力的主诉明显减少[2]。

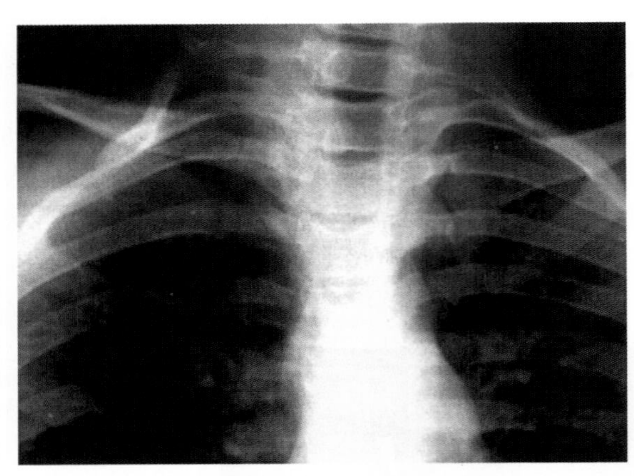

双侧颈肋与第1肋相连，远端形成分叉的第1肋。

图8-27-2 胸部X线片

胸廓出口综合征在青少年中极为罕见，但临床表现和治疗方案与成人基本相同。与成人一样，TOS很容易被低估。TOS通常被分为3种类型：血管源性TOS、神经源性TOS和有争议的神经源性TOS。无论是类骨病变还是软组织问题，都在病因中起着重要作用。常见的骨病有第7颈椎横突、颈肋、第1肋骨异常、锁骨或第1肋骨骨折。软组织病理表现为邻近的先天性带状韧带或斜角肌病变，这些病变可能是先天性的，也可能是后天性的。先天性异常和获得性功能因素共同导致了广泛的血管和神经症状。TOS的诊断有挑战性。TOS必须得到临床医生的关注，同时需与颈部、上肢或其他病变相鉴别。儿童TOS的诊断更加困难，通常需要保守治疗。允许胸腔的进一步生长和重塑，以及体位矫正和强化练习，可能足以调节血管和神经，并缓解症状[3]。然而，有时可能需要对慢性血栓增多的儿童进行手术干预[4]。总之，儿童TOS疾病需要得到关注，除了提高儿科医生对TOS疾病的认识外，还强调及时转诊的重要性。

三、胸廓畸形矫正同期肺移植

严重的胸壁畸形以往被认为是肺移植的绝对禁忌证。漏斗胸相关的胸部顺应性严重受损被认为是导致术后呼吸并发症的高危因素，并具有显著的发病率和病死率。然而肺移植是治疗多种终末期肺疾病的唯一有效方法，最主要的两大适应证为特发性肺间质纤维化和慢性阻塞性肺疾病。

Rahimi等于2020年报道了3例接受双侧肺移植并同时矫正漏斗胸的患者。其中2例为儿童，1例有严重的胸廓不对称。所有患者都接受了缩小的双肺移植，畸形通过Nuss手术或改良的Ravitch手术矫正。3例患者中有2例在围手术期因长时间脱机而需要气管切开，这使手术变得复杂。然而，远期效果良好，移植后分别在12个月、60个月和72个月时随访，3例患者均存活，临床状况良好。这表明，严重胸壁畸形的患者不应该事先被排除在肺移植之外，对于选定的患者，联合治疗是可行的[5]。

造血干细胞移植术后闭塞性细支气管炎综合征（bronchiolitis obliterans syndrome，BOS）是肺移植较为罕见的适应证。肺移植受体合并胸廓畸形对于移植科医生来说是一大挑战，胸廓畸形不仅加大了移植手术难度，术后为恢复肺功能，还需要对患者实施胸壁矫治术，以便供肺与胸腔容积匹配。丁浩等于2018年报道了1例在2015年接受造血干细胞移植术后合并胸廓畸形，又接受双肺移植同期Nuss手术的BOS病例。患者为39岁女性，体重48 kg，身高160 cm。2008年12月，因急性B淋巴细胞白血病于北京大学人民医院行造血干细胞移植术，2012年9月经北京大学人民医院、上海交通大学医学院附属瑞金医院等联合会诊，确诊为造血干细胞移植术后BOS。患者并发造血干细胞移植术后BOS后，畸形缓慢进展，逐渐出现胸骨内凹，最后发展为典型的漏斗胸。患者于2015年2月9日于南京医科大学附属无锡市人民医院行肺移植评估，胸部CT（图8-27-3A~图8-27-3B）、心脏彩色多普勒超声、床边肺功能等检查诊断为造血干细胞移植术后BOS、漏斗胸。2015年3月24日匹配合适供体后进行肺移植手术治疗。双肺移植同期做漏斗胸Nuss钢板矫治术。患者于术后6 h清醒，术后2天拔除气管插管，术后7天复查胸部CT显示双肺清晰，肺扩张良好（图8-27-3C~图8-27-3D），25天后康复出院[6]。

四、Noonan综合征的Z型复杂胸廓畸形

Noonan综合征是一种常染色体显性遗传性疾病，可表现为复杂的胸部缺损，其处理方法对于外科医生是一项挑战。Sacco-Casamassima等于2015年报告了1例9岁接受外科手术的严重的漏斗胸-鸡胸联合畸形的Noonan综合征女性患者，胸部呈Z型外观，经基因证实确诊Noonan综合征（SOCH2突变，S4R变异型）。患儿母亲妊娠36周时出现胎儿水肿，出生时存在心脏缺陷包括轻度房间隔缺损、严重的双心室肥厚和严重的肺动脉瓣狭窄，采用球囊瓣膜成形术治疗。其他临床问题有血小板减少、轻度喉软化、轻度传导性听力损失、发育不良、吞咽功能障碍等。在手术评估胸廓畸形时，心脏、胃肠和营养问题都得到了解决。体格检查发现胸骨深度凹陷、右侧肋骨软骨抬高并向内旋转，符合漏斗胸-鸡胸的复杂组合（图8-27-4）。胸部MRI显示胸骨严重旋转，右侧肋骨软骨明显突出，左侧肋缘和软骨在胸骨下呈褶皱状。胸壁呈“Z”型结构（图8-27-5）。考虑到畸形的严重程度，采用正中切口（图8-27-6）进行开放修补。手术顺利，术后第4天拔除引流管后出院。

随访15个月，胸骨稳定在正中位置，伤口愈合良好。矫正效果总体令人满意，但上部肋软骨和下部肋弓轻度突出，导致右侧胸部轻微变形（图8-27-7）。患者青春期时，可考虑运用加压矫形器外支撑来处理残留的肋骨畸形，并根据胸部的生长情况更换支架[7]。

五、超重度鸡胸

鸡胸一般表现为胸骨向前凸起畸形，相邻的肋软骨和肋骨凹陷，因其外观表现如同鸡或鸽子的胸脯，因此被称为鸡胸。2018年，法国学者Mauduit等报道了1例

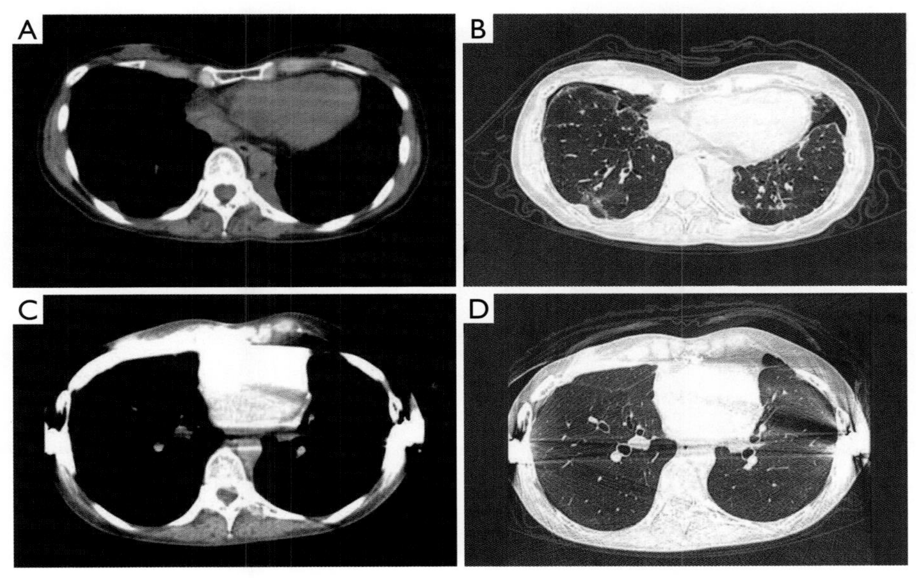

（A、B）术前胸部CT检查影像；（C、D）术后胸部CT 检查影像。

图8-27-3　胸部CT检查

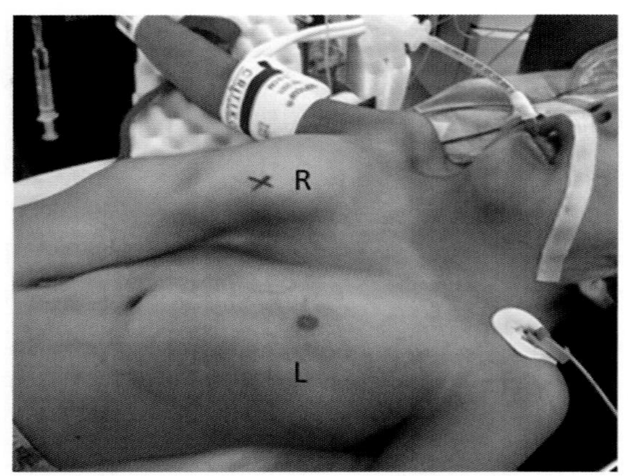

胸廓畸形特征与胸骨深度凹陷，右侧肋骨软骨抬高并向内旋转，符合漏斗胸-鸡胸的复杂组合。

图8-27-4 体格检查

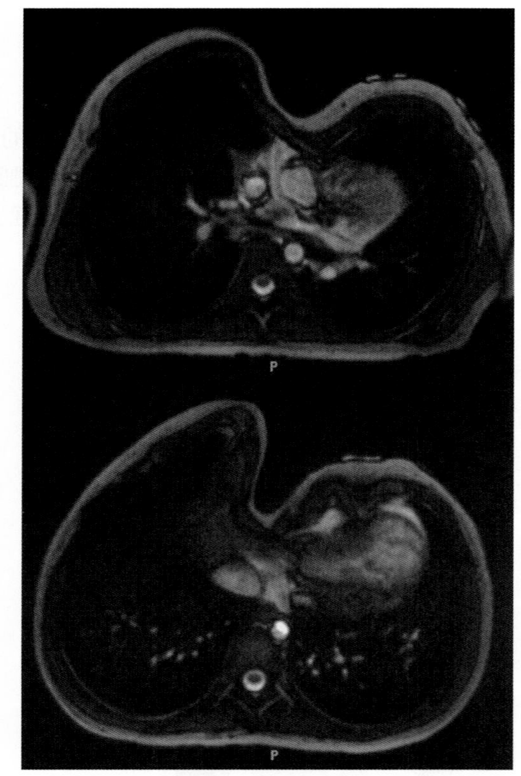

图8-27-5 漏斗胸-鸡胸胸部CT表现

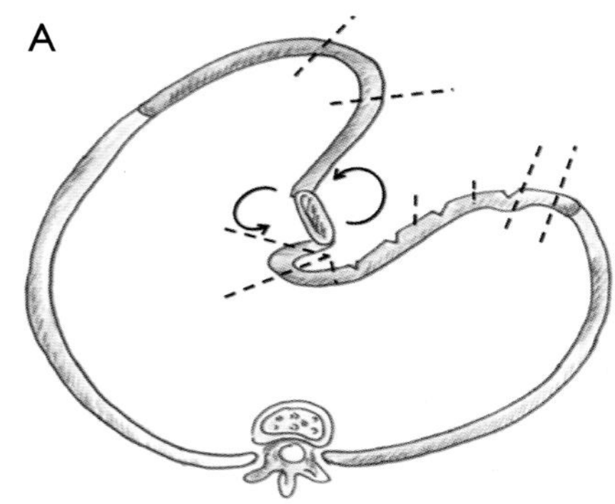

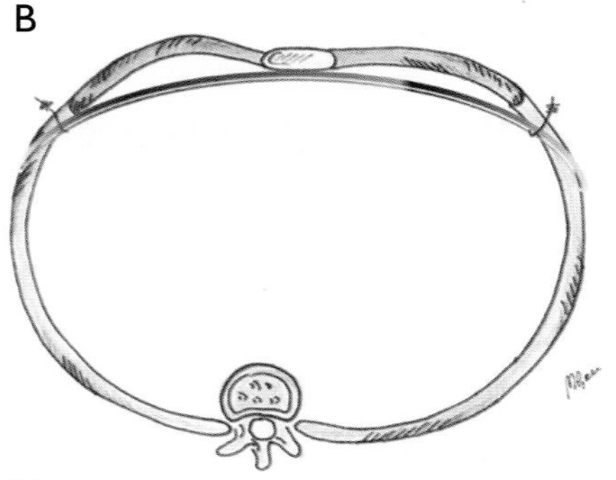

图8-27-6 术前（A）和术后（B）胸廓畸形模式图

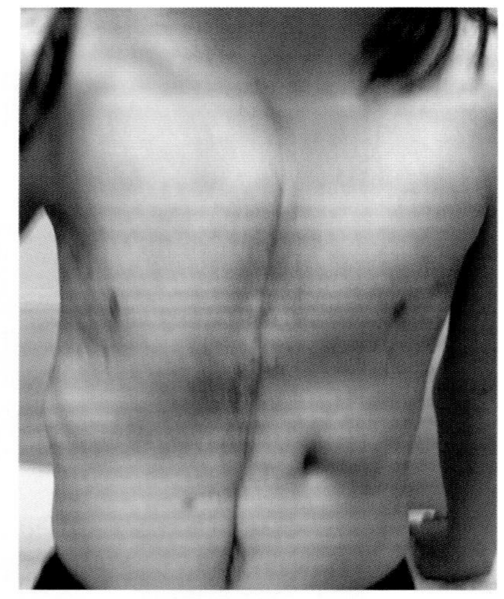

图8-27-7 患者术后表现

罕见的超重度鸡胸病例。患者为15岁男性，患有马方综合征，因严重的鸡胸就诊（图8-27-8），胸廓畸形造成严重的心理影响及生活质量的下降。手术中做一乳腺下缘横切口，游离胸大肌皮瓣（图8-27-9A）。切除第2~7肋骨的胸骨端软骨，剑突与胸骨分离。横截胸骨，纠正胸骨角（图8-27-9B~图8-27-9C）。肋软骨和剑突用缝线缝合至胸骨对应边缘。运用钛合金接骨系统装置重建胸廓，将接骨板固定在第3~5肋骨的前外侧，前方定位固定在胸骨的前面（图8-27-9D）。肌瓣下方放置4根引流管后进行缝合，术后恢复顺利。随访3个月，矫正效果良好（图8-27-10）。术后18个月计划取出钛合金固定装置[8]。

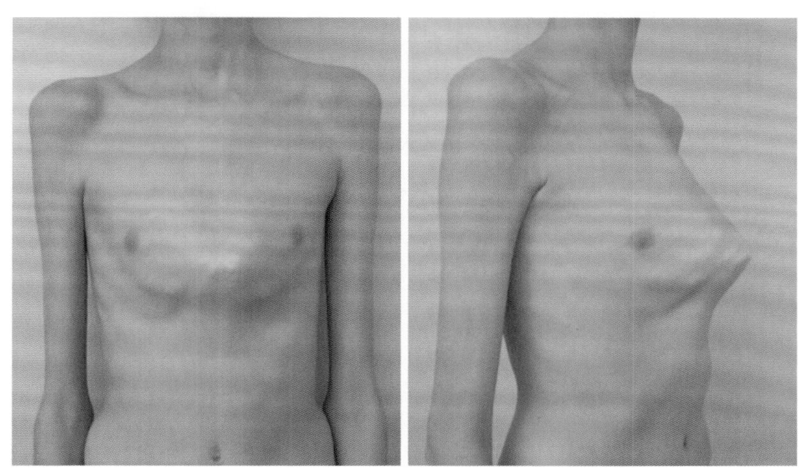

图8-27-8　马方综合征患者的严重鸡胸

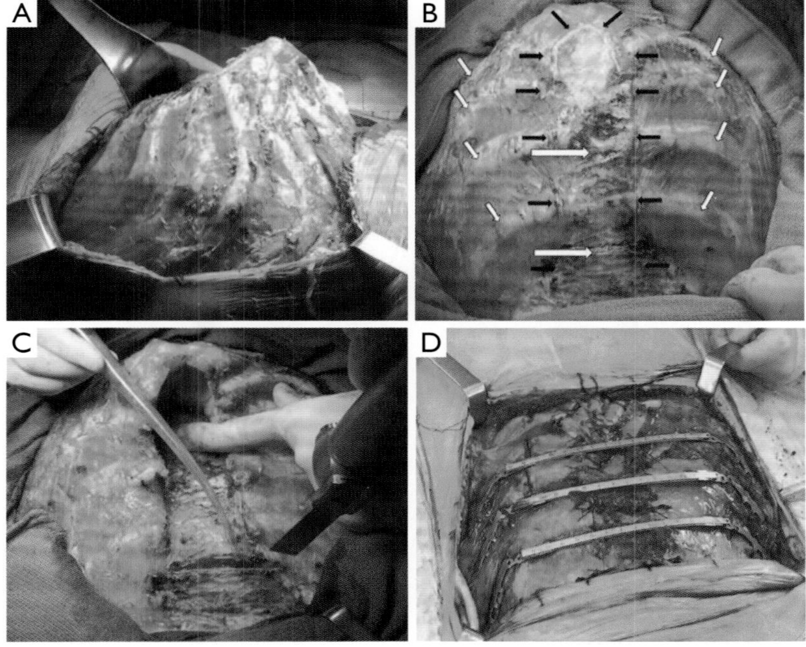

图8-27-9　针对患者严重的畸形进行矫正重建手术

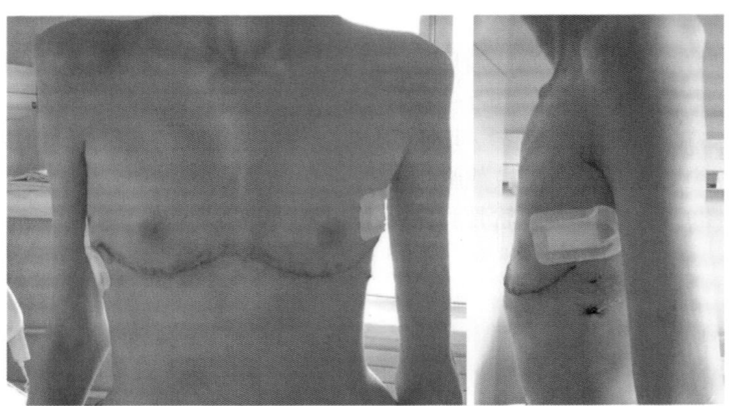

图8-27-10 术后3个月随访

参考文献

[1] Sugiyama A I, Shiota S, Yamada T, et al. Sleep-related breathing disorders associated with the characteristics of underlying congenital rare diseases of Moebius syndrome and Poland syndrome[J]. Respirol Case Rep, 2020, 8(5): e00579.

[2] Cağli K, Ozçakar L, Beyazit M, et al. Thoracic outlet syndrome in an adolescent with bilateral bifid ribs[J]. Clin Anat, 2006, 19(6): 558-560.

[3] Yang J, Letts M. Thoracic outlet syndrome in children[J]. J Pediatr Orthop, 1996, 16(4): 514-517.

[4] Vercellio G, Baraldini V, Gatti C, et al. Thoracic outlet syndrome in paediatrics: clinical presentation, surgical treatment, and outcome in a series of eight children[J]. J Pediatr Surg, 2003, 38(1): 58-61.

[5] Rahimi N, Matilla J R, Lang G, et al. Simultaneous pectus excavatum correction and lung transplantation-A case series[J]. Am J Transplant, 2021, 21(1): 410-414.

[6] 丁浩，毛文君，刘峰，等. 双肺移植同期Nuss手术治疗造血干细胞移植术后闭塞性细支气管炎综合征合并胸廓畸形长期生存1例[J]. 器官移植，2018，9: 4.

[7] Sacco-Casamassima M G, Goldstein S D, Birdsong M, et al. Z-type pattern pectus excavatum/carinatum in a case of Noonan syndrome[J]. Ann Thorac Surg, 2015, 99(5): 1835-1837.

[8] Mauduit M, Bounader K, Belhaj Soulami R, et al. Correction of a severe pectus carinatum by sterno-costo-chondroplasty with double osteotomy and triple rib bridge fixation[J]. ANZ J Surg, 2019, 89(10): 1342-1344.

（朱智军）

第二十八节　胸廓内动脉损伤

一、引言

胸廓内动脉（internal thoracic artery）又称内乳动脉（internal mammary artery，IMA）。胸廓内动脉损伤在胸外伤中较为罕见，患者以青壮年居多，致伤机制主要是穿透性损伤和交通事故造成的钝性损伤。

二、病例

患者，男性，64岁，因摩托车车祸入院。既往身体健康。入院后检查神志清楚，血氧和血压水平正常，心率110次/min。胸前区从胸骨至肩部可见挫伤，胸部听诊无异常。血常规示血红蛋白14.8g/dL。胸部X线片显示胸骨体远端斜形骨折，未见气胸、血胸征象。心电图和心肌酶谱均在正常范围。胸部增强CT显示前纵隔区域有一大小为8.5 cm×3 cm的血肿，伴有造影剂外渗，左侧胸腔有深度为4 cm的胸腔积液（图8-28-1）。左侧胸腔置入胸管后1 h内引流出900 mL血性液体。左乳内动脉造影显示动脉远端侧枝活动性出血[1]。

三、讨论

（一）病因分析

胸廓内动脉起源于锁骨下动脉，在锁骨下动脉第一段椎动脉起始处的相对侧发出，向下入胸腔，经第1~7肋软骨后面（距胸骨外侧缘1.5 cm处）下降，分为肌膈动脉和腹壁上动脉。胸廓内动脉沿途分支分布于胸前壁、乳房、心包和膈肌，直径约2 mm，血流量约150 mL/min。胸廓内动脉损伤的几分钟内可出血1 000 mL以上[2]。由于其固定的解剖位置，对于胸骨旁被刀刺伤后同时出现失血性休克和血胸的患者，都应考虑到胸廓内动脉损伤，以第3、4肋间刀刺伤最多见。胸廓内动脉损伤常合并有肺、心脏损伤，也可合并腹部损伤，这与腹部暴露面积及刀刺方向有关。

（二）临床表现与诊断

胸廓内动脉损伤早期无特殊临床症状，因此易被忽

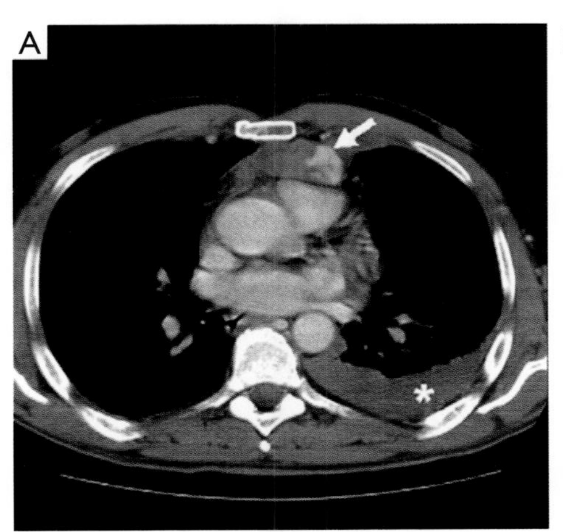

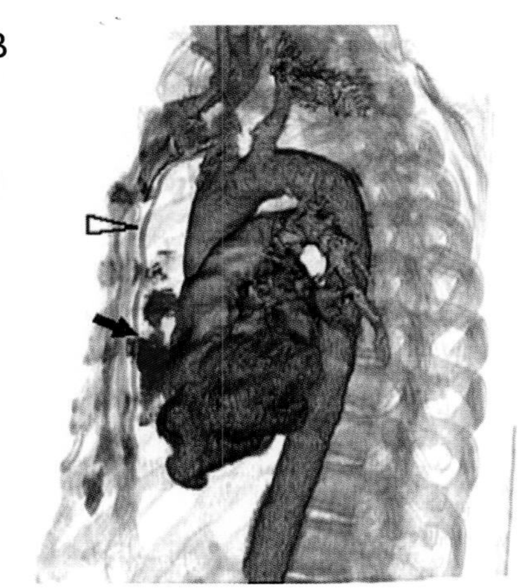

（A）胸部CT示胸廓内动脉损伤后前纵隔血肿；（B）矢状面三维重建图像（箭头所指为胸廓内动脉）。

图8-28-1　胸部CT

视或因合并伤掩盖而导致漏诊、误诊，延误治疗。患者多表现出呼吸系统症状和休克，如胸痛、伤口出血或有气泡溢出、呼吸困难、患侧呼吸动度减弱、呼吸音减低或消失、纵隔向健侧移位，部分患者伴有发绀和低氧血症。胸骨旁刀刺伤可以为胸廓内动脉损伤提供线索，胸腔穿刺证明血胸，胸腔引流有进行性出血，胸部X线片提示胸膜外血肿及肺损伤，CT提示前纵隔血肿[3-5]等，应高度怀疑胸廓内动脉损伤。低血压和血肿压迫及血管痉挛、收缩作用下可使胸廓内动脉自行止血，当低血压纠正、血肿吸收及动脉痉挛缓解后，胸廓内动脉可能再度出血。如病情允许，可行胸廓内动脉造影明确。2006年，Kawamura等[6]报道采用动脉栓塞成功诊断并治疗3例胸廓内动脉损伤患者。

胸部刀刺伤且临床诊断为开放性血气胸均应行胸腔闭式引流术。胸腔闭式引流术具有以下优点。

（1）观察有无进行性血胸。如有下列情形之一，即应考虑为进行性血胸，并果断采取手术止血：①3 h引流量>200 mL；②一次性引流量>1 000 mL；③引流出的血液迅速凝固或有新鲜凝块，引流出血液的红细胞压积测定值接近循环血；④经输血补液后血压不回升或回升后又迅速下降。

（2）改善心肺功能。胸腔闭式引流术可使呼吸功能不全得以改善，增加回心血量。

（3）防治张力性气胸。

（4）治愈血气胸。

胸廓内动脉损伤通常选择开胸手术，并可分为前外侧切口和后外侧切口。采用原伤口扩大即前胸部外侧切口，可减小患者创伤而且对患者呼吸循环功能影响较小。国内报道在相邻伤口上、下肋间贯穿胸壁缝扎胸廓内血管，配合胸腔闭式引流可达到止血目的，同时减轻手术创伤、节省治疗费用[7]。

四、总结

在胸外伤的综合救治过程中，对于伤口位于胸骨第1~4肋间的刀刺伤，要认识到胸廓内血管破裂的可能。伤后出现失血性休克及血胸较为普遍，胸膜外血肿是胸廓内动脉损伤的另一重要线索。对病情允许者，胸廓内动脉造影是最准确的诊断方法；对于难以纠正的休克患者应抓准时机进行开胸手术。

参考文献

[1] Cagini L, Vannucci J, Scialpi M, et al. Diagnosis and endovascular treatment of an internal mammary artery injury[J]. J Emerg Med, 2013, 44(1): e117-e119.

[2] Ritter D C, Chang F C. Delayed hemothorax resulting from stab wounds to the internal mammary artery[J]. J Trauma, 1995, 39(3): 586-589.

[3] Braatz T, Mirvis S E, Killeen K, et al. CT diagnosis of internal mammary artery injury caused by blunt trauma[J]. Clin Radiol, 2001, 56(2): 120-123.

[4] Kwon O Y, Chung S P, Yoo I S, et al. Delayed presentation of internal mammary artery rupture after blunt chest trauma: characteristic CT and plain x ray findings[J]. Emerg Med J, 2005, 22(9): 664-665.

[5] Irgau I, Fulda G J, Hailstone D, et al. Internal mammary artery injury, anterior mediastinal hematoma, and cardiac compromise after blunt chest trauma[J]. J Trauma, 1995, 39(5): 1018-1021.

[6] Kawamura S, Nishimaki H, Takigawa M, et al. Internal mammary artery injury after blunt chest trauma treated with transcatheter arterial embolization[J]. J Trauma, 2006, 61(6): 1536-1539.

[7] 姚世新，王凤慧，王平. 胸部刀刺伤致胸廓内动脉破裂的救治[J]. 河北医药，2005，27 (12)：911-912.

（李玉萍）

第二十九节　胸骨巨细胞瘤

一、引言

骨巨细胞瘤（giant cell tumor of bone，GCT）是一种良性、局部侵袭性骨肿瘤，通常会累及长骨干骺端和骨骺。最常见于膝关节周围。胸骨巨细胞瘤（giant cell tumor of the sternum）罕见，需要采用手术切除。

二、病例

Engel等[1]报道了1例32岁男性胸骨巨细胞肿瘤的病例。患者胸骨上切迹肿块增大10个月，主诉颈部和肩部疼痛。CT和MRI检查显示骨皮质破坏和溶骨性改变。组织学活检发现良性多核巨细胞肿瘤，考虑巨细胞肿瘤或甲状旁腺功能亢进性肿瘤，实验室检查血钙等正常，基本排除甲状旁腺功能亢进肿瘤。手术采用广泛性胸骨柄切除，胸骨柄、胸骨体关节离断术。术后病理见多核巨细胞，单核小细胞和梭形细胞细胞核，未见异常核分裂象，确诊为GCT。细胞遗传学分析显示：51, XY, −7, +9, del(10)(q23), add(11)(p15)x2, −15, add(18)(q23), +mar1, +mar2×2, +mar3, +mar4, +mar5。

三、讨论

（一）流行病学与发病机制

胸骨原发性肿瘤大约占所有原发性骨肿瘤的0.9%，并且几乎所有的胸骨肿瘤都是恶性的[2]。软骨肉瘤是胸骨最常见的原发性恶性肿瘤，其次是骨肉瘤、骨髓瘤和恶性淋巴瘤[2]。然而良性原发性胸骨肿瘤罕见，包括GCT[3]、软骨瘤、骨母细胞瘤[4]和血管瘤[5]。GCT通常可能累及长骨两端。股骨远端是最常见的部位，然后是胫骨近端、桡骨远端。梅奥诊所的数据显示，在568例GCT中，仅发现2例胸骨GCT，占0.3%[6]。除了胸骨GCT，大多数GCT好发于20~45岁，以30~39岁为发病高峰[4]，50岁以后少见。与此相反，胸骨GCT的平均发病年龄为51岁。因此胸骨GCT的主要发病年龄比其他GCT年龄大[7]。

（二）临床表现与治疗

胸骨GCT的主要症状为受累区域的疼痛。疼痛可能是因为局部骨皮质遭到侵袭，致使薄弱部位出现病理性骨折。尽管是良性肿瘤，但仍存在转移的情况。至今，无转移的胸骨GCT已经有过报道。GCT的治疗具有挑战性，所有的良性骨肿瘤均是局部高复发。双膦酸盐[8]和放疗[9]在一定情况下是有效的治疗方法，但是手术还是主要的治疗手段。GCT的手术方式有单纯骨刮除术或广泛切除术。单纯刮除术复发率高达50%，广泛切除后需要重建，但显著增加感染率。扩展性刮除术和聚甲基丙烯酸酯（polymethyl methacrylic，PMMA）已经被用于治疗胸骨GCT，可以降低感染率和局部复发率，其复发率约为25%，相比于简单刮除有了显著的降低。手术方式或选择扩展性刮除术并用PMMA填充，或应用胸骨大部分切除术。胸骨切除术用假体替换，以保护肺、心脏和主动脉，并恢复胸廓的功能，防止反常呼吸。另外必须考虑潜在感染的风险。文献报道，无论何种手术方式，术后均无复发。最长的病例随访7年无复发。

四、总结

尽管胸骨良性肿瘤很罕见，但对于一个50~60岁的患者，需考虑该疾病可能。除非不能用PMMA重建，否则最初的治疗应该首先选择扩展性胸骨刮除术，并用PMMA填补。

参考文献

[1] Engel E E, Nogueira-Barbosa M H, Yamashita M E, et al. Clinical and cytogenetic aspects of giant cell tumor of the sternum[J]. Clinics (Sao Paulo), 2011, 66(8): 1501-1504.

[2] Downey R J, Huvos A G, Martini N. Primary and secondary malignancies of the sternum[J]. Semin Thorac Cardiovasc Surg, 1999, 11(3): 293-296.

[3] Imai K, Minamiya Y, Saito H, et al. Giant cell tumor of the sternum[J]. Jpn J Thorac Cardiovasc Surg, 2006, 54(9): 405-408.

[4] Golant A, Lou J E, Erol B, et al. Pediatric osteoblastoma of the sternum: a new surgical technique for reconstruction after removal: case report and review of the literature[J]. J Pediatr Orthop, 2004, 24(3): 319-322.

[5] Medalion B, Bar I, Neuman R, et al. Sternal hemangioma: a rare tumor[J]. J Thorac Cardiovasc Surg, 1996, 112(5): 1402-1403.

[6] Futani H, Okumura Y, Fukuda Y, et al. Giant cell tumor of the sternum: a case report and review of the literature[J]. Anticancer Res, 2008, 28(6B): 4117-4120.

[7] Sundaram M, Martin S A, Johnson FE, et al. Case report 198. Giant cell tumor of manubrium[J]. Skeletal Radiol, 1982, 8(3): 225-227.

[8] Fujimoto N, Nakagawa K, Seichi A, et al. A new bisphosphonate treatment option for giant cell tumors[J]. Oncol Rep, 2001, 8(3): 643-647.

[9] Caudell J J, Ballo M T, Zagars G K, et al. Radiotherapy in the management of giant cell tumor of bone[J]. Int J Radiat Oncol Biol Phys, 2003, 57(1): 158-165.

（于冬怡）

第三十节　胸锁关节感染

一、引言

胸锁关节感染（sternoclavicular joint infections，SJI）是少见的关节感染，因毗邻重要结构（无名动脉、无名静脉以及臂丛），临床治疗较棘手。局部血药浓度低，抗感染治疗难以控制。学界对胸锁关节感染的知晓率和重视程度低，国内尚无相关报道，英文文献报道共250~300例。胸锁关节感染既可以是全身败血症的局部体现，又可以成为持续性败血症的感染源[1-23]。

二、病例

患者，男性，56岁，既往体健，因左肩部疼痛伴压痛3天急诊入院。入院3天前，患者在移动家具时出现左肩区闭合性软组织外伤。体格检查提示无关节不稳定、皮肤外伤、局部红肿或发热。肩关节平片提示阴性，予以出院。出院2周来患者肩区疼痛进行性加重，再次来急诊就诊，3天后左侧胸壁胸锁关节表面区域出现红肿，继而破溃流脓，出现发热、白细胞升高。颈胸部CT提示左肺上叶巨大脓肿，左胸锁关节周围软组织积液，但无胸腔积液。伤口分泌物培养提示肺炎链球菌感染（图8-30-1）。患者否认既往肩部外伤前吸毒史、牙脓肿或其他软组织感染病史，HIV病毒检测结果阴性。

初步诊断为胸锁关节感染导致皮肤破溃以及侵蚀左肺上叶肺实质。遂行急诊手术。术中发现患者胸锁关节表面区域软组织肿胀，伴脓液浸润。切除胸锁关节，包括3 cm的锁骨，以及邻近的胸骨柄节段。胸腔探查，分离疏松的胸腔内粘连，吸除胸腔内稀薄黄色液体。左侧胸腔予以引流，游离上1/3的胸大肌，覆盖于被切除的胸骨柄与锁骨残端。胸锁关节表面的软组织予以开放引流，待换药效果满意后，予以二期缝合。术后患者接受4周的抗感染治疗，1周后复查胸部X线片提示左肺上叶感染明显好转，胸锁关节表面感染也逐步好转，术后肩关节功能正常。

三、讨论

胸锁关节是一个滑膜内衬腔隙，包括锁骨的内侧部分、胸骨旁隐窝以及第1肋骨软骨部分。锁骨间韧带、胸锁韧带、肋锁韧带紧密包裹胸锁关节。胸锁关节内半月板血供较差，这可能是抗生素抗感染无效的原因。胸锁关节毗邻重要结构，临床治疗较棘手，局部血药浓度低，抗感染治疗难以控制。

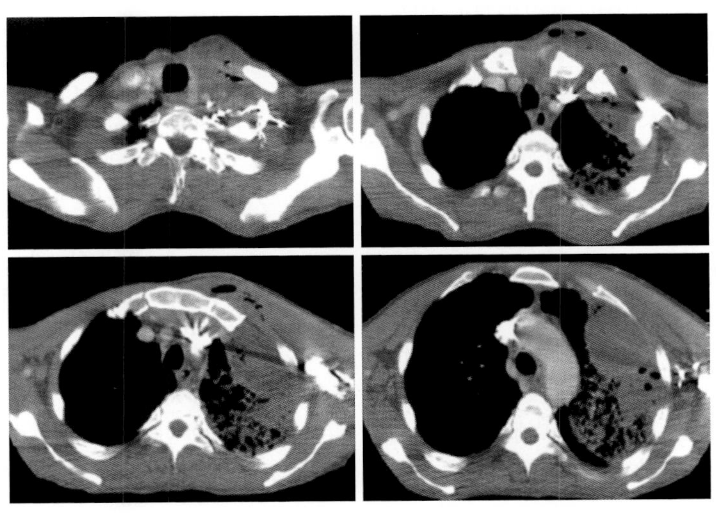

左肺上叶巨大脓肿，左胸锁关节周围软组织积液。

图8-30-1　颈胸部CT

（一）病因分析

SJI的常见病因包括静脉药物误用、远处感染、糖尿病、中心静脉导管感染、外伤、肾功能衰竭等。

（二）临床表现

SJI好发于中青年男性，男女比例为3：1。SJI常见临床症状包括胸痛、肩区疼痛，胸锁关节肿胀、发热、白细胞升高等。临床体征表现为局部隆起、轻度压痛、静息痛或肩关节活动时诱发疼痛。局部并发症包括胸骨或锁骨骨髓炎、下行性坏死性纵隔炎、胸膜下感染、胸壁脓肿、脓胸、肺部感染等；系统性并发症表现为败血症、细菌性心内膜炎、全身多处菌栓等。

SJI常见的致病菌包括金黄色葡萄球菌（包括耐甲氧西林金黄色葡萄球菌）、铜绿假单胞菌、布氏杆菌、大肠埃希菌、β链球菌、结核分枝杆菌、肺炎链球菌、厌氧菌以及隐球菌等，其中金黄色葡萄球菌和铜绿假单胞菌为最常见的致病菌。

（三）影像学表现

CT及MRI可有效用于SJI的评估，其影像学表现为软组织肿胀、骨髓腔内及软组织内气体（气泡影）、骨质破坏、关节腔隙扩大。继发感染可表现为肺部感染、胸膜下感染、骨髓炎、肋间脓肿或纵隔炎。

（四）治疗

全身足量广谱抗感染治疗是SJI的初始治疗。治疗策略包括足量抗生素治疗+局部微生物培养+血培养。但60%~70%的患者保守治疗无效，需要外科治疗干预。

（1）手术指征。SJI的手术指征包括局部脓肿形成、骨质破坏、作为进行性败血症的感染源、切开引流后复发、持续2周以上足量抗生素治疗无效。

（2）手术方式。SJI的手术方式为沿锁骨内侧1/3向内侧延伸，半月形切开皮肤，逐层切开表面筋膜、肌肉组织，暴露胸锁关节，手指钝性游离胸骨以及锁骨后方与无名动脉、无名静脉之间的间隙。扁平拉钩保护胸锁关节后方的血管，切断内侧1/3的锁骨以及部分胸骨，游离胸锁关节。完整切除胸锁关节，游离胸大肌肌瓣（上1/2肌瓣，注意保护胸背动脉），覆盖于胸锁关节缺损处，部分与胸锁乳突肌缝合。

（3）切除范围。手术切除的范围包括近端1/3锁骨、胸骨隐窝、部分胸骨柄以及近端第1肋软骨。术中需注意保护锁骨下动静脉、头臂动静脉，消灭死腔，以有利于感染痊愈。是否需要肌瓣重建视切除范围及残余软组织而定。若切除范围小，周围软组织较多，则不需要肌瓣重建；若切除范围大，锁骨下动静脉暴露者，则需要肌瓣重建。

（4）SJI手术对于关节功能的影响。多数研究提示SJI切除后，对于上肢功能影响较少。Acus评估15例SJI切除后患者的远期结果，包括疼痛、美观以及并发症，随访4.6年，其中14例患者远期结果满意，内侧锁骨平均切除2.9 cm。2003年，Deschamps教授报道26例SJI切除后患者的远期结果，其中21例无疼痛及感染，远期肩关节活动无限制（中位随访时间为25个月）。Carlos等报道，术后平均随访20个月，患者术侧上肢活动范围及肌力无明显影响。

四、总结

SJI是少见的特殊的胸部骨关节感染，常见病因包括静脉吸毒、深静脉留置、糖尿病等；最常见的致病菌为金黄色葡萄球菌、铜绿假单胞菌；特征性CT表现为气泡影、软组织肿胀、骨质破坏、关节腔隙扩大；根治性切除+肌瓣重建是最有效的治疗措施，多数患者手术切除后远期肩关节功能良好。

参考文献

[1] Bodker T，Tøttrup M，Petersen K K，et al. Diagnostics of septic arthritis in the sternoclavicular region：10 consecutive patients and literature review[J]. Acta Radiol，2013，54(1)：67-74.

[2] Moreno Martínez M J，Moreno Ramos M J，Linares Ferrando L F，et al. Sternoclavicular septic arthritis and empyema[J]. Reumatol Clin，2012，8(2)：102-103.

[3] Joethy J，Lim C H，Koong H N，et al. Sternoclavicular joint infection：classification of resection defects and reconstructive algorithm[J]. Arch Plast Surg，2012，39(6)：643-648.

[4] Chun J M，Kim J S，Jung H J，et al. Resection arthroplasty for septic arthritis of the sternoclavicular joint[J]. J Shoulder Elbow Surg，2012，21(3)：361-366.

[5] Puri V，Meyers B F，Kreisel D，et al. Sternoclavicular joint infection：a comparison of two surgical approaches[J]. Ann Thorac Surg，2011，91(1)：257-261.

[6] Nusselt T，Klinger H M，Freche S，et al. Surgical management of sternoclavicular septic arthritis[J]. Arch Orthop Trauma Surg，2011，131(3)：319-323.

[7] Abu Arab W, Khadragui I, Echavé V, et al. Surgical management of sternoclavicular joint infection[J]. Eur J Cardiothorac Surg, 2011, 40(3): 630-634.

[8] Vu T T, Yammine N V, Al-Hakami H, et al. Sternoclavicular joint osteomyelitis following head and neck surgery[J]. Laryngoscope, 2010, 120(5): 920-923.

[9] Fordham S, Cope S, Sach M. Optimal management of sternoclavicular septic arthritis[J]. Eur J Emerg Med, 2009, 16(4): 219-220.

[10] Takigawa T, Tanaka M, Nakahara S, et al. SAPHO syndrome with rapidly progressing destructive spondylitis: two cases treated surgically[J]. Eur Spine J, 2008, 17 Suppl 2(Suppl 2): S331-S337.

[11] Pradhan C, Watson N F, Jagasia N, et al. Bilateral sternoclavicular joint septic arthritis secondary to indwelling central venous catheter: a case report[J]. J Med Case Rep, 2008, 2: 131.

[12] Crisostomo R A, Laskowski E R, Bond J R, et al. Septic sternoclavicular joint: a case report[J]. Arch Phys Med Rehabil, 2008, 89(5): 884-886.

[13] Bakaeen F G, Huh J, Fagan S P, et al. Surgical treatment of sternoclavicular joint infections in cirrhotic patients[J]. Am J Surg, 2008, 195(1): 130-133.

[14] Kendrick A S, Head H D, Rehm J. Management of sternoclavicular joint infections[J]. Am Surg, 2007, 73(7): 729-732.

[15] Gallucci F, Esposito P, Carnovale A, et al. Primary sternoclavicular septic arthritis in patients without predisposing risk factors[J]. Adv Med Sci, 2007, 52: 125-128.

[16] Tsuboi H, Katsuoka K. Pustulosis palmaris et plantaris with prominent hyperkeratosis of the soles[J]. J Dermatol, 2006, 33(12): 892-895.

[17] Meis R C, Love R B, Keene J S, et al. Operative treatment of the painful sternoclavicular joint: a new technique using interpositional arthroplasty[J]. J Shoulder Elbow Surg, 2006, 15(1): 60-66.

[18] Ross J J, Shamsuddin H. Sternoclavicular septic arthritis: review of 180 cases[J]. Medicine (Baltimore), 2004, 83(3): 139-148.

[19] Burkhart H M, Deschamps C, Allen M S, et al. Surgical management of sternoclavicular joint infections[J]. J Thorac Cardiovasc Surg, 2003, 125(4): 945-949.

[20] Song H K, Guy T S, Kaiser L R, et al. Current presentation and optimal surgical management of sternoclavicular joint infections[J]. Ann Thorac Surg, 2002, 73(2): 427-431.

[21] Ramos A. Sternoclavicular joint infection caused by anaerobic bacteria[J]. J Clin Rheumatol, 1999, 5(6): 309-311.

[22] Judich A, Haik J, Rosin D, et al. Osteomyelitis of the clavicle after subclavian vein catheterization[J]. JPEN J Parenter Enteral Nutr, 1998, 22(4): 245-246.

[23] Aglas F, Gretler J, Rainer F, et al. Sternoclavicular septic arthritis: a rare but serious complication of subclavian venous catheterization[J]. Clin Rheumatol, 1994, 13(3): 507-512.

（谢冬）

第三十一节　原发性锁骨肉瘤

一、引言

骨肉瘤发生于间叶组织，由肉瘤样成骨细胞及其产生的骨样组织、新生骨构成，占原发性恶性骨肿瘤的30%，好发于12~25岁年轻人。70%的骨肉瘤发生于股骨远端、胫骨近端及肱骨近端的干骺端。骨肉瘤多数为溶骨性，也有少数为成骨性，恶性程度高，预后差，可于数月内出现肺部转移。

锁骨是骨肿瘤罕见的发病部位，锁骨骨肿瘤占所有骨肿瘤的0.45%~1.01%。锁骨肿瘤大多数为恶性，最常见的组织学类型为骨髓瘤、骨肉瘤及尤文肉瘤[1]。由于锁骨肿瘤极低的发病率，骨科肿瘤专家诊断和处理锁骨肿瘤经验有限。

二、病例

患者，女性，76岁，因胸壁肿块进行性增大伴疼痛加剧就诊。患者无发热，体格检查见左侧锁骨中1/3处一个表面光滑的柔软橙子大小的肿块，皮肤表面颜色正常，基底部自由移动（图8-31-1A），肿瘤中央部分有波动感。穿刺针抽取60 mL暗红色血性液体。CT显示肿块可能为锁骨组成部分，具有明显的骨质破坏，无淋巴结受累（图8-31-1B）。遂行手术切除术，术中见肿瘤为粉红色，易碎，部分质软，呈果冻状，其余部分质地坚韧，为结缔组织，有出血及坏死病灶（图8-31-2）。病理诊断为骨肉瘤。完整切除肿瘤，术后患者恢复良好，随访2年，无复发[2]。

三、讨论

（一）流行病学与病因分析

锁骨是罕见的骨肿瘤部位，无明显的髓腔，含有极少量的红骨髓，而且血供差，这些特点导致锁骨骨肿瘤发病率极低[3]，其发生率不到所有骨肿瘤的1%[4]。原发性锁骨肉瘤占所有锁骨肿瘤的8.7%[5]。锁骨恶性肿瘤老年人（>50岁）发病率高于年轻人，恶性肿瘤最常发生于锁骨外侧1/3的位置（55%）[6]。

（二）临床表现

局部肿胀为锁骨骨肉瘤的早期表现，由于锁骨位置表浅，可较早发现肿块。随后出现疼痛和压痛症状。引起锁骨周围疼痛、肿胀等的病因通常为其他疾病，如骨折、骨髓炎、骨关节炎等，而不是骨肿瘤，故需注意鉴别，以免漏诊[4]。

骨肉瘤X线片表现为骨质破坏、骨膜反应和软组织肿块。骨肉瘤的软组织肿块底部宽大，与皮质相连[7]。骨皮质常出现增厚，呈扇形或垂直的钙化棘突，Codman三角与骨膜下新生骨的形成也较为常见。X线片对于骨膜反应，尤其是Codman三角的显示优于CT

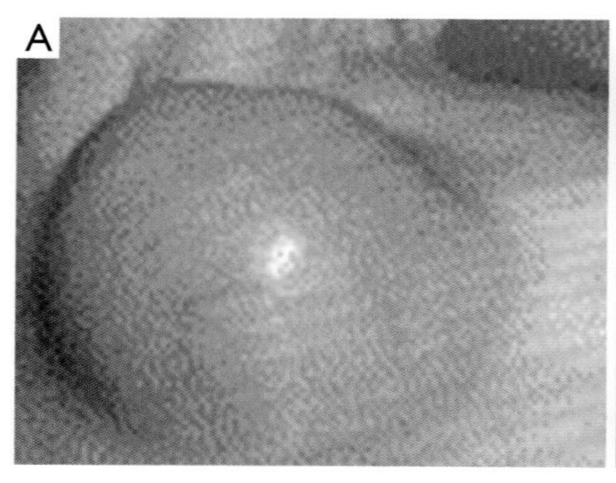

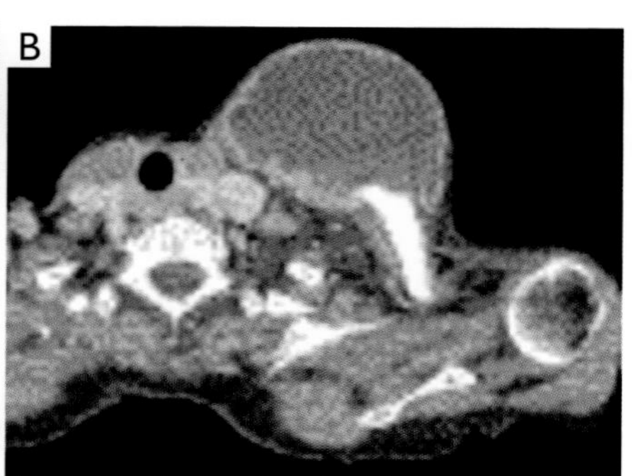

（A）体格检查见左侧锁骨中1/3处一个表面光滑肿块，皮肤表面颜色正常，基底部自由移动；（B）术前CT显示肿块可能为锁骨组成部分。具有明显的骨质破坏，无淋巴结受累。

图8-31-1　术前检查

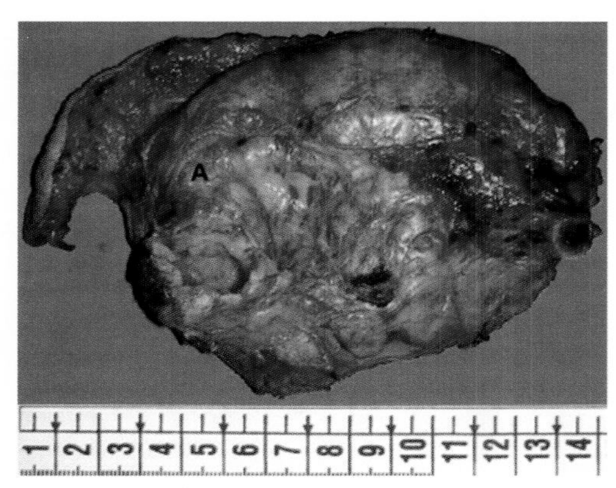

图8-31-2　术中大体标本

和MRI，但对骨质破坏和软组织肿块的显示不及CT和MRI。锁骨骨肉瘤主要成分是软骨，MRI中软组织肿块在T_1像的信号强度与肌肉相似，而在T_2像则呈不均匀的高信号[7]。MRI动态增强可以更清楚地显示病变，T_1WI在早期呈现为肿瘤组织边缘强化而中心充盈延迟，延迟期呈不均匀强化，MRI的这种动态增强可绘制成时间-信号强度曲线，可根据曲线类型，对不典型或早期骨肉瘤进行定性[8]。

有报道锁骨活检难度大。不仅是因为锁骨解剖学使活检变得危险，而且存在取样错误的可能性[9]。对于病灶的活检，由于锁骨是皮下骨，应尽量避免采用针吸活检，以防对其周围的神经血管造成损伤。相比之下，开放式活检能够获取更大的样本，更有助于准确诊断，活检切口还可用于后续的肿瘤切除手术[10]。

（三）治疗与预后

锁骨肿瘤推荐采用广泛或根治性切除，尤其是以彻底治愈为目标时，由于不需要重建[1]，全锁骨切除术是首选[11-12]。在切除中需保留重要结构，为了切缘阴性而行进一步切除会大大增加致残的风险及手术的危险性，是不合理的[9]。

对于肉瘤化疗能提高无法完全切除患者的无病生存率[13]。此外，纪念斯隆-凯特琳癌症中心、梅奥诊所和麻省总医院的医生们认为，手术联合化疗比放疗联合化疗有更好的局部控制率及生存率[14]。值得注意的是，在对晚期肿瘤进行放疗时会产生一些不良反应，如受照射关节的关节纤维化、受照射肌肉的放射性纤维化、淋巴水肿等[14]。

四、总结

锁骨原发性肉瘤是一种罕见的恶性肿瘤，手术切除效果良好。骨肉瘤恶性程度高，常早期出现肺转移，总体预后欠佳，随着多学科综合治疗的发展可能改善患者预后。

参考文献

[1] Kapoor S, Tiwari A, Kapoor S. Primary tumours and tumorous lesions of clavicle[J]. Int Orthop, 2008, 32(6): 829-834.

[2] De Giacomo T, Diso D, Tsagkaropoulos S, et al. Primary sarcoma of the clavicle[J]. Ann Thorac Surg, 2010, 89(3): 989.

[3] Pressney I, Saifuddin A. Percutaneous image-guided needle biopsy of clavicle lesions: a retrospective study of diagnostic yield with description of safe biopsy routes in 55 cases[J]. Skeletal Radiol, 2015, 44(4): 497-503.

[4] Priemel M H, Stiel N, Zustin J, et al. Bone tumours of the clavicle: Histopathological, anatomical and epidemiological analysis of 113 cases[J]. J Bone Oncol, 2019, 16: 100229.

[5] Ren K, Wu S, Shi X, et al. Primary clavicle tumors and tumorous lesions: a review of 206 cases in East Asia[J]. Arch Orthop Trauma Surg, 2012, 132(6): 883-889.

[6] Suresh S, Saifuddin A. Unveiling the 'unique bone': a study of the distribution of focal clavicular lesions[J]. Skeletal Radiol, 2008, 37(8): 749-756.

[7] Murphey M D, Jelinek J S, Temple H T, et al. Imaging of periosteal osteosarcoma: radiologic-pathologic comparison[J]. Radiology, 2004, 233(1): 129-138.

[8] 李莹，任翠萍，程敬亮，等. 骨肉瘤的X线、CT及MRI比较分析(附61例分析)[J]. 放射学实践，2011，26(11)：1197-1200.

[9] Agarwal R, Douglas N, Nwasike C, et al. An unusual presentation of low-grade clavicle osteosarcoma: a case report and literature review[J]. The Sarcoma Journal, 2019, 3(2): 8-12.

[10] Cundy W J, Carter C, Dhatrak D, et al. Primary osteosarcoma of the clavicle and the perils of bone biopsy[J]. BMJ Case Rep, 2015.

[11] Turra S, Gigante C. Primary clavicular localisation of Ewing's tumour treated by total cleidectomy. Case report and review of the literature[J]. Ital J Orthop Traumatol, 1988, 14(3): 389-393.

[12] Rose P S, Dickey I D, Wenger D E, et al. Periosteal osteosarcoma: long-term outcome and risk of late recurrence[J]. Clin Orthop Relat Res, 2006, 453: 314-317.

[13] Lim C, Lee H, Schatz J, et al. Case report: periosteal osteosarcoma of the clavicle[J]. Skeletal Radiol, 2012, 41(8): 1011-1015.

[14] Rodriguez Martin J, Pretell Mazzini J, Viña Fernandez R, et al. Ewing sarcoma of clavicle in children: report of 5 cases[J]. J Pediatr Hematol Oncol, 2009, 31(11): 820-824.

（于冬怡）

第三十二节　原发性胸壁球孢子菌病

一、引言

球孢子菌病（coccidioidomycosis）是由粗球孢子菌所引起的肺部或经血行感染性疾病，1892年首先在阿根廷被发现，后主要流行于美国西南部地区、墨西哥部分地区以及中美洲和南美洲[1]。因本病常发生在美国的圣华金山谷且伴有发热，故又称山谷热或圣华金热；也可发生于沙漠地带，又称沙漠风湿。

二、病例

病例1，患者，男性，36岁，因胸部以及肩部不适入院，入院后体格检查发现前胸壁有一低张力包块，CT检查示患者前胸壁有一8 cm×3.5 cm×5 cm液性包块，遂行部分胸骨切除以及两侧胸大肌部分切除术，开放创面采用封闭负压引流。术后组织培养检出粗球孢子菌。病理切片在手术切除的骨骼肌中找到粗球孢子菌（图8-32-1）。诊断明确后，患者接受两性霉素脂质体治疗。在创面感染控制后，患者行二期创面胸大肌肌皮瓣关闭术。患者于初次术后1个月出院，而后口服氟康唑，随访12个月，恢复良好[2]。

病例2，患者，男性，43岁，因前胸壁皮肤创面不愈合入院。创面分泌物培养出粗球孢子菌，术前接受氟康唑治疗无效。CT检查示前胸壁一巨大肿块，胸部破坏明显（图8-32-2）。行前胸壁扩大清创术，切除受感染组织，清创术后8天采用胸大肌、大网膜以及皮瓣行前胸壁重建，随访2个月，恢复良好[2]。

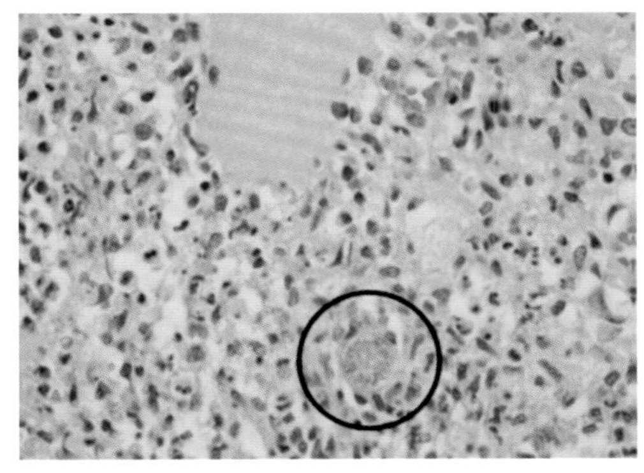

手术切除的骨骼肌中找到粗球孢子菌（圆圈处）。

图8-32-1　术后病理

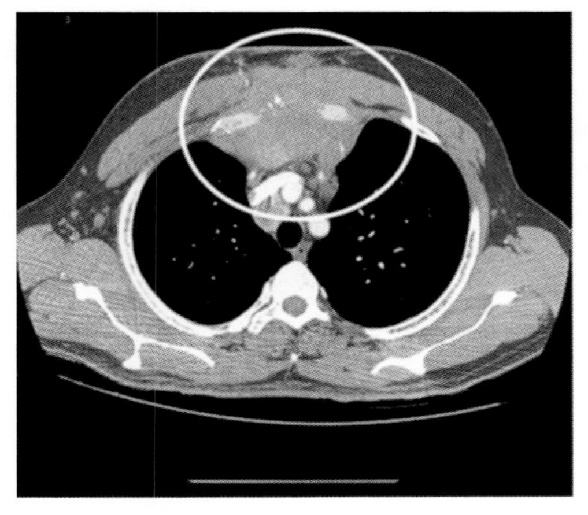

图8-32-2　CT示前胸壁占位，胸骨破坏明显

三、讨论

球孢子菌病是由双相粗球孢子菌引起的肺或其他器官的真菌病。粗球孢子菌属双相型，在自然界以菌丝型存在，并分隔成段，形成有传染性的关节孢子，被称为关节菌丝型；在人及动物组织内则形成厚壁球形，直径为20~80 μm（少数可达200 μm）的小球体，被称为孢子囊，产生内生孢子，称为孢子型，两者在一定条件下可互相转化。人类往往因吸入含粗球孢子菌孢子的尘埃而被感染，其易患因素为高龄、流行区居住或旅行、免疫抑制状态（包括艾滋病）、妊娠及从事可接触到球孢子菌污染物的职业。

原发性胸壁球孢子菌病极少有报道，曾有文献报道2例胸骨以及胸锁关节受累的病例[3]。由于资料有限，目前的治疗仍然采用与其他胸壁真菌感染相类似的手段，首先是扩大清创，而后采用系统性的抗真菌治疗[4]，待创面感染控制后，行二期重建。

四、总结

对于原发性的胸壁球孢子菌病，目前建议先行一期根治性清创术，而后二期重建，同时配合长期或终身抗真菌治疗。

参考文献

[1] Saubolle M A, McKellar P P, Sussland D. Epidemiologic, clinical, and diagnostic aspects of coccidioidomycosis[J]. J Clin Microbiol, 2007, 45(1): 26-30.

[2] Evans K, Calhoun R F, Black H, et al. Disseminated primary coccidioidomycosis of the chest wall[J]. J Thorac Cardiovasc Surg, 2010, 140(5): e78-e79.

[3] Crum N F, Lederman E R, Stafford C M, et al. Coccidioidomycosis: a descriptive survey of a reemerging disease. Clinical characteristics and current controversies[J]. Medicine (Baltimore), 2004, 83(3): 149-175.

[4] Cooke D T, Pagani F D, Kaul D R, et al. Successful treatment of pulmonary zygomycosis in two transplant recipients with liposomal amphotericin B and partial surgical resection followed by posaconazole[J]. Mycoses, 2010, 53(2): 163-167.

（周逸鸣）

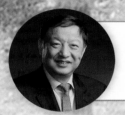

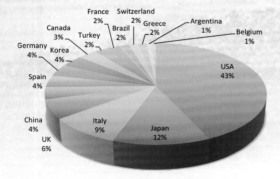

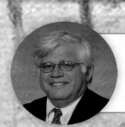

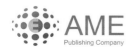

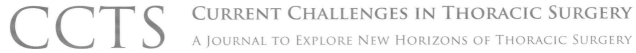

CCTS CURRENT CHALLENGES IN THORACIC SURGERY
A JOURNAL TO EXPLORE NEW HORIZONS OF THORACIC SURGERY

Throughout the history of thoracic surgery, it is by addressing the controversies and overcoming the challenges with innovations that thoracic surgeons have explored new horizons, created new frontiers and finally made great achievements to benefit patients. That's why we launch this journal *Current Challenges in Thoracic Surgery* (CCTS).[1]

[1]Jiang G. To explore new horizons of thoracic surgery. Curr Chall Thorac Surg 2019;1:1.

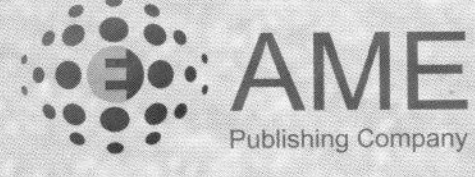

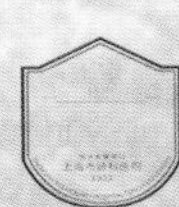